ALLGEMEINE UND SPEZIELLE ELEKTROCHIRURGIE

VON

DR. MED. HANS V. SEEMEN
PRIVATDOZENT FÜR CHIRURGIE AN DER UNIVERSITÄT MÜNCHEN
OBERARZT AN DER KLINIK LEXER

MIT EINEM BEITRAG

ELEKTROCHIRURGIE DER GESCHWÜLSTE
IN VERBINDUNG MIT STRAHLENBEHANDLUNG

VON

DR. MED. OTTO SCHÜRCH
PRIVATDOZENT FÜR CHIRURGIE AN DER UNIVERSITÄT ZÜRICH
OBERARZT AN DER KLINIK CLAIRMONT

MIT 347 ZUM TEIL FARBIGEN ABBILDUNGEN

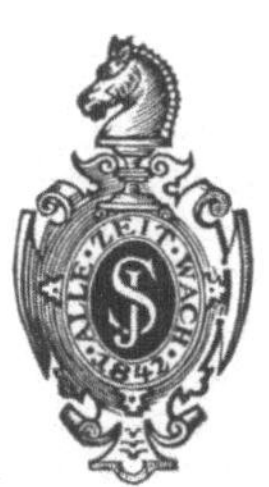

BERLIN
VERLAG VON JULIUS SPRINGER
1932

ISBN-13:978-3-642-89446-6 e-ISBN-13:978-3-642-91302-0
DOI: 10.1007/978-3-642-91302-0

Geleitwort.

Die Besonderheiten der Elektrochirurgie gegenüber allen anderen technischen Verfahren der Chirurgie weisen ihr nach der Entwicklung, die sie in den letzten Jahren genommen hat, einen eigenen Platz in der allgemeinen wie speziellen Chirurgie zu.

Mechanische Gewebeschonung, Herabsetzung der Blutung bei den verschiedensten Operationen, eigene Möglichkeiten der Blutungstillung, Erweiterungen der Anzeigestellungen zur Operation und in manchen Fällen Verbesserung der Aussichten, vor allem durch die wesentliche Herabsetzung des Operationsschocks, haben auf manchen Gebieten die operative Chirurgie weitergebracht und neue Wege gewiesen. Trotz den erreichten Fortschritten, die gerade in der Geschwulstchirurgie augenfällig sind, bietet die erneut und ausgedehnt zur Entfaltung gekommene Elektrochirurgie noch eine Fülle ungeklärter Fragen. Die Ergebnisse weiterer experimenteller Arbeiten und klinischer Erfahrungen werden erst die Grenzen der heutigen Elektrochirurgie bestimmen und ihre Grundlagen festigen können.

Mein Schüler v. SEEMEN hat an meiner Klinik mit Zähigkeit und Erfolg in experimenteller, technischer und klinischer Arbeit seinen Teil zum Ausbau der neuzeitlichen Elektrochirurgie beigetragen. Ich konnte ihn daher nur bestimmen, der Aufforderung von Herrn Dr. FERDINAND SPRINGER, ein Buch über Elektrochirurgie zu schreiben, Folge zu leisten, und ich glaube, daß das vorliegende Buch einen umfassenden Überblick über die gesamte Elektrochirurgie und vor allem über ihren heutigen Stand und über ihre Anwendung in meiner Klinik vermittelt.

Da uns ausgedehnte Erfahrungen der Elektrochirurgie der Geschwülste in Verbindung mit Strahlenbehandlung (Radium) fehlen, so habe ich durch das freundliche Entgegenkommen meines Kollegen, Professor CLAIRMONT in Zürich, dessen Oberarzt Dr. SCHÜRCH, der zeitweise an meiner Klinik als Austauschassistent gearbeitet hat, veranlassen können, dieses Gebiet darzustellen.

München, im März 1932.

ERICH LEXER.

Vorwort.

Die verschiedenen Arten der Anwendung des Hochfrequenzstromes in der operativen Chirurgie fassen wir unter dem Begriff „*Elektrochirurgie*" zusammen, da ihre Bedeutung die der übrigen Möglichkeiten der Ausnutzung des elektrischen Stromes bei Operationen bei weitem übertrifft.

An sich kann man in der „Elektrochirurgie" die heutige Form der operativen Hitzeanwendung sehen. Wenn man ihr Gesamtgebiet, ihre Grenzen und Aussichten der weiteren Entwicklung überblicken will, darf man an der Geschichte der Hitzeoperationen nicht vorübergehen.

Als man nach den Arbeiten TESLAS begann, die Hochfrequenzströme auch zu chirurgischen Zwecken zu verwenden, suchte man zunächst nach einer besonderen elektrischen Wirkung auf die lebenden Gewebe, durch die etwa Krebszellen oder Bakterien unter Schonung normaler Zellen zu vernichten wären. Erst später erkannte man, daß die wirksame Kraft der chirurgisch angewandten Hochfrequenzströme die JOULEsche Wärme ist, und die fernere Entwicklung zeigte, daß man in dieser im Gewebe selbst entstehenden Wärme nicht nur ein Mittel hat, um zerstörende Hitze tiefer wirken zu lassen, als es bisher durch glühende Körper von außen möglich war, sondern daß auch eine anscheinend messerscharfe Gewebsdurchtrennung — also eine eng begrenzte, aber stärkste Wirkung der Hitze — zu erzielen war.

Die heutige Elektrochirurgie geht zurück auf die Arbeiten von STREBEL, DE KEATING-HART, CZERNY, DE FOREST, DOYEN und NAGELSCHMIDT. CZERNY und seine Schüler haben nicht nur über die Vorzüge der Elektrokoagulation und des Lichtbogenschnittes bei Krebsoperationen berichtet, sondern durch Erforschung der Vorgänge im Gewebe bei der Elektrokoagulation auch festgestellt, daß die morphologischen Veränderungen durch verschiedene Wärmegrade, entsprechend den wechselnden Gewebswiderständen, zustande kommen. Schon CZERNY erzielte mit dem neuen Verfahren Erfolge bei Karzinomen, die als inoperabel zu bezeichnen waren; andererseits vollzog er die Entfernung der krebsig erkrankten Brustdrüse durch den Lichtbogenschnitt, stillte die Blutung durch Elektrokoagulation, räumte die Lymphdrüsen der Achselhöhle mit Messer und Schere aus, und die durch Naht verschlossene Wunde heilte ungestört.

Es wurden also die wesentlichen Grundlagen der Elektrochirurgie schon frühzeitig geschaffen. Durch die noch unvollkommenen Geräte, die technischen Schwierigkeiten der Anwendung und durch ablehnende Kritik konnte sich das Verfahren trotzdem zunächst nicht durchsetzen und weiterentwickeln; es kam, wie einleitend dargestellt werden wird, erst auf dem Wege über das Ausland zu uns zurück, um dann allerdings durch *Ausbau von Apparaten und Instrumenten, durch Ausbildung einer zweckmäßigen elektrochirurgischen Operationstechnik, durch klinische, morphologische und biologische Untersuchungen wesentlich gefördert zu werden.*

Als Herr Dr. med. h. c. FERDINAND SPRINGER vor über einem Jahre an mich wegen Abfassung eines Buches über Elektrochirurgie herantrat, waren wir mitten in der Arbeit auf diesem Gebiete, und ich war ferner dabei, eine bis dahin fehlende Zusammenstellung der früheren Schriften zu unternehmen. Klinische, experimentelle und histologische Untersuchungen waren noch nicht abgeschlossen, die weitere Entwicklung des elektrochirurgischen Rüstzeuges im Gange.

Der Entschluß, über dieses überall in neuen Fluß geratene Gebiet ein Buch zu schreiben, war daher schwer. Aber es schien andererseits von Wert, einen Überblick über die Entwicklung und den gegenwärtigen Stand der Elektrochirurgie zu vermitteln, um auf diese Weise vielleicht die Weiterarbeit zu erleichtern. Das habe ich zu erreichen versucht.

Was meine eigene Arbeit angeht, so habe ich für alles, was mich instand setzte, dieses Buch zu schreiben, meinem verehrten Lehrer und Meister Herrn Geheimrat ERICH LEXER zu danken.

Die *allgemeine Elektrochirurgie* bedeutet für die gesamte Elektrochirurgie das, was die allgemeine Chirurgie für die gesamte Chirurgie ist. Ich habe daher versucht, die allgemeinen Grundlagen der Elektrochirurgie möglichst eingehend zu würdigen. Für den Abschnitt: ,,Physikalische und technische Grundlagen der Elektrochirurgieapparate" habe ich Herrn Dr. ing. A. GEBBERT für seine wertvolle Mitarbeit zu danken, den Werken *Siemens-Reiniger-Veifa* und *Sanitas* für ihr Eingehen auf meine Wünsche und die Überlassung von technischen Abbildungen.

Eigene histologische, biologische und bakteriologische, noch nicht veröffentlichte Untersuchungen fanden ihren Niederschlag in dem vorliegenden Buche. Bei der Wiedergabe fremder Präparate und Zeichnungen wurde ihr Ursprung vermerkt.

Im *speziellen Teil* versuchte ich, das Gebiet der besonderen Anwendung der Elektrochirurgie in seinen hauptsächlichen Grundzügen darzustellen. Dabei konnte ich auf eine Einteilung des Stoffes aus dem Jahre 1929 zurückgreifen, die seither das Gerüst der praktischen Elektrochirurgie bildet, an dem wir weiter bauten, aber auch alte oder unbrauchbare Bausteine ausmerzten.

Die Operationsbeispiele stammen vorwiegend aus eigener Arbeit und Beobachtung.

Mein Freund OTTO SCHÜRCH hat den Abschnitt über Verbindung der Elektrochirurgie mit Strahlenbehandlung auf Grund eigener Erfahrung und des Schrifttums ausgearbeitet. Ich bin ihm dafür um so dankbarer, als der fehlende Zusammenschluß oft zersplitterter Fachgebiete der Heilkunde die Förderung der Geschwulstbekämpfung erschwert.

Die Elektrochirurgie befindet sich auf einer neuen Stufe der Entwicklung. Täglich werden mancherorts neue klinische und experimentelle Erfahrungen gesammelt. Die wissenschaftlichen Grundlagen werden erweitert; Rüstzeug und Anwendungsart elektrochirurgischer Verfahren werden noch weiter verfeinert, elektrochirurgische Methoden abgeändert, verlassen, aber auch hinzugefügt werden.

In diesem Sinne bitte ich das vorliegende Buch nicht als etwas Abgeschlossenes zu betrachten.

Ein möglichst vollständiges Verzeichnis der Schriften hielt ich für notwendig. Deshalb wurden auch die geschichtlichen Arbeiten aufgenommen und solche allgemeinen oder anderweitigen Inhalts, der aber geeignet ist, die fernere Entwicklung der Elektrochirurgie zu fördern.

Dem Verlage, und besonders Herrn Dr. FERDINAND SPRINGER, bin ich für jedes Entgegenkommen und die mustergültige Ausstattung des Buches zu Dank verpflichtet.

Ein Teil der experimentellen Arbeiten konnte mit Unterstützung des Bayerischen Landesverbandes zur Erforschung und Bekämpfung der Krebskrankheiten und der Münchener Universitätsgesellschaft durchgeführt werden, wofür ich meinen Dank ausspreche.

München, im März 1932.

HANS V. SEEMEN.

Inhaltsverzeichnis.

A. Allgemeine Elektrochirurgie.

Seite

I. Einleitung 1
1. Begriff der Elektrochirurgie 1
2. Geschichte der Hitzechirurgie 1
3. Terminologie 16

II. Physikalische Grundlagen der Elektrochirurgie 18
1. Das JOULEsche Gesetz 18
2. Der spezifisch elektrische Leitungswiderstand der Gewebe des menschlichen Körpers 19
3. Stromweg, Stromlinien und Stromdichte 21
a) In homogenen Leitern 21
b) In zusammengesetzten Leitern 22
4. Temperaturmessungen 23
5. Physikalische und technische Grundlagen der Elektrochirurgieapparate . . 29
a) Die Erzeugung von Hochfrequenzströmen 29
b) Erzeugungsarten des Hochfrequenzstromes 29
α) Der Lichtbogen 30
β) Die Funkenstrecke 30
γ) Die Elektronenröhre 30
c) Besondere Eigenschaften des Hochfrequenzstromes für Chirurgie 37
d) Schaltung verschiedener Elektrochirurgieapparate 40
e) Anwendung der Elektrodesikkation mittels des Elektrochirurgiethermoflux 43

III. Die Elektrochirurgieapparate 44
Störungs- und Unfallmöglichkeiten bei Elektrochirurgieapparaten 49

IV. Elektrochirurgisches Instrumentarium 51
a) Operationselektroden zur Elektrokoagulation 52
b) Elektroden zum Schmelzschnitte 55
c) Elektrochirurgischer Handgriff 57
d) Zwischenstücke 59
e) Kabel 60
f) Hilfsinstrumente 61
g) Die indifferente Elektrode 63

V. Allgemeine elektrochirurgische Technik 67
1. Elektrodesikkation 68
a) Vorgang der Elektrodesikkation 68
b) Ausführung der Elektrodesikkation 69
2. Elektrokoagulation 70
a) Vorgang der Elektrokoagulation 70
b) Ausführung der Elektrokoagulation 73
α) Unipolare Koagulation (mit einer aktiven Elektrode) 73
β) Bipolare Koagulation (mit einer aktiven und einer passiven Elektrode). 74
γ) Bipolare Koagulation (mit zwei aktiven Elektroden) 74

Seite

3. Elektrotomie, Schmelzschnitt 76
 a) Vorgang des Schmelzschnittes 76
 b) Ausführung des Schmelzschnittes 77

VI. Allgemeinwirkungen 80

VII. Histologische Veränderungen und Wundheilung nach elektrochirurgischen Eingriffen 86
 a) Elektrokoagulation 86
 b) Elektrodesikkation 101
 c) Elektrotomie oder Schmelzschnitt 102

VIII. Der Vorgang der elektrochirurgischen Blutungstillung 113
 Ausführung der elektrochirurgischen Blutungstillung 122

IX. Einwirkung von Elektrokoagulation und Elektrotomie auf Bakterien 124

X. Störungen des Heilverlaufes nach elektrochirurgischen Eingriffen . 125

XI. Allgemeine Vorbereitung zur Elektrooperation 130

XII. Allgemeine Nachbehandlung 133

XIII. Wahl des Betäubungsverfahrens 135

B. Spezielle Elektrochirurgie.

I. Die Stellung der Elektrochirurgie im Rahmen der operativen Chirurgie 139

II. Anwendung von Elektrokoagulation und Schmelzschnitt bei aseptischen Operationen 142
 1. Blutungsparung und Blutungstillung 142
 2. Elektrochirurgische Amputation und Resektion 145
 3. Eingriffe an parenchymatösen Organen (Leber, Milz, Niere, Lunge) 148
 4. Schilddrüse 151

III. Anwendung der Elektrochirurgie zur Verhütung von Keimverschleppung aus infizierten Gebieten 153
 1. Operative Wundversorgung 153
 2. Wundinfektionen 158
 3. Magendarmchirurgie (mit Ausnahme der Chirurgie der bösartigen Geschwülste) 159

IV. Die Anwendung von Elektrokoagulation und Schmelzschnitt bei entzündlichen Vorgängen 162
 1. Pyogene und putride Infektionen 162
 2. Spezifisch entzündliche Vorgänge 172

V. Elektrochirurgie bei Erkrankungen von Harnblase und Prostata . 183

VI. Sonstige Eingriffe unter Verwendung der Elektrochirurgie 195
 1. Bei örtlichen krankhaften Hautveränderungen (mit Ausnahme der eigentlichen Geschwülste) 195
 2. Hämorrhoiden, Analfissur 196
 3. Fisteln, Retentionszysten, parasitäre Zysten 197
 4. Verödung von Epithel und von Endothel 198

VII. Elektrochirurgie bei gutartigen Geschwülsten 199

VIII. Elektrochirurgie der bösartigen Geschwülste 215
 1. Allgemeine Stellung der Elektrochirurgie in der Behandlung der Geschwülste 215
 2. Grundlagen der Technik elektrochirurgischer Geschwulstoperationen . . . 222
 3. Probeexzision und Probepunktion 224
 4. Anzeige zur elektrochirurgischen Operation der Geschwülste. Operationssterblichkeit 226
 5. Metastasen, Rezidive, Statistik, Nachbeobachtung 228
 6. Wiederherstellende Operationen 232
 7. Bösartige Geschwülste der Haut 234
 8. Lippenkrebs 274

Seite

9. Bösartige Geschwülste im Bereiche der Mundhöhle, der Kiefer, des Rachens und des Kehlkopfes 278
   a) Leukoplakie 280
   b) Zungenkrebs 280
   c) Krebs der Wangenschleimhaut 289
   d) Bösartige Geschwülste der Tonsillen 292
   e) Bösartige Geschwülste des Rachens 296
   f) Geschwülste des Kehlkopfes 301
   g) Bösartige Oberkiefergeschwülste 302
   h) Bösartige Geschwülste des Unterkiefers 327
10. Bösartige Geschwülste im Bereiche des Halses und der Speicheldrüsen . . . 331
11. Bösartige Geschwülste der Brustdrüse 335
12. Bösartige Geschwülste der Speiseröhre und des Magendarmkanals mit Ausnahme des Mastdarms 345
13. Mastdarmkrebs 347
14. Bösartige Geschwülste der parenchymatösen Organe (Leber, Milz, Niere, Lunge) 362
15. Bösartige Geschwülste der Geschlechtsorgane 366
   a) Männliche Geschlechtsorgane 366
   b) Weibliche Geschlechtsorgane 370
16. Bösartige Geschwülste der Gliedmaßen. Sonstige Tumoren 371
17. Geschwülste und anderweitige Erkrankungen im Bereiche des Gehirns und des Rückenmarks 374

IX. Verbindung der Elektrochirurgie der Geschwülste mit anderen Behandlungsarten 385

X. Elektrochirurgie der Geschwülste in Verbindung mit Strahlenbehandlung[1] 387
1. Allgemeiner Teil 387
2. Spezieller Teil 393
   a) Elektrochirurgie in Verbindung mit Strahlentherapie zur Behandlung des Hautkrebses 393
   b) Melanome 401
   c) Lippenkrebs 402
   d) Geschwülste im Bereiche der Mundhöhle 403
      α) Krebs der Wangenschleimhaut 403
      β) Zungenkrebs 406
      γ) Karzinome und Sarkome des Oberkiefers 411
   e) Brustdrüsenkrebs 417
   f) Genitaltumoren der Frau 421
      α) Vulvakarzinome 421
      β) Uteruskarzinome 423
   g) Karzinome des Penis 423
   h) Geschwülste der Harnblase 423
   i) Mastdarmkrebs 425
   k) Sarkome 430

Schriftenverzeichnis 432

Sachverzeichnis 469

[1] Von O. Schürch, Zürich.

A. Allgemeine Elektrochirurgie.

I. Einleitung.

1. Begriff der Elektrochirurgie.

Unter *Elektrochirurgie* verstehen wir die Anwendung von *Hochfrequenzströmen* zur *Gewebszerstörung (Elektrokoagulation* und *Elektrodesikkation),* ferner zur *Gewebsdurchtrennung* und *-entfernung (Elektrotomie* oder *Schmelzschnitt)* in zweckmäßiger Verbindung mit der *mechanischen Operationstechnik.*

Es handelt sich hierbei um die *chirurgische Ausnutzung* der bei Durchfluß von bestimmten Hochfrequenzströmen in den Geweben des Körpers entstehenden *elektrischen Widerstandswärme* mittels eines eigenen *Rüstzeuges* und *besonderer Operationstechnik.* Die hauptsächlichen *Kennzeichen des Verfahrens* sind neben *Einschränkung* und *Beherrschung der Blutung* die *Verminderung* der *Wundresorption* und die *mechanische Gewebeschonung.*

Alle diese Vorgänge sind durch das *eigentümliche Wesen* dieser *Hitzewirkung* bedingt, die *im Gewebe selbst* zustande kommt und *nicht,* wie *alle anderen Hitzeeinwirkungen,* von *außen an das Gewebe herantritt.* Sie führt, wie wir sehen werden, je nachdem zu einer *Austrocknung* und *Verkochung* des Gewebes oder zu einer *schnittartigen Durchtrennung,* ohne daß von außen das Gewebe mechanisch beeinflußt wird.

In mancher Hinsicht haben sich *Bereich* der *Anzeigestellung* und *Technik* der *Elektrochirurgie* folgerichtig aus den *älteren* und *ältesten Formen* der *chirurgischen Hitzeanwendung* entwickelt. Diese besitzen daher als *Vorläufer der Elektrochirurgie* Bedeutung, weshalb eine Schilderung des *geschichtlichen Entwicklungsganges der „Hitzechirurgie“ überhaupt* begründet ist.

2. Geschichte der Hitzechirurgie.

Die Anwendung von Wärme und Hitze als Heilmittel ist wohl so alt wie die Heilkunst selbst. Sonne, Feuer, an ihm erhitzte oder glühend gemachte Übermittler dieser Kraft wurden seit ältester Zeit in der praktischen Medizin in verschiedenster Art und zu mannigfachen Zwecken in wechselndem Umfange verwandt, je nachdem Glaube oder Wissenschaft der jeweiligen Epoche es mit sich brachte.

Neben der *allgemeinen* Anwendung der Wärme als Heilmittel wurde seit altersher auch eine *örtlich verstärkte Erwärmung* gegen manche Leiden gebraucht. So benutzten die Ägypter erhitzte Ziegelsteine, und wir gebrauchen noch heute die warmen Verbände mit weißer Tonerde zur Behandlung bestimmter Entzündungen.

Ein *höherer Grad von Hitze* gab ferner die Möglichkeit, *am Körper* zu *brennen,* auf diese Weise krankhaftes lebendes Gewebe, wie *Geschwüre* oder *Geschwülste,* zu zerstören oder eine Blutung durch hitzekoaguliertes Eiweiß aus dem Gewebe in der Umgebung des blutenden Gefäßes und durch den Brandschorf zu stillen.

Es wurde aber auch bei manchen Erkrankungen, besonders bei chronischen Leiden, die gesunde Haut gebrannt. Durch den Brandschorf und die rasch einsetzende Blutfülle in seiner Umgebung sowie die erhebliche Säfteabgabe von seiten der Wunde sollte eine „Ableitung" oder „Umstimmung" entstehen und zur Besserung und Heilung führen.

Das *„wirkliche Brennen"* oder *Cauterium actuale,* meist mittels eines glühenden Eisens oder auch mit in siedendes Öl getauchten Holzspänen vorgenommen, steht dem *Cauterium potentiale* gegenüber, einem scharfen *Ätzmittel,* zum Beispiel in Form eines *Lapis causticus,* mit dem ebenfalls Krusten und Schorfe, wenn auch weit langsamer und weniger ergiebig, erzeugt wurden.

Das *Glüheisen* ist sicher *eines der ältesten chirurgischen Werkzeuge, das in der alten Medizin in ausgedehntem Maße benutzt wurde.*

In dem *ältesten* bis jetzt bekannten *Chirurgiebuche der Welt* („Papyrus Edwin Smith", 2800 v. Chr.) wird über die Verwendung eines *glühend gemachten Holzstabes,* des *„Feuerbohrers"*, zur Behandlung von Eiterherden berichtet (Meyerhof). Die große Bedeutung, die man dem Cauterium actuale seit jeher einräumte, erhellt aber am besten aus dem bekannten Aphorismus des Hippokrates, der, ins Deutsche übertragen, etwa folgendermaßen lautet: „Krankheiten, die Arzneimittel nicht heilen, heilt das Messer; die das Messer nicht heilt, heilt das Feuer; die das Feuer nicht heilen kann, die muß man als unheilbar betrachten."

Wie Hippokrates trat auch Celsus für den Gebrauch des Glüheisens ein, und die *arabischen Ärzte* pflegten ihre *Messer* zu *Amputationen glühend zu machen,* damit die Blutung geringer sei.

Die Schule von *Salerno* forderte nach Entfernung der Geschwulst aus dem Gesunden ausgiebiges Brennen des Geschwulstbettes. Das sehr ausführliche fünfbändige Werk des Holländers Thomas Fyens „De cauteriis", das um das Jahr 1600 erschien, gibt einen Überblick über Geschichte und damalige Verwendung des Glüheisens.

Während die *Anwendung des Glüheisens* zur *Blutstillung und Krebsbehandlung nie ganz verlassen wurde,* hat in neuerer Zeit Bier zum ersten Male wieder Gebrauch von ihm gemacht bei der *Behandlung* von *Phlegmonen* und *Abszessen,* besonders auch im Sinne der *Umstimmung* durch das *„Brennen am Orte der Wahl"* (Bier, v. Bramann) bei *Allgemeininfektionen* und bei *Endocarditis lenta,* um die natürlichen Heilmittel, Fieber und Entzündung, zu entfachen. Klinische Untersuchungen und Tierversuche von Erb bestätigten die Ansicht Biers von der immunisatorischen Leistungssteigerung durch Wirkung des Glüheisens.

Wenn wir schließlich die *Lehrbücher der Chirurgie* des *vergangenen Jahrhunderts* durchblättern, so finden wir darin meist noch *umfangreiche eigene Abschnitte* über *das Brennen.* Neben der Anwendung des *eigentlichen Glüheisens* wird die der *Moxa* geschildert, der *Moxibustio.*

Die Moxen sind etwa 2 cm hohe, zylindrische, brennbare Körper verschiedenen Umfanges, die auf die zu brennende Stelle mittels eines *Moxaträgers* aufgesetzt und in Brand gesteckt wurden, während die Umgebung durch angefeuchtete Leinwand- oder Mullstücke zum Schutze abgedeckt wurde. Als Brennstoff wurde meist mit Leinwand umwickelte Baumwolle verwandt, das in Salpeterauflösung getränkte Mark der Sonnenblume oder eine aus getrocknetem, pulverisierten faulenden Holze mit Alkohol angefertigte Paste.

Zerstörung von *Geschwüren, Geschwülsten oder giftigen Stoffen, Blutstillung, besonders bei Gewebsblutungen, Ableitung auf die Haut, Umstimmung durch Erzeugung von Entzündung, „Erhöhung der Lebenstätigkeit“* waren die *Hauptzwecke* der *Anwendung von Glüheisen* und *Moxen.*

Wenn kleine Stellen oder Gewebe in der Tiefe gebrannt werden sollten, so wurde das umgebende Gewebe dadurch geschont, daß das Glüheisen durch eine aufgesetzte Röhre, die mit feuchter Leinwand umwickelt war, hindurch eingeführt wurde.

Es fehlte aber nicht an *Kritik.* So lehnte DIEFFENBACH den Gebrauch des Glüheisens bei „vergifteten Wunden“ ab, „da gerade durch die sich danach bildenden Schorfe das Gift zurückgehalten wird“; andererseits berichtet BILLROTH von DIEFFENBACH, daß er einmal nach einer Geschwulstentfernung am Rücken eine heftige Blutung in Ermangelung anderer Hilfsmittel dadurch stillte, daß er eine *Feuerzange* verwandte, die er schleunigst auf dem Herd glühend gemacht hatte. BARDELEBEN (1863) faßt die *Vorzüge der Trennung der Gewebe durch Glühhitze* folgendermaßen zusammen: „Die Trennung geschieht schnell; die Blutung ist, wenn nicht große Gefäße geöffnet werden, höchst unbedeutend und fehlt oft ganz; die nachfolgende Granulationsbildung ist üppig, die Vernarbung erfolgt schnell; die Narbe ist sehr fest und zieht sich vorzugsweise stark zusammen. Viel seltener als nach irgendeiner anderen Art der Trennung sieht man während der Eiterung Pyämie entstehen.“ Als *Nachteil* wird besonders hervorgehoben, daß die *Ausdehnung der Wirkung* der *Glühhitze* bei *Anwendung des Ferrum candens sich nicht auf kleine Stellen beschränken lasse,* oft gar nicht genau berechnen lasse, daß sie daher in der Nähe wichtiger Organe nicht benützt werden könne. Endlich könne eine *„schnelle Vereinigung ohne Eiterung nach einer Trennung durch Glühhitze“ niemals erfolgen.*

v. NUSSBAUM behandelte nicht nur *Geschwülste* und *putride infizierte Wunden* mit dem *Glüheisen,* sondern er wandte es auch zur *Stichelung der gesunden Haut* bei *tuberkulösen Tumoren* an. Um zahlreiche tiefe Kauterisationen auf einem kleinen Raum ausführen zu können, hat v. NUSSBAUM ein *rostförmiges* Glüheisen empfohlen, bei dem aus einer starken Eisenplatte zahlreiche einzelne Zapfen hervorragen. Diese Form des Hitzeübermittlers kehrt, rein äußerlich genommen, wieder in der Vielfach-Punkturnadel von LASSAR für Elektrolyse sowie in einer ähnlich geformten aktiven Elektrode für operative Diathermie von CUMBERBATCH und für gynäkologische Operationen von DYROFF.

Für die *punktförmige Kauterisation* (cautérisation par point) als ableitendes, wie als leicht exzitierendes Mittel bei Gelenkentzündungen trat u. a. auch v. BRUNS ein (1873). Hierbei wurden 10—30 ganz oberflächliche punktförmige Brandschorfe mit erhitzter Nadel im Bereiche der Haut über dem erkrankten Gelenke gesetzt.

Wie schon erwähnt, wurde *trotz der mächtigen technischen Entwicklung der Chirurgie nach Einführung der Aseptik* und der *Narkose* das *Glüheisen* zur *Behandlung des Krebses nie verlassen.* Auf diese Weise wurden besonders *Geschwülste* der *Körperoberfläche* behandelt, die wegen ihrer *Ausdehnung* und *Lage* oder *wegen* des *Allgemeinzustandes* oder des hohen *Alters* des *Kranken* einer *blutigen Operation mit dem Messer nicht mehr zugänglich gewesen wären.*

So verwandte BIER (1910) bei dem inoperablen Gesichtskarzinom einer 78jährigen Frau das Brenneisen nach gründlicher Ausschabung der Geschwulst und erreichte Vernarbung. Die Frau starb erst 7 Jahre später an unbekannter Krankheit.

Auch SAUERBRUCH berichtete (1923) über große geschwürige Gesichtsgeschwülste, die er mit *Lötkolbeneisen* erfolgreich angegangen hatte, welche im Holzkohlenfeuer zur *Rotglut* gebracht worden waren. KIRSCHNER gebrauchte ebenfalls lötkolbenartige, mit Metallgriff versehene Brenneisen verschiedener Größe und Form, die mit den übrigen Instrumenten ausgekocht wurden, bei geschwürigen bösartigen Geschwülsten, deren Entfernung mit dem Messer unmöglich war. Ihre Erhitzung wurde in kürzester Zeit durch ein Leuchtgas-Sauerstoffgebläse ermöglicht, das eine Stichflamme von etwa 1600 Grad erzeugt. Die *Erwärmung* soll nach SAUERBRUCH und KIRSCHNER nur bis zur *Rotglut* vorgenommen werden, während früher vor der Möglichkeit der Vornahme ausreichender Schmerzbetäubung, die Eisen möglichst weißglühend gemacht wurden, damit eine kräftige Wirkung schneller erzielt werden konnte. Neben der *zerstörenden Wirkung* auf die *Geschwulstzellen* wurde die *Erzeugung* einer *reaktiven Entzündung* als *Vorzug* geschätzt.

Im Handbuch der Chirurgie von JOH. NEP. RUST[1] findet man ausführliche Angaben zur *Geschichte* und *Anwendung* des *Ferrum candens*. In neuester Zeit (1924) behandelt eine Arbeit von BRÜHSCHWEIN (Klinik SAUERBRUCH) Geschichte und Anwendung des Rotgluteisens bei der Behandlung bösartiger Geschwülste.

Vereinzelt wurden schließlich *flammende Körper* zum Brennen benutzt: Phosphor, Kalium, Schießpulver, Terpentinöl, Brennöl und Leuchtgas. Noch v. BRUNS schildert diese Verfahren in seinem Handbuch der Chirurgischen Praxis (1873), erwähnt aber, daß sie sich nicht zu bewähren vermochten.

Hingegen ist der *Thermokauter* von PAQUELIN noch heute in Gebrauch. Er besteht bekanntlich aus *verschieden geformten Platinstiften,* die durch ein *Benzinluftgebläse* zur Weißglut gebracht werden. Ein vervollkommneter Brenner dieser Art ist der Dauerbrenner der BIERschen Klinik. Eine weitgehende praktische Anwendung fand der Thermokauter auch in neuester Zeit für die sog. *Igniexzision bestimmter Karzinome* (MANNINGER 1922).

Bei allen bisher erwähnten Verfahren der Hitzeanwendung wurden die Instrumente von außen durch Feuer oder durch brennendes Gas glühend gemacht.

Um die Mitte des vergangenen Jahrhunderts ermöglichten die Forschungen über das *Wesen des elektrischen Stromes* eine *neue Art der Hitzeerzeugung*.

Es war bekannt, daß ein metallischer Leiter sich erwärmt, wenn er von elektrischem Strom durchflossen wird, und zwar um so mehr, je größer der Widerstand ist, den er dem Strome bietet. Auf diese Weise konnte man einen Platindraht durch eine Stromstärke von 10—15 Ampere zum Glühen bringen.

Nach v. BRUNS hat HEIDER (Wien) als erster den elektrisch glühend gemachten Draht auf Anregung des Münchener Physikers STEINHEIL zu Heilzwecken verwandt. Er *zerstörte* im Juli 1845 eine *Zahnpulpa* durch *elektrische Glühhitze*.

[1] RUST, JOH. NEP.: Handbuch der Chirurgie, Bd. 4, S. 314 und Bd. 7, S. 104.

Im April 1847 entfernte Crusell in Petersburg einen Teil eines an der Stirne eines Kranken sitzenden „*Blutschwammes*" mit dem glühenden Platindraht, nachdem er schon im Jahre 1846 eine vorläufige Mitteilung über dieses von ihm als „*Galvanocaustie*" bezeichnete Verfahren gemacht hatte. Das neue Instrument wurde in der Folge bei Geschwulstoperationen verwandt (Sédillot, Hilton, Nélaton u. a.), zum Spalten von Mastdarmfisteln (John Marchall). Leroy d'Etioles operierte damit eine Harnröhrenstriktur. Ferner gebrauchten Amussat und Ellis (1853) die Kauterisation bei *Operationen am Gebärmutterhals*. In demselben Jahre entfernte Middeldorpf in Breslau ein *Nasenrachenfibrom* mittels einer *glühenden Platinschlinge*. Diese *Schneideschlinge* gehörte als besonders brauchbares Instrument zu dem *galvanokaustischen Rüstzeug* von Middeldorpf. Durch seine klinischen Erfolge und durch die Schilderung der Methode in seinem Buche „Die Galvanokaustik" (1854) erreichte er die *allgemeine Einführung des Verfahrens in die Chirurgie*.

Auch mit dieser verfeinerten Anwendungsmöglichkeit der elektrischen Glühhitze wurden vor allem *Blutstillungen* und *Geschwulstoperationen* ausgeführt. Neben *beschränktem, örtlichen, flächenhaften Brennen* dient der *Galvanokauter* auch zum *Schneiden* oder zur *Abtrennung gewisser Teile,* mit anderen Worten als „*elektrisches Messer*". Das *galvanokaustische Messer* oder der *Galvanokauter* besteht aus einer feinen Platindrahtschlinge, die punkt- und strichförmiges Brennen an der Oberfläche und in zugänglichen Körperhöhlen erlaubt. v. Bruns ließ sich einen besonderen Galvanokauter herstellen, um durch die Mundhöhle hindurch mit Hilfe des Spiegels im Kehlkopf operieren zu können (1864).

„Macht man mit der schmalen Kante des weißglühenden Galvanokauters auf die mäßig gespannte Haut einen raschen kurzen Strich, so wird dadurch momentan eine klaffende Spalte in der Haut angelegt, die sich von einer Schnittwunde durch das Messer kaum anders als durch den Mangel an Blutung unterscheidet" (v. Bruns).

Wir sehen in diesem Gebrauche der Schlinge zum Schneiden einen technischen Vorläufer der entsprechenden Anwendung der schlingenförmigen Diathermieelektrode zum Schneiden durch Wucherpfennig.

v. Bruns erdachte ferner auch eine besondere *Schneideschlinge (Ligatura candens),* bei der das Zusammenziehen der Schlinge, wie auch der Schluß der galvanischen Kette mit der operierenden rechten Hand geschehen konnte, so daß die linke freiblieb und weiter kein Gehilfe nötig war. Das Schneiden mit der galvanokaustischen, *zusammenziehbaren Schneideschlinge* kann ebenso wie der *Spaltschnitt* mit der Kante des Galvanokauters als Vorläufer der entsprechenden Anwendung der schlingenförmigen Diathermieelektrode von Bordier betrachtet werden.

Aus der eingehenden Schilderung der Technik und Wirkung des Galvanokauters durch v. Bruns geht hervor, welch großen Wert er dem Verfahren beilegte und in welch umfassender Weise er es beherrschte bei gleichzeitiger Kenntnis und Würdigung der Grenzen des Anwendungsbereiches. Besonders klar sieht er aber die rein technischen Mängel der Methode: Bei den verschiedenartigen Geweben sind zu ihrer Durchtrennung verschiedene Hitzegrade nötig, je nach ihrem Gehalt an Gewebsflüssigkeit und Blut. Der Grad des Glühens kann aber nicht so rasch gewechselt werden, wie es nötig wäre. Während *kleine Operationen überraschend schnell* und *sicher auszuführen* sind, ziehen sich im

Gegensatze dazu *Operationen,* bei denen *umfangreiche Gewebsmassen durchtrennt werden sollen, in die Länge.* v. Bruns hat mehrere *Kropfoperationen* mit Ausnahme einiger Gefäßunterbindungen allein mit dem Galvanokauter ausgeführt und dazu *mehr als die doppelte Zeit wie mit dem Messer* gebraucht. Bei diesen Operationen soll demnach nur vom Galvanokauter Gebrauch gemacht werden, wenn aus besonderen Gründen die Blutung eingeschränkt werden soll. In den meisten Fällen, bei denen die Anwendung des Galvanokauters angezeigt erscheint, ist es nach v. Bruns nicht als Nachteil zu betrachten, daß die Wundränder infolge der Verschorfung nicht zur schnellen Vereinigung gebracht werden können.

Das *alte Glüheisen,* der *Lötkolben,* der *Paquelinsche Brenner* und der *Galvanokauter* haben also die *gemeinsame Wirkung* der *Hitzeübertragung von außen auf das Gewebe.* Je nach dem Hitzegrad und der Größe des Instrumentes und ferner der Dauer der Einwirkung werden *verschiedenartige Verbrennungen* erzielt, die in ihren klinischen und morphologischen Erscheinungen in verschiedene Grade einzuteilen sind: *Erythem — Blasenbildung — Koagulation — Verkohlung.*

Für die chirurgischen Zwecke der Blutstillung, Gewebszerstörung oder -durchtrennung wird stets Koagulation oder Verkohlung nötig sein. Die Erfindung Paquelins, besonders aber der Galvanokauter Middeldorpfs ermöglichten ein Schneiden mit Glühhitze, mit anderen Worten gewissermaßen ihre linien- oder flächenhafte Anwendung ohne allzu große Zerstörung des umgebenden Gewebes. Trotzdem heilen diese geschnittenen Brandwunden bedeutend langsamer als Messerwunden, da die verklebende Wirkung ausgetretenen Blutplasmas und ausgeschiedener Lymphe fehlt. Durch Untersuchungen von Klose und Rosenbaum-Canné ist für die mittels Paquelin durchbrannte Darmschleimhaut gezeigt worden, daß Entzündungserscheinungen die Heilung verzögern und daß die Epithelisierung erst zu einer Zeit beginnt, zu der sie nach Durchtrennung mit dem Messer schon fast beendet war (Hertel).

Die durch das Glüheisen gesetzten Gewebslücken heilen unter denselben Erscheinungen wie andere Brandwunden. Die dabei auftretende stark hyperämische Reaktion und Flüssigkeitsausscheidung war meist erwünscht. Neben der Möglichkeit einer *Nachblutung* bei Lösung des Brandschorfes besteht ferner die einer *sekundären Infektion des an sich sterilen Brandschorfes.*

Die *Gewebszerstörung* durch die erwähnten *Glühhitzeträger* war *in ihrer Ausdehnung nur sehr grob zu bestimmen*; lediglich die galvanokaustische Schneideschlinge erlaubte ein *annähernd* anatomisch ausgeführtes Schneiden. Aus diesem Grunde mußte man sich stets weit von großen Gefäßen und Nerven halten, um bedrohliche Komplikationen zu vermeiden.

Die Erforschung der Eigenschaften des *galvanischen Stromes* hatte aber ferner ergeben, daß *Flüssigkeiten,* d. h. *Leiter zweiter Ordnung, bei ihrer Durchströmung zersetzt werden,* im Gegensatze zu den Leitern erster Ordnung, den Metallen. Wenn man also den gleichen Strom, mit dem man den Platindraht erhitzte, durch den *menschlichen Körper* leitet, erzielt man bei *Verwendung schwacher Stromstärke und entsprechender Elektroden* lediglich in *dem unmittelbar unter diesen gelegenen Gewebe elektrolytische Wirkung,* und zwar an der *Kathode Erweichung* (Wasserstoff- und Laugenbildung) und an der *Anode Koagulation des Gewebes* (Sauerstoff- und Säurebildung). Dieser Vorgang wurde als *Elektrolyse* bezeichnet. Der Grad der Gewebeschädigung hängt ab von der Spannung des elektrischen Stromes und vom Umfange der Elektrode. Unter breiteren Elektroden ist bei ertragbarer Stromstärke die Elektrolyse außerordentlich gering. Es finden daher praktisch nur *Nadelelektroden* aus *Gold, Platin* oder *Platiniridium Verwendung.*

Die Nadel wird in das Gewebe eingestochen; dann läßt man den Strom langsam bis etwa 50 Ma. anschwellen. Es können auf diese Weise nur kleine Gewebsabschnitte zerstört werden. Die *Elektrolyse* wird auch heute noch am meisten zur *Epilation* angewandt (MICHEL, HARDAWAY 1879) und zur *Entfernung kleiner Hautgeschwülste.* Bei Einführung der Elektrolyse (galvanocaustique chimique, cautérisation électrochimique) wurde u. a. die *blutstillende Wirkung der Anode,* die gerinnungfördernd wirkt, auszunützen versucht zur *Verödung von Aneurysmen* und *Varizen.* Neben SCHUSTER (Paris) hat auch hier GUSTAF CRUSELL zahlreiche Versuche und Beobachtungen am Kranken gemacht und veröffentlicht; er wurde nicht beachtet (1839—49). Erst 10 Jahre später wurden von verschiedenen Ärzten diese Versuche wieder aufgenommen und Erfolge mitgeteilt (vgl. v. BRUNS, S. 624).

Die besondere Eigenart der *Elektrolyse* besteht darin, daß durch ihre Anwendung zum erstenmal innerhalb des Körpers eine elektrisch bedingte Gewebsnekrose erzielt werden konnte. Gegenüber der mit Glühhitze von außen geschaffenen *Brandnekrose* unterscheidet sich diese *Verflüssigung* oder *Koagulation* des Gewebes infolge Elektrolyse ferner durch die *Möglichkeit der Begrenzung auf sehr kleinen Raum,* so daß ihre *Anwendung* zur *Zerstörung feiner Gebilde* in *gefährdeten Gegenden,* beispielsweise am Augenlid, angängig ist. *Andererseits* ist es *unmöglich, mit diesem Verfahren ausgedehntere Gewebsabschnitte zu zerstören.* Daher ist sein Anwendungsgebiet *eng begrenzt.* Glüheisen, Thermokauter und Galvanokauter sind hingegen vor allem durch ihre Oberflächenwirkung ausgezeichnet, die durch das schlechte Wärmeleitungsvermögen der Haut und im besonderen Maße durch den entstehenden Brandschorf beschränkt ist.

Der *elektrische* Strom wäre also *an sich geeignet, bei seinem Durchfluß im Körper Wärme zu erzeugen,* die der Stromstärke und dem spezifischen Widerstande der verschiedenen elektrolytischen Leiter des Körpers entspricht. Die durch den *stets in einer Richtung fließenden Gleichstrom* hervorgerufene *Ionenwanderung* bedingt aber an den Grenzen zwischen Flüssigkeit und Protoplasma Konzentrationsänderungen, in denen nach NERNST die auslösende Ursache für die in Erscheinung tretenden *Nervenreizungen* zu suchen ist. Bei *Steigerung der Strommenge,* d. h. der Stromstärke in der Zeiteinheit, werden diese *elektrochemischen Vorgänge* und die *Reaktionen im Körper aber schon bei verhältnismäßig geringer Stromstärke in einem solchen Umfange ausgelöst,* daß sie *lebengefährdend* wirken. Die praktisch verwendbare Stromintensität von wenigen Tausendstel Ampere ist aber für Gewebserwärmung völlig ungenügend.

Gegenüber diesem, vom positiven zum negativen Pol laufenden Gleichstrome kann man beim *Wechselstrome,* der gesetzmäßig in bestimmter Wechselzahl in der Zeiteinheit (Frequenz des Wechselstroms) seine Stärke und Richtung ändert, nicht mehr von einem positiven und einem negativen Pol sprechen, da jeder

der Pole entsprechend der Frequenz, bzw. der Richtung des gerade ablaufenden Stromstoßes sein Vorzeichen ändert. Ein voller Stromwechsel des Wechselstromes wird als eine Wellenlänge oder Periode bezeichnet. *Wenn nun die Stromstärke* in der Zeiteinheit *nicht zu groß ist, wird die elektrochemische Wirkung der ersten Hälfte der Periode durch die Änderung der Stromrichtung in der zweiten Hälfte ausgeglichen.* Mit *zunehmender Frequenz* werden die Zeiträume, die für das Zustandekommen der elektrochemischen Wirkungen nötig sind, immer geringer. Von einer *Wechselzahl von 250000 an und darüber werden keine gefährlichen Reizwirkungen mehr ausgelöst.*

Die wichtigsten Arbeiten von Nikola Tesla (1891), die auf den Untersuchungen von Herz über den objektiven Nachweis elektrischer Wellen fußten, bilden den Ausgangspunkt für die Ausnutzung der Wärmeerzeugung durch hochfrequente Wechselströme im menschlichen Körper.

Auch d'Arsonval (1892) erwähnt die *Wärme*wirkung der Hochfrequenzströme, bezeichnet sie jedoch zunächst als unangenehme Erscheinung; denn die *elektrische* Einwirkung wurde als Hauptsache angesehen. Sowohl Tesla wie d'Arsonval haben bereits die Möglichkeit der therapeutischen Verwendung dieser Ströme angenommen. Eine besondere Form der Erzeugung von Hochfrequenzströmen und ihr Gebrauch zu Heilzwecken erhielt in der Folge den Namen *Arsonvalisation.*

Das Fehlen der Reizwirkung dieser hochgespannten Wechselströme von hoher Frequenzzahl, die größer als eine Million in der Sekunde war, fand seine physikalische Begründung durch Nernst. Das nach ihm benannte *Gesetz* sagt, daß die elektrische Reizwirkung im menschlichen Körper direkt proportional der Intensität des Stromes und indirekt proportional der Wurzel aus der Frequenzzahl ist:

$$R = \frac{J}{\sqrt{n}}$$

(R = Reiz, J = Intensität, n = Frequenzzahl des Wechselstroms).

Aus dem *Nernstschen Gesetz* erklärt sich das *Fehlen der Elektrolyse* bei *hochgespannten Strömen, sobald die Frequenzzahl so hoch ist, daß sie zeitlich eine Ionenwanderung nicht zuläßt.* Mit dem Fehlen der Elektrolyse und von Konzentrationsänderungen in Körperflüssigkeit und Zellinhalt *kommt es auch nicht zur elektrischen Reizwirkung.*

Ferner zeigte d'Arsonval im *Tierversuche* (1896) die *Wärmeerzeugung* durch *Hochfrequenzströme.*

Er schickte Hochfrequenzstrom von genügender Intensität durch den Körper von Kaninchen und Meerschweinchen, indem er Vorder- und Hinterbeine dieser Tiere je in ein mit Wasser gefülltes Gefäß, das als Elektrode verwandt wurde, eintauchte. Die Gliedmaßen bildeten auf diese Weise den engsten Teil der Strombahn und verkochten schließlich bei genügender Stromintensität. *Wir können in diesem Versuche den ersten Nachweis ausgedehnter elektrischer Hitzekoagulation des lebenden Gewebes bei Durchfluß von Hochfrequenzstrom erblicken.*

Bordier und Lecompte konnten die Wärmeerzeugung bis zu tödlicher Überhitzung des Körpers steigern, indem sie bei Kaninchen den Hochfrequenzstrom, unter Verwendung je einer zylindrischen Metallelektrode in der Mundhöhle und im Rektum, durch den Organismus schickten.

Trotz dem Ergebnisse dieser Versuche wurde, wie erwähnt, zunächst nicht daran gedacht, diese Wärmeerzeugung zu Heilzwecken zu verwenden. Erst v. ZEYNEK (1898) sprach den Gedanken aus, sie zur therapeutischen Erwärmung des Körpers zu gebrauchen, da die unangenehmen oder schädlichen Reizwirkungen anderer elektrischer Ströme hier fehlen. Die Erwärmung wurde von ihm auch richtig als Folge des elektrischen Widerstandes der Gewebe, d. h. als JOULEsche Wärme, aufgefaßt.

Für *chirurgische Zwecke* wurde zunächst der Apparat von D'ARSONVAL verwandt, der Hochfrequenzströme erzeugte, deren gedämpfte Schwingungen hoher Spannung eine *Gewebszerstörung durch Funkenübertritt* ermöglichten. Es ist bezeichnend, daß dieses neue Verfahren von Anfang an zur *Krebsbekämpfung* benutzt wurde, und zwar zuerst von PARSONS (1897). PARSONS hatte schon im Jahre 1888 Versuche unternommen, Krebsgewebe durch konstante elektrische Funken, die er von 10 zu 10 Sekunden überspringen ließ, zu zerstören, wozu er eine Stromintensität von 500—800 Milliampere gebrauchte.

OUDIN versuchte eine Beeinflussung *verschiedener Hauterkrankungen* und von *gutartigen Geschwülsten* durch *Funkenbehandlung* unter Verwendung eines eigenen *Resonators*, der ebenfalls *gedämpfte Schwingungen hoher Spannung* lieferte. RIVIÈRE berichtete auf dem Internationalen Kongreß für Medizin in Paris im Jahre 1900 über *Erfolge der Funkenbehandlung* von *Geschwülsten* und *tuberkulösen Hauterkrankungen*. Er benannte das Verfahren, das in den folgenden Jahren auch von GUILLOZ, MENARD, BORDIER u. a. angewandt wurde, als *Sideration*.

In Deutschland wurde diese neue Methode zuerst von STREBEL zur Zerstörung von Lupusknötchen gebraucht. Im Gegensatze zu RIVIÈRE, OUDIN und BERGONIÉ verwandte STREBEL *kurze*, 1—2 mm lange Funken *hoher Frequenz* und *geringerer Spannung*, die er 10—25 Sekunden lang als „*Funkenströme*" einwirken ließ.

In den folgenden Jahren wurden von DE KEATING-HART (1906) in verschiedenen Arbeiten die günstigsten Ergebnisse bei der Behandlung *bösartiger Neubildungen* durch *Funkenbüschel* geschildert. Das Verfahren wird nun auf Vorschlag von POZZI (1907) als *Fulguration* bezeichnet.

Die zahlreichen Arbeiten, die in den folgenden Jahren über klinische und experimentelle Erfahrungen unter Verwendung der Fulguration erschienen, sind in den Monographien von FREUND (1908) und ZIMMERN (1909), sowie in einem Referate von E. BIRCHER (1908) und in einer Dissertation von SEELIGER (1913) zusammengefaßt.

Die *Wirkung* dieser auf das Gewebe überspringenden Funken wurde von DE KEATING-HART als *mechanische* angesehen; die *Zellen* sollten durch den Aufprall der Funken *zertrümmert* werden. Um die *Hitzewirkung*, die *Nebenverletzungen* verursachen konnte, auszuschalten, gebrauchte er einen gleichzeitig auf das Gewebe gerichteten *Kühlstrom* von *Kohlensäure*. Von STREBEL, FREUND, CZERNY u. a. wurde aber gerade die *thermische Wirkung* der *Funken* für *mindestens ebenso wichtig* wie die *mechanische* gehalten. STREBEL spricht von einer „*molekularen Zertrümmerung*", die sich aus elektrischen, mechanischen und thermischen Wirkungen zusammensetze.

Neben der *Fulguration* von *Geschwülsten* und *Infektionsherden der Haut* empfahl DE KEATING HART besonders die der *Wundflächen nach Entfernung bösartiger Neubildungen*, um auf diese Weise die Zahl der *Rezidive einzuschränken*.

Nach vielen und widersprechenden Berichten über *Erfolge* und *Mißerfolge* der *Fulguration* wurde schließlich nachgewiesen, daß sich ihre *Wirkung lediglich auf die Oberfläche* beschränkt, ja daß infolge der Unebenheiten einer Wunde sogar nur die vorspringenden Teile derselben von den Funken getroffen würden (FREUND, CZERNY). Auch BERGONIÉ und TRIBONDEAU (1908) zeigten in Versuchen, bei denen Haut, Niere und Leber des Kaninchens dem Funkenregen

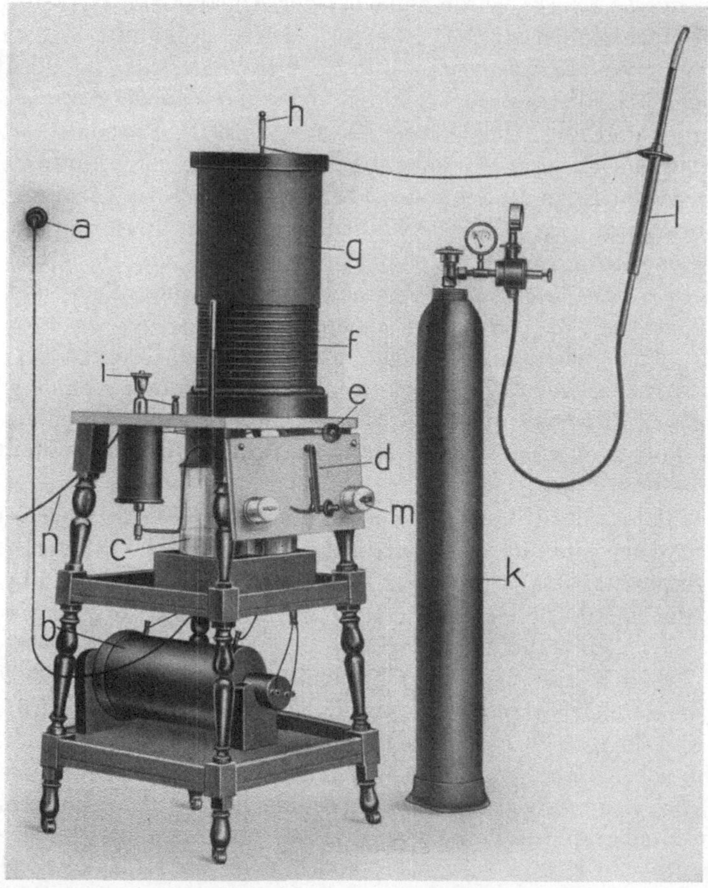

Abb. 1. Fulgurationsapparat mit Elektrode und Kohlensäurekühlung nach DE KEATING-HART. (Gezeichnet nach einer Abbildung der Arbeit WIESNER: Über Fulguration nach DE KEATING-HART: Münch. med. Wschr. **1908**, 569.)
a Anschluß an die Leitung; *b* Transformator; *c* Leydener Flaschen; *d* Regulierwiderstand; *e* Regulierschraube für das Solenoid; *f* Solenoid; *g* Resonator; *h* Anschlußklemme für die Elektrode; *i* Regulierschraube für die Funkenstrecke; *k* Kohlensäurebombe; *l* Elektrode; *m* Hauptschalter; *n* Erdkabel.

ausgesetzt wurden, daß die Gewebszerstörung allerhöchstens bis in eine Tiefe von 2—3 mm reichte.

Die *günstigen klinischen Ergebnisse* wurden von ZIMMERN mit *Anregung der Granulationsgewebsbildung* und der Vernarbung erklärt.

DOYEN (1907) und CZERNY (1910) erstrebten *größere Tiefenwirkung* durch *bipolare Anwendung* der ursprünglich monopolar gebrauchten Fulguration. CZERNY nannte dieses Verfahren *Fulguropunktur* oder *Fulgurolyse*.

Da es sich hierbei um einen Strom von gedämpften, verhältnismäßig wenig frequenten Schwingungen von geringer Intensität (2—4 Milliampere) und sehr *hoher Spannung* handelte, kamen *außerordentlich starke Zuckungen der Muskulatur* zustande, die die operative Anwendung nahezu unmöglich machten.

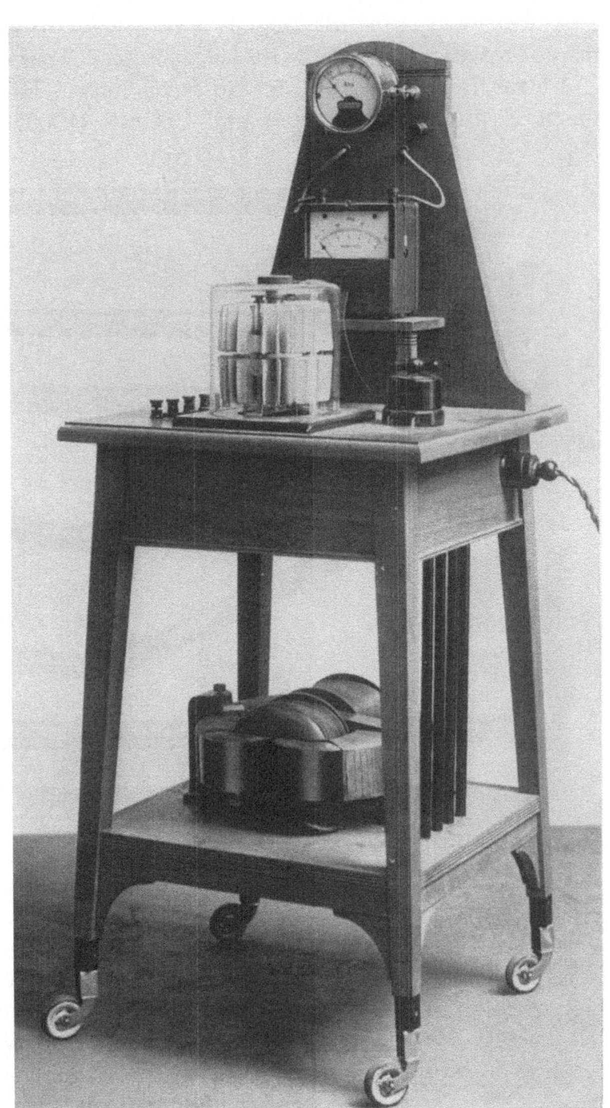

Abb. 2. Verbesserter Diathermieapparat (*Reiniger, Gebbert & Schall*), der für Elektrokoagulation und für elektrische Lichtbogenoperation (DE FOREST) gebraucht wurde.

DOYEN (1909) erzielte unter Benutzung eines besonderen Fulgurationsapparates (GAIFFE) sowie einer *großen passiven Bleielektrode* und einer *kleinen Operationselektrode umfangreichere Gewebsverkochungen*. Der Apparat wurde nach CZERNY bei 5 bis 7 Ampere durch einen Rotationsunterbrecher auf *3 Millionen Schwingungen* in der Sekunde gebracht. DOYEN nannte dieses Verfahren *Voltaisation bipolaire* und die damit erzielte Gewebszerstörung *Electrocoagulation*. Zur selben Zeit wurde von DE FOREST durch *ungedämpfte Schwingungen hoher Frequenz* unter Verwendung einer lanzettförmigen Elektrode *erstmals eine Schneidewirkung durch den auf das Gewebe überspringenden Funken erzielt*. Der Funkenschnitt mit der DE FOREST-schen Nadel wurde ferner von DOYEN zu Krebsoperationen, in Deutschland zuerst von M. COHN (1910) zu Experimenten und klinischen Operationen benutzt und auch von CZERNY übernommen.

Die Erfindung von POULSEN, der ungedämpfte Wechselströme sehr hoher Frequenz für die Technik der drahtlosen Telegraphie durch den *elektrischen Lichtbogen* erzeugte, führte BERND in weiterer Verfolgung der gemeinsam mit v. ZEYNEK und PREYSS durchgeführten Untersuchungen zur Herstellung eines *Hochfrequenzgerätes*, das *elektrische Durchwärmung des menschlichen Körpers erlaubte* (1907).

Dem elektrischen Lichtbogen folgte die Einführung der *Löschfunkenstrecke* (WIEN), die eine *wesentliche Steigerung der Funkenzahl* ermöglichte und die auch heute noch bei der Herstellung von Diathermieapparaten zu medizinischen und chirurgischen Zwecken verwandt wird.

Durch diese Apparate konnten nun Wechselströme großer Intensität und sehr hoher Frequenz bei verhältnismäßig geringer Spannung erzielt werden.

Chirurgische Eingriffe mit diesem neuen Hochfrequenzrüstzeug nahmen zuerst NAGELSCHMIDT (1909) und CZERNY (1909) vor.

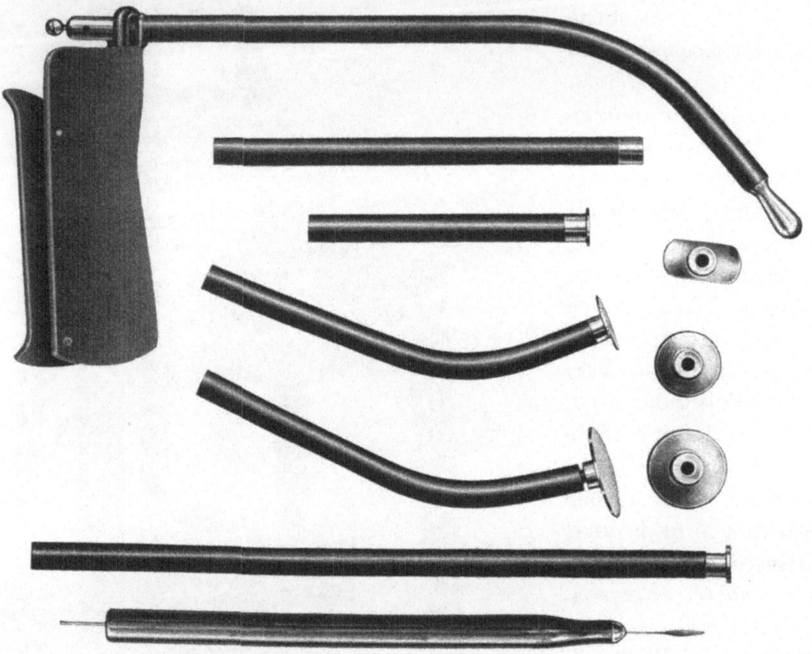

Abb. 3. Koagulationselektroden mit gummiisolierten Zwischenstücken und pistolengriffförmigem Handgriff nach CZERNY. Nadelelektrode für Lichtbogenoperation nach DE FOREST.

Eine Arbeit von CZERNY aus dem Jahre 1910 gibt einen ausgezeichneten Überblick über den damaligen Stand der Elektrochirurgie und enthält eine Beschreibung des von ihm benutzten Diathermieapparates, der ihm zur „*elektrischen Thermokaustik*“ (Elektrokoagulation) und zur „*Forestisation*“ oder *Lichtbogenoperation,* d. h. zum elektrischen Schneiden, diente. Beide wurden *bipolar,* d. h. unter Verwendung einer *passiven* und einer *aktiven Elektrode,* angewandt. Der *Apparat* lieferte *ungedämpfte elektrische Schwingungen* bei einer *Stromstärke von 0,3—2,5 Ampere* und einer *Spannung von 75—300 Volt*; durch *Kondensatoren* wurden die *Zuckungen als Folge faradischer Reizung eingeschränkt.*

Die *bipolare Forestisation* oder der *Lichtbogenschnitt* hatte vor der ursprünglich benutzten monopolaren Methode den großen Vorzug, daß die *Funkenbildung* an der Nadelspitze *geringer* war, so daß die *Wirkung genauer geleitet werden konnte.* Während bei der Fulguration Funken aus 5—7 cm Entfernung übersprangen, betrug die Länge des Lichtbogenfunkens Bruchteile eines Millimeters. Bei der ursprünglichen DE FORESTschen Technik war man gezwungen, rasch zu schneiden, *während die kurzen Funken genaueres, langsames Schneiden ermöglichten.* CZERNY verwandte sie zur *radikalen Mammaamputation,* bei der er nur zur Präparation der Achselgefäße mit Messer und Schere vorging. *Nach Naht der Haut trat primäre Wundheilung ein.* Wenn die Geschwulst bis nahe an den Brustkorb fortgeschritten war, koagulierte CZERNY mit einer münzenförmigen Elektrode und nahm Teilnekrosen der Rippen in Kauf.

CZERNY schildert in der erwähnten Arbeit ferner die *Wundheilung nach Elektrokoagulation,* erwähnt die Möglichkeit der *Nachblutung* bei der *Nekrosenabstoßung* und hebt die *außerordentlich lebhafte Granulationsbildung* und Vernarbungsneigung der Wunden hervor.

CZERNYs Schüler WERNER und CAAN (1911) berichten über weitere Erfolge nach *Elektrokoagulation fortgeschrittener Geschwülste.* STEPHAN veröffentlichte schließlich aus der Heidelberger Klinik Ergebnisse *histologischer Untersuchungen nach Elektrokoagulation,* denen grundsätzliche Bedeutung zuzusprechen ist.

Durch DOYEN, NAGELSCHMIDT und besonders durch die klinischen und experimentellen Arbeiten von CZERNY und seinen Schülern sind die wesentlichen Grundlagen der Elektrochirurgie geschaffen worden.

DOYEN und CZERNY zeigten, daß *Elektrokoagulation* und *Lichtbogenoperation* infolge der *Blutsparung* und *geringen Schockwirkung* die Möglichkeit boten, Eingriffe *selbst bei weit fortgeschrittenen bösartigen Geschwülsten noch erfolgreich durchzuführen.*

Trotzdem konnten sich *diese Verfahren* in der großen *Chirurgie noch nicht einbürgern.* Apparate und Instrumente waren noch im Beginne der Entwicklung. Die Ausführung elektrochirurgischer Eingriffe erforderte Einarbeitung und Einfühlung in eine gänzlich ungewohnte Technik, bei der leicht Fehler begangen werden konnten, die dann meist dem Verfahren zur Last gelegt wurden.

CZERNY selbst schrieb in der erwähnten Arbeit, daß „bloß solche Ärzte sich mit Diathermie, Elektrokaustik und Lichtbogenoperation abgeben sollen, welche operative Erfahrung, technisches Geschick und genügend physikalische Kenntnisse über hochfrequente Ströme besitzen", denn bei diesen „sehr energischen Strömen" könne doch leichter geschadet werden als bei der Fulguration.

Schon CZERNY und später sein Schüler WERNER (1913) erwähnen die *Verwendung der Elektrokoagulation in Verbindung mit Röntgen- und Radiumbestrahlung* bei *inoperablen bösartigen Geschwülsten.* Da unvollständig operierte Tumoren auch durch „Elektrokaustik" zur Wucherung gereizt werden könnten und bei der Abstoßung der Nekrosen Nachblutungen möglich wären, verhielt sich WERNER aber in der Folge sehr zurückhaltend gegenüber der Elektrokoagulation, da es „immer ein riskantes Unternehmen" bleiben würde.

Hingegen fand die Elektrokoagulation zur *Zerstörung kleinerer Geschwülste* an der *Körperoberfläche,* in den *oberen Luftwegen,* sowie in der *Urologie* in größerem Umfange Verwendung. Hier war besonders die Vermeidung eines größeren Eingriffes durch die Möglichkeit, auf endoskopischem Wege zu operieren, wegleitend. Die *zystoskopische Anwendung* der *Elektrokoagulation* wurde durch BEER (1912) begründet.

In *Amerika* wurde ferner vor allem die monopolare Anwendung des Hochfrequenzstromes aus dem OUDINschen Resonator, die „Electrodesiccation"

(CLARK), zur Behandlung von Geschwülsten und zur Blutstillung benutzt. In *England* fanden die elektrochirurgischen Methoden auf Anregung von NAGELSCHMIDT Eingang [JONES, CUMBERBATCH, HARMER (1910) u. a.]. In *Frankreich* wurde das Anwendungsgebiet der Elektrochirurgie durch BORDIER ständig erweitert und die Technik ausgebaut. So erfand er die *erste schlingenförmige Elektrode (anse diathermique)* zur Abtragung kleiner Geschwülste, besonders in der Mundhöhle. Ferner brachte er Röntgengeschwüre durch Elektrokoagulation zur Abheilung. In der Chirurgie setzten sich besonders HEITZ-BOYER (1911) und COTTENOT, in der Laryngologie BOURGEOIS und POYET (1912), in England N. PATTERSON und DAN MCKENZIE u. a., in Deutschland SPIESS, HIRSCH u. a. für das Verfahren der Elektrokoagulation ein.

Ein *wichtiger Anstoß zur weiteren Verbreitung* und zum *neuzeitlichen Ausbau elektrochirurgischer Methoden* kam aus *Schweden,* wo HOLMGREN (1922) die *Elektrokoagulation* des Oberkieferkarzinoms, BERVEN (1922) die des Wangenkarzinoms auf Grund günstiger klinischer Erfahrungen befürworteten. Einen Überblick über Anwendung und Leistung des elektrischen Operierens der damaligen Zeit bei Geschwülsten im Bereiche des Kopfes, Halses und der oberen Luftwege geben die Arbeiten, die in HOLMGRENs „Acta Oto-Laryngologica" im Jahre 1925 veröffentlicht wurden[1], und die Veröffentlichungen von JOHANSSON (1925), KELLY (1925), CLARK (1926), NEW (1926).

In Deutschland war durch den Weltkrieg die Weiterentwicklung der von CZERNY begründeten eigentlichen Elektrochirurgie unterbrochen worden. Lediglich in *Dermatologie, Urologie* und *Rhino-Laryngologie* wurde die „*Kaltkaustik*" in mehr oder minder größerem Umfange benutzt. Für *gynäkologische Eingriffe* riet aber DÖDERLEIN (1924) auf Grund klinischer und experimenteller Beobachtungen wegen der *Gefahr von Nebenverletzungen* zur *Vorsicht* bei Anwendung des Lichtbogenschnittes. Über Erfolge bei *Elektrokoagulation* inoperabler und erfolglos bestrahlter Geschwülste berichtete KEYSSER (1928).

Eine Erweiterung der elektrochirurgischen Methodik bot sich durch die fortschreitende Entwicklung der *Elektronenröhren* in der *Radiotechnik,* die nun auch zur Herstellung von Diathermiegeräten benutzt wurden. Die durch *Röhrenapparate* erzeugten *ungedämpften Schwingungen* erwiesen sich als besonders für den *elektrischen Schnitt* geeignet [WYETH (1924), WARD, KEYES u. a.], während sie *nur kleine Koagulationen* zuließen.

In der Folge ging die *deutsche Technik (Sanitas, Siemens-Reiniger-Veifa)* daran, die *Funkenstreckengeräte* derart auszubauen, daß auch mit ihnen ein „*scharfes*" *Schneiden* unter Entstehung eines außerordentlich feinen Koagulationssaumes der Wundränder und *gleichzeitig größere Koagulationen* durchgeführt werden konnten.

Die Entwicklung der neuzeitigen Elektrochirurgie beginnt mit dem Jahre 1926 und führte zum allmählichen Ausbau von Apparatur und Instrumenten, Hand in Hand mit dem Fortschreiten der elektrochirurgischen Operationstechnik und ihrer Erfolge (DYROFF, WUCHERPFENNIG, v. SEEMEN, HEYMANN, KIRSCHNER, KEYSSER). Die *jetzigen Diathermiegeräte* sind ferner *praktisch frei von Faradisationswirkung,* was vor allem für die *Benutzung der Elektrochirurgie* zu *Operationen am Zentralnervensystem ausschlaggebend* ist [CUSHING (1928), GULEKE, HEYMANN, OLIVECRONA].

[1] Bd. 7, H. 4.

In *Frankreich* wurde die Elektrochirurgie im gleichen Sinne gefördert durch die Arbeiten von BORDIER, HEITZ-BOYER, PAUCHET u. a.

Der Anwendungsbereich der heutigen Elektrochirurgie, unter welchem Begriff ich die *zweckmäßige* Verbindung von *Elektrokoagulation, Elektrodesikkation* und *Elektrotomie* mit der *mechanischen chirurgischen Operationstechnik* verstehe (1929, 1930), zeigt — im großen genommen — viele Berührungspunkte mit dem der alten *Hitzechirurgie*. Die *Technik* der *Hitzeanwendung* zur *Gewebszerstörung* und *-durchtrennung* hat sich aber seit dem alten *Ferrum candens* bis zur heutigen *Elektrochirurgie derart verfeinert*, daß in *zunehmendem Maße* ihre *Vorteile nicht mehr mit Nachteilen gegenüber dem scharfen Messer belastet sind.* Wir zuerst haben den *Grundsatz* des *anatomischen Operierens* auch für die *Elektrochirurgie* in den Vordergrund gestellt [v. SEEMEN (1929, 1930)], während der vorzugsweise Gebrauch der *Elektrokoagulation* oft zu unchirurgischem Vorgehen führte und auch manchen „Nichtchirurgen" zur Ausführung „chirurgischer Operationen" veranlaßte.

Das *Hauptanwendungsgebiet* der *Hitzechirurgie war und ist die Zerstörung* und *Entfernung bösartiger Geschwülste.* Auch die Elektrochirurgie der Geschwülste wird vorteilhaft mit anderen Methoden der Krebsbekämpfung verbunden.

So berichtet KEYSSER über Erfolge der Elektrokoagulation inoperabler Tumoren in Verbindung mit *Impfstoffbehandlung.* Besonders günstige Bedingungen liegen vor für *Kombination mit Röntgen- und Radiumbestrahlung* (BERVEN, HOLMGREN, CLAIRMONT und SCHÜRCH).

In dem Fortschreiten der *angewandten Elektrochirurgie* bis zu ihrem jetzigen Stande ist seit den grundlegenden Arbeiten von DOYEN, BORDIER, CZERNY und NAGELSCHMIDT außer der Einführung der Elektronenröhren von seiten der Technik kein neuer Grundgedanke hinzugekommen. Die heutigen Geräte sind aber *wesentlich vollkommener,* so daß man mit dem neuesten Funkenstreckenapparat ohne jede Veränderung der Einstellung alle gebräuchlichen Elektroden, auch die für elektrischen Schnitt, benutzen kann (siehe Chirurgie-Thermoflux P). Die *Möglichkeit der Sterilisation* des *Rüstzeuges zur Operation* erlaubt heute auch seinen Gebrauch bei *jedem aseptischen Eingriffe.*

Nach dem Gesagten führt demnach *eine Linie der Entwicklung von den Elektrokoagulationen* und *Lichtbogenoperationen CZERNYs bis zur jetzigen Elektrochirurgie,* wenn das Verfahren auch zeitweise stark in den Hintergrund trat.

Schon zur Zeit der Begründung der Elektrochirurgie wurde ihre Entfaltung gehemmt durch *übertriebene* und *falsche Schilderungen,* die zum Teil für Laien in Tageszeitungen veröffentlicht wurden. Solche Berichte über „blutungslose Operation", über „ein neues Heilmittel gegen die Krebskrankheit" usw. erscheinen auch neuerdings wieder und schaden der kritischen klinischen und wissenschaftlichen Weiterentwicklung der Elektrochirurgie in hohem Maße [vgl. auch WYETH (1926)].

Erschwerend für die *Einarbeitung* in das *Gebiet der Elektrochirurgie* ist das *Fehlen* eines *Überblickes über das bisherige Schrifttum,* besonders über das ältere. Ich habe es daher *möglichst vollständig zusammengestellt.*

Ferner ist die große Zahl von *Namengebungen* für *dieselben elektrochirurgischen Verfahren* geeignet, *ständig Mißverständnisse* hervorzurufen. Es ist daher notwendig, kurz auf die *Terminologie* einzugehen.

3. Terminologie.

Seit Beginn der medizinischen und der chirurgischen Anwendung des Hochfrequenzstromes ist eine Menge von *Bezeichnungen* für diese Form der Wärme- oder Hitzebehandlung geprägt worden. Daher ist es mit außerordentlichen Schwierigkeiten verbunden, das Schrifttum zu überblicken und die Art der Wärmeanwendung daraus eindeutig zu ersehen, ein Nachteil, der besonders dem weniger Erfahrenen die Einarbeitung unnötig erschwert.

Die alte *monopolare Anwendung des Hochfrequenzstromes* zur Gewebszerstörung durch überspringende Funken aus einem Hochspannungstransformator (Tesla, d'Arsonval, Oudin) wurde als *Sideration* (Keating-Hart) und später als *Fulguration* (Pozzi) bezeichnet.

Die *bipolare, nicht gewebszerstörende Durchwärmung einzelner Körperabschnitte* wurde zunächst *Thermopenetration* (v. Zeynek und v. Bernd) genannt. Später wurde aber die treffendere Benennung *Diathermie* (Nagelschmidt) allgemein übernommen.

Die *gewebezerstörende Anwendung der Diathermie* nannte Doyen *Voltaisation bipolaire,* später *Electrocoagulation,* eine Bezeichnung, der die elektrothermisch bedingte Gewebsveränderung zugrunde liegt und die auch von Czerny neben dem Begriffe der *bipolaren Forestisation* oder *Lichtbogenoperation* gebraucht wurde.

Werner betonte das „*Kaltbleiben*" der Operationselektrode, die die Wärmeerzeugung im Innern hervorruft, durch die Wahl des Namens *Kaltkaustik*. Ferner wurden Bezeichnungen gebraucht, wie *chirurgische Diathermie* (Nagelschmidt), *elektrothermische Kauterisation, chirurgische Hochfrequenzkauterisation, Elektrokaustik, chirurgische Elektrothermie*, *Thermokoagulation, Diathermokoagulation* und *Transthermie.* Der Ausdruck *Endothermie* (Delherme und Laquerrière) läßt ersehen, daß die Wärmebildung im Körper selbst zustande kommt.

Eine klare Terminologie schlug Wyeth (1926) vor, indem er die *medizinische Diathermie* (nicht zerstörende Wärmegrade) von der *chirurgischen Diathermie* oder *Endothermie* (zerstörende Wärmegrade) trennt. Die *Endothermie* teilt er in *zwei Gruppen* ein, die sich durch Anwendung *gedämpfter* oder *ungedämpfter* Schwingungen unterscheiden. Es bestehen *drei Möglichkeiten* des *chirurgischen Gebrauches dieser Schwingungen:*

a) monopolare Endothermie [Fulguration (de Keating-Hart), Electrodesiccation (Clark), „Dehydration" (Cushing)];

b) bipolare Endothermie (Elektrokoagulation);

c) Endotherm Knife [acusector (Kelly), bistouri électrique, bistouri à haute fréquence (Heitz-Boyer); ungedämpfte Schwingungen zum elektrischen Schneiden].

Kelly sprach ferner von „the new surgery" und später von „Electrosurgery" (1929, 1930).

Berven (1931) schließt sich dieser Einteilung im großen ganzen an; er zieht lediglich die Bezeichnung *Elektrotomie* (statt „Endotherm Knife") mit Kowarschik vor.

Dyroff und Gohrbandt unterscheiden *Schorfdiathermie* (elektrische Verschorfung) von *Scharfdiathermie* (elektrisches Schneiden). Stühmer und

Wucherpfennig, die für dermatologische Operationen eine schlingenförmige Elektrode *(Diaschlinge)* eingeführt haben, unterscheiden das Schneiden mit aufgesetzter Schmalseite = *Spaltschnitt* und mit aufgesetzter Breitseite zum Entfernen von Gewebe = *Hohlschnitt.*

Henschen (1929) gebraucht die Bezeichnungen *Elektroexsikkation, Elektrokoagulation* und *Elektroexzision.*

Ich habe die Anwendung der monopolaren *Elektrodesikkation*, der *Elektrokoagulation* und des *Schmelzschnittes* (Elektrotomie), wozu, wenn erforderlich, die mechanische Operationstechnik tritt, unter dem übergeordneten Begriff *Elektrochirurgie* zusammengefaßt (1929, 1930).

Keysser (1931) teilt die *Elektrotomie* in *Akutomie* (Scharfschnitt, Sprengschnitt) und *Koagulotomie* (Koagulationsschnitt). Er übernimmt ferner die Bezeichnung *Elektrokoagulation* und teilt die oberflächlichen Hitzeeinwirkungen in drei Arten ein: *Karbonisation* (Verkohlung), *Elektrokorie* (oberflächliche elektrische Wunddesinfektion, Korieren und *Fulguration* [Blitzbehandlung, Etincelage à tension (Heitz-Boyer)]. Im Gegensatz zu Berven, der unter der Bezeichnung Endothermie die gesamte chirurgische Diathermie versteht, will Keysser die *Elektrochirurgie* als *Ektothermie* der *medizinischen Diathermie* oder *Endothermie* gegenüberstellen. Die Verfahren und Apparate für Elektrochirurgie („Elchirapparate") haben nach Keysser mit der alten Methode und Apparatur der Diathermie nur das Prinzip der Benutzung von Hochfrequenzströmen gemein.

Man sieht, daß die *Verwirrung der Namengebung in der Elektrochirurgie groß* ist, ständig zunimmt, und es ist leider zu bezweifeln, daß man sich jemals auf eine gemeinsame, möglichst kurze und klare Namengebung wird verstehen können.

Die *heutige Elektrochirurgie unterscheidet sich dabei im Grunde genommen in* **physikalischer Hinsicht** *bei weitem nicht in dem Maße von ihrer ursprünglichen Form (Doyen, Nagelschmidt, Czerny), als nach der Unzahl verschiedener Bezeichnungen angenommen werden könnte.*

Es handelt sich um einen *Ausbau* von *Apparatur und Technik,* während die *wichtigsten Grundlagen dieselben geblieben sind.* Die *wesentlichsten Fortschritte* sind die Möglichkeit der *feineren örtlichen Dosierung* der Wärmezerstörung (ungedämpfte Schwingungen, kürzere Wellenlänge) und die praktisch *weitgehend eingeschränkte Faradisation* als Nebenwirkung. *Aber man arbeitet nach wie vor* mit der im Körper entstehenden *elektrischen Widerstandswärme* als Folge der *durchtretenden Hochfrequenzschwingungen.*

Wir fassen die *chirurgische Anwendung der Hochfrequenzströme* in folgender **Einteilung** zusammen:

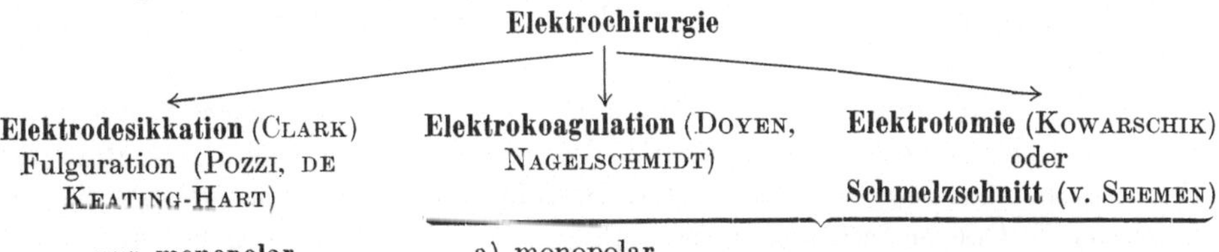

nur **monopolar**

a) monopolar
b) **bipolar** (mit aktiver und passiver Elektrode)
c) mit 2 aktiven Elektroden zur Elektrokoagulation = „bipolare" Elektrokoagulation.

II. Physikalische Grundlagen der Elektrochirurgie.

1. Das JOULEsche Gesetz.

Die *physikalischen Vorgänge* bei der elektrochirurgischen Operation beruhen auf der Tatsache, daß *elektrische Energie* in diesem Falle beim Durchflusse des *Hochfrequenzstromes* durch einen elektrischen Leiter in Wärmeenergie umgewandelt wird. Die hierbei herrschenden Bedingungen wurden erstmals von J. P. JOULE (1844) experimentell erforscht und finden ihren Ausdruck im JOULEschen Gesetz. Danach ist die *gebildete Wärmemenge beim Durchfluß eines elektrischen Stromes durch einen elektrischen Leiter*

1. *direkt proportional dem Quadrate der Stromstärke (i),*
2. *direkt proportional dem Widerstand des Leiters (w),*
3. *direkt abhängig von der Dauer des Stromflusses (t).*

$$Q = k \times i^2 \times w \times t,$$

wobei k = Konstante von 0,24, wenn i in Ampere, w in Ohm und t in Sekunden ausgedrückt wird.

Aus diesem Gesetze ist also zu folgern, daß die JOULEsche Wärme *im quadratischen Verhältnisse zur Stromstärke wächst,* daß sie sich beispielsweise bei einer Steigerung von 0,5 bis zu 1 Ampere vervierfacht; andererseits ruft ein doppelter Widerstand des Leiters eine Verdoppelung der Kalorienzahl hervor.

Die *tatsächliche Erwärmung,* d. h. die Temperatursteigerung, gemessen in Celsiusgraden, die durch diese Wärmebildung gezeitigt wird, ist ferner abhängig von der Masse und der spezifischen Wärme des Körpers unter Vernachlässigung der Wärmeableitung. Dabei ist die Temperaturerhöhung bei gleicher Kalorienzahl der Masse des Körpers umgekehrt proportional. Je größer die spezifische Wärme (= Wärmemenge, die notwendig ist, um die Maßeinheit eines Stoffes um 1° C zu erwärmen) ist, eine um so größere Wärmemenge ist für eine bestimmte Temperatursteigerung nötig.

Den *experimentellen Nachweis* der *Gültigkeit des* von JOULE für *Gleichstrom* aufgestellten *Gesetzes* für *Hochfrequenzströme* erbrachte NESPER. Obwohl nun das JOULEsche *Gesetz* für das *Verständnis* der *Vorgänge bei elektrochirurgischen Operationen* von *grundlegender Bedeutung* ist, ist seine mathematisch exakte Anwendung hierbei *praktisch unmöglich*; denn der menschliche Körper ist als elektrischer Leiter ein ungeheuer mannigfaltiger Elektrolyt, da die Gewebe an sich, dann auch unter verschiedenen physiologischen wie pathologischen Bedingungen (z. B. bei wechselnder Durchblutung) bei verschiedenen Menschen der *Größe nach wechselnde elektrische Widerstände besitzen,* und da die Gewebe, die zerstört werden, durch verschiedene Massen unterschiedlicher spezifischer Wärme ausgezeichnet sind.

Trotzdem muß man bei der elektrochirurgischen Technik gewissermaßen mit dem JOULEschen Gesetz operieren, und die Kenntnis der Abhängigkeiten der verschiedenen Größen ist unbedingt notwendig; denn *man operiert* mit der in *bestimmter Zeit* unter *bestimmten Bedingungen gebildeten Wärmemenge* und *nicht mechanisch,* und man hat zu erstreben, den Grad der Hitzebildung und deren örtliche Beschränkung soweit als möglich zu beherrschen.

2. Der spezifisch elektrische Leitungswiderstand der Gewebe des menschlichen Körpers.

Zellart, verschiedener Aufbau der Gewebe und ihr in Art und Menge wechselnder Flüssigkeitsgehalt bedingen einen stets wechselnden elektrischen Widerstand; ebenso verändert sich die ,,Schaltung dieser Widerstände'', indem bald die Verhältnisse einer Reihen-, bald die einer Parallelschaltung vorliegen und sich entsprechend der Leiter von größerem elektrischen Widerstande stärker erwärmt und dann wieder der von geringerem elektrischen Widerstande. Obwohl der fließende Widerstand des Blutkreislaufes bei elektrochirurgischen Eingriffen eine große Rolle spielt, da er bei jedem Gewebe in Rechnung zu setzen ist, so verlieren doch die *Widerstandsmessungen* nicht an Bedeutung, die an undurchblutetem, toten Gewebe ausgeführt wurden. Denn die hierbei gefundenen Werte ergeben Vergleichsmöglichkeiten mit den Verhältnissen bei den entsprechenden lebenden Geweben.

Die für die *medizinische Diathermie grundlegenden Untersuchungen* in dieser Richtung stammen von WILDERMUTH (1911).

Er benutzte als Vergleichswiderstand einen Elektrolyten, und zwar chemisch reine Kochsalzlösung von 0,5% NaCl-Gehalt. Der Querschnitt dieser Lösung betrug 4,53 qcm, ihre Länge 10 cm, ihre elektrische Leitfähigkeit 0,0075 bei einer Temperatur von + 18° C. Aus diesen Werten ließ sich ein Widerstand von 294 Ohm errechnen. Für verschiedene Körperflüssigkeiten und Gewebe wurden nun folgende Widerstandswerte gefunden:

Ascites	kleiner als 1
Muskel	1,2—1,5
Haut	2,5—3
Leber	2,8—3,3
Lunge	3,5—4
Gehirn	5,5—6,8
Fettgewebe	19,4 und mehr
Knochen	bei einem völlig rein präparierten Stück von 24 × 10 mm konnte auch mit größter Stärke des verwendeten Stromes kein Ausschlag des Instrumentes erzielt werden.

Der gefundene Widerstand der Haut erscheint im Vergleiche zu den anderen Werten niedrig, da die Haut unmittelbar nach dem Tode nicht so hochgradige physikalisch-chemische Veränderungen erleidet wie die übrigen Organe, bei denen der starke Flüssigkeitsverlust den Wert des Leitungswiderstandes im ungünstigen Sinne beeinflußt. Für den *lebenden Körper* kommt hinzu, *daß durch den Übergangswiderstand der tatsächliche Wert des Widerstandes der Haut noch erheblich vermehrt wird (WILDERMUTH). Ferner weichen die einzelnen Werte* für das *gleiche Gewebe* nach den *Angaben verschiedener Untersucher ab;* auch WILDERMUTH betont, *daß man keine bindenden Werte für die verschiedenen Gewebswiderstände geben kann.*

GEBBERT fand bei vergleichenden Widerstandsmessungen unter Verwendung eines geeichten Amperemeters und bei bekannten Vergleichswiderständen, daß die Widerstände bei medizinischer Diathermie im Gewebe zwischen 10 bis 450 bis mehrere tausend Ohm schwanken. Während beim elektrischen Schneiden durch Muskelgewebe sich ein Widerstand zwischen 130 und 300 Ohm ergab, zeigten sich in Fettgewebe solche von 500 bis zu mehreren tausend Ohm. Der hohe Widerstand von Knochen- oder Zahngewebe drückt sich in den Werten aus, die bei Messungen zur diathermischen Sterilisation des Markkanals an frisch gezogenen Zähnen erhalten wurden: 500—6000 Ohm.

Von den für die *Gesetze der Physik geltenden Faktoren* können bei *Untersuchungen am lebenden Körper* nur die *äußeren* (Zeit, Stromstärke, Spannung) *konstant gehalten werden,* während alle anderen, so der *spezifische Widerstand* und die *spezifische Wärme,* in ihren *Schwankungen stets wechselnde Größen im Innern des Körpers darstellen.* Auch wenn man diese Größen aus vielen einzelnen Zufälligkeiten herausheben könnte, so würde man doch die *eine* Schwierigkeit nicht überwinden können, daß man dem Strome nur in beschränktem Umfange seine Bahn vorschreiben kann. Der immer wieder wechselnde Leitungswiderstand der Gewebe hat zur Folge, daß der Strom immer wieder seinen Weg ändert, wie man sich ausdrückt: elektiv verfährt und Gewebsabschnitte oder Organe mit größerem elektrischem Widerstand auf seiner Bahn mehr oder weniger meidet, um die geringeren Widerstandes zu bevorzugen.

Für die elektrochirurgischen Vorgänge ergeben sich aus diesen Tatsachen bestimmte Folgerungen, die bei der Schilderung der Koagulations- und Schnittwirkungen zu erwähnen sind.

Es ist ferner schon hier zu bemerken, daß die *Verhältnisse des elektrischen Widerstandes der Gewebe und Organe bei elektrochirurgischen Eingriffen noch dadurch verwickelt werden, daß während des Vorganges der Koagulation die Gewebswiderstände im Wirkungsbereiche der Operationselektrode sich ständig ändern,* indem bei *zunehmender Koagulation* der *elektrische Widerstand entsprechend wächst,* bis schließlich die *Koagulation aufhört, das Gewebe verkohlt* und damit unter der Elektrode gewissermaßen eine *isolierende Schicht* entsteht. Spätestens mit vollendeter Koagulation ist aber die Operationselektrode vom Gewebe zu entfernen, bzw. der Stromkreis zu unterbrechen, um eben diese Verkohlung, die aus verschiedenen Gründen unerwünscht ist, zu vermeiden. Andererseits wird bei *Führung einer Schneideelektrode* in *stets wechselnden Schichten Gewebe verschiedenen elektrischen Widerstandes durchtrennt,* so daß sich die übrigen Faktoren der Gleichung theoretisch stets entsprechend ändern.

Die praktischen Folgerungen aus diesem Verhalten werden im Abschnitte der Elektrokoagulation und Elektrotomie besprochen.

Die *Kenntnis* des *Jouleschen Gesetzes* ist von *außerordentlicher Wichtigkeit* für die *sachgemäße Beherrschung elektrochirurgischer Technik,* die die Erwärmung der verschiedenen Gewebe bei Durchtritt verschiedener Hochfrequenzströme und die Auslösung entsprechender Erhitzungsvorgänge (Koagulation in verschiedener Form, von großem Umfange bis zum feinsten, flächenhaften Schnitte) zum Ausgangspunkte hat. Wenn auch mit dem genauen Erwärmungsgrade bei Elektrooperation am Lebenden praktisch vorläufig leider nicht gearbeitet werden kann, so muß man sich doch stets vor Augen halten, daß die elektrochirurgischen Maßnahmen: Gewebsdurchtrennung, Gewebszerstörung und -entfernung *lediglich* durch die Auswirkungen der Widerstandswärme zustande kommen. Wir werden uns daher mit dem Wesen dieser Erwärmung noch eingehend zu befassen haben.

Wir haben bereits erwähnt, daß Hauptursachen für das Schwanken der Gewebswiderstände an sich gleichartiger Gewebe die ständige Blutdurchströmung, ihr verschiedener Umfang und der wechselnde Flüssigkeitsgehalt der Gewebe sind. Wegen der ungeheuren Mannigfaltigkeit der Größenordnungen, die sich daraus ergeben, kann man praktisch nicht mit festen Zahlen rechnen. *Wichtig ist aber die Kenntnis der grundsätzlichen Unterschiede der Widerstände,* woraus sich ergibt, *daß die oberen Schichten der Haut unter gleichen Stromverhältnissen beim Schnitt einen breiteren Nekrosesaum erhalten als die tieferen Schichten, daß Fettgewebe und Gehirn einen weit höheren elektrischen Widerstand* besitzen als z. B. *Muskelgewebe,* und daß die *Kortikalis des Knochens praktisch nicht mittels Hochfrequenzstrom durchtrennt werden kann; daß andererseits Koagulation in der Nähe von Knochen Nekrosen* und *Sequesterbildungen* hervorzurufen vermag, auch wenn äußerlich zunächst, sogar am Periost, kaum eine makroskopische Veränderung zu erkennen ist.

3. Stromweg, Stromlinien und Stromdichte.

a) In homogenen Leitern.

Wenn man sich einen homogenen Leiter von Würfelform denkt, d. h. einen Leiter, dessen Querschnitt überall den gleichen elektrischen Widerstand besitzt, und wenn man auf 2 gegenüberliegende Flächen dieses Würfels 2 stromzuführende Elektroden von gleicher Größe wie diese aufsetzt, so fließt der Strom gleichmäßig von Elektrode zu Elektrode. Man kann sich den *Stromweg* vorstellen durch *Linien,* die von unendlich vielen Punkten der einen Elektrode zu den entsprechenden Punkten der anderen Elektrode ziehen. Diese Stromlinien verlaufen im vorliegenden Falle parallel, da überall der gleiche spezifische Widerstand herrscht, die Elektrodenflächen gleich groß sind und die Gesamtfläche des Würfels bedecken. Es wird aus diesem Grunde im ganzen durchflossenen Körper eine Erwärmung von gleicher Stärke eintreten.

Wenn nun die Elektroden *kleiner* als die Fläche, aber doch unter sich gleich groß gewählt werden, so verlaufen die Stromlinien im Körper *auseinanderweichend,* bogenförmig, um unter den Elektroden entsprechend deren Fläche wieder zusammenzufließen. Da nun bei großer *Stromdichte,* d. h. bei einer großen Zahl von Stromlinien, die durch einen bestimmten Querschnitt treten, auch der Grad der entstehenden Wärmemenge groß ist, so ist sie in diesem Falle *unter den Elektroden am größten,* während sie in der Mitte des Würfels, wo das stärkste Auseinanderweichen der Stromlinien (Streuung) besteht, am geringsten ist. Das umgekehrte ist der Fall, wenn wir große Elektroden wählen, deren Fläche größer ist als der Querschnitt in der Mitte des durchströmten Leiters. Dann werden hier die *Stromlinien zusammenfließen,* in der *Mitte des Leiters Stromdichte* und damit *Grad der Wärmeentstehung am größten sein.*

Wenn man nun *ungleich große Elektroden* verwendet, so *fließen die Stromlinien unter der kleineren von beiden zusammen.* Es wird also *von der größeren* zur *kleineren Elektrode zunehmende Stromdichte* und damit *größere Wärmeerzeugung* herrschen. Wenn nun der *Größenunterschied* bei gegebenem elektrischen Widerstand und gegebener Stromstärke *groß genug ist,* so wird schließlich unter der *großen Elektrode überhaupt keine Wärmewirkung* zustande kommen, während sich *Stromdichte* und damit *Wärmegrad unter der kleineren Elektrode aufs Höchste steigern können.*

Diese Verhältnisse treffen wir bei der Elektrokoagulation des Gewebes.

Wählen wir schließlich die *kleine Elektrode punktförmig,* also z. B. eine Nadelspitze, so wird auch die *Gewebskoagulation den kleinsten Raum einnehmen*, und

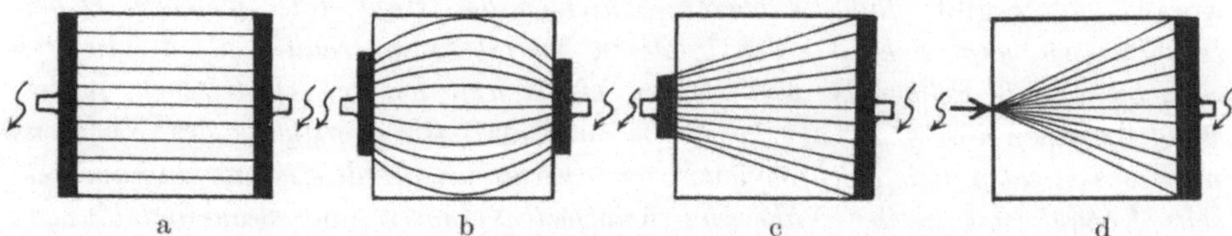

Abb. 4. Verschiedener Verlauf der Stromlinien; verschiedene Verhältnisse der Stromdichte. a Elektroden gleich und so groß wie der durchflossene Körper, genau gegenüberliegend. Homogener elektrischer Widerstand. Parallele Stromlinien. Stromdichte überall gleich groß. b Elektroden gleich groß und genau gegenüberliegend, aber kleiner als der durchflossene Körper. Divergenz der Stromlinien. Größere Stromdichte unter den Elektroden als in der Tiefe. c Eine Elektrode kleiner als die andere. Beide Elektroden gegenüberliegend. Konvergenz der Stromlinien zu der kleineren Elektrode; unter dieser die größte Stromdichte. Bei bestimmter Größe der kleineren Elektrode werden die Stromdichte und damit die Erhitzung unter dieser so groß, daß der Vorgang der Elektrokoagulation beginnt. d Die kleinere Elektrode ist punktförmig gedacht. Kegelförmige Konvergenz der Stromlinien von der großen Elektrode zur punktförmigen Elektrode. Hier die größte Stromdichte, größte Erwärmung auf kleinstem Raume. Diese Verhältnisse liegen beim Schmelzschnitte vor.

bei Fortbewegen dieser Nadel auf dem Gewebe wird eine *linien-* oder *schnittförmige Gewebszerstörung durch Hitze* eintreten.

Man bezeichnet in diesem Falle die *große Elektrode,* da keine Wärmewirkung unter ihr zustande kommt, als *indifferente, inaktive, passive* oder *stumme Elektrode,* im Gegensatze zur *aktiven Elektrode,* die auch entsprechend ihrer chirurgischen Verwendung *Operationselektrode* genannt wird.

b) In zusammengesetzten Leitern.

Der Strom bevorzugt den Leiter geringeren Widerstandes, so daß sich in *Leitern verschiedener Widerstände die Stromstärken umgekehrt wie diese verhalten.*

Mit diesen Verhältnissen, die durch mehrere Leiter verschiedenen Widerstandes gegeben sind, hat man es auch bei der *Durchströmung des menschlichen*

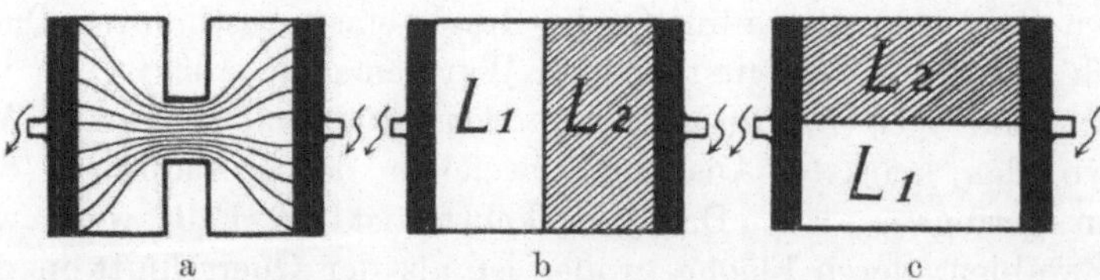

Abb. 5. a Einengung der Stromlinien bei Durchfluß durch eine enge Körperstelle. Dabei Gefahr der zu großen, unbeabsichtigten Hitzewirkung an dieser Stelle. b und c Serienschaltung, bzw. Parallelschaltung elektrischer Widerstände. b: L_1 größerer Widerstand als L_2; stärkere Erwärmung. c: L_1 größerer Widerstand als L_2; schwächere Erwärmung.

Körpers zu tun. Hier sind die Flüssigkeitswege, besonders die Blutbahnen, die besten elektrischen Leiter; in ihnen pflanzt sich der Strom vorzugsweise fort, während Knochen mit ihrem viel höheren spezifischen Widerstande schlecht leiten und, Querdurchströmung einer Gliedmaße angenommen, vom

Strom umflossen werden, indem dieser den Weg durch die umgebende Muskulatur nimmt, die einen erheblich niedrigeren spezifischen elektrischen Widerstand besitzt. Ferner *wirkt das kreisende Blut gerade wegen seiner guten elektrischen Leitfähigkeit* als *Kühlstrom, da es die im bestimmten Abschnitt erzeugte Wärme in nicht vom Strom durchflossenem Gebiete wieder an das umgebende Gewebe abgibt.*

Die geschilderten Verhältnisse sind von großer Wichtigkeit für das *richtige Anlegen geeigneter Elektroden* zur Vornahme *medizinischer Diathermie.* Einerseits müssen die Elektroden in ihrer Größe und gegenseitigen Lage so gewählt werden, daß die Wärmesteigerung tatsächlich an der Stelle zustande kommt, an der man sie haben will; andererseits sind ungewollte Wärmewirkungen, bzw. Hitzeschädigungen möglich, wenn man versäumt, sich den Weg, den der Strom entsprechend den wechselnden Widerstandsverhältnissen und infolge der Elektrodengröße und -lage nehmen wird, klarzumachen.

Für die *Elektrochirurgie* ergeben sich die besonderen Verhältnisse, daß man *stets* mit *verhältnismäßig kleinen aktiven Elektroden* arbeitet, die *beschränkte örtliche Hitzewirkungen* hervorrufen, während auf diese Koagulationskegel eine Mantelzone geschädigten Gewebes folgt, dessen Nekrose später in Erscheinung tritt, und schließlich ein weiterer Abschnitt, in dem sich die bekannten Wirkungen der medizinischen Diathermie äußern. Neben der Berücksichtigung dieser 3 Abschnitte von Gewebsveränderungen unter der elektrochirurgischen Elektrode ist den Verhältnissen an der inaktiven Elektrode, unter der keinerlei Erwärmung zustande kommen soll, besondere Beachtung zu schenken, worauf später einzugehen ist.

4. Temperaturmessungen.

Schon zu Beginn der chirurgischen Anwendung der Hochfrequenzströme wurde die Wichtigkeit erkannt, die dem *Wärmegrade,* der *im Gewebe unter der aktiven Elektrode* zustande kommt, beizumessen ist. Dabei war die Hauptfrage nach einer *verschieden starken Wärmeempfindlichkeit der einzelnen Zellarten,* bzw. nach der *Tiefenwirkung,* und insbesondere nach der *größeren Wärmeempfindlichkeit der Krebszellen,* gerichtet gewesen.

Genaue Ermittlung der verschiedenen, bei elektrochirurgischen Maßnahmen im Gewebe entstehenden Temperaturen ist aber nur auf *thermoelektrischem Wege* durchzuführen. Abgesehen von dieser technischen Schwierigkeit versagt das Thermoelement bei Bestimmung der Erwärmung während der Koagulation, da es während des Stromdurchtrittes ausgeschaltet sein muß. *Wir können also nur die Temperaturen eines bestimmten Gewebsabschnittes, in dem sich die Nadel des Thermoelementes befindet, unmittelbar nach Beendigung der Koagulation messen. Wärmeabgabe* nach außen, in weit höherem Grade aber an das vorbeiströmende Blut bedingt jedoch *raschen Abfall der während der Koagulation eingetretenen Erwärmung.*

Wir haben gesehen, wie *mannigfaltig die Gewebswiderstände im Körper* an umschriebenen Stellen *wechseln.* Selbst wenn wir die *Leistung* des Apparates und der *Elektrode genau kennen* und unter Verwendung des *Amperemeters* und der *Zeitmessung* operieren, so können wir aus jenem Grunde die *Tiefenwirkung nie mathematisch genau berechnen.*

Trotzdem ist die *Erforschung der Erwärmungsgrade* im Gewebe beim *elektrochirurgischen Eingriffe* von grundsätzlicher Wichtigkeit, da sie uns vorläufig wenigstens *annähernde Vorstellungsmöglichkeiten des physikalisch-chemischen Geschehens hierbei vermittelt* und uns mit bestimmten *Grenzwerten* bekannt macht, die einerseits für Erhaltung, dann für Schädigung oder Zerstörung der Lebenstätigkeit verschiedener Gewebe von Bedeutung sind und ferner für das Verhalten von Bakterien, die etwa im Operationsbereiche liegen.

DE KEATING-HART hatte die Wirkung der *Fulguration* hauptsächlich auf *mechanische Einflüsse* zurückgeführt. Durch den *Aufprall der Funken* sollten die *Krebszellen zerstört* werden. Andere sahen aber auch hier die wirksame Kraft in *zerstörender Wärme,* vor allem FREUND und STREBEL, die schon vor DE KEATING-HART eine mechanische Wirkung der Funkenentladungen als wirksames Moment angesehen hatten. Diese *zerstörende Wärmewirkung äußerte sich aber nur auf der Oberfläche* des *behandelten Gewebes.* Ferner stellte FREUND experimentell fest, daß *Bakterienkulturen* nicht nur in ihrer *Entwicklung gehemmt,* sondern sogar *abgetötet werden konnten.* Bei der *ausgesprochen* auf die *Oberfläche beschränkten Wirkung* der *Fulguration reichte diese aber nicht aus,* um *Krebszellen* oder *Bakterien* in *Wunden mit Sicherheit zu vernichten,* da durch deren Unebenheiten eine gleichmäßige Funkenbehandlung praktisch unmöglich war.

v. ZEYNEK, v. BERND und v. PREYSS hatten bei *Thermopenetration* oder Diathermie *Erhöhungen der Körpertemperatur* festgestellt. Wenn sie einen Hochfrequenzstrom von 500—800 Milliampere durch den Körper schickten, so wurde entsprechend eine Leistung von 200—250 Watt verbraucht und in Wärme verwandelt, wodurch bei einem Körpergewichte von 60 kg und einer spezifischen Wärmekapazität von 0,8 eine *Temperaturerhöhung von nahezu 0,74° C in 10 Minuten* erreicht wurde. *Die stärkste Erwärmung wurde unter den Elektroden festgestellt;* WERTHEIM-SALOMONSON fanden hier Temperaturerhöhungen bis auf 48—50° C mit lebhafter Rötung der Haut. FREUND erhielt mit dem nicht sehr intensiven Entladungsstrom *OUDINscher Resonatoren* nur *ganz unbedeutende, oberflächliche Erwärmungen,* sobald er die kalorische Wirkung des Funkenschlages ausschaltete, indem er die Elektrode fest auf das zu behandelnde Gebiet aufdrückte, so daß keine Funken überspringen konnten.

Bei der *bipolaren chirurgischen Diathermie* stellte *DOYEN* unter Verwendung eines sehr empfindlichen Thermometers fest, daß *gesunde Zellen erst bei einer Erhitzung über 60° absterben,* während *Krebszellen schon bei 55°,* ja zwischen *55 und 50° ihre „Virulenz" verloren.*

Abgesehen von den technischen Schwierigkeiten, selbst mit einem sehr empfindlichen gewöhnlichen Thermometer die Gewebserwärmung nach Diathermie auch nur annähernd zu messen, wird uns von DOYEN nicht gesagt, wie er und an welchen Zeichen er die verschiedene Wärmeempfindlichkeit normaler Zellen und Krebszellen feststellen konnte. NAGELSCHMIDT wandte sich gegen diese Mitteilung DOYENs und vertrat die Auffassung, daß die *Hitzeempfindlichkeit der Zellen gleich* sei, daß also mit den Krebszellen auch etwa benachbarte gesunde Zellen bei bestimmtem Wärmegrade koaguliert würden.

COHN (1910) hat für die Wirkungsweise der DE FORESTschen Nadel aus *bakteriologischen Versuchen* einen *Rückschluß auf die Gewebserwärmung* gezogen.

Von einer virulenten Milzbrandkultur wurde eine Aufschwemmung aus einer Öse in $^1/_2$ ccm Wasser unter die Rückenhaut einer Maus gespritzt. Dieselbe

Menge wurde mit der DE FORESTschen Nadel entnommen und dann durch Stromeinschaltung und die so zur Wirkung kommende schneidende Hitze ebenfalls unter die Rückenhaut eines zweiten Tieres gebracht. Das Tier mit eingespritzter Milzbrandbazillenaufschwemmung starb 24 Stunden später, während die zweite Maus mit dem DE FORESTschen Schnitt erst nach 3—5 Tagen starb. Bei Verwendung einer Kultur von Staphylokokken aus einer Allgemeininfektion gingen die Tiere mit Einspritzung regelmäßig zugrunde, während die, welche mit der DE FORESTschen Nadel beschickt wurden, stets am Leben blieben. Dieses wechselnde Verhalten wurde von COHN durch die *verschiedene Wärmefestigkeit* der *Bakterien* erklärt. Da die der Milzbrandsporen 140 bis 150° beträgt, nahm er an, daß die *Wärmeentwicklung unter der FORESTnadel unter 150° betrug, die Milzbrandbazillen und Staphylokokken wohl abtötete, aber die Sporen unbeeinflußt* ließ, so daß sie sich nach einigen Tagen im Körper zu Bazillen entwickeln konnten und tödlicher Milzbrand zustande kam.

STEPHAN (1911) suchte *experimentell-histologisch* die Auffassung von DOYEN und CZERNY von der größeren Hitzeempfindlichkeit der Krebszellen zu begründen. Er beobachtete histologische Bilder von grundsätzlicher Wichtigkeit, auf die später in morphologischer Hinsicht einzugehen ist. Diese Befunde ließen STEPHAN zu dem Schlusse kommen, daß die *Hochfrequenzwärmewirkung auf die Zellen* von deren *Flüssigkeitsgehalt* oder auch von der *Menge* der *Flüssigkeit in ihrer Umgebung abhängt*. Größerer Flüssigkeitsgehalt steigert die Wärmeempfindlichkeit. Da die Krebszellen meist sehr flüssigkeitsreich seien, bedeute das eine besondere Wärmeempfindlichkeit.

QUÉNU (1913) empfahl die Verwendung von *Thermoelementen* zur Bestimmung der bei Diathermie oder Elektrokoagulation entstehenden Wärmegrade.

Durch GRUNSPAN (1913) wurden Versuche mitgeteilt, die zeigten, daß bei 1—$1^1/_4$ Minute dauernder Elektrokoagulation die der Elektrode unmittelbar benachbarten Gewebe Temperaturen von 60—65° erreichten. Ferner stellte sich heraus, daß bei der Heißluftbehandlung die gerade noch erträgliche, auf der Hautoberfläche gemessene Wärme nur 40° beträgt; bei 41° trat bereits stundenlang anhaltendes Erythem auf, bei 42° eine Verbrennung 2. Grades. Im Unterhautbindegewebe betrug die Steigerung der Temperatur unter der Wirkung eines gerade noch erträglichen Heißluftbades kaum 1°, während innerhalb der Muskulatur keine Wärmeerhöhung festzustellen war. Bei Gebrauch der Diathermie wurde von GRUNSPAN in *allen* Gewebeschichten eine gleichmäßige Steigerung der Temperatur gefunden; der höchste, ohne Schmerzempfindung erträgliche Wärmegrad betrug 40,5° (QUÉNU, GRUNSPAN).

In neuerer Zeit vertreten PFAHLER und CLARK auf Grund *klinischer Erfahrung* und *histologischer Untersuchungen* die Auffassung von einer gegenüber den normalen Zellen *größeren Hitzeempfindlichkeit der Krebszellen.*

Besonders wichtig ist aber die Arbeit von WESTERMARK (1927), der *Versuche* über die *Hitzeempfindlichkeit von Rattengeschwülsten anstellte.* Wenn auch *praktische Folgerungen* aus diesen Ergebnissen *ohne weiteres nicht gezogen werden dürfen,* so sind sie für die allgemeine biologische Beurteilung der Hitzewirkung auf verschiedene Zellen von großer Bedeutung.

Die Versuche wurden an FLEXNER-JOBLINGs Karzinom und JENSENs Sarkom bei Ratten ausgeführt und sollten hauptsächlich über die Frage nach der Wärmeempfindlichkeit von Geschwulstzellen Klarheit schaffen und festzustellen suchen, ob diese stärker als die normaler Zellen sei. WESTERMARK arbeitete ein Verfahren aus, das den Hochfrequenzstrom in geeigneter Weise auf die Geschwülste der Ratten, die im Verhältnisse zum Gesamtkörper sehr groß sind, zur Wirkung kommen ließ. *Dabei erreichte er ein Verschwinden* der *Geschwülste durch Hitzewirkung ohne Schädigung des gesunden, umgebenden Gewebes.* Die *notwendige Erwärmung betrug 48⁰* bei einer *Einwirkungszeit* von *20 Minuten*; bei Erwärmung auf 47⁰ waren 30 Minuten, bei 46⁰ 50 Minuten, bei 45⁰ 90 Minuten und bei 44⁰ 180 Minuten Einwirkungsdauer notwendig. *Bei Versuchen mit höheren Temperaturen als 48⁰ entstand stets eine Hautschädigung,* während bei 44—48⁰ in der Umgebung der Geschwülste ein Hautödem auftrat; es ging nach 7—10 Tagen zurück unter gleichzeitigem Schwunde der Tumoren. Es kamen während einer Beobachtungszeit von 1 Jahr nur wenige örtliche Rezidive vor. Das Abhängigkeitsverhältnis zwischen Temperatur und Einwirkungszeit, die Reaktionsgeschwindigkeit bei verschiedenen Temperaturen stimmte also mit dem Gesetz von ARRHENIUS über die Reaktionsgeschwindigkeit chemischer Reaktionen bei verschiedenen Temperaturen überein, ein Gesetz, das auch für Zerstörung von Bakterien und Enzymen sowie die Koagulation von Eiweiß gilt.

WESTERMARK nimmt an, daß die *Geschwulstzellen* seiner Tiere *bei den erwähnten Temperaturen zugrunde gingen infolge von Stoffwechselstörungen,* die durch die verschieden lang dauernde Erwärmung hervorgerufen wurden. Um diese Annahme zu stützen, führte er Untersuchungen über den *Sauerstoffverbrauch* und die Glykolyse nach dem Vorgange von WARBURG aus. Hierbei zeigte sich, daß der *Sauerstoffverbrauch der Zellen sich bei Erwärmung verhältnismäßig lange unverändert erhält,* um dann nach einer *für jeden Erwärmungsgrad bestimmten konstanten Zeit rasch auf Null zu sinken.* Die Glykolyse der Geschwulstzellen hingegen nimmt mit größerer Erwärmung in zunehmendem Maße ab. *Sauerstoffverbrauch und Glykolyse hören aber ungefähr zur gleichen Zeit auf, womit das Leben der Zellen erlischt.* Zwischen Abheilung der Geschwülste an lebenden Tieren und dieser Abtötung von Tumorzellen in vitro besteht bezüglich der dazu nötigen Wärmedosen weitgehende Übereinstimmung. Daher ist der Schluß zu ziehen, daß die Rückbildung der erwähnten Tiergeschwülste unter stärkerer Erwärmung auf Abtötung der Tumorzellen beruht.

Aus vergleichenden Untersuchungen über die Wärmeempfindlichkeit normaler Körperzellen konnte WESTERMARK ferner feststellen, daß zur Abtötung von Leberzellen oder germinativen Epithelien des Hodens bei 44—46⁰ eine erheblich längere Zeit als für Geschwulstzellen nötig ist. Bei etwa 48⁰ hingegen nähern sich die tödlich wirkenden Wärmedosen der verschiedenen Zellarten.

Diese Versuche, die also eine *wechselnde Wärmeempfindlichkeit verschiedener Zellarten im Tierexperiment* ergeben haben, müssen bei der grundsätzlichen Wichtigkeit, die dieser Tatsache zuzusprechen ist, die Grundlage weiterer Forschung bilden. Man kann auf Grund der Versuche WESTERMARKs annehmen, daß die stärkere Wärmeempfindlichkeit der Geschwulstzellen der erwähnten Rattentumoren mit dem abnormen Ablaufe des Zellstoffwechsels im Sinne WARBURGs zusammenhängt. Wichtig wären aber auch *Berücksichtigung der besonderen Durchblutungsverhältnisse* bei den Geschwülsten und die *unterschiedliche kolloidale Beschaffenheit* der *verschiedenartigen Geschwulstzellen für die*

Erklärung ihrer leichteren Zerstörbarkeit durch JOULE*sche Wärme*. Die Frage nach der Bedeutung des Flüssigkeitsgehaltes ist bereits in den Untersuchungen STEPHANs angeschnitten worden und wird bei Besprechung der histologischen Vorgänge bei elektrochirurgischen Maßnahmen noch zu erörtern sein.

Die *Wärmeempfindlichkeit lebender Gewebe* gegen von *außen* kommende *Erwärmung,* die also den wärmeisolierenden Hautmantel zu überwinden hat, wurde von GOETZE untersucht. Dabei zeigte sich, daß bei Ausschaltung der kühlend wirkenden Blutdurchströmung durch ESMARCHsche Blutleere die Grenze der Hitzefestigkeit bei 49—50° liegt. Während nach *Erwärmung von blutleeren Gliedern* im *Wasserbade* bei *45—45,5° C die normale Haut* und *das darunterliegende Gewebe nicht leidet,* werden *in der Haut befindliche Geschwulstzellen schwer geschädigt* oder *sogleich abgetötet.* Jedenfalls stieß sich ein derart behandeltes Melanosarkom am Fuße im Verlauf von 8 Tagen völlig ab; ferner wurde ein Peniskarzinom zur Abheilung gebracht, ohne daß Rezidive auftraten. Infolge der schlechten Wärmeleitung unversehrter Haut wird sich der Erfolg dieses Vorgehens aber nur an oberflächlichen und geschwürigen Geschwülsten auswirken. Wichtig ist aber die grundsätzliche Feststellung GOETZEs, daß auch Geschwülste des Menschen erhöht wärmeempfindlich sind.

Über *Art, Grad* und *Ablauf der Erwärmung* bei *Elektrokoagulation* hat in neuerer Zeit SCHÜRCH gemeinsam mit PURTSCHERT Messungen mit Thermoelementen unter Verwendung von Muskelfleisch als Modell vorgenommen.

Es stellte sich heraus, *daß das Gewebe durchschnittlich bei etwa 60° durch weiße Verfärbung sichtbar zu koagulieren beginnt.*

Über die *Erwärmungsverhältnisse* in *verschiedenen Tiefen* unter der Elektrode gaben Versuche Einblick, die an einem stets gleich groß gewählten Haufen von Muskelstücken vorgenommen wurden unter Verwendung von 6 Thermoelementen, deren Nadeln in verschiedene Tiefen des Gewebes eingestochen wurden, nachdem sie zu Beginn des Versuches jeweils geeicht worden waren. Es ergab sich, daß die *Temperatur unter der Elektrode mit zunehmender Gewebstiefe sehr rasch abnimmt.* Bei einer Elektrode von 15 mm Durchmesser und einer Belastung von 2 Ampere bestand unter der Elektrode während einer Zeit von 100 bis 140 Sekunden eine Temperatur von 100°; dann trat Funkenbildung ein. Während 40 Sekunden fand also ein Verdampfen von Flüssigkeit bis zur Austrocknung der Oberfläche statt, dann Schorfbildung und Funkenübertritt, so daß ganz an der Oberfläche noch ein weiterer Temperaturanstieg erfolgte, während sich in der Tiefe ein Temperaturausgleich einstellt.

Die *Erwärmung unter der Elektrode, parallel zu ihrer Fläche,* beispielsweise in 2 mm Tiefe, wurde über die ganze Breite der Elektrode fast gleichmäßig fortschreitend, dann nach außen hin rasch abfallend gefunden. Nach Ausschalten des Stromes geht die Temperatur unter der Elektrode rasch zurück infolge der Wärmeabgabe an das Modell. Am lebenden Gewebe wird der Ausgleich, besonders von der Tiefe her, infolge Wärmeableitung durch das strömende Blut noch rascher erfolgen. Wenn man eine *große Plattenelektrode von 30 mm Durchmesser wählt,* so kommt es bei einer Belastung von 3,7 Ampere nach 95 Sekunden zu *stärkerem Kochen am Rande der Elektrode.* Diese stärkere *Randwirkung* hat bei operativer Verwendung größerer Elektroden gewisse Nachteile, auf die bei Besprechung der Koagulationselektroden einzugehen ist (s. NIEDEN).

Um die Bedeutung des *Feuchtigkeitsgehaltes* des Gewebes für den Vorgang der Koagulation zu erhellen, wurden Messungen an Muskeln verschiedenen Feuchtigkeitsgehaltes und nach Infiltration mit Anästhesielösung wie zur örtlichen Betäubung angestellt. Es zeigte sich, daß *beim infiltrierten Gewebe die Erwärmung in den oberen Schichten langsamer vor sich geht, die Tiefenwirkung aber viel ausgesprochener ist, während bei geringem Flüssigkeitsgehalte die Temperatur an der Oberfläche sprunghaft ansteigt, aber in der Tiefe viel weniger hoch ist.*

Schürch lieferte also den experimentellen Nachweis für die begünstigende Wirkung der Infiltration mit Flüssigkeit, wie es bei der Infiltrationsanästhesie geschieht für den Vorgang der Elektrokoagulation. Auf Grund *klinischer* Erfahrungen hatte Holmgren wiederholt auf diese Tatsache hingewiesen.

Schließlich stellte Schürch in weiteren Modellversuchen den *Einfluß verschiedener Gewebsarten auf den Erwärmungsgrad* fest. Bei Koagulation an einem von einer etwa 3 mm dicken, fettreichen Hautschicht bedeckten Muskelstück wurden bei bestimmter Versuchsanordnung an der Grenze der Hautschicht 60° C gemessen und etwas tiefer im Muskel nur 36°. Es lagen also hier die Bedingungen der Reihenschaltung zweier verschiedener elektrischer Widerstände vor, bei der sich der höhere Widerstand mehr als der geringere erwärmt.

Keysser führte Temperaturmessungen in *Geschwulst-* und *Muskelgewebe* aus bei Koagulation mit einer Plattenelektrode von 30 mm Durchmesser nach 20 Sekunden Dauer unter „maximaler Einstellung der Koagulation". Er fand in 1 cm Tiefe 87° C, in 3 cm 50° und in der Grenzzone, die keine Koagulation des Gewebes aufwies, in $3^1/_2$ cm Tiefe 40° C. Nach 10 Sekunden Koagulation betrug die Temperatur in 1 cm Tiefe 75°, in der Grenzzone bei 3 cm Tiefe 45°, nach 5 Sekunden in 1 cm Tiefe 67°, in der Grenzzone von 2 cm 40°.

Temperaturmessungen bei Elektrotomie stoßen auf *große technische Schwierigkeiten,* da sicher ein *ungeheuer rascher Ausgleich der entstehenden Wärme erfolgt* und die Thermoelemente während des Stromdurchtrittes nicht eingeschaltet sein können.

Bei elektrischem Schnitt „ohne Koagulation" fand Keysser eine Erhöhung der Temperatur der Schnittfläche um 7—8°, bei Schnitt mit Koagulation eine solche von 25°.

Die *Temperaturen,* die bei *Elektrokoagulation* am *Lebenden* entstehen, hängen von *mannigfaltigen Umständen* ab, die durch *Elektrodengröße, Stromstärke* und *Zeit,* vor allem aber von den *wechselnden Gewebswiderständen, dem Feuchtigkeitsgehalt* und der *Durchblutung* gegeben sind. *Im allgemeinen wird die Koagulationswirkung bei einer Temperatur von 60° erzielt.* Bis die gewünschte Tiefenwirkung eintritt, kann die Temperatur auf der Oberfläche, d. h. im Gewebe dicht unter der Elektrode, auf etwa 100° steigen. Wenn dieser *Temperaturgrad erreicht* ist, kommt es bei noch *länger dauerndem Stromschlusse* mit *zunehmender Verdampfung von Flüssigkeit* zur *Austrocknung* der *oberflächlichsten Gewebsschicht,* die schließlich zur *unerwünschten Schorfbildung* führt.

Die Ausdehnung der Temperaturerhöhung nach der Tiefe zu entspricht etwa dem Durchmesser der Elektrode; unter günstigen Umständen reicht auch die Koagulation so weit. Die gewebezerstörende Erwärmung kann aber unter gewissen Bedingungen, so bei reichlichem Flüssigkeitsgehalte, noch etwas weiter gehen, während sie meist in dieser *Mantelzone um den Koagulationskegel* durch den *Kühlstrom des Blutes* in den Grenzen gehalten wird, die *keine Gewebszerstörung*, sondern eine *Erweiterung der Gefäße*, d. h. eine *Hyperämie* hervorruft (vgl. auch GRAVES).

5. Physikalische und technische Grundlagen der Elektrochirurgieapparate.

WERNER und CAAN berichten bereits im Jahre 1911 — also *4 Jahre nach Einführung* der *Thermopenetration* — über einen verbesserten *Diathermieapparat* (Reiniger, Gebbert & Schall), mit dem nicht nur *Elektrokoagulationen*, sondern auch *Lichtbogenoperationen* ausgeführt werden konnten.

Die Handhabung der Apparatur war jedoch noch schwierig, und wenn auch von CZERNY primär heilende Lichtbogenschnitte erzielt wurden, so standen doch Heilungsverzögerung, unberechenbare Nekrosen, Nachblutungen einer allgemeinen Verbreitung der neuen Operationstechnik in der Chirurgie entgegen.

In Amerika hat man während des Krieges und später sich eingehend mit der Konstruktion glatt schneidender Apparate beschäftigt; auch in Deutschland sind im Jahre 1926 derartige Elektrochirurgiegeräte bekannt geworden [1].

Veranlaßt durch die Arbeiten des Urologen MAXIMILIAN STERN [2] wurde von den Laboratorien der Siemenswerke im Jahre 1926 unter Mitarbeit von R. W. FRANK ein vorzüglich schneidender kleiner chirurgischer Diathermieapparat zur operativen Behandlung der Prostatahypertrophie gebaut. Diesem Gerät folgte das erste für elektrisches Schneiden in der großen Chirurgie wirklich brauchbare und sicher arbeitende deutschen Ursprungs (Thermoflux „K“ der Siemens-Reiniger-Veifa), über das WUCHERPFENNIG und DYROFF berichtet haben.

Im Anschlusse hieran wurden dann von sämtlichen größeren deutschen Firmen auch für den elektrischen Schnitt gut geeignete Diathermiegeräte hergestellt und bis heute mehr und mehr vervollkommnet, so der Thermoflux P von Siemens, auf Veranlassung von KEYSSER der Penetrotherm duplex (neueres Modell), der Cutor nach HEYMANN *(Sanitas)* u. a. m.

a) Die Erzeugung von Hochfrequenzströmen.

Hochfrequenzströme sind *Wechselströme,* d. h. Ströme, die im Gegensatze zum Gleichstrom in der Strombahn vom Erzeuger zum Verbraucher und zurück dauernd hin- und herfließen. Der gewöhnliche *Netzwechselstrom* braucht für einen *Hin- und Hergang (Periode)* $^1/_{50}$ *Sekunde*; man nennt ihn *50periodigen Wechselstrom.* Er wäre als chirurgischer Schneidestrom ohne weiteres verwendbar, wenn er nicht eine starke *elektrolytische Zersetzung* der *Gewebsflüssigkeit* bewirken und *elektrische Schockwirkung* hervorrufen würde. Erst durch eine *gewaltige Steigerung der Periodenzahl auf viele Hunderttausend in der Sekunde ist es möglich, diese schädlichen Wirkungen auszuschließen* (D'ARSONVAL, 1892).

b) Erzeugungsarten des Hochfrequenzstromes.

Hochfrequenzströme werden ausnahmslos in *Schwingungskreisen* erzeugt, die durch einen *Generator* zur *Schwingung* angeregt werden. Als Schwingungs-

[1] Siehe z. B. Radiologic Rev. April 1926: Das L.-F.-Zergliederungsmesser.

[2] STERN, MAXIMILIAN: Z. Urol. **21**, Heft 5, S. 362—371 (1927).

generatoren sind bekannt der *Lichtbogen,* die *Funkenstrecke* und die *Vakuumröhre.*

α) Der Lichtbogen. Zwischen zwei Elektroden aus besonders präpariertem Kohlematerial wird mit Hilfe gewöhnlichen Netzstromes ein Lichtbogen erzeugt, wie er in jeder Kohlenbogenlampe zur Anwendung gelangt. Wird an einen derartigen Lichtbogen ein Schwingungskreis angeschaltet, bestehend aus einem Kondensator (beispielsweise Leydener Flasche) und einer Selbstinduktionsspule (Drahtspirale), so entstehen in diesem Schwingungskreise Hochfrequenzschwingungen, welche *kontinuierlich in der gleichen Weise fortdauern* und daher als *ungedämpfte Schwingungen* bezeichnet werden. Diese Art der Hochfrequenzerzeugung wurde unter Verwendung der POULSEN-Lampe als Lichtbogen zuerst von der Firma LORENZ (Berlin) für Diathermieapparate angewandt. Da jedoch infolge des Abbrandes der Lichtbogenelektroden und wegen der Empfindlichkeit des Lichtbogens gegen veränderliche Belastung (veränderliche Stromentnahme bei verschiedenen Anzeigen) die POULSEN-lampe sehr unzuverlässig war und oft zu Störungen Veranlassung gab, so ist diese Art der Hochfrequenzerzeugung nicht mehr gebräuchlich.

β) Die *Funkenstrecke.* Lädt man einen *Kondensator* mit einer *bestimmten Elektrizitätsmenge* auf und läßt ihn sich über eine *Selbstinduktionsspule entladen,* so geht diese *Entladung in Form einer Schwingung* vor sich. *Da während des Schwingungsvorganges* die *Stromstärke allmählich abnimmt,* so wird er als *gedämpfte Schwingung* bezeichnet. Anstatt nun dauernd mechanisch den Schwingungskreis zu unterbrechen, aufzuladen und wieder zu schließen, schaltet man eine *Funkenstrecke* ein. Die Funkenstrecke besteht aus zwei flächenhaften Metallelektroden aus möglichst wärmewiderstandsfähigem Material (z. B. Wolfram), die sich in sehr geringem Abstand gegenüberstehen (0,1—0,2 mm) [*Löschfunkenstrecke (WIEN)*]. *Wird an die beiden Pole* der *Funkenstrecke* eine *genügend hohe Spannung* angelegt, so *lädt sich der Kondensator des Schwingungskreises auf bis zu dem Augenblick, in dem seine Spannung die Funkenstrecke überbrücken kann.* Während des hierbei auftretenden *Funkens entsteht in dem Schwingungskreis eine gedämpfte Schwingungsgruppe. Durch genügend hohe, der Funkenstrecke zugeführte Spannung* und *Stromstärke (=Leistung)* kann die *Anzahl der sekundlich auftretenden Funken* und *Schwingungsgruppen so stark gesteigert werden, daß man einen für medizinische und chirurgische Zwecke genügend starken Hochfrequenzstrom erhält.*

γ) Die *Elektronenröhre.* LILIENFELD hatte eine Röntgenröhre eingeführt, bei welcher zwischen der Glühkathode und der Anode sich noch eine dritte Elektrode befand, an welche er beliebige Spannungen anlegen konnte, so daß die aus der Kathode austretenden elektrischen Teilchen (Elektronen) verschiedene Geschwindigkeiten erhielten (Veränderung der Härten der erzeugten Röntgenstrahlen). Eine ähnliche *Vakuumröhre* mit Glühkathode, Anode und dazwischenliegender Steuerelektrode („Gitter“) wird in der drahtlosen Telephonie und in der Rundfunktechnik zur *Erzeugung ungedämpfter, hochfrequenter elektrischer Schwingungen* benutzt. An die Glühkathode und an die Anode wird, ähnlich wie bei dem POULSEN-Generator und bei der Funkenstrecke, ein Schwingungskreis angeschaltet (Kondensator und Selbstinduktionsspule). Auch die Gitterelektrode der Senderöhre wird mit einem bestimmten Punkte des Schwingungskreises verbunden. Die Verhältnisse sind nun so eingerichtet, daß die von dem Schwingungskreise der Gitterelektrode zugeführte Spannung den Elektronenstrom der Röhre so günstig steuert, daß dem Schwingungskreise stets neue Energie zugeführt wird. Die Röhre pumpt gewissermaßen wie ein Pumpwerk rhythmisch Strom in den Schwingungskreis, so daß ein *ungedämpfter Hochfrequenzstrom* in ihm entsteht.

Von all den eben beschriebenen, in verschiedener Art erregten Schwingungskreisen wird im allgemeinen der Patientenstrom nicht unmittelbar abgenommen,

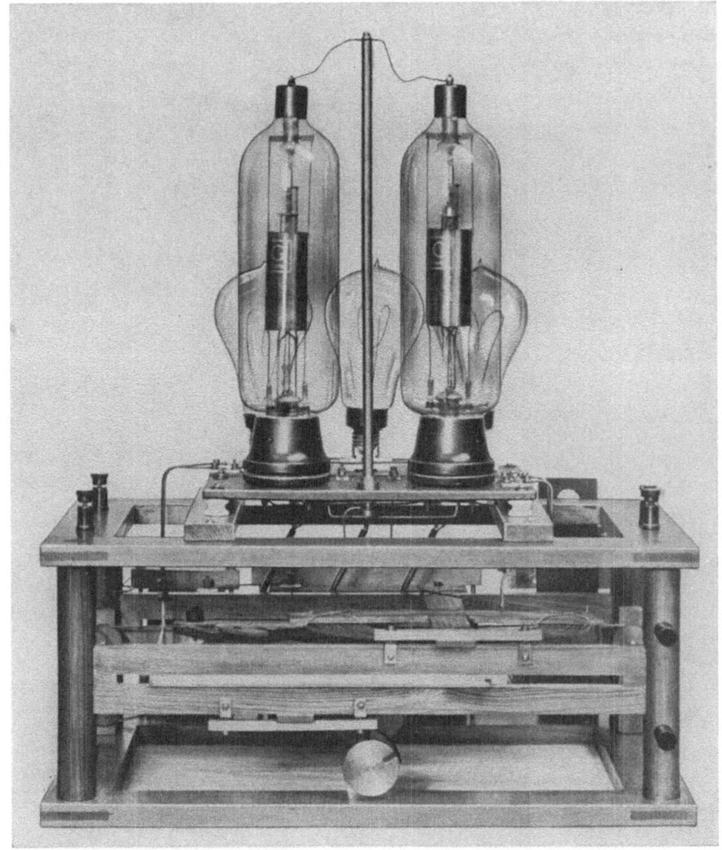

Abb. 6. Röhrengeneratoren und Schwingungskreise eines Elektronenröhren-Diathermieapparates (*Siemens-Reiniger*-Veifa).

sondern es wird mit den Selbstinduktionsspulen eine *weitere Selbstinduktionsspule* eines *zweiten Schwingungskreises (= Patientenkreis) elektromagnetisch gekoppelt.* Hierdurch wird eine *vollkommene Abschirmung des Patientenkreises gegen gefährlichen Niederfrequenzstrom,* wie er zum Speisen der Generatoren (POULSEN-Lampe, Funkenstrecke, Elektronenröhre) dient, *erzielt.*

Der *Hochfrequenzstrom,* der sich von dem *gewöhnlichen Wechselstrome* nur durch die *hohe Anzahl der sekundlichen Richtungswechsel* unterscheidet (während einer Periode wechselt der Strom zweimal seine Richtung), ist für den *chirurgischen Gebrauch der Diathermie hervorragend geeignet.* Es gibt viele ausländische

Apparate (insbesondere französische und amerikanische), die einen derartigen *Hochfrequenzstrom* erzeugen. Man nennt ihn „*ungedämpft*", weil der *Höchstwert*

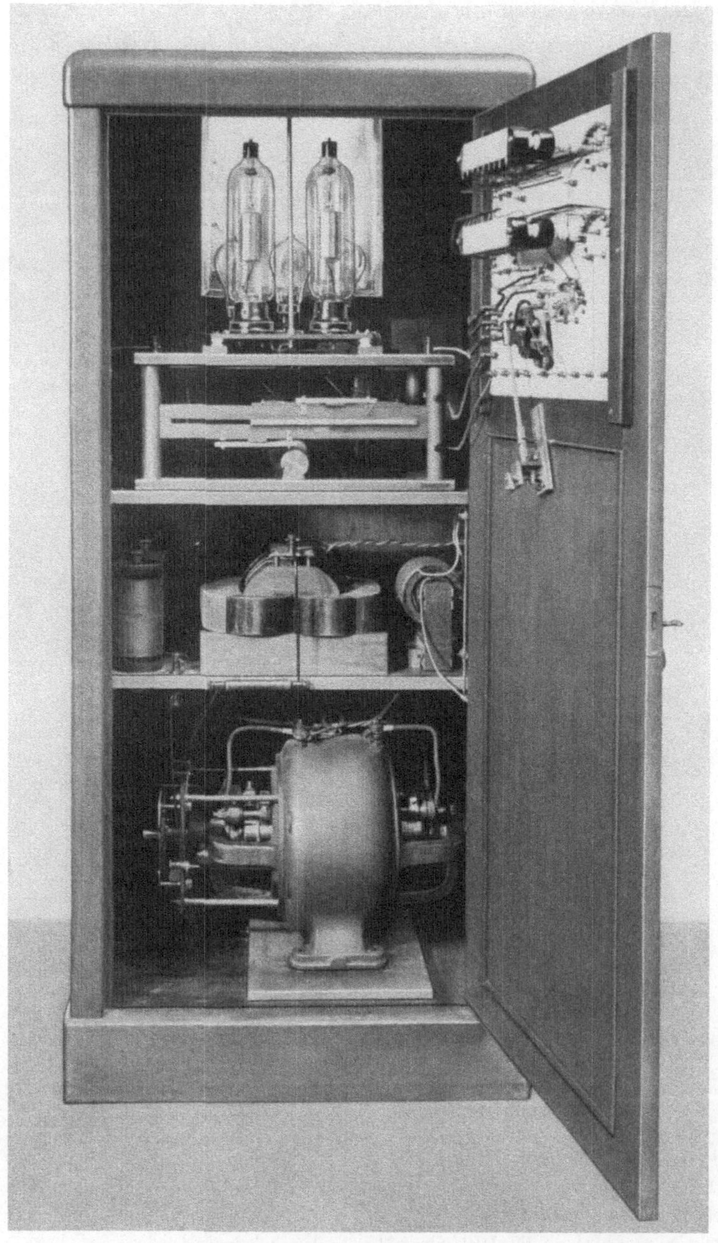

Abb. 7. Instrumentarium zur Erzeugung ungedämpfter elektrischer Schwingungen für medizinische und chirurgische Diathermie mit Hilfe von Elektronenröhren (*Siemens-Reiniger*-Veifa).

dieses Stromes zwischen zwei Richtungswechseln stets gleich bleibt, ebenso wie beim gewöhnlichen Netzwechselstrome.

Auf die Theorie der Schwingungserzeugung mittels Senderöhren kann in diesem Zusammenhange nicht eingegangen werden. Einer der ersten deutschen Diathermieapparate mit Röhrengeneratoren, der im Jahre 1920 von der Firma *Reiniger, Gebbert & Schall* gebaut wurde, ist in den Abb. 6 und 7 wiedergegeben.

Der *Hauptgrund* dafür, daß sich *Röhrendiathermiegeräte* besonders *in Deutschland nicht durchsetzen konnten,* ist in ihrem hohen Anschaffungspreise zu suchen, der im wesentlichen durch die *hohen Entstehungskosten* genügend leistungsfähiger Senderöhren bedingt ist. Außerdem unterliegen diese Röhren einem Verschleiß, der die Unterhaltungskosten eines mit ihnen ausgestatteten Gerätes unter Umständen außerordentlich hoch gestalten kann, wenn von ihm *nicht nur gute Schneideleistung,* sondern auch *kräftige Koagulationswirkung* verlangt wird, wie sie zur Blutstillung und zum Verkochen von Gewebe notwendig ist.

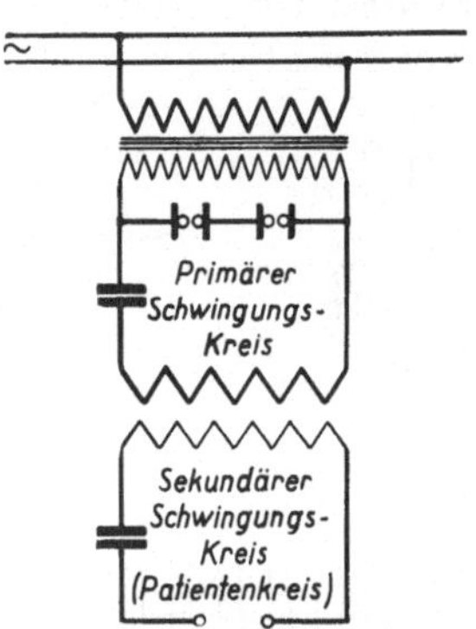

Abb. 8. Prinzipschaltbild eines Funkenstrecken-Diathermieapparates (*Siemens-Reiniger*-Veifa).

Verhältnismäßig billige *Apparate mit ungedämpftem Schneidestrom für kleine Leistung* werden im Auslande vielfach *mit Funkenstreckengeneratoren kombiniert.* Diese letzteren müssen auf billigere Weise die große, für die Koagulation notwendige Hochfrequenzleistung erzeugen. Da jedoch auch dieses noch nicht die wohlfeilste Lösung ist, hat man in Deutschland und, unabhängig hiervon, auch in Amerika (*Bovie*apparat) versucht und erreicht, *Geräte* zu bauen, die *unter Verwendung der billigen und betriebssicheren Funkenstrecke* eine *genügende Koagulationsleistung* und *gleichzeitig einen einwandfreien Schneidestrom* abgeben.

Zum Verständnis und zur richtigen Ausnützungsmöglichkeit eines chirurgischen Diathermieapparates mit Funkenstrecke ist es notwendig, seine Konstruktion und Eigenschaften näher zu kennen.

In Abb. 8 ist das Prinzipschaltbild eines Diathermieapparates dargestellt. Von oben nach unten gehend kann man nacheinander folgende Hauptteile verfolgen: Von der Wechselstromnetzleitung (2 waagerechte Querlinien) wird 50periodiger Wechselstrom einem Transformator zugeführt, und zwar der Primärwickelung (oberste Zickzacklinie), welche mit der Sekundärwickelung (zweite dünnere Zickzacklinie) auf einem und denselben ringförmigen Eisenkerne (3 Trennlinien), jedoch voneinander isoliert, aufgewickelt sind. Hierbei besteht die Sekundärwickelung aus einer vielfach größeren (beispielsweise zehnfachen) Anzahl von Drahtwindungen als die primäre. *Infolgedessen ist die Spannung des Netzwechselstromes an den Enden der Sekundärwickelung um den entsprechend vielfachen (zehnfachen) Betrag erhöht.* Hat also das *Wechselstromnetz eine Spannung von 220 Volt und 50 Perioden in der Sekunde* (technischer Ausdruck „*Hertz*"), so herrscht an den *Enden der Sekundärwickelung eine solche von 2200 Volt bei 50 Perioden in der Sekunde (50 Hertz)*; wenn das sog. *Übersetzungsverhältnis* (Verhältnis der Windungszahlen) *1 : 10 ist.*

Diese hohe Spannung benötigt man, um eine Funkenstrecke zum Funkenübergange zu erregen.

Die im Beispiel gewählte *Spannung von 2200 Volt* ist imstande, eine der praktisch üblichen *Doppelfunkenstrecken von je etwa* $^1/_{10}$ *mm Luftspalt* normal *zu betreiben.*

In Abb. 8 ist eine solche Doppelfunkenstrecke unterhalb der Sekundärwickelung schematisch dargestellt. Die beiden Anschlußpunkte der Funkenstrecken sind einerseits mit der Sekundärwickelung des Transformators und andererseits mit dem Kondensator (2 kurze dicke Striche links) sowie mit der Drahtspirale des primären Schwingungskreises (unten) verbunden. In möglichster Nähe der Drahtspirale (Selbstinduktion) und möglichst koaxial zu dieser angeordnet, befindet sich die Selbstinduktionsspule des sekundären Schwingungskreises, deren Enden einmal unmittelbar und das andere Mal über einen weiteren Kondensator (2 kurze dicke Striche unten links) mit den Patientenanschlußklemmen des Apparates verbunden sind.

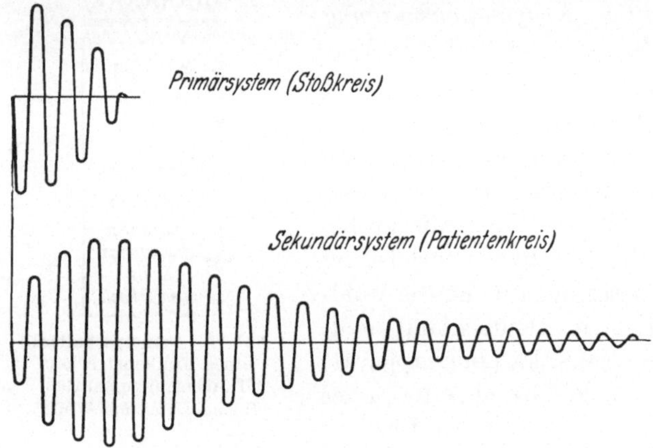

Abb. 9. Schwingungen in 2 gekuppelten Kreisen bei Erregung durch Löschfunkenstrecke (*Siemens-Reiniger*-Veifa).

Die wesentlichen Teile des primären oder Erregerschwingungskreises sind also die *Funkenstrecke, ein Kondensator* (Elektrizitätsspeicher) und eine *Selbstinduktionsspule.* Im *Patientenkreise* sind nur eine *Selbstinduktionsspule* und ein *Kondensator* vorhanden.

In Abb. 9 ist der Stromverlauf in den beiden Schwingungskreisen, wie er durch einen *einzelnen* in der Funkenstrecke übergehenden Funken verursacht wird, graphisch dargestellt. Die Stärke des elektrischen Stromes, der die Schwingungskreise durchfließt, ist hierbei in Abhängigkeit von der Zeit aufgetragen. Die Patientenklemmen in Abb. 8 müssen durch einen Patienten überbrückt gedacht werden, da sonst im Patientenkreise kein Strom fließen könnte.

Der *Gesamtvorgang* im Verlaufe der in Abb. 9 dargestellten Schwingungsgruppen ist nun folgender: Während eines *sehr kleinen Bruchteiles einer Halbperiode* des vom *Hochspannungstransformator erzeugten hochgespannten 50periodigen Wechselstromes* wird der *Kondensator* des *primären Schwingungskreises* mit einer durch sein Fassungsvermögen und die Ansprechspannung der Funkenstrecke bestimmten Elektrizitätsmenge *aufgeladen.* Ist die *Spannung* an den beiden voneinander isolierten Metallbelegungen des Kondensators während dieses Aufladevorganges *so hoch angestiegen,* daß die *Funkenstrecken überbrückt werden, so setzt* der in Abb. 9 dargestellte *Schwingungsvorgang ein.* Der *Kondensator* des *Primärschwingungskreises* (Erregerkreis, Stoßkreis) *entlädt sich über die Funkenstrecke,* die infolge der Ionisation durch die Funkenwärme elektrisch leitend wird. *Hierbei muß der Strom auch durch die Selbstinduktionsspule* des *Schwingungskreises fließen.* Eine solche Drahtspule hat die Eigenschaft, daß sie dem fließenden Strome *gewissermaßen Wucht verleiht,* so daß er das Bestreben hat, in der angenommenen Richtung weiter zu fließen. Haben deshalb *kurz nach dem Einsetzen des Entladungsvorganges die beiden Pole des Kondensators gleiche Spannung erreicht* (Ende des ersten Viertels der ersten Periode der oberen Sinuslinie der Abb. 9), *so fließt der Entladungsstrom,* obwohl augenblicklich keine Kondensatorspannung mehr vorhanden ist, infolge der treibenden Wirkung der Selbstinduktionsspule *in der einmal angenommenen Richtung weiter* und *lädt nun den Kondensator entgegengesetzt zu seiner ersten Ladung auf* (zweites Viertel der in Abb. 9 oben dargestellten Sinuskurve). *Am Ende dieser Umladung des Kondensators wechselt der Strom seine Richtung,* fließt in einer der in der *ersten Halbperiode herrschenden entgegengesetzten Schwingungsrichtung* und *lädt den Kondensator wiederum in entgegengesetztem Sinne auf* usf. Dieses *Hin- und Herpendeln* mit *stets abnehmender Energie* findet mit um so *größerer Frequenz*

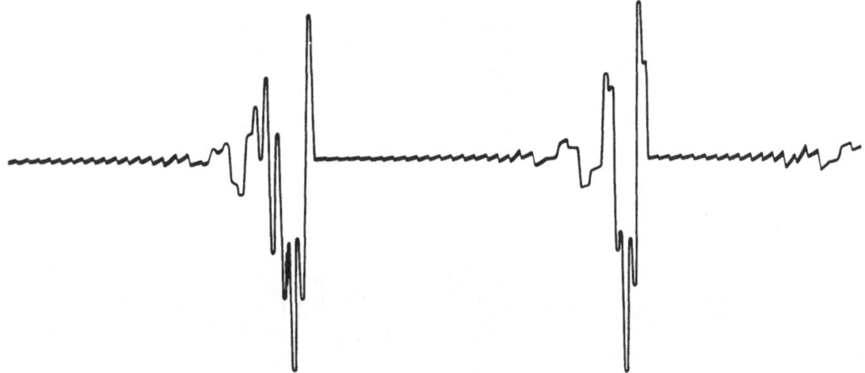

Abb. 10. Kathodenstrahlenoszillogramm des Stromes im Stoßkreis eines Funkenstrecken-Diathermieapparates (*Siemens-Reiniger*-Veifa).

statt, je *kleiner die Kapazität* (Fassungsvermögen des Kondensators) und je *kleiner die Selbstinduktion* (Größe und Drahtlänge) der *Schwingkreisspule* ist. *Je schneller der Strom pendelt, um so größer ist die Frequenz und um so kürzer die Wellenlänge.*

Frequenz und Wellenlänge stehen in folgendem bekannten Verhältnisse zueinander:

$$\text{Frequenz (in Perioden/sec.)} = \frac{300\,000 \cdot 10^3 \text{ (Lichtgeschwindigkeit i. m/sec.)}}{\text{Wellenlänge (in m)}}$$

Im *Verlaufe des oben beschriebenen Vorganges,* der im oberen kurzen Wellenzug der Abb. 9 dargestellt ist, wird *die im Primärkreise pendelnde Elektrizitätsmenge* durch *gegenseitige Anregung* (Induktion) der beiden nahe beieinander liegenden *Selbstinduktionsspulen* des *Primär-* und *Sekundärkreises* von dem *ersteren auf den letzteren übertragen. Die übertragene elektrische Energie pendelt dann im Sekundärkreise zwischen den Belegungen seines Kondensators über seine Spule und den Patienten solange hin und her, bis sie im Patienten in Form von Wärme aufgebraucht ist.* Da die *Energie* eines Schwingungszuges *dauernd abnimmt,* nennt man ihn einen *gedämpften Schwingungszug.*

Die ganzen bisher beschriebenen Vorgänge finden in dem außerordentlich kurzen Zeitraume während eines einzelnen Funkenüberganges in der Funkenstrecke statt; das sind in Wirklichkeit beispielsweise $^1/_{20} \ldots ^1/_{200\,000}$ Sekunden.

In Abb. 10 und 11 sind die photographischen Aufnahmen der in Abb. 9 schematisch dargestellten Schwingungsvorgänge im Stoß- und Patientenkreis eines chirurgischen Diathermieapparates naturgetreu wiedergegeben. Diese *gedämpften Schwingungsvorgänge,* die, wie gesagt, nur Bruchteile von tausendstel Sekunden dauern, *reihen sich in schneller Folge aneinander,* und zwar ist die *Größe der Zwischenpausen bedingt* durch die *Größe* der *Ansprechspannung der Funkenstrecke* (Elektrodenabstand) und das *Fassungsvermögen des Stoßkreiskondensators.* Seine *erneute Aufladung* kann immer *erst wieder erfolgen,* wenn die *Funkenstrecke nach Abklingen einer Schwingungsgruppe ihre Leitfähigkeit wieder verloren hat, gelöscht ist;* denn solange der Hochfrequenzstrom durch sie hindurchgeht, ist ihr elektrischer Widerstand sehr niedrig (nur etwa 5 . . . 20 Ohm), und

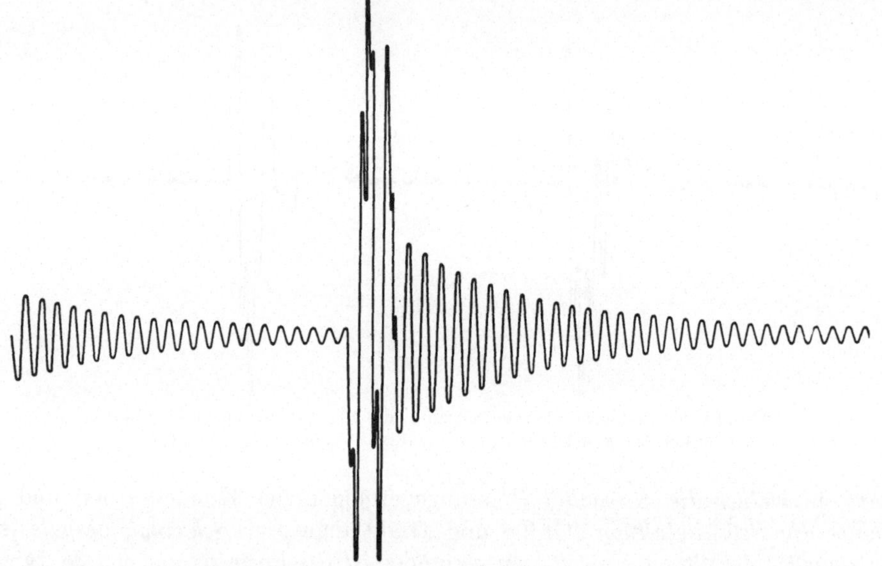

Abb. 11. Kathodenstrahlenoszillogramm des Stromes im Patientenkreis eines Funkenstrecken-Diathermieapparates (*Siemens-Reiniger*-Veifa).

die Hochspannungsspule des Niederfrequenztransformators ist hierdurch praktisch kurzgeschlossen, liefert also fast keine Spannung. Erst wenn die Funkenstrecke beim Nachlassen der Stromstärke einer Hochfrequenzschwingungsgruppe löschen kann und somit wieder unterbrochen wird, steigt die Spannung des Transformators augenblicklich erneut an und lädt den Stoßkreiskondensator wieder auf, um dann den nächsten Funken und damit die nächste Hochfrequenzschwingungsgruppe zu erzeugen. Während einer Halbperiode des 50periodigen Netzwechselstromes entsteht eine sehr große Anzahl von Funkenübergängen (Schwingungsgruppen). *Bei chirurgischen Diathermieapparaten* bilden sich *500 . . . 800 Funken in einer Halbperiode,* d. h. in einer $^1/_{100}$ Sekunde, also 50 000 bis 80 000 in der Sekunde aus.

Um die *Funkenzahl in der Sekunde ermitteln zu können, photographiert* man die Funkenfolge der Funkenstrecke auf einen *schnell rotierenden Film,* den man außerdem noch in Richtung seiner Rotationsachse bewegt, d. h. am Objektiv des Photographenapparates vorbeizieht. Es bildet sich dann auf dem ringförmig gebogenen Film die Funkenfolge in Form einer zylindrischen Spirale ab. Ein derartiger Film in entfaltetem Zustande ist in Abb. 12 gezeigt. Jede durch eine Funkenreihe dargestellte Halbperiode des 50periodigen Wechselstromes ist durch einen mit Funken dünner besäten, bzw. funkenlosen Zwischenraum getrennt, welcher der Zeit entspricht, während der die Netzspannung durch den Nullwert geht. Durch Abzählen der Funkenbilder in Abb. 12 findet man, daß hier in einer Halbperiode ($^1/_{100}$ Sekunde) des Netzstromes etwa 35 Funken, d. h. 35 gedämpfte Hochfrequenzschwingungszüge, der Art der

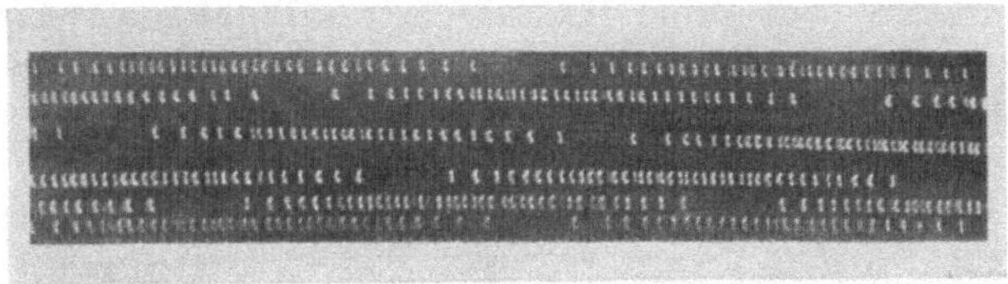

Abb. 12. Aufnahme der Funkenfolge im Patientenkreis eines Diathermieapparates (*Siemens-Reiniger*-Veifa).

Abb. 10 und 11 entstanden sind. Dies entspricht einer Funkenzahl von 3500 in der Sekunde. (Um die Abbildung deutlicher zu machen, wurde ein älterer, für das Hochfrequenzschneiden ungeeigneter Diathermieapparat für die Aufnahme verwandt.)

c) Besondere Eigenschaften des Hochfrequenzstromes für Chirurgie.

Die *Bedeutung der sekundlichen Funkenzahl* ist aus der schematischen Darstellung der Abb. 13 zu ersehen. Auf der rechten Seite der Abbildung ist ein einfacher Primärschwingungskreis mit Funkenstrecke *F*, Selbstinduktionsspule *L*, Kondensator *C* und einem schreibenden Stromanzeiger *A* aufgezeichnet. Denkt man sich an dessen Schreibvorrichtung einen Filmstreifen mit sehr großer Geschwindigkeit vorbeigezogen, so wird entsprechend jedem in der Funkenstrecke *F* übergehenden Funken eine Stromschwingungsgruppe entstehen und in Form einer gedämpften Sinuslinie niedergeschrieben.

In Abb. 13 sind *annähernd naturgetreu* die *Stromkurven* von *4 verschiedenen Diathermieapparaten* dargestellt, welche *alle die gleiche Hochfrequenzleistung (Wärmewirkung)* besitzen. Die oberste Kurve wird von einem *d'Arsonvalschen Resonator* erzeugt und ähnlich auch von den Hochfrequenzeinrichtungen, wie wir sie zur *Desikkation*, bzw. *Fulguration* oder Fünkchenbehandlung angewandt haben. Sie stellt *einzelne Entladungen großer Energie* dar, die in *verhältnismäßig langen Zeitzwischenräumen* aufeinanderfolgen (1000—3000 Funken in der Sekunde). Es ist *praktisch unmöglich*, mit einem *derartigen Strome* zu *schneiden, denn jeder einzelne* an der *Schneideelektrode übergehende Funke erzeugt ein ziemlich umfangreiches Koagulationsgebiet*, in dem die Elektrode klebend *hängen bleibt*. Jedoch auch der von einem für *medizinische Durchwärmung* geeigneten guten *Diathermieapparat erzeugte Strom*, der nur eine *sekundliche Anzahl von 6—10000 Funken* zu haben braucht, um *einwandfreie Diathermiebehandlung* zu ermöglichen, gestattet es höchstens, *schlechte Schnitte mit breitem Koagulationssaume zu erzeugen. Dagegen schneidet ein Strom, wie er in Kurve 3,* Abb. 13, dargestellt ist, *praktisch so gut wie der kontinuierliche ungedämpfte Hochfrequenzstrom der Kurve 4 dieser Abbildung.*

Die *Schneidewirkung* eines *Chirurgiestromes* ist *um so besser,* je *höher die Funkenzahl in der Sekunde* ist, wenn man *gleiche Leistung des Apparates voraussetzt.* In der Praxis liegt die Grenze bei etwa *60000 Funken in der Sekunde,* von der ab *ein Unterschied zwischen dem Funkenstreckenapparat und dem Röhrengenerator bezüglich der Schneidequalität des Stromes kaum mehr nachzuweisen ist.* Die Stromkurvenbilder der beiden Apparate sind einander sehr ähnlich geworden.

Die *technischen Mittel,* durch welche die Funkenzahl eines Apparates groß gemacht werden kann, sind in der Hauptsache die Wahl eines *genügend kleinen Stoßkreiskondensators* und eines *sehr eng eingestellten Funkenstreckenspaltes* bei *genügend leistungsfähigem Transformator.*

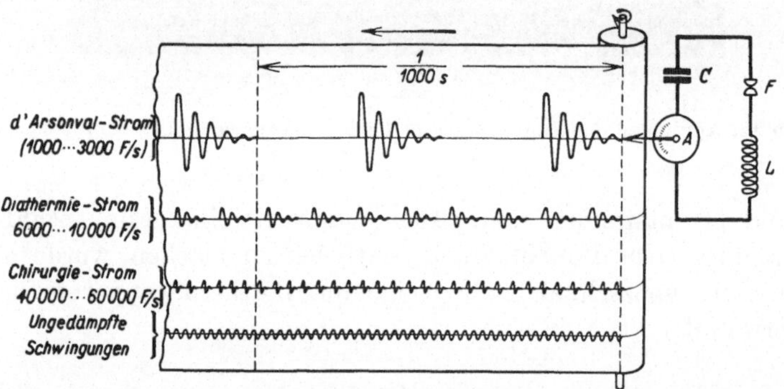

Abb. 13. Schematische Darstellung der Hochfrequenzstromkurve bei Diathermieapparaten (*Siemens-Reiniger*-Veifa).

Infolge eines kleinen Fassungsvermögens des Primärkondensators und seiner niederen Aufladespannung bei kurzer Funkenstrecke wird die *Aufladungszeit bis zu deren Durchbruch sehr kurz,* und die *Funken können rasch aufeinander folgen.* Bei sehr *eng eingestellter Funkenstrecke* gibt der Apparat *nicht sein Bestes für die Höchstleistung* ab, und es ist vorteilhaft für die Fälle, bei denen man die *Höchstleistung* benötigt (umfangreichere Koagulationen), die *Funkenstrecke rasch auf stärkste Leistung einstellen zu können.*

In Abb. 14 ist eine solche, bequem von außen einstellbare und bezüglich ihrer Funktion kontrollierbare *Doppelfunkenstrecke* wiedergegeben. Zu jeder einzelnen der beiden Funkenstrecken ist ein Glühlämpchen (unter Zwischenschaltung von Sperrkondensatoren) parallelgeschaltet. *Diese Lämpchen zeigen genau den Augenblick* an, in dem beim *Auseinanderschrauben* der *Kontaktstücke* der *Rippenkühlkörper diese sich voneinander abheben* und den *Funkenstreckenspalt erzeugen.*

Den *Vorgang beim Durchtrennen von Gewebe mit Hilfe des Hochfrequenzstromes* kann man sich folgendermaßen vorstellen und kann damit auch erklären, warum ein *Strom großer Funkenzahl in der Sekunde* bei *geringer Einzelenergie der Funken* besser *schneidet* als ein solcher *geringer Funkenzahl großer Einzelenergie.* Kurz vor der Berührung des Gewebes mittels der Schneideelektrode oder *durch den feinen Zwischenraum bei aufgesetzter Elektrode springt zwischen Elektrodenspitze und Gewebe* ein *Fünkchen* über, welches durch *explosionsartige Verdampfung des Inhaltes der nächstgelegenen Zellen das Gewebe in kleinstem Umfang* im Hinblick auf die *Tiefenwirkung zerstört.* Dieses koagulierte Gewebsteilchen *geringeren Feuchtigkeitsgehaltes* setzt nun dem *nächstfolgenden Fünkchen* einen *höheren elektrischen Widerstand entgegen als ein frisches benachbartes, weshalb nun dieses zerstört wird* usf.

Die in *schnellster Aufeinanderfolge an der Elektrode auftretenden kleinen Fünkchen laufen an deren Schneide entlang und führen zu einer Durchtrennung des Gewebes,* als ob sie mit dem Skalpell geschehen wäre, nur daß es hierbei *nicht notwendig ist, irgendeinen Druck auszuüben,* wie man es sonst *auch beim schärfsten Messer tun muß.* Da jedes *einzelne Fünkchen* einen *ganz bestimmten Energieinhalt* besitzt, wird sich der *Grad der Koagulation beim Schneiden ganz danach richten, wie groß dieser ist.* Er läßt sich durch die *Einstellung der Stromstärke* des Apparates weitgehend ändern. Um also bei guter Schneidefähigkeit *je nach den Umständen* einen *schwach* oder *stark koagulierenden Schnitt* erzeugen zu können, muß an jedem chirurgischen Diathermieapparat eine *Stromregulierung* vorhanden sein. Mit ihrer Hilfe kann auch die für *größere Koagulationen* mit *plattenförmigen Elektroden notwendige Stromstärke* eingestellt werden.

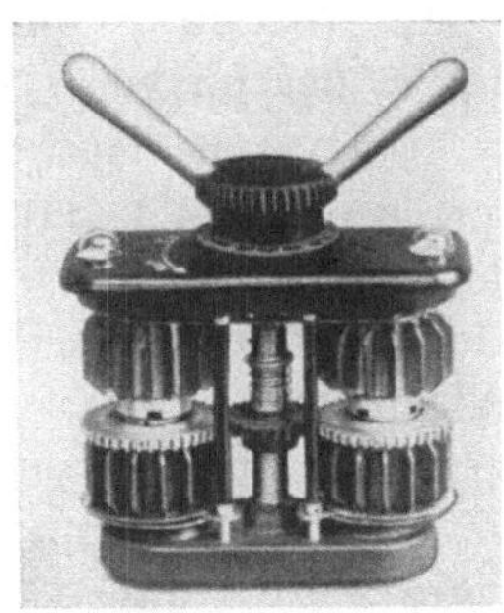

Abb. 14. Regulierbare Doppelfunkenstrecke mit Indikatorlampen (*Siemens-Reiniger*-Veifa).

In der Praxis genügt es nun noch nicht, einen Strom sehr hoher Funkenzahl und genügender Stärke zur Verfügung zu haben, mit dem man Muskelgewebe gut schneiden und koagulieren kann. Es kommen häufig auch Gewebsarten vor, die dem Strom einen *sehr hohen elektrischen Widerstand* entgegensetzen, wie *Fett, Haut, Gehirn* und *bestimmte Geschwülste. Um durch solche Teile einen genügend hohen Strom hindurchdrücken zu können, muß die Hochfrequenzspannung erhöhbar sein.* Diese Erhöhung der Spannung geschieht praktisch dadurch, daß man der *Patientenkreis-Selbstinduktionsspule eine größere Windungszahl* gibt. Aus *einer solchen Spule* kann jedoch *nicht mehr dieselbe hohe Stromstärke für Koagulation* entnommen werden wie aus einer *Spule niederer Windungszahl.* Es ist deshalb ein *Umschalter* oder eine *größere Anzahl von Anschlußklemmen notwendig,* um die jeweils benötigte *hohe Spannung beim Schneiden von Fett* usf. oder eine *hohe Stromstärke bei niederer Spannung zum Schneiden von Muskelfleisch* oder zur *Ausübung von Koagulationen zur Verfügung zu haben.*

Ein weiterer wesentlicher Bestandteil eines chirurgischen Diathermieapparates sind *Patientenkreiskondensatoren passender Kapazität.*

Beim *Schneiden* und unter *gewissen Bedingungen auch beim Koagulieren* treten an der *Elektrode Fünkchen auf,* die ihrerseits *schwache faradisierende Ströme erzeugen.*

Gegen diese Ströme kann mit Hilfe eines *Kondensators,* der in die Strombahn eingeschaltet wird, eine *Blockierung* geschaffen werden. Je *kleiner dieser Kondensator* ist, d. h. je kleiner seine Kapazität (elektrisches Fassungsvermögen) gehalten wird, *um so weniger läßt er niederfrequente Faradisationsstöße hindurch, während der hochfrequente Schneidestrom in erheblich geringerem Maße durch ihn abgeschwächt wird.* Immerhin würden die zur *Koagulation benötigten starken Hochfrequenzströme* durch zur *restlosen Beseitigung* der *Faradisation* nötige, *genügend kleine Kondensatoren zu stark unterdrückt.* Es muß deshalb die Möglichkeit gegeben sein, dem Apparat *wahlweise starke Ströme mit unvermeidbarer aber geringer Faradisation* oder auch *schwächere Ströme* für die Fälle zu entnehmen, bei denen *jede faradische Wirkung* vermieden werden muß, wie bei *Gehirnoperationen.* Die *Wählvorrichtung* für die Kondensatoren wird *zweckmäßigerweise mit der für die Spannung des Hochfrequenzstromes vereinigt,* so daß bei der *Entnahme höherer Spannungen automatisch kleinere Kondensatoren eingeschaltet werden.* Diese Vereinigung ist auch aus elektrischen Gründen vorteilhaft, da dann die Abstimmung des Patientenkreises auf die Frequenz des im Stoßkreis erzeugten Funkens gewahrt bleiben kann.

d) Schaltung verschiedener Elektrochirurgieapparate.

In Abb. 15 ist das *Schaltschema* eines *Elektrochirurgiegerätes* dargestellt, das in der im vorangehenden Abschnitte beschriebenen Weise ausgerüstet ist.

Die Netzstromseite und der Stoßkreis *a, b, c, d* der Abbildung sind entsprechend dem in Abb. 8 gezeigten Primärschwingungskreise dargestellt. Von der Stoßkreisspule *d* wird die Hochfrequenzenergie auf die Spule *e* des Patientenkreises übertragen. Diese Spule ist mit 3 Abzweigungen an verschiedenen Wicklungspunkten versehen, so daß mit Hilfe des *Spannungsschalters g* verschiedene Hochfrequenzspannungen an die zum Anschlusse der aktiven Elektrode bestimmte, mit einem Pfeile bezeichnete Klemme *k* gelegt werden können. *Gleichzeitig* werden dabei *Kondensatoren f verschiedenen Fassungsvermögens* (Stromdurchlässigkeit) in den Stromweg *eingeschaltet,* derart, daß mit *steigender Windungszahl der Spule e abnehmende Kapazitäten gewählt werden.*

Zur *Stromstärkeregelung* ist der *Widerstand h* vorgesehen, auf dem ein Gleitkontakt verschieblich ist. Dieser ist einerseits mit Erde und andererseits über das Meßinstrument *i* mit der zum *Anschlusse der neutralen Elektrode* bestimmten Klemme *O* verbunden. Die *Erdung der Klemme O* hat einmal den *Vorteil,* daß der *Patient Erdpotential* bekommt und durch seine *zufällige Berührung mit geerdeten Metallteilen* (Operationstisch, Narkosemaske usf.) oder durch dritte Personen *keine elektrischen Sensationen* oder auch unbeabsichtigte *Verbrennungen durch überspringende Fünkchen entstehen.* Das andere Mal bedeutet diese Erdung des Patientenkreises einen *Schutz der mit ihm verbundenen Personen,* wenn *im Apparat ein Defekt auftreten sollte,* der eine *Verbindung des Patientenkreises mit niederfrequente Spannung führenden Teilen des Primärkreises zur Folge hätte.*

Ein *derart eingerichteter chirurgischer Diathermieapparat* ist *allen Ansprüchen,* die bezüglich Spannung und Stromart gestellt werden können, *gewachsen.*

Da jedoch bei *großen Operationen jede Bedienung des Apparates soviel wie möglich eingeschränkt werden muß,* so waren von der Technik Mittel und Wege zu suchen, die es ermöglichen, eine *Einstellung am Apparat während der Operation zu erübrigen.* Insbesondere mußte erreicht werden, *auch bei Entnahme großer Koagulationsströme* die durch *Funken an der Elektrode entstehenden faradischen Ströme zu unterdrücken.*

Das einfachste Mittel hierzu war, die *Periodenzahl des Hochfrequenzstromes über das übliche Maß* (etwa 500000 Per./sec.) *zu erhöhen.* Mit Verdoppelung der Periodenzahl ist es beispielsweise möglich, durch einen Patientenkondensator bestimmter Kapazität, die klein genug ist, die Faradisation zu unterdrücken, die doppelte Stromstärke bei gleichbleibender Spannung hindurchzudrücken. Es steht hierbei dann die vierfache Leistung an der Elektrode zur Verfügung, da nach dem JOULEschen Gesetz die Leistung im Quadrat mit der Stromstärke steigt.

Erhöhung der Frequenz oder Verkürzung der Wellenlänge wird technisch durch *Herabsetzung der Kapazität des Stoßkreiskondensators* c (Abb. 15) oder der *primären Windungszahl* der *Selbstinduktionsspule d* erreicht. Dies hat jedoch aus *elektrischen Gründen* zur *Folge*, daß die *erzielbare Höchstleistung des Apparates verringert wird*, die an sich gebraucht wird, wenn *ganz große Koagulationen umfangreicher Geschwülste* in *kürzester Zeit* ausgeführt werden sollen.

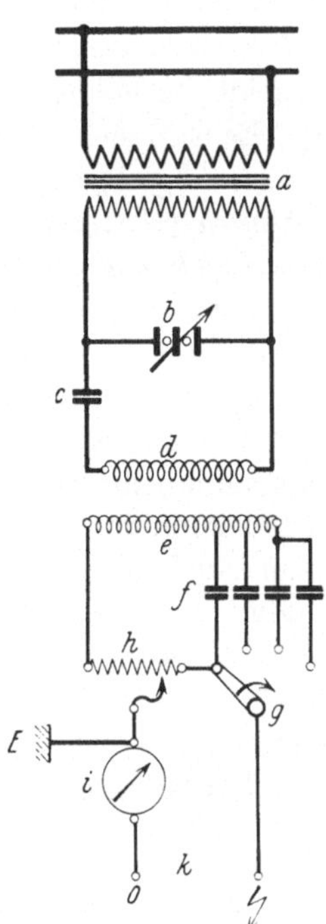

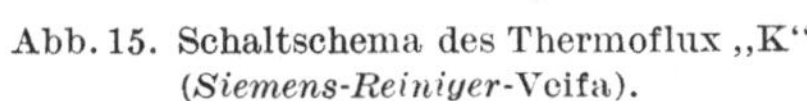
Abb. 15. Schaltschema des Thermoflux „K" (*Siemens-Reiniger*-Veifa).

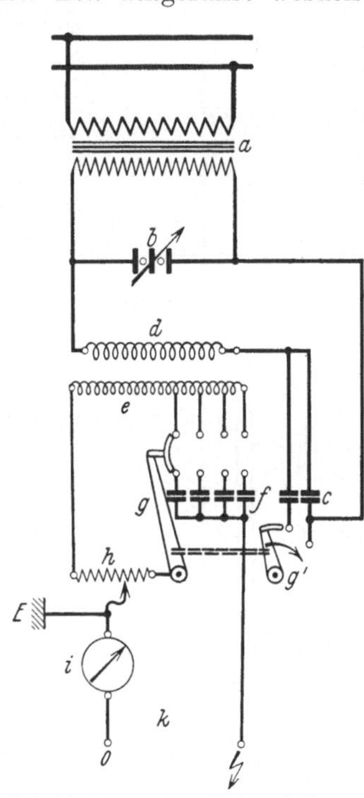

Abb. 16. Schaltschema eines Chirurgiethermoflux mit Spannungs- und Frequenzumschalter (*Siemens-Reiniger*-Veifa).

Um diesen *Mangel* ohne erhebliche Verteuerung des Apparates zu vermeiden, *verbindet* man mit dem *Spannungsschalter g* (Abb. 15) noch einen *Umschalter für die Frequenz,* der es gestattet, die die Wellenlänge des erzeugten Hochfrequenzstromes bedingenden Elemente des Primärkreises zu verändern.

Das *Schaltbild* eines solchen Apparates mit *kombiniertem Spannungs- und Frequenzumschalter* stellt Abb. 16 dar. Durch die Verbindungsbrücke des linken Schaltarmes *g* dieses Doppelschalters *g g'* werden an die aktive Klemme *k* verschiedene Spannungen angelegt, die von der Patientenspule *e* abgenommen werden. Zu jeder dieser Spulenanzapfungen gehört ein Kondensator bestimmter Kapazität. Gleichzeitig wird durch den Schaltarm *g'* die Kapazität der Primärkreiskondensatoren *c* und damit die Wellenlänge des Hochfrequenzstromes geändert. Diese Schaltung wird in der Praxis so vorgenommen, daß in den Stellungen *1* und *2* des Doppelschalters ein Hochfrequenzstrom niederer

Spannung, jedoch großer Stromstärke und normaler Wellenlänge für Koagulation und Blutstillung zur Verfügung steht. In den Stellungen *3* und *4* werden jedoch Ströme höherer Spannung und Frequenz und mittlerer, bzw. kleiner Stromstärken erzeugt, wie sie für Blutstillung, koagulationsarmen Schnitt und faradisationsfreies Operieren erforderlich sind.

Die bisher beschriebenen *Schaltungsarten ermöglichen eine vielartige Variation der Stromeigenschaften,* so daß *alle vorkommenden Operationsmethoden ausgeführt werden können.*

Für den *weniger Geübten ist es jedoch mit Schwierigkeiten verknüpft, im Verlaufe einer Operation bei Verwendung verschiedener Elektroden in wechselnden Gewebsarten stets und rasch die richtigen Stromverhältnisse durch Änderung der Schaltungen herzustellen.* Durch anfänglich unvermeidliche Fehler entstehen aber operative Mißerfolge. Es ist daher zu *erstreben,* aus einem *vor* der Operation eingestellten Apparat die *verschiedenen hauptsächlich gebrauchten Stromarten* für *verschiedenartige Elektroden* zu erhalten, *ohne daß während des Eingriffes eine weitere Änderung der Einstellung notwendig wird.* Es müßten also koagulationsarmer Schmelzschnitt (Scharfschnitt), koagulierender Schnitt und Koagulationen verschiedener Ausdehnung ohne jede Regelung am Apparat ausgeführt werden können.

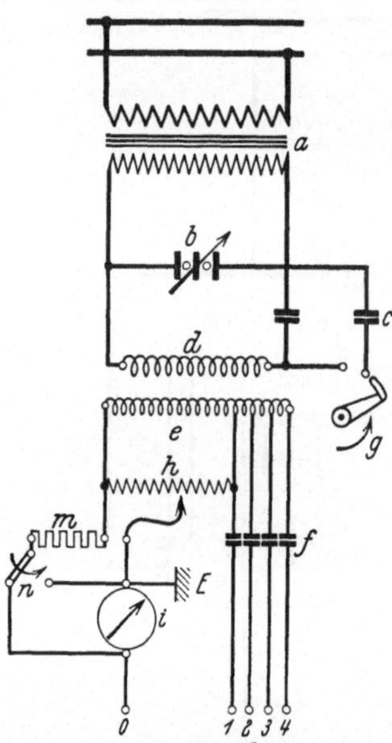

Abb. 17. Schaltschema des Elektrochirurgiethermoflux mit Frequenzumschalter und Leistungsprüfer, Modell Chirurgische Klinik, München.

Auf meine Veranlassung wurde von den Siemenswerken ein derartiger Apparat konstruiert, der während der Operation im allgemeinen überhaupt nicht geregelt zu werden braucht (Abb. 17).

Anstatt Elektrodenklemmen *k* anzubringen, an denen mit Hilfe des Umschalters *g* nacheinander verschiedene Strom- und Spannungsverhältnisse geschaffen werden, sieht man *mehrere Klemmen* vor, an welchen die für die *verschiedenen, bei einer Operation notwendigen Elektroden geeigneten Stromverhältnisse fest eingestellt sind.* In Abb. 17 ist die Schaltung eines derartigen Apparates gezeigt. Der Umschalter *g* ändert nur noch die Frequenz des Stromes. Die größere Wellenlänge wird mit ihm gewählt, wenn ausgedehnte größere Koagulationen und, wie hierbei üblich, koagulationsreiche Schnitte ausgeführt werden sollen. Die kürzere Welle wird gewählt bei normalen chirurgischen Operationen. Die zu wählende Stellung ist im allgemeinen vor der Operation bekannt und braucht während dieser daher in der Regel nicht verlassen zu werden. An die Klemmen *1—4* (oder *6*) werden die verschiedenen Operationselektroden angeschlossen. Sie sind in 4 Gruppen einzuteilen:

1. Koagulationselektroden mit großer Oberfläche für ausgedehnte Verkochungen (1. und 2. werden beim neuesten Apparat noch untergeteilt, so daß *Höchstleistung* für Elektroden von 20, 10, 5 und 3 mm Durchmesser getrennt entnommen wird).
2. Kleinere Koagulationselektroden zur Blutstillung und kleine Koagulation.

3. Große Skalpelle und Bandschlingen zur Führung großer Schnitte.
4. Kleine Skalpelle, Schneidedraht und Drahtschlingen zum Präparieren und für den feinen Schlingenschnitt.

Die *Windungszahl* der *verschiedenen Stufen der Spule e* und die *Größe der Kondensatoren f* wurden *auf Grund praktischer Erfahrungen so abgestimmt, daß bei einer bestimmten Einstellung der Stromregelung h an den gleichzeitig angeschlossenen Elektroden 1—4 (bzw. 6) jeweils die richtige Spannung und Stromstärke zur Verfügung stehen.*

Da bekanntlich bei längerem Gebrauche Diathermieapparate ihre Leistung infolge Abbrandes der Funkenstrecke ändern, so muß die Möglichkeit gegeben sein, diese Leistung vor Beginn der Operation zu überprüfen. Damit die Sicherheit besteht, daß bei einer bestimmten Einstellung der Stromregelung *h* auch stets an der Klemme *k* die einmal ermittelten günstigsten Strombedingungen vorhanden sind, ist ein *Kontrollschalter n* vorgesehen, der es gestattet, einen Belastungswiderstand *m* zur Prüfung an das Apparateinstrument *i* anzuschließen. *Bei der Vorbereitung des Apparates zur Operation stellt man also die Stromregulierung h auf den einmal ermittelten Skalenteil ein und schaltet den Schalter n auf „Prüfung" um.* Das Meßinstrument *i* zeigt dann einen ganz bestimmten Stromwert an, der durch einen Strich gekennzeichnet ist. Sollte dies infolge Veränderung der Funkenstrecke nicht der Fall sein, so *regelt man die beiden Funkenstrecken b, bis der vorbestimmte Stromwert erreicht ist.* Hierauf wird der Prüfschalter *n* wieder auf „Operation" umgelegt. Der *Belastungswiderstand m übernimmt nun die Aufgabe, während der Operationspause den nicht ausgeschalteten Apparat und damit die Funkenstrecke zu entlasten, indem er die dauernd in gleicher Höhe erzeugte Hochfrequenzleistung auf für den Apparat unschädliche Weise in Wärme verwandelt (Ballastwiderstand).*

e) Anwendung der Elektrodesikkation mittels des Elektrochirurgiethermoflux.

Der *chirurgische Hochfrequenzstrom* ist nicht ohne weiteres für die besonders in Amerika viel geübte Methode der *Fünkchenbehandlung* (Elektrodesikkation) geeignet. Zu dieser Behandlungsweise, die es gestattet, *oberflächlich* zu *koagulieren* und parenchymatöse Blutungen zu stillen, *müssen die hohe Funkenzahl des Schneidestromes stark erniedrigt* und die *Hochfrequenzspannung so stark erhöht werden, daß von einer nadelförmigen Elektrode ein mehr oder weniger dichtes Funkengeriesel von bis zu 1 cm Länge auf das Gewebe übergeht.* Die Minderung der Funkenzahl wird mit Hilfe eines in den Netzstromkreis einzuschaltenden Widerstandes erreicht, die Hochfrequenzspannung mit Hilfe einer kleinen *Tesla*spule erhöht. Derartige Zusätze können in jeden Apparat eingebaut werden. *Bei Benutzung dieser Einrichtung ist ein doppelpoliger Anschluß des Patienten nicht notwendig.* Der *Strom* kann *monopolar* angewandt werden und *findet seine Bahn auf kapazitivem Wege vom Patienten zur Erde und zum Apparat zurück.* Diese monopolare Desikkation ist besonders geeignet zur Vornahme gewisser, *kleiner* Eingriffe an der Körperoberfläche.

In diesem Zusammenhang ist auch eine Operationsmethode von BORDIER zu erwähnen, die er ebenfalls für kleine elektrochirurgische Eingriffe gebraucht.

Er schließt den Patienten bei bestimmten Operationen mittels einer *Kondensatorelektrode an die aktive Patientenklemme* des Apparates und *sich selbst an den inaktiven Pol* (oder auch diesen nur mit Erde) an. *Auf diese Weise kann mit gewöhnlichen Metallinstrumenten in gewissen Grenzen chirurgische Diathermie vorgenommen werden,* wobei die Instrumente ihren Strom unmittelbar aus der Hand des Operierenden erhalten, ohne daß eine besondere Kabelzuleitung verwendet wird. Die das Instrument haltende Hand darf natürlich nicht mit einem Gummihandschuh überzogen sein. Immerhin birgt diese Methode *gewisse Gefahren* in sich, die denen ähnlich sind, die entstehen, wenn bei normaler chirurgischer Diathermie der Patient versehentlich mit der aktiven Patientenklemme des Apparates und der Operationshandgriff mit dem für die neutrale Elektrode bestimmten Anschluß verbunden wird. Bei dieser Anordnung kann jede Berührung des Patienten mit geerdetem Metall (Operationstisch, Hilfsinstrumente, Narkosegerät) an der Berührungsstelle Verbrennungen hervorrufen. Es geht ein unprüfbarer Strom von dem unter Hochfrequenzspannung stehenden Patienten zur Erde und zu dem mit dieser verbundenen Diathermieapparat zurück.

III. Die Elektrochirurgieapparate.

Für die *allgemeine Entwicklung der Elektrochirurgie* und für das *Erlernen des elektrischen Operierens* an sich bringt die *große Zahl verschiedener Geräte* sicher *Schwierigkeiten* mit sich. Immerhin muß man berücksichtigen, daß die zur allgemeinen Chirurgie geeigneten Apparate erst seit wenigen Jahren hergestellt werden, so daß sich vielleicht doch nach und nach eine gewisse einheitliche Bauart herausbilden wird.

Mit dem jeweils zur Verfügung stehenden Gerät muß man sich nach Studium seiner konstruktiven Eigenheiten durch Operation am Modell vertraut machen. Man verwendet hierzu ein Stück Fleisch, das aus Muskel-, Binde- und Fettgewebe zusammengesetzt ist. Auf diese Weise kann zunächst die grobe Einstellung des Apparates auf verschiedene Gewebswiderstände für Koagulation und Schnitt ermittelt werden. Lediglich der Thermoflux „P“ (Siemens) besitzt bereits 6 für die hauptsächlich zur Verwendung gelangenden Elektroden abgestimmte Stromarten, die durch eine einzige Hebeleinstellung auf geeignete Wirkung gebracht werden können.

Für chirurgische Zwecke geeignete Diathermieapparate, das heißt also solche, die durch genügende Leistung und hohe Funkenzahl (40000—70000 in der Sekunde) Elektrokoagulationen verschiedenen Umfanges und koagulationsarmen Schmelzschnitt gestatten, werden in Deutschland hauptsächlich von den Werken der *Sanitas*, von *Siemens-Reiniger*-Veifa, von *Erbe* und von *Koch & Sterzel* gebaut.

Die meisten Geräte verfügen über einen Steckkontakt für Anbringung eines Fußschalters. Abgesehen von besonderen Zwecken, wie für endovesikale Koagulationen, ist aber die *Stromunterbrechung durch Fingerschaltung vorzuziehen.*

Der von uns benutzte *Elektrochirurgiethermoflux P* (*Siemens-Reiniger*-Veifa) hat eine *Leistung* im Dauerbetriebe von durchschnittlich *750 Watt* bei Patientenwiderständen von etwa 30 Ohm. Er besitzt 6 Anschlußklemmen für die verschiedenen Operationselektroden, die bei einer Einstellung des Prüfstromes auf 2,5 Ampere die besten Stromarten für größere Koagulationen, kleine Koagulation oder Blutstillung, große und kleine Messerelektrode oder Bandschlingen liefern:

Klemme 1: Große Stromstärke. Große Koagulation.

Klemme 2 und 3: Mittlere Stromstärke. Mittlere und kleine Koagulation. Blutungstillung.

Klemme 4 und 5: Mittlere Stromstärke, höhere Spannung. Schneiden mit Bandschlingen und größeren Messerelektroden.

Klemme 6: Schwache Stromstärke, höhere Spannung. Koagulationsarmes Schneiden mit Präparierlanzette und Drahtelektroden.

Im allgemeinen liegen die Werte der Stromstärke bei unserer Technik der Elektrooperation zwischen 0,3 und 3 Ampere; sie werden nur bei größeren Koagulationen ausnahmsweise höher gewählt (4–5 Ampere).

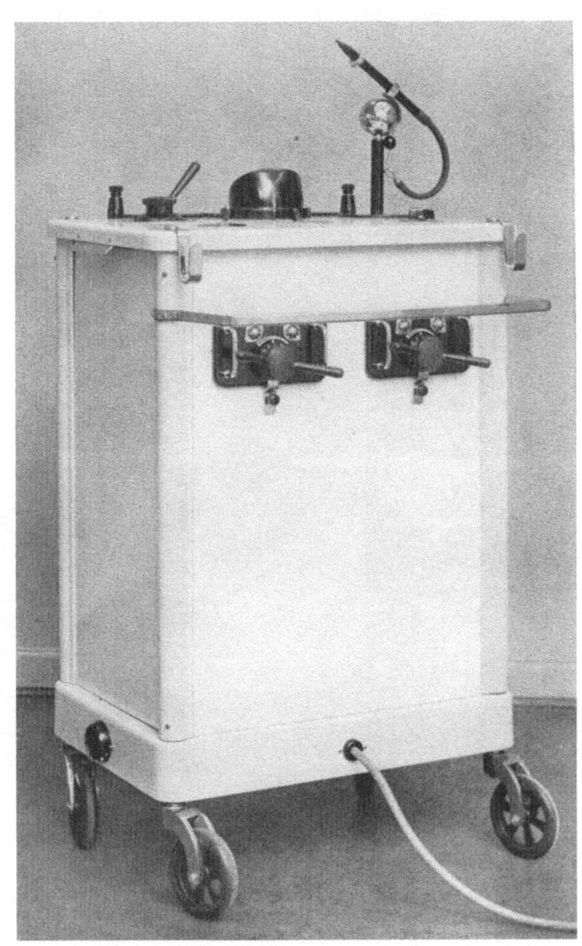

Abb. 18. Elektrochirurgiethermoflux „P", Rückansicht. Blick auf zuführendes Kabel und die beiden Doppelfunkenstrecken. Auf dem Schalttisch ist Handgriff mit Elektrode der herausnehmbar eingebauten *Tesla*spule sichtbar (für Elektrodesikkation).

Auf der Tischplatte befinden sich, abgesehen vom Amperemeter und Hauptschalter, ein Frequenzumschalter für die Wellenlängen von 750 und 250 Meter, der aber in Zukunft auch entbehrlich werden wird (vgl. Abb. 19), sowie eine Stromregulierung. An der Vorderkante der Tischplatte sind die 6 Steckbuchsen angeordnet, welche die bei der Elektrooperation notwendigen verschiedenen Stromarten abgeben, an der Seitenkante je eine Patientenklemme zum Anschlusse der indifferenten Elektroden. Links vom Meßgerät ist ein kleiner Umschalter angebracht, der es gestattet zu prüfen, ob die einmal erprobte Stromstärke konstant geblieben ist, das heißt, ob sich die Leistung des Apparates nicht infolge Verstellens oder Abbrandes der Funkenstrecke geändert hat. Die beiden Doppelfunkenstrecken sind an der Rückwand des Apparates dem diesen Bedienenden zugekehrt. Die bei einer bestimmten Einstellung der Stromregelung an den 6 verschiedenen Steckbuchsen abzunehmenden Operationsströme sind durch entsprechende Bemessung der Hochfrequenzspule und der Patientenkondensatoren des Gerätes so abgestuft, daß an den verschiedenen Klemmen die oben erwähnten

Stromarten erhalten werden. Dadurch wird erreicht, daß der *Apparat vor der Operation eingestellt werden kann und daß während der Operation*, von Ausnahmen abgesehen, *keine Regelung mehr notwendig ist, auch wenn die verschiedensten Elektroden verwandt werden.* Diese 6 Steckbuchsen stehen zur Verfügung; man wird aber in der Regel nicht alle gleichzeitig benutzen, sondern nur soviele, als der besondere Eingriff erfordert. Meist wird man mit 3—4 Elektroden auskommen (vgl. Abb. 94); dabei kann man durch „Umklemmen", d. h. durch

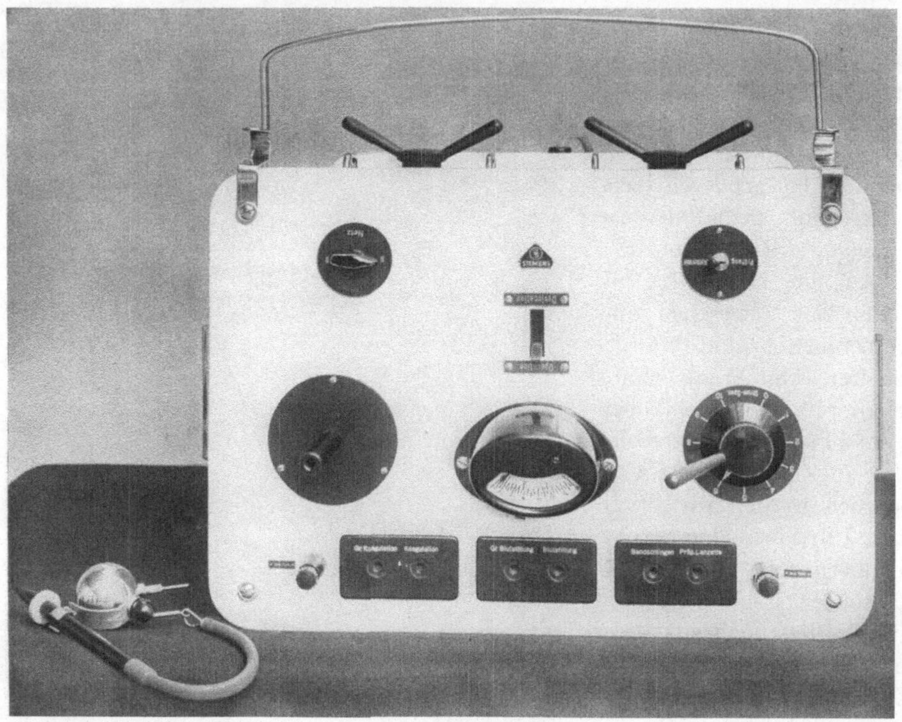

Abb. 19. Blick auf den Schalttisch des Elektrochirurgiethermoflux „P". Links und rechts je eine Klemme für die neutrale Elektrode (inaktive oder Patientenelektrode). Gegen den Operationstisch (unten auf dem Bilde) befinden sich 6 Steckbuchsen, die den geeigneten Strom für 6 verschiedenartige Elektroden liefern (große Koagulation, kleine Koagulation [Blutstillung], Bandschlingen und große Messer, Präparierlanzetten und Drahtelektroden). Rechts dahinter Regulierhebel für die Stromstärke („Strom") — wird bei diesem Apparat im allgemeinen auf 6 gestellt. In der Mitte Amperemeter für die Meßbereiche 4 und 16. Links Ausschluß für Elektrodesikkation. Hinten links Hauptschalter für Netzstrom, dann Kippumschalter für Elektrooperation und Elektrodesikkation; rechts Kippumschalter, „Prüfung" — „Operation". Bei eingeschaltetem Netzstrome, „Strom" auf Null, Kippumschalter 1 auf „Elektrooperation", Kippumschalter 2 auf „Prüfung", werden die beiden oben am Bilde sichtbaren Funkenstrecken gleichmäßig so eingestellt, daß das Amperemeter auf 2,5 ausschlägt. Darauf Stellung des Kippumschalters auf „Operation", „Strom" auf 6, und der Apparat ist für 6 Elektroden betriebsfertig.

Einstecken des Kabels in eine andere Steckbuchse in kürzester Zeit eine verschiedene — aber bekannte — Stromart verwenden. Je nachdem, ob bei dem Eingriffe vorwiegend und ausgedehnt koaguliert oder ob mehr vom Schneiden Gebrauch gemacht werden soll, wird vor der Operation die längere Welle (750 m) oder die kürzere Welle (250 m) eingestellt. Bei der größeren Mehrzahl der Eingriffe wird mit der kürzeren Wellenlänge gearbeitet. Bei einer neueren Ausführung des Gerätes wird der Umschalter für die Wellenlänge überflüssig werden.

Der Thermoflux „T“ *(Siemens)* hat eine sehr hohe Leistung von etwa 950 Watt und ist nach KEYSSER mit 4 Doppelfunkenstrecken und 2 voneinander unabhängigen Regelungen für Koagulation und Elektrotomie ausgestattet.

Eine noch höhere Leistung, nämlich bis 1200 Watt, hat der Penetrotherm-Duplex (neueres Modell, *Sanitas*) nach KEYSSER, der ebenfalls mit 2 getrennten Regelungen für Elektrokoagulation und für Elektrotomie versehen ist. Die Funkenstrecken werden hier durch einen Umschalter von niederer Funkenzahl für Koagulation, zu mittlerer für Schneiden mit Koagulation und zu hoher Funkenzahl für koagulationsarmen Schnitt auf feste Punkte eingestellt.

Dieses Gerät der *Sanitas* ist, wie der kleinere *Cutor* (450 Watt) mit der Telerapidschaltung nach HOFMANN und HEYMANN ausgerüstet, die vom Handgriff

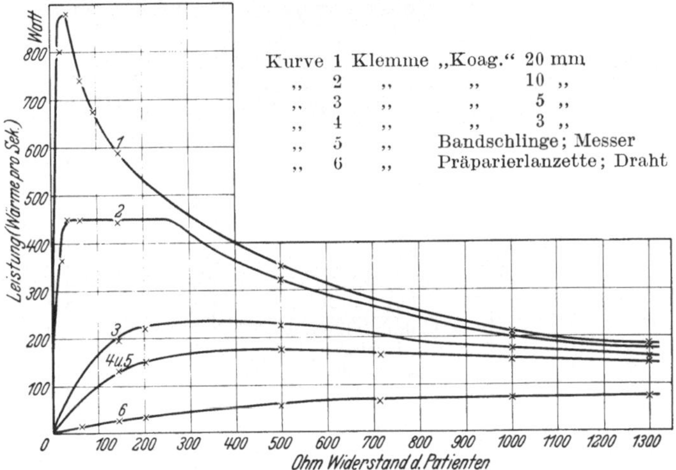

Abb. 20. Darstellung der Leistung des Thermoflux P bei Stromregelung „10“. In Wirklichkeit wird nur ausnahmsweise die volle Stromstärke oder Spannung ausgenützt.

aus über ein Quecksilberrelais die Ein- und Ausschaltung veranlaßt. Während der Penetrotherm Duplex besonders für die Großkoagulation von Geschwülsten nach KEYSSER gedacht ist, ist die Leistungsbemessung und Konstruktion des Cutor besonders auf gute Schneideeigenschaft berechnet, wobei gleichzeitig mittlere Koagulationen möglich sind.

Der Operationsthermoflux „L“ *(Siemens)* hat bei einer Leistung von 300 Watt eine einstellbare kleine Wellenlänge für koagulationsarmen Schnitt und ermöglicht ebenfalls mittlere Koagulation. Dieser Apparat ist eine erweiterte Konstruktion des Thermoflux „K“, der bei einer Leistung von etwa 250 Watt zum *erstenmal über die für koagulationsarmen Schnitt nötige hohe Funkenzahl verfügte.* Der Thermoflux „K“ ist in einem an 2 Handgriffen tragbaren, kleinen, pultförmigen Kasten untergebracht. Diese Geräte sind besonders für die Ambulanz geeignet, zu Inzisionen und Exzisionen, zur operativen Wundversorgnng und zur Entfernung kleiner Geschwülste.

Auf Anregung von HEYMANN bauten die Sanitaswerke einen kleinen tragbaren Apparat (Pytor), der bei einer Leistung von 100 Watt dieselben Schneideeigenschaften gewährleistet wie die großen Geräte.

Die erwähnten Elektrochirurgieapparate können ferner für allgemeine medizinische Diathermie verwandt werden; Funkenzahl beträgt für Schneidestrom etwa 40000—70000 in der Sekunde.

Die amerikanischen Geräte für Elektrochirurgie sind fast durchweg für Elektrodesikkation, Elektrokoagulationen und Elektrotomie eingerichtet (*Bovie*-Apparat, Endotherm-Westinghouse, H. G. FISCHER, Chicago u. v. a.). Außerdem werden kleine tragbare Apparate hergestellt, wie der „Micro" der General-

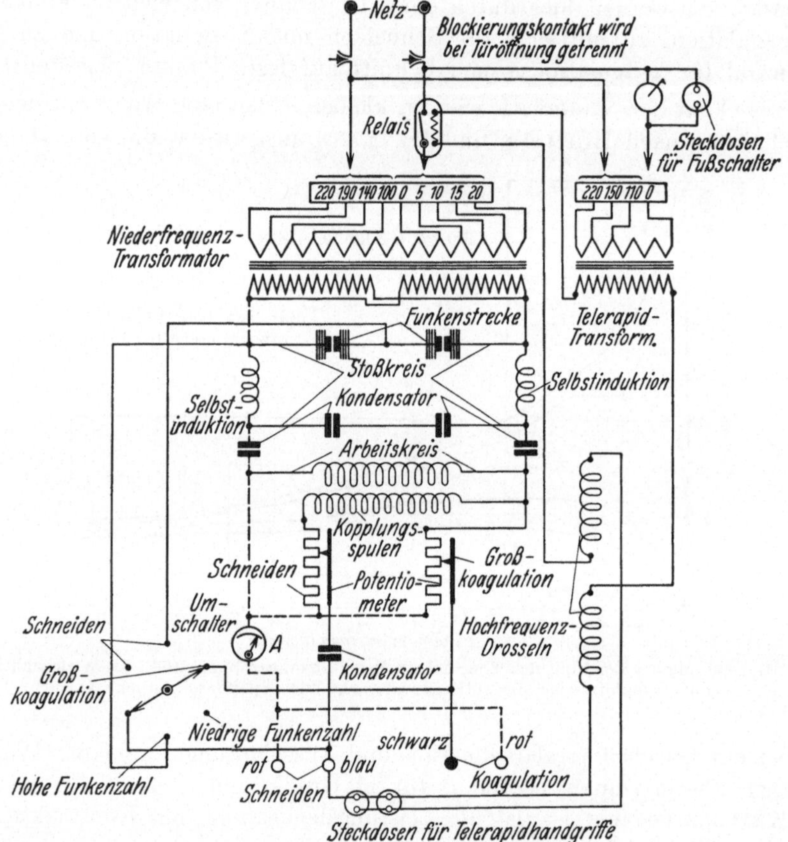

Abb. 21. Schaltschema des Cutor (*Sanitas*-Werke).

Electric X-Ray Corporation. Am bekanntesten wurde in Europa der *Bovie*-Apparat durch die Arbeiten von CUSHING, der ihn zu Elektrooperationen von Hirngeschwülste verwandte. Er ist für europäische Verhältnisse außerordentlich teuer und wird, soviel ich erfahren konnte, von OLIVECRONA (Stockholm) und OLJENIK (Amsterdam) gebraucht. Bis jetzt liegt keine Mitteilung vor, welche besonderen Vorzüge dieser Apparat gegenüber den bei uns üblichen besitzt.

In Frankreich wird von der „*Lasem*" (CHENAILLE, Paris) ein Chirurgiegerät nach PAUCHET von 500 Watt Leistung gebaut, der besonders für gleichzeitige Allgemeindurchwärmung während der Operation eingerichtet ist.

Nach unserer Erfahrung genügt *allen Anforderungen* der *Elektrochirurgie ein Gerät mit einer Bemessung von 750—800 Watt* und einer *Funkenzahl von*

50—70 000 für den Schmelzschnitt. Meist wird nun diese Leistung nicht ausgenützt, weil nur selten mit sehr großen Koagulationselektroden, großer Stromstärke und hoher Spannung operiert wird; sie soll aber für diesen Zweck zur Verfügung stehen. Es ist wünschenswert, daß ein derartiges Gerät neben *Schmelzschnitt* und *Koagulation* auch *Elektrodesikkation* und ferner *Allgemeindurchwärmung* (z. B. Brust-Rücken) *während* der Elektrooperation ermöglicht. Diathermieapparate mit geringerer Leistung legen der Freizügigkeit im elektrochirurgischen Vorgehen Beschränkung auf; eine größere als 800 Watt ist unnötig und vermehrt Gefahrenquellen (unbeabsichtigte Schädigungen im Operationsgebiet, Verbrennungen unter der inaktiven Elektrode oder Metallteilen, Einwirkungen auf den Gesamtkörper).

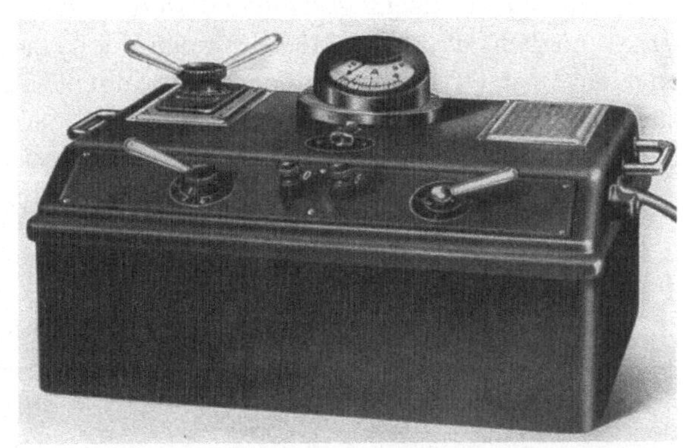

Abb. 22. Tragbarer Thermoflux „K“ *(Siemens)*.

Störungs- und Unfallmöglichkeiten bei Elektrochirurgieapparaten.

Man muß grundsätzlich *zwei Arten des Patientenanschlusses an Diathermiegeräte* unterscheiden. In dem einen Fall wird der *Kranke geerdet* dadurch, daß die neutrale Elektrode mit Erde verbunden ist. Dies wird bei manchen Apparaten von vornherein dadurch erzielt, daß die *Nullklemme mit dem Gehäuse und mit Erde verbunden* ist.

In *anderen Fällen soll der Patient isoliert liegen.* Dies muß insbesondere dann geschehen, wenn keine Sicherheit darüber besteht, daß die Nullelektrode des Gerätes geerdet ist. Würde man im letzteren Falle den Kranken auf einen nicht genügend von Erde isolierten Operationstisch legen, so könnte die hierdurch bedingte einpolige Erdung des Diathermieapparates, falls dieser eben nicht von der Fabrik aus geerdet ist, zu Überschlägen im Gerät führen. Die Folge hiervon könnte sein, daß *gefährliche Niederfrequenzströme* einen Weg zum Kranken finden und zu Unfällen Veranlassung geben. Ist der Apparat nicht geerdet und darf somit der Patient im allgemeinen nicht geerdet werden, so muß man sich damit abfinden, daß der Kranke gegen Erde Hochfrequenzspannung führt und daß deshalb bei Berührung kleine, an sich unschädliche Fünkchen zu dem Berührenden übergehen, da dieser im allgemeinen für den Hochfrequenzstrom mehr oder weniger geerdet ist.

Bei *Apparaten mit geerdeter Nullklemme* kann andererseits das *verkehrte Anschließen des Kranken*, besonders wenn dieser schlecht isoliert liegt, zu unangenehmen *Aufladungen* führen. *Der Strom des auf Hochfrequenzspannung befindlichen Patienten geht von diesem dann leicht zu einem schlecht isolierten Operationsstuhl oder zu einem den Kranken Berührenden über und kann an diesen Stellen so stark sein, daß örtliche Verbrennungen auftreten.* Benützt man also einen Apparat mit geerdeter

Klemme und mit geerdetem Gehäuse, so muß die *neutrale Elektrode* unbedingt an die *Nullklemme* angeschlossen werden. Wird der *Anschluß falsch vorgenommen,* so zeigt sich dies sofort daran, daß der *Kranke aufgeladen ist,* und vielfach auch darin, daß mit der aktiven Elektrode, die ja dann an der Nullklemme befestigt ist, nicht oder schlecht geschnitten werden kann. Bei Aufladung des Kranken ist es möglich, daß vom Metallrahmen der Narkosemaske auf den Narkotiseur oder ein in der Nähe befindliches Instrument ein Funke überspringt, der Entzündung des Narkosegases verursachen kann. Der Narkotiseur soll daher Gummihandschuhe tragen. Bei unserer Technik der bipolaren Elektrokoagulation kommt es niemals zu einer nachteiligen Aufladung des Kranken, so daß diese

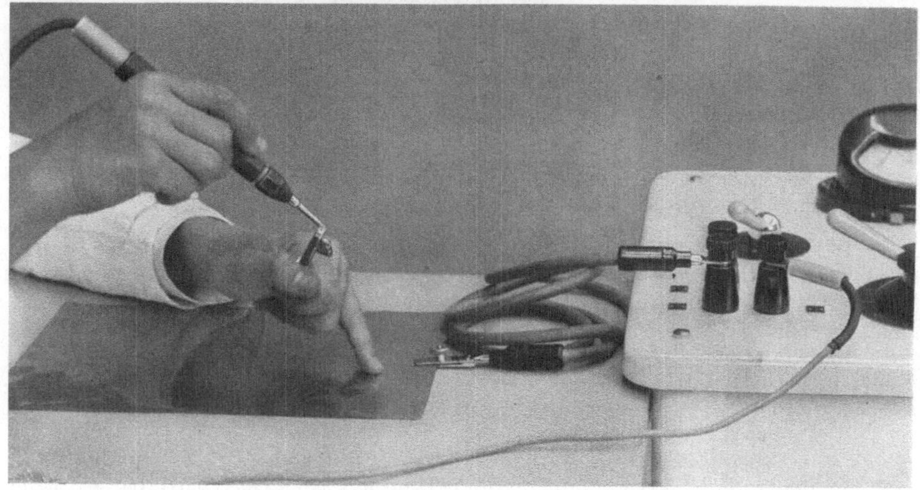

Abb. 23. Prüfung auf etwaige Faradisation des Apparates. Der kleine Finger der linken Hand stützt sich auf die inaktive Elektrode. Die Operationselektrode berührt einen zwischen Daumen und Zeigefinger derselben Hand gefaßten metallischen Leiter. Auf diesem kurzen Stromweg macht sich schon geringste Faradisation durch ein unangenehmes Gefühl bemerkbar. Normalerweise entsteht bei langsamem Aufdrehen des Regulierwiderstandes nur eine Durchwärmung.

Zwischenfälle, vor denen man sich hauptsächlich bei Verwendung sehr hoher Stromstärke zu hüten hat, ausbleiben.

Kurz zusammengefaßt ist also die Regel: Bei nicht geerdetem Apparate soll auch der Kranke gut von Erde isoliert sein, falls die Firma nicht ausdrücklich Erdung einer Klemme des Apparates zuläßt. Mit unschädlichen Aufladungen muß gerechnet werden.

Bei Apparaten mit geerdeter Nullklemme muß ein Verwechseln des Anschlusses der aktiven und der neutralen Elektrode an den Apparaten vermieden werden, da sonst der Patient Zusatzstrom und unter Umständen Verbrennungen erhält. *Aufladungen sind bei richtigem Anschluß unmöglich.*

Gefahren für Kranke oder Arzt, welche nicht von einer falschen Bedienung des Gerätes abhängig sind, können bei den heutigen Diathermieapparaten der großen Firmen nach menschlichem Ermessen nicht mehr auftreten.

Wenn aber die erwähnten Schutzmaßnahmen, die bei den von uns gebrauchten Apparaten *(Siemens, Sanitas)* angewandt sind, fehlen, so können bestimmte Gefahren auftreten. Es kann eine der Isolationen des Patientenkreises für den einen hochgespannten Niederfrequenzstrom führenden Stoßkreis schadhaft werden (Durchschlag von Kondensatoren usw.).

In diesen Fällen werden sich auch beim Narkotisierten sehr starke *Kontraktionen* zeigen. Man kann nicht immer ohne weiteres entscheiden, ob diese Kontraktionen eine Folge des Auftretens von Funken im Patientenstromkreise sind (ungefährliche faradische Reizwirkung), oder ob sie die Folge von niederfrequentem Strome sind, welche schwere Schädigungen des Kranken hervorrufen können. *Sobald derartige Störungen auftreten, deren Quelle nicht mit Sicherheit festgestellt werden kann, muß die Verwendung des Apparates ausgesetzt werden.*

Es wurde schon erwähnt, daß durch besonderen Bau der Elektrochirurgieapparate Nebenwirkung in Form der *Faradisation* praktisch vermieden wurde. Trotzdem kommt es bei Durchtrennung von Muskeln zu Kontraktionsreiz, der aber im wesentlichen auf Wärmewirkung beruht und — richtige Einstellung des Gerätes vorausgesetzt — kaum größer ist als der mechanische Reiz bei scharfer Durchtrennung. Wenn allerdings Stromstärke und -spannung im Verhältnis zur Elektrodengröße zu hoch gewählt werden, tritt dicht unter der Elektrode sehr rasch starke Erwärmung auf. Unter diesen Bedingungen wirkt ein außerordentlich kräftiger Reiz (Wärme) in sehr kurzer Zeit, so daß eine entsprechende Antwort durch plötzliche starke Kontraktion erfolgt. Man könnte diesen Vorgang als *falsche Faradisation* bezeichnen. In Abb. 23 ist ein Versuch wiedergegeben, der es erlaubt, selbst geringere Faradisationswirkung eines Diathermieapparates nachzuweisen, indem der Strom durch Vermittlung von Elektroden auf kurzem Wege nach langsamem Aufdrehen des Regulierwiderstandes durch die eigene Hand geschickt wird. Wenn das Gerät Faradisation bewirkt, macht diese sich durch ein unangenehmes Gefühl in der vom Strom durchflossenen Hand bemerkbar, während unter regelrechten Verhältnissen nur Erwärmung empfunden wird (Abb. 23).

IV. Elektrochirurgisches Instrumentarium.

Zu dem eigentlichen elektrochirurgischen Instrumentarium sind im wesentlichen die *aktiven* oder, besser gesagt, *Operationselektroden,* der *Elektrodenhalter* oder *Handgriff* und das *Leitungskabel zur aktiven Klemme* des Diathermieapparates zu zählen. Außerdem werden noch *verschieden geformte Zwischenstücke* zur Verlängerung oder Abwinkelung des Elektrodenhalses und wenige *Hilfsinstrumente* benötigt (Abb. 24).

Mit Ausnahme der *wirksamen Fläche* der Operationselektrode müssen diese Bestandteile einen *genügenden Isolierschutz gegen den durchfließenden Hochfrequenzstrom besitzen. Alle Teile, auch die Zuführungskabel, müssen sterilisierbar sein.*

Diese letzte Forderung war lange nicht genügend klar ausgesprochen und daher von den Herstellern nicht berücksichtigt worden, da immer wieder die „Sterilität“ und „sterilisierende Wirkung“ der elektrochirurgischen Operation in mißverständlicher Weise betont wurde.

Die aus gewöhnlichem, *rostfreiem* oder *verchromtem Stahl,* aus Neusilber oder Wolfram hergestellten *Operationselektroden* sind ohne weiteres *auskochbar.* Schwierigkeiten waren aber besonders für die isolierten Handgriffe und die Kabel gegeben. Die Handgriffe, die aus Hartgummi oder ähnlichen isolierenden Stoffen bestanden, und die gewöhnlichen Gummikabel können nicht ausgekocht oder trocken sterilisiert werden. Auch die Handgriffe aus Leukorit erwiesen sich bei mehrfachem Auskochen als nicht haltbar. Erst in *neuerer Zeit* konnten *Handgriffe* aus *sterilisierbarem Material* und haltbare Gummikabel hergestellt werden, die durch das Kochen ihren Isolierschutz nicht verlieren und eine genügende Haltbarkeit besitzen. *Die wirklich ideale Lösung dauerhafter, sterilisierbarer Handgriffe ist freilich trotz aller Arbeit, die in den letzten beiden Jahren darauf verwandt wurde, immer noch nicht gefunden.*

Der Elektrodenhals, der die eigentliche Elektrode mit dem Konus oder Gewinde für Befestigung am Griff verbindet, und die Zwischenstücke zur

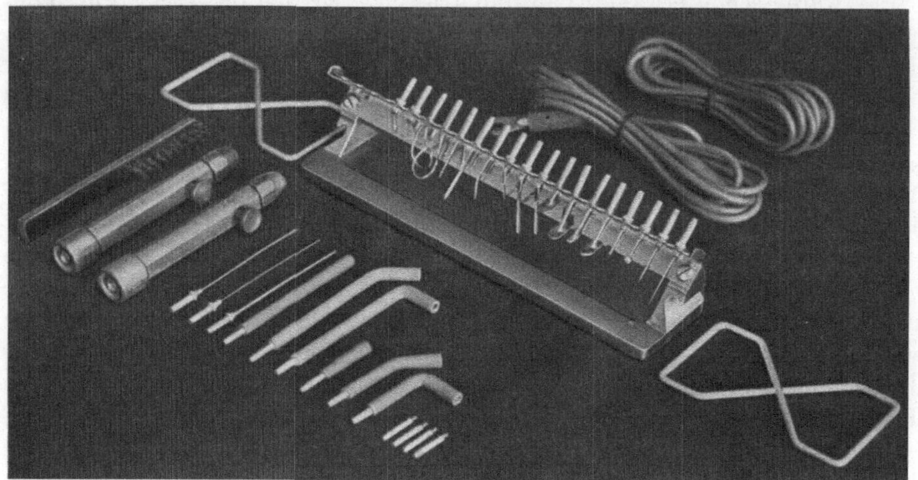

Abb. 24. Elektrochirurgisches Rüstzeug. Im Hintergrund 2 Flexokabel, in der Mitte verschiedenartige Elektroden in Elektrodenständer, zum Auskochen bereit. Vorne links Reinigungsbürste für die Elektroden, 2 Handgriffe mit Fingerunterbrecher, biegsame sondenförmige Koagulationselektroden, verschieden geformte, mit Gummischläuchen isolierte Zwischenstücke. Alles sterilisierbar. (*Siemens-Reiniger*-Veifa.)

Verlängerung oder Abwinkelung wurden meist durch *Emaillierung* isoliert, die aber bei wiederholtem Auskochen und durch mechanische Einwirkungen rasch leidet, so daß der Isolierschutz unvollkommen wird. Das gleiche gilt für die emaillierten Hilfsinstrumente. Diese Art der Isolierung ist daher für chirurgische Zwecke unseres Erachtens weit weniger geeignet als *auswechselbare, feine Gummischläuche* oder *Vulkanisierung* nach RHENISCH.

a) Operationselektroden zur Elektrokoagulation.

Die Formen dieser Elektroden waren im wesentlichen durch die ursprünglichen, von DOYEN und CZERNY verwandten „*münzen-, kugel- und olivenförmigen*“ Metallelektroden gegeben. Je nach Form und Umfang der gewünschten Koagulationswirkung wurde die eine oder andere Elektrode in verschiedener Größe gewählt. Diese Elektroden werden in verschiedener Ausführung, entsprechend den Anwendungsgebieten, noch heute benützt.

Von BOURGEOIS und POYET (1923) werden feuchte Elektroden für Koagulationen im Rachen benutzt. Sie bestehen aus Baumwolle, die mit Kochsalzlösung durchtränkt und derart leitend gemacht wird. Der Vorzug dieser Elektroden soll in der innigeren Berührung mit der Gewebsoberfläche bestehen.

Um *oberflächliche Koagulation* auf größerer Fläche rasch ausführen zu können, finden *besen- und spatelförmige Elektroden* Verwendung (BORDIER, KEYSSER). Jede einzelne Metallborste bildet hier eine kleine Elektrodenfläche für sich, wodurch geringe Tiefenwirkung gewährleistet ist. Größere „Dosierungsmöglichkeit" der Tiefenwirkung erlaubt die bewegliche Walzenelektrode von KEYSSER, indem je nach Stromstärke und Geschwindigkeit der Führung, bzw. Zeitdauer der Einwirkung an den einzelnen Abschnitten der berührten Flächen verschieden tiefe Koagulationswirkungen erzielt werden können. Mit dieser Elektrodenform hat KEYSSER günstige Erfahrungen bei Koagulation großer Geschwulst- oder Wundflächen gemacht. *Besonders der weniger Erfahrene muß sich aber bei Anwendung dieser Walzenkoagulation bewußt sein, daß erhebliche Tiefenwirkung, entsprechend dem Ausmaß der Elektrode, möglich ist. Die Grenze der Tiefenwirkung ist, wie wir sehen werden, durch den Durchmesser der aufliegenden Elektrodenfläche gegeben.*

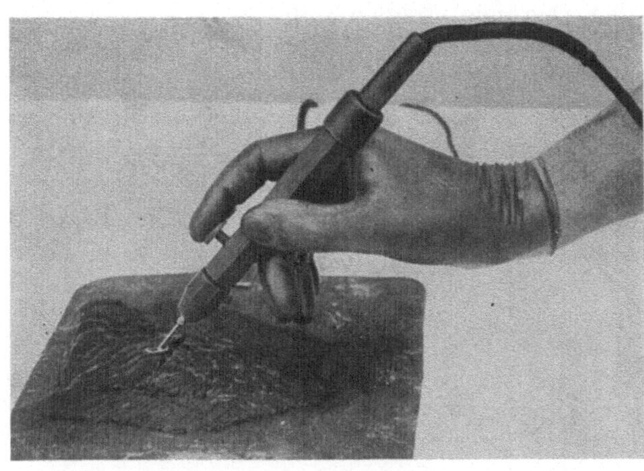

Abb. 25. Breite Koagulation mit der pflugförmigen Elektrode.

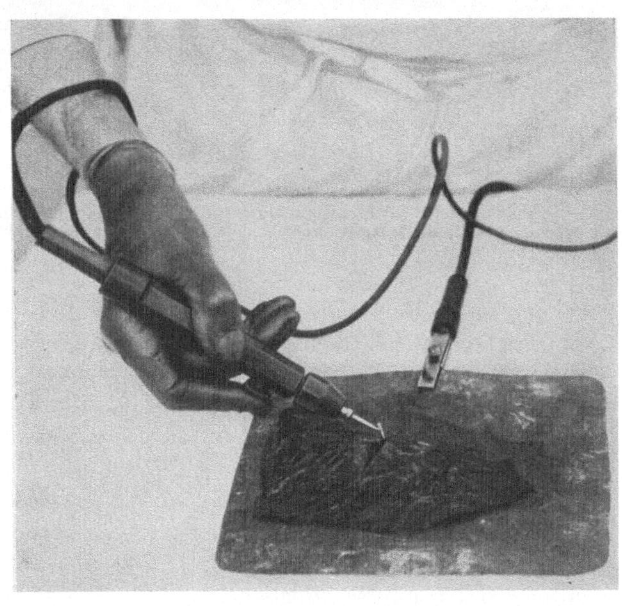

Abb. 26. Umschriebene Koagulation mit der pflugförmigen Elektrode unter Aufsetzen der kegelförmigen Spitze.

Die *Ringelektrode* von NIEDEN wird bei Besprechung des Koagulationsvorganges geschildert. Auch diese Elektrodenform ist für *große Koagulationen* gedacht und soll die hierbei bei Gebrauch der üblichen Elektroden auftretende ungleichmäßige Koagulationsstärke vermeiden.

Wir verwenden als größte Elektrode eine leicht gewölbte, runde Flächenelektrode von 2 cm Durchmesser und entsprechender größter Tiefenwirkung und bevorzugen im allgemeinen für die Mehrzahl der Eingriffe Elektroden kleinerer Größe, was bei Besprechung der besonderen Technik der Elektrooperation näher begründet werden soll.

Die *Wölbung* hat den Vorteil, daß *verschieden große Teile der Oberfläche* der Elektrode auf das Gewebe ausgesetzt und *entsprechend verschieden tiefe Verkochungen vorgenommen werden können.* Außerdem kommt es weniger häufig zu einem *Verkleben des Elektrodenrandes* mit dem *verkochten Gewebe* als bei solchen von völlig ebener Fläche (Randwirkung). Man kann sie auch, *ohne im Gewebe hängen zu bleiben,* wenn nötig *schrittweise über Wundflächen hinwegschieben,* d. h. *größere Koagulationsflächen ohne neues Aufsetzen der Elektrode und ohne Stromunterbrechung,* erzielen. Mit dem leicht abgerundeten Rand ist ferner *koagulationsreiches*

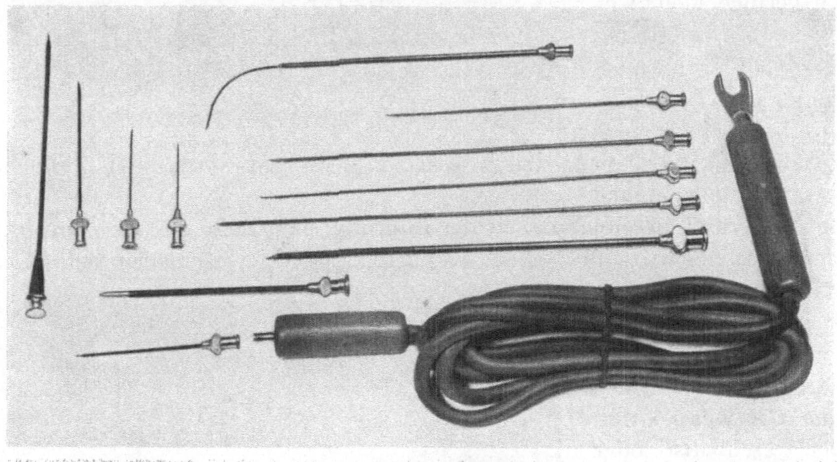

Abb. 27. Verschiedene mit Emailleüberzug isolierte Kanülen, bei denen nur die Spitze in verschiedener Ausdehnung als blanke Metallelektrode wirkt. Für Tiefenkoagulation (KIRSCHNER). Anschlußkabel für Kanülen.

Schneiden möglich, so daß man also eine einzige Elektrode dieser Konstruktion zu mannigfachen elektrochirurgischen Zwecken verwenden kann.

Sehr brauchbar haben sich ferner *pflugförmige Elektroden* (Abb. 94) erwiesen, deren Formung es erlaubt, *Koagulationen verschiedenen Umfanges bis zu 2 cm Tiefe,* aber auch *ganz oberflächliche, umschriebene, kleinen Umfanges,* beispielsweise zur Blutstillung, auszuführen.

Diese *Elektroden* haben wir, wie auch die gewölbten, in *abgewinkelter Stellung* (etwa 45°) *am Elektrodenhals* anbringen lassen, damit das *flächenhafte Aufsetzen in gewohnter Schreibfederhaltung des Griffes,* der sonst senkrecht zum Gewebe gehalten werden müßte, möglich ist (Abb. 25 und 26).

Für *endovesikale Koagulationen* werden *Sondenelektroden* entsprechender Länge mit verhältnismäßig geringem Durchmesser verwandt, die *durch das* Zystoskop *einzuführen sind.* Bei diesen Instrumenten bestanden *besondere Schwierigkeiten* für die *Isolierung*; denn nur die äußerste Elektrodenspitze darf wirksam sein. Zur Ausführung der häufig nötigen *flächenhaften Verkochung* in der Harnblase benutzt man am besten die von BORS angegebene *Pinselelektrode.*

Von BORDIER wurden Nadelelektroden angegeben, die bis auf ihre Spitze von emailliertem Lack überzogen sind. Durch Einstechen dieser Nadeln kann in der Tiefe verkocht werden, ohne daß die Haut an der Stichstelle koaguliert wird. Diese Elektroden werden von BORDIER zur Zerstörung kleiner, unter der Haut liegender, gutartiger Geschwülste und zur Enthaarung benutzt. KIRSCHNER verwendet in ähnlicher Weise isolierte Punktionsnadeln (Abb. 27) zur Zerstörung des Ganglion Gasseri und schwer zugänglicher Geschwülste durch *Tiefen-* oder *Punktionskoagulation.*

b) Elektroden zum Schmelzschnitt.

Auch heute noch werden vorwiegend *nadelförmige Elektroden,* ähnlich der ursprünglichen DE FORESTschen Nadel, verwandt, da die über das Gewebe fortbewegte Nadelspitze oder die in die Tiefe eingedrungene Nadelkante bei entsprechender Handhabung nur einen *sehr feinen Koagulationssaum* setzt.

Die Nadel hat aber den Nachteil, daß an ihrer Spitze besonders leicht verkochte, bzw. *verkohlte Gewebsteile* haften bleiben, so daß man beim Operieren „*hängenbleibt*", indem die Elektrode am Gewebe festklebt. Andererseits *verunmöglicht* ein an der *Spitze haftender Schorf das genaue Aufsetzen der Nadel.* Sie muß ferner eine gewisse Durchmessergröße besitzen, um so *stabil* zu sein, daß sie sich *nicht zu leicht abbiegt,* was ein *genaues Operieren unmöglich machen würde.*

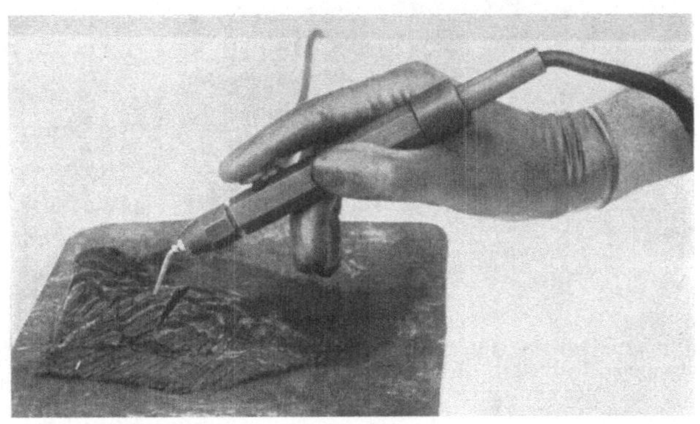

Abb. 28. Gewohnte Messerhaltung des Griffes; die Schneideelektrode ist richtig aufgesetzt, was durch Abwinkelung zur Griffachse erreicht wird. Das Kabel geht in richtiger Weise an der Innenseite des Unterarmes vorbei, wodurch dieser beim Bewegen des Griffes das Kabel stützt.

Die *messer- oder lanzettförmigen Elektroden* gehen ebenfalls auf DE FOREST und CZERNY zurück. *Die Messerfläche an sich ist eine Koagulationselektrode, die Kante eine Schneideelektrode. Bei richtiger Handhabung wirkt die Fläche beim Schneiden* nicht *koagulierend,* da sie den *klaffenden Wundrändern nicht anliegt.* Bei entsprechender Apparateinstellung kann man aber bei langsamem Schneiden ihre Koagulationsmöglichkeit teilweise ausnützen. Die messerförmigen Elektroden führt man heute halbscharf, die Lanzettspitzen „verrundet" aus, damit sie weniger leicht haften bleiben.

Wenn ein möglichst feiner Metalldraht zum Schneiden verwandt werden soll, so muß er auf irgendeine Weise isolierend verstrebt werden. Wir haben lange an dieser Frage gearbeitet, ohne zu einem brauchbaren Ergebnisse zu kommen. Eine amerikanische Schneideelektrode besteht aus sehr feinem Draht, der durch einen stabilen isolierenden Quarzzylinder gestützt wird.

Eine andere Möglichkeit der Verstrebung ist die schlingenförmige Biegung des Drahtes, die WUCHERPFENNIG ausnützte. Dabei geht allerdings die *Spitze verloren,* so daß das Aufsetzen auf einen ganz bestimmten Punkt und ein genaues

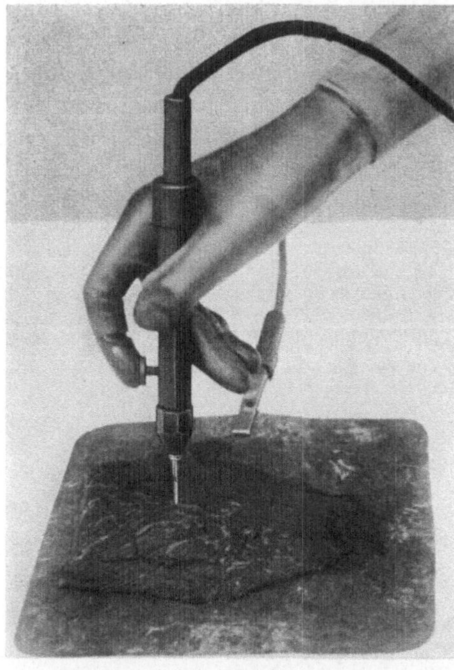

Abb. 29. Richtiges Aufsetzen einer geraden messerförmigen Elektrode. Die Griffhaltung widerspricht der gewohnten Messerhaltung.

Schneiden im chirurgisch-anatomischen Sinne nicht möglich ist. Der „*Spaltschnitt*“ mit der Schlingenelektrode (Diaschlinge von WUCHERPFENNIG) ist daher für chirurgische Operationen ungeeignet, während der „*Hohlschnitt*“ mit der Schlinge zur Entfernung von Gewebsteilen oft mit Vorteil verwandt werden kann, so bei Probeausschnitten. *Wenn wir auf das anatomisch vorgehende Schneiden verzichten, so handelt es sich meist um das Abtragen von elektrokoaguliertem Gewebe,* und hier haben sich uns die *stabileren Bandschlingen* (GEBBERT) den leicht zerbrechlichen Drahtschlingen überlegen gezeigt. Die Bandschlingen verschiedener Größe, gerade und abgewinkelt, habe ich unter Abänderung der Curette nach DYROFF *(Siemens-Reiniger-Veifa)* herstellen lassen. *Die Bandschlinge stellt gewissermaßen ein zur Schlinge gebogenes Messer dar,* mit der ein *koagulationsreicher Hohlschnitt* ausgeführt wird, während mit der *Drahtschlinge ein koagulationsarmer Hohlschnitt* möglich ist.

Die ohne Zwischenstücke zu verwendenden *lanzettförmigen Elektroden* und *Bandschlingen* verschiedener Größe und Form habe ich, wie unsere Koagulationselektroden, um etwa 45° vom Elektrodenhals abwinkeln lassen, damit in *gewohnter Handhaltung* und *unter Leitung des Auges operiert werden kann* (Abb. 28). Bei geraden Elektroden muß der Griff senkrecht zum Gewebe gehalten werden, damit die wirksame Elektrodenfläche zur Auswirkung kommt, was ungewohnte Handhabung erfordert und die Sicht erschwert (Abb. 29 und 30). Auf diese Weise ist *regelrechtes* elektrochirurgisches und gleichzeitig sicheres und zielbewußtes anatomisches Operieren unmöglich.

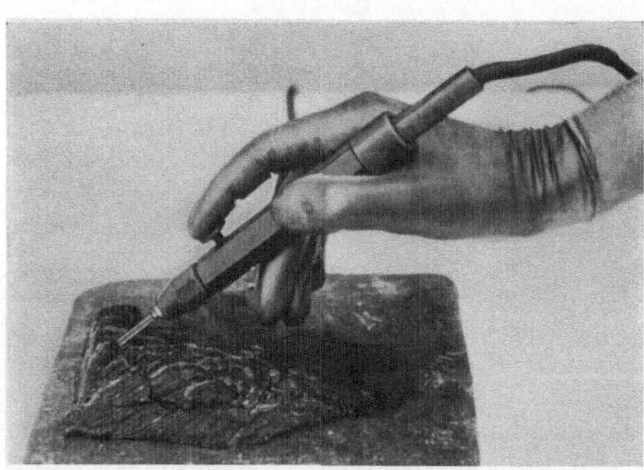

Abb. 30. Gewohnte Messerhaltung bei gerader Schneideelektrode. Hierbei ist aber die Elektrode falsch aufgesetzt, da sie mit der Kante statt mit der Spitze das Gewebe berührt. Ferner geht das Kabel an der Außenseite des Unterarmes vorbei, wodurch das Operieren behindert wird.

c) Elektrochirurgischer Handgriff.

In die früheren, nicht sterilisierbaren Handgriffe wurden die Elektroden meist eingeschraubt. Ein Auswechseln der Elektroden ist daher zeitraubend. Sie können ferner auch in eine unerwünschte Stellung zum Griff kommen, der wegen des angebrachten Schaltknopfes in bestimmter Weise gefaßt werden muß. Einfache Befestigung durch Steckvorrichtung mit Konus hat sich bei längerem Gebrauch als unzuverlässig gezeigt, wenn der Konus nicht, ähnlich der Konstruktion mancher Taschenbleistifte, durch eine schraubbare Kappe des Griffendes etwas zusammengedrückt werden kann. Die Schraubung dieser Kappe soll möglichst grob sein, damit durch eine kurze Bewegung, die einen Bruchteil der vollen Umdrehung beträgt, die Elektrode gelockert oder festgehalten werden kann. *Für chirurgische Zwecke ist ein Fingerschalter am Handgriffe der Stromunterbrechung mittels eines Schalthebels am Apparat oder durch Fußschalter weit überlegen. Nur wenn die operierende Hand ständig die elektrochirurgische Wirkung unterbrechen kann, ist volle Konzentration der Aufmerksamkeit auf das Operationsfeld möglich. Nur auf diese Weise kann sich die elektrochirurgische Technik dem gewohnten anatomischen Operieren nähern.* Selbstverständlich *muß* ein *sterilisierbarer* Handgriff für die *Elektrochirurgie* gefordert werden.

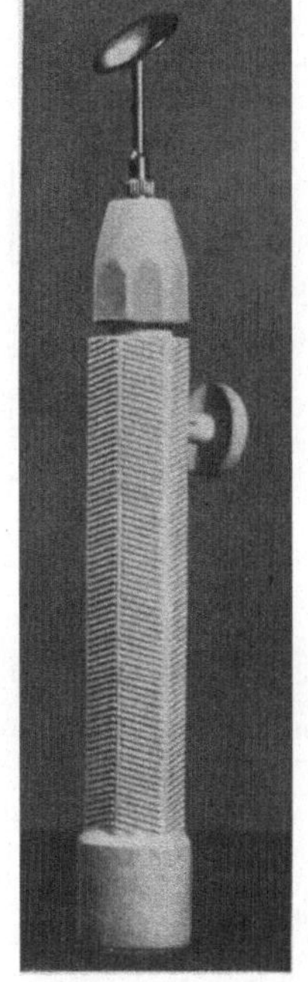

Abb. 31. Auskochbarer Handgriff für Elektrochirurgie aus keramischer Masse mit flacher, gewölbter Elektrode von 2 cm Durchmesser für größere Koagulation und „Kantenschnitt" (koagulationsreich). Die Oberfläche des sechskantigen Handgriffes ist gerillt, damit er nicht in der Hand rutscht.

Die Stromunterbrechung erfolgt entweder innerhalb des Griffes (*Siemens*) oder über ein Quecksilberrelais im Apparat selbst (*Sanitas*).

Die Stromunterbrechung im Handgriff ist als unzuverlässig bezeichnet worden. Bei Verwendung der *üblichen Stromstärken* und *sachgemäßer Sterilisation,* die einer *Verschmorung des Isoliermaterials* vorbeugt, hat sich jedoch diese Stromunterbrechung nie von Nachteil gezeigt. Auch eine übermäßige Erwärmung des Handgriffes selbst tritt unter den eben erwähnten Bedingungen nicht auf. In letzter Zeit haben wir schließlich Handgriffe in Gebrauch, deren Isoliermaterial aus keramischer Masse auch bei gelegentlichem unbeabsichtigten Flüssigkeitsgehalt der Schaltkammer nicht verschmort. Dieser Griff kann *ausgekocht* und *sogleich darnach benützt* werden im Gegensatz zu allen anderen Handgriffen, die trocken sterilisiert werden müssen. Zudem dürfte er billiger in der Herstellung werden. Diese Vorzüge überwiegen den Nachteil des größeren Gewichtes, an das man sich infolge der kurzen handlichen Form des Griffes rasch gewöhnt (Abb. 31).

Die neuen chirurgischen Funkenstreckenapparate können auch während länger dauernden Operationen ohne Schaden ständig eingeschaltet bleiben. Immerhin wird man bei kombinierten Eingriffen zweckmäßig den Apparat außer Betrieb setzen, sobald für elektrochirurgisches Vorgehen eine längere Pause eintritt.

Die Telerapidschaltung *(Sanitas)* besitzt den Vorzug, daß durch den Druck auf den Unterbrecherknopf der Apparat selbst erst eingeschaltet und bei Nachlassen des Druckes außer Betrieb gebracht wird. Nach den Angaben der *Sanitas* wird durch den Schalter im Handgriff ein Hilfsstromkreis geschlossen, dessen Spannung über einen besonderen, durchschlagsicheren Transformator aus dem Netz entnommen wird. Der Hilfsstromkreis bringt dann das im Primärkreis des Diathermieapparates liegende Relais zum Ansprechen (Abb. 32).

Es ist bei dem *Telerapidhandgriffe* daran zu denken, daß bei *Einschaltung des Apparates durch Fingerdruck des Operateurs sämtliche bereit gestellten Handgriffe unter Strom gesetzt werden,* so daß die Schwester oder der Gehilfe, der gleichzeitig etwa eine Elektrode reinigt, sich Verbrennungen zuziehen kann. Außerdem können so auch ungewollte Verletzungen des Kranken selbst entstehen. Es ist daher *unbedingt* zu erstreben, diesen *Nachteil* der sonst *sehr vorteilhaften Telerapidschaltung zu beheben.*

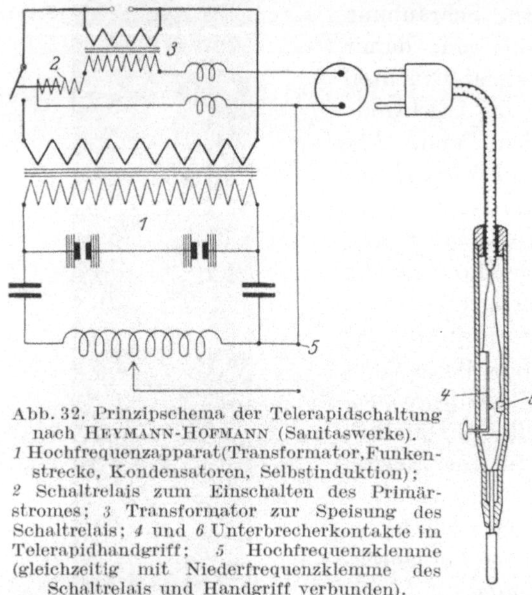

Abb. 32. Prinzipschema der Telerapidschaltung nach HEYMANN-HOFMANN (Sanitaswerke). *1* Hochfrequenzapparat (Transformator, Funkenstrecke, Kondensatoren, Selbstinduktion); *2* Schaltrelais zum Einschalten des Primärstromes; *3* Transformator zur Speisung des Schaltrelais; *4* und *6* Unterbrecherkontakte im Telerapidhandgriff; *5* Hochfrequenzklemme (gleichzeitig mit Niederfrequenzklemme des Schaltrelais und Handgriff verbunden).

Es ist für die *Handlichkeit* des Griffes wichtig, daß dieser Fingerschalter in *zweckmäßiger Entfernung* von der *Elektrodenspitze* angebracht ist und daß der *Schaltknopf groß genug,* am besten tellerförmig eingedellt und quer geriffelt ist, damit die Kuppe des Zeigefingers auf ihm ruhen kann. Der Griff liegt besser in der Hand, wenn er kantig, beispielsweise sechskantig wie ein Bleistift geformt und quer geriffelt ist. *Er soll fest zwischen Daumen und drittem Finger gefaßt werden, während der Zeigefinger die Stromunterbrechung, bzw. die Führung übernimmt.* Das Fassen des Griffes mit der Hohlhand und Führung mit dem Daumen ermöglicht bei weitem nicht so genaue Beherrschung des Instrumentes bei feinen Koagulationen und besonders bei präparierendem Schneiden. Wenn der Handgriff nach der beschriebenen Weise gefaßt wird, muß sein *oberes Ende im Bereiche der Mittelhand* zwischen Zeigefinger und Daumen aufliegen, dort enden und in das Kabel übergehen. *Wenn er länger ist,* wird zwangsläufig der *Hebelarm des am Griffe hängenden Kabels größer,* so daß dessen Zug, bzw. Gewicht, stärker wird, was besonders den wenig Geübten um so mehr beim Operieren behindert. Auch *zu leichte* Griffe sind ungeeignet, da sich bei ihnen das Kabelgewicht störend bemerkbar macht.

Handgriffe, welche die eben beschriebenen Eigenschaften besitzen, *eignen sich für* jeden *elektrochirurgischen Eingriff.*

Seit CZERNY sind auch *pistolengriffförmige Handgriffe,* bei denen durch Faustschluß oder Druck des Daumens der Stromschluß herbeigeführt wird, in Gebrauch (vgl. Abb. 3). Hier sind die Elektroden durch verschieden lange, gerade oder abgebogene Zwischenstücke rechtwinkelig zur Griffachse angebracht. Diese Grifform wird von KEYSSER zur Koagulation bevorzugt, von CUSHING bei Gehirnoperationen gebraucht, ferner von manchen für Nasen- und Rachenoperationen gewählt (SPIESS, CAESAR HIRSCH u. a.).

Unter Verwendung eines unter *45° oder rechtwinkelig abgebogenen Zwischenstückes* oder von biegsamen, je *nach Erfordernis verschieden weit isolierten, sondenförmigen Elektroden* und durch *biegsame Zwischenstücke* verschiedener Länge kann man aber auch *die oben beschriebenen Handgriffe für dieselben Zwecke wie* den *pistolengriffförmigen Handgriff verwenden*. Man faßt sie dann zweckmäßig durch *Faustschluß* und besorgt die Schaltung mit der *Daumenkuppe*.

d) Zwischenstücke.

Wir verwenden verschieden lange, metallisch leitende Zwischenstücke von gerader oder abgewinkelter Form, die zur Isolierung einen auswechselbaren Überzug aus Gummischlauch tragen. Ferner habe ich mir verschieden lange, *völlig biegsame*, gummiisolierte Zwischenstücke (Abbildung 33) (aus Kupfer oder Blei) anfertigen lassen, an denen die gebräuchlichsten Elektroden am besten *fest* angebracht werden, damit sie sich keinesfalls lockern, die Sicherheit des Operierens stören und in die Tiefe fallen können. Die längeren biegsamen Zwischenstücke werden dann in der gewünschten Abwinkelung am besten mit der linken Hand gestützt, damit sie sich nicht weiter abbiegen. Durch kleinere Zwischenstücke können diese Elektroden durch Zusammenstecken wie bei einer Angelrute je nach Wunsch verlängert werden, so daß man auch in größter Tiefe operieren kann.

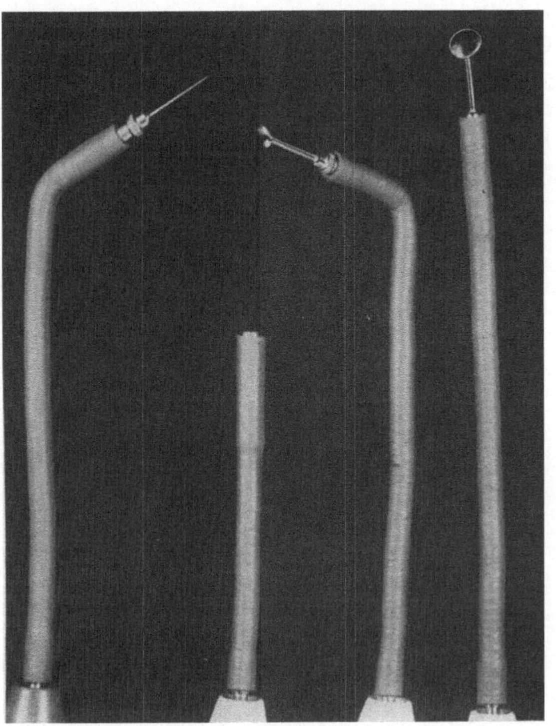

Abb. 33. Bis zu 20 cm lange, biegsame Zwischenstücke mit Gummiisolierung. Mit den langen Zwischenstücken sind die gebräuchlichsten Koagulations- und Schneideelektroden *fest* verbunden, um eine Lockerung während der Operation unbedingt zu vermeiden. Durch kurze feste Zwischenstücke kann die Verlängerung beliebig ausgedehnt werden. Zur Elektrochirurgie in Mundhöhle, Rachen, Brustkorb, Bauchhöhle, Uterus, Mastdarm bei gleichzeitiger Verwendung entsprechender Hilfsinstrumente.

Die Zwischenstücke werden am Griffe wie die Elektroden befestigt, und in ihr freies Ende wird der Konus der Elektrode mit leichter Drehung unter Druck festgeklemmt, falls sie nicht schon fest an jenen angebracht ist. Bei abgewinkelten Zwischenstücken kommen die geraden Elektrodenansätze zur Verwendung und umgekehrt.

Auf diese Weise sind die *verschiedensten Kombinationen* möglich, die es erlauben, auch in *großer Tiefe,* in *Nase und Rachen,* in der *Bauchhöhle,* der *Brustkorbhöhle,* der *eröffneten Blase* und im *Mastdarm* zu operieren unter *Zuhilfenahme von isolierenden Spateln,* für besondere Zwecke von *Spekula, Ösophagoskop, Rektoskop.*

e) Kabel.

Das Kabel soll nicht länger als $1^1/_2$, höchstens 2 m sein. Es verbindet Handgriff mit Apparat und ist ein unumgängliches Übel, an das sich mancher Operateur nur langsam gewöhnt. Das Kabel soll *möglichst geringes Gewicht und geringen Durchmesser* besitzen, *dabei durch den Gummiüberzug doch genügend isoliert* sein. Die Isolierung darf durch häufiges Sterilisieren nicht leiden. Das sogenannte Flexokabel bedeutet in dieser Richtung einen Fortschritt.

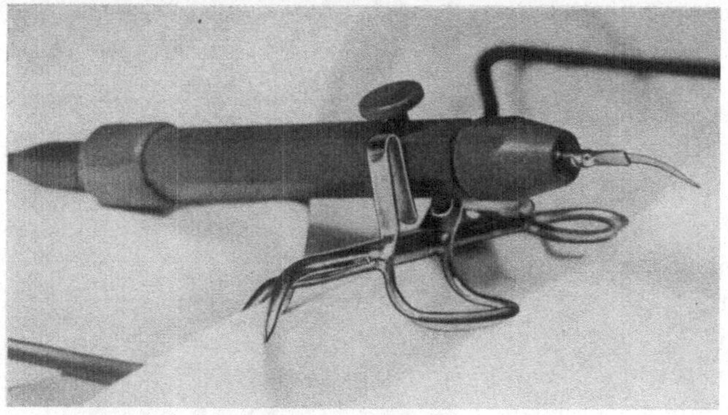

Abb. 34. Tuchklammer zum Festhalten des Kabels auf dem Abdecktuch mit Klemmfeder zum Ablegen des Griffes.

Die sterilisierten Kabel *leiten zur aktiven Klemme* des *Apparates,* wo sie vom Gehilfen befestigt werden. Um bei aseptischen Operationen die Sterilität zu wahren, leitet sie KEYSSER über einen erhöhten T-förmigen Ständer, über dem ein steriles Tuch durch gleichzeitig als Haltefedern für die Griffe dienende Klemmen befestigt wird. *Unser Vorgehen wird im Abschnitt der Vorbereitung zur elektrischen Operation geschildert.* Wir möchten hier nur *zwei kleine technische Einzelheiten,* die sich bewährt haben, erwähnen, *die die Behinderung durch das Kabel auf das Mindestmaß beschränken sollen.* Die Bedeutung der *Grifflänge,* bzw. der *Größe des Hebelarmes des hängenden Kabels* wurde bereits erwähnt. *Der Zug am Griff wird ferner um so stärker, je länger die Strecke ist, in der das Kabel seiner Schwere nach an ihm hängt.*

Wir führen daher die *Kabel über die sterilen Abdecktücher des Operationstisches quer hinüber und halten sie einzeln durch Tuchklammern in der Entfernung vom Griffe fest, daß dieser gerade freizügig genug geführt werden kann* (Abb. 34). Das Festklemmen mit Tuchklammern, an denen ich eine Klemme zur Ablage des unbenutzten Handgriffes angebracht habe, hat den Vorteil, daß sich die verschiedenen Kabel nicht untereinander während der Operation verwickeln. Beim Operieren mit unserer Technik sind Verbrennungen durch kapazitive Ströme vom Kabel zum Kranken ausgeschlossen; bei Gebrauch unnötig hoher Stromstärken jedoch nicht. Immerhin muß man vermeiden, daß das Kabel über *unbedeckte* oder gar feuchte Haut läuft, da auf diese Weise oberflächliche Verbrennungen entstehen können.

Eine *zweite Erleichterung* besteht darin, daß man den Griff in der Weise faßt, daß das Kabel nicht von außen her Zug ausübt, sondern von der Daumenseite um das Handgelenk des Operateurs herumzieht. Auf diese Weise wird das Kabel durch den Unterarm gewissermaßen festgehalten und geführt (vgl. Abb. 28).

f) Hilfsinstrumente.

Es ist unnötig, sogar falsch, auf die gewohnten Instrumente zu verzichten, nur weil sie gute elektrische Leiter sind. Denn man kann die Vorzüge der elektrochirurgischen Operation völlig ausnützen, ohne derart hohe Leistung von einem Apparate zu beanspruchen, daß jedes Metallinstrument als Elektrode wirkt und Verbrennungen verursacht.

Man wird ferner meist ein *Berühren der Haken mit den Elektroden bei eingeschaltetem Strom vermeiden können,* besonders wenn man die *Regel einhält, den Strom erst dann einzuschalten, wenn die Elektrodenspitze am Orte der Wirkung aufgesetzt ist.* Das gelegentliche Überspringen eines sichtbaren Funkens schadet nicht, sofern man nicht mit außergewöhnlich und unzweckmäßig hoher Stromstärke arbeitet. Dann würden sich besonders kleinere Haken und Pinzetten sofort wie aktive Elektroden verhalten, in die durch Vermittlung der Operationselektrode Strom geleitet wird. Bei den Stromstärken aber, die bei unserer Technik zur Auswirkung gelangen, kann man auch ohne jede Gefahr beim präparierenden Schneiden die gewohnten Pinzetten benützen.

Beim Operieren in der Tiefe oder in der Nähe unbedingt zu schonender anatomischer Gebilde kann aber auf einige isolierende Hilfsinstrumente nicht verzichtet werden.

Emaillierung der gewohnten Instrumente ist für chirurgische Zwecke nicht dauerhaft genug, hat sich aber nach DYROFF für gynäkologische Operationen bewährt.

Verschiedene Haken, der LEXERsche Hirnspatel und Pinzetten wurden von RHENISCH mit vulkanisiertem Gummiüberzuge versehen. Die Haken können gelegentlich zweckmäßig angewendet werden; der Hirnspatel wird wesentlich plumper, kann jedoch zum Weghalten der Leber benützt werden. Die Pinzette aber wird wohl nach meiner Erfahrung viel zu unhandlich sein.

Man kommt mit den isolierenden Spateln und Sonden im allgemeinen aus (v. SEEMEN, KIRSCHNER). Wir gebrauchen die gewöhnlichen *hölzernen Mundspatel* und ähnlich wie der LEXERsche *Hirnspatel abgebogene, gerillte Spatel aus Novotext.* Aus dem gleichen Stoff wird eine *häkchenförmige Sonde* zum Anheben zu durchtrennender Gebilde und zum gleichzeitigen Isolierschutze nach der Tiefe hergestellt. *Ferner gebrauchen wir den üblichen KOCHERschen Sonden nachgebildete Instrumente* (Abb. 35).

Für bestimmte Operationen im Rektum sind gelegentlich verschieden geformte *Porzellanspekula* zu verwenden. Eine Isolierung *großer* Rektoskope ist bei unserer Operationstechnik entbehrlich. Von FELDWEG wurden besondere, ebenfalls aus *Porzellan hergestellte Spekula für gynäkologische Operationen* angegeben.

Die *Befreiung der Elektroden* von *verkochten* oder *verkohlten Gewebsteilen,* die sehr *fest anhaften,* gewissermaßen als *Isolierschicht* wirken und so Koagulation oder Schnitt erschweren oder unmöglich machen, kann meist nur schwer und unvollkommen durch feuchte Tupfer, Pinzetten oder dergleichen vorgenommen werden. Eine mit kurzen und festen Metallborsten versehene Bürste, ferner die billigen, zum Reinigen von Kochtöpfen hergestellten *Metallschwämme,* von denen die aus Kupfer am haltbarsten sind, haben sich hierzu bewährt. *Reinigungsbürste und -schwamm werden mit den übrigen Instrumenten ausgekocht* und sind so ständig steril zur Hand.

Operationselektroden, Zwischenstücke, Handgriffe, Kabel und *Hilfsinstrumente* sind für verschiedene Zwecke, in der Gynäkologie (DYROFF, FELDWEG), Dermatologie (WUCHERPFENNIG), Laryngologie (CAESAR HIRSCH) zusammengestellt worden.

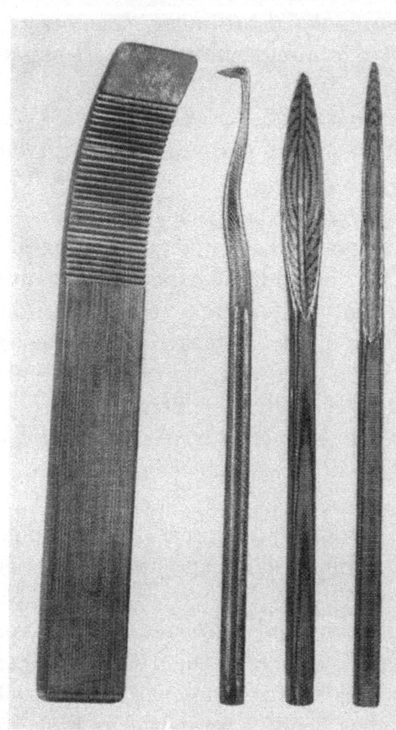

Abb. 35. Isolierende Spatel, Häkchen und Sonden aus Novotext.

Die *neuen chirurgischen Bestecke (Sanitas, Siemens)* sind nicht wie die früheren in mit Samt gefütterten Behältern untergebracht, sondern geordnet *in Metallbehältern,* in denen sie *sterilisiert* werden und für die Operation *übersichtlich* bereitliegen. *Sie eignen sich für sämtliche elektrochirurgischen Eingriffe.*

Die *Sterilisation der Elektroden* in ihrem Behälter und der *Isoliersonden- und -spatel* erfolgt durch *Auskochen* mit dem übrigen chirurgischen Instrumentarium.

Handgriffe und *Gummikabel* werden zweckmäßig ohne Sodazusatz ausgekocht. Nach dem Auskochen muß die Flüssigkeit aus der Schaltkammer des Handgriffes herausgeschleudert werden, da sie sonst bei seinem Gebrauche zu einer Verschmorung des Isoliermaterials (*Siemens*-Handgriff) oder zu Funkenüberschlägen (Telerapid-Handgriff *Sanitas*) führen würde. *Die Handgriffe sollen vor Gebrauch unbedingt trocken sein,* weshalb sie am besten nur *trocken sterilisiert* oder nach dem Auskochen während $^1/_4$ Stunde bei 110—150° in den Trockensterilisator gegeben werden. Zu diesem Zwecke werden je ein Handgriff und je ein Kabel allein in ein Tuch eingeschlagen und steril in einer Verbandstofftrommel aufbewahrt, so daß man stets mehrere Handgriffe und Kabel steril zur Verfügung hat. Eine Vereinfachung bringt unser neuer Handgriff aus keramischer Masse mit sich *(Siemens),* der auch *gleich nach dem Auskochen* und *Ausschleudern* des Wasserrestes benutzt werden kann. Man darf nur nicht sofort für *längere Zeit* den Strom schließen; sonst erwärmt sich der Handgriff zu sehr. Aber die geringe Flüssigkeitsmenge in der Kammer des Griffes ist rasch verdampft. Der Handgriff kann daraufhin ungehindert benützt werden.

g) Die indifferente Elektrode.

Bei der *eigentlichen bipolaren elektrochirurgischen Operation* wird der Patientenstromkreis durch eine *aktive* oder *Operationselektrode* und eine *inaktive, indifferente* oder *stumme Elektrode* geschlossen, die durch *Leitungskabel* mit dem *Diathermieapparat* in Verbindung stehen.

Während für die medizinische Diathermie die Wahl zweier für die Durchwärmung eines bestimmten Körperabschnittes oder -organes der Größe und der Lage nach geeigneten Elektroden von ausschlaggebender Bedeutung ist, um die Wärmewirkung in bestimmten Graden am gewollten Ort entstehen zu lassen und dabei Schädigungen zu vermeiden, so liegen diese Verhältnisse für elektrochirurgische Operationen grundsätzlich verschieden und dabei wesentlich einfacher.

Es wird stets eine bestimmte Gewebszerstörung durch Hitze unter der entsprechenden wechselnd großen und verschiedenartig geformten Operationselektrode am Orte des Eingriffes erstrebt, während die *passive Elektrode ihrer Größe nach gleichbleiben kann, der Ort ihrer Anbringung wenig wechselt und unter ihr keinerlei Wärmewirkung zustande kommen soll.* Die *größte Wärmeentwicklung* wird *nicht in der Tiefe erstrebt*, sondern in einem *oberflächlichen Gewebsabschnitt*, der *ungefähr dem Durchmesser der aktiven Elektrode* entspricht und *dicht unter dieser liegt*.

Die *Stromlinien* verlaufen *gewissermaßen kegelförmig, von der großen indifferenten* zur *kleinen differenten Elektrode*, um unter dieser die *größte Stromdichte* bei entsprechender Stromstärke zu erreichen. Während hier infolge der Hitze Eiweißkoagulation stattfinden soll, muß das Gewebe unter der stummen Elektrode kalt bleiben.

Es gilt die *Regel*, die *inaktive Elektrode so groß wie möglich* zu wählen, und *es ist praktisch*, sie *soweit entfernt als angängig von der Operationselektrode zu befestigen*. Man kann manche der Elektroden, die für die Zwecke der medizinischen Diathermie angegeben wurden, als stumme Elektroden verwenden, besonders die metallisch blanken Elektroden, Folien aus Zinn (Bergonié) oder dünne Platten aus Blei (Kowarschik) oder aus „Britanniablech", einer Legierung von Zinn und Blei. Obwohl die Möglichkeit einer Bleivergiftung durch Einwanderung von Bleiteilchen durch die Haut im Sinne der Jontophorese bei einer einmaligen elektrochirurgischen Operation ganz sicher auszuschließen ist, gebrauchen wir passive Elektroden aus Zinn oder Britanniablech.

Keysser verwendet eine Bleiplattenelektrode mit umbiegbarem Anschlußstücke, damit Verbrennungen durch lockeres Anliegen der Klemme des zuführenden Kabels vermieden werden.

Die *Metallelektroden* haben den *Vorteil, gute elektrische Leiter* zu sein und können ferner leicht gesäubert, bzw. *sterilisiert* werden.

Ein *Haupterfordernis* ist *glattes Anliegen der Elektroden auf der Unterlage*, weshalb die *Ecken zweckmäßig abgerundet* werden: denn erfahrungsgemäß erfolgen hier am ehesten *Verbrennungen, indem die Ecken oder die Kanten sich nicht glatt der Haut anschmiegen* und ein *Funkenübertritt möglich* ist.

Wenn man auch diese Plattenelektroden bei genügender Größe einfach unter den Rücken des Kranken legen lassen kann und sie so durch dessen Schwere andrücken läßt, so wird man doch, besonders bei größeren Eingriffen und narkotisierten Kranken, die einen an der indifferenten Elektrode auftretenden Verbrennungsschmerz nicht fühlen und nicht angeben können, diese *vorsichtigerweise durch Binden festwickeln* und so ein *sicheres Anliegen* erreichen, wobei zugleich die *Möglichkeit besteht, den Kranken, wenn nötig,* ohne Rücksicht auf die Elektrode nehmen zu müssen, *umzulagern.* Aber auch bei *örtlicher Betäubung* sind *Verbrennungen* an der inaktiven Elektrode *möglich,* indem durch einen etwa *überspringenden Funken* der Kranke erschrickt und sich bewegt, so daß erst recht eine Verbrennung zustande kommt.

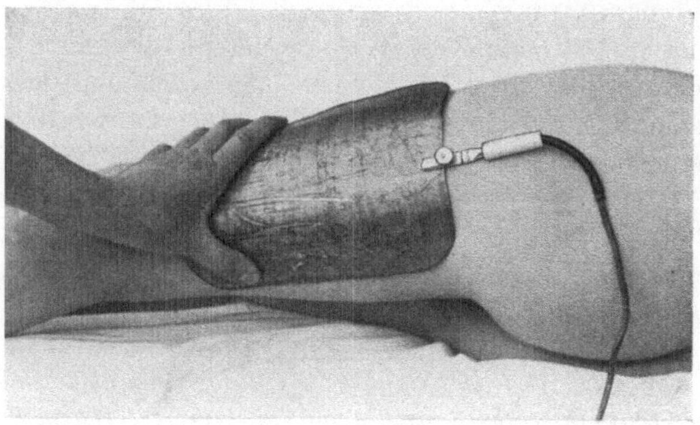

Abb. 36. Anlegen der geglätteten inaktiven Elektrode an der Außenseite des Oberschenkels.

Ein glattes Anschmiegen der passiven Elektrode auf der Unterlage wird ferner durch *Schwammelektroden* oder *metallhaltige Bindenelektroden* erstrebt, die um den Oberschenkel gewickelt werden. Für Erwachsene sind 10 cm breite und 2 m lange, für Kinder 5 cm breite und 1 m lange Kupfergazebinden (Inactaelektroden der *Sanitas*-Werke) zu verwenden. Die Kupfergazebinde wird auch in *Gamaschenform* hergestellt, die ein rasches Anlegen durch Schnürverschluß ermöglicht.

Wir bevorzugen die einfachen Elektroden aus Britanniablech und halten uns an folgende Regeln:

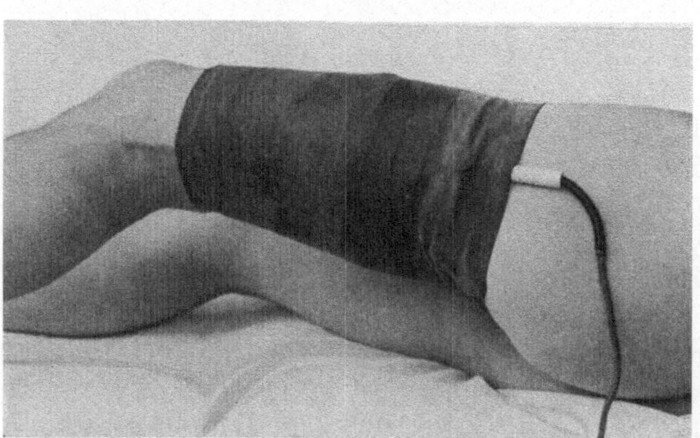

Abb. 37. Man befestigt die Elektrode einschließlich der Elektrodenklemme mittels einer Gummibinde fest am Oberschenkel, ohne eine Stauung am Bein hervorzurufen.

1. Größe der Elektrode. Die Elektrode soll so groß sein, daß sie sich an der Außenseite des Oberschenkels anbringen läßt, ohne Hüft- und Kniegelenk zu erreichen und ohne die Gefäßstämme zu bedecken, um deren Überhitzung ganz sicher auszuschließen. Wir gebrauchen eine Elektrode von 18 : 22 cm für Erwachsene, für Kinder entsprechend kleinere, zum Beispiel 15 : 23 cm. Es ist *zweckmäßig, Britanniablech bereit zu halten, aus dem man sich die für den Einzelfall geeigneten Elektroden selbst schneiden kann.*

2. Herrichten der Elektroden. Die Ecken sind abgerundet. Die Plattenelektrode selbst wird jedesmal *vor Gebrauch sterilisiert* und *mittels eines chirurgischen Holzhammers auf einer festen Unterlage glatt getrieben.* Dieses Glätten, das unbedingt nötig ist, um die Elektrode beim Anlegen in völlig glatten Kontakt mit der Haut zu bringen, kann auch nach Kowarschik in einfacher Weise mittels einer Rollenelektrode vorgenommen werden.

3. Ort der Anbringung der Elektrode. Für Operationen an Kopf, Hals, Brust, Bauch wird eine Elektrode an der *Außenseite des Oberschenkels der Gegenseite festgewickelt.* Für Operationen an den Gliedmaßen, Blase und Mastdarm wird eine Elektrode *an der Mitte des Rückens,* entsprechend der Höhe des unteren Schulterblattwinkels, befestigt oder in gewissen Fällen *je eine an der Außenseite beider Oberschenkel,* die dann mit je einem Kabel oder einem doppelläufigen Kabel zu einem Verteiler der inaktiven Klemme des Apparates ziehen. Bei größeren, länger dauernden Eingriffen an Unterschenkel oder Fuß, Unterarm oder Hand ist gelegentlich eine spürbare Erwärmung der „engen Stellen" (vgl. Stromlinien und Stromdichte), also beispielsweise des Fuß- oder Handgelenkes, möglich. Bei Kontrolle dieser Erwärmung kann aber durch kurze Pausen während der Operation *jede Schädigung* vermieden werden. Man benutzt in solchen Fällen zweckmäßig zwei große inaktive Elektroden, die an den Oberschenkeln angebracht werden, oder bringt eine kleinere gegenüber der Operationsstelle an. Gelegentlich wird man auch von der bipolaren Elektrokoagulation mit aktiven Elektroden Gebrauch machen. Beim regelrechten Schmelzschnitt tritt die geschilderte Erwärmung der engen Stellen nie ein. Wir legen die stummen Elektroden aber, wie erwähnt, lediglich am Rücken oder an den Oberschenkeln an, verwenden eben ausreichende Stromstärke und -spannung zur Elektrooperation und prüfen bei Koagulation die Temperaturen der engen Stellen durch Auflegen des eigenen unbedeckten Unterarmes. Sobald leichte Erwärmung zu spüren ist, wird der Stromkreis für kurze Zeit unterbrochen, so daß der Blutstrom für sofortige Abkühlung sorgen kann.

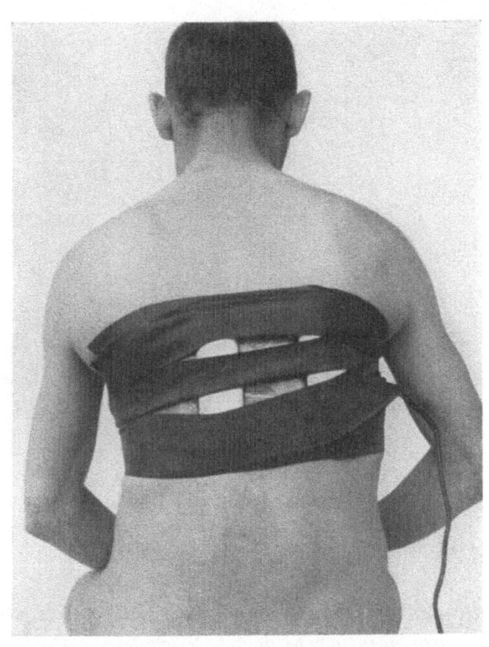

Abb. 38. Anwickeln einer inaktiven Elektrode am Rücken eines Kranken. Das glatte Anschmiegen zu beiden Seiten der Wirbelsäule wird durch 2 Zellstoffrollen, die beiderseits aufgelegt werden, unterstützt.

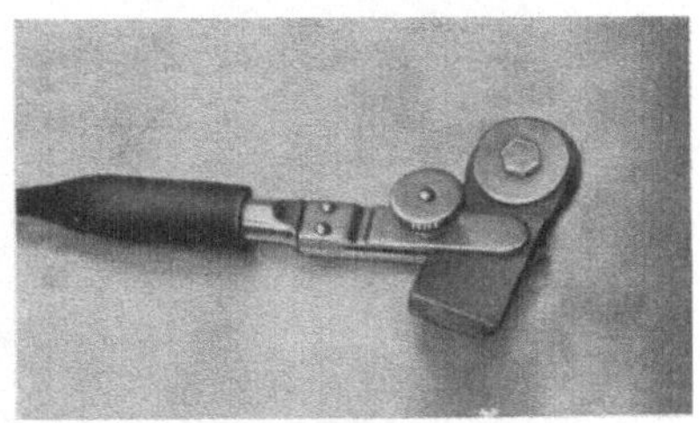

Abb. 39. Elektrodenklemme nach KOWARSCHIK. Auf der Mitte der inaktiven Elektrode angebrachtes Band aus Metallgewebe für den Kabelanschluß. Größe der inaktiven Elektrode 22 × 18,5 cm, mit abgerundeten Ecken.

Durch dieses Vorgehen bleibt das Anbringen der inaktiven Elektrode einfach und einheitlich; ungewollte Schädigungen oder Verbrennungen sind sicher zu vermeiden.

4. Die Haut unter der Elektrode muß unversehrt und trocken sein (Abb. 36—38).

5. Das *sterilisierte Kabel* wird mittels einer *Elektrodenklemme* nach KOWARSCHIK mit der *indifferenten Elektrode verbunden* und diese *glatt* an die *Außenseite des Oberschenkels* oder am *Rücken* angelegt und mittels einer *Gummibinde* (Blutleere-Binde) *festgewickelt*, ohne Stauung zu erzeugen. *Dabei wird die Elektrodenklemme mit angewickelt.* Die Elektrode, besonders ihre Kanten und die Klemme des zuführenden Kabels, müssen sich völlig glatt anschmiegen. Bei abgemagerten Kranken ist dies am Rücken wegen der vorspringenden Dornfortsätze oft schwer zu erreichen. Wir bringen dann seitlich der Wirbelsäule je eine Zellstoffrolle auf die Elektrode, so daß beim Festwickeln hier ein verstärkter Druck und damit ein glattes Anliegen erzeugt wird. *Neuerdings* verwenden wir auch *passive Elektroden*, bei denen die *Kabelklemme an ein auf der Mitte der Fläche drehbar befestigtes Band aus Metallgewebe angeschlossen* wird, *so daß Verbrennungen durch die Klemme sicher ausgeschlossen werden* (Abb. 39).

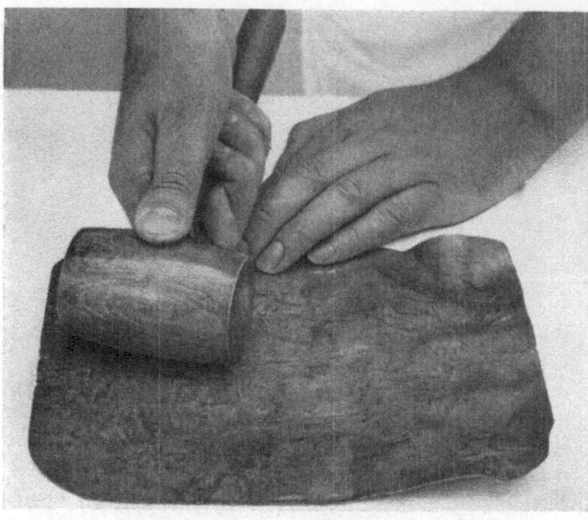

Abb. 40. Glätten der inaktiven Elektrode, die abgerundete Ecken besitzt, mittels einer Walze oder eines hölzernen chirurgischen Hammers.

Bei *dem geschilderten Vorgehen haben wir niemals eine Verbrennung unter der inaktiven Elektrode erlebt.* Falls es aus irgendeinem Grunde, wie bei Verletzung der Haut, ausnahmsweise nicht durchführbar wäre, so wird man die *passive Elektrode soweit als möglich vom Operationsfeld* anbringen unter Vermeidung der Bedeckung größerer Gefäße und unter Berücksichtigung der allgemeinen Regeln (Abb. 40).

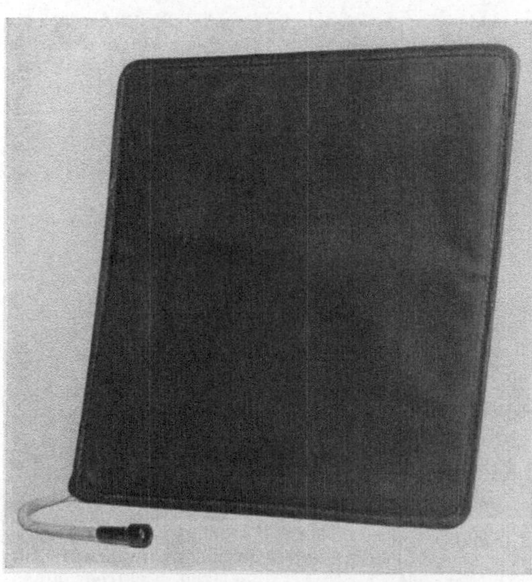

Abb. 41. Kondensatorelektrode (Sitzelektrode) für kleine elektrochirurgische Eingriffe. Sie wird mit auswechselbaren Leinenhüllen überzogen.

Bei Operationen an der *Haut des Schädels* ist stets zu berücksichtigen, daß hier überall schlecht leitender Knochen allseitig dicht unter der Elektrode liegt und Abkühlung nicht so rasch und ausgiebig wie an anderen Körpergegenden erfolgt. Wenn man hier mit großen Elektroden oder bei Gebrauch kleiner Elektroden mit zu großer Stromstärke und -spannung vorgeht, so wird man den Knochen schädigen, und Sequesterbildungen können die Folge sein. Mit ähnlichen Verhältnissen hat man bei elektrochirurgischen Eingriffen am *Gehirn* zu rechnen; denn hier operiert man an einem Organ von *verhältnismäßig hohem elektrischem*

Widerstand, das allseitig von *schlecht leitendem Knochen* umgeben ist und im Bereiche der *Medulla oblongata* zudem eine „enge Stelle" hat, so daß gerade die empfindlichen vegetativen Zentren bei falschem Vorgehen Schädigungen ausgesetzt werden. Man muß es sich zur Regel machen, daß man für Gehirnoperationen Stromstärke und -spannung gerade nur so hoch wählt, daß sie zur elektrochirurgischen Wirkung ausreichen; man soll *langsam* und unter häufigerer Einfügung von kleinen Pausen operieren.

Bordier verwendet für *kleinere Elektrooperationen* in örtlicher Betäubung ein *biegsames Dielektrikum,* das er *auf die inaktive Metallelektrode legt,* die mit dem Diathermieapparat verbunden ist. Der Kranke kann sich nun *bekleidet*

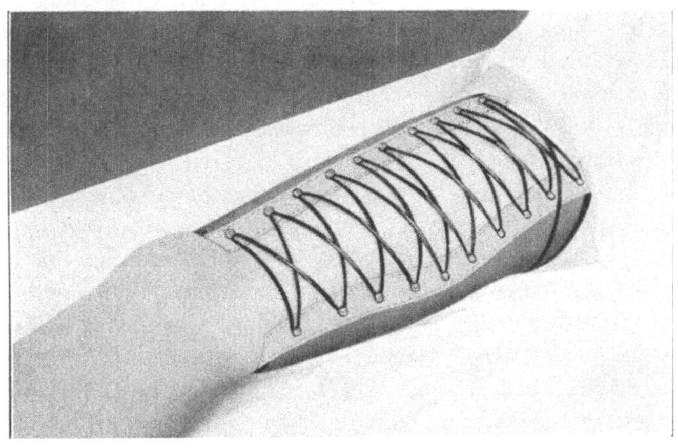

Abb. 42. Kupfergazebinde in Gamaschenform als inaktive Elektrode (*Sanitas*-Werke).

auf diese Elektrode setzen. Nur wenn das Dielektrikum zu dünn ist oder wenn man unvorsichtigerweise die Kleidung des Kranken als solches benützt, könnten während der Operation unerwünschte Funken überspringen.

Für kleine Eingriffe, besonders wenn sie ambulant durchgeführt werden, ist die *Kondensatorelektrode* (Abb. 41) als inaktive Elektrode sehr geeignet, da man sie einfach unter den bekleideten Kranken zu legen braucht. Wir benutzen zu dieser Elektrode passende, auswechselbare und waschbare Leinenüberzüge.

Für jeden größeren Eingriff aber, und besonders bei Gebrauch der Allgemeinnarkose, ist es am vorsichtigsten und besten, blanke Metallelektroden in der geschilderten Weise zu verwenden.

V. Allgemeine elektrochirurgische Technik.

Für die *allgemeine elektrochirurgische Technik* sind im wesentlichen die *drei Hauptanwendungsformen* der Elektrochirurgie, ihrer Wirkungsweise und Handhabung nach, zu besprechen: *Elektrokoagulation, Elektrodesikkation* und *Elektrotomie.*

Wenn auch bei bestimmten Operationen die eine oder andere dieser drei elektrochirurgischen Techniken mit Vorteil allein gebraucht wird, beispielsweise die Desikkation, so wird es sich doch *meist* um *Verbindung von Elektrokoagulation und Schmelzschnitt* handeln.

Die weitaus größere Mehrzahl chirurgischer Eingriffe, bei denen die elektrochirurgische Technik mit Vorteil benutzt wird, verlangt schließlich in *bestimmten Operationsphasen* das *gewohnte chirurgische Vorgehen* mit *entsprechendem Instrumentarium,* wie *Präparation von Gefäßen und Nerven, Knochendurchtrennungen* usf.

In *früherer Zeit* und auch *heute noch* wurde oft die *Elektrokoagulation von Nichtchirurgen* — zum Teil mit Erfolg — angewandt.

Trotzdem müssen wir uns heute *entschieden* auf den Standpunkt stellen, daß die Ausführung *elektrochirurgischer Operationen,* soweit sie in das eigene Fachgebiet fallen, *unbedingt in die Hand des Chirurgen gehört.* Es wurden Geschwülste der Körperoberfläche durch Elektrokoagulation zerstört und sich selbst überlassen. Wenn die Geschwulst wirklich vollständig verkocht war, konnte nach Abstoßung der Koagulationsnekrosen Vernarbung eintreten. *Dieses Vorgehen ist aber als unchirurgisch unbedingt abzulehnen.* Die *elektrochirurgische Operation* ist *vielmehr nach streng chirurgischen Gesichtspunkten durchzuführen* und *kann daher nur von Chirurgen* oder *chirurgisch ausgebildeten Fachärzten anderer Gebiete vorgenommen werden.*

Die Regeln der *allgemeinen Chirurgie* und des *anatomischen Operierens* müssen auch bei Ausführung *elektrochirurgischer Operationen unbedingt wegleitend* sein.

Wenn wir die *elektrochirurgische Technik* gewissermaßen als eine *thermomechanische* oder *-dynamische* definieren, so kann man sie der *üblichen chirurgischen Technik gegenüberstellen,* die wir als eine *rein mechanische* betrachten müssen.

Bei den *meisten elektrochirurgischen Operationen wird es sich um eine Verbindung der thermomechanischen* mit der *rein mechanischen Technik* handeln.

1. Elektrodesikkation.

a) Vorgang der Elektrodesikkation.

Den Begriff *Elektrodesikkation* prägte W. C. Clark, der neben F. A. Cook die Elektrochirurgie in Amerika einführte (1907). In mehreren Arbeiten vertritt Clark den Standpunkt, daß *Koagulation* und *Desikkation streng zu unterscheiden seien.*

Für Desikkation verwendet Clark *Oudin*strom, d. h. einen *Hochfrequenzstrom verhältnismäßig hoher Spannung* und *geringer Stromstärke,* während der Diathermiestrom für Elektrokoagulation und Schmelzschnitt umgekehrt eine *verhältnismäßig niedere Spannung* und *hohe Stromstärke* besitzt.

Auch *klinisch* und *histologisch* ist nach Clark die *Wirkung der Desikkation* von der der Elektrokoagulation zu trennen.

Die *Desikkation* des Gewebes kommt durch *monopolare Einwirkung des Stromes* unter Verwendung einer *Nadelelektrode* zustande, die *gerade die Oberfläche berührt* oder *ein wenig eingestochen* wird, je nach dem Umfang der gewünschten Zerstörung. Es wird hierbei öfter zur Bildung kurzer kleiner Funken kommen. Von anderen wird die Desikkation überhaupt in der Weise vorgenommen, daß ohne Berührung des Gewebes *kurze Funken* darauf geschickt werden.

Es handelt sich in jedem Falle um eine lediglich auf die oberflächlichsten Schichten beschränkte Wirkung, die, genau wie bei der Elektrokoagulation, durch *Umwandlung elektrischer Energie* in *Wärmeenergie zustande kommt.* Es besteht lediglich ein *quantitativer* Unterschied durch das Fehlen jeder größeren Tiefenwirkung. Die

Wärmewirkung hat eine „*Austrocknung*“ *der Zellen* zur Folge, die man aber auch als *eine* der *Ausdehnung nach sehr beschränkte Koagulation* ansehen kann. Der Austrocknung oder oberflächlichen Koagulation folgt die Verkohlung, wenn der Strom noch länger einwirkt.

An sich unterscheidet sich die Desikkation in ihrer Wirkung kaum von der Fulguration (ohne Kohlensäurekühlung), wie sie CZERNY gebrauchte. CZERNY hat ferner die *Fulguration* auch in der Weise verwandt, daß er die Nadelelektrode in das zu zerstörende Gewebe einstach und so, wie er sich ausdrückt, eine der Elektrolyse ähnliche Wirkung erzielte. Er nannte dieses Verfahren, das er mit und ohne inaktive Elektrode gebrauchte, *Fulgurolyse* oder *Fulguropunktur*. Er hebt die *oberflächliche Wirkung dieser Art der Wärmezerstörung* hervor. Das war auch der Grund für ihn, *bei der Operation großer Geschwülste* die *Tiefenwirkung* ermöglichende *Elektrokoagulation* vorzuziehen.

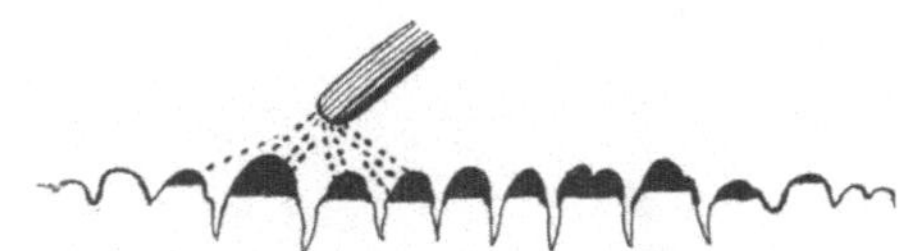

Abb. 43. Fulguration oder Elektrodesikkation bei nicht völlig aufgesetzter Elektrode auf granulierender Fläche. Die überspringenden Funken treffen nur die Gipfel der granulierenden Fläche, während die Einschnitte unbeeinflußt bleiben („Saugwirkung“).

Die Elektrodesikkation ist also durch ihre *lokalisierbare Oberflächenwirkung* gekennzeichnet. Das macht sie besonders für die Zerstörung örtlich beschränkter, von außen zugänglicher, oberflächlicher Krankheitsherde geeignet. Die zerstörende Wirkung kann örtlich sehr genau begrenzt werden. CLARK berichtet, daß ein kleines Geschwür der Hornhaut des Auges erfolgreich zerstört werden kann, ohne daß eine die Sehfähigkeit störende Narbenbildung eintritt. Diese ist außerordentlich fein und liegt entsprechend der oberflächlichen Wirkung der Elektrodesikkation in der Ebene der Haut.

Da die oberflächliche Gewebszerstörung mittels Elektrodesikkation durch Wasserentziehung zustande kommt, schrumpft das betroffene Gewebe. Diese *Austrocknung* oder *Dehydration* wird bei Gehirnoperationen zur Abgrenzung von Geschwülsten gegen gesunde Gehirnteile verwendet. Die feuchte Gehirnsubstanz zieht sich unter der Wirkung der Desikkation von der trockeneren Geschwulstkapsel zurück und erleichtert so die Ausschälung (CUSHING).

b) Ausführung der Elektrodesikkation.

Die kleine nadel- oder lanzettförmige Elektrode wird auf das zu zerstörende Gebilde aufgesetzt oder entsprechend tief eingestochen und der OUDINsche Resonator eingeschaltet. Nach Eintritt weißgelblicher Verfärbung ist die Desikkation abgeschlossen: sie würde bei längerem Stromdurchfluß in Verkohlung übergehen.

Bei *Desikkation parenchymatös blutender Wunden* läßt man *kurze Funken* auf die Fläche *überspringen*. Es kommt zu *Eintrocknung, Schrumpfung* und *braunschwarzer Schorfbildung*. die *keineswegs eine sichere dauernde Blutungsstillung* zeitigen kann. Bei der Desikkation einer Wunde durch Funken ist die Wirkung, genau wie bei der alten Fulguration, eine *ungleichmäßige*, indem von der welligen Fläche vorwiegend die Hügelkuppen oder Wellenberge in den Bereich der Funken fallen („Saugwirkung der Spitzen“). (Abb. 43.) Auch zur *Dehydration* in der Gehirnchirurgie läßt man gelegentlich lange Funken überspringen.

2. Elektrokoagulation.

a) Vorgang der Elektrokoagulation.

Wenn eine *kleinere flächenhafte Elektrode* auf einer Stelle der *Körperoberfläche aufgesetzt* wird und an einer anderen, *entfernten Stelle eine große Plattenelektrode* angebracht ist, so entsteht bei *Stromschluß* durch einen Diathermieapparat bei *genügender,* aber nicht zu großer *Stromstärke* eine *starke Erhitzung unter der kleinen Elektrode,* die nach *bestimmter Zeitdauer* begleitet von *Wasserdampfbildung* zu Koagulation der Eiweißkörper, unter Austrocknung und

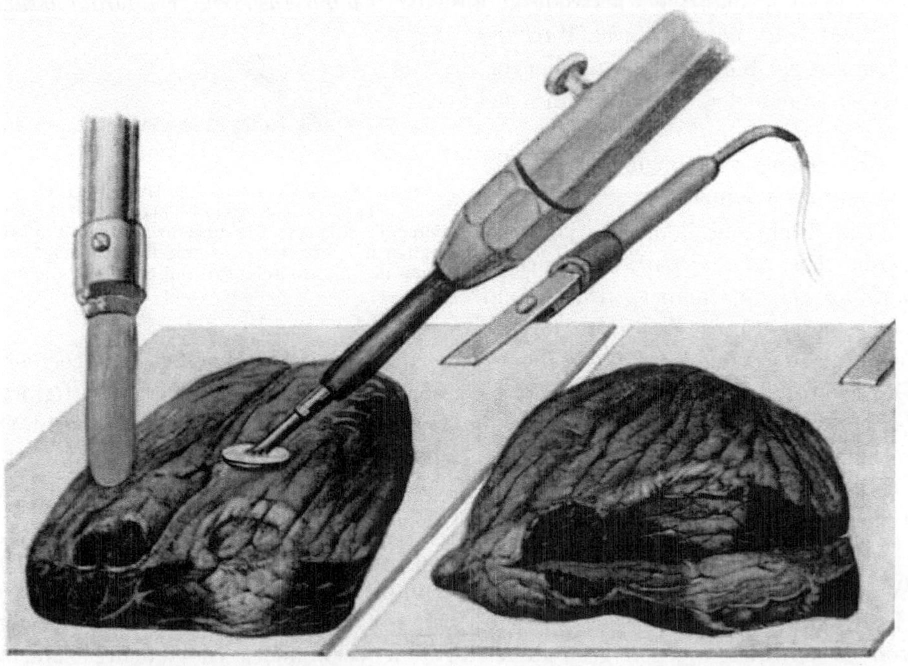

Abb. 44. Vergleich zwischen der Wirkung des Thermokauters (oberflächliche Verkochung und Brandschorfwirkung) mit Elektrokoagulation (in die Tiefe gehende Verkochung, ungefähr entsprechend dem Durchmesser der Elektrode. Mit Hofbildung). Ein Stück frisches Rindfleisch liegt auf der inaktiven Bleielektrode, die mit dem Diathermieapparat verbunden ist. Die bipolare Elektrokoagulation ist gerade beendet.

Schrumpfung des Gewebes führt. Der Vorgang der Koagulation (Abb. 44) wird durch eine weiße Verfärbung des Gewebes am Rande der Elektrode sichtbar, wo gleichzeitig — beispielsweise bei der unversehrten Haut — sich die Epidermis in mehr oder minder großen platzenden Blasen abhebt. Diese unterscheiden sich von Brandblasen durch ihre Entstehung infolge Hitzebildung *innerhalb* des Gewebes. Bei Koagulation von Geschwüren oder Wunden treten am Rande der Elektrode viele kleine Bläschen auf, aus denen durch ihr Platzen Wasserdampf entweicht. Liegt diese kleine Elektrode dem *Gewebe nicht fest auf,* oder verwenden wir *große Stromstärke,* so tritt unter *prasselndem Geräusch ein Regen kurzer Funken auf das Gewebe,* welches sich sofort *braunschwarz* färbt und, im Gegensatze zum weißen koagulierten Gewebe, einen *Brandgeruch* vermittelt (Abb. 45).

Es kann also mit einer und derselben Elektrode, etwa durch Änderung der Stromstärke und Spannung, eine regelrechte Verkochung oder aber eine *Verkohlung* des *Gewebes* eintreten.

Untersuchen wir diese Vorgänge in ihrem Ablaufe an einem *Modell,* indem wir auf eine inaktive Elektrode ein Stück Muskelfleisch legen, auf dieses die kleine flache Elektrode aufsetzen und unter verschiedenen Bedingungen den Stromkreis schließen.

Die *regelrechte* Koagulationswirkung kommt in der Weise zustande, daß *ohne* jede *sichtbare* oder *hörbare Funkenbildung* einige Sekunden nach Einschalten des Stromes um die Elektrode herum ein *weißlicher Koagulationshof* entsteht, während zunächst mit *feiner,* dann mit *zunehmend stärkerer Bläschenbildung* unter *Flüssigkeitsverdampfung* das *Gewebe verkocht.*

Jetzt muß der Stromkreis unterbrochen werden, wenn nicht bei *zunehmender Austrocknung* des Gewebes *dicht unter* der *Elektrode* eine *Brandschorfbildung* eintreten soll, die sich an die Koagulation anschließt und Überspringen von Funken zur Folge hat. Während der Koagulation verliert das Gewebe Flüssigkeit durch Verdampfung. Es schrumpft zusammen und fühlt sich härter an als die Umgebung. Man kann sich daher durch Betastung von der Koagulationswirkung überzeugen und bemerkt so bei Entfernung des verkochten Gewebes mit der Bandschlinge rechtzeitig, wenn man gegen unverkochtes Gewebe kommt, so daß erneute Koagulation angeschlossen werden kann (schichtweise Elektrokoagulation).

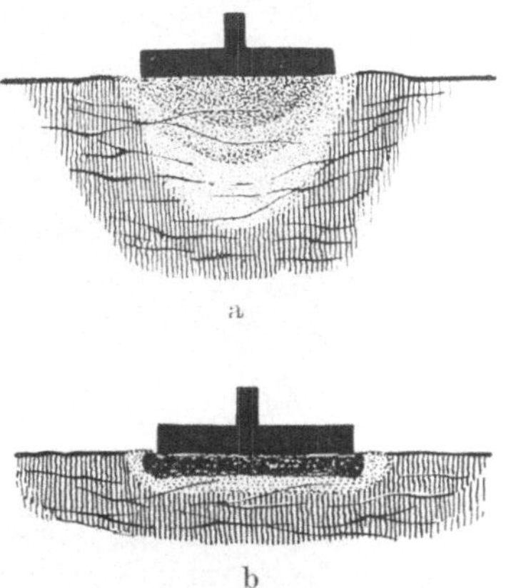

Abb. 45. a Schematische Darstellung regelrechter Elektrokoagulation eines homogenen Gewebes. Die Verkochung erstreckt sich in eine Tiefe, die etwas größer ist als der Durchmesser der Elektrode; sie ist unter der Elektrode am stärksten. Außerdem greift sie an der Oberfläche auch noch in die Umgebung der Elektrode über („Randwirkung"). b Elektrokoagulation unter Verwendung zu großer Stromstärke. Es kommt dicht unter der Elektrode so rasch zum Abschlusse der Koagulation des Gewebes, daß ein Brandschorf entsteht, dessen isolierende Wirkung ein Tiefergreifen der Elektrokoagulation unmöglich macht. Beim Entfernen der Elektrode vom Gewebe stellt man fest, daß sie an diesem klebt (infolge der Brandschorfbildung).

Zur regelrechten Koagulationswirkung ist für jeden Gewebswiderstand bei konstanter Wellenlänge des Hochfrequenzstromes eine wechselnde optimale Stromstärke und Spannung für verschiedene Elektrodengrößen nötig. Wenn man *geringere Stromstärke* (niedrige Zahl des Regulierwiderstandes) wählt, wickelt sich der *geschilderte Vorgang langsamer* ab; verwendet man *höhere Stromstärke* und *-spannung,* so tritt *sehr rasch dicht unter* der *Elektrode Koagulation* ein, an die sich die *Brandschorfbildung* anschließt. Legt man nun durch dieses koagulierte Gewebe einen Längsschnitt, so sieht man bei *regelrechter Verkochung* einen weißlichen *Koagulationskegel* sich in die Tiefe erstrecken, der eine Höhe hat, die ungefähr dem größten *Durchmesser* der verwandten *Elektrode* entspricht (Abb. 44). Ist es bei *großer Stromstärke* und *-spannung* rasch zu einem Brandschorf an der Oberfläche gekommen, so besteht eine mehr oder minder große *Abflachung dieses Kegels,* bzw. eine entsprechende Abnahme der Tiefenwirkung der Koagulation, die sogar völlig fehlen kann. Das Bild ähnelt dann dem bei Gebrauch eines Thermokauters. Kam es zum Funkenübertritt aus dem Gewebe gegen die nicht fest aufgesetzten Elektrode und damit zur Brandschorfbildung, so besteht die geringere Tiefenwirkung auch bei optimaler Stromstärke (Abb. 45).

Ist das *Muskelgewebe* verhältnismäßig *reich an Flüssigkeit,* so dauert die Zeit bis zum Abschlusse der Koagulation länger als bei trockenem Gewebe; aber sie wird im Bereiche des ganzen Kegels besonders nach der Tiefe zu gleichmäßiger. Infolge der allgemeinen Durchfeuchtung des Gewebes ist eine größere Flüssigkeitsmenge zu verdampfen, wobei auch in den tieferen Schichten eine höhere Temperatur entsteht (vgl. SCHÜRCH und PURTSCHERT). *Umgekehrt ist die Koagulationswirkung,* besonders in der Tiefe, bei *verhältnismäßig trockenem*

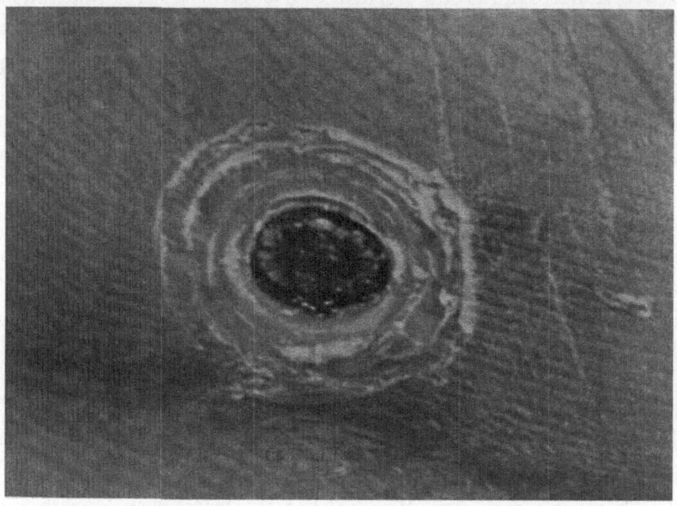

Abb. 46. Elektrokoagulation einer kleinen Stichverletzung der Hohlhand mit einer Kugelelektrode von 3 mm Durchmesser. Zustand nach 12 Tagen: granulierender Krater in der Haut von 3 – 4 mm Durchmesser; darum herum konzentrische Ringe abschilfernder Epidermis in einem Durchmesser von 7—8 mm (Randwirkung). Man sieht deutlich die wellenförmige Ausdehnung der Hitzewirkung.

Gewebe geringer, weil es infolge raschen Verdampfens der geringeren Flüssigkeitsmenge früh zur Austrocknung und Brandschorfbildung an der Oberfläche und damit zu einem Aufhören der Koagulationswirkung infolge Isolierung der Elektrode durch den Schorf kommt.

Während des Koagulationsvorganges nimmt zunächst die *Stromintensität* infolge *Verbesserung der Leitfähigkeit des Gewebes durch die Erwärmung zu.* Das Gewebe stellt in gewissem Sinne einen Elektrolyten dar, dessen Leitfähigkeit mit Temperaturzunahme steigt. Mit *fortschreitender Erwärmung* tritt aber eine *Anreicherung* der *Flüssigkeit,* die in Verdampfung begriffen ist, an der *Oberfläche* ein, so daß zunehmende *Widerstandserhöhung* und entsprechende *Intensitätsabnahme* des Stromes bis zur *praktisch isolierenden Schorfbildung* die Folgen sind. Dabei verhält sich die *Spannung des Stromes* umgekehrt, indem sie zu Beginn der Koagulation nur wenig, bei Erhöhung des Gewebswiderstandes aber *auf das Mehrfache* der *Anfangsspannung ansteigt.*

Bei Verwendung *größerer Plattenelektroden* von beispielsweise *30 mm Durchmesser* sieht man auch bei optimaler Koagulationseinstellung, daß schon an der *Gewebsoberfläche* die *Verkochung unregelmäßig,* auch bei konstanten Widerstandswerten, abläuft, indem *im Bereiche des Randabschnittes der Elektrode die*

Koagulation früher einsetzt und dadurch *stärker* erscheint *als gegen den Mittelpunkt der Fläche zu (Randwirkung)*. Der geschilderte Vorgang kommt durch die ungleiche Stromlinienverteilung unter der Elektrode zustande. Diese untersuchten NIEDEN und WEISS an den verschieden geformten gebräuchlichen Elektroden. Sie konstruierten eine Flächenelektrode, bestehend aus verschiedenen, konzentrisch angeordneten und gegeneinander isolierten Metallringen, bei der die Stromzufuhr so geregelt ist, daß die Mitte den stärksten und die äußeren Ringe durch zunehmende Widerstände abgeschwächten Strom erhalten. Auf diese Weise läßt sich völlig gleichmäßige Koagulationswirkung erzielen, soweit die Wirkung der Stromlinienverteilung hierfür in Frage kommt (Abb. 46).

Die mehr oder weniger *unbekannten Größen* der *Gewebswiderstände,* ferner des *kühlenden Blutstromes*, die ebenfalls für die „*Dosierung*" der *Elektrokoagulation* von *Bedeutung* sind, bleiben *nach wie vor nur in beschränktem Maße zu beurteilen.*

Die *Ringelektroden* nach NIEDEN sind vorläufig *lediglich für große Koagulationen* geeignet. *Bei kleineren Elektroden tritt die ungleiche Stromlinienverteilung praktisch auch kaum in störender Weise in Erscheinung.*

Von KIRSCHNER wurde für Zerstörung tiefgelegener, durch Punktionsnadeln erreichbarer Gebilde *Tiefenkoagulation* angewandt, bei der eine Koagulationswirkung rings um die metallene Spitze der isolierten Nadel erfolgt. Auch bei einer nicht isolierten Nadel entsteht zunächst *lediglich um ihre Spitze* ein Koagulationshof, der sich dann langsam und in geringerem Grade ein Stück weit der Nadel entlang fortpflanzt. Wenn man sich in der Tiefe eines homogenen Gewebes eine kugelförmige Elektrode denkt, zu der Hochfrequenzstrom genügender Intensität isoliert geleitet wird ohne oder mit genügend weit entfernter inaktiver Elektrode, so ist diese kleine Kugel gewissermaßen der Kern der schalenförmig um sie herum entstehenden Wärmebildung. Diese einzelnen Kugelschalen haben nun alle eine verschieden hohe Temperatur, die nach außen zu abnimmt. Man kann den Vergleich eines senkrecht ins Wasser geworfenen Steines wählen: um ihn herum entstehen konzentrische Wellen, deren Höhe nach außen langsam abnimmt. Wir müssen uns ja auch die Fortpflanzung der elektrischen Energie des Hochfrequenzstromes im Gewebe wellenförmig vorstellen. Der einzige energetische Ausdruck dieser Wellen ist nun die JOULEsche Wärme, die fortschreitend im Gewebe entsteht. Durch dieses Wandern der Wärmeentwicklung im Gewebe werden anscheinend die Zellen geformt (vgl. S. 91). Der Strom pflanzt sich in bestimmter Richtung fort und nach dieser auch die steigende Wärmeentwicklung bis zu einer Grenze, die durch die Elektrodengröße bestimmt wird. Durch diese bewegte Richtung der zunehmenden Erhitzung wird Gewebs- und Zellflüssigkeit nach bestimmter Reihenfolge erwärmt und in Wasserdampf umgewandelt. Auf diese Weise muß man sich die „Richtung" und die Ausziehung der Zellen und ihrer Kerne, sowie deren Schrumpfung vorstellen.

b) Ausführung der Elektrokoagulation.

Es sind drei technisch verschiedene Möglichkeiten der Elektrokoagulation zu unterscheiden:

α) Unipolare Koagulation (mit einer aktiven Elektrode).

Bei genügender Stromstärke können kleinere Koagulationen unter Verwendung entsprechend kleiner Elektroden ohne Anbringen einer inaktiven Elektrode ausgeführt werden. Der Stromkreis ist dann über Erde geschlossen, und es kommt bei länger dauernden Koagulationen zu einer gewissen *Aufladung des Kranken*, so daß kleine Metallflächen, die anderwärts die Verbindung des Kranken mit der Erde herstellen, *Funkenübertritt* und *kleine, meist unbedeutende und unsichtbare Hitzewirkungen* zur Folge haben können. So Metallteile des Operationstisches, Narkosemaske, Verschlußklemme des Darmrohres bei Avertinnarkose, Tuchklemmen, feuchte Tücher. Der Operateur kann durch ein Instrument, z. B. eine Pinzette, eine stärkere örtliche Hitzewirkung empfinden, wenn der an sich isolierende Gummihandschuh ein kleines Loch hat, der Narkotiseur, wenn er keine Gummihandschuhe trägt, bei Berühren des Metallrahmes der Narkosemaske. Diese Störungen sind auch bei allen anderen elektrochirurgischen Operationen möglich, wenn mit besonders hoher Stromstärke und Spannung gearbeitet wird, was aber meist unnötig, ja falsch ist.

Diese unipolare Koagulation kommt aus den erwähnten Gründen nur für kleine, kurz dauernde Eingriffe in Frage. Sie vermag aber einmal für besondere Blutungsstillung während des Ganges einer mechanischen Operation wertvolle Dienste leisten, wenn zuvor keine passive Elektrode angelegt wurde. Falls unipolar koaguliert wird, müssen alle Vorsichtsmaßregeln zur Vermeidung der erwähnten Nebenschädigungen durchgeführt werden. Besonders wichtig ist, daß der Narkotiseur Gummihandschuhe trägt, um nicht durch einen gelegentlich überspringenden Funken Explosion oder Brand der Narkosemaske zu verursachen. Unter den Metallrahmen der Maske legt man eine Gazekompresse oder verwendet Narkosemasken mit Gummirand.

β) *Bipolare Koagulation* (mit *einer aktiven* und *einer passiven* Elektrode).

Hier ist der Stromkreis vom Apparat über den Patienten, passive Elektrode und Operationselektrode geschlossen. An sich käme unter der Koagulationselektrode die beste Koagulationswirkung in kürzester Zeit zustande, wenn die große passive Elektrode möglichst nahe, d. h. beispielsweise bei Koagulation an der Brust am Rücken angebracht würde. Es hat sich aber als praktischer und ungefährlicher erwiesen — bei trotzdem völlig ausreichender Koagulationswirkung —, wenn die passive Elektrode für bestimmte Eingriffe am Rücken, meist aber an der Außenseite der Oberschenkel befestigt wird. Voraussetzung ist Verwendung eines Diathermieapparates genügender Leistung (700—800 Watt).

γ) *„Bipolare“ Koagulation* (mit *zwei aktiven* Elektroden).

Hier wird das zu koagulierende Gewebe zwischen zwei gleich große oder jedenfalls ihrer Größe nach wenig verschiedene Elektroden gebracht, die beide als aktive Elektroden wirken, von denen aber nur eine an die aktive Klemme, die andere an die Krankenklemme (inaktive Klemme) angeschlossen ist. *So entsteht bei geeigneter Stromstärke eine in ihrer Form und Ausdehnung den Elektrodenflächen entsprechende Koagulation des zwischen diesen liegenden Gewebes.*

Bei der bipolaren Koagulation mit zwei aktiven Elektroden macht man sich also den früher erwähnten, sog. *richtenden Einfluß* von der einen Elektrode auf die andere zunutze, indem man den Strom durch die zu zerstörende Gewebsmasse in gewünschter Richtung hindurchleitet. Dieser richtende Einfluß ist aber bekanntlich sehr beschränkt, auch wenn man gleiche Widerstandsverhältnisse voraussetzt, indem schon nach einer kurzen Entfernung von der Elektrode Streuung oder Auseinanderweichen der Stromlinien im Gewebe eintritt. Durch diese Streuung der Stromlinien nehmen die Stromdichte und damit die Wärmeentstehung ab. Wir sehen deshalb eine Einengung des Koagulationszylinders schon nach einer Entfernung von etwa 2 cm von den Elektrodenflächen.

Im Modellversuche kann man sich das deutlich machen, wenn man an Fleischstücken verschiedener Dicke mit zwei Elektroden koaguliert. Es kommt also nur die *Zerstörung verhältnismäßig kleiner Gewebsmassen für diese Methode in Frage*. Ferner ist für das Gelingen der Koagulation zwischen zwei aktiven Elektroden die richtige Wahl der Stromstärke von großer Bedeutung. Wird die *Stromdichte*, d. h. die *Stromstärke auf den Quadratzentimeter Elektrode*, zu *groß* gewählt, so ist im Gewebe dicht unter den Elektroden die *Koagulation abgeschlossen, wenn in tieferer Schicht noch keine Verkochung eingetreten* ist. Wird der Strom nun nicht unterbrochen, entstehen Funkenübergang und Verkohlung. Wir können nach Bildung des Brandschorfes die Koagulation nicht fortsetzen, obwohl das Gewebe in der Tiefe noch nicht oder noch nicht genügend verkocht ist, weil der Brandschorf isolierend wirkt. *Wir müssen die Stromstärke also so gering wählen, daß eine gleichmäßige Verkochung des Gewebes zwischen den Elektroden stattfinden kann*. Auch hier beginnt die Koagulation dicht unter der Elektrode; sie schreitet dann erheblich langsamer fort, während sie sich gleichzeitig in die Tiefe ausbreitet.

Die Elektrokoagulation mit zwei aktiven Elektroden wird besonders in der *Rhino-Laryngologie* benützt (vgl. SAMENGO). Zum Teil werden *besondere klemmen- und zangenförmige Instrumente*, deren *beide Arme die Elektroden darstellen*, verwandt. Aber auch für die Zerstörung kleiner Hautgeschwülste, für die Verkochung von Hämorrhoiden usf. werden bipolare Elektroden verwandt. *Für die große Chirurgie tritt das Verfahren an Bedeutung gegenüber der Koagulation mit einer aktiven Elektrode weit zurück*, da die *Annäherung des elektrischen Operierens* an unsere *gewohnte Operationstechnik* die *Voraussetzung eines möglichst anatomischen Vorgehens mit sich bringt*. Sie wird am besten bei *nicht zu umfangreichen Koagulationen* mit *einer* aktiven Elektrode erfüllt, da so die Wirkung am ehesten überwacht werden kann, besonders bei *schichtweisem Koagulieren*.

Die Ausführung der drei geschilderten Koagulationsverfahren ist in wesentlichen Punkten dieselbe.

Die *aktive Elektrode* wird auf das zu verkochende Gewebe *unter leichtem Druck* so aufgesetzt, daß *möglichst ebene gegenseitige Berührung vorliegt*. *Wunden* müssen tunlichst *bluttrocken* sein, damit nicht gleich Blutschorfbildung durch Überhitzung des Blutes entsteht, die weitere Koagulation verhindern würde. Bei blutender Wunde drückt man kurz vor dem Aufsetzen der Elektrode oder besser gleichzeitig mit ihm einen aufsaugenden Tupfer auf das Gewebe, oder benutzt einen Absauger. Dann wird durch Druck auf den Unterbrecherknopf der Stromkreis geschlossen. *Der Strom muß so eingestellt sein, daß die Koagulation an der Oberfläche nicht zu rasch fortschreitet, wenn die Tiefenwirkung einer bestimmten Elektrode voll ausgenützt werden soll*. Man wartet bis zur *Weißfärbung des Gewebes*, bzw. bis zum *Sieden der oberflächlichen Gewebsflüssigkeit*, um dann den Stromdurchtritt zu unterbrechen und die Elektrode in *nächster Nachbarschaft von neuem aufzusetzen*. Wenn aus irgendeinem Grunde frühzeitige Schorfbildung weitere Koagulation verhindert, kann man durch Befeuchten der Elektrode mit Kochsalzlösung den Schorf in gewissen Grenzen wieder leitend machen.

Wenn die Elektrode etwas gewölbt ist, kann sie auch ohne Stromunterbrechung auf dem Gewebe weiter geschoben werden, wenn nötig unter Bedeckung mit einem Stieltupfer, zur Aufsaugung von Plasma oder Blut.

Will man nur *oberflächlich* koagulieren, so verwendet man *größere Stromstärke* und *koaguliert kürzere Zeit* (s. Koagulationsvorgang). Die Blutstillung an kleineren Gefäßen erfolgt durch diese Technik, indem man mit kleiner Elektrode das *trockengetupfte (Blutstillung „unter dem Tupfer")* oder mit einer *Klemme gefaßte Gefäß* berührt und den Strom für einen Augenblick einschaltet. Wir gebrauchen dazu eine kleine *pflugförmige Elektrode,* deren abgerundete Spitze kleinste Koagulationen erlaubt.

3. Elektrotomie, Schmelzschnitt.

a) Vorgang des Schmelzschnittes.

Die *schnittartige elektrische Gewebsdurchtrennung* wurde zuerst von DE FOREST angewandt. Er benützte eine *nadelförmige Elektrode* und als Energiequelle die *ungedämpften Hochfrequenzströme eines POULSENschen Lichtbogens.* Diese ungedämpften Hochfrequenzströme besitzen *verhältnismäßig geringe Spannung,* dagegen *sehr hohe Frequenz* und *größere Intensität.* Statt der *langen Funkenbüschel der Fulguration* im alten Sinne geht hier ein *Funken sehr geringer Länge* auf das Gewebe über, das unter dieser *Einwirkung* bei *Fortbewegung der Nadel,* wie von einem scharfen Messer geschnitten, *auseinanderklafft* und makroskopisch kaum eine Veränderung der Schnittfläche zeigt. Nur bei langsamem Schneiden wurde Verschorfung festgestellt.

In Deutschland wurde dieses Verfahren zunächst durch die Arbeit von M. COHN bekannt, der es experimentell und klinisch erprobte.

Das *Fehlen der Gewebsblutung* zeichnete diese neue, an sich „messerscharfe" Gewebsdurchtrennung aus.

CZERNY operierte ebenfalls mit der DE FORESTschen Nadel unipolar mit dem Lichtbogenapparat, später aber bei Benützung eines Funkenapparates bipolar, d. h. unter Schluß des Stromkreises durch den Patienten mit einer zweiten inaktiven Elektrode. Er nannte dieses Verfahren *Lichtbogenoperation (bipolare Forestisation).*

Die heutige Elektrotomie ist nichts anderes als der Lichtbogenschnitt CZERNYS, verfeinert durch Ausbau der Apparate und des Instrumentariums.

Während früher — von mancher Seite noch heute — diese Gewebsdurchtrennung hauptsächlich durch *mechanische Einwirkung der Funken* erklärt wurde, erkannte schon CZERNY, daß es sich *auch hier,* wie bei der Elektrokoagulation, *um Wärmewirkung handeln müsse.*

Zwischen Elektrokoagulation und Elektrotomie besteht nur ein quantitativer Unterschied der Wirkung JOULEscher Wärme. Jene wirkt sich in *drei Dimensionen körperlich* aus, diese *punktförmig* oder *bei Bewegung* gewissermaßen *flächenhaft* annähernd in *zwei Dimensionen,* wobei die *schnittartige Durchtrennung des Gewebes durch eine flächenhafte Auswirkung sehr kräftiger Wasserdampfexplosionen entsteht.* Dabei findet das elektrische Messer scheinbar „von selbst" seinen Weg (HEITZ-BOYER).

Voraussetzung für glatte Schnittwirkung durch Hochfrequenzstrom sind *ungedämpfte Schwingungen sehr hoher Frequenz* und *gerade ausreichender Strom-*

stärke. Diese Form elektrischer Energie kann sich bei Verwendung entsprechender Elektroden in *jene flächenartige Hitzewirkung* umwandeln, die *genügende Intensität besitzt,* um *Gewebe* mit *gleichmäßig feinster oder auch stärkerer Koagulationsschicht zu durchtrennen*.

Das elektrische Schneiden erfuhr technische Erweiterung durch WYETH (1924), der den *Hochfrequenzstrom von Elektronenröhren als Energiequelle verwandte*. Die Elektronenröhren liefern ebenfalls ungedämpfte Schwingungen, aber von sehr kurzer Wellenlänge, die die Voraussetzungen für koagulationsarmen elektrischen Schnitt besitzen. Ein *Nachteil* ist, daß diese *Röhrenapparate* nur *kleine Koagulation* gestatten. Ferner sind sie teuer nicht nur im Anschaffungspreis, sondern auch durch ihre Empfindlichkeit im Betrieb.

Es besteht nun praktisch kein grundsätzlicher Unterschied in der Schneidewirkung der Röhren- und Funkenstreckenapparate, seit letztere ungedämpfte Schwingungen von 300 m Wellenlänge und weniger zu liefern imstande sind, die sich für die Ausführung des *koagulationsarmen Schmelzschnittes als völlig geeignet erwiesen hat*.

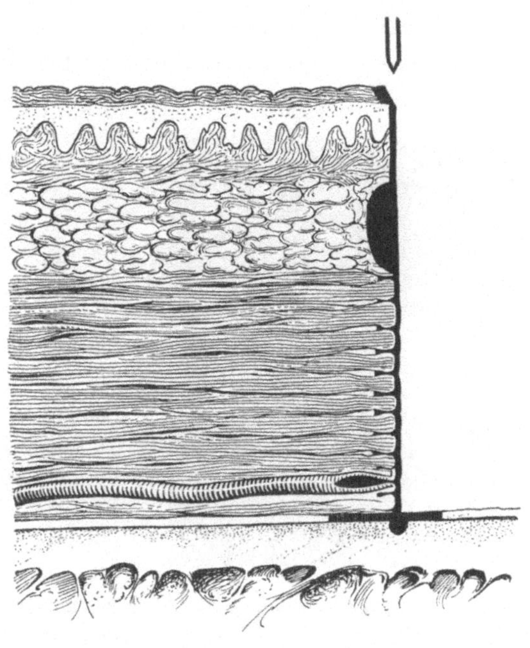

Abb. 47. Schematische Darstellung des Schmelzschnittes durch die Weichteile einer Gliedmaße. Je nach der Größe des elektrischen Widerstandes der verschiedenen getroffenen Gewebsarten ist der Koagulationssaum, bzw. die Hitzeschädigung mehr oder weniger ausgedehnt; an der Hornschichte der Haut breiter als im Papillarkörper oder in der Subkutis; noch breiter im Fettgewebe. In der Muskulatur geht die Hitzewirkung verschmelzend tiefer in die bindegewebigen Zwischenräume. In einem durchschnittenen Gefäß weicht das Blut zurück, und die Intima wird von den verschiedenen Wandschichten in tiefster Ausdehnung geschädigt. Auf dem Knochen geht die Hitzewirkung beiderseits entlang dem Periost, währenddem sie unter der Spitze der Elektrode nur langsam in die Tiefe dringt.

b) Ausführung des Schmelzschnittes.

Die heutige Handhabung des *elektrischen Messers entspricht äußerlich der eines gewöhnlichen Skalpells*. Anatomisch richtiges Schneiden und Präparieren mit diesem unterliegen dem mechanischen Willen und dem Fingerspitzengefühle des Operateurs. Der *Schmelzschnitt hingegen* ist *ohne mechanischen Druck oder Zug auszuführen,* da das *Gewebe sich durch endogene Kraft unter der Elektrodenspitze selbst durchtrennt*.

Die *Quelle dieser Kraft* sind die *ungedämpften Schwingungen* des Diathermiestromes von einer *Funkenzahl von 50000—70000,* welche sich nach dem *JOULEschen Gesetz bei der praktisch pausenlosen Durchströmung des Körpers fortwährend in Wärme umwandeln*, die sich auf den *engsten Gewebsbereich unter der Elektrodenspitze* oder *-schneide* beschränkt. *Entsprechend der Größe der verschiedenen elektrischen Widerstände* und ihrer *gegenseitigen Schaltung schwankt die Ausdehnung der Hitzewirkung zu beiden Seiten des Schnittes* (Abb. 47).

Die Berücksichtigung dieser Tatsachen ist wichtig, weil man nur so beurteilen kann, ob man mit koagulationsarmem oder *-reichem Schnittsaum* zu rechnen hat.

So werden Haut und Fettgewebe unter gleichen Bedingungen stets koagulationsreicher durchtrennt als das Muskelgewebe. Es ist also *erforderlich,* die *Leistungsfähigkeit des Apparates* und *die wechselnden Auswirkungen der* JOULE*schen Wärme an verschiedenartigen Geweben zu kennen,* um *während des Schneidens das fehlende mechanische Gefühl zu ersetzen.*

Beim *anatomischen Präparieren* wird man mit *fortschreitender Übung auch für das elektrische Messer das nötige Fingerspitzengefühl erwerben.*

Die neuen Apparate für Elektrochirurgie erlauben *Einstellung auf beste durchschnittliche Schneideleistung,* so daß *alle* Weichteilgewebe *ohne Änderung* derselben durchtrennt werden können. Die Breite des Koagulationssaumes schwankt für den koagulationsarmen Schmelzschnitt — von der *Haut* abgesehen — in Grenzen, die für die Heilung ohne nennenswerte Bedeutung sind.

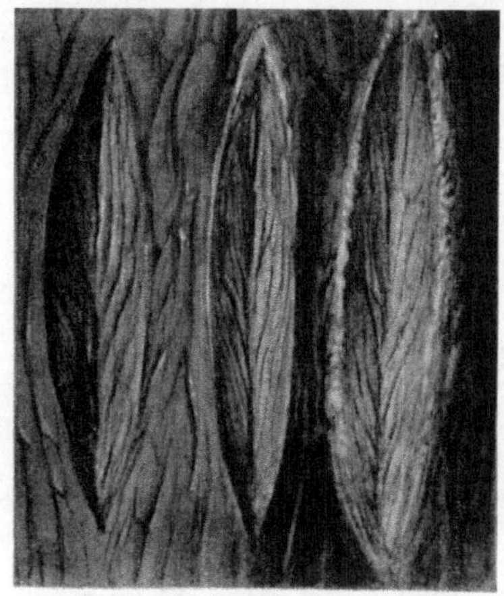

Abb. 48. Verschiedenartige Schmelzschnitte (von rechts nach links): 1. koagulationsreicher Schmelzschnitt; 2. koagulationsarmer Schmelzschnitt, falsch ausgeführt, da bei Beginn des Schnittes das Gewebe zu lange berührt wurde; 3. regelrechter koagulationsarmer Schmelzschnitt.

Die Möglichkeit, den *Stromschluß* durch *Fingerschaltung* zu *unterbrechen,* halten wir gerade für das *präparierende Schneiden* für *unerläßlich.*

Ich habe mich daher schon seit Jahren bei den maßgebenden Firmen *(Sanitas, Siemens)* für die *Herstellung* und *Ausbildung* eines handlichen, *sterilisierbaren Elektrochirurgiegriffes* mit *Fingerschaltung* eingesetzt. Die *Beherrschung der Stromschaltung* ist *neben der theoretischen Beachtung des thermischen Vorganges im Gewebe* — denn makroskopisch ist beim koagulationsarmen Schnitt kaum eine Veränderung zu sehen — *die zweite Voraussetzung für die richtige Anwendung des Schmelzschnittes,* da sie *ebenfalls an Stelle des mechanischen Willens beim Messerschnitte tritt.*

Im allgemeinen gilt die *Regel, zunächst* die *Elektrode aufzusetzen* und sie dann *gleichzeitig* mit dem *Stromschlusse zum Schnitte zu führen* und, wenn dieser zu *Ende* ist, mit dem *Druck auf den Schaltknopf nachzugeben,* wodurch der Strom unterbrochen wird. Wir bevorzugen dieses Vorgehen gegenüber dem Schnitte mit eingeschaltetem Strome, bei dem zu Beginne, wenn sich die Elektrode dem Gewebe nähert, ein längerer Funken überspringt. Dieser Schnitt erfordert gewissermaßen einen fliegenden Start, so daß die Elektrode nicht mit derselben Sicherheit geführt werden kann.

Zu Beginn des Schmelzschnittes wird nun der Koagulationssaum, besonders bei mangelnder Übung, etwas breiter als im Verlaufe desselben, falls die Elektrode nicht sofort und ohne Druck weitergeführt wird. *Der Apparat muß derart eingestellt sein, daß der Übergangswiderstand rasch überwunden wird.* Der *weniger Geübte* neigt dazu, *das elektrische Messer durch Druck und Zug weiter durch das Gewebe zu führen,* wodurch *ungewollte Koagulationswirkung zustande kommt.*

die noch dadurch verstärkt wird, daß *infolge des Druckes* auf das *Gewebe* die *Elektrode leicht kleben bleibt*. Diese technischen Fehler und die durch sie bedingten Mißerfolge verleiten dazu, schon von vornherein das elektrische Schneiden abzulehnen (Abb. 48).

An sich entspricht die *Ausführung des koagulationsreichen Schmelzschnittes* der des koagulationsarmen. Lediglich in anatomischer Hinsicht ist die Koagulationsbreite zu berücksichtigen, um unbeabsichtigte Gewebsschädigungen zu vermeiden. Es ist in diesem Zusammenhange nochmals daran zu erinnern, daß *zu große Stromstärke breitere Hitzezerstörungen hervorruft, auch wenn die Messerelektrode das Gewebe „wie Butter" durchtrennt*. Hohe Funkenzahl mit möglichst geringer Stromstärke liefern bei richtiger Ausführung einen Schnitt mit außerordentlich geringer Koagulationszone, so daß man praktisch von „Scharfschnitt" (DYROFF, GOHRBANDT) sprechen kann, obwohl auch hier der Koagulationssaum, wenn er auch noch so gering ist, das kennzeichnendste ist, mit anderen Worten: obwohl das Gewebe *nicht scharf* durchtrennt wurde. Wir unterscheiden daher den *koagulationsarmen* vom *koagulationsreichen Schmelzschnitt* (Abb. 49).

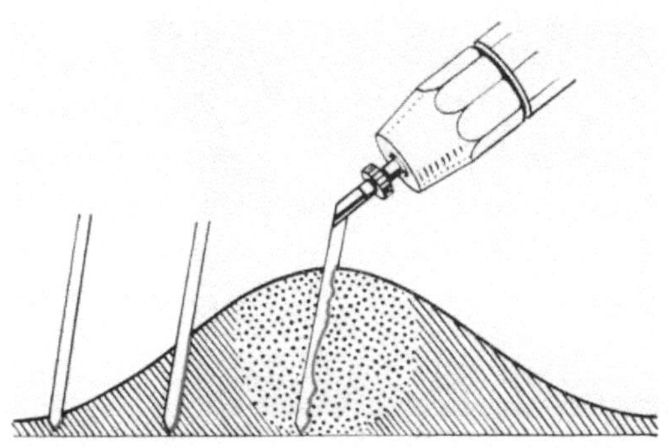

Abb. 49. Schematische Darstellung der Abhängigkeit der Schneidewirkung von Elektrodengröße und Widerstandsverhältnissen. Beispiel: Karbunkeloperation. Links: gute Schneidewirkung der Messerspitze, nach und nach Abnahme der Schneidewirkung durch zunehmendes Aufliegen der Schneidekante auf das Gewebe; gleichzeitig Abnahme des elektrischen Widerstandes infolge zunehmenden Flüssigkeitsgehaltes des Gewebes. Im Erweichungsherd (punktiert) bleibt das Messer „kleben" wegen zu großer Elektrodenfläche und flüssigkeitsreichen Gewebes. Bei der richtigen Karbunkeloperation wird durch Auseinanderhalten der Wunde dafür gesorgt, daß stets nur die Spitze und der unterste Teil der Messerkante das Gewebe berühren, so daß bei geeignetem Schneidestrom ungehindert geschnitten werden kann.

In der *Nähe wichtiger Gefäße und Nerven* ist vorsichtiges Schneiden geboten. Wenn auch bei richtiger Handhabung des praktisch faradisationsfreien elektrischen Messers Schädigungen zu vermeiden sind, wird man oft mit Vorteil isolierende Sonden oder Spatel benutzen, in anderen Fällen vorziehen, zu Skalpell oder Schere zu greifen.

Es versteht sich von selbst, daß eine Operation nicht um jeden Preis von Anfang bis zu Ende elektrochirurgisch durchzuführen ist; sie ist *vielmehr stets von vornherein im Sinne einer zweckmäßigen Verbindung von mechanischer und thermomechanischer Technik in Angriff zu nehmen.*

Bei bestimmten Eingriffen, besonders wegen bösartiger Geschwülste, soll das *elektrische Messer lediglich ein bevorzugtes Instrument* sein. *Bei der heutigen elektrochirurgischen Technik ist bei Übung ein weitgehend sicheres und anatomisches Operieren möglich.* In der *Nähe motorischer Nerven* und *bei Durchtrennung von Muskeln* treten *gelegentlich auch bei fehlender Faradisation Muskelzuckungen* auf. *Diese sind einesteils auf Entstehung kapazitiver Ströme im Gewebe, besonders* aber auf *thermische Reizwirkung zurückzuführen.*

Sie nehmen lediglich dann ein störendes Ausmaß an, wenn mit zu hoher Stromstärke operiert wird.

Mit kleinen *schlingenförmigen Drahtelektroden* oder mit *Bandschlingen* können *verkochte Gewebsteile entfernt,* gewissermaßen herausgeschnitzt werden. Diese Technik des *aushöhlenden Schnittes* spielt besonders bei der Entfernung von *Hirngeschwülsten* eine wichtige Rolle, *wobei jeder mechanische Einfluß auf das umgebende Gewebe vermieden werden muß.* Ferner kann mit diesen Schlingen vor Verkochung einer Geschwulst Gewebe zur histologischen Untersuchung entnommen werden. Sie sind weiter für *Probeausschnitte* geeignet, während für *umfangreichere Gewebsentfernungen* die stabileren *Bandschlingen* geeigneter sind (Abb. 50).

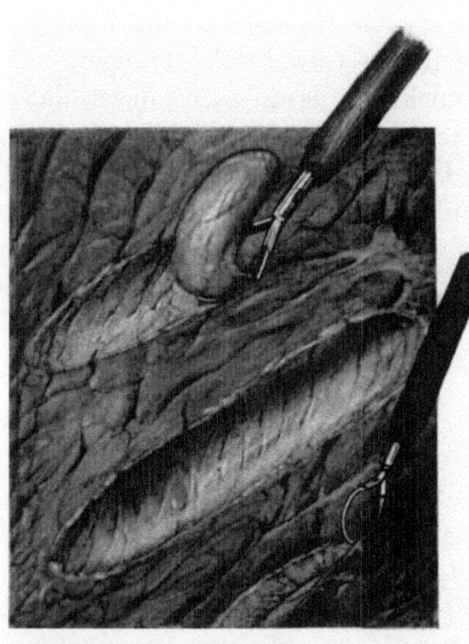

Abb. 50. Hohlschnitt und Spaltschnitt (WUCHERPFENNIG) mit der schlingenförmigen Elektrode. Oben koagulationsreicher Hohlschnitt mit der Bandschlinge, wie er zur Entfernung von verkochtem Gewebe verwandt wird.

VI. Allgemeinwirkungen.

Zu den *allgemeinen Wirkungen* der *medizinischen Diathermie* gehören die *verschiedenen Folgen* der *Erwärmung*; so vor allem die *örtliche Hyperämie.*

Der örtliche Wärmereiz an der Oberfläche des Körpers bewirkt aber nicht nur eine örtliche Hyperämie, sondern eine mehr oder minder ausgesprochene Erweiterung der Blutgefäße der gesamten Hautdecke (BROWN-SÉQUARD, OTTFRIED MÜLLER) und damit eine *Zunahme der Blutmenge in der Haut.* Diese *Verschiebung in der Blutverteilung* aus dem *Gefäßspeicher des Splanchnicusgebietes in die Haut* wies SCHITTENHELM durch plethysmographische Messung bei Diathermie auf dem Kondensatorbette nach.

Von einigen wurde *Steigerung des normalen Blutdruckes* (SCHITTENHELM, BERGONIÉ), von anderen eher *Blutdrucksenkung* beobachtet (KOWARSCHIK u. a.). Es kommt hierbei sicherlich auf Grad der Erwärmung, Dauer der Einwirkung und Elektrodenlage an.

Frequenz des Pulses und der *Atemzüge* wird bei *entsprechender Erwärmung des Körpers gesteigert.*

Diese in unseren Zusammenhängen nur kurz zu erwähnenden Allgemeinwirkungen der medizinischen Diathermie haben sich auch Chirurgen zunutze gemacht.

Die Erwärmung durch allgemeine Diathermie ist imstande, bei einer Gleichgewichtsstörung im Körper, die ausgleichenden Vorgänge, besonders der Vasomotoren, anzuregen.

Eine derartige *Gleichgewichtsstörung* sehen wir vor allem im *traumatischen Schock.* Die Abkühlung der Haut, die Flucht des Blutes in die Blutlager in Leber, Milz usf. und die dadurch gegebene ernste Kreislaufstörung beim ausgeprägten traumatischen Schock können durch allgemeine Diathermie bekämpft werden (CRILE u. a.). Sie wurde ferner zur Vermeidung des Operationsschocks empfohlen und kann gleichzeitig bei elektrochirurgischen Eingriffen angewandt werden (PAUCHET, v. SEEMEN).

Ich habe für den Thermoflux „P" von *Siemens* folgende Bedingungen für eine eben angenehm empfundene Allgemeindurchwärmung von der Brust zum Rücken während elektrochirurgischer Eingriffe ermittelt. Regulierung:

Strom auf 10,
Funkenstrecken auf 5,
Welle 300.

Stromabnahme für 2 Plattenelektroden von 22 : 18,5 cm von der Koagulationsklemme, zu der ein Widerstand von 4 Ohm in Serie geschaltet wurde. Der Ausschlag des Meßinstrumentes zeigte 3 Ampere, während von der Klemme „Blutstillung" genügender Koagulationsstrom und von der Klemme „Bandschlinge" ausreichender Schneidestrom erhalten werden konnte. Die beiden Durchwärmungselektroden wirken für die Elektrooperation als „stumme" Elektroden.

Zu den *Allgemeinwirkungen der chirurgischen Diathermie* gehört zunächst die Auslösung einer *ausgesprochenen örtlichen aktiven Hyperämie,* die sowohl bei *Elektrokoagulation* als bei *Schmelzschnitt,* in *geringerem Maße nach Desikkation* in Erscheinung tritt. Diese Hyperämie wirkt sicher im Sinne Biers unterstützend bei der Ausheilung eitriger, putrider und spezifisch entzündlicher elektrochirurgisch operierter Krankheitsherde, da sie das Zeichen zellulärer wie humoraler Abwehrsteigerung ist. *Ferner besteht* bei offenen Wunden *eine ausgesprochene Exsudation.* Beide Vorgänge wirken sich bei der elektrochirurgischen Operation von Geschwülsten als Vorteil gegenüber der Messeroperation aus.

Die *thermodynamische Durchtrennung* des Gewebes durch *Schmelzschnitt* erfolgt unter der größtmöglichen *mechanischen Gewebeschonung.*

Der *Verschluß der Gewebsspalten, Kapillaren* und *Lymphwege,* der *Elektrokoagulationswirkung* und *Schmelzschnitt auszeichnet,* hat nicht nur für *Herabsetzung der Blutung* und *Verhinderung der Zell- und Bakterienverschleppung* Bedeutung, sondern auch im Hinblick der *Allgemeinreaktionen des Körpers auf die Wunde.*

Der *Messerschnitt* durchtrennt das Gewebe mit mechanischer Kraft und schafft dabei eine *ungeheure kapilläre Resorptionsfläche* für *Zelltrümmer* und *flüssige Abbaustoffe,* die bei ihrer sofortigen Resorption als *Giftstoffe* (Frühgifte) auf den Körper wirken (Freund, König). Im weiteren Verlaufe ergeben sich *bestimmte Allgemeinreaktionen des Körpers* und *seiner Organe,* die zu einer *Bereitschaft* für die Entstehung sog. *mittelbarer Operationsschädigungen,* vor allem Thrombose und Pneumonie, führen (Löhr, Heusser, v. Seemen).

Dieselben Allgemeinreaktionen treffen wir nach traumatischer Gewebszerstörung durch Unfall. Wenn die *Gewebsverletzung ausgedehnt* ist, besonders nach *Weichteilzertrümmerung,* tritt die *Allgemeinreaktion des Körpers* unter dem Bilde des *traumatischen Schocks* in den Vordergrund, wie nach *eingreifenden Operationen* mit großer Wunde der mit dem traumatischen Schock gleichzusetzende *Operationsschock.* Der traumatische Schock ist zu unterscheiden von dem gelegentlich bei Operationen oder Verletzungen plötzlich auftretenden *reflektorischen Schock,* beispielsweise dem *Brustfellschock,* der seine Entstehung einer unmittelbaren Einwirkung auf das Nervensystem verdankt.

Für den *traumatischen Schock* ist klinisch und experimentell erwiesen, daß aus dem verletzten Gewebe stammende und zur Aufsaugung gelangende

Zellzerfallstoffe für sein Zustandekommen eine wichtige Rolle spielen (CANNON und BAYLISS, QUÉNU und DELBET).

Praktisch suchte man diesen Resorptionen von Zellzerfallstoffen und ihren Folgen zuvorzukommen durch Entfernung zertrümmerten Gewebes, durch Anlegen der v. ESMARCHschen Blutleere, durch frühzeitige Amputationen usf.

Selbst nach langdauernden und großen elektrochirurgischen Eingriffen ist nun der Operationsschock außerordentlich gering.

Seit CZERNY wurde diese Tatsache immer wieder hervorgehoben und als bemerkenswerter Vorzug elektrochirurgischer Technik bezeichnet. Meist wurde die geringe Schockwirkung mit der *geringen Blutung* begründet. Andere nehmen *Blockierung der Nervenendigungen in der Operationswunde durch die Hitzeeinwirkung* als Ursache an (KOBAK, WYETH u. a.).

Nach eigenen *klinischen Erfahrungen* und *experimentellen Untersuchungen* glauben wir die *weitgehend eingeschränkte* und *verlangsamte Resorption aus der Wunde als Hauptbedingungen* für die *geringe Schockwirkung* verantwortlich machen zu müssen; denn gerade die *resorbierenden Gewebsspalten und feineren Gefäßbahnen von der Wunde zum Gesamtorganismus werden vom Schmelzschnitt in der Mehrzahl verschlossen,* während die Messerwunde unzählige Türen zum Körper öffnet. *So gelangen bei der elektrischen Operation die giftig wirkenden Zellzerfallstoffe in weit geringerem Maße während des Eingriffs oder in der ersten Zeit nachher in den Organismus.* Die Verschmelzung der kapillären Spalten läßt die Beseitigung des hitzenekrotischen Gewebes verzögert und langsam erfolgen, während die Messerwunde, gerade durch die ungeheure kapilläre Oberfläche, rasch und in großer Menge resorbiert.

Es bleibt ferner zu klären, ob die *Koagulationsnekrosen nicht schon an sich weniger giftig wirken als der frische Gewebssaft der blutigen Wunde.*

Die *Verschmelzung* der *Nervenbahnen* im Bereiche der Wunde ist von besonderer Bedeutung, indem die Hitzekoagulation der Wundoberfläche den *Nachschmerz herabsetzt* oder *ganz aufhebt.*

Klinisch sahen wir selbst nach der *blutdrucksenkenden Chloroformnarkose* nur *unbedeutenden* und *kurzdauernden Abfall des Blutdruckes, keine* oder *geringfügige Schwankungen des Pulses* und *während der Wundheilung geringeren Ausschlag der Reaktionen,* die in *Blut* und *Urin* einen *Rückschluß auf die Wirkungen des Zellzerfalles gestatten.*

Auch das *Elektrokardiogramm* läßt nach *einstündigem elektrochirurgischem Eingriff am Hals und im Bereich der Schädelbasis* bei der Operation eines ausgedehnten Plattenepithelkrebses *keine wesentliche Beeinträchtigung* erkennen. Die Kurve erscheint sogar ruhiger als die vor dem Eingriff und in Avertinnarkose (Verzitterung durch Muskelströme). Immerhin sind gelegentliche Extrasystolen festzustellen, die aber bekanntlich häufiger nach verschiedenartigsten chirurgischen Eingriffen zu beobachten sind (vgl. E. REHN, REISSINGER). Die I. und die II. Ableitung *vor der Narkose* sind stark verzittert, weshalb sich die Ventrikelkomplexe nicht mit Sicherheit beurteilen lassen. Überleitungszeit P-R-Intervall 0,15 Sekunden. *Keine Rhythmusstörungen* (Abb. 51).

In der Narkose zeigt das Elektrokardiogramm in der I. und der II. Ableitung ebenfalls keine Rhythmusstörungen; doch ist es auch hier stark verzittert, und es sieht an einzelnen Stellen so aus, als ob die Störung im selben Rhythmus wie die Zeitschreibung erfolge. Die Ventrikelkomplexe sind hier durchweg etwas niedriger als vor der Narkose. Die Überleitungszeit beträgt wieder 0,15 Sekunden (Abb. 52).

Das Elektrokardiogramm nach der Operation (II. Ableitung) läßt in jedem Stück eine *ventrikuläre Extrasystole* vom Typ A erkennen. Das ganze Elektrokardiogramm ist *viel ruhiger*. Die Ventrikelkomplexe sind hier ebenso niedrig wie zu *Beginn der Operation* in *Avertinnarkose* (Abb. 53).

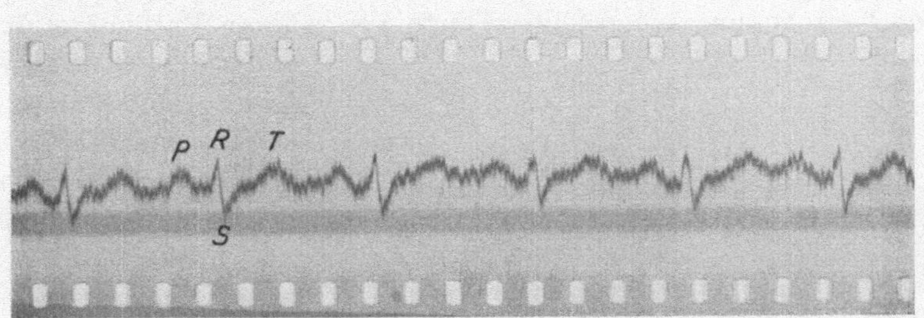

Abb. 51. Elektrokardiogramm (aufgenommen mit dem Spannungselektrokardiographen von *Siemens-Reiniger*-Veifa). Vor Elektrooperation eines ausgedehnten Lupuskarzinoms der oberen Halsgegend. 2. Ableitung vor der Narkose. Leichte Verzitterung durch Muskelströme.

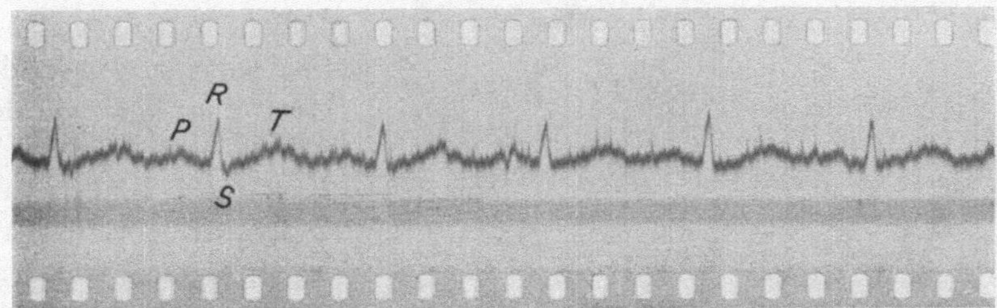

Abb. 52. Dieselbe Kranke in Avertinnarkose. 1. Ableitung ebenfalls Verzitterung durch Muskelströme.

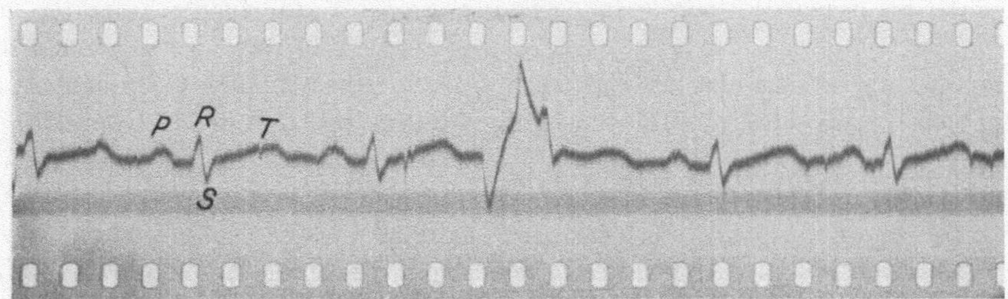

Abb. 53. Dieselbe Kranke nach der Operation, noch in Narkose. Extrasystole, sonst ruhige und regelmäßige 2. Ableitung.

Die *Blutdruckaufzeichnung aus der Carotis des Hundes* zeigt auch bei großen Weichteilkoagulationen keine wesentlichen Schwankungen im Gegensatze zu entsprechenden blutigen Verletzungen, die zu Blutdrucksenkung führen.

Die *Einschränkung der Resorption* aus der Schmelzschnittwunde geht ferner deutlich aus *folgendem Versuche* hervor:

Umschneidung der Weichteile am Mäuseschwanze mit dem Messer, bei einem anderen Tier durch Schmelzschnitt. In den peripheren Abschnitt des Schwanzes wird eine tödliche Gabe von Tetanusbouillongift unter die Haut eingespritzt.

Bei dem Tier mit der Messerwunde sieht man nun schon vier Stunden später beginnende Starrkrämpfe, nach 24 Stunden alle 2 Sekunden allerschwerste Krämpfe; nach 26 Stunden stirbt das Tier im Starrkrampf. *Bei dem Tier mit der Schmelzschnittwunde bewirkt die feine Koagulationsschranke eine wesentliche Verzögerung der Erscheinungen,* indem erst nach 36 Stunden undeutliche Krämpfe auftreten und nach 50 Stunden der Tod erfolgt.

ZSCHAU, der die Resorptionsvorgänge aus der elektrochirurgischen Wunde auf meine Veranlassung untersuchte, führte Versuche an Ratten aus über das *zeitliche Verhalten der Resorption aus der Schmelzschnittwunde im Vergleiche zur Messerwunde.*

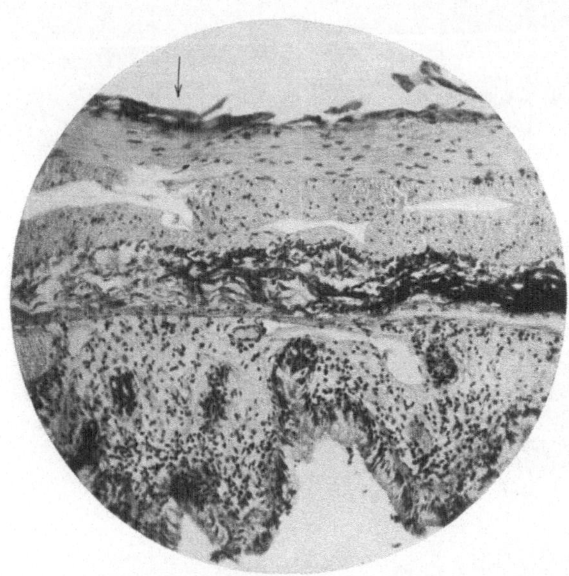

Abb. 54. Dickdarm des Kaninchens. Koagulationsstreifen (geringe Quellung der Serosa). Auffüllung der Lymphgefäße. Verschluß in der Nähe der Koagulationszone (Präparat von ZSCHAU).

Als besonders geeignet zur Prüfung des Resorptionsvorganges erwies sich das bekannte südamerikanische Pfeilgift *Curare,* weil die Zeichen seiner Resorption rasch in Erscheinung traten. Es war nun zu beobachten, daß bei einer gewöhnlichen, eine Minute alten Messerwunde am Rücken einer Ratte nach Einbringen von 2 Tropfen einer einprozentigen Curarelösung schon nach 4 Minuten klonische Krämpfe an den Hinterbeinen, dann auch an den Vorderbeinen auftraten, und daß das Tier sich nach $4^1/_2$ Minuten nicht mehr aufrecht halten konnte. *Unter zunehmenden Krämpfen* zeigte sich schon nach 5 Minuten völlige Lähmung, und nach Übergriff der Krämpfe auf das Zwerchfell erfolgte *7 Minuten später der Tod. Ein Tier* mit *entsprechender Schmelzschnittwunde* erhielt die *gleiche Menge Curare, erkrankte aber nicht an Krämpfen,* verhielt sich lediglich etwas ruhiger und *erholte sich rasch und völlig.* Auch die Beschickung älterer Schmelzschnittwunden (10 Minuten bis 45 Stunden) mit Curare führte nie zu Krämpfen oder irgendwelchen Vergiftungserscheinungen. Die Vergleichsversuche mit entsprechenden Messerwunden ergaben bei einer 10 Minuten alten Wunde nach 12 Minuten tödliche Vergiftung. Bei 30 Minuten bis $2^1/_2$ Stunden alten Wunden treten wohl noch Krämpfe auf, die aber nicht zum Tode führen. Bei 15 Stunden zurückliegenden und noch älteren Messerwunden zeigen sich nun ebenfalls keinerlei Vergiftungserscheinungen mehr.

Bei diesen Wunden hatten also bereits Vorgänge eingesetzt, die eine Resorption des Giftes ausschlossen. Wir wissen, daß eine frische Wunde schon früh nach der Verletzung einen Überzug aus Fibrinniederschlag mit Blutresten erhält, der die Resorption von außen kommender Stoffe immer schwerer und schließlich unmöglich macht, vorausgesetzt, daß keine mechanische Schädigung dieses Schutzwalles eintritt. Es handelt sich hier also *gewissermaßen um einen natürlichen Koagulationssaum*, der *erst nach der Verletzung allmählich zustande kommt*. Bei der *Schmelzschnittwunde* hingegen wird ein *Koagulationssaum gleichzeitig mit der Verletzung* selbst gesetzt, so daß *von Anfang an Resorption ausbleiben* muß.

Diese *Absperrung der Wunde gegen den Körper* ließ sich also auch im Versuche zeigen. Sie bleibt zweifellos eine der *besonderen Eigenheiten des Schmelzschnittes*, der nicht nur im Hinblick auf die *Verhütung der Keim- und Zellverschleppung*, sondern auch bezüglich der *Einschränkung der Resorption toxischer Stoffe* eine große Bedeutung zukommt. So ist die Anwendung des Schmelzschnittes angezeigt, wenn bei Verletzungen oder Operationen die Resorption toxischer Stoffe verhindert werden soll (Erdinfektion, Lyssa usf.).

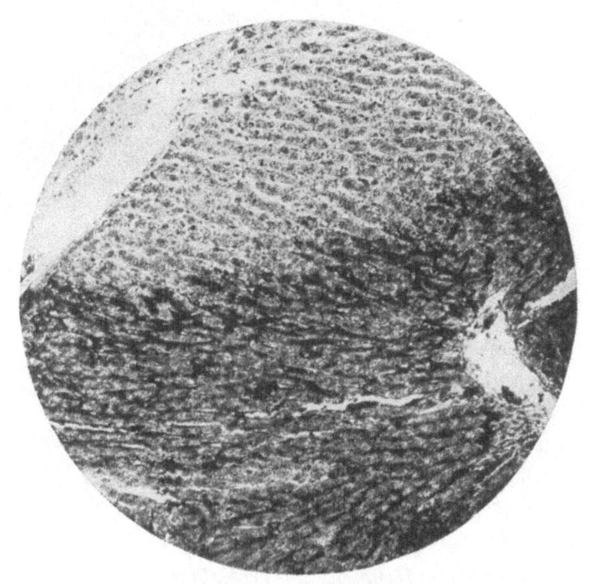

Abb. 55. Kaninchenleber: Lebergewebe. In 3 mm Entfernung vom Koagulationsschnitt nach Pfortaderinjektion mit chinesischer Tusche. Blockade der Blutkapillaren innerhalb noch unveränderten Lebergewebes (Präparat von ZSCHAU).

Durch Tuscheinjektion von Blut- und Lymphgefäßen stellte ZSCHAU diese *Koagulationsschranke anatomisch* dar (vgl. auch CHAMPY und HEITZ-BOYER 1931).

Gegen den Koagulationssaum zu verengern sich die prall mit chinesischer Tusche gefüllten Lymphkapillaren bis zur Undurchgängigkeit. Thrombotische Vorgänge spielen sich hier ebensowenig wie an den Blutkapillaren ab. Der Verschluß scheint vielmehr durch Verschmelzung der Wandungen zustande zu kommen, zu der gelegentlich lediglich ein kleiner sekundärer Verschlußthrombus hinzutritt (Abb. 54—56).

Wir sehen nach dem Gesagten in der *Abriegelung der Schmelzschnittwunde gegen den Körper*, in der dadurch aufgehobenen Resorption von außen herantretender Stoffe und in der verlangsamten und dadurch geringeren Resorption der Koagulationsnekrosen selbst den *außerordentlichen Vorzug der elektrochirurgischen Verfahren zur Gewebsdurchtrennung und -zerstörung gegenüber allen anderen Methoden*, die *demselben Zwecke dienen*. In der Verhinderung der Resorption toxisch wirkender Gewebsstoffe liegt der Hauptgrund für den außerordentlich leichten und oft überhaupt nicht in Erscheinung tretenden Operationsschock (v. SEEMEN).

Die „*Blockierung*“ *der Nervenendigungen* im Operationsbereiche durch die Koagulationswirkung, die KOBAK u. a. für die geringe Schockwirkung verantwortlich machte, ist wahrscheinlich die Ursache des fehlenden unmittelbaren

Schocks und des gelinderen oder oft fehlenden Nachschmerzes. Wir wissen aus den Versuchen von CANNON, daß vorherige *Durchschneidung* der eine Gliedmaße versorgenden *Nerven* bei der Katze den *Ausbruch des Wundschocks nicht verhindert.* Andererseits ist der oft in tödlichen Kollaps übergehende Schock nach schweren Verbrennungen bekannt, bei denen gelegentlich auch das Fehlen jedes Wundschmerzes auffällt. Die für das Zustandekommen des Verbrennungsschocks verantwortlichen Stoffe werden wohl dadurch wirksam, daß sie

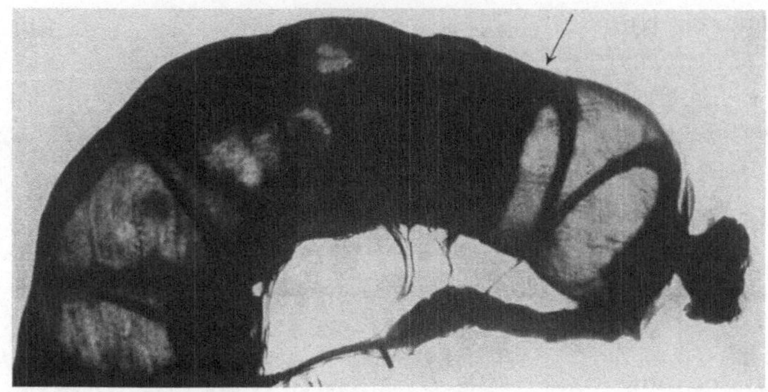

Abb. 56. Dickdarm des Kaninchens. Zirkularer Koagulationssaum. Subseröse Injektion von chinesischer Tusche. Aufhellung (Präparat von ZSCHAU).

sogleich, nachdem sie durch die *von außen* kommende Hitzeeinwirkung entstanden sind, in den Körper gelangen können. Wir haben gesehen, daß die *endogene* JOULE*sche Wärme* das *hitzezerstörte Gewebe gewissermaßen automatisch gegen den übrigen Körper abschließt. Darin ist der grundsätzliche Unterschied in biologischer Hinsicht zu erblicken.*

VII. Histologische Veränderungen und Wundheilung nach elektrochirurgischen Eingriffen.

a) Elektrokoagulation.

Besonders in der Zeit der Anwendung der *Fulguration* in ihrer ursprünglichen Form mit langen Funkenbüscheln hat man nach *spezifisch elektrischen Veränderungen an den Zellen* gesucht, die durch die mechanische Kraft der Funkenentladungen zum Teil erklärt werden sollen. Die starke Hitzewirkung der Blitzbüschel wurde als überflüssige Nebenwirkung betrachtet, die DE KEATING-HART durch einen an gleicher Stelle einwirkenden Kohlensäurestrom oder durch sterilisierte kalte Druckluft auszuschalten suchte.

Der *Funkenschlag* erzeugt auf normaler Haut eine *Quaddel,* die sich noch längere Zeit als *weißer Punkt auf der hyperämischen Umgebung abhebt.* Bei längerer Einwirkung treten *Brandblasen* und *Schorfe* auf (FREUND). Schon auf Grund dieser Beobachtungen war zu vermuten, daß die Fulguration im betroffenen Gewebe Veränderungen im Sinne von *Hitzeeinwirkungen* hervorruft. Nach Fulguration normaler Haut fand FREUND *kleinzellige Infiltrate* in den untersten Schichten der Epidermis, *Blutaustritte* ins Gewebe und *Vakuolenbildung* in der Intima der Arterien.

Es zeigte sich, daß *histologische Veränderungen* nach *Funkenentladungen* aus den D'ARSONVAL-OUDINschen Resonatoren *nur in den oberflächlichen Schichten der Gewebe* zu sehen waren und daß diese Veränderungen mit denen von *Verbrennungen verschiedenen Grades, vom Erythem bis zur Verkohlung, übereinstimmten.*

Bezüglich der Einzelheiten der histologischen Veränderungen der Haut bei verschiedenen Arten und Graden der Hitzeeinwirkung verweise ich auf die Darstellung in dem Lehrbuche von GANS.

Bei *geringer Hitzeeinwirkung,* die zum Erythem führt, legt sich infolge der Hitzedehnung die äußerste Hornschicht in Falten; an der übrigen Epidermis ist noch keine Veränderung zu bemerken, während es im Corium gleichzeitig mit der unmittelbar auf die Einwirkung folgenden Gefäßerweiterung zum Austritt von Serum in das Gewebe und damit zur Entstehung eines Ödems kommt. Bei längerer Dauer oder Steigerung der Hitzeeinwirkung tritt mit Ausbildung des *zweiten Grades der Verbrennung* eine Vermehrung des Ödems der Cutis ein; die Hornschicht der Epidermis wird durch seröses Exsudat abgehoben, und die Zellen der Stachelschicht zeigen teilweise Quellung, Vakuolenbildung; durch das zunehmende Exsudat werden sie teilweise auseinandergedrängt. Dadurch entstehen kleinere oder größere Hohlräume, die den *Beginn der Blasenbildung* anzeigen. Die geschädigten Zellen dieser Stadien der Verbrennung sind gekennzeichnet durch mangelhafte oder fehlende Kernfärbung und Zellzeichnung. Es findet sich aber teilweise auch *Änderung der Zellform,* indem an den Randabschnitten und zu Beginn der kleinsten Bläschenbildungen *Epithelzellen* zu sehen sind, die *zu langen, teilweise abgerissenen Spindeln ausgezogen erscheinen.*

Verbrennung dritten Grades hat sofortige völlige Zerstörung der ganzen Epidermis, die meist völlig abgelöst oder zerrissen ist, zur Folge. Diese abgelösten Teile sind nekrotisch, homogen und zeigen keinerlei Kern- und Zellstruktur. Die Zellen der Cutis sind zu einer schollenartigen Masse umgewandelt, in der noch vereinzelte Kerne zu sehen sind. An den erhalten gebliebenen Epidermis- und Cutiszellen ist zuweilen eine auffallende Richtungsänderung zu beobachten, die als „*Pallisadenstellung*" bezeichnet wird, und die *Übereinstimmung* zeigt mit den *Veränderungen unter Einwirkung* des *elektrischen Stromes,* die JELLINEK als „*elektrische Strommarke*" beschrieben hat. Die Gefäße in dem verklumpten Abschnitte sind völlig blutleer, während sie in dessen nächster Umgebung stark erweitert sind und teilweise koaguliertes Serum und Zelltrümmer enthalten. Diese Befunde werden zur Erklärung der Thrombenbildung nach Verbrennungen herangezogen.

Bei andauernder oder stärkerer Hitzeeinwirkung, die auch auf die tiefer liegenden Gewebe übergreift, kommt es zur *Verkohlung* der Hautdecke.

Bei der *plötzlichen* Einwirkung von elektrischem Strom auf die Haut entstehen *niemals Hyperämie und Blasen,* sondern es bildet sich eine meist *flache, punkt- oder streifenförmige Erhebung der Epidermis von blaßweißer* oder *graugelblicher Farbe,* die in der Mitte oft eine *leichte rundliche Einbuchtung* zeigt, deren Grund und Ränder grauschwarz oder etwas blutig verfärbt sind (JELLINEK). Diese „*spezifisch elektrischen Strommarken*" fühlen sich *derb* an; es *fehlt die Schmerzhaftigkeit.* Von JELLINEK und KAWAMURA wurde auch eingehend das *histologische Bild dieser Strommarken* beschrieben. Danach ist eine Verkohlung der Oberhaut nicht festzustellen. Hingegen ist die Hornschicht an der Stelle der Eindellung stark verschmälert und in eine homogene Schicht verwandelt. Zwischen dem Stratum corneum und den tiefer liegenden Epidermisschichten sind durch Septen getrennte Höhlenbildungen zu sehen. Als *besonders charakteristisch* für diese Strommarken wurden nun von JELLINEK die *Veränderungen im Bereich der Stachelzellen* beschrieben, die sich zu *langen parallelen Spindeln ausgezogen* und in *Büscheln* oder *Garben* angeordnet finden. Diese spindelige Ausziehung betrifft Kern und Zelle, die im übrigen keine degenerativen Veränderungen erkennen lassen. Sie wurde von JELLINEK ursprünglich auf die Richtung des einwirkenden Stromes zurückgeführt. Ferner finden sich Verbreiterung und Zusammenkleben der Fasern des Hautbindegewebes, das sich oft statt acidophil (Eosin) basophil färbt (Abb. 57).

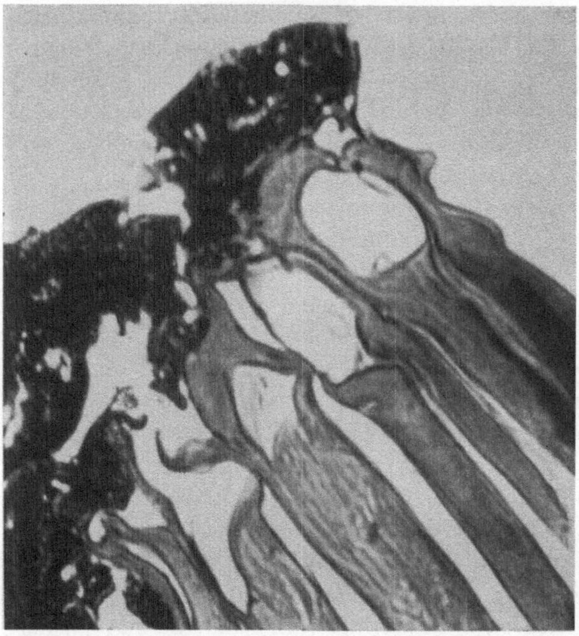

Abb. 57. Brandschorf durch Thermokauter auf Muskulatur des Kaninchens. Hitzewaben in kolbig auseinandergetriebenen Muskelfaserbündeln. Vergr. 300fach.

Die *Garben der Stachelzellschicht* erinnern an die *Pallisadenstellung dieser Zellen,* die UNNA bei *experimentellen Verbrennungen* beschrieb. SCHRIDDE hat schließlich im Experiment die *Gleichartigkeit der histologischen Veränderungen im Gefolge von elektrischen Verbrennungen und solchen mit glühender Stahl- und Platinnadel* nachgewiesen.

Wir können heute annehmen, daß die von JELLINEK beobachteten histologischen Veränderungen der Haut bei Strommarken durch die Besonderheiten der elektrischen Hitzeeinwirkung zustande kommt, d. h. durch die JOULEsche Wärmebildung, die durch Überwindung des großen Leitungswiderstandes der Haut an Ein- und Austrittsstelle des Stromes entsteht (RIEHL). Bei genügender Stromstärke ist die Erhitzung so groß, daß sofort das Hautgewebe abstirbt (JELLINEK).

Bei den *elektrochirurgischen Vorgängen im Gewebe* haben wir es nun auch mit *Auswirkungen* der *JOULEschen Wärme* zu tun. Wir werden ähnliche histologische Befunde zu erwarten haben.

Die ersten genauen histologischen Befunde nach Elektrokoagulation teilte STEPHAN (1912) mit.

Er hatte sich zur Aufgabe gestellt, die Frage der erhöhten Wärmeempfindlichkeit der Karzinomzellen auf histologischem Wege einer Beantwortung näher zu bringen. STEPHAN experimentierte an Kaninchen unter Verwendung von münzenförmigen Operationselektroden bis Fünfpfennigstückgröße und eines Kupferbleches als passive Elektrode. Er koagulierte nach Ausschneidung eines Kontrollstückes Lebergewebe bei einer Stromstärke von 1,3 Ampere während

30 und 55 Sekunden und bei 0,7 Ampere 27 Sekunden. Nach der Operation wurden die Tiere getötet, die Leber herausgenommen und die koagulierten Stellen histologisch im Vergleich zu den Kontrollstücken untersucht. Hierbei fand STEPHAN *drei Zonen*, die, abhängig von Stromstärke und Einwirkungsdauer, verschieden stark ausgeprägt waren:

1. *Zone der stärksten Koagulation* (Gewebe dicht unter der Elektrode),
2. *Destruktionszone*.
3. *Reaktionszone*, die in das gesunde Gewebe überging.

In Zone 1 war die GLISSONsche Kapsel leicht verschorft und durch Blutungen abgehoben. Darunter war eine schmale Verdichtungszone zu sehen, in der die *Zellen kleiner, dicht gedrängt und senkrecht zur Oberfläche plattgedrückt* erschienen. Die *Kerne zeigten intensivere Färbung* und erschienen *kleiner als normal*. Auch das Protoplasma hatte die spezifische Färbung stärker angenommen. Aus diesem Grunde nannte STEPHAN diesen Abschnitt „*Verdichtungszone*"; *er vergleicht die Zellveränderungen mit denen des Härtungsgrades bei Präparaten*, die mit *wasserentziehenden Fixierungsmitteln behandelt wurden.*

In der 2. Zone waren die Kerne auch in ihrer feineren Struktur unbeschädigt, hingegen das *Zellprotoplasma grobschollig koaguliert*; Zellgrenzen flossen unscharf ineinander über. Dagegen waren die Grenzen der einzelnen Leberbälkchen gut erhalten. Die *Kapillaren zwischen den Leberbälkchen waren vollständig leer*, während alle *größeren Blutgefäße stark erweitert und strotzend mit Blut gefüllt* waren. Die GLISSONschen Bindegewebszüge zeigten starke Verdichtung; die *Kerne waren spindelig ausgezogen und stark gefärbt. Dieselbe Kernveränderung* fand sich in den vorhandenen *Gallengängen*, in denen die *ausgezogenen Kerne senkrecht auf die Achse des Rohres gerichtet waren.*

Diese Zell- und Kernveränderung faßte STEPHAN als *Austrocknungserscheinung* auf, die sich scheinbar im wasserreichen Bindegewebe stärker in die Tiefe fortsetzt. Auch an einem kleinen *Kavernom*, das zufällig in der Leber zu sehen war, wurden diese Zellveränderungen gefunden, während sie im umgebenden Lebergewebe selbst nicht zu beobachten waren. Auch diese Tatsache wurde so gedeutet, daß ein *ungleiches Eindringen mit einer dem Wasserreichtum der Gewebe proportionalen Tiefenwirkung der Wärmestrahlen besteht.* In gewissem Sinne ergab sich Übereinstimmung mit der Skala der Wärmeempfindlichkeit (Widerstand) von NAGELSCHMIDT.

Im Gegensatze zu den völlig leeren Kapillaren der ersten Zone erschienen in der *dritten Zone* (Reaktion) die *Kapillaren strotzend mit Blut gefüllt.* Die größeren *Blutgefäße waren bei unveränderter Wand erweitert* und *stark mit Blut gefüllt.* Auch diese dritte Zone war *durch Hitze zerstört und grenzte sich unscharf gegen das Gesunde ab.*

Aus diesen Untersuchungen zog STEPHAN den Schluß, daß der Protoplasmareichtum der Zellen eine größere Wärmeempfindlichkeit bedingt; aber es konnten auch weniger empfindliche Zellen bei größerem Flüssigkeitsgehalte der Umgebung (Ödeme, Lymphe, Blut) angegriffen werden. Die Unterschiede in den Veränderungen der Gewebe bei verschiedenen Bedingungen wurden nur der Ausdehnung, nicht der Qualität nach, angesehen. Die kapillären Gefäße wurden regelmäßig blutleer gefunden, während die größeren hyperämisch waren; die *Blutung an der Grenze der Zerstörungs- und der Reaktionszone wird auf Reißen von Gefäßen unter sprengender Wirkung der Hitze* zurückgeführt. Das Zugrundegehen der Gewebe wird erstens durch unmittelbare Hitzewirkung, teils durch Gerinnung der Gewebsflüssigkeiten und des Blutes und schließlich durch gewisse Sprengwirkung und Zertrümmerung verursacht.

Diese *histologischen Beobachtungen nach Elektrokoagulation* deutete STEPHAN also bereits *richtig als Folge der Wärmebildung,* die ihrerseits abhängig von *Widerstandsverhältnissen, Stromstärke, Elektrodengröße und Einwirkungsdauer ist.*

Die wechselnden Gewebsveränderungen sind nicht ihrer Art nach, sondern nur dem Grade nach verschieden. Sie sind auf Erwärmungsgrad, Geschwindigkeit

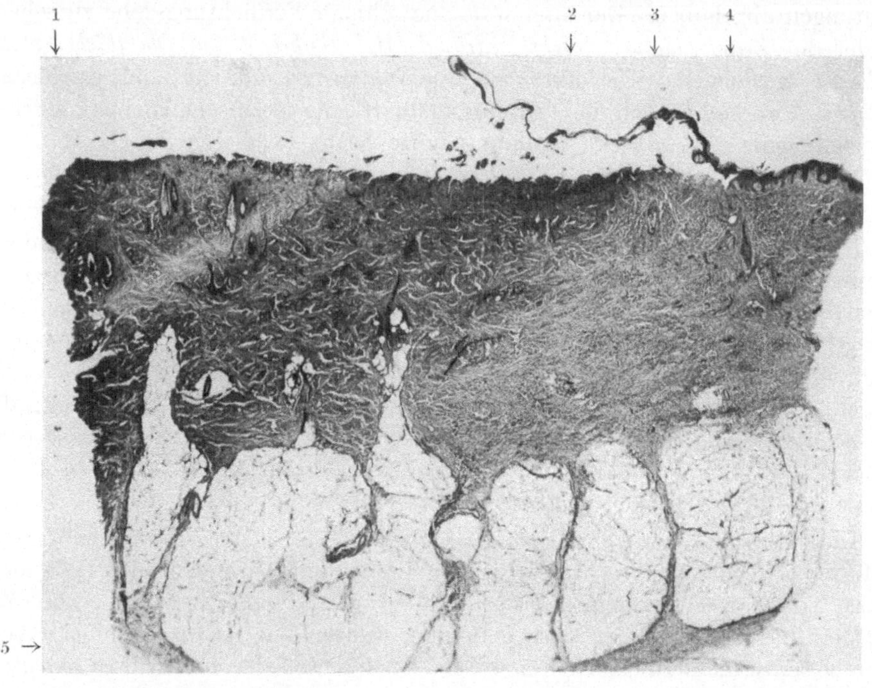

Abb. 58. Regelrechte Koagulation mit einer tellerförmigen Elektrode von 15 mm Durchmesser (Haut des Menschen). 1 Mittelschnitt senkrecht zum Koagulationskegel. 2—4 Randzone außerhalb der aufgesetzten Elektrode. 3 seitliche Grenze der Tiefenwirkung. Haut bis zur Spitze der Papillarkörper abgesprengt, zum Teil durch die entfernte Elektrode abgehoben. 5 Tiefenbegrenzung der primären Koagulationsnekrose (vgl. Abb. 62). Vergr. 8fach.

des Ablaufes und Zeitdauer der Einwirkung zurückzuführen. Die von SCHRIDDE beschriebenen *Hitzewaben* und *-spalten* finden wir auch nach *Elektrokoagulation,* besonders bei starker und rascher Koagulationswirkung. Sie sind nach SCHRIDDE der Ausdruck einer *Verdampfung der Gewebsflüssigkeit.* Diese *mehr oder weniger explosionsartig auftretende Wasserdampfbildung treibt das Bindegewebe spaltenartig auseinander* und durchsetzt das schmelzende Plattenepithel in dichten Tropfen. Die *spindelige Ausziehung der Kerne und Zellen,* ihre *dunklere Färbung infolge der Pyknose,* werden auch von SCHRIDDE als *Austrocknungserscheinungen* infolge der Hitzeeinwirkung angesehen, ebenso ihre *haarbüschelförmige Anordnung.*

Eine *weitergetriebene Hitzewirkung* ist ferner die *Homogenisierung bestimmter Zellgebiete,* in denen Zell- und Kerngrenzen mehr oder weniger verschwunden

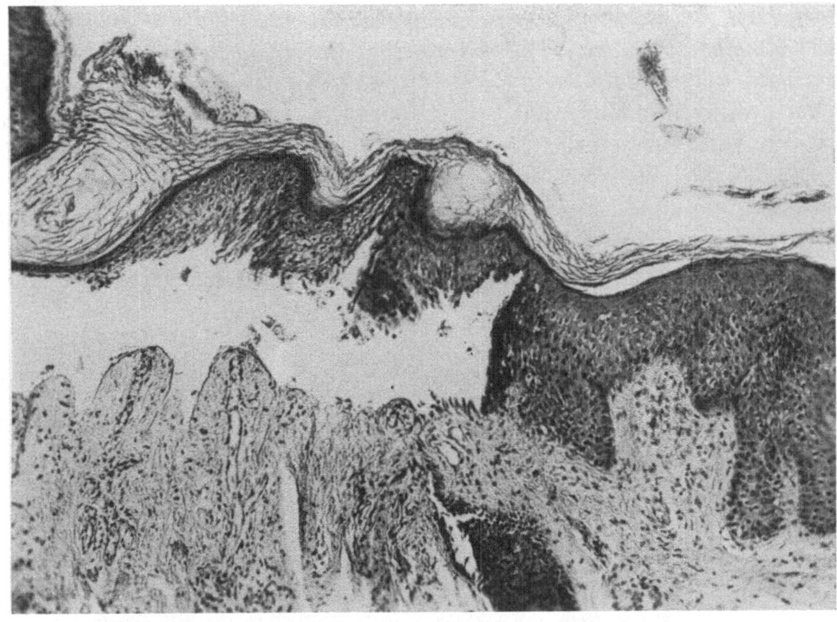

Abb. 59. Randzone außerhalb der aufgesetzten Elektrode. Die Haut ist bis zu den Papillarkörpern gewissermaßen aus deren Verzahnung abgesprengt. Die Zellen der Stachelschicht sind in die Länge gezogen. Oberflächliche Gefäße leer. Vergr. 100fach.

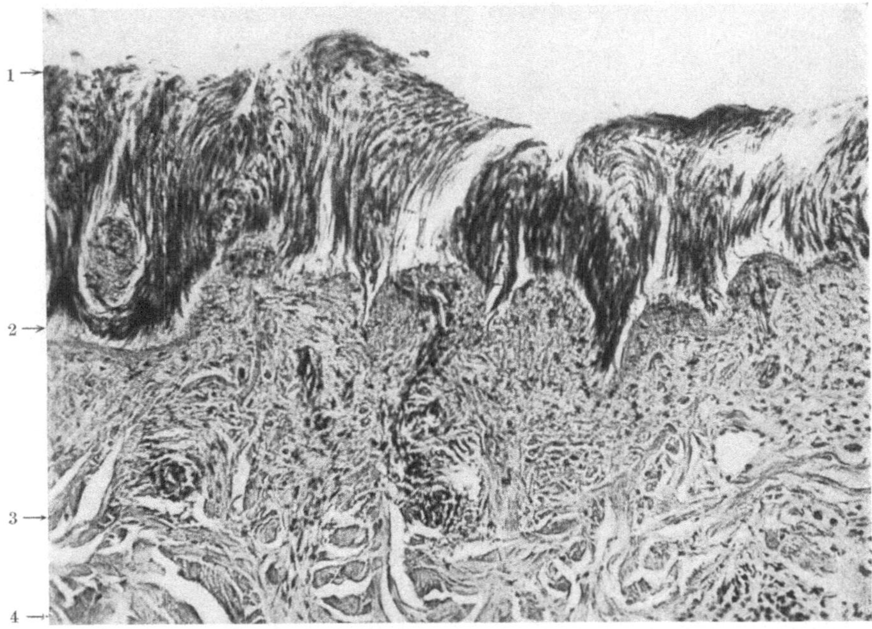

Abb. 60. Koagulation der Haut des Menschen. Abschnitt gegen den Elektrodenrand. Die Hornschicht ist abgesprengt, die (1–2) Stachelzellen stark in die Länge gezogen und gebüschelt, von den Papillarkörpern gelockert. 2–3 Schollige und homogene Umwandlung. 3–4 Hitzespalten in der Pars reticularis cutis. Vergr. 130fach.

sind. *Das durch Koagulation veränderte Gewebe,* besonders deutlich das Bindegewebe, *färbt sich stärker basophil,* erscheint also *blau.*

Die oft *sehr ausgeprägte Pallisadenstellung der spindelig ausgezogenen Zellen kommt nach meiner Auffassung durch die Richtung des Stromflusses* und *damit auch der Richtung des Fortschreitens der Erwärmung zustande.* Sie wird auf diese Weise den Verhältnissen der Stromlinien entsprechen. Besonders deutlich ist sie an der *Stachelzellschichte* der *Haut,* unter bestimmten Bedingungen an der *Schleimhaut,* am *Bindegewebe,* an *Sehnen,* seltener am *Muskel,* an *Nerven* und *Gehirn,* sowie am *Drüsengewebe* — z. B. an der *Schilddrüse* — und an *parenchymatösen Organen.* Deutlich sind diese Pallisadenstellung und die genannten

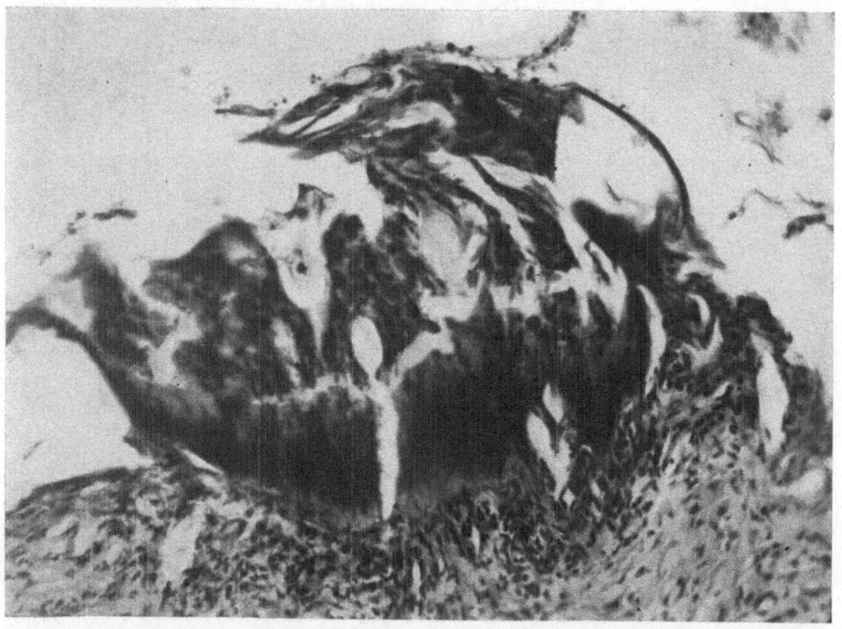

Abb. 61. Verschmelzung und Büschelung stark in die Länge gezogener Karzinomzellen durch Elektrokoagulation (Adenokarzinom des Rektum). Vergr. 150 fach.

Zellveränderungen vor allen Dingen an den *Geschwülsten* zu sehen. Der unregelmäßig läppchenförmige und maschige Aufbau des Fettgewebes, das durch seinen Ölgehalt einen besonders hohen elektrischen Widerstand besitzt, läßt hingegen eine pallisadenförmige Anordnung von Zellen nicht zustande kommen, während gelegentlich spindelige Umwandlung der Kernform und Hyperämie zu finden sind.

An allen Geweben entstehen unter dem Einflusse der Koagulation mehr oder weniger ausgesprochene Hitzewaben und Hitzespalten, die mit SCHRIDDE auf *umschriebene Wasserdampfexplosionen* zurückzuführen sind. Diese Waben und Spalten sind von koaguliertem Eiweiß und verkochten Zelltrümmern ausgekleidet. Soweit histologisch erhaltene Zellen sie umgeben, was häufig ist, handelt es sich um *hitzefixierte, abgetötete Zellen* (Abb. 58—61).

Diese *primären Gewebsveränderungen* bei Elektrokoagulation hängen in ihrem gegenseitigen Mengenverhältnisse weitgehend von der Technik ab, mit der elektrokoaguliert wurde.

Wenn wir mit *großer Stromstärke* — im Verhältnis zur Elektrodengröße — bei mittlerer Wellenlänge von 750 m koagulieren, so tritt sehr rasch lediglich eine oberflächliche Koagulation ein, dann Brandschorfbildung. Das histologische Bild gleicht dann sehr einer Hitzeeinwirkung von außen, indem die Tiefenausdehnung fehlt, während sich an der Oberfläche, neben dem mehr oder weniger homogenen und zerklüfteten Schorf, große Hitzewaben und -spalten finden, die gegen die Tiefe in Blutansammlungen übergehen. Man kann sich vorstellen, daß bei hoher Stromstärke die *plötzliche, schnell ansteigende*

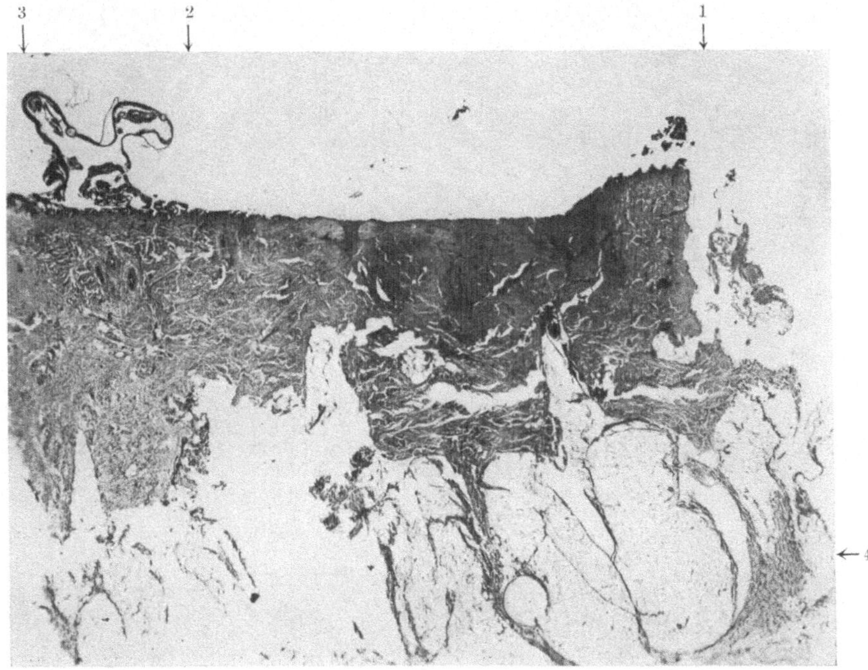

Abb. 62. Elektrokoagulation der Haut des Menschen mit einer Elektrode von 15 mm Durchmesser. Es war zu große Stromstärke gewählt, der Stromkreis zu lange geschlossen. 1 Mittelschnitt senkrecht zur Koagulationsfläche, Haut bis einschließlich der Papillarkörper kleben als Brandschorf an der Elektrode, nur in der Randzone abgesprengt, geschrumpft und eingekrempelt erhalten (bei 2 u. 3). 1—2 Oberfläche von feinem Brandschorf bedeckt, darunter völlige Verschmelzung des Gewebes durch Koagulation mit Hitzespalten, die nach der Tiefe breiter werden, ohne daß hier die Koagulation abgeschlossen ist; Tiefengrenze bei 4. Vergr. 8fach.

Hitzeentwicklung unter der Elektrode bei Stromschluß *keine langsame, schrittweise Koagulation zustande kommen läßt,* sondern *oberflächlich rasch zur Verkohlung* führt, während die *Intensität der Wasserdampfexplosion in der darunterliegenden Schicht so groß* ist, daß es zu starker Sprengwirkung und damit zu ausgesprochener Hitzewaben- und -spaltenbildung kommt. *Diese Sprengwirkung geht auch von der Blutflüssigkeit in den benachbarten Gefäßen aus,* so daß Einrisse der Gefäßwand mit Blutaustritten zustande kommen (Abb. 62—64).

Diese *Blutungen* sind, wie die *Hitzewaben,* bei *langsamer entstandener, vollständiger Koagulation* bei *geringerer Stromstärke weit weniger ausgesprochen.*

Diesen Befunden ist sicherlich *praktische Bedeutung* beizumessen im Hinblick auf die Technik der Elektrokoagulation. Die regelrechte Elektrokoagulation soll, wie wir später sehen werden, bei Geschwulstoperation die Zellverschleppung durch die Blutbahn verhindern. Bei falscher Ausführung unter Verwendung

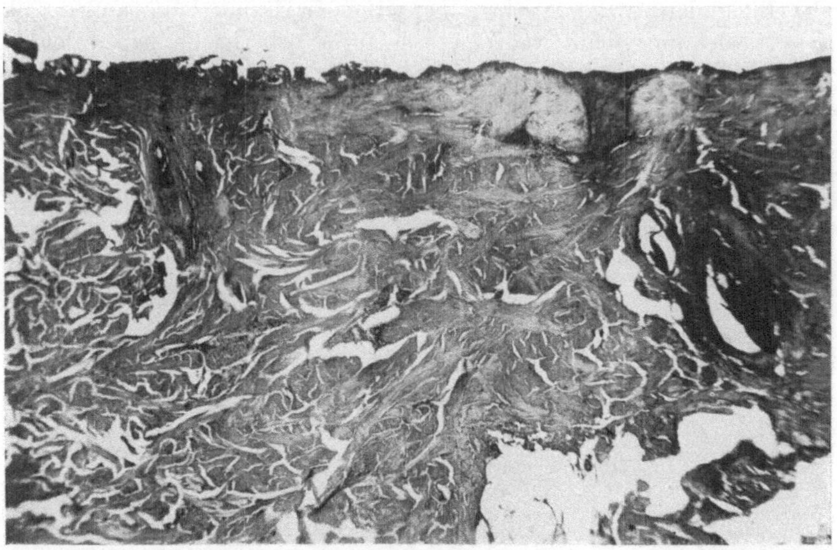

Abb. 63. Elektrokoagulation der Haut des Menschen (wie bei Abb. 62). Abschnitt gegen den Elektrodenrand. Hornschichte abgelöst. Brandschorf, darunter völlig homogenes Gewebe, entsprechend den Papillarkörpern und dem darunterliegenden Teil der Netzschicht. Weiter in der Tiefe Hitzespalten. Vergr. 30fach.

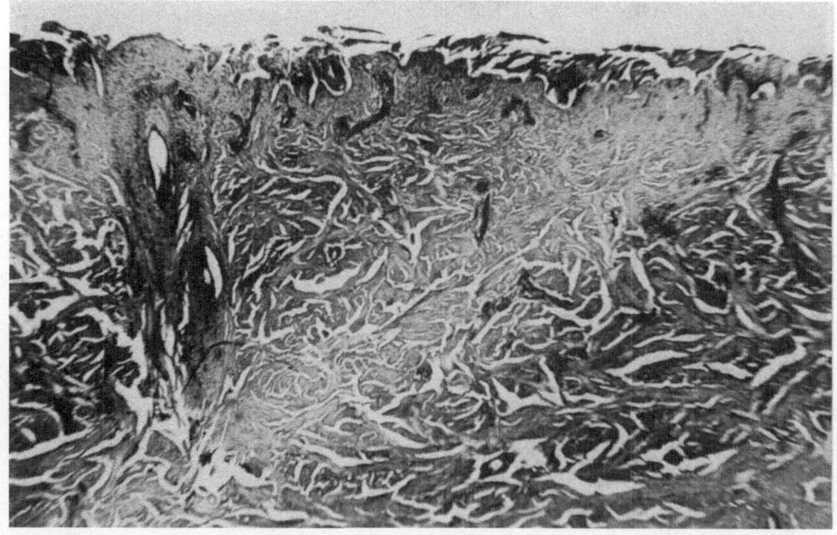

Abb. 64. Elektrokoagulation der Haut des Menschen (wie bei Abb. 58). Abschnitt gegen die Mitte der Elektrode. Hornschicht abgesprengt und durch die Elektrode entfernt. Stachelzellenschicht vom Papillarkörper abgesprengt, stark geschrumpft zu einzelnen Büscheln. Schollige und homogene Umwandlung der Papillarkörper und der Netzschicht. Hitzespalten. Vergr. 30fach.

großer Stromstärke kann es in der Tiefe zu kleinen Einrissen in die Gefäßwände kommen, bevor das Geschwulstgewebe der Umgebung soweit erhitzt ist, daß die Zellen abgetötet sind. Eine Begünstigung der Zellverschleppung ist also auf diese Weise immerhin denkbar.

Eine *Überhitzung*, d. h. zu rasche Erwärmung unter der Elektrode und damit Brandschorfbildung entsteht ferner *bei Blutung aus dem Gewebe*, die besonders leicht bei blutreichen Geschwülsten, beispielsweise bei *Adenokarzinomen*, bestimmten *Hirntumoren*, *Kavernomen* und bei *parenchymatösen Organen* eintritt, wenn man nicht mit minimaler Stromstärke und ohne zu starken Druck auf das Gewebe koaguliert. Ist die *Stromstärke auch nur etwas zu hoch, kommt es rasch zum Platzen der Blutgefäße dicht unter der Elektrode, bevor Koagulation erfolgt ist. Das austretende Blut gerinnt und verkohlt sofort unter prasselndem Funkenregen und macht weitere Koagulation unmöglich. Bei Entfernung des isolierenden Blutschorfes mit dem Tupfer* oder *einem Instrument blutet es wieder,* so daß man Mühe hat, eine richtige Koagulation zustande zu bringen, nachdem einmal zu Beginn der beschriebene Fehler gemacht wurde. *In diesem Falle verwandelt sich der Vorteil elektrochirurgischer Technik rasch in einen Nachteil.*

Heilungsvorgänge nach Elektrokoagulation.

In den meisten Fällen ist das elektrokoagulierte Gewebe bis auf einen möglichst geringen Rest zu entfernen; denn es ist als nekrotischer Gewebsabschnitt wie ein Fremdkörper zu betrachten.

Bei den *offenen Wunden* erfolgt nach bestimmter Zeit, entweder *nach wenigen Tagen* oder nach *drei bis vier Wochen* oder noch später, *je nach Stärke des koagulierten Gewebes*, dessen *Abstoßung*. Man spricht meist von *Schorfabstoßung*, obwohl diese Bezeichnung im strengen Sinne nicht richtig ist. *Jedenfalls unterscheidet sich dieser Schorf*, wenn er nicht zu großen Umfang — der Tiefe nach — hat, *wesentlich von einem Wund- oder von einem Brandschorf*, indem er nicht undurchlässig auf der Wunde haftet, sondern *feucht ist infolge einer ständigen, außerordentlich starken Flüssigkeitsausscheidung*, die durch ihn hindurch erfolgt. *Er hindert also nicht, wie die anderen erwähnten Schorfe, den Sekretabfluß*, so daß Verhaltungen, Phlegmonen usw. unter ihm entstehen können, vorausgesetzt, daß er nicht durch unrichtige Verbände zur Austrocknung gebracht wird. *Der Abstoßung des Koagulationsschorfes voraus geht* die *Demarkation* des *durch Hitze zerstörten Gewebes*, das im wesentlichen aus *drei Abschnitten* besteht: 1. dem mehr oder weniger *homogenen koagulierten Gewebe*, 2. dem *hitzegeschädigten* Gewebe, das erstens aus *sofort abgetöteten*, *hitzefixierten* und zweitens aus durch Hitze in der *Lebensfähigkeit schwer geschädigten Zellen* besteht (Abb. 65 u. 66).

Man hat also einen *nekrotischen* und einen *nekrobiotischen* Teil des koagulierten Gewebes zu unterscheiden. Letzterer geht in einen reaktiven stark hyperämischen Gewebeabschnitt über.

Die *Grenzlinie dieser drei Abschnitte gegen das gesunde Gewebe* ist nun *keineswegs scharf*, da die Tiefenwirkung der Hitze, wie wir früher gesehen haben, sehr wechselt. Infolgedessen ist das *nekrotische* und *nekrobiotische Gewebe gegenüber dem Gesunden gewissermaßen verzahnt*, haftet längere Zeit sehr fest und darf nicht mechanisch beeinträchtigt werden, da auf diese Weise die in der Tiefe ablaufenden Vorgänge der Demarkation, die gleichzeitig einen *Schutzwall für den Körper* aufbauen, gestört werden. *Während dieser Zeit der Abstoßung*, die bei ausgedehnten Koagulationsflächen und größerer Koagulationstiefe mehrere Wochen dauern kann, *erfolgt eine sehr rasch nach der Koagulation* gleichzeitig mit

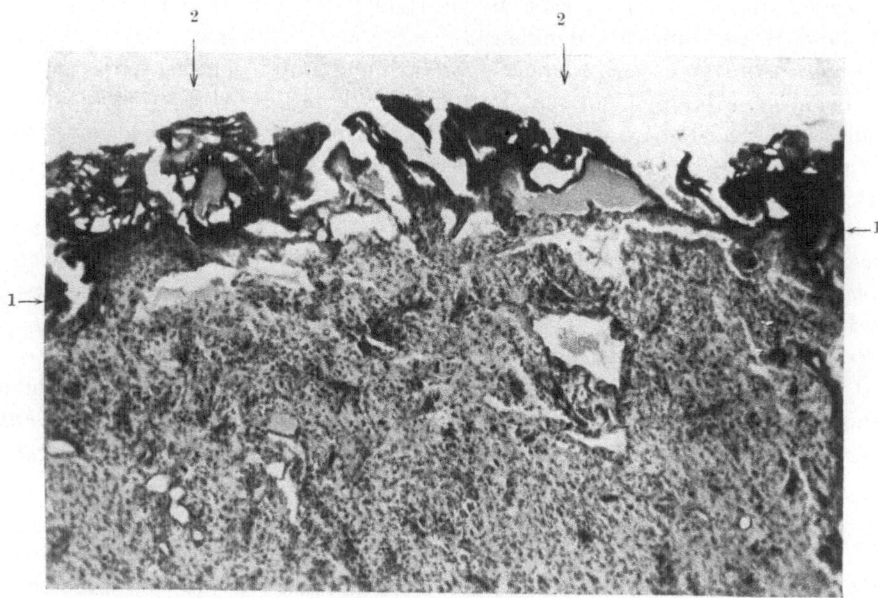

Abb. 65. Brandschorf (2) nach Thermokauterwirkung am 10. Tag, darunter Hitzespalten (1) (Karzinom der Haut). Vergr. 40fach.

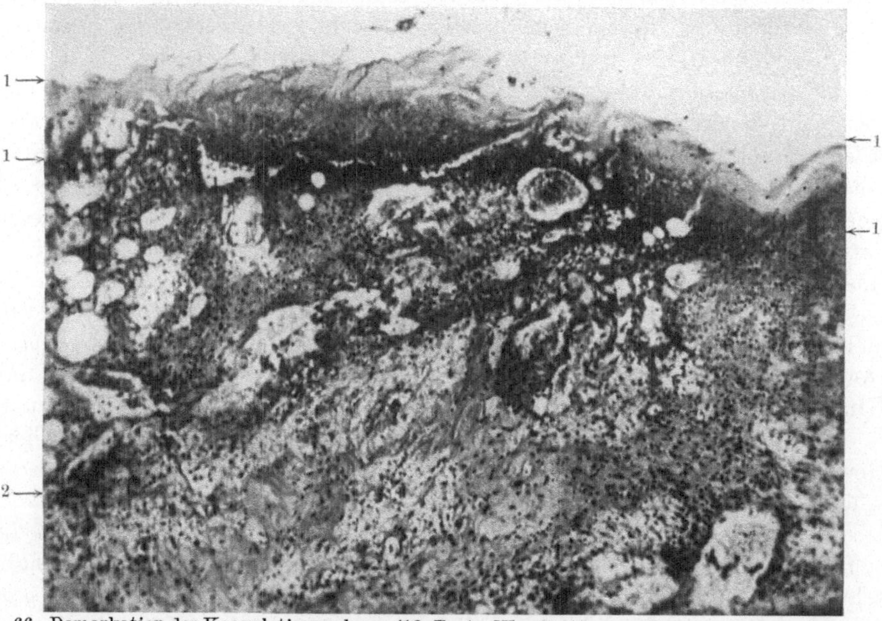

Abb. 66. Demarkation der Koagulationsnekrose (12. Tag). Wundbett gegen Prostata nach Amputatio recti, wegen inoperablen Karzinoms der Vorderwand. Vergr. 50fach. Rundzelleninfiltration bis in die primäre Koagulationsnekrose hinein. Hitzewaben. 1—1 Primäre Koagulationsnekrose. 1—2 Sekundäre Koagulationsnekrose.

der *ausgesprochenen Hyperämie in der Grenzzone* einsetzende *Zellinfiltration,* vor allem aus *Leukozyten,* aus Abraumzellen, Riesenzellen, Polyblasten bestehend.

In der Grenzzone erscheinen mit den einwachsenden jungen Gefäßen *Fibroblastenzüge*. Damit wird die Demarkation eingeleitet und bis zur *vollendeten Abstoßung der Nekrose* ein *außerordentlich kräftiges*, zu *rascher Vernarbung neigendes Granulationsgewebe gebildet*.

In *geschlossenen Wunden* spielen sich *histologisch ähnliche Vorgänge* ab. Es kommen aber noch *einige Besonderheiten hinzu*, die *große praktische Bedeutung* haben, vor allem für die Chirurgie der parenchymatösen Organe.

Während bei einer offenen Wunde verschiedene Schichten, deren äußerste die primäre Koagulationsnekrose ist, zu unterscheiden sind, in denen der Ausdruck einer Abstoßung der Nekrose nach außen zu sehen ist, ist die

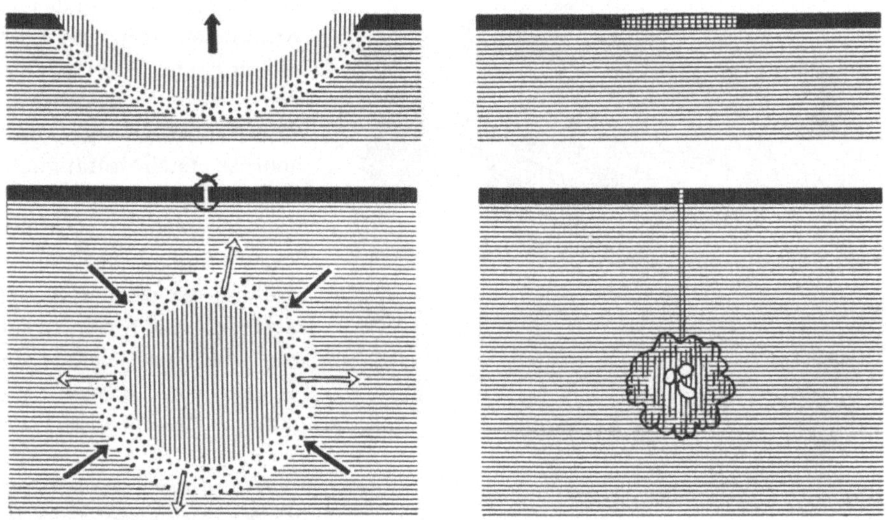

Abb. 67. Schematische Darstellung des Vernarbungsvorganges bei der offenen und der geschlossenen Koagulationsnekrose. Offene Koagulationsnekrose: hyperämische Reaktion, Abstoßung nach außen, Narbenschrumpfung. Geschlossene Koagulationsnekrose: hyperämische Reaktion, Narbenschrumpfung, Durchwachsung mit jungen Gefäßen und jugendlichem Bindegewebe, Erweichungszysten. Abkapselung. Langsame Resorption.

Koagulationsnekrose in der geschlossenen Wunde *allseits von reaktionsfähigem* Gewebe umgeben.

Liegt der *koagulierte Abschnitt an der Oberfläche eines parenchymatösen Organes*, wie der Leber, so fanden wir, in Übereinstimmung mit den Untersuchungen von Kuntzen und Vogel *schon in den ersten Stunden Verklebungen mit der Umgebung, besonders mit dem Netz*.

Das wichtige ist nun, daß das koagulierte Gewebe weder abgestoßen noch in gewohnten Zeitgrenzen resorbiert wird. Es entwickelt sich zunächst nach den Untersuchungen von Kuntzen und Vogel schon nach sechs Stunden außerhalb des unter unmittelbarer Wärmewirkung abgetöteten Gewebes, wie bei der Demarkation, allmählich ein zweiter Nekrosesaum der geschädigten Zellen, der als *sekundäre Nekrosezone* zu bezeichnen ist. Gleichzeitig ist aber eine *außerordentlich starke leukozytäre Infiltration aus der Umgebung festzustellen;* später — nach etwa zwei bis drei Tagen — erscheinen mit Ausbildung der zweiten Demarkationszone *Wanderzellen* und *Fibroblasten* als äußerste Begrenzung gegen das gesunde Gewebe. Die Gefäße im Koagulationsbezirke sind leer und meist vollkommen verschlossen; bei größeren können Blutungen in die Umgebung sichtbar sein. In der sekundären Nekrosezone ist oft nach einigen Tagen eine Thrombosierung der Gefäße zu finden. *Während der vollständigen Ausbildung der Koagulationsnekrose, d. h. bis zum Abschlusse der sekundären Nekrose, verschwindet nichts von dem zerstörten, hitzefixierten Gewebe,* und mit *Ausbildung des fibroblastenreichen Granulationsgewebes kommt es zur Einkapselung.*

Das *koagulierte Gewebe wird also zunächst weder resorbiert noch abgestoßen, sondern wie ein Fremdkörper abgekapselt.* Eigene Untersuchungen an den verschiedensten parenchymatösen Organen und an der Muskulatur des Hundes und Kaninchens führten zu denselben Ergebnissen. Bemerkenswert ist, daß die Abkapselung der Koagulationsnekrose nach anfänglicher *Hyperämie* der Umgebung mit wesentlich geringerer Exsudation als bei der Abstoßung der offenen Koagulationsnekrose einhergeht und daß das nekrotische Gewebe bei diesem Vorgange *außerordentlich stark schrumpft* (Abb. 67).

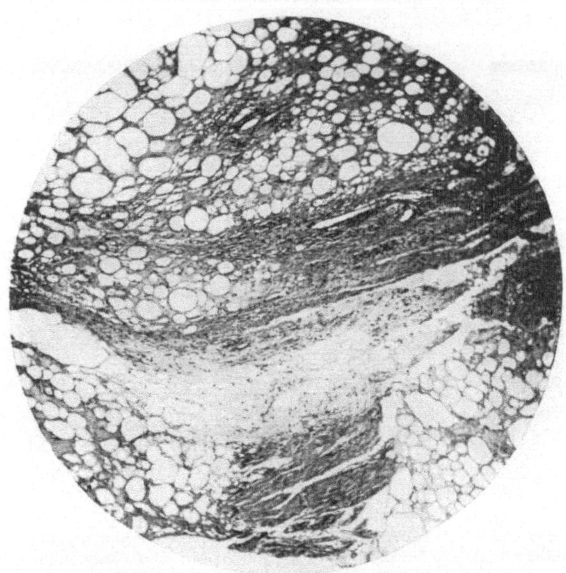

Abb. 68. Hitzewaben und kleine Zysten im Bereich einer Muskelnarbe 3 Monate nach Elektrokoagulation.

Hitzewaben, spindelig ausgezogene, geschrumpfte Zellen, kurz die *Erwärmungsfolgen im Gewebe* und hitzefixierte Zellen kann man in wechselndem Umfange *noch Monate nach der Elektrokoagulation nachweisen* (vgl. DELBANCO). Allerdings treten nun gleichzeitig mit der Abkapselung des koagulierten Gewebes noch andere Vorgänge auf, die schließlich zu einer *weitgehenden Schrumpfung* führen. Zunächst erfolgt eine mehr oder minder starke Durchtränkung mit Lymphe; ein Teil des koagulierten Gewebes wird *langsam verflüssigt. So findet man mehrere Wochen, selbst Monate nach einer größeren Koagulation in deren Bereich kleinere oder größere Hohlräume, die mit zum Teil gelblicher klarer, zum Teil braun getrübter Flüssigkeit gefüllt sind* (vgl. auch LÄWEN) (Abb. 68 u. 69).

Aber auch wenn makroskopisch *derbes,* meist *weißlich gefärbtes Narbengewebe* ohne Flüssigkeitsansammlung vorliegt, habe ich *mikroskopisch Höhlenbildungen verschieden großen Umfanges in Gestalt von Zysten* beobachtet. *Diese Zysten zeigen auf dem histologischen Schnitt keinen Inhalt.* Sie sind oft von *endothelartigen Zellen ausgekleidet,* zuweilen von *blasigen Zellen.* In früheren Stadien aber, bis zu mehreren Wochen nach der Elektrokoagulation findet man zwischen den *Rundzellenanhäufungen* und *Fibroblastenzügen* typische *mehrkernige Riesenzellen. Diese den histogenen Riesenzellen entsprechenden Zellen finden sich oft randständig an diesen Zysten. Man hat den Eindruck, daß die Hohlräume und*

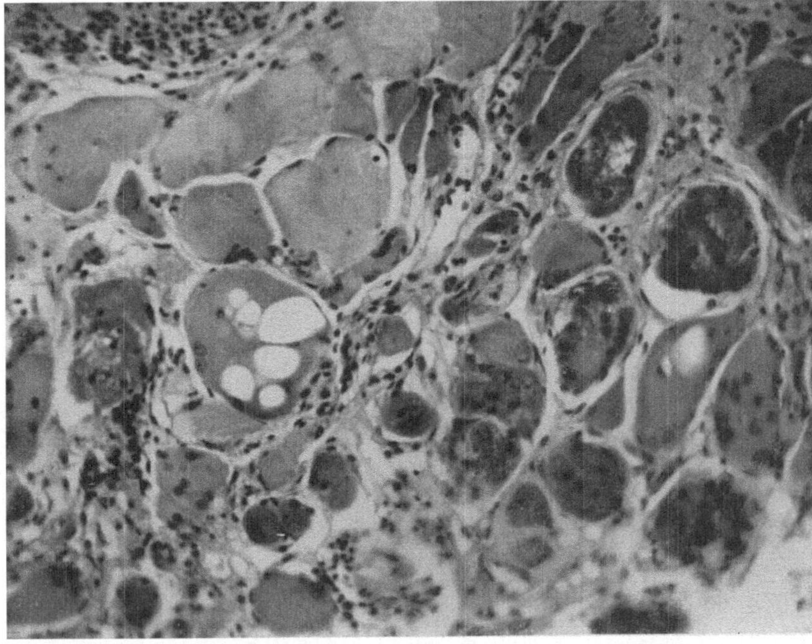

Abb. 69. Koagulationswirkung an Muskulatur nach 3 Monaten. Hitzewaben innerhalb von Muskelfaserbündeln. Schollige Degeneration. Rundzelleninfiltration im Zwischenbindegewebe. Vergr. 280fach.

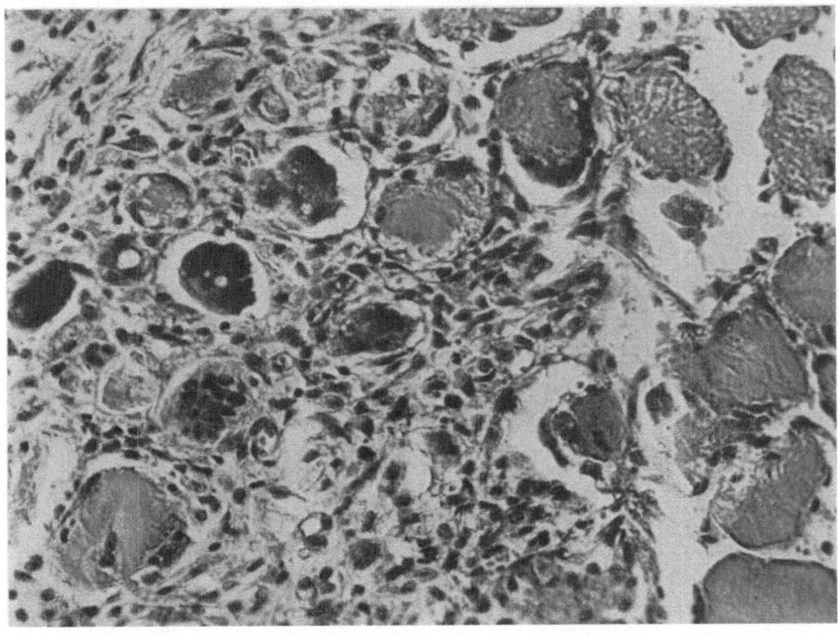

Abb. 70. Koagulationsgrenze in der Oberschenkelmuskulatur des Kaninchens 10 Tage nach Elektrokoagulation. Hyaline und schollige Degeneration einiger Muskelfaserbündel, Schrumpfung anderer Muskelfaserbündel (dunkle Färbung, heller Hof) (Querschnitt). Fibroblastenwucherung aus dem Zwischenbindegewebe; Rundzellen; Riesenzellen. Vergr. 300fach.

Zysten durch Verflüssigung und langsame Resorption koagulierten Gewebes zustande kommen. Infolge der *Derbheit* des *gesamten Ersatzgewebes* und des *langsamen Vorganges,* der zu *Abkapselung* der nur *nach und nach resorbierbaren Koagulationsnekrosen* führt, *bleiben diese Zysten lange erhalten,* ähnlich wie die Muskelzysten nach Trauma und Blutergüssen (Abb. 70).

Borst hat schon vor Jahren bei Versuchen über Sehnenregeneration im Granulationsgewebe der Operationsstelle zystenartige Hohlräume beschrieben, die gelegentlich mit sicheren Lymphräumen in Verbindung standen. Diese Zysten, die Seidenfäden, Trümmer nekrotischer Sehnen, Leukozyten und Kernreste enthielten, faßte Borst als eine Hohl-

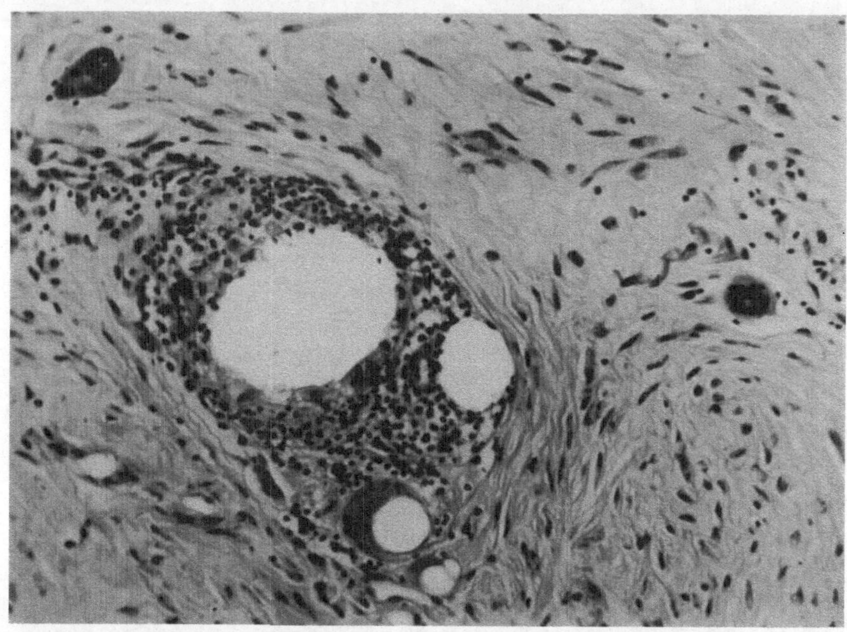

Abb. 71. Rundzellen, Fibroblasten, Riesenzellen, Zystenbildung im Bereich koagulierter Muskulatur nach 28 Tagen. Vergr. 150fach.

raumbildung auf, die dem Vorgange der Resorption diene. Ähnlich wird es sich unserer Ansicht nach mit den Zystenbildungen in Koagulationsnekrosen verhalten (Abb. 71 und 72).

An sich neigt also das Narbengewebe, das die *Koagulationsnekrose wohl erst nach langer Zeit ersetzt,* zu *starker Schrumpfung.* Das zeigten unsere bereits erwähnten klinischen und experimentellen Untersuchungen.

Keysser beobachtete nach Koagulation, die einer Unterbindung der Arterien und Venen eines Basedowkropfes folgte, Schrumpfung bei völliger bindegewebiger Umwandlung der Schilddrüse. Auch nach Koagulation der Milz im Hundeversuche sah Keysser drei Wochen später lediglich einen daumenlangen und daumendicken Rest, während er bei vollständiger Koagulation eine mit blutiger Flüssigkeit gefüllte Höhlenbildung vorfand.

Praktisch wichtig ist, daß nach den bisherigen Untersuchungen die *Koagutlaionsnekrosen in geschlossenen Wunden* und an *parenchymatösen Organen,* wie *Milz* und *Leber, nicht abgestoßen,* sondern *abgekapselt* und *sehr langsam resorbiert* werden. Im Verlaufe dieses Vorganges kommt es schließlich unter starker Schrumpfung zu *derben Narbenbildungen,* während anfangs gelegentlich *Flüssig-*

keitsansammlungen verschiedener Art in *zystenartigen Hohlräumen* angetroffen werden, die wahrscheinlich auf *Lymphansammlung mit teilweiser Erweichung* oder *Verflüssigung* des *koagulierten Gewebes* zurückzuführen sind. Diese Koagulationsnekrosen werden bei den Organen der Bauchhöhle durch die Serosa der Umgebung oder das Netz gegen die freie Bauchhöhle abgekapselt; *bei geschlossenen Wunden gefährden sie die Wundheilung nicht, solange verklebungsfähige Schichten, zumindest Haut mit Unterhautfettgewebe, darüber vereinigt werden können* und solange sie nicht von der Umgebung her, auf dem Blut- oder Lymphwege oder schließlich von außen *infiziert* werden. Durch *Dränage* wird ein *starker*

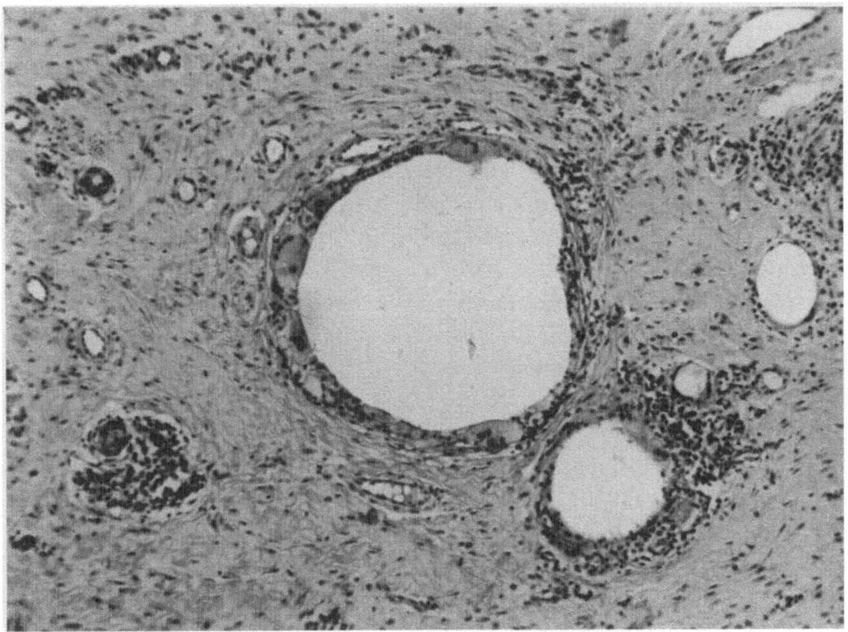

Abb. 72. Koagulation in Muskulatur nach 28 Tagen. Zysten, umgeben von Rundzellen. Riesenzellen, Fibroblasten. Junge Gefäße. Vergr. 70fach.

Lymphfluß nach außen erreicht, der in *gewissen Fällen erwünscht* ist, der aber die *Heilungsdauer verzögert* und eine gewisse Infektionsgefahr mit sich bringt.

b) Elektrodesikkation.

Das Verfahren der *Elektrodesikkation* geht auf CLARK zurück, der auch über die *histologischen Veränderungen* bei diesem elektrochirurgischen Vorgange berichtete. Die *Desikkation* bewirkt eine *Schrumpfung* der *Zellen,* deren *Kerne verdichtet* und in die *Länge gezogen* erscheinen. Die Blutgefäße fand CLARK thrombosiert. Im Tierversuche zeigte sich *einige Tage nach Anwendung der Desikkation Rundzelleninfiltration in der Umgebung.*

Die Schrumpfung, Ausziehung und Verdichtung von Zellen und Kernen nimmt CLARK als *Besonderheit für die Desikkation* in Anspruch, während die *Koagulation eine Umwandlung des Gewebes in eine homogene, strukturlose Masse bewirke.*

Nach dem bisher Gesagten und auf Grund eigener histologischer Untersuchung über die Desikkationswirkung können wir CLARK nicht völlig beipflichten, wenn er einen *grundsätzlichen* Unterschied zur Koagulationswirkung aufstellt. *Auch histologisch* handelt es sich *lediglich um quantitative Unterschiede*. Die *spindelig ausgezogenen Zellen mit hyperchromatischen, pyknotischen Kernen* finden wir auch bei *Koagulation* und — wie wir sehen werden — bei der *Elektrotomie*.

Andererseits sieht man auch bei *Desikkation* unter gewissen Bedingungen *Homogenisierung des Gewebes, Hitzewaben* und *Brandschorfe*. Auch bei sorgfältigster Technik gelingt es nicht immer und ausschließlich, eine derartige Wirkung zu erzielen, die sich histologisch lediglich in geschrumpften Spindelzellen äußert. Ferner zeigen sich auch bei der Desikkation die kleinen oberflächlichen Blutgefäße leer, die tieferen erweitert, gelegentlich nach einigen Tagen thrombosiert. *Sofort nach der Desikkation tritt Hyperämie der Umgebung ein; Rundzelleninfiltration ist schon nach vier Stunden festzustellen.*

Die histologischen Befunde ähneln denen nach der alten Fulguration mit kurzen Funken. Bei beiden gibt es jedoch quantitative Unterschiede. Schon FREUND (1902) stellte histologisch fest, daß „*Funkenentladungen*“ zunächst „*austrocknend*“ auf das Gewebe wirken.

Die histologischen Untersuchungen zeigen aber, daß *bei Übung und richtiger Technik die Desikkation zu einer genau lokalisierbaren oberflächlichen Gewebszerstörung ausgezeichnet* geeignet ist.

c) Elektrotomie oder Schmelzschnitt.

Schon bei der unipolaren Elektrotomie mit der DE FORESTschen Nadel wurde von M. COHN (1910) festgestellt, daß das Gewebe *einerseits wie mit dem Messerschnitte durchtrennt, andererseits* durch längeres Verweilen der Elektrode an einem Punkte „*verschorft*“ werden könne.

Die Wunden nach der Operation mit der DE FORESTschen Nadel zeigten entweder lediglich eine *hauchfeine makroskopische Veränderung* und *heilten nach Naht ähnlich wie Messerwunden,* oder sie trugen an den *Wundrändern* eine *mehr oder weniger feine Koagulationsschicht,* die *Heilung nach Nahtverschluß unmöglich machte,* da eine *Verklebung* der Wundflächen nicht zustande kommen konnte. COHN teilt leider keine histologischen Befunde mit, erwähnt aber, daß er an Kaninchen *Leberresektionen* unter sehr geringer Blutung ausführte. Die Tiere lebten noch vier Monate nach der Operation. Bei der Sektion habe sich an der Resektionsstelle keinerlei sichtbare Veränderung mehr gefunden.

Im gleichen Jahre berichtet ferner CZERNY über Operationen mit der DE FORESTschen Nadel, mit der er auch *bipolar unter Verwendung eines Funkenapparates vorging.*

Diese *Lichtbogenoperation* (CZERNY) ist also der unmittelbare Vorläufer unserer heutigen *Elektrotomie.*

JOHANSSON (1925) verwandte die „Diathermieoperation“ klinisch u. a. zur radikalen Mammaamputation. Damals handelte es sich noch nicht um einen besonderen Apparat für Hochfrequenzschnitt mit hoher Funkenzahl. Trotzdem erzielte JOHANSSON primäre Heilung nach Nahtverschluß. Die mikroskopisch untersuchte Schmelzschnittnarbe (2—3 mm breit) unterschied sich nur *unwesentlich* von der Messerschnittnarbe (2 mm breit). Die *Hautnarbe war also lediglich eine Spur breiter* als nach der Operation mit dem Messer.

Auch STEIN (1925) belegt die primäre Heilung nach Mammaamputation mit der DE FORESTschen Nadel durch eine Abbildung, die die glatte Narbenbildung zeigt.

JOHANSSON führte ferner Tierversuche aus, um die Brauchbarkeit des Diathermiestromes zur *Blutstillung* und *Operation an parenchymatösen Organen* zu erproben.

Bei 3 Ratten legte er eine *Niere* frei und resezierte mit der Messerelektrode von einem Pole aus ein Viertel derselben. Nach 9 und 20 Tagen tötete er die Tiere. *Bei keinem wurde eine Nachblutung* gefunden. Die Resektionsstelle befand sich in „sehr schöner Heilung" ohne makroskopisch sichtbare Nekrose. *Mikroskopisch ergab die Resektionsfläche eine Koagulationsnekrose von etwa 1 mm Breite;* dann folgte eine breitere Zone, in der die Kerne schlechter färbbar waren. Arterien und Venen waren teils leer, während die meisten Kapillaren koaguliertes Blut enthielten. Nach 9 Tagen zeigte die Resektionsfläche einen mehrere Millimeter breiten Abschnitt, der sich durch *Rundzelleninfiltration* und *junge Bindegewebsbildung* auszeichnete. Gegen das gesunde Gewebe bestand ein *Demarkationsband.*

Nach *3 Wochen* war an der *geheilten Niere an der Resektionsstelle eine Bindegewebsschicht* von wechselnder Stärke zu sehen, die teils zellarm, teils ödematös war und teils fettige Degeneration erkennen ließ. In der Mitte dieser Bindegewebsnarbe befindet sich eine Insel jugendlicher und voll ausgebildeter Knorpelzellen. Gegen den unveränderten Nierenteil ist eine Demarkationsmembran festzustellen.

JOHANSSON nahm ferner *anläßlich einer Laparotomie* eine *Exzision aus der Leber ohne Blutung* vor, um die Diagnose — Zirrhose oder Lues — zu klären. Die mikroskopische Untersuchung des entfernten Leberstückes ergab außer Zirrhose einen *Koagulationsschorf von 1 mm Breite* mit *Vakuolenbildung der Zellen.*

Im *Rattenversuche* glückte JOHANSSON die *Resektion großer Leberabschnitte* ohne jede Nachblutung. *Auffallend war* auch *hier die glatte und schmale Vernarbung.*

VOLTZ und DÖDERLEIN d. J. (1926) unternahmen ebenfalls *Tierversuche,* um die Heilungsverhältnisse beim „*Funkenschnitt*" zu untersuchen. Sie benutzten noch keinen besonderen „Elektrochirurgieapparat". Aus der Bezeichnung „Funkenschnitt" geht hervor, daß mit verhältnismäßig langen Funken und entsprechend hoher Spannung und Stromstärke geschnitten wurde. Damit wird auch die weitgehende Übereinstimmung der histologischen Befunde mit denen nach Elektrokoagulation erklärt. Neben Koagulationswirkung wurden Hitzespalten usf., ja sogar Brandschorfe beobachtet. DÖDERLEIN d. Ä. hatte die Technik der Lichtbogenoperation zu großen gynäkologischen Operationen, zu Totalexstirpationen und Ovariotomien verwandt. Bei der Operation fiel die Blutungssparung auf; hingegen machte sich die *Heilungsverzögerung nachteilig bemerkbar.* Diese Beobachtung gab den Anlaß zum Studium der Heilungsvorgänge nach Funkenschnitt, wozu als besonders geeignet die *Niere des Kaninchens* gewählt wurde.

Die histologischen Präparate des *frischen elektrischen Schnittes* (der damaligen Technik) zeigten nun Veränderungen am Wundrand, die mit denen nach *Elektro-*

koagulation völlig übereinstimmten und sich nur der *Ausdehnung nach unterschieden*. VOLTZ und DÖDERLEIN stellten auch Parallelen auf mit den histologischen Bildern der *Strommarken* und *sonstigen Hitzewirkungen,* die JELLINEK und SCHRIDDE beschrieben hatten. Dort, wo der Funke in unmittelbare Berührung mit dem Gewebe kam, also an der Schnittfläche, fanden sich unter einer *Verkohlungsschicht Hitzewaben*. Unter den Hitzewaben folgte eine Schicht, die sich *basophil stärker färbte,* deren *Zellen geschrumpft* waren und *pyknotische Kerne*

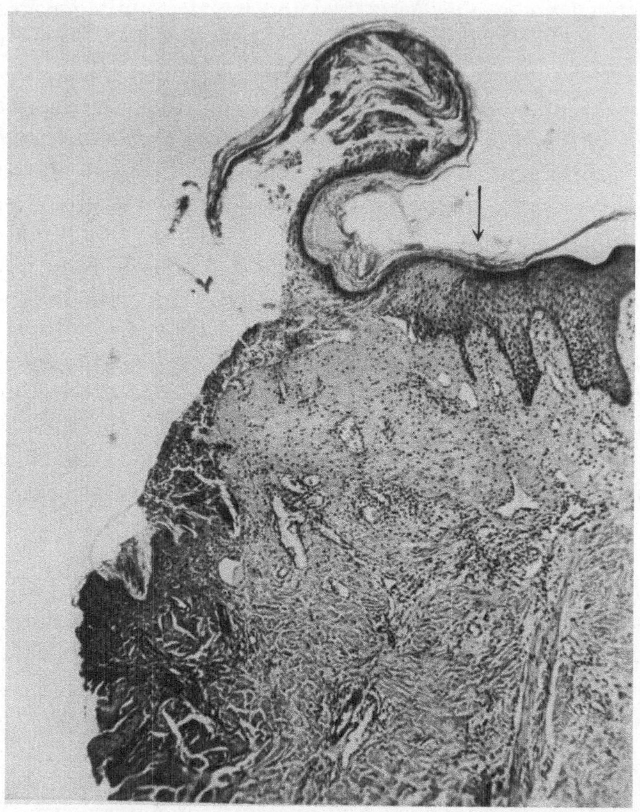

Abb. 73. Koagulationsreicher Schmelzschnitt durch die Haut des Menschen. Absprengung und Einkrempelung der Haut bis zu den Spitzen der Papillarkörper. Die keilförmige primäre Koagulationsnekrose (Basis an der Oberhaut) deutlich sichtbar (Pfeile!). Primäre Hitzeveränderungen auch an der Stachelzellschicht, aufhörend wo diese wieder dunkler erscheint. Koagulationssaum des Unterhautgewebes dunkler gefärbt, zeigt einzelne Hitzespalten. Vergr. 40fach.

zeigten. Die Nierenkanälchen waren verengt und leer. Es folgte eine *heller gefärbte Schicht* mit teils unveränderten Zellen, teils abgelösten und vakuolisierten Epithelien. Das Zwischengewebe war in dieser schon stark aufgelockert und es fanden sich Ansammlungen von Blutzellen. Dieser *dritte Abschnitt* ging ohne Schorfgrenze in das *normale Gewebe* über. Die gesamten Veränderungen dehnten sich keilförmig zu beiden Seiten des Schnittes aus, wobei sich ihre Basis im Bereiche der Nierenkapsel, die Spitze am Schnittende fand.

Diese *Keilform des Funkenschnittes* wurde von VOLTZ und DÖDERLEIN in richtiger Weise erklärt, indem sie den *erheblich größeren elektrischen Widerstand der derben Nierenkapsel als Ursache für die größte Wärmeentwicklung und Tiefenausdehnung dieser Hitzewirkung annahmen.*

Die *morphologischen Unterschiede im Aufbau* der *drei Zonen* sind durch die wechselnden Erwärmungen der entsprechenden Gewebsabschnitte zu erklären. Die stärkste Hitzewirkung trifft die Oberfläche; dann folgen die Schicht der Schrumpfung und Austrocknung und schließlich eine Schicht nicht so weit getriebener Schädigung.

Nach 24 Stunden fanden sich im Schnittspalte reichlich Fibrin und Blut bis auf ein Klaffen des Schnittes an der Oberfläche des Organes. Die *erste Zone,* Brandschorf und Hitzewaben, war bis auf geringe Reste verschwunden; die *zweite Zone* zeigte jetzt eine nahezu strukturlose Masse, während die Kerne bis in Einzelheiten deutlich gefärbt waren, aber nahe zusammen liegen. Harnkanälchen waren nicht mehr zu erkennen. Es entstand der Eindruck der Schrumpfung dieses Abschnittes. In der *dritten Zone* bestand das Bild einer fortschreitenden Nekrose. Blaß gefärbte, homogene Säume waren als Reste der leeren Tubuli übrig geblieben. Bemerkenswert war, daß die Kerne des interstitiellen Stützgewebes und der Glomeruli besser erhalten waren.

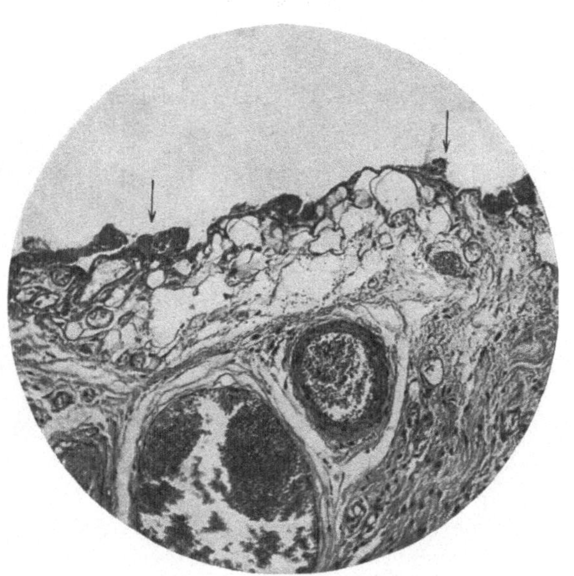

Abb. 74. Koagulationsreicher Schnitt mit der Bandschlinge, der die tiefere Ausdehnung der Hitzeveränderungen in der Nähe von Gefäßen zeigt (Hitzewaben).

Dieser Befund ist mit der Beobachtung STEPHANs zu vergleichen, der eine *stärkere Hitzeschädigung* der *flüssigkeitshaltige Hohlräume auskleidenden Zellen bei Elektrokoagulation* fand. Denn auch diese erhaltenen Kerne zeigten als Zeichen tödlicher Schädigung Pyknose und Karyorrhexis. Zwischen den Resten der Tubuli fanden sich reichlich Blutextravasate; eine Thrombenbildung in den Gefäßen wurde nicht gefunden.

Am dritten Tag nach dem Funkenschnitte wurde *Einwanderung von Leukozyten* festgestellt, zu denen sich nach und nach *Fibroblasten* gesellten.

VOLTZ und DÖDERLEIN d. J. fanden also zunächst *dieselben morphologischen Hitzeeinwirkungen nach Funkenschnitt an der Niere,* wie sie STEPHAN nach *Elektrokoagulation an der Leber beschrieben hatte.* Bei der weniger umfangreichen Koagulationseinwirkung des Funkenschnittes und bei der Beobachtung seines Verhaltens während fünf Tagen zeigte sich besonders deutlich die *eigenartige Nekroseform der Zellen nach Wirkung JOULEscher Wärme:* die Hitzefixation, die unmittelbare Nekrose. Ferner wurde durch die Keilform der Nekrose beiderseits des Schnittes und durch verschiedenes Verhalten des interstitiellen Stützgewebes gegenüber dem stärker geschädigten Epithel der Harnkanälchen die *Bedeutung der verschiedenen elektrischen Widerstände für die Hitzeeinwirkung und damit für die Schnittwirkung klar.*

Nach vier Wochen ist die Keilform um die Stelle des Einschnittes immer noch deutlich erhalten. Durch einen tief violetten Saum kalkiger Ablagerung tritt die Grenze gegen das gesunde Gewebe hervor. Die zweite und die dritte Zone sind noch jetzt zu erkennen. Das Gewebe in der zweiten Zone zeigt seine hitzefixierte Struktur. Die *Organisation des nekrotischen Gewebes ist immer noch im Gange.* Im Gegensatze dazu ist der eigentliche Heilungsvorgang nach Keilexzision aus der Niere des Kaninchens mit dem Messer

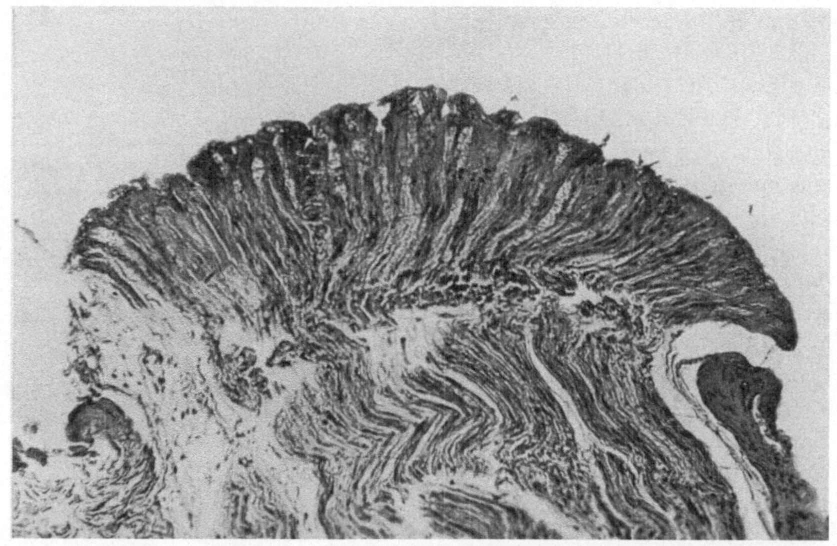

Abb. 75. Schnittfläche quer durch ein Nervenkabel des N. ischiadicus des Menschen (Operation eines Amputationsneuroms). Büschelung des Nervenendes, Verschmelzung der Oberfläche. Vergr. 100fach.

meist nach 8—11 Tagen abgeschlossen (Barth). Später erfolgt lediglich noch narbige Schrumpfung.

In diesen morphologischen Untersuchungen von Voltz und Döderlein können wir trotz der „Modernisierung" der Diathermieapparate auch heute noch gültige Befunde für den *koagulationsreichen* Schmelzschnitt sehen. Dieser zeigt dieselben histologischen Veränderungen des Gewebes, wie man sie nach Elektrokoagulation trifft. Es bestehen lediglich *quantitative Unterschiede im Umfange der gesamten Nekrose* und im Verhältnisse der einzelnen Zonen zueinander, gleiche Gewebe vorausgesetzt. Die *Verschiedenartigkeit der Gewebe* hinsichtlich *elektrischen Widerstandes,* Struktur (maschiger oder geschichteter Aufbau usf.) und Flüssigkeitsgehalt, bedingt wiederum verschiedene morphologische Erscheinungen, aber nur in quantitativer Beziehung (Abb. 73—76).

Klinisch wichtig ist die *verzögerte Heilung des koagulationsreichen Schmelzschnittes.*

Die *Wundränder verkleben nicht,* wie beim Messerschnitt, durch austretende Lymphe und das niedergeschlagene Fibrin aus dem Plasma, *sondern sie stehen sich getrennt durch eine tote Mauer gegenüber.* Während sich dort durch die zarte Verklebungsschicht das aufsprossende junge Narbengewebe rasch vereinigt,

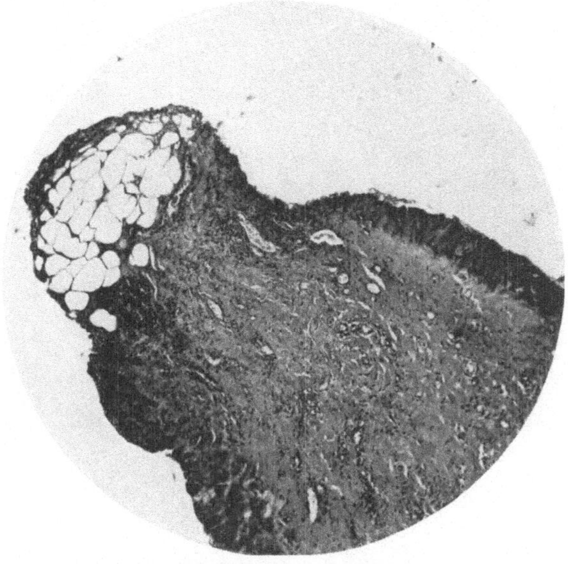

Abb. 76. Hitzewaben und breiter Koagulationssaum nach Abtragung einer Brustfellschwarte durch koagulationsreiche Führung der Bandschlinge.

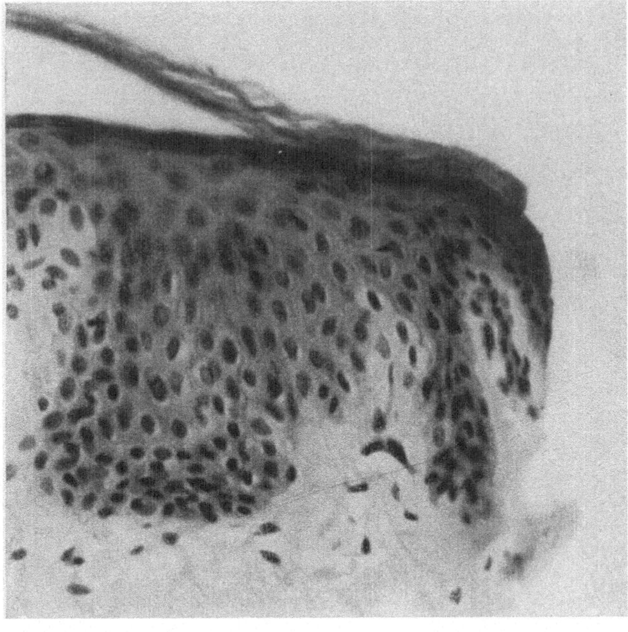

Abb. 77. Koagulationsarmer Schmelzschnitt durch die Rückenhaut. Vergr. 300fach. Pyknose der in die Länge gezogenen Stachelzellen am Schnittrand. Die Veränderungen sind so gering, daß sie bei schwächerer Vergrößerung nicht sichtbar sind.

muß hier ein *mehr oder minder breiter und fester trennender Wall erst durchlöchert werden.* Wir haben bei der Schilderung der Verhältnisse nach Elektrokoagulation gesehen, daß *zwar rasch junge Gefäße einwachsen, daß das koagulierte Gewebe aber sehr langsam* und *scheinbar nie völlig verschwindet.*

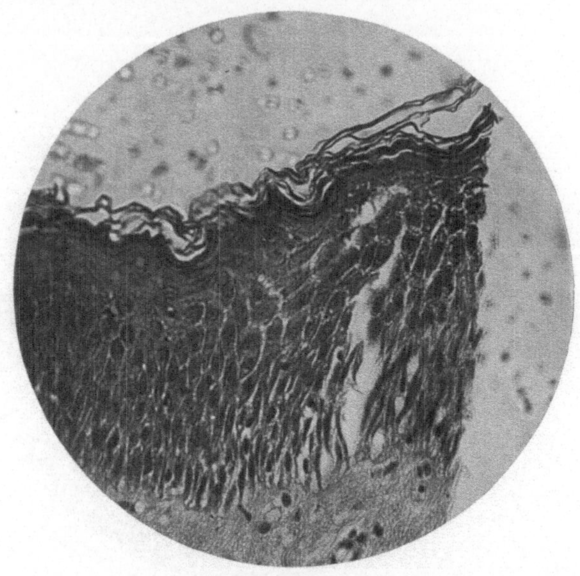

Abb. 78. Schnitt durch die Haut mit größerer Stromstärke. Sprengung der Hornschichte, Pinselform der längsgestreckten Stachelzellen. Okular II, Obj. 4,5.

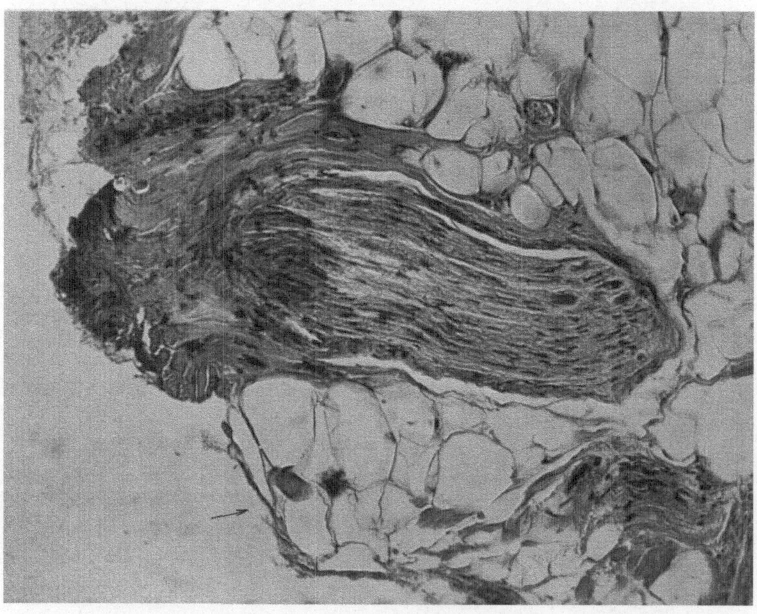

Abb. 79. Verschmelzung von Muskelfasern, Sehnenzellen und Koagulationssaum am Fettgewebe. Vergr. 150 fach.

Wenn nun *verklebungsfähige Schichten über* dem *koagulationsreichen Schmelzschnitte* sich befinden, wenn *insbesondere die Haut keinen Koagulationssaum* besitzt, so tritt *hier gewöhnliche Wundheilung* ein, während *in der Tiefe* im Bereiche des Schmelzschnittes *verzögerte Heilung* erfolgt. Dieser Vorgang läuft *völlig störungsfrei* ab, wenn der *Umfang der Koagulation nicht allzu groß ist*, und wenn nicht *durch technische Fehler Komplikationen eintreten (Nachblutung, Nahtlockerung, Sekundärinfektion)*.

Andererseits kann auch die *verzögerte Heilung*, bzw. das *Fehlen der Verklebungsneigung* der Haut nach koagulationsreichem Schmelzschnitte bei bestimmten Eingriffen *ausgenützt werden* (beispielsweise *Einschnitte bei Abszessen, Phlegmonen usf.*).

Schon CZERNY, später STEIN und JOHANSSON berichteten, wie erwähnt, über *primäre Heilung der durch Naht verschlossenen Schmelzschnittwunden*.

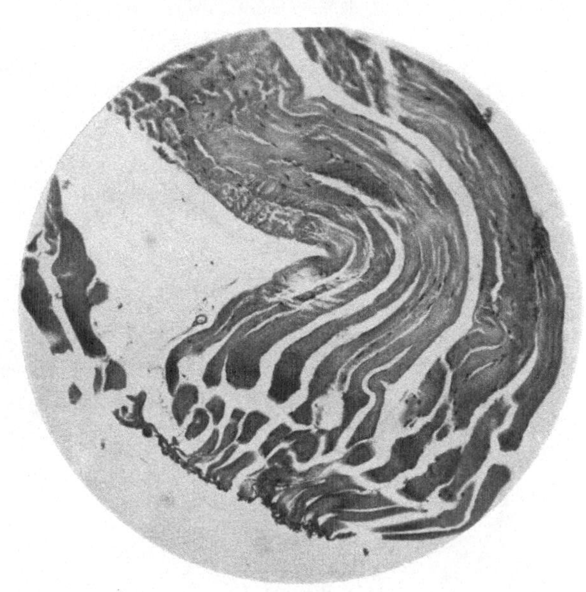

Abb. 80. Koagulationsreicher Schnitt quer durch einen Muskel (Kaninchen). Verschmelzung am Schnittrand, Hitzespalten dahinter.

In diesen Fällen müssen also *trotz der Hitzewirkung* des Funkenschnittes *so geringe Koagulationsnekrosen* vorgelegen haben, daß eine *Vernarbung durch sie hindurch* in der für Messerwunden üblichen Zeit zustande kommen konnte.

Diese *primäre Heilung* der *„Funkenschnittwunden“ war aber sicher an die besondere Beherrschung der Technik gebunden;* jedenfalls war sie *keineswegs die Regel*. Daß aber auch mit den für *medizinische Diathermie* und *Elektrokoagulation gebauten Apparaten primär heilende Schnitte* bei *geeignetem Vorgehen* erhalten wurden, *davon konnte ich mich noch bei Benutzung des alten Modelles des Penetrotherm duplex (KEYSSER-Sanitas)* überzeugen.

Für die *primäre Heilung* ist also ein *möglichst koagulationsarmer Schmelzschnitt erforderlich*. Wir haben gesehen, daß sich hierzu die *ungedämpften Schwingungen* am besten eignen; denn sie übermitteln die nötige, gleichmäßig konzentrierte elektrische Energie, die sich bei Verwendung einer Schneideelektrode in nächster Nähe ihrer Spitze im Gewebe *gleichmäßig* in *Wärmeenergie* umwandelt und derart *beschränkte Hitzeexplosionswirkungen* auslöst, daß ein *anscheinend messerscharfer Schnitt* entsteht (Abb. 77).

Solche ungedämpften Schwingungen werden in idealer Weise durch *Elektronenröhren* erzeugt. Über einen solchen, für elektrochirurgische Zwecke geeigneten Apparat wurde zuerst durch WYETH berichtet (1924), der mittels eines nadelförmigen Messers *(Endotherm knife)* primär heilenden elektrischen Schnitt erzielte.

Diese *Röhrenapparate* sind nun außerordentlich teuer. Nach den *histologischen Bildern*, die von Schmelzschnitten mit *Röhrenapparaten* veröffentlicht wurden, besteht *kein Unterschied* gegenüber der *regelrechten Schneideleistung* der *heutigen Chirurgiediathermieapparate. Technische Fehler beim Operieren schließt kein Apparat aus.* Es kommt *nicht darauf an,* daß die Messerelektrode beim Ausprobieren den Schnitt durch das Phantom „*wie durch Butter*" führt, sondern daß die *elektrischen Verhältnisse so gewählt werden, daß verschiedenartige Gewebe koagulationsarm durchtrennt werden können, ohne daß die Elektrode zu schnell geführt werden muß.* Dabei darf *kein langer Funken,* sondern nur ein *kaum sichtbares* Fünkchen entstehen, damit die *Schnittführung sicher* ist und sich *keine Oberflächenbrandschorfe bilden* (Abb. 78—80).

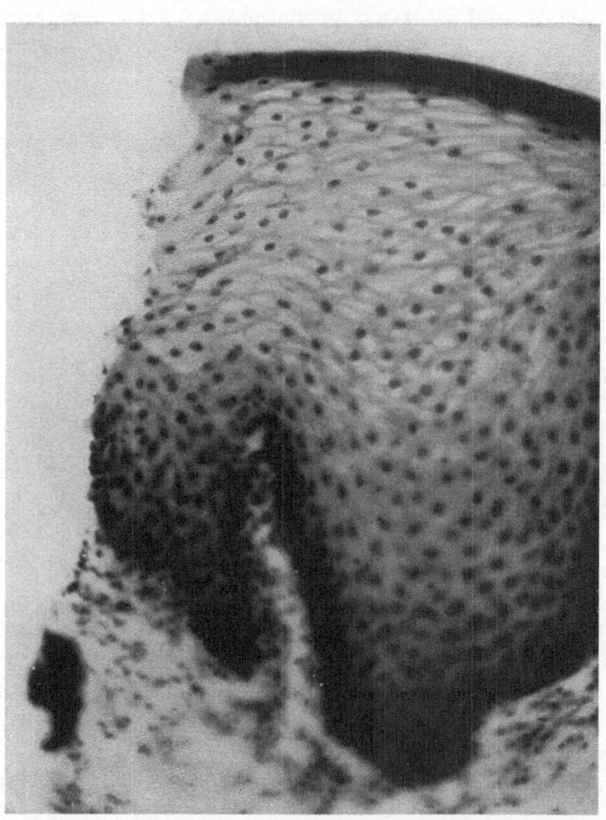

Abb. 81. Koagulationsarmer Schmelzschnitt durch das Lippenrot. Vergr. 300fach.

Die Schneideelektrode muß genau so wirken wie die Koagulationselektrode; nur muß die *Sprengung* (CZERNY) *des Gewebes schnittartig vor sich gehen.* Die *Schneideelektrode ist daher wie die Koagulationselektrode auf das Gewebe aufzusetzen, bevor der Stromkreis geschlossen wird, und dann ohne wesentlichen Druck in der gewünschten Richtung und in die gewünschte Tiefe zu leiten.* Es gilt also dieselbe Technik wie für den koagulationsreichen Schmelzschnitt.

Über *histologische Untersuchungen* des *koagulationsarmen Schmelzschnittes* wurde von DYROFF, WUCHERPFENNIG, HEITZ-BOYER, KÜCKENS, A. MAYER, KUNTZEN und VOGEL sowie v. SEEMEN berichtet. Die Befunde ergaben lediglich *quantitative Unterschiede gegenüber der Wirkung der Elektrokoagulation und des koagulationsreichen Schmelzschnittes.*

Die *primäre Nekrosezone ist außerordentlich gering, oft fast unsichtbar,* die *sekundäre von kleinstem Umfang. Der Brandschorf sollte fehlen,* entsteht aber bei Blutung.

Die *Ergebnisse* der *histologischen Untersuchungen* über den *Schmelzschnitt* und die *daraus gezogenen Schlußfolgerungen weichen oft auseinander, weil verschiedene Technik angewandt wurde* (Abb. 81 u. 82).

Aus diesem Grunde sind aber eindeutige und besonders klinisch verwertbare Schlüsse über den *regelrechten Schmelzschnitt vorläufig unmöglich;* denn außer

Stromstärke, elektrischem Widerstand der zu durchtrennenden Gewebe und Funkenzahl, ist ferner die *Zeit der Einwirkung* zu berücksichtigen. *Diese ist beim Schnitte schwieriger genau einzuhalten als bei dem länger dauernden Vorgange der Verkochung*, bei der zudem die Elektrode nicht bewegt wird. *Geringste Schwankungen ergeben histologisch erhebliche Unterschiede.* So ist beispielsweise bei einem längeren Schnitte die eigentliche primäre Nekrosezone zu Beginn und zu Ende des Schnittes breiter als in seinem Verlaufe, weil einerseits der Übergangswiderstand zu überwinden ist und man hier ferner gewohnheitsmäßig

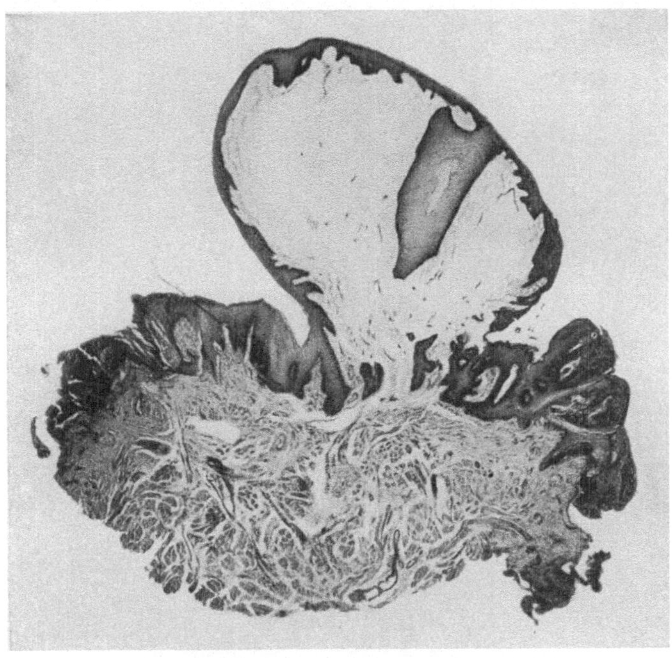

Abb. 82. Koagulationsreicher Schmelzschnitt durch die Mundschleimhaut. Exzision eines Polypen mit der Bandschlinge. Vernarbung ohne Naht nach 14 Tagen. Vergr. 15fach.

mit der Elektrode etwas länger verweilt. Weiter entstehen *deutliche Unterschiede in den morphologischen Auswirkungen* der JOULEschen Wärme auf das Gewebe, falls es an bestimmten Stellen während der Schnittführung zu *Blutansammlungen* kommt.

Je nach der Stelle, die nun untersucht wird, findet man die verschiedenen Zonen der Hitzeeinwirkung verschieden stark ausgeprägt: entweder kaum sichtbar bis zu deutlicher Schichtung in Brandschorf und Schrumpfungszone oder nur die letztere.

Praktisch wichtig ist, daß mit Ausnahme der Gewebe mit größerem elektrischen Widerstande, von der Haut an aufwärts, der richtig angewandte Schmelzschnitt die Wundheilung nicht gefährdet.

Die *zellulären Heilungsvorgänge* sind im wesentlichen dieselben wie beim koagulationsreichen Schmelzschnitte, während sich im *Verhalten des Lymphstromes ein grundsätzlicher Unterschied zeigt.*

Eine der *wichtigsten Eigentümlichkeiten des Schmelzschnittes* ist der primäre

Verschluß, die *Verschmelzung der feinen Gewebsspalten, Kapillaren und Lymphbahnen.* Nach mehr oder minder langer Zeit kommt es, wie wir gesehen haben,

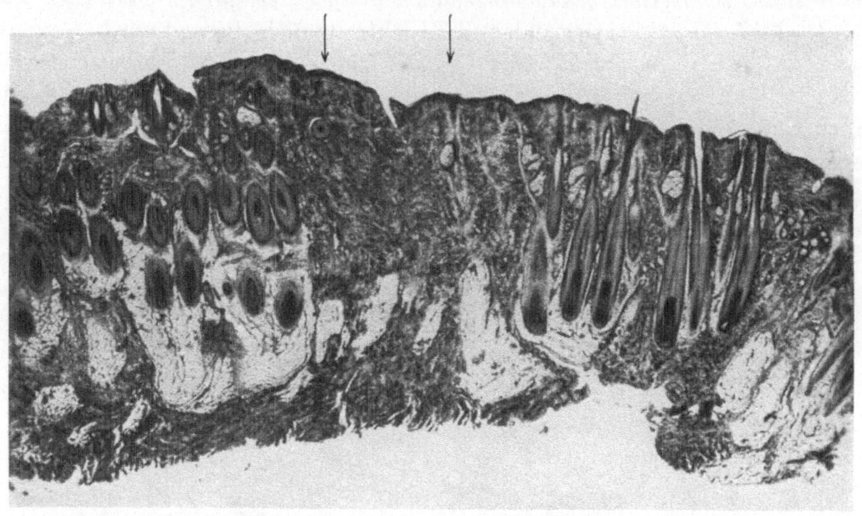

Abb. 83. Messerschnittnarbe der Haut nach 2 Jahren. Vergr. 5fach.

zu einem *ausgesprochenen Lymphflusse.* Die *Lymphabsonderung* im *koagulationsarmen Schmelzschnitte* setzt nun *wesentlich früher ein und führt zusammen mit dem gerinnenden Plasma zur Verklebung der durch Naht genäherten Wundflächen.*

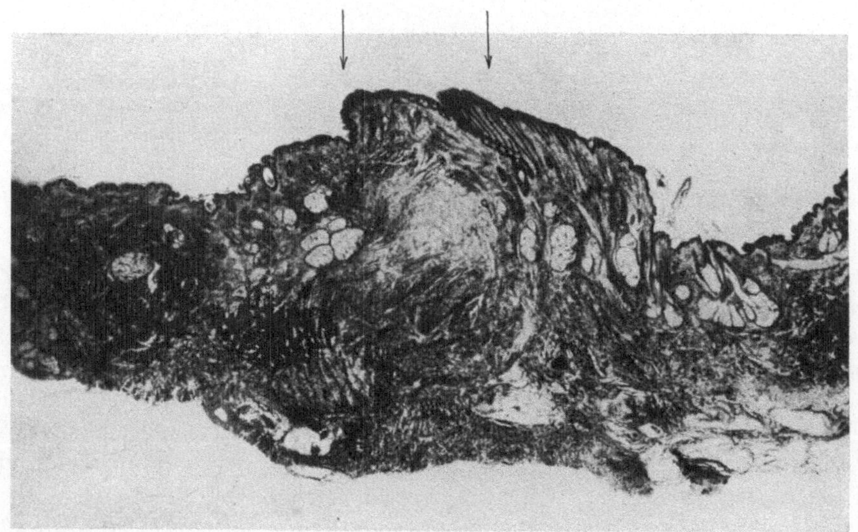

Abb. 84. Schmelzschnittnarbe der Haut nach 2 Jahren. (Von demselben Kranken wie bei Abb. 83; ebenfalls aus der oberen Halsgegend,) Vergr. 5fach.

Es folgt Vernarbung, ähnlich wie beim Messerschnitte, durch auswachsende Gefäßsprossen, Fibroblastenzüge usf.

Aber auch der *richtig ausgeführte* und durch Naht geschlossene *koagulationsarme Schmelzschnitt* durch die Haut zeigt *kurze Zeit später eine kleine, bandförmige, hyperämische Begrenzung,* die die ersten Tage anhält. Die *äußerste Hautschicht* ist auch *zunächst meist nicht verklebt,* sondern *sezerniert ganz wenig* während eines oder auch zweier Tage. *Trotzdem tritt nach 6—12 Tagen,* je nach Umfang und Lage der Wunde, in etwa 60—80% *glatte Narbenbildung* ein, die manchmal eine deutlich *furchenförmige Einziehung* hat. Diese Erscheinung beruht darauf, daß der elektrische Widerstand der Hornschicht der Haut zusammen mit dem Übergangswiderstande beim Stromschluß erheblich größer ist als der der tiefer liegenden Gewebe, so daß der *Nekrosesaum der obersten Hautschichten am breitesten* ist und sich gegen die *Tiefe zu keilförmig verengert.* Die Fäden läßt man bei genähten Schmelzschnittwunden der Haut so lange liegen, bis sichere Vernarbung eingetreten ist. Bei sachgemäßem Verband wird die Infektionsgefahr für die Wunde nicht gesteigert. Wir bedecken die Wunde mit Blattsilber und trockenem Mull, ausnahmsweise mit Alkoholverband.

Wenn sichere Verklebung der Haut notwendig und feine Narbenbildung erwünscht ist, so tut man besser, die mittels Schmelzschnitt durchtrennte Haut mit Messer oder Schere anzufrischen (z. B. nach Laminektomie, Trepanation) *oder von Anfang an mit dem Messer zu durchtrennen* und *erst in den tieferen Schichten,* zur *Durchtrennung der Muskulatur, den Schmelzschnitt anzuwenden.* Es gibt jedoch manche Anzeigen für den Gebrauch des Schmelzschnittes, auch bei Durchtrennung der Haut, auf die später einzugehen ist (Abb. 83 u. 84).

Im weiteren Verlaufe zeigt die nach Nahtverschluß entstandene Schmelzschnittnarbe gelegentlich Neigung zur *Keloidbildung,* im Gegensatze zu der meist sehr feinen Vernarbung der Elektrokoagulationslücken. Diese hypertrophischen Narben können durch Exzision dauernd beseitigt werden im Gegensatz zu den echten Keloiden, die oft rückfällig werden (vgl. ferner Delbanco, Taylor und Rogers, Gucci, Gottesman-Perla und Ziegler).

VIII. Der Vorgang der elektrochirurgischen Blutungstillung.

Seit den *ersten Operationen mittels Elektrokoagulation* oder mit dem *elektrischen Lichtbogen* durch Doyen, Nagelschmidt, Czerny u. a. wird in den Arbeiten, die über dieses Gebiet berichten, unter anderen Vorzügen des Verfahrens immer wieder das „*blutungsfreie*“ oder „*blutungsarme*“ *Operieren* hervorgehoben.

Die „fehlende“ oder „verminderte“ Blutung während der Operation war von Anfang an *geradezu das Kennzeichen elektrochirurgischer Eingriffe.* Ferner sah man vom *allgemein chirurgischen* Standpunkte aus in der *Elektrokoagulation* ein *neues Mittel zur Stillung der Blutung aus durchtrennten Gefäßen.*

Die technischen Möglichkeiten und den Vorgang dieser „Blutstillung durch Hochfrequenzströme“ schilderte unter Heranziehung von Tierexperimenten erstmals der Meraner Chirurg Hofmann (1911).

Seine Untersuchungen setzten sich zum Ziel, die *Blutung aus den Gefäßen,* die durch *Funkenschnitt nicht verschlossen werden* und die unterbunden werden müßten, durch „*streng lokalisierte und entsprechend dosierte Wirkung des Hochfrequenzstromes auf dem Gefäßstumpf zum stehen zu bringen*“.

Dieses Verfahren sollte aber nicht nur bei *rein elektrochirurgischen* Operationen, sondern auch bei den *üblichen Operationen* verwandt werden, damit Unterbindungen, die stets Fremdkörper und, wie bei Catgut, gelegentlich nicht sicher sterile Fremdkörper darstellen, soweit als möglich in der Wunde vermieden würden.

Aus diesen Überlegungen heraus kam Hofmann dazu, zunächst beispielsweise bei Bauchoperationen die *Gefäße wie üblich mit Arterienklemmen zu fassen*, aber, *statt der Unterbindung am Schlusse der Operation, sogleich den Strom durch die Forestnadel in die mittels eines Glasstabes aufgehobene Klemme zu leiten*. Der Gebrauch des isolierenden Glasstabes erübrigte sich später durch *Herstellung einer besonderen Elektrode*. Es zeigte sich nun, daß bei kleineren Gefäßen und wenn nicht zuviel umgebendes Gewebe mitgefaßt worden war, die Klemme bei Durchtritt des Stromes abfiel infolge der auf den Gefäßstumpf einwirkenden konzentrierten Wärme, die ohne Schorfbildung die Blutung zum stehen brachte.

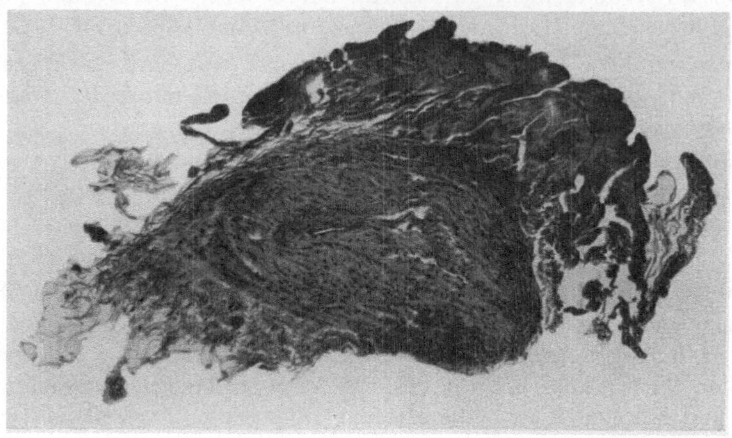

Abb. 85. Querschnitt durch eine kleine Arterie nahe der elektrischen Durchtrennungsstelle. Ablösung der Intima. Kontraktion. Verschmelzung der Adventitia und eines Teiles der Muscularis. Vergr. 50fach.

Das Zustandekommen dieser Blutungstillung erklärte Hofmann durch *zwei Vorgänge:* einen *rein mechanischen,* indem sich *Intima und Media gegen die Gefäßlichtung in Falten legen*, und einen *thermischen, indem durch die Koagulationswirkung ein „Gerinnungspfropf den Rest des Lumens schließt"*.

Es war nicht nötig, den Strom solange durch die Klemme zu leiten, bis sie abfiel; meist genügte ein kurzes Berühren mit der Elektrode, und nach Abnahme der Klemme stand die Blutung. Wie für die gewöhnliche Unterbindung gilt die Regel, mit der Klemme das Gefäß möglichst ohne umgebendes Gewebe zu fassen. Auf diese Weise erledigte Hofmann innerhalb 2 Minuten die Blutstillung an 20—30 Klemmen. *Nachblutungen seien nicht aufgetreten und die Wundheilung stets glatt verlaufen.*

Versuche an größeren Gefäßen und an der Aorta des Kaninchens dienten zur *histologischen Prüfung des Zustandekommens der Blutstillung* durch Leitung des Hochfrequenzstromes in Arterienklemmen. Die Präparate zeigen deutlich die Faltung und die Einkrempelung von Intima und Media gegen die Lichtung. Hofmann *zieht den richtigen Vergleich mit dem mechanischen Gefäßverschluß* — in diesem Falle unter Einwirkung der Blunkschen Klemme. Zu diesem mechanischen Umstande tritt nun als *wesentliche* und *besondere Eigenart der Wärme-*

wirkung der „*Gerinnungspfropf*", der wie ein Zapfen den Rest der Gefäßlichtung verschließt.

Aber diese Blutstillungsmöglichkeit hat ihre Grenzen mit zunehmender Weite der Gefäße. HOFMANN empfahl, sie lediglich an den Gefäßen auszuführen, an denen sie sonst durch Torsion, Angiotripsie usf. vorgenommen wird, Verfahren, deren allgemeine Anwendung wegen der Nachblutungsgefahr abgelehnt wurden.

HOFMANN hatte mit den Folgerungen aus diesen Untersuchungen die grundsätzliche Eigenart der elektrischen Blutungstillung kleiner Gefäße bereits klar erkannt.

Von verschiedener Seite, so von WARD (1925), wurde nun später dieses Verfahren der elektrischen Blutungstillung unter Benützung der gewohnten

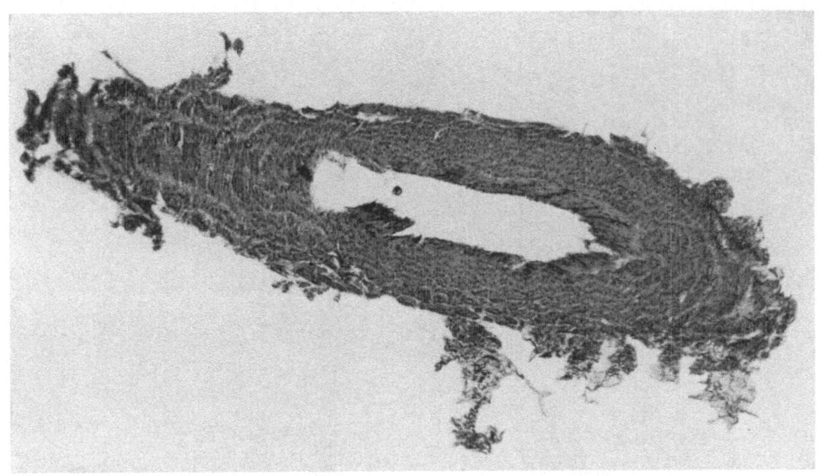

Abb. 86. Schrägschnitt durch eine kleine Arterie. Nahe der elektrischen Durchtrennungsstelle. Büschelung abgesprengter Intimazellen. Vergr. 50fach.

Arterienklemmen ohne Kenntnis dieser wichtigen Arbeit von HOFMANN erneut empfohlen.

Die *Blutstillung durch Vermittlung einer Gefäßklemme als Koagulationselektrode* wird heute in der Weise ausgeführt, daß man an blutende Gefäße angelegte v. BERGMANNsche Schieber, KOCHERsche Klemmen usf. mit der linken Hand anhebt, an irgendeiner Stelle mit der gerade benützten Operationselektrode berührt und den Stromkreis schließt. Die durch Gummihandschuh geschützte Hand verhindert Weiterleitung des Stromes zum Operateur, während an der Berührungsstelle von Klemme und Gewebe Koagulation zustande kommt. Das Anheben des Schiebers ist wichtig, um wirklich nur sein Ende, das die blutende Gewebsstelle bzw. das durchtrennte Gefäß gefaßt hat, als Koagulationselektrode wirken zu lassen.

Die *Blutungstillung bei Durchtrennung von großen und von mittleren Gefäßen* untersuchte in neuerer Zeit K. H. BAUER an Hunden und Kaninchen (vgl. ferner HEITZ-BOYER). Er wählte die A. femoralis des Hundes und die Hauptgefäße des Kaninchenohres.

Die freigelegte *A. femoralis* wurde durchtrennt und peripher unterbunden. An den *zentralen Stumpf* wurde *eine Klemme* gelegt, *durch die der Hochfrequenzstrom geleitet wurde.* In diesem Augenblick erfolgten stärkste *Kontraktion und Retraktion des Gefäßstumpfes.* Es kam zu einem *Zurückweichen der Blutsäule* um *1—1½ cm aus dem Gefäßende,* während hier schon eine *Verkohlung* begann. *Wenn jetzt die Klemme von dem verkochten Gefäßstumpf abgenommen wurde, stand die Blutung vollkommen* (Abb. 85—87).

Die *Ursache der Kontraktion und Retraktion,* die infolge der Koagulation bestehen bleiben, ist auch hier in der *Wirkung* JOULE*scher Wärme* zu erblicken.

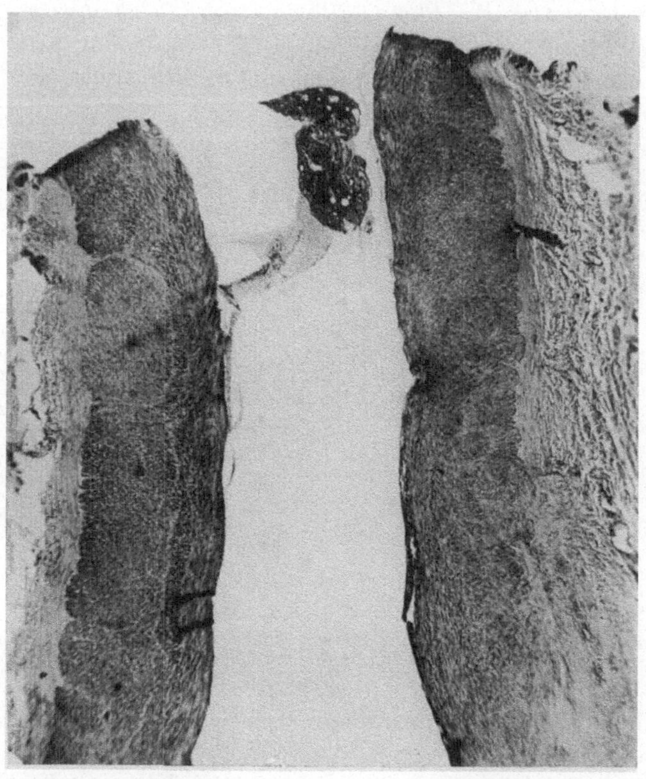

Abb. 87. Längsschnitt durch die A. femoralis, welche durch Schmelzschnitt bei elektrochirurgischer Oberschenkelamputation durchtrennt wurde. Die Gefäßlichtung steht vollständig offen. An der Durchtrennungsstelle finden sich in der Lichtung koagulierte Zellen von Blut und Intima, die häutchenartig abgesprengt sind. Eine Verengerung der Gefäßlichtung hinter der Durchtrennungsstelle ist nicht zu sehen. Vergr. 25fach.

In der Kontraktion ist ein vorläufiger Verschluß des Gefäßes zu sehen; die Retraktion sorgt dafür, daß sich das Gefäßende zwischen ungeschädigtes Gewebe zurückzieht, was für den endgültigen Verschluß der Lichtung von Wichtigkeit ist. Zu Kontraktion und Retraktion kommt als *dritter* und *besonderer Umstand* die *Koagulation der Wandungen des Stumpfes,* die *„Abdichtung“ des Gefäßendes durch die Koagulationsnekrose.*

Dieser primär durch Koagulation erreichte vorläufige Gefäßverschluß hat sich klinisch als vollauf ausreichend für kleinere Gefäße erwiesen, indem er *ohne Nachblutung* zu dem *endgültigen Gefäßverschlusse durch Organisation* führt (K. H. BAUER, KIRSCHNER, v. SEEMEN).

In den *Hauptgefäßen des Kaninchenohres* fand K. H. BAUER sehr günstige

Bedingungen für *Reihenuntersuchungen* zur *Klärung des Blutstillungsvorganges von Beginn bis zu seinem Abschlusse.*

Nach Durchtrennung kleiner und mittlerer Venen mittels Drahtelektrode — anscheinend durch *koagulationsreichen* Schmelzschnitt — zeigte das Präparat, daß die Endothelzellen am Gefäßende zerstört waren, gegenüberliegende Intimaschichten sich berührten und daß die Lichtung der Vene durch einen Koagulations-

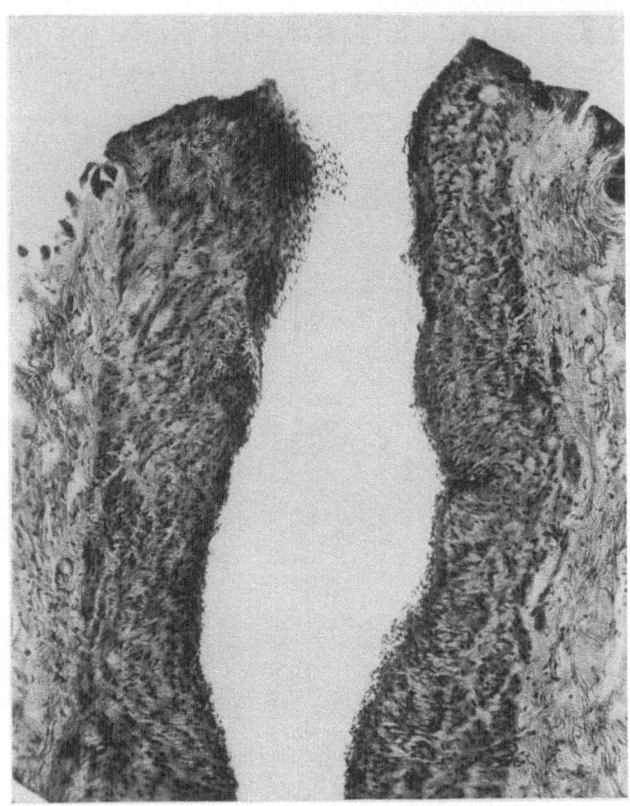

Abb. 88. Längsschnitt durch die A. femoralis profunda nach Durchtrennung mittels Schmelzschnittes bei elektrochirurgischer Oberschenkelamputation. Die Gefäßöffnung klafft; dicht dahinter Abschilferung von Endothelzellen und Verengerung der Gefäßlichtung, auf die eine kolbige Erweiterung folgt. Vergr. 150fach.

saum verschlossen war. Nach *koagulationsarmem Schnitte* waren an der Arterie des Kaninchenohres neben der Retraktion nur ein sehr dünnschichtiger Verschluß durch Endothelien, aufgerollte Zellen der Elastica interna und die abgerissenen Zellen der Media zu beobachten. *Es entspricht klinischer Erfahrung, daß dieser Verschluß auch nur für eine vorläufige Blutstillung oft ungenügend ist, indem schon nach geringer mechanischer Einwirkung, beispielsweise nach Tupfen in der Wunde, Gefäße dieses Kalibers wieder zu bluten beginnen* (Abb. 88 u. 89).

Als *zweite Stufe des Gefäßverschlusses* betrachtet K. H. Bauer eine *Verflechtung der Gefäßwand*, die *nach 24 Stunden* schon bemerkbar ist und die schon bei der Durchtrennung in der Weise gewissermaßen vorbereitet wird, indem die *primäre Gewebszerstörung von der Adventitia bis zur Intima, bzw. Blutsäule stufenweise an Tiefe zunimmt.* Die „muffartige Schrumpfung" der Gefäßwand bezeichnet HEITZ-BOYER (1930) als „lebende Ligatur". Wir haben bei Schilderung der Vorgänge im Gewebe beim Schmelzschnitte bereits festgestellt, daß diese verschieden starke Tiefenwirkung den wechselnden Erwärmungsgraden infolge geringeren oder größeren elektrischen Widerstandes zuzuschreiben ist. Der Erwärmungsgrad nimmt nun an den Gefäßen von der Adventitia bis zur Intima zu, so daß wir noch in einiger Entfernung von der Durchtrennungsstelle einer Arterie Hitzeveränderungen wohl noch an der Intima, aber nicht mehr an der Media und Adventitia beobachten können (Abb. 86—88).

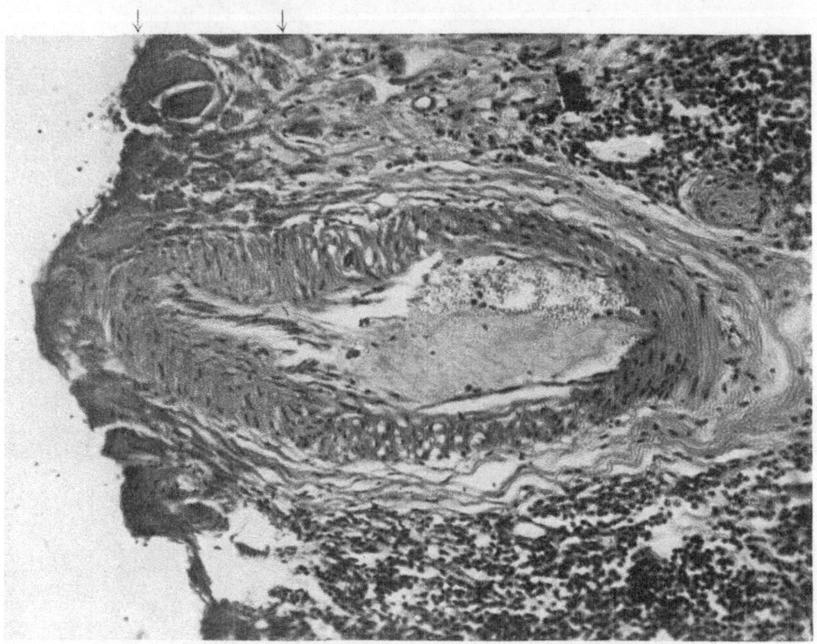

Abb. 89. Koagulationsreicher Schmelzschnitt bei Elektrooperation eines Melanosarkoms. (Die Pfeile geben Schnittrichtung und Koagulationsbreite an.) Veränderungen an einer im Schnitt schräg getroffenen Arterie. Vergr. 150fach. Absprengung der Intima; Blutkoagulation. An der Oberfläche Verschmelzung, in der Tiefe Lockerung der Adventitia. Hitzewaben.

Nach *48 Stunden* fand K. H. BAUER eine *deutlich ausgesprochene Wandverflechtung* am Gefäßstumpf unter vorwiegender Beteiligung der Zellen der Media. Aber auch dieser Verschluß ist noch nicht endgültig, denn es bildet sich nun gerade bei *koagulationsreichen* Schnitten eine quer durch den Gefäßstumpf hindurchziehende *Demarkationslinie* aus. Diese Grenzzone, die bei Besprechung der Heilungsvorgänge unter der Koagulationsnekrose geschildert wurde, bedingt bei der Abstoßung der Nekrose die *Gefahr der Nachblutung,* indem der vorläufig verschlossene Gefäßstumpf stets in der Koagulationsnekrose enthalten ist. *Es ist aber die Regel, daß inzwischen das Gefäßende neben dem Koagulationsverschluß einen später entstandenen kleinen endständigen und in der Folge nicht fortschreitenden Thrombus unter der Abstoßungszone trägt,* der dem *endständigen Thrombus nach Unterbindung entspricht.* Ferner bewirken Fibroblastenwucherung und Rundzelleninfiltration der Umgebung einen *von außen wirkenden Druck.* Beides wird in Verbindung mit der mehr oder weniger ausgesprochenen Ausschaltung der Gefäße infolge Umleitung des Blutstromes im Sinne STEGEMANNs genügen, *um eine Nachblutung zu verhüten,* wenn nicht eine traumatische Einwirkung hinzukommt, wie Versuche, die Koagulationsnekrosen mit Instrumenten zu entfernen.

Diese histologischen Befunde der Vorgänge beim Gefäßverschlusse durch Koagulation unterstreichen die Regel, die *Abstoßung bei offenen Koagulationswunden möglichst sich selbst zu überlassen.* Wenn diese „*Ruhigstellung*" *der Koagulationsnekrose nicht möglich* ist, wie in der Mundhöhle infolge des Schluckens und der

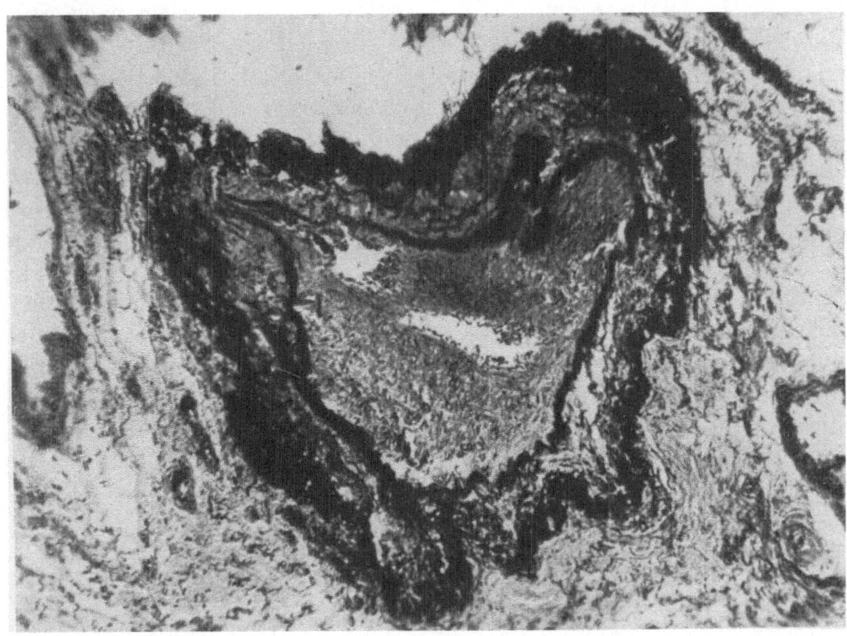

Abb. 90. Organisierte Thrombose einer Arterie aus der Oberschenkelmuskulatur. 3 Monate nach Elektrokoagulation wegen Sarkom. Abhebung und Fältelung der Elastica interna (Färbung für elastische Fasern). Beginnende Rekanalisation. Vergr. 60fach.

Bewegung der Zunge, sind besondere Vorbeugungsmaßnahmen gegen die Nachblutungsgefahr zu ergreifen — besonders da die blande Infektion der Nekrosen von der Mundhöhle aus eine Nachblutung begünstigt —, wie *Unterbindung der A. lingualis oder carotis ext. vor* der *Elektrooperation*, und vor allem *äußerste Beschränkung* der *zurückgelassenen Koagulationsnekrose,* damit die für eine *Nachblutung in Frage kommenden Gefäße sich durch Blutung zeigen und umstochen werden können.*

Nach der Ausbildung des kleinen, nicht fortschreitenden *Verschlußthrombus* gehen dessen *Organisation* und die *Vernarbung* der aneinanderliegenden Gefäßwandteile wie gewohnt vor sich. Sie führen so zur *endgültigen Verödung des Gefäßes.* Bei den Versuchen K. H. BAUERs am Kaninchenohr war die Vernarbung des Stumpfes am 17. Tage abgeschlossen (Abb. 90).

Es ist bemerkenswert, daß man auch noch *lange Zeit nach der elektrischen Durchtrennung oder Koagulation eines Gefäßes* in diesem Bereiche die *charakteristischen Hitzeveränderungen an den Gefäßwandanteilen* sehen kann, die sich durch die *primäre Hitzefixierung* erhalten haben. So beobachteten wir noch nach 3 Monaten spindelig ausgezogene, mit pyknotischen Kernen versehene Intima- und Mediazellen; ferner können auch dann noch abgerissene und geschlängelte Elastikateile gefunden werden.

Wenn eine *Arterie oder Vene in ihrem Verlaufe ohne Durchtrennung koaguliert* wurde, *kann nach Organisation des Verschlußthrombus eine Rekanalisation eintreten.* Ich hatte Gelegenheit, ein solches Präparat von der Begleitvene und -arterie des N. ischiadicus zu gewinnen, anläßlich einer Neurolyse 3 Monate nach außerhalb vorgenommener Elektrokoagulation eines Sarkoms (Abb. 90).

HEYMANN beobachtete eine *tödliche Nachblutung* in 2 Fällen nach *Stillung der Blutung* aus *der A. cerebri lateralis durch Koagulation.* Nach dieser stand die Blutung und auch noch am Schlusse des Eingriffes. Nach diesen Beobachtungen folgerte HEYMANN mit Recht, daß die *Rindenarterien und* die *großen Furchengefäße grundsätzlich durch Umstechung* oder *Unterbindung zu versorgen sind.* Das gleiche gilt für *andere Gefäße, die ebenfalls in lockerem oder fettreichem Gewebe* verlaufen, bei denen daher zu dem *primären Gefäßverschlusse ausreichender Gewebsdruck nicht hinzutreten kann, der den endgültigen Gefäßverschluß unterstützt.*

HEYMANN warnt mit Recht davor, für Blutstillung an Venen durch unmittelbare Koagulation der Gefäßwandung mittels des Koagulationsknopfes zu *große Stromstärke* zu benützen, da sonst nicht nur Inhalt und Wandung der Vene, sondern auch die Umgebung in weiterem Maße verkocht wird und außerdem durch *Verklebung* des Metalles *der Elektrode mit dem Schorfe* bei ihrer Entfernung dieser an ihr haften bleibt und so neue Blutung entsteht. Im übrigen benützt HEYMANN den Koagulationsverschluß von Venen, um Unterbindungen auf „wenige, besonders große Gefäße" zu beschränken, deren Koagulation man unterlassen soll, da die in unveränderter Zahl vorkommenden Embolien zur Gewebeschonung verpflichten.

Wir sind mit der Koagulationsverödung von Venen außerordentlich zurückhaltend und bevorzugen Unterbindung oder Umstechung. Wenn aber die Ligatur auf Schwierigkeiten stößt, dann *fassen wir,* wenn es möglich ist, *die Vene* mit einem *kleineren oder größeren Schieber,* in den wir nach Anheben den Hochfrequenzstrom leiten, um eine *Verklebung der Wandungen* zu erzielen (HOFMANN). Auf diese Weise läßt sich die Koagulationswirkung beschränken, da eine Schädigung der weiteren Umgebung durch das überhitzte Blut ausbleibt.

Von *besonderer praktischer Bedeutung* ist der *Verschluß der kleinen Gefäße,* der *Kapillaren* sowie der *Lymphbahnen* bei Durchtrennung mittels Schmelzschnittes.

Aus dem *Fehlen der Gewebsblutung* nach dem Funkenschnitte (koagulationsreicher Schmelzschnitt) hatte man gefolgert, daß diese Gefäße durch einen Schorf verschlossen würden. Die histologischen Untersuchungen haben gezeigt, daß die Kapillaren unter dem Koagulationssaume leer und meist völlig kontrahiert sind (STEPHAN).

Mikroskopische Beobachtung der elektrischen Durchtrennung kleinster Gefäße und Kapillaren wurde am *großen Netz von Ratte* und *Meerschweinchen* ausgeführt (v. SEEMEN).

Im Augenblicke des Stromschlusses *verengt sich das von der Nadelelektrode berührte Gefäß spindelig. Während das Blut nach beiden Seiten gewissermaßen flieht, die Lichtung des Gefäßes leer wird, kommt es zur Durchtrennung.* Darauf *ziehen sich die Stümpfe zurück,* und ihre *kontrahierten Wandungen scheinen sich zu berühren.* Die durchtrennte Kapillare, kleine Arterie oder Vene *ist und bleibt damit aus dem Kreislauf ausgeschaltet;* der Gefäßstumpf füllt sich nicht durch vor- oder rückströmendes Blut. Gelegentlich zeigt sich in kurzer Entfernung vom Gefäßende koaguliertes Blut, während die Kapillaren meist leer sind.

Eine Phase der Durchtrennung einer kleinen Arterie am großen Netz des Kaninchens, die spindelige Zusammenziehung, hat ZSCHAU in dem Injektionspräparate festgehalten, das die Abb. 91 zeigt.

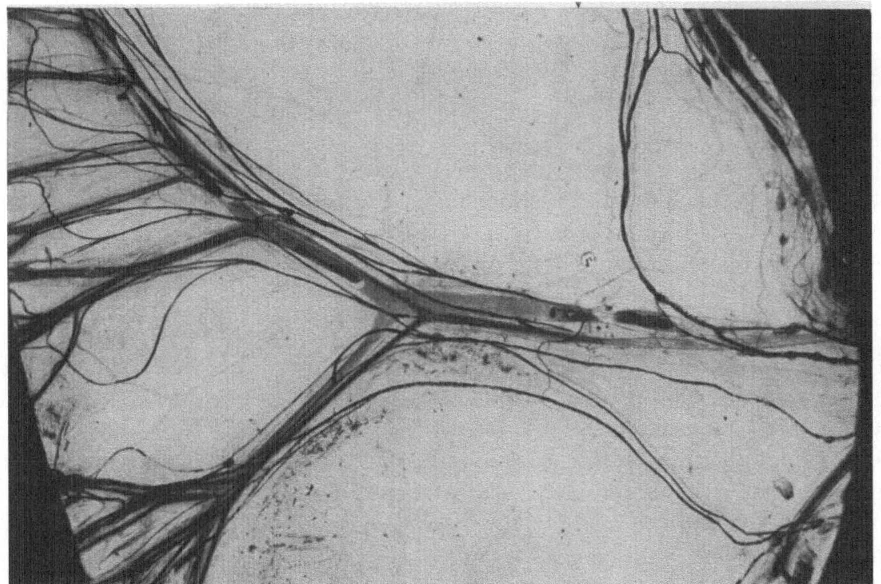

Abb. 91. Mesenterium des Kaninchens. Lymphgefäßinjektion mit chinesischer Tusche. Schmelzschnittwirkung: Gefäßdurchtrennung und Lymphspaltenverschluß; darunter ein spindelig verengtes Gefäß (Präparat von ZSCHAU).

Durch *Tuscheeinspritzung in die Lymphbahnen* hat ZSCHAU ihre *Unterbrechung* und *Verschluß* am Mesenterium und Darm des Kaninchens, an Leber des Schweins und des Kaninchens *nach Elektrokoagulation* und *Schmelzschnitt* dargestellt.

Zur Kennzeichnung dieses durch Koagulationswirkung zustande kommenden *Verschlusses* von *Gewebsspalten* und *Kapillaren* wurde *für den elektrischen Schnitt* die Bezeichnung *Schmelzschnitt* vorgeschlagen (v. SEEMEN).

Die *Verschmelzung der Wundfläche verhindert* oder *beschränkt weitgehend* eine *operative Verschleppung von Zellen, Bakterien und Toxinen* und *deren Resorption im Anschluß an die Operation.* Man kann daher für die *elektrochirurgische Wunde* das Bild gebrauchen, daß sie *gewissermaßen außerhalb des Körpers liegt.* Wenn man eine *Schmelzschnittwunde* anlegt, *dringt man in die Tiefe des Gewebes vor, ohne die Türen zum Körper in Gestalt der riesigen kapillären Oberfläche der Wunde zu öffnen.*

Diese *lediglich* den *Schmelzschnitt* und die *Elektrokoagulation* auszeichnende *Eigentümlichkeit* ist besonders für *Geschwulstoperationen* von Bedeutung, ferner für *Eingriffe in infiziertem Gebiet,* aber auch, wie wir sehen werden, für die *Verminderung der Schockgefahr* im Gefolge des Eingriffes.

Ausführung der elektrochirurgischen Blutungstillung.

Der *Schmelzschnitt schränkt in wechselndem Umfange* die *Blutung aus dem Gewebe* und den *kleinen Arterien* und *Venen ein,* je nachdem ob er *koagulationsarm* oder *koagulationsreich* geführt wird. Manchmal *ist eine weitere Blutungstillung überhaupt nicht nötig.*

Auch für die Schmelzschnittwunde gilt, wie für die Messerwunde, bei uns die Regel, das Tupfen soweit als möglich zu beschränken und niemals zu wischen. Die *Schnittführung* soll, von besonderen Fällen abgesehen, *so koagulationsarm wie möglich* geschehen, d. h. *gerade zur Verschmelzung ausreichend.* Hier würde schon das Wischen mit dem Tupfer genügen, diese zu lösen, womit jeder Vorteil des Schmelzschnittes verloren wäre und nur der Nachteil der Koagulationsnekrose bliebe.

Größere Gefäße im Operationsbereiche werden *wie üblich dargestellt,* entweder umgangen oder nach doppelter Unterbindung durchtrennt. An *spritzende Gefäße* werden am besten *locker geknüpfte, kreuzförmige Umstechungen* gelegt, oder sie werden mit einer Klemme gefaßt und *unterbunden,* wenn nicht bei besonderen Operationen die Blutstillung durch *Elektrokoagulation* vorgenommen wird.

Dyroff stillt die Blutung durch *unmittelbare Berührung der Gefäßlichtung mit einer Kugelelektrode.* Wir halten dieses Vorgehen mit Kirschner und E. Heymann für unzweckmäßig. Man erreicht im besten Falle einen lockeren Verschluß durch einen Brandschorf, der bei nächster Gelegenheit zur Nachblutung führt. Meist gelingt aber die Blutungsstillung überhaupt nicht, so daß man nur unnütze Gewebsnekrosen setzt und Zeit verschwendet. *Geradezu gefährlich kann dieses Vorgehen bei Blutungen aus den Gehirngefäßen* sein, weshalb mit E. Heymann dringend davor zu warnen ist.

Hier kann sich der Vorteil der Elektrokoagulation sehr rasch in einen außerordentlichen Nachteil verwandeln.

Nachdem glücklich eine Stillung der Blutung durch Brandschorf erreicht ist, wird die im nächsten Augenblicke wiederkehrende Blutung wiederholt mit größerer Mühe durch einen neuen Brandschorf gestillt. Die schon während der Operation einsetzenden Nachblutungen werden immer stärker, so daß mancher Operateur auf Grund dieser Erfahrung bei falscher Technik zur völligen Ablehnung des elektrochirurgischen Vorgehens bei Gehirnoperationen kommt.

Für die *Blutungstillung an kleinen Gefäßen der Körperoberfläche* hat Wucherpfennig ein besonderes Hilfsinstrument angegeben. Durch Aufsetzen eines mit einem Handgriffe versehenen Metallringes *(Ringkompressorium)* auf die Wunde wird das Gewebe um das Gefäß herum zusammengepreßt, so daß dessen Blutung steht. Jetzt kann man mit einer kleinen kugelförmigen Elektrode, die bei der Diaschlinge von Wucherpfennig seitlich befestigt ist, die *trockene Gefäßlichtung durch Koagulation schließen.*

Bei flächenförmigen oder höhlenförmigen Wunden nach Elektrooperation, die aus besonderen Gründen offen bleiben, oder in der Muskulatur und in sonstigen tieferen Gewebsschichten *können auch spritzende Gefäße durch Koagulation* versorgt werden, indem man entweder die *Elektrode gleichzeitig mit einem das*

Blut aufsaugenden Tupfer aufsetzt und *dann den Strom einschaltet* (Koagulation oder Blutstillung „unter dem Tupfer") oder eine *Klemme anlegt* und sie im Sinne von HOFMANN *als aktive Elektrode benutzt*. Am einfachsten komprimiert man die blutende Stelle mit einem Tupfer: während man mit diesem unter Druck nun etwas beiseite geht, schiebt man die Elektrode auf das jetzt bluttrockene Gefäß und schaltet den Strom ein. Wenn man für die Blutungstillung in richtiger Weise eine kleine Elektrode verwendet und geeignete Stromart, so wirkt der Tupfer, dessen unmittelbare Berührung an sich zu vermeiden ist, nicht als feuchte Elektrode. Die Trockenhaltung der Wunde für die Blutungstillung durch Elektrokoagulation kann auch in einfacher Weise durch eine *Saugvorrichtung*

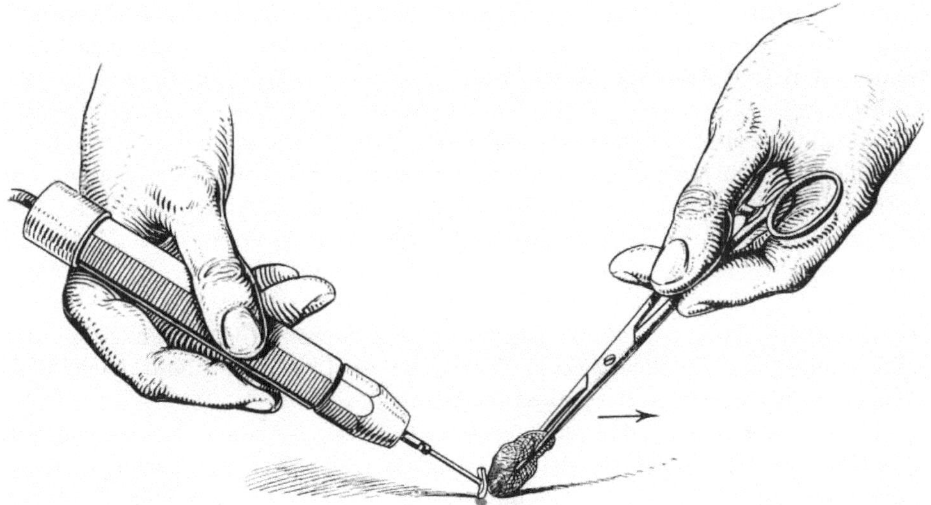

Abb. 92. Stillung der Blutung aus einem kleinen spritzenden Gefäß unter dem Tupfer. Der saugende Tupfer hat das Gewebe um das Gefäß trocken gemacht; während er unter Druck etwas zur Seite geschoben wird, wird die Koagulationselektrode auf die Gefäßlichtung aufgesetzt und der Stromkreis geschlossen.

besorgt werden. Die Grenze dieser Blutstillungsmöglichkeit liegt bei einer Gefäßweite, die so groß ist, daß eine Verschmelzung der Wandungen nicht mehr möglich ist (Abb. 92).

Aus allem geht hervor, daß *die elektrochirurgischen Verfahren Vermeidung oder Stillung der Blutung aus dem Gewebe oder an kleinen Gefäßen erlauben.*

Es bestehen die *Vorteile der Einschränkung* der *primären operativen Blutung* und damit Sparung von *Unterbindungen*, *der Verhinderung* der *Verschleppung von Infektionserregern* und der *Herabsetzung der Resorption.*

Ferner ist die *Chirurgie der parenchymatösen Organe* durch diese allgemeinen chirurgischen Fortschritte *bereichert* und *vor neue Entwicklungsmöglichkeiten gestellt worden.*

Mittlere und größere Gefäße müssen schulmäßig unterbunden werden.

Selbst wenn sie unter gewissen Bedingungen bei der elektrischen Durchtrennung nicht bluten sollten, ist diese Erscheinung auf thermodynamisch bedingte Kontraktion, Retraktion und Einkrempelung der Wandung zurückzuführen. Es kann genau so plötzlich Nachblutung einsetzen, wie wenn jene Vorgänge rein mechanisch zustande gekommen wären.

IX. Einwirkung von Elektrokoagulation und Elektrotomie auf Bakterien.

Durch die *Funkenentladungen bei Fulguration* mit Pinsel- und Bürstenelektroden wurden bereits vollkommen entwickelte, mehrere Tage alte Kolonien des Staphylococcus pyogenes aureus, Typhusbacillus, Diphtheriebacillus, Anthraxbacillus, Soorpilzes, Tuberkelbacillus und Achorion *Schoenleinii* „bei geeigneter Versuchsanordnung“ *vollständig abgetötet* (FREUND 1908).

Diese Wirkung der Funkenentladung sollte mechanisch und thermisch bedingt gewesen sein.

CZERNY nahm lediglich eine *hemmende Wirkung auf Bakterienkulturen* an. M. COHN (1910) zeigte für den Lichtbogenschnitt mit der DE FORESTschen Nadel, daß *bei der Gewebsdurchtrennung* eine derartige *Wärmeentwicklung* zustande kommt, daß der *Ausbruch einer Infektion mit virulenten Staphylokokken vermieden wird.*

Die Schneideelektrode war mit einer Öse der Aufschwemmung einer Staphylokokkenkultur von einer Allgemeininfektion beschickt worden. Während der elektrische Schnitt das Tier nicht infizierte, ging das mit derselben Aufschwemmung geimpfte Kontrolltier zugrunde. Der Ausbruch von Milzbrand konnte bei gleicher Versuchsanordnung hinausgeschoben werden. Das geimpfte Tier starb nach 24 Stunden, das Tier mit Lichtbogenschnitt nach 3—5 Tagen. COHN folgerte daraus, daß die Erhitzung des Gewebes beim Funkenschnitte nicht genüge, um die wärmefesten Sporen zu zerstören, die dann nach 3 bis 5 Tagen zum Ausbruche der Infektion führen.

Wir haben gesehen, daß die *Elektrokoagulation bei einer Erwärmung von 60—80° C erfolgt.* 100° C werden jedenfalls bei richtig ausgeführter Elektrokoagulation nur gelegentlich und nur während kurzer Zeit erreicht (SCHÜRCH u. a.). Wenn dieser *Hitzegrad* und die *Dauer seiner Einwirkung* bei der *elektrochirurgischen Technik* sicherlich an sich zur *Sterilisation keineswegs verläßlich* sind und nicht für alle Bakterienarten zur Zerstörung reichen, so ist andererseits die *Geschwindigkeit,* mit der diese Erwärmung *dicht unter der Elektrode* zustande kommt, nicht ohne Bedeutung hinsichtlich der Einwirkungsmöglichkeit auf die auf der *Oberfläche* befindlichen Bakterien. Es ist denkbar, daß dabei eine *ähnliche Sprengwirkung durch verdampfende Flüssigkeit* sich geltend macht, wie sie am Gewebe nachgewiesen wurde.

Eine Tiefenwirkung im Sinne der sicheren Vernichtung von Bakterien halten wir auch in der Koagulationszone für sehr fraglich.

Hingegen sehen wir in der *Absperrung des koagulierten Gewebes gegen das Gesunde* durch den Verschluß der Gewebsspalten, Kapillaren und Lymphbahnen einen *wichtigen Vorgang für die sog. „sterilisierende“ Wirkung,* indem die *Verbindungen zum Körper hin unterbrochen sind.* Der *später eintretende Lymphfluß* begünstigt die *mechanische Ausschwemmung von Zellen und Bakterien. Hinter dem Koagulationssaum richtet sich,* wie wir gesehen haben, mit der *einsetzenden Hyperämie alsbald eine zelluläre Schranke aus Leukozyten und Wanderzellen* auf, die *gleichfalls in höchstem Maße abwehrbereit* und *fähig hierzu ist.*

Bakteriologische Untersuchungen KEYSSERs führten zu dem Ergebnisse, daß bei *oberflächlicher Koagulation* eines mit einer 24stündigen *Staphylokokkenbouillonkultur* bestrichenen Fleischstückes dessen *Oberfläche keimfrei* wurde, indem

Abimpfen in Bouillonröhrchen und 24stündige Bebrütung keinerlei Bakterienwachstum ergab. Wenn aber ein Fleischstück mit der Staphylokokkenkultur infiltriert wurde und nach 10 Sekunden dauernder Koagulation aus der mittleren Koagulationszone und aus der Randzone Stückchen herausgeschnitten und in Bouillon gebracht wurden, so wuchsen nach 24 Stunden reichlich Staphylokokken.

Diese Versuche zeigen ebenfalls, daß bei Elektrokoagulation eine Tiefenwirkung im Sinne der unmittelbaren Abtötung von Bakterien nicht zustande kommt. An der Oberfläche, d. h. an der Berührungsstelle der Elektrode mit dem Fleischstück, wurden hingegen Staphylokokken abgetötet.

Bei Versuchen am Kaninchen mit Staphylokokken und Streptokokken haben wir gelegentlich auch ein *Angehen der Kulturen* nach Abimpfen vom *frischen Schmelzschnitt* gesehen, ebenso nach *Inzisionen von Furunkeln* und *Karbunkeln* beim Menschen. *Die primäre „sterilisierende Wirkung" des Schmelzschnittes ist also keineswegs sicher.*

Hingegen zeigt es sich im Tierversuche, daß *auch virulente Infektionserreger* die *Koagulationsschranke des Schmelzschnittes in der Regel nicht überwinden,* was mit *klinischen Erfahrungen übereinstimmt.*

Die der *Elektrokoagulation* und dem *Schmelzschnitte eigenen Vorgänge im Gewebe,* die sich von denen nach *Messerschnitt,* aber auch von der *Thermokauterisierung grundsätzlich unterscheiden,* bedingen die *Überlegenheit der elektrochirurgischen Behandlung mancher chirurgischen Infektionen.*

Der *Schmelzschnitt* ist aus demselben Grunde vor allem auch dem Messerschnitt *in den Fällen vorzuziehen,* wo mit der Möglichkeit *mechanischer Verschleppung von Infektionserregern* zu rechnen ist.

Die *technisch richtig ausgeführte Elektrokoagulation* kann *örtlich beschränkte Infektionsherde ohne Keimverschleppung vom Körper trennen,* indem man sie *gewissermaßen in die Koagulationsnekrose einschließt.*

Dabei spielt es praktisch eine weniger wichtige Rolle, ob nun die in der Koagulationsnekrose enthaltenen Bakterien abgetötet oder lebend sind, da sie nicht in den Körper gelangen. Hingegen kann man durch *falsch ausgeführte Elektrokoagulation Infektionserreger nach der Tiefe in nicht koaguliertes Gewebe treiben.* Das geschieht bei zu rascher Koagulation, wobei es zu explosiver Hitzewirkung mit *Zerreißung von Gefäßen und Blutergüssen* mit nur *oberflächlicher Koagulation* kommt.

X. Störungen des Heilverlaufes nach elektrochirurgischen Eingriffen.

Wenn einerseits die elektrochirurgische Technik bei manchen Eingriffen spätere Störungen, wie operativ bedingte Metastasierung durch Bakterien und vielleicht auch durch Zellen, gegenüber anderen Operationsmethoden weit seltener zur Folge hat, so treten *andererseits gelegentlich ihr zur Last fallende Komplikationen des Heilverlaufes* auf.

An erster Stelle ist hier die Möglichkeit einer *Nachblutung* und einer *Heilungsverzögerung* zu erwähnen.

Bei der *Abstoßung des koagulierten Gewebes,* also bei unserer Technik etwa durchschnittlich nach 6 Tagen, kann es, *wie bei der Demarkation anderweitiger Nekrosen,* zu *Blutung kommen.*

Die Erfahrung lehrt, daß bei richtiger Technik diese Blutungen sehr selten sind. Wenn die *größeren Gefäße* des *Operationsbereiches schulmäßig unterbunden* oder umstochen wurden, ist eine *Nachblutungsgefahr praktisch nicht vorhanden;* sie besteht hingegen, wenn man *im Bereiche größerer Gefäße koaguliert* und das *verkochte Gewebe nicht entfernt, so daß eine Gefäßwandschädigung nicht sichtbar wurde.*

Auch in diesem Zusammenhang ist zu betonen, daß das elektrochirurgische Vorgehen dem gewohnten anatomischen Operieren möglichst anzupassen ist und die *Grenzen der elektrochirurgischen Blutungsstillung zu berücksichtigen sind.* Ferner muß die Abstoßung der Koagulationsnekrosen möglichst von *mechanischer Einwirkung geschützt, sich selbst überlassen bleiben.*

Dann wird man nicht von einer besonderen Gefahr der Nachblutung als Nachteil des Verfahrens sprechen können.

Die *Berichte über Nachblutungen* beziehen sich, abgesehen von *Hämophilie* (Kotzeborn, K. H. Bauer, v. Seemen), in der Mehrzahl auf solche *nach Eingriffen im Bereiche der Mundhöhle.* Wir haben gesehen, daß Nachblutung bei der Abstoßung von Koagulationsnekrosen nach regelrechter Operation nicht zu befürchten ist, wenn man den Vorgang der Demarkation mechanisch nicht stört und die Abstoßungen sich selbst überläßt. Nach Eingriffen in der Mundhöhle ist diese Regel nicht einzuhalten, weil *Spülungen nötig sind* und dann durch *Schlucken, Sprechen, Husten* usf. *ständig Bewegungen des Gaumens und der Zunge stattfinden,* die zu einer vorzeitigen Lösung einer Koagulationsnekrose — die durch die unvermeidliche *Infektion* noch begünstigt wird — und damit zur Nachblutung führen können.

So haben wir nach Elektrokoagulation eines an sich inoperablen geschwürigen Zungenkarzinoms wegen starker Nachblutung am sechsten Tage die A. lingualis am Halse unterbinden müssen.

Andererseits haben wir *nie eine Nachblutung bei zahlreichen Exzisionen großer Karbunkel erlebt, obwohl wir hier auch die nach Schmelzschnitt blutenden Gefäße ausschließlich durch Koagulation versorgten;* denn hier tritt zur Wirkung der kapillären Dränage ein ruhigstellender Verband hinzu.

Je nach Lage des Einzelfalles wird man bei Operationen an der Zunge die A. lingualis im Operationsbereich unterbinden oder umstechen oder ihre Ligatur am Halse dem Eingriff vorausschicken.

Bei Geschwülsten am Zungengrunde, der Wangenschleimhaut und den Mandeln ist manchmal die *vorangeschickte Unterbindung der A. carotis ext.* zu empfehlen.

Die Tierversuche von Cohn, Johansson, Kuntzen und Vogel, v. Seemen, wie klinische Erfahrungen (Keysser, v. Seemen) haben gezeigt, daß nach *regelrechter Anwendung von Schmelzschnitt und Elektrokoagulation* an *parenchymatösen Organen* (Leber, Milz, Niere) die *Gefahr einer Nachblutung gering ist,* da sich schon früh Verklebungen mit der Umgebung einstellen, die zur Abkapselung der Koagulationsnekrose führen, im Gegensatze zu ihrer Abstoßung an der Oberfläche des Körpers.

Von der *sekundären Nachblutung* bei Lösung der Koagulationsnekrosen ist die *primäre Nachblutung* kurz im Anschluß an den Eingriff zu unterscheiden.

Sie ist stets auf Überschätzung der primären Blutungsstillung durch Elektrokoagulation oder Schmelzschnitt, bzw. auf Fehler in der Technik zurückzuführen.

Besonders wenn bei Schmelzschnittoperation Infiltration mit adrenalinhaltiger Betäubungsflüssigkeit vorgenommen wird, bluten oft auch größere, deutlich sichtbare Gefäßlichtungen nicht; sie sind aber trotzdem schulgemäß zu unterbinden, falls die Wunde durch primäre Naht vereinigt werden soll.

KIRSCHNER berichtet von einer *absichtlich* ohne Unterbindungen ausgeführten Radikaloperation eines Leistenbruches, bei der wegen einer zehn Stunden später auftretenden starken primären Nachblutung *Wiedereröffnung der Wunde und Unterbindung der blutenden Gefäße nötig wurden. Er betont mit Recht, daß man sich mit der Stillung der Blutung aus dem Gewebe und aus den kleineren Gefäßen bescheiden und im übrigen die Blutstillung durch Unterbindung oder Umstechung ausführen müsse.*

Beherrschung und Erfahrung in der elektrochirurgischen Technik sind aber nötig, um die Grenzen ihrer Wirkungsmöglichkeit, auch bezüglich der Blutungsstillung, zu erkennen.

Der Vorteil der Blutungseinschränkung und der Sparung von Unterbindungen darf nicht dazu verleiten, alle Blutungen um jeden Preis elektrochirurgisch stillen zu wollen, wenn sie einfacher und sicherer durch Ligatur versorgt werden können.

Es wird im Schrifttum oft betont, daß die *Koagulationsnekrosen nicht zu sekundären Infektionen* neigen.

An sich ist aber die *offene Koagulationsnekrose ein günstiger Boden für die Ansiedlung von Bakterien.* Die *geschlossene* Koagulationsnekrose wäre ein bevorzugter Ort der Niederlassung für Bakterien aus Blut- und Lymphwegen. Daß sich nun *klinisch keine Erscheinungen von Wundinfektion* äußern, liegt, wie schon erwähnt wurde, in den *Besonderheiten der Koagulationswunde,* die von *Anfang an statt Resorption starke Absonderung nach außen* zeigt und *gegen den Körper von einem reaktiven Zellwalle* begrenzt ist. Dieser alterative und reaktive Zellwall umgibt die *geschlossene* Koagulationsnekrose von allen Seiten, so daß sie in der Regel steril bleibt, wenn sie nicht von Anfang an *von außen* infiziert wurde.

Das ist wohl der Grund, weshalb man *keine Phlegmonen, auch im Gefolge großer Koagulationen, beobachtet,* vorausgesetzt, daß der Sekretstrom nach außen nicht behindert wird.

Hingegen bilden sich gelegentlich Erysipele aus.

Die *Koagulationsflächen im Bereiche der Mundhöhle sind putride infiziert* und belästigen daher den Kranken durch ihren *üblen Geruch.* Auch hier kommt es aber zu *keinen klinischen Erscheinungen der Wundinfektion,* solange nicht eine Behinderung der Sekretion durch unrichtige Tamponade herbeigeführt wird. Die Abstoßung kleiner, putride infizierter Gewebsteile bringt bei behinderter Durchatmung die Gefahr einer *Aspirationspneumonie* mit sich. *Mundspülungen mit Salolmundwasser, Kamillen-* oder *Salbeitee,* häufiges sorgfältiges *mechanisches* Reinigen *der Zunge, Zähne und Wangentaschen, Abtragen bereits lockerer nekrotischer Gewebsfetzen* mit Pinzette und Schere *beugen dieser Gefahr in Verbindung mit der allgemeinen Nachbehandlung* (Kohlensäureatmung!) *vor.*

Wenn *länger dauernde Schluck- und Atembehinderung* nach *ausgedehnten Koagulationen* zu erwarten ist, wird man *gelegentlich* mit Vorteil eine *Tracheotomie* anlegen.

Besonders nach Elektrooperation großer Geschwülste im Bereiche des Gesichtsschädels, die mit Entfernung von knöchernen Teilen einhergehen, können durch Koagulation *Knochennekrosen* entstehen, die sich *sehr langsam abstoßen.*

Bei jeder Elektrokoagulation in der Nähe von Knochen ist die Tiefenwirkung der verwandten Elektrode zu berücksichtigen, um unbeabsichtigte sekundäre Knochennekrosen zu vermeiden. Wenn bis auf einen Knochen koaguliert wird, ist dieser, wenn irgend möglich, *anzufrischen* und die Blutung aus der Spongiosa durch vorübergehende Tamponade zu stillen. Für Blutungsstillung mit Desikkation oder an einer im Knochen verlaufenden kleinen Arterie durch Koagulation ist Übung nötig, um eine den Heilverlauf störende Nekrose zu vermeiden.

Gelegentlich wird man bewußt auf eine *Anfrischung durch Koagulation geschädigten Knochens oder Knorpels verzichten und sie der Abstoßung überlassen;* so bei Mammakarzinomen, die auf die Brustwand übergegriffen haben, bei denen Rippenresektionen nicht ausgeführt werden können.

Bei *Operationswunden nach Schmelzschnitt* können, falls die Haut ebenfalls elektrisch durchtrennt und wieder vereinigt wurde, *Randnekrosen* auftreten, die eine *primäre Heilung verhindern* und die *Gefahr der Wundinfektion mit sich bringen.* Nach Trepanation oder Laminektomie kann auf diese Weise auch eine *Liquorfistel* entstehen.

Aus diesem Grunde ist die Haut mittels koagulationsarmen Schmelzschnittes nur dann zu durchtrennen, wenn eine besondere Anzeige hierzu besteht (infizierte Wunde, Geschwülste usf.). Da es sich meist um Blutungssparung und Verhinderung der Keimverschleppung handeln wird, ist der koagulationsreiche Schmelzschnitt mit *Anfrischung der Wundränder* mittels Messer oder Schere am Schlusse der Operation vorzuziehen. *Die angefrischten Hautränder ermöglichen dann eine störungsfreie, der Messerschnittwunde entsprechende Heilung der Haut und des Unterhautgewebes, auch wenn in der Tiefe von Schmelzschnitt und Elektrokoagulation reichlich Gebrauch gemacht wurde.* Zuweilen wird die mechanische Wirkung eines ausschwemmenden Sekretstromes erwünscht sein, so daß man entsprechende Dränage der im übrigen durch Naht verschlossenen Wunde ausführt.

Aber auch die *Durchtrennungen von Gewebe in der Tiefe mittels Schmelzschnittes* sind *unbedingt dann zu vermeiden,* wenn man sich auf *rasche Verklebung* und Vernarbung zugunsten *mechanischer Festigkeit der Wunde* verlassen können muß (Kirschner, v. Seemen).

Gerade *Faszien* und *Bänder* besitzen einen *verhältnismäßig hohen elektrischen Widerstand,* so daß die Hitzeschädigung durch den Schmelzschnitt oft ausgedehnter wird, als man anzunehmen geneigt ist. Aus diesem Grunde sehen wir bei der medianen Laparotomie, beim Pararektalschnitt, bei der Leistenbruchoperation, bei aseptischen Gelenkeröffnungen usf. vom Gebrauche des elektrischen Messers ab.

Lediglich bei bestimmter Anzeige, wie Ikterus, hämorrhagische Diathese, *ist auch der Bauchschnitt in der Mittellinie zur Blutungssparung vorteilhaft durch Schmelzschnitt auszuführen.* Zur Sicherung des mechanischen Haltes ist aber dann *durchgreifende Drahtnaht* erforderlich.

Neuerdings untersuchte auch Hauberrisser die *Wundheilungsvorgänge im Tierversuche* (Hund) nach *Schmelzschnitt* mit nachfolgender Naht der *Gaumen-*

und *Wangenschleimhaut,* an der *Zunge* und an der *äußeren Haut.* Über die elektrischen Bedingungen wird nichts mitgeteilt; der Schnitt wurde aber so geführt, daß am Schleimhautepithel ein ganz schmaler gelbbrauner Saum entstand. Die Blutung war dabei auf größere Gefäße beschränkt, die unterbunden wurden, und auf kleinere, die unter Benutzung des Ringkompressoriums nach WUCHERPFENNIG durch Koagulation versorgt wurden. Der etwas wallartig erhabene Schnittrand zeigte besonders an der derben Gaumenschleimhaut bei der Naht *Neigung zur Einkrempelung.*

Während nun bei *Messerwunden nur gelegentlich ein teilweises Auseinanderweichen der Schleimhaut* während der ersten Tage vorkam, war es bei der *Schmelzschnittwunde die Regel.* Die *Epithelisierung erfolgte um den achten bis zehnten* Tag, bei der *Messerwunde bereits am fünften Tag.*

Bei der Zunge war sie, wie nach Messerschnitt, schon nach einer Woche vollendet. Da aber anfangs die Verklebungsneigung der Schmelzschnittwunde gering war, wurden die Nähte später als üblich entfernt.

Bei der *Schmelzschnittwunde der Haut* beobachtete HAUBERRISSER um den vierten Tag einen *schmalen nekrotischen Saum.* Die Nähte mußten wegen Klaffens der Wundränder liegen gelassen werden und schnitten in der geschwollenen Randzone teilweise durch. Einen Tag später ließ sich der Nekroserand entfernen, oder er stieß sich von selbst ab. Die nun *unter Granulation* rasch fortschreitende Heilung war am *zehnten Tage durch eine breite, etwas gerötete Narbe abgeschlossen.*

Nach diesen Befunden zu schließen, handelte es sich also in den Versuchen von HAUBERRISSER um einen *koagulationsreichen Schmelzschnitt,* der verhältnismäßig *breite und oft zu Keloidbildung neigende Narben hinterläßt.*

In weiteren Versuchen durchtrennte HAUBERRISSER die *obersten Hautschichten, etwa bis zur Spitze der Papillen, mit dem Messer* und gebrauchte dann erst den Schmelzschnitt zur weiteren Durchtrennung. Es erfolgte die *übliche Vernarbung der obersten Hautschicht,* während in der tieferen Schicht nun *keine Abstoßung der Nekrosen,* sondern *langsame Resorption* eintrat, *die entsprechend der Koagulationsbreite nach 3 Wochen beendet war.*

Auch diese Versuche zeigen also, daß der koagulationsreiche Schmelzschnitt der äußeren Haut unzuverlässige Heilung ergibt, während die *Möglichkeit der Verklebung der oberen Hautschichten, die wir durch entsprechende Anfrischung erzielen, zur primären Heilung führt,* auch *wenn darunter Koagulationsnekrosen liegen,* die unter *diesen Verhältnissen nicht abgestoßen, sondern langsam resorbiert werden.*

Da *Dicke* und *Beschaffenheit* der *obersten Hautschichten, je nach der Körpergegend, verschieden sind, sind die Heilungsbedingungen für Schmelzschnittwunden entsprechend verschieden.* Auch *koagulationsarme Schmelzschnitte,* die in der Regel an Rumpf und Gliedmaßen ohne Nekroseabstoßung glatt heilen, mit Ausnahme der Haut der Hände und Füße, können hier und am Schädel doch einen schmalen Nekrosesaum erhalten. An sich hängt aber ferner die Heilung des koagulationsarmen Schmelzschnittes der äußeren Haut, wie schon erwähnt, weitgehend von seiner technischen und operativen Ausführung ab. Mit einem bestimmten Verhältnissatze nicht primär heilender aseptischer Hautwunden muß man stets rechnen, wenn man nicht die *einfache* und *wenig Zeit raubende Anfrischung* ausführt. Weiter wird gelegentlich zunächst *anscheinend glatte* Heilung der Schmelzschnittwunde beobachtet; plötzlich, um den zehnten Tag, bereits nach Entfernung der Nähte, *klafft die Wunde wieder.*

Diese Heilungsstörung der Schmelzschnittwunde ist ein Zeichen der mangelhaften Verklebung der oberen Hautschichten. Es wird nicht jedem Operateur gelingen, 1500 Vernarbungen von genähten Schmelzschnittwunden ohne Störungen oder Verzögerung der Heilung, wie HEYMANN berichten kann, zu erzielen. Immerhin beobachtete früher auch HEYMANN bei einigen Trepanationen in der zweiten Woche nach dem *elektrischen Schnitte* durch die *Galea* sogar bis zu *1¹/₂ cm breite Nekrosen*. Er führt diese auf die *Infiltration der Operationsgegend* mit der Betäubungsflüssigkeit zurück, die eine höhere Spannung und Stromstärke zur Durchtrennung verlange, wodurch tiefer gehende Koagulation zustande kommt. Überhitzung und Schädigung des benachbarten Gewebes werden ferner durch elektrische Aufladung und Entladung der Flüssigkeit und durch deren Erhitzung hervorgerufen. Die Randnekrosen sind guter Nährboden für Wundinfektionen, so daß die Wundheilung auch bei Entfernung der Nähte gefährdet ist.

Schleimhautwunden im Bereiche des Mundes sind den putriden Eitererregern der Mundhöhle ausgesetzt, so daß mit HAUBERRISSER *der Schmelzschnitt für Lappenplastiken an der Wangen- und Gaumenschleimhaut vorläufig abzulehnen ist.* Andererseits ist *primäre Heilung* nach ausgedehnter *koagulationsarmer Durchtrennung der Wangenschleimhaut* möglich, so daß bei Geschwulstoperationen im Bereiche der Kiefer der Schmelzschnitt angewandt und die Wunde durch Naht verschlossen werden kann (v. SEEMEN). Nach *Elektrooperation an der Zunge kann auch nach klinischen Erfahrungen Heilung wie nach Messerschnitt* erfolgen (vgl. ferner HALLE, TAYLOR und ROGERS).

XI. Allgemeine Vorbereitung zur Elektrooperation.

Zunächst wird dem Kranken die passive Elektrode nach den in einem eigenen Abschnitte besprochenen Grundsätzen *angelegt.*

Die *Vorbereitung des Operationsfeldes* wird nach den üblichen allgemein chirurgischen Grundsätzen vorgenommen (vgl. LEXER). Vor aseptischen Eingriffen wird die gelockerte Epidermisschicht auch an haarlosen Stellen des Körpers nach Reinigung mit Benzin und Rasieren entfernt und darauf die Desinfektion nach FÜRBRINGER vorgenommen.

Das Operationsfeld muß völlig trocken sein; auch in seiner Umgebung dürfen weder Benzin, Äther, Alkohol, noch feuchtes Jod in Spuren vorhanden sein, um jede Möglichkeit einer Brand- oder Explosionsentstehung auszuschalten.

Wenn *geschwürige Geschwülste,* eiternde Wunden vorliegen, oder wenn sich Fistelgänge im Operationsbereiche befinden, ferner bei Verletzungswunden und bei Entzündungen ist nach Reinigung der Umgebung mit Benzin und Rasieren die *Jodtinkturdesinfektion* vorzunehmen. *Aber auch hier muß die Haut vor Beginn des Eingriffes völlig trocken sein.*

Der Kranke wird am besten auf einem *Operationstische gelagert, der mit Gummiplatten und -kissen gegen ihn isoliert ist,* wenn auch bei Verwendung eines geerdeten Apparates und nicht zu großen Stromstärken die Gefahr einer Verbrennung durch Berührung mit Metallteilen nicht gegeben ist. Kommt es aber zur *Aufladung des Kranken* oder verwendet man *große Stromstärke,* so können auf diese Weise Verbrennungen entstehen. *Es ist daher besser, sich zur Regel zu machen, ein Aufliegen der Kranken an Metallteilen zu vermeiden, was ja ohne besondere Schwierigkeiten bei den üblichen Operationstischen möglich ist.*

Der *Operateur* trägt mit Vorteil *Gummihandschuhe,* um gegen *kapazitative Stromeinwirkungen,* die allerdings an sich harmlos sind, *geschützt zu sein.*

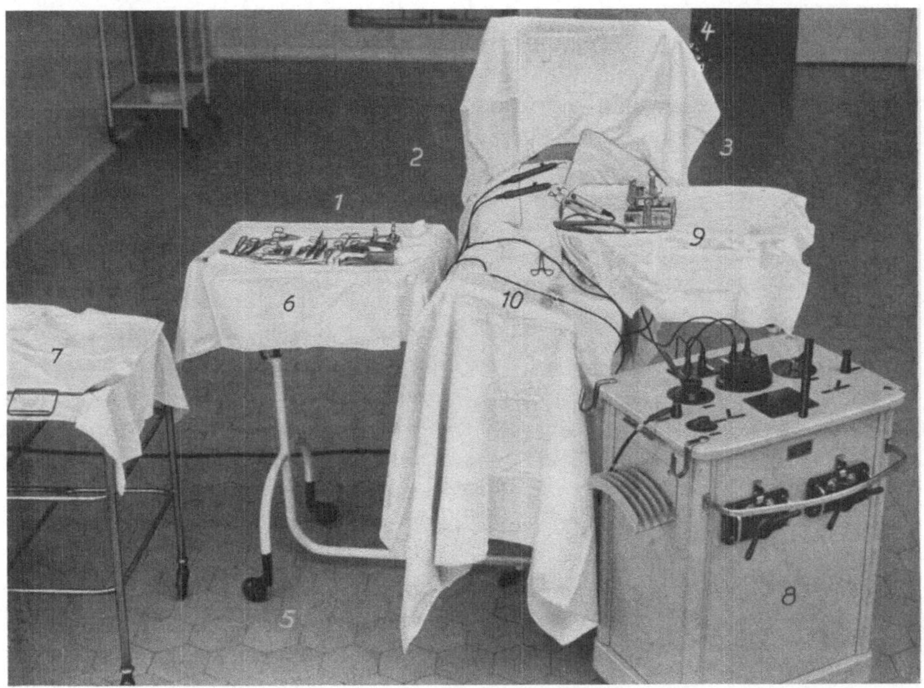

Abb. 93. Aufstellung zu einer großen Elektrooperation. 1 Operateur; 2 u. 3 Assistenten; 4 Narkotiseur; 5 Operationsschwester; 6 u. 7 chirurgische Instrumente; 8 Elektrochirurgieapparat mit Bedienung; 9 elektrochirurgisches Instrumentarium; 10 sterile Kabel, auf den Abdecktüchern mittels Tuchklammern festgehalten. Vier verschiedene Elektrodenarten sind zur Operation gerüstet, ohne daß irgendeine Änderung der Apparateinstellung nötig wäre.

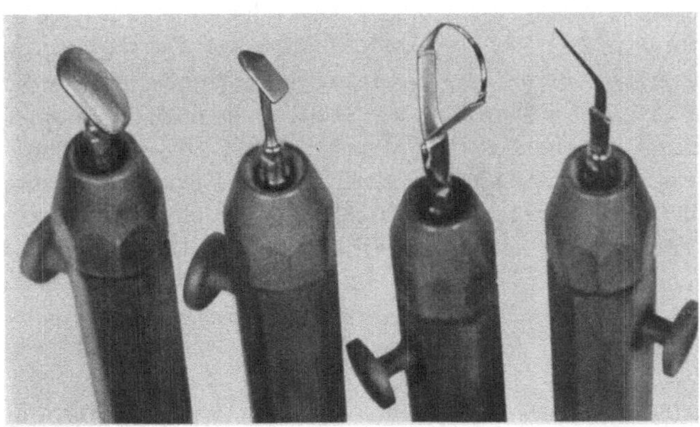

Abb. 94. 4 verschiedene Elektroden in Handgriffen mit Fingerschalter für die 4 verschiedenen Klemmen des Chirurgiethermoflux „P". Klemme 1: größere Koagulationselektrode (bis 2 cm Durchmesser). Klemme 2: pflugförmige Blutstillungselektrode mit kugelförmiger Spitze für verschieden umfangreiche Koagulationen (verschiedene kleinere Koagulationselektroden, Messerelektroden für koagulationsreichen Schnitt). Klemme 3: große Bandschlingen (kleine Bandschlingen, große Messerelektroden). Klemme 4: Präparierlanzette für koagulationsarmen Schnitt (Nadel- und Drahtelektroden, feine Schlingenelektroden).

Die Abb. 93 zeigt die *Aufstellung des Instrumentariums.*

Abgesehen von kleinen oberflächlichen Koagulationen wird für *jede Operation ein entsprechendes vollständiges chirurgisches* und *elektrochirurgisches Instrumentarium hergerichtet.* Man ist dann in der Lage, je nach Erfordernis des Operationsganges das geeignete Werkzeug zu benützen. Man hält ferner ein Schälchen mit *Ringer*lösung bereit, um die Elektroden anfeuchten zu können, falls trockene Koagulationsnekrosen oder Schorfe an Elektrode oder im Gewebe die weitere Koagulation behindern. Der Instrumententisch und die Schwester stehen zur rechten Hand des Operateurs. Die Ersatzelektroden, Isolierspatel usf. stehen auf eigenen Tischchen so, daß sie rasch vom Operateur selbst erreicht werden können. Den Diathermieapparat stellen wir in der Regel dem Operateur gegenüber auf. Das ermöglicht leichtere Verständigung mit dem Bedienenden des Apparates, der selbst den Gang der Operation genau verfolgen kann. Außerdem kann der Ausschlag des Amperemeters beobachtet werden, was aber bei unserer Technik *völlig unnötig ist.* Seine praktische Benutzung für Beurteilung der Koagulationswirkungen kommt *nur für große Koagulationen* mit *größter Stromstärke* und *großen* Elektroden in Betracht.

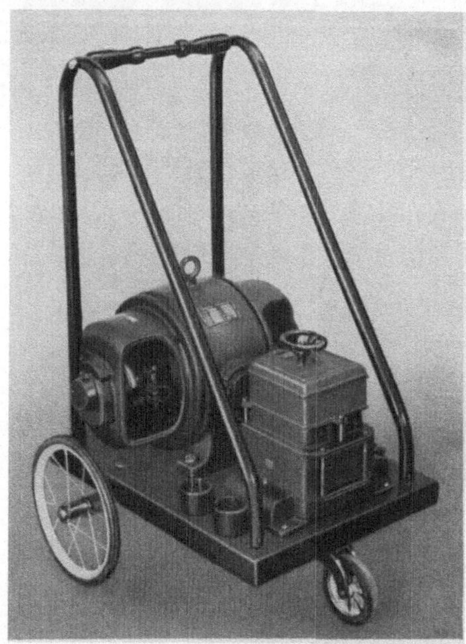

Abb. 95. Fahrbarer Umformer (*Sanitas*-Werke).

Die *zuführenden Kabel leiten wir getrennt über die Abdecktücher und halten sie hier einzeln in geeignetem Abstand durch Tuchklammern fest.* Die Griffe werden auf dem Instrumententisch abgelegt oder in eine an der *Tuchklammer angebrachte Feder* eingeklemmt.

Dieses Vorgehen schränkt die Behinderung des Operateurs durch die Kabel so weit ein, daß sie nach einiger Zeit der Gewöhnung nicht mehr spürbar ist.

Der Chirurgie-Thermoflux P *(Siemens)* wird zur Operation hergerichtet, indem man nach Einschaltung bei Stellung des Regulierwiderstandes (Strom) auf Null beide Funkenstrecken gleichmäßig derart einrichtet, daß das Amperemeter auf 2,5 ausschlägt. Daraufhin wird auf „Operation“ umgeschaltet und der „Strom“-Hebel auf 6 gedreht. *Jetzt hat man an den entsprechenden Klemmen geeignete Stromverhältnisse für 4—6 verschiedene Elektroden: Koagulation bis zu 2 cm Tiefe, Blutstillung, Bandschlinge und Präparierlanzette.*

Obwohl nun für die meisten Eingriffe eine *Änderung der Einstellung des Apparates nicht notwendig* ist, ist *besonders bei größeren Operationen* sehr zu raten, einen *Gehilfen,* der den Apparat genau kennt, für etwaige Bedienung der Schaltungen in Bereitschaft zu haben.

Wenn man *Wechselstrom im Operationssaale* besitzt, kann man unter Benutzung eines entsprechend langen Kabels den Apparat bequem verschieben und so herrichten, wie es dem Operateur am bequemsten ist. Bei *Gleichstrom* ist ein

Umformer zu verwenden. Den *fahrbaren Umformer* bringt man, wenn möglich, *außerhalb* des Operationssaales unter. Durch den rotierenden Umformer, dessen Geräusch auch bei guter Montierung lästig ist, entsteht doch ein gewisser, wenn auch geringer Luftstrom (Abb. 95).

Wenn mehrere Operationssäle vorhanden sind, ist es am zweckmäßigsten, den *Umformer im Keller* aufzubauen. Wir haben eine Zuleitung aus dem Netzstrome von 220 Volt Gleichstrom mit 10 qmm Leitungsquerschnitt für einen Umformer von 4 KVA Leistung und 50 Perioden, der eine Ableitung von 150 Volt Wechselstrom ergibt und durch 2 Zentralschalter *6 Stromkreise* mit je 10 Ampere und 6 qmm Leitungsquerschnitt und Stromabnahme aus einer von *6 in verschiedenen Räumen angebrachten Steckdosen* ermöglicht (Abb. 96).

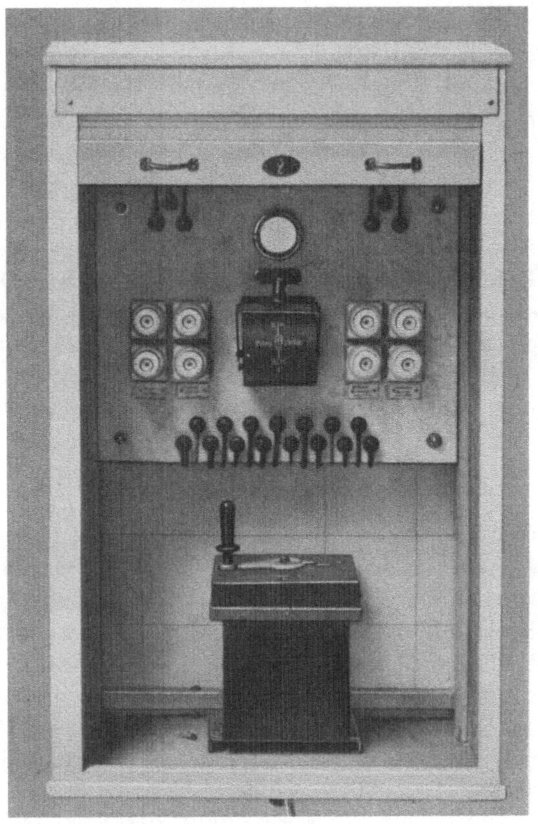

Abb. 96. Zentralschalter im Operationssaal, in einem weiß lackierten Kasten untergebracht, für einen zentralen Umformer. Schalttafel mit Sicherungen und Signallampe. Schalthebel mit Ölwiderstand.

Es besteht kein Zweifel, daß durch den Diathermieapparat, auch wenn er leicht im Operationssaale verschoben werden kann, sowie durch sein Zubehör der Betrieb umständlicher wird. Man muß durch einen jeweils den Verhältnissen angepaßten Weg suchen, die *Behinderung möglichst gering zu gestalten.*

Heymann hält aus demselben Grunde eine „drahtlose Elektrochirurgie" für erstrebenswert, wobei besonders neben dem raumbeengenden Apparat die zu den Griffen führenden Kabel, die die gleichmäßige Stromzuleitung und Aseptik gefährden können, in Wegfall kämen. *Die „drahtlose" elektrische Operation ist aber vorläufig leider erst ein Wunsch.*

Einheitliche und *strenge Ordnung* des *elektrochirurgischen Rüstzeuges zur Operation* erspart Störungen und schließt jeden Verstoß gegen die Aseptik aus.

XII. Allgemeine Nachbehandlung.

Durch *Naht verschlossene Wunden* werden wie üblich mit *trockenem Verbande* versehen. Zuweilen müssen die Hautnähte länger als gewohnt liegen bleiben, d. h. bis zur sicheren festen Vernarbung.

Koagulationsflächen werden mit lockerem *Jodoformmull* bedeckt oder erhalten zunächst einen *Salbenverband mit 10%iger Zinkvaseline,* später mit *Perubalsam* oder *4%iger roter Quecksilbersalbe,* die *Nekrosenabstoßung, Granulationsbildung* und *Vernarbung fördert.* In anderen Fällen empfehlen sich *feuchte Verbände* mit *Alkohol* oder DAKINscher Lösung, im Bereiche des Gesichts mit *Borwasser.* Die feuchten Verbände unterstützen die Abstoßung der Koagulationsnekrosen, die je nach ihrer Tiefe nach wenigen Tagen bis 3 Wochen oder auch später erfolgt. Manchmal ist täglich mehrfacher Verbandwechsel nötig, da die Absonderung aus der Wundfläche, wie früher erwähnt, viel ausgesprochener als bei jeder anderen Wunde ist. Granulierende Wunden werden in zweckmäßiger Weise durch Heftpflasterzug zu schmaler Vernarbung gebracht.

Höhlenförmige Koagulationswunden werden zunächst am besten *locker mit Jodoformgaze tamponiert.* Nach 2—3 Tagen ist die Gaze infolge ihrer Saugkraft vom Sekretfluß durchtränkt, so daß sie meist ohne weiteres und ohne jede Blutung zu entfernen ist. Je nach den Wundverhältnissen wird sie zur Offenhaltung des Defektes wiederholt oder durch anderweitige Dränage ersetzt. Der *Sekretstrom ist ein besonderer Vorzug der elektrochirurgischen Wunde, da er jeder Resorption entgegen wirkt. Er ist daher keinesfalls durch abdichtende Verbände zu unterdrücken.*

Bei *Koagulationswunden im Bereiche der Mundhöhle sind häufiges Spülen* und *tägliches Ausspritzen* mit *aromatischen Flüssigkeiten* vorzunehmen; Zunge und Zähne sind damit zu reinigen. Auf diese Weise läßt sich der üble Geruch der putriden Koagulationsnekrosen verringern und beseitigen.

Eine *mechanische Entfernung der Koagulationsnekrosen soll in der Regel vermieden werden. Die Heilung erfolgt am besten, wenn man sie der Selbstabstoßung überläßt.* Nach ihrer Beendigung führen die *außerordentlich kräftigen Granulationen* zur *raschen, meist auffallend glatten Vernarbung.* Da aber gelegentlich Keloidbildung auftritt — scheinbar gerade infolge der starken und raschen Heilungsneigung —, empfiehlt NAGELSCHMIDT, die Epithelisierung durch Verbände mit Pyrogallussalbe möglichst zu verlangsamen. Man soll nach NAGELSCHMIDT jeden zweiten Tag einen Verband mit ½%iger Pyrogallusvaseline, bei stärkeren Wucherungen des Granulationsgewebes gelegentlich mit 2 bis 5%iger Pyrogallusvaseline anlegen.

Wir haben bei Verwendung der LEXERschen 4%igen Quecksilbersalbe, abwechselnd mit 10%iger Zinkvaseline, bei *flächenhaften Koagulationswunden stets glatte feine Narbenbildung* erzielt, während *Schmelzschnittwunden der Haut öfter zur Keloidbildung* neigen. Aus diesem Grunde verzichten wir bei kleineren Koagulationswunden im Gesicht auf den primären Nahtverschluß (vgl. auch WUCHERPFENNIG).

Die *allgemeine Nachbehandlung* unterscheidet sich im übrigen nicht von der nach anderen Eingriffen und ist dem Einzelfalle anzupassen (vgl. v. SEEMEN). Besonders wichtig ist *ausreichende Flüssigkeitszufuhr* wegen des oft großen Flüssigkeitsverlustes durch den reichlichen Säftefluß aus den Koagulationswunden. Im Anschluß an größere Operationen wird *Infusion von Ringerlösung unter die Haut* oder *Tropfeinlauf* gegeben. Die Verabreichung von Flüssigkeit auf parenteralem Wege wird solange durchgeführt, bis der Kranke genügende Mengen zu sich nehmen kann.

Der *geringe* oder *fehlende Nachschmerz* erlaubt *Einschränkung des Gebrauches schmerzstillender Mittel* und *erleichtert die Nachbehandlung. Daher können Kranke, selbst nach größeren elektrochirurgischen Eingriffen, oft schon in den ersten Tagen außer Bett sein.*

XIII. Wahl des Betäubungsverfahrens.

Kleinere elektrochirurgische Eingriffe, wie Spaltung eines Furunkels oder Probeausscheidung, wird man oft *ohne Betäubung* ausführen.

Wenn irgend angängig, wird man sonst zu aseptischen Operationen die *örtliche Betäubung* wählen. Wir haben erwähnt, daß eine mäßige Durchtränkung des Operationsgebietes mit Flüssigkeit die *Koagulationswirkung* durch Verringerung des elektrischen Widerstandes *befördert.* Hiervon kann man bei Koagulationen in Gebieten stark wechselnder elektrischer Widerstände mit Vorteil Gebrauch machen, beispielsweise bei Hämangiomen. Ferner wird die Infiltration von Haut und Unterhautfettgewebe mit physiologischer Kochsalzlösung zur Erleichterung des Schmelzschnittes bei Laparotomien und zur Sicherung der Wundheilung (Eggers u. a.) empfohlen. Andererseits rät Keysser für große Koagulationen von der Infiltrationsanästhesie ab, da die Ausdehnung der Koagulation durch den veränderten Widerstand unberechenbar würde.

Für Koagulationen und Einschnitte in der Mundhöhle, soweit sie sich auf die Schleimhaut beschränken, wird *Oberflächenbetäubung* ausreichen. Zu Eingriffen an den unteren Gliedmaßen, an Blase, Genitale und Mastdarm ist meist die *Lumbalanästhesie* geeignet.

Die *Einatmungsbetäubung* erfährt eine *äußerst unliebsame Einschränkung durch die Explosionsgefährlichkeit des Chloräthyls und des Äthers.*

Lediglich bei großer Sicherheit der Technik, die jede Funkenbildung vermeiden soll, kann man bei guter Narkoseleitung und Abdeckung der Maske mit warmen feuchten Tüchern zur Vermeidung von Dämpfen oder unter Benutzung der *Ombrédanneschen Maske auch* in Äthernarkose *elektrochirurgische Eingriffe fern vom Kopfe des Kranken ausführen.* Es besteht die Möglichkeit, daß bei Verwendung *zu hoher Stromstärken* nach *Aufladung des Kranken* durch Überspringen eines Fünkchens von diesem auf den Metallrahmen der Narkosemaske letztere in Brand gerät. Vorsichtiger ist daher der Gebrauch von Narkosemasken mit Gummirand.

Jellinek (1926) berichtet über drei Narkosezwischenfälle bei Anwendung der Elektrochirurgie. In einem Falle hatte der Narkotiseur wegen Asphyxie zur Stimulierung des Herzens Äther, kurz vor der Operation aber wieder Chloroform gegeben. Es erfolgte eine Explosion, durch die der Operateur bewußtlos gegen eine Wand geschleudert wurde, ein Assistent sowie die Schwestern fingen Flammen; der narkotisierte Patient erlitt schwere Brandwunden, die einige Tage darauf zum tödlichen Ausgang führten. Es ist also *im allgemeinen dringend vom Gebrauche der Äthernarkose abzuraten,* besonders wenn man die Technik noch nicht so weit beherrscht, daß man größere oder längere Funken mit *Sicherheit* vermeidet.

Bei kombinierten Operationen, so besonders bei Verwendung des Schmelzschnittes zu Durchtrennungen von Magen und Darm, sind die erwähnten *Vorsichtsmaßregeln bei der Äthernarkose* ausreichend. Vor größeren Einschnitten wegen Phlegmone oder Abszeß usf. kann man den Kranken zunächst in *Chloräthylrausch* bringen, dann die Narkosemaske oder -kompresse entfernen und Mund und Nase mit einem feuchten Tuche bedecken.

Bei *vielen Eingriffen,* besonders den ambulant durchzuführenden, ist schließlich die *Allgemeinbetäubung mit Lachgas* zu benützen, die den *großen Vorteil des raschen Aufwachens* mit sich bringt. Wegen der Notwendigkeit des Festschnallens der mit umfangreichen Zuführungskabeln versehenen Maske ist aber diese Narkose für Operationen im Bereiche von Kopf und Hals ungeeignet.

Für *größere Eingriffe,* die in Allgemeinbetäubung durchgeführt werden müssen, bleiben *Chloroform- und Avertinnarkose.*

Erstere hat den *großen Vorzug des raschen Aufwachens* der Kranken nach Beendigung des Eingriffes, was besonders nach *Operationen im Bereiche der Mundhöhle,* Kiefer usf. zur Ermöglichung des Aushustens wünschenswert erscheint und durch das meist völlige Fehlen des Nachschmerzes für den Kranken nicht unangenehm ist.

Für kürzere Eingriffe ist die *oberflächliche Rauschnarkose mit Chloroform* geeignet.

Die *Avertinnarkose* wenden wir an, wenn keine der bekannten Gegenanzeigen vorliegt und wenn längere Narkose- bzw. Schlafdauer nicht von Nachteil für den Kranken sind. Wir bevorzugen die Avertinmischnarkose nach MARTIN mit gewissen Abänderungen, über deren Ausführungen W. SCHULZE aus der Münchener Klinik berichtet hat. Bei *wiederholten Eingriffen* in *kürzeren Zeitabständen* ist sowohl die *Avertin-* wie die *Chloroformbetäubung* gelegentlich — wie bei *kachektischen Geschwulstkranken* — die *größte Gefahrenquelle der Operation.* Für diese *mehrzeitigen Elektrokoagulationen bei Tumoren fehlt vorläufig ein wirklich geeignetes Betäubungsverfahren.*

Stets wird nach Beendigung des Eingriffes eine *Beatmung* mit 2—5%iger Kohlensäure durchgeführt, von der auch während der Nachbehandlung neben den übrigen sich als notwendig erweisenden Maßnahmen ausgiebig und nutzbringend Gebrauch gemacht wird.

B. Spezielle Elektrochirurgie.

I. Die Stellung der Elektrochirurgie im Rahmen der operativen Chirurgie.

Die *Anwendungsmöglichkeiten der elektrochirurgischen Verfahren* ergeben sich, wenn man deren *Besonderheiten* gegenüber anderen chirurgischen Verfahren *kritisch abwägt* und erstrebt, die sich erweisenden *Vorteile auszunutzen.*

Zunächst ist diese *Form der Ausnutzung* von *Hitze,* die die *feinste Gewebszerstörung* durch *Elektrodesikkation* bis zur *umfangreichen Elektrokoagulation* gestattet, *jeder anderen Methode der Hitzeanwendung zur Gewebszerstörung weit überlegen.*

Sie allein erlaubt bestimmte *Tiefenwirkungen,* und sie allein ermöglicht eine *Koagulation* oder *Verkochung von Gewebe ohne Verkohlung.* Die meist *harte Koagulationsnekrose erweicht* unter früh einsetzendem und ständigem Sekretstrom und wird durch ein *außerordentlich gefäß- und zellreiches Granulationsgewebe abgestoßen,* das seinerseits neben kräftiger Wucherung zu *rascher* und *auffallend glatter Narbenbildung* führt, die die *ursprüngliche Gewebslücke stark verkleinert.*

Die offenen Koagulationsnekrosen verursachen *keine Sekretstauungen* wie andere „Schorfe" und *keine nennenswerten Allgemeinwirkungen.* Sie sind durch einen *zellreichen Demarkationswall gegen den Körper abgegrenzt,* der in Verbindung mit dem Sekretstrom einer toxischen oder bakteriellen Resorption entgegenwirkt.

Aseptische Koagulationsnekrosen im Innern des Körpers werden durch *Bindegewebe abgekapselt* und *außerordentlich langsam resorbiert.* Diese Abkapselung zerstörten Gewebes ist von besonderer Bedeutung für die Chirurgie der parenchymatösen Organe.

Elektrodesikkation und *-koagulation* sind also *besonders geeignet, krankes Gewebe zu vernichten,* auch wenn die Koagulationsnekrosen nicht entfernt werden und sich selbst überlassen bleiben.

Die *Gewebsdurchtrennung mittels Schmelzschnittes verschließt* die *feinen Gewebsspalten,* Kapillaren und Lymphbahnen, auch wenn sie „scharf", das heißt *koagulationsarm* ausgeführt wurde. Der Schmelzschnitt verhindert auf diese Weise die Gewebsblutung, ohne die *Heilung nach Nahtverschluß zu gefährden,* falls die Haut zuvor angefrischt wurde. Durch *koagulationsreichen Schmelzschnitt kann die Blutung noch weiter eingeschränkt* werden, so daß sie nur im Falle der Verletzung eines größeren Gefäßes eintritt. Der *breitere Koagulationssaum verhindert aber in diesem Falle zunächst eine Verklebung der Wundflächen.* Der koagulationsreiche Schmelzschnitt der Haut kann also benutzt werden, wenn man ein Offenbleiben der Wunde für Sekretabfluß wünscht. Wenn der *Koagulationssaum der Schmelzschnittwunde* der *Haut durch Anfrischung entfernt wurde,* oder wenn die *Haut scharf durchtrennt* und in der *Tiefe Schmelzschnitt* oder *Elektrokoagulation angewandt wurde,* erfolgt *Heilung der Wunde durch Verklebung der Haut,* während der *mehr oder weniger breite Koagulationssaum in der Tiefe zunächst abgegrenzt und dann nach und nach resorbiert wird.*

Der Schmelzschnitt bringt also in jedem Falle *Blutungssparung* mit sich, während er je *nach Ausdehnung der Durchtrennungskoagulation* nach Naht makroskopisch *lediglich einen schmalen hyperämischen Randsaum* zeigt und *oft*, zwar gelegentlich *verzögert*, sonst aber *kaum in anderer Weise* heilt wie der *gewöhnliche Messerschnitt*, andererseits mehr oder minder breite *Randnekrosen* entstehen läßt, die sich schon am *zweiten Tag zu zeigen beginnen* und sich nach *einigen Tagen abstoßen*, im Gegensatze zu der Abkapselung der durch eine verklebte Hautschicht bedeckten Koagulationsnekrosen.

Die elektrochirurgische Technik gibt einem die Möglichkeit, durch Gewebstrennung schrittweise von außen in den Organismus einzudringen, ohne eine Wunde im üblichen Sinne zu setzen. Die entstehende Lücke ist vielmehr stets durch eine Koagulationsschicht, die die kapillären Gewebsspalten verschließt, begrenzt, und eine eigentliche offene Wunde entsteht auch nach Abstoßung oder Organisation des Koagulationssaumes nicht, da dieser durch junges Bindegewebe oder zellreiches Granulationsgewebe abgelöst wird.

Neben der *Blutungssparung* und dem Verschlusse der Lymphbahnen unterscheidet sich die Schmelzschnittwunde von der Messerwunde durch die *weitgehend eingeschränkte Resorption.* Auf diese Tatsache habe ich die *geringen Allgemeinreaktionen* und das *Fehlen des Schocks* nach Elektrooperation zurückgeführt. Diese Eigenheiten der elektrochirurgisch gesetzten Wunde bedingen eine geringere *Operationsgefährdung.* Wenn auch die *Bakterien* an der Oberfläche durch Koagulation oder Schmelzschnitt vernichtet werden können, so ist doch auch hier die Verhinderung der Resorption gleichzusetzen mit Verhinderung der Infektion.

Ferner unterscheiden sich Koagulation und Schmelzschnitt von allen anderen Verfahren der Gewebszerstörung und -durchtrennung darin, daß sie *ohne gröbere äußere mechanische Einwirkungen* zustande kommen, *wodurch das Gewebe in dieser Hinsicht geschont wird.* Das bedeutet für manche Operationen, so am Gehirn, einen bemerkenswerten und einzigartigen Vorteil.

Für den *Kranken selbst* ist neben den *eingeschränkten Nachwirkungen der Operation* das *Ausbleiben* oder die *Verringerung* des *Nachschmerzes* von Wichtigkeit.

Blutungssparung, „*Sterilisation*" oder besser *Resorptionsverhütung* und die *verminderte Schockwirkung* der *elektrochirurgischen Verfahren sind unzweifelhafte Vorzüge gegenüber Eingriffen mit Messer und Schere*, denen *Nachteile* gegenüberstehen, die sich mit Ausbau des Rüstzeuges und Entwicklung der operativen Technik in neuerer Zeit zunehmend verringerten. Trotzdem ist auch heute noch bei Elektrokoagulationen eine *Nachblutung*, nach elektrischem Schneiden eine *ungewollt breite*, die *Heilung verzögernde* und die *Festigkeit der Narbe in Frage stellende Nekrose* möglich. Ferner besteht im Bereiche der Mundhöhle die Möglichkeit *sekundärer Infektion.*

Man darf daher nicht ohne weiteres von einer Vereinfachung und Verkürzung mancher Operationen unter dem Einflusse der Elektrochirurgie sprechen, ohne gleichzeitig hinzuzufügen: die Beherrschung ihrer Technik vorausgesetzt.

Wir haben in vorangehenden Abschnitten von den *Schwierigkeiten des elektrischen Operierens* gesprochen. Auch der erfahrene Operateur wird sich anfangs nicht ohne weiteres und ohne jede Enttäuschung in diese gänzlich verschiedene operative Technik einarbeiten können. Aber hiervon hängt es ab, wie weit der einzelne den Anwendungsbereich der elektrochirurgischen Verfahren für sich absteckt und nach und nach erweitert.

An sich *ermöglicht das heutige elektrochirurgische Rüstzeug nicht nur umfangreiche Koagulationen* und *Schnitte* durch *anatomisch klare Gewebe,* sondern *für den Geübten auch anatomisches Präparieren.* Hierbei wird man aber seine *eigenen* Grenzen zu ziehen haben. Jedenfalls verliert die elektrochirurgische Methode keineswegs an Bedeutung, wenn man nicht jede Operation vollständig mit ihrer Hilfe durchführt: das Gegenteil ist der Fall. *Wir sind gerade seit der Ausbildung des elektrischen Schneidens, die mancherorts die ausschließliche elektrische Operation in übertriebenem Maße anwenden ließ, stets für eine sachgemäße Verbindung mit der schulmäßigen Operationstechnik eingetreten.*

Die *besonderen Vorzüge,* die das *elektrische Operieren* bietet, kann man sich aber bei *manchen Eingriffen durch bestimmte Abänderungen des gewohnten Operationsplanes zunutze machen* (KIRSCHNER, v. SEEMEN).

Auf diese Weise wird das elektrochirurgische Rüstzeug zu einem in bestimmten Abschnitten der üblichen Operationsmethoden bevorzugten Instrument, während man zur Präparation in anatomisch besonders gefährdeten Gebieten, beispielsweise der Achselgefäße bei der Mammaamputation, im Bereiche der großen Halsgefäße und Nerven, zu Messer und Schere greift.

Wir sprechen dann von kombinierter Operation.

Abgesehen von kleinen oberflächlichen Koagulationen wird daher zu jedem elektrochirurgischen Eingriff auch das übrige vollständige Operationsinstrumentarium gerichtet, während umgekehrt — für eine vorwiegend mechanische Operation — das elektrochirurgische Rüstzeug zu gelegentlicher Benutzung bereit sein soll.

Wir folgen dem *Grundsatze,* daß der *elektrochirurgische Eingriff* und die *kombinierte Operation* sich *soweit als möglich dem schulgemäßen Operieren auf anatomischer Grundlage nähern sollen.*

Beispielsweise soll eine *umgrenzte Geschwulst* der Haut nicht lediglich verkocht und dann abgewartet werden, ob nun Heilung eintritt oder nicht, sondern sie wird *wie früher* genügend reichlich weit aus dem Gesunden entfernt, lediglich unter Ausnutzung der Vorteile der elektrochirurgischen Operationsverfahren. Diese erlauben es aber auch, bei *ausgedehnten* und *fortgeschrittenen Geschwülsten anatomische Klarheit zu schaffen, wo es mit Hilfe der Messeroperation aus technischen Gründen früher nicht möglich war.* Das „*blinde*" *Vorgehen* der Gewebszerstörung durch Elektrokoagulation ohne Entfernung des zerstörten Gewebes, besonders in größerem Ausmaße, ist daher nur ausnahmsweise für ganz bestimmte Zwecke zu wählen.

Es darf keinesfalls Nichtchirurgen zu der Meinung, daß diese blutungsfreie Operationsmöglichkeit vor Gefahren schütze, und zu größeren Operationen durch Elektrokoagulation verleiten.

Die *Achtung der anatomischen Verhältnisse* ist also *unbedingte Voraussetzung* des *elektrischen Operierens*: der auszuführende *Eingriff* muß daher nach *streng chirurgischen Gesichtspunkten beherrscht werden. Andererseits* muß der *Chirurg,* der *elektrisch operiert,* sein *Rüstzeug,* die *physikalischen* und *anatomisch-biologischen* Vorgänge *bei* und *nach der Elektrooperation* kennen, *um mit jenem richtig vorzugehen.*

Wenn wir also der *elektrochirurgischen* oder *thermodynamischen Technik* die *übliche chirurgische Technik* als *mechanische* gegenüberstellen, so können wir folgendes allgemeines *Anwendungsschema* aufstellen, das ich in seinen Grundzügen schon 1929 veröffentlichte:

A. Ausschließliche Elektrooperation.

1. *Elektrokoagulation* (thermodynamische Operation):

Blutungsstillung bei pathologischen Blutungen (hämorrhagischen Diathesen); bei Organverletzungen. Zerstörung kleiner gutartiger Tumoren oder gewisser Fisteln (tuberkulöse, osteomyelitische Fisteln, kleine Blasenscheidenfisteln, Kotfisteln), bzw. Anregung der Granulationsgewebsbildung bei Infektionsherden: Tuberkel, kleine Furunkel (Furunkulose), Anregung der Granulationsgewebs- und Narbenbildung, „Sterilisation" von Geschwüren.

2. *Elektrodesikkation* = oberflächliche Koagulation (monopolar):

Wie unter 1. Ferner flache Hämangiome. Analfissur.

3. *Elektrotomie* = Schmelzschnitt.

a) *Koagulationsarm* („schorfarm", „Scharfschnitt"): Operationsschnitte bei besonderer Anzeige. Durchtrennungen von Muskelmassen, Amputation und Resektion, Durchtrennung von Magen und Darm, Einschnitte an parenchymatösen Organen: Leber, Lunge, Niere, Milz, Gehirn. Spaltung von Furunkeln, bestimmten Phlegmonen und Abszessen. Ausschneidung von Karbunkeln.

b) *Koagulationsreich* („schorfreich"): Wie unter a, wenn stärkerer Koagulationssaum erwünscht ist bei besonderer Blutungsneigung; wenn die Wunde offen gehalten werden soll.

B. Kombinierte elektrische (thermodynamische Operation [1, 2, 3]) und mechanische Operation.

Die meisten größeren Eingriffe. Besonders Geschwulstoperationen.

C. Bereitschaft zur elektrischen Operation zum Zwecke der Blutstillung oder -sparung.

„Sterilisation", bzw. Abriegelung gegen gesundes Gewebe. Organdurchtrennungen einschließlich Gehirn.

Bei den üblichen Operationsverfahren.

Jeder *Chirurg,* der die *allgemeinen Vorzüge des elektrischen Operierens ausnutzen will,* wird dieses daher *seinen gewohnten besonderen Operationsverfahren möglichst ausgiebig, aber mit Kritik eingliedern.*

Viele Eingriffe werden sich so *vereinfachen, für den Kranken günstiger ausfallen oder überhaupt erst technisch möglich werden.*

II. Anwendung von Elektrokoagulation und Schmelzschnitt bei aseptischen Operationen.

1. Blutungsparung und Blutungstillung.

Bei *jeder schulgemäßen Operation* kann an sich vom *Schmelzschnitte zur Blutungssparung* Gebrauch gemacht werden.

Wenn die *Haut* ebenfalls elektrisch durchtrennt wurde, sind die *Wundränder vor der Naht anzufrischen,* falls eine sichere und rasche Verklebung erzielt werden muß. Denn gelegentliche *Randnekrosen* können den Heilverlauf gefährden, und die leicht furchenartige Einziehung der genähten Hautränder, die durch den breiteren Koagulationssaum der oberen Hautschichten nach einigen Tagen entstehen kann, bildet eine *günstige Niederlassungsstätte* für *Bakterien*. Wenn eine Wundinfektion im klinischen Sinne auch selten dadurch hervorgerufen wird, so treten doch gelegentlich *Erysipele* auf, die die Prognose bei geschwächten Kranken ernst gestalten können. Randnekrosen der Schmelzschnittwunde der Haut können ferner die *Heilungsbedingungen für die tiefer liegenden Koagulationsnekrosen* nach dem früher Gesagten *ungünstig beeinflussen*, indem statt einer Abkapselung und langsamen Resorption durch die Verbindung mit der Außenwelt eine Abstoßung erfolgt.

Der Schmelzschnitt soll im allgemeinen nicht durch Gewebe geführt werden, das in stärkerem Maße mit Betäubungsflüssigkeit durchtränkt ist, da auf diese Weise ein unbeabsichtigt breiter Nekrosesaum entstehen kann (vgl. HEYMANN). *Wir lehnen* mit KIRSCHNER die *Verwendung des Schmelzschnittes* zu *plastischen Operationen im Gesicht* ab, so angenehm das blutungsarme Schneiden sich hier auswirkt; denn abgesehen von der Möglichkeit *verzögerter Heilung* und der Bildung breiterer geröteter Narben, sieht man die genähte Schmelzschnittwunde der Haut nicht selten *keloidartig* derb werden im Gegensatze zu der feinen Narbenbildung nach flächenhafter Elektrokoagulation oder Elektrodesikkation.

Die Anwendung von Schmelzschnitt und Elektrokoagulation zur *Blutungssparung* ist angezeigt bei Durchführung von Operationen wegen lange bestehendem *Ikterus* und bei *hämorrhagischen Diathesen*.

Eine Laparotomie kann auf diese Weise mit weitgehender Einschränkung der Blutung ausgeführt werden; ferner eine etwa nötige Anastomose zwischen Gallenblase, Magen oder Darm. Wegen der *geringeren Verklebungsneigung der Schmelzschnittwunde der Bauchdecke* ist es ratsam, die Bauchmuskeln mittels durchgreifender *Drahtnähte* zum Zwecke der Festigung der frischen Wunde zu vereinigen und im übrigen *Matratzennähte* zu legen, die einer Nachblutung vorbeugen. Wenn die Ursache der Behinderung des Gallenabflusses beseitigt werden konnte, ist eine Nachblutung bei der Demarkation des Koagulationssaumes nicht zu befürchten, während sie bei fortbestehender Cholämie eintreten kann.

Wir haben bei einem Kranken mit schwerstem Ikterus bei inoperablem Magenkarzinom zweimal, am 6. und 8. Tag, eine Sickerblutung aus der Laparotomiewunde in der Mittellinie durch Elektrokoagulation versorgen können. Obwohl Stütznähte angelegt waren, entstand mit Abheilung der Wunde ein kleiner Narbenbruch. Ohne diese Drahtnähte wäre nicht nur mit stärkerer Nachblutung, sondern auch mit Bauchwandruptur, bzw. Prolaps zu rechnen gewesen.

Einspritzungen von *blutungstillenden Mitteln*, wie Koagulen, Clauden, Pferdeserum, hochprozentigem Traubenzucker, Vivokoll, Kalzium, Gaben von Nateina und besonders *Bluttransfusion* zur Vorbereitung der Operation, wie während der Nachbehandlung sind trotz dieser neuen blutungstillenden Operationsmethoden unbedingt anzuwenden. Bei dem erwähnten Kranken konnte trotzdem die Nachblutung nicht verhindert werden.

Hartnäckige *Sickerblutungen* aus der Mundschleimhaut bei *Leukämie*, die allen Blutstillungsmitteln getrotzt hatten, haben wir in 2 Fällen durch *Elektrokoagulation* zum Stehen gebracht. Die Koagulationsnekrose führte ohne Nachblutung zur Vernarbung.

Man geht hierbei am besten in der Weise vor, daß man die kleine Blutstillungselektrode von der Seite her langsam unter einen mit Adrenalin getränkten, auf die blutende Stelle gedrückten kleinen Stieltupfer schiebt und mit *schwachem* Strom *kurze* Zeit koaguliert. So ist am ehesten eine Blutschorfbildung zu vermeiden. Übertriebene Koagulation führt zu Nekrosen des Alveolarfortsatzes.

Bei *Hämophilie* ist *Blutungsstillung durch Elektrokoagulation möglich,* wenn auch hier eine *besonders große Gefahr der Nachblutung während der Abstoßung der Koagulationsnekrosen* besteht.

Kortzeborn prüfte die blutungstillende Wirkung der Elektrokoagulation bei einem echten Hämophilen. Es handelte sich um die Entscheidung, ob die Entfernung einer das linke Hüftgelenk versteifenden, vom Schambein zum Trochanter minor ziehenden Knochenspange mit Hilfe dieser Blutstillungsmethode gewagt werden könnte. Der Kranke war mit Nateina vorbehandelt worden und die Gerinnungszeit von 130 Minuten während dieser Behandlung auf 13—17 Minuten heruntergegangen. Es wurde nun durch eine Art Voroperation die Blutungsneigung festgestellt, indem an der Außenseite des rechten Oberschenkels ein kleiner Einschnitt mit dem Messer durch Haut und Unterhautzellgewebe, ein etwas längerer mit dem „Hochfrequenzdraht" gesetzt wurde. Die Schmelzschnittwunde blutete zunächst gar nicht; die Messerwunde dagegen zeigte das hämophile Blutungen kennzeichnende unaufhörliche Rinnen von Blut aus der Wunde, so daß am nächsten Tage Umstechung und Tamponade notwendig wurden. Erst im weiteren Verlaufe kam die Blutung aus der Messerwunde nach Vivokollunterspritzung und engster Hautnaht zum Stehen. Die Schmelzschnittwunde hatte inzwischen keinerlei Blutung gezeigt; jedoch *bei der Abstoßung der Koagulationsnekrose am 7. Tage* kam es zu einer so *heftigen Blutung,* daß deren Stillung nur unter den größten Schwierigkeiten gelang. Eine gewisse Blutungsneigung zeigte diese Schmelzschnittwunde sogar noch am 20. Tage nach der Operation.

K. H. Bauer hat eine infizierte und blutende Wunde nach einer außerhalb vorgenommenen Lipomoperation bei einem Hämophilen durch elektrische Ausschneidung und Koagulation versorgt. Die Blutung stand fünf Tage, während es am sechsten zu einer erneuten Blutung kam, die wieder auf Bluttransfusion zum Stehen kam. Die Wunde heilte in der Folge durch Granulationsgewebe. Aus dieser Beobachtung folgerte K. H. Bauer, daß der endgültige Verschluß der Gefäße durch Thromben, der sonst um diese Zeit eingetreten ist, beim Bluter nicht zustande gekommen war, so daß die Abstoßung der Nekrose Nachblutung zur Folge hatte.

Wir haben bei einem Hämophilen eine Sickerblutung aus dem Zahnfleisch durch Elektrokoagulation endgültig stillen können. In einem anderen Falle, bei einem bereits stark anämischen, 41 Jahre alten Bluter, der mit einer unstillbaren Sickerblutung im Bereiche der Schleimhaut der rechten Wange und des rechten Gaumenbogens in die Klinik kam, wurde die äußere Blutung durch Elektrokoagulation gestillt, während es in dem entzündlich geschwollenen Gewebe *unter der koagulierten Fläche* weiter blutete.

Bei *Hämophilen bringt also eine blutungstillende äußere Koagulationsnekrose mit ihrer Abstoßung eine außerordentlich große Nachblutungsgefahr* mit sich.

Über die Frage, ob *tiefer* gelegene Koagulationsnekrosen — eine Heilung der durch Matratzennaht versorgten Hautwunde vorausgesetzt —, die sonst nicht abgestoßen werden, auch hier ohne Nachblutung abgekapselt werden, liegen noch keine Beobachtungen vor. Jedenfalls genügt nach den bisherigen Erfahrungen bei der Hämophilie die primär blutungsstillende Wirkung der äußeren Elektrokoagulation nicht, um einen endgültigen Gefäßverschluß in normaler Zeit herbeizuführen. Es handelt sich also darum, diesen auf einem anderen Wege zu erreichen, um der Elektrochirurgie mit der Möglichkeit *primärer* Blutungsstillung ein weiteres Feld zu eröffnen.

C. Hirsch hat in mehreren Fällen von außerordentlich schwerem *Nasenbluten* bei Hypertonie, perniziöser Anämie usf. die Blutung durch Elektrokoagulation zum Stehen gebracht, nachdem alle anderen Mittel versagt hatten.

Bei der *Durchtrennung von Muskelmassen* wird mit Vorteil vom *Schmelzschnitt* Gebrauch gemacht, so bei *Laminektomie,* bei *Rippen-* oder *Thoraxresektion, beim queren Bauchschnitt* und zur *Freilegung der Niere* (Kirschner, v. Seemen).

Der *schmale Koagulationssaum der Muskulatur gefährdet in keiner Weise die Haltefestigkeit der Naht* und die *Vernarbung,* während die *erheblich herabgesetzte Blutung* Zeit und Unterbindungen zu sparen erlaubt. Auf die allgemein chirurgische Bedeutung der eingeschränkten Resorption von frischen Muskelzerfallstoffen wurde bereits eingegangen.

2. Elektrochirurgische Amputation und Resektion.

Es lag auch nahe, aus den eben erwähnten Gründen *Amputationen an den Gliedmaßen* elektrochirurgisch auszuführen.

Bekanntlich wurde das glühende Messer in früheren Zeiten vor Erfindung der Ligatur zu Amputationen gebraucht zur Vermeidung der lebensgefährlichen Blutung. In einem Werke des Fabricius Hildanus (1723) findet sich eine Abbildung des Glühmessers, des „Cauterium cultellare" (Bruns).

Middeldorpf (1853) hat das galvanokaustische Verfahren zum erstenmal zur Amputation verwandt. Er führte die Absetzung eines überzähligen Daumens bei einem $^1/_2$ Jahre alten Kinde in der Weise aus, daß er um die Basis des Daumens eine starke Platinschlinge legte und den Strom einschaltete, worauf die erglühende Drahtschlinge Weichteile und den kleinen weichen Knochen bis auf geringe schwärzliche Verfärbung glatt durchtrennte. Die geringe Blutung wurde durch Charpie gestillt. Ähnlich wie bei Brandwunden traten „üppige Granulationen" auf; nach 20 Tagen wurde das Kind aus der Behandlung entlassen. Middeldorpf empfahl die galvanokaustische Amputation zur Vermeidung von Blutung und „Pyämie".

Broca (1856) nahm galvanokaustische Amputationen ohne jede Blutung an Kaninchen vor. Sée (1857) stellte Versuche an der Leiche an, die zeigten, daß die galvanokaustische Amputation — auch der großen Gliedmaßen — technisch möglich ist.

Nach P. Bruns, der eine Arbeit über „Die galvanokaustische Amputation der Glieder" (1873) veröffentlichte, hat V. v. Bruns im Jahre 1857 zum erstenmal den Versuch gemacht, bei einem achtjährigen, sehr geschwächten, anämischen Kranken eine wegen eines „enormen Medullarkarzinoms" notwendige Exartikulation im Schultergelenke galvanokaustisch vorzunehmen. Die Operation konnte jedoch nicht fortgeführt werden, nachdem schon bei der Bildung eines Hautlappens mit dem Galvanokauter trotz der Hitzewirkung starke Blutung eintrat, die einen Kollaps des Kranken mit sich brachte. Wegen dieses Mißerfolges lehnte v. Bruns das galvanokaustische Verfahren zu diesem Zwecke zunächst ab, um es erst im Jahre 1872 wieder aufzunehmen.

In der Zwischenzeit wurde aber bereits von Zsigmondy die erste galvanokaustische Amputation einer großen Gliedmaße, und zwar eine Absetzung des Oberschenkels, mit derartigem Erfolge vorgenommen, daß er zu dem Schlusse kam, daß es möglich sei, bei

„gehöriger Handhabung“ der Schneideschlinge „eine große Amputation beinahe ohne Blutverlust auszuführen“. Die Absetzung des Oberschenkels wurde bei „Digitalkompression“ der Arteria femoralis durch eine um seinen Umfang gelegte und mäßig fest zusammengeschnürte Schneideschlinge vorgenommen, wobei Haut und Muskeln wie üblich in verschieden hohen Schichten durchtrennt und der Knochen durchsägt wurden. Bei Nachlassen der Kompression spritzte die Arteria femoralis; eine weitere Unterbindung war aber unnötig. Der dünne Schorf bildete einen derart „schwachen Schleier“, daß die anatomischen Einzelheiten deutlich sichtbar blieben.

Der günstige Verlauf galvanokaustischer Amputationen war nach BRUNS wesentlich abhängig von der sicheren Kompression des Hauptarterienstammes der Gliedmaße oberhalb der Operationsstelle. Falls die durchtrennten Gefäße nicht „ein gewisses Kaliber überschreiten“, wird die Blutung aus ihnen verhindert, indem das „Lumen teils durch die Verschorfung, teils durch die Verengerung und Einziehung (Rebroussement) der Wandung obliterirt wird, welche durch die direkte Einwirkung der Hitze auf die elektrischen Elemente in Form eines mit der Spitze gegen das Ende des Gefäßes gerichteten Conus erfolgt“. Wenn bei der Operation Blutleere durch Fingerdruck und später durch die v. ESMARCHsche Binde hergestellt wurde, so konnte, wie erwähnt, die galvanokaustische Amputation rascher und ohne Störung vollzogen werden, da eine Abkühlung der glühenden Schneideschlinge durch Blutung vermieden wurde. Bei der v. ESMARCHschen Blutleere kam nach BRUNS noch der Vorzug hinzu, daß hierbei auch die venöse Blutung aus dem abzusetzenden Teile der Gliedmaße ausblieb. P. BRUNS stellt eigene und fremde Beobachtungen bei sämtlichen galvanokaustischen Amputationen bis 1873 zusammen. Bemerkenswert ist, daß trotz der erwarteten Gefahr einer Nachblutung bei der Schorflockerung nie eine Nachblutung beobachtet wurde. Ferner hebt BRUNS den geringen „Schock oder Wundstupor“ hervor.

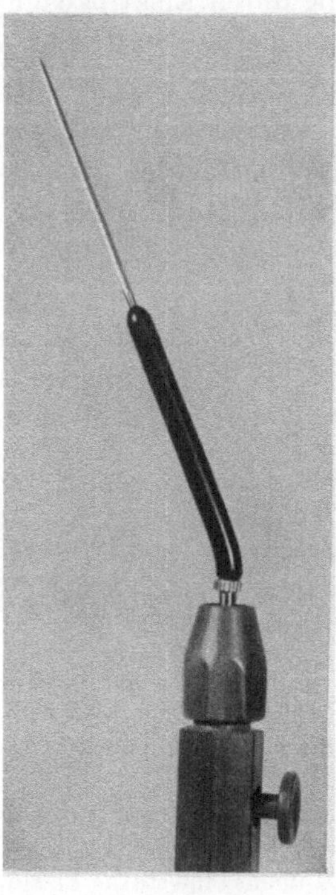

Abb. 97. Amputations- und Resektionselektrode.

Die Kranken hatten geringere subjektive Beschwerden. Erst mit Abstoßung des Schorfes, der zunächst die Wunde wie eine schützende Decke einhüllte, wurde die Wundfläche empfindlicher. SÉDILLOT (1870) sah in der schmerzverhütenden Wirkung galvanokaustischer Operationen geradezu eine Erweiterung und Ergänzung der Anästhetica. Die Schorfabstoßung begann am 3. bis 4. Tage, dauerte etwa 6 Tage, so daß die Wunde vom 8. bis 10. Tage an Granulationen zeigte, aber doch *deutlich langsamer* als eine Messerwunde vernarbte. Trotzdem hielt BRUNS — ohne es allgemein zu empfehlen — das Verfahren gerade für die Oberschenkelamputation für besonders geeignet, die auf diese Weise praktisch ohne Blutung und nur mit Unterbindung der Arteria femoralis auszuführen sei.

Wir sehen also in der galvanokaustischen Amputation der Gliedmaßen einen Vorläufer des heutigen elektrochirurgischen Verfahrens, bei dem trotz grundsätzlicher Verschiedenheiten auch ähnliche Beobachtungen allgemeiner Art gemacht worden waren.

Wir hatten die elektrochirurgische Amputation oder Resektion zunächst nur bei Zertrümmerungen oder schweren Infektionen der Gliedmaßen angewandt, bei denen die Wunde offen gelassen wurde. Die Vorzüge des Verfahrens sind Herabsetzung der Blutung, Sparung von Unterbindungen und Zeit und Verringerung des Operationsschocks infolge Einschränkung der Resorption. Die günstigen Erfahrungen lassen öftere Verwendung empfehlenswert erscheinen. Die gebräuchlichen kurzen Messerelektroden haben aber den erheblichen Nachteil, daß sie zu oft neu aufgesetzt werden müssen, damit man nicht mit Griff und Hand in die Wunde kommt und auf diese Weise der Überblick mangelt. Eine glatte Schnittführung war auf diese Weise unmöglich. Wir haben uns daher eine *besonders lange, messerförmige Elektrode* herstellen lassen, bei der diese Erschwerung der Operation vermieden wird (Abb. 97). Auch bei dieser Elektrode *schneiden nur die Spitze* und das *äußerste Schneidenende, nicht etwa die gesamte Länge der Schneide*, wie bei einem gewöhnlichen Messer. Man setzt sie an der gegenüberliegenden Begrenzung der Gliedmaße genau mit der kurzen Schneidekante auf und läßt den *geeigneten Strom* (Klemme: Bandschlinge beim Thermoflux P) fließen. Sobald nun die Wunde zu klaffen beginnt, werden Haken eingesetzt, und die Elektrode bewegt sich langsam in die Tiefe und gegen den Operateur, bis beispielsweise die Muskulatur der Streckseite des Oberschenkels durchtrennt ist (Abb. 98). Nun wird der Handgriff mit der Hohlhand gefaßt, mit der Spitze der Elektrode gegen den Operateur wieder auf der gegenüberliegenden Seite, jetzt von der Beugeseite her, am Anfange des ersten Schnittes aufgesetzt und die kreisförmige Durchtrennung der Weichteile beendet. Die Durchsägung von Knochen, die Versorgung von großen Gefäßen und Nerven erfolgen schulgemäß. Bei der glatten Durchtrennung stößt man lediglich auf der Beugeseite auf eine Hemmung, die durch den hohen elektrischen Widerstand des Nervus ischiadicus bedingt ist (Abb. 99).

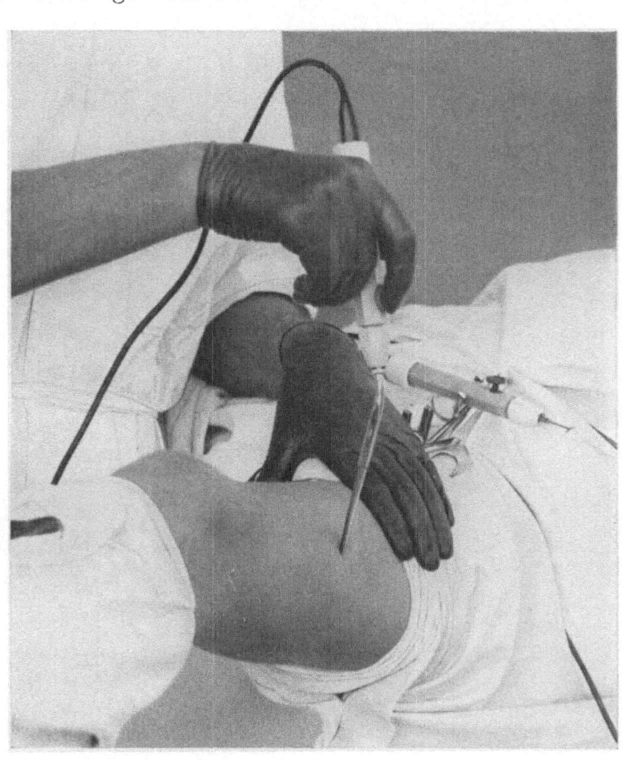

Abb. 98. Elektrochirurgische Amputation: 1. Aufsetzen der Amputationselektrode auf der Streckseite des linken Oberschenkels. Diathermieapparat links, Operationsschwester rechts vom Operateur. Kabel auf den Abdecktüchern in Halteklemmen. In einer solchen der Griff mit der Blutstillungselektrode bereitliegend.

Genau wie der Zirkelschnitt ist *jeder Lappenschnitt* möglich. Bei aseptischer Amputation oder Resektion ist es zweckmäßig, die *Bildung der Hautlappen* zunächst mit dem *scharfen Messer* vorzunehmen und die Muskulatur dann entsprechend höher mittels *Schmelzschnittes* in der geschilderten Weise zu durchtrennen. Auf jeden Fall ist auch hier eine möglichst rasche Verklebung der genähten Haut zu erstreben und daher bei ausschließlicher Anwendung des Schmelzschnittes die scharfe Anfrischung des Hautrandes vor der Naht durchzuführen. Nach Abnahme der v. ESMARCHschen Blutleere fällt die *sehr erhebliche*

Verminderung der Blutung auf. Am *Oberschenkel* ist außer *A. und V. femoralis meist nur die A. profunda femoris zu unterbinden; die Blutung ist also ganz bedeutend geringer als nach der gewöhnlichen Amputation.* Falls einzelne Muskeläste bluten, werden sie durch unmittelbare Koagulation oder unter Verwendung von Klemmen als Elektroden zum Stehen gebracht. Die Wunde wird nun wie jede andere Amputationswunde dem Einzelfall entsprechend versorgt, wenn nötig für kurze Zeit dräniert und im übrigen durch Naht verschlossen.

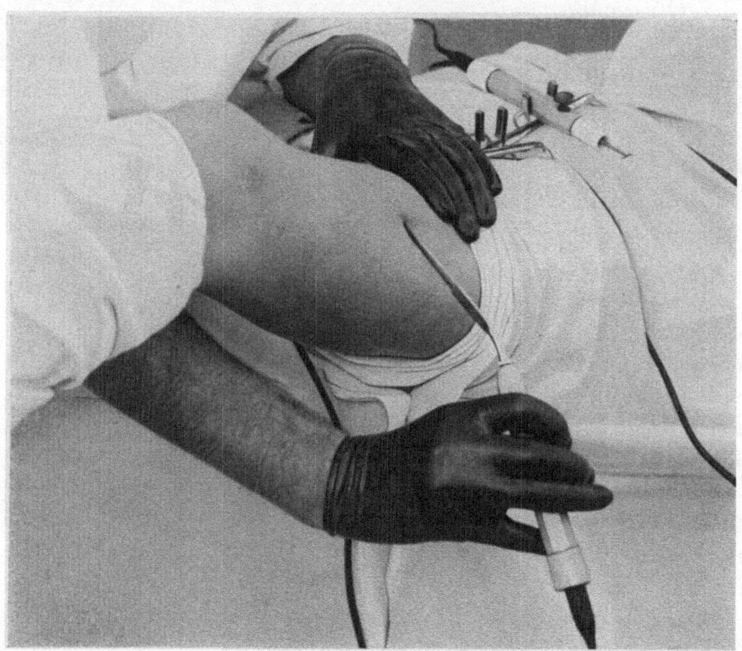

Abb. 99. Elektrochirurgische Amputation: 2. Aufsetzen der Amputationselektrode auf der Beugeseite des linken Oberschenkels.

Wenn aus besonderen Gründen *nicht in Blutleere operiert* wird, die Gefäße zunächst freigelegt, doppelt unterbunden und durchtrennt werden, wie auch bei *Exartikulation, wird die Blutungseinschränkung der elektrischen Operation noch mehr ins Gewicht fallen.*

3. Eingriffe an parenchymatösen Organen (Leber, Milz, Niere, Lunge).

Die *experimentellen Untersuchungen* von Cohn, Johansson, Pearse und Ward u. a. haben gezeigt, daß *Einschnitte* und selbst *Resektionen* aus *parenchymatösen Organen* unter Verwendung von *Schmelzschnitt* und *Elektrokoagulation* vorgenommen werden können ohne *Gefahr nennenswerter Nachblutung oder Infektion* (Abb. 100).

Tierversuche haben ferner ergeben, daß *größere Gewebsteile parenchymatöser Organe,* so der Leber, Milz, Niere und Schilddrüse, *durch Elektrokoagulation zerstört werden können* (Keysser, Kuntzen und Vogel, v. Seemen). Die *Koagulationsnekrosen werden* — aseptische Wundverhältnisse vorausgesetzt — *abgekapselt und unter zunehmender Schrumpfung langsam resorbiert.*

Diese *drei Verfahren* des *Schmelzschnittes zu Einschnitt* in parenchymatöse Organe, zu *Teilresektionen* und schließlich der *Elektrokoagulation* zur *Gewebszerstörung am Organ*, die sich dann selbst überlassen bleibt, bilden eine allgemein anerkannte Bereicherung der Chirurgie der parenchymatösen Organe. *Aber vorläufig sind die klinischen Erfahrungen noch gering*, die Möglichkeiten der Anwendung praktisch noch wenig erprobt, geschweige denn voll ausgenutzt. Wir befinden uns daher zweifellos am *allerersten Anfange der Entwicklung der Elektrochirurgie parenchymatöser Organe*.

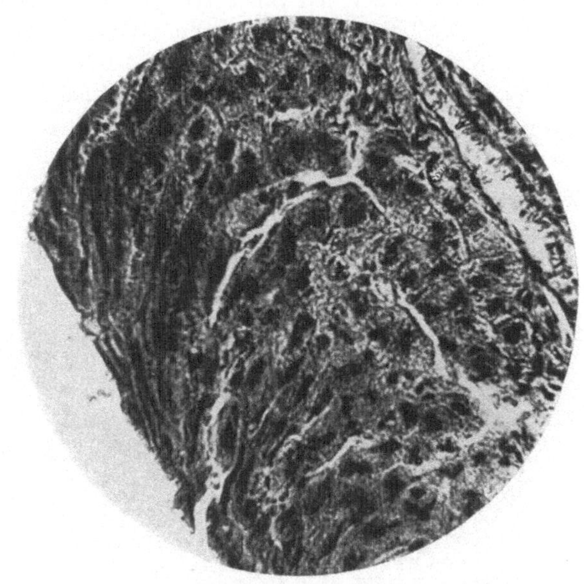

Abb. 100. Schmelzschnitt durch die Leber eines Hundes. Ausziehung und Richtung der Zellkerne. Hitzespalten.

Elektrochirurgische Eingriffe an *Lunge* und *Leber* kommen vor allem wegen *Abszeßbildung*, *parasitären Zysten*, *Echinococcus* und *Geschwülsten* in Betracht. Es wird in den entsprechenden Abschnitten darauf einzugehen sein. Bei *Nephrotomie* durch Schmelzschnitt ist, wenn irgend möglich, die Blutzufuhr vorübergehend durch einen dünnen Gummischlauch oder durch Fingerdruck abzudrosseln. Auf diese Weise ist der Schnitt glatt und rasch in der üblichen Weise, dem Einzelfall an Ausdehnung angepaßt, zu führen. Sichtbare Gefäßlichtungen können umstochen werden, während der *Koagulationssaum* jede *Gewebsblutung verhindert*.

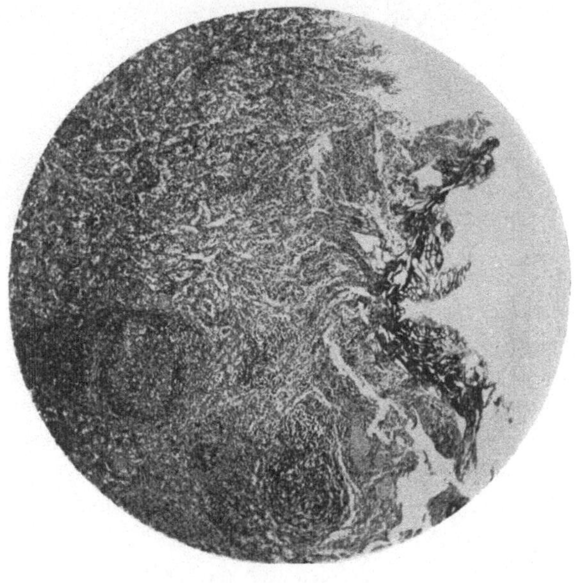

Abb. 101. Koagulationsreicher Schmelzschnitt durch die Milz (Kaninchen). Blutschorfbildung infolge Blutung aus dem lockeren blutreichen Organ. Hitzewaben infolge der Überhitzung. Pallisadenförmige Richtung der nächsttieferen Zellschicht.

Der Schmelzschnitt wird zur Durchtrennung von *Brustfellsträngen* nach JACOBAEUS benutzt (MATSON, PINCHIN und SCOTT), nach dem Verfahren von KREMER (HEYMER) oder zur offenen Strangdurchschneidung nach Eröffnung des Brustkorbs (HOSEMANN).

Towbridge gebraucht den Schmelzschnitt zur Lösung von Bauchfellverwachsungen.

Nach den Versuchen von Pearse und Ward an der Niere des Hundes ist die *Narbe nach elektrischer Nephrotomie anfänglich breiter* als die nach Messerschnitt; aber 7 Wochen nach der Operation ist infolge Narbenschrumpfung kein Unterschied mehr zu sehen. Bei mehrfacher Wiederholung der Versuche trat *nie eine Störung der Wundheilung* ein. Man schließt die Wunde der Niere mit *möglichst wenigen* Katgutnähten oder noch besser überhaupt nicht, wie Wildbolz auch gelegentlich bei der üblichen Nephrotomie vorgeht. Auf diese Weise lassen

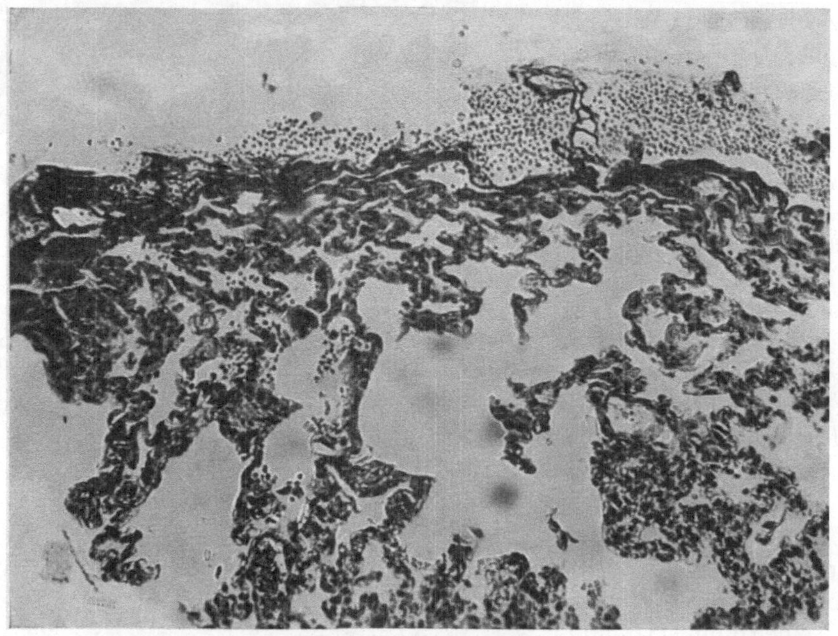

Abb. 102. Schmelzschnitt durch die Lunge des Kaninchens. Vergr. 200fach. Blutschorf; Verschmelzung von Alveolen.

sich *Infarkte* und *Nekrosen* infolge der Naht vermeiden. Tierversuche haben gezeigt, daß die durch Schmelzschnitt gespaltene Niere auch *ohne Nahtversorgung* schließlich mit schmalem Narbensaume zusammenheilt.

Wir haben in einem Falle schwerer *Nephrolithiasis* die *Nephrotomie* durch Schmelzschnitt unter sehr geringer Blutung ausgeführt. Es folgte glatte Heilung der Wunde, und die spätere Nachuntersuchung ergab regelrechte Tätigkeit der gespaltenen Niere.

Bei *Unfallverletzungen* der parenchymatösen Organe ist die *Blutungsstillung* an Einrissen durch Elektrokoagulation oft rascher und einfacher als durch Übernähung vorzunehmen. Wir haben wiederholt Blutung aus Rißwunden der Leber und Milz durch Elektrokoagulation gestillt, ohne daß Nachblutung oder sonstige Störungen während der Heilung auftraten. Bei Ausführung der Elektrokoagulation muß die Wundfläche durch Saugapparat und Stieltupfer möglichst trocken gehalten werden, um Blutschorfbildung und zu tiefe Koagulation zu verhindern. Biegsame Zwischenstücke von genügender Länge erleichtern die Koagulation in der Tiefe.

4. Schilddrüse.

v. BRUNS nahm Kropfoperationen mit dem Galvanokauter vor. Die Herabsetzung der Blutung wurde hierbei aber durch eine wesentlich längere Operationsdauer erkauft. Die Tiefenwirkung der elektrischen Verkochung verkürzt auch letztere. Zudem ist die Elektrokoagulation an sich technisch unvergleichlich sauberer auszuführen als die von außen einwirkende Hitzezerstörung.

Die *Elektrooperation an der Schilddrüse* schien aber *besondere Vorteile* bei der BASEDOWschen *Krankheit* zu bieten; denn die *Elektrokoagulation* der freigelegten Schilddrüse ermöglicht *thermodynamische Zerstörung ohne Quetschen, Druck oder Zug an diesem Organ,* d. h. ohne jede mechanische Einwirkung, die zur Einschwemmung thyreotoxischer Stoffe führen könnte (NIEDEN). Neben der psychischen Vorbehandlung und der Vorbereitung zur Operation durch Verabreichung von Beruhigungsmitteln und Jod ist schließlich der *möglichst schonende Eingriff* entscheidend für dessen Erfolg. Bei allen bisher angewandten Verfahren der Behandlung der BASEDOWschen Krankheit sind, besonders bei ihren schweren Formen, immer noch zahlreiche Mißerfolge zu verzeichnen gewesen, und gerade bei schwerer BASEDOWscher Krankheit scheint vorläufig die einzige Heilungsmöglichkeit die Operation zu bieten (MORAWITZ, SAUERBRUCH). Die große Gefahr für das Leben der Kranken, die selbst schonendster Eingriff, wie vorangeschickte Unterbindung der Schilddrüsenarterien, mit sich bringt, ist auch seit der Jodvorbereitung noch nicht in befriedigendem Maße überwunden.

In welchem Grade die Anwendung der Elektrokoagulation zur Operation des *Basedow*kropfes diese Gefahren vermindern kann, steht heute noch nicht fest.

NIEDEN berichtete über Elektrokoagulation der Struma bei sechs Kranken mit hohen Grundumsatzsteigerungen. Nach *Freilegen der vergrößerten Schilddrüse* wurde diese *teilweise elektrokoaguliert und das verkochte Gewebe nicht entfernt.* Es trat bei allen Kranken *volle Heilung* bei *primärem Wundverschlusse ein.* Bei einem weiteren *Basedow*kranken wurde die Struma durch „Tiefenstich" koaguliert; es erfolgte aber Blutung, die zur Freilegung zwang.

KIRSCHNER schlug vor, *Teile der Schilddrüse* durch *Koagulation mittels eingestochener Kanülen (Punktionskoagulation)* zu zerstören, deren Spitze in etwa 1 cm Länge als Elektrode wirkt, während sie im übrigen von einer isolierenden Schicht überzogen sind.

KEYSSER gebrauchte bei einem schweren Falle von *Basedow*struma die *Elektrokoagulation mit der Plattenelektrode,* nachdem die 4 Arterien unterbunden und die beiden vergrößerten Schilddrüsenlappen vorgelagert waren. Die *Isolierung gegen die Umgebung* wurde durch einen *Holzlöffel* vorgenommen und etwa die *Hälfte beider Lappen elektrokoaguliert,* worauf ihre *Rücklagerung* und *völliger Wundverschluß* folgte. Unter Schwinden der Protrusio bulbi besserte sich der Zustand rasch; innerhalb von 2 Wochen waren die nervösen Zeichen bis auf Tremor gewichen. KEYSSER nahm nach 6 Wochen eine Narbenausschneidung vor und stellte bei dieser Gelegenheit fest, daß das *koagulierte Strumagewebe* durch eine *derbe bindegewebige Platte* ersetzt war. Auch nach einem halben Jahr hielt die Besserung noch an bei Verminderung der Grundumsatzerhöhung.

K. H. BAUER hat nach Unterbindung der 4 Schilddrüsenarterien bei einer *Basedow*struma mit 140% Grundumsatz zu der elektrisch vorgenommenen „subtotalen Resektion“ *nur noch 8 weitere Unterbindungen gebraucht.*

H. A. KELLY legt von einem *kleinen Schnitt* aus die Schilddrüse frei und nimmt *teilweise Elektrokoagulation ohne weitere Präparation der Schilddrüse* vor.

H. E. MOCK (1930) hat nach 15 elektrischen Kropfoperationen, bei denen nur die 4 Arterien unterbunden worden waren, stets glatte Heilung beobachtet; es kam zu keinen nennenswerten Temperatursteigerungen. Den einzigen Nachteil sieht er in der Notwendigkeit eines besonders vorgebildeten Assistenten zur Bedienung des Diathermieapparates.

Abgesehen davon, daß bei den neuzeitlichen Apparaten der Operateur selbst die Leitung der Apparatur übernimmt, ist wohl in der erwähnten Vorbildung des Assistenten eher ein notwendiger Vorzug als ein Nachteil zu erblicken.

Von anderen Chirurgen, so von HENSCHEN, wird das *elektrische Messer zur Resektion der freipräparierten Struma* benutzt.

Es kommen also in Betracht die *Elektrokoagulation von Kropfgewebe ohne Hautschnitt* und *ohne Freilegung der Schilddrüse* durch eingestochene, bis auf das Spitzenende isolierte Nadeln, die *Elektrokoagulation von einem kleinen Hautschnitt* aus, ferner die *Verkochung an den nicht aus ihrer Lage gebrachten,* aber *freigelegten Schilddrüsenlappen mit und ohne Unterbindung der 4 Arterien,* schließlich die *elektrochirurgische Strumektomie* des *schulgemäß freipräparierten Kropfes,* die der mit dem gewöhnlichen Messer nach ENDERLEN entspricht, und die *Resektion aus* der Struma durch *Aushöhlung* mittels *Elektrokoagulation,* Entfernung des verkochten Gewebes mit der *Bandschlinge* und der Schluß der Lücke durch Naht (v. SEEMEN, M. B. TINKER).

Beim *Basedow*kropf ist der geringste Eingriff gerade groß genug, ohne daß man zu den „Schnelloperationen“ amerikanischer Technik greift, die erst kürzlich von ENDERLEN und auch von SEIFERT abgelehnt wurden. Hier wäre also die perkutane oder von einem kleinen Hautschnitt aus vorgenommene Elektrokoagulation das geeignete Verfahren, wenn nicht die *Gefahr der Blutung,* besonders aus den großen Venen, *während der Koagulation* oder der *Nachblutung* bestünde. Das verkochte Gewebe wird bekanntlich außerordentlich langsam nach vorangehender Abkapselung resorbiert. Bei großem Kropfe wird man auch das koagulierte Gewebe so weit entfernen können, daß der *Rest schließlich nur noch eine Stärke von etwa 3 mm hat; diese Koagulationsschicht dürfte genügen, eine Blutung zu vermeiden;* gelegentlich wird man zweckmäßig die vergrößerten Schilddrüsenlappen von einer leicht zugänglichen Stelle aus durch *schichtweise Koagulation* aushöhlen, was den Vorteil der Möglichkeit glatter Übernähung mit gleichzeitiger Sicherung vor Nachblutung mit sich bringt. Ob eine *Arterienunterbindung* voranzugehen hat, wird im Einzelfall zu entscheiden sein. Sie wird bei dieser Technik weniger wegen Nachblutungsgefahr als zur Erleichterung des Eingriffes und Herabsetzung der Blutversorgung des Kropfrestes durchzuführen sein.

Wenn möglich wird man aber die *Elektrokoagulation* des *Basedowkropfes* erst *nach Arterienunterbindung* und *anatomischer Freilegung* vornehmen, unter Isolierung gegen das seitliche Gefäßnervenbündel und gegen den N. recurrens.

Übereinstimmend wird von *glattem Heilverlaufe nach Nahtverschluß* berichtet. Wir haben aber einmal nach Elektrokoagulation eines Kolloidkropfes eine längere

Zeit absondernde Fistel beobachtet. Es entstehen ja bekanntlich auch nach gewöhnlichen Strumektomien sog. „Kropffisteln" wohl doch öfter, als im Schrifttume hervorgeht. Bildet sich aber eine solche nach elektrischer Operation, so ist nach dem früher Gesagten nicht mit Abkapselung und bindegewebiger Durchwachsung der Koagulationsnekrose zu rechnen, sondern mit ihrer Abstoßung. Hierdurch würde gleichzeitig Begünstigung einer Nachblutung oder Infektion möglich sein. Wieweit daher auch bei Anwendung des Verfahrens von CRILE nach dem primären Offenlassen der Operationswunde auf die am zweiten Tage hinzugefügte Sekundärnaht ungestörte Wundheilung folgt, bleibt zu erproben.

Die *elektrische Resektion* entspricht der schulgemäßen. Technisch ist die Verwendung des *großen Resektionsmessers* zu empfehlen, damit ein glatter Schnitt in einem Zuge geführt werden kann (Klemme: „Bandschlinge" des Thermoflux P). Bei der Präparation des Kropfes kann vom Schmelzschnitt und der Elektrokoagulation in wechselndem Umfange Gebrauch gemacht werden, zum Beispiel bei Durchtrennung der kurzen Halsmuskeln. *Größere, vor allem im lockeren Bindegewebe verlaufende Venen müssen aber unbedingt durch Ligatur versorgt* werden. Auch der *Hautschnitt* sollte bei der Strumektomie *nie elektrochirurgisch vorgenommen werden,* da die *Hautgefäße unterbunden werden müssen.* Auch bei Benutzung des radio-knife soll nach JACKSON die Haut stets scharf durchtrennt werden, um *Randnekrosen* und *Nachblutungen* zu vermeiden.

Sowohl bei der Elektrokoagulation der freigelegten Schilddrüse, noch mehr bei der „blinden" Verkochung durch die unversehrte Haut sind Schwierigkeiten durch die anatomischen Verhältnisse gegeben: Die zahlreichen, meist großen Venen, die Nähe der Halsgefäße und -nerven, der Verlauf des N. recurrens.

Bei der Koagulation durch die unversehrte Haut besteht die Gefahr der Verletzung einer größeren Vene. Die Blutung kann, wie bei dem Kranken von NIEDEN, zur Freilegung zwingen. Bei Verkochung an der offen liegenden Schilddrüse kann es gleichfalls zu Blutungen aus den großen Venen oder zur Luftembolie kommen. *Die größeren Venen sind daher bei der Resektion schulgemäß doppelt zu unterbinden und zu durchtrennen.*

Bei *jeder Koagulation an der Schilddrüse* hat man sich *vor Verwendung zu großer Stromstärke zu hüten,* um eine *wirkliche Verkochung* des Gewebes ohne Blutung zu erreichen.

Die isolierte Kanüle kann zur Verödung von Kropfzysten durch Koagulation der Wand nach vorangehender Entleerung durch Punktion benützt werden.

III. Anwendung der Elektrochirurgie zur Verhütung von Keimverschleppung aus infizierten Gebieten.

1. Operative Wundversorgung.

Jede Gelegenheitswunde ist *bakteriell infiziert.* Mit dem Augenblicke der Verletzung und unmittelbar nach ihr geraten die verschiedensten Bakterien, besonders die überall vorhandenen Eiter- und Fäulniserreger in die Wunde. Gleichzeitig ist das *Gewebe der Wunde* in mehr oder minder großer Ausdehnung nach der Tiefe und in der von unverletzter Haut bedeckten Umgebung *durch die mechanische Gewalteinwirkung geschädigt.*

Die vorläufige Blutstillung bei der ersten Hilfeleistung, bzw. der erste Verband darf zu dieser *primären Wundinfektion nicht eine weitere (sekundäre)* hinzufügen. Die endgültige operative Wundversorgung hat *Fernhaltung der sekundären Wundinfektion* und *Herstellung günstiger Heilungsbedingungen* zu erstreben. Die eigentliche Operation beseitigt gequetschtes oder zerfetztes Gewebe mit Messer oder Schere, macht durch etwa nötiges Hinzufügen eines Schnittes Taschen und Buchten der Wunde zugänglich. *Dabei soll das gesunde Gewebe möglichst wenig beeinträchtigt werden, denn von ihm geht sowohl die Bekämpfung* der durch die *primäre Infektion* vorhandenen Eitererreger, als auch die *Heilung der Wunde aus. Das Gewebe soll mechanisch geschont werden.* Ferner ist jede chemische Beeinträchtigung durch Gebrauch von Desinfektionsmitteln *in* der Wunde zu vermeiden (vgl. LEXER).

Diese *operative Wundversorgung* richtet sich also nach *physikalisch-biologischen Grundsätzen*, indem sie die primäre Infektion durch Ausschneiden der verletzten Gewebe zu beseitigen und damit eine sekundäre Infektion zu verhüten sucht und gleichzeitig günstige Heilungsbedingungen schafft. Die „*Umschneidungsdesinfektion*“ der Wunde nach FRIEDRICH (1898) soll so frühzeitig wie möglich erfolgen; denn je rascher und je schonender das zerstörte Gewebe entfernt wird, solange die Bakterien noch in den oberflächlichen Wundschichten haften, um so eher wird eine glatte Heilung eintreten. Aus diesen Gründen überschreiten wir die von FRIEDRICH gesetzte Frist von 6 Stunden für Nahtverschluß operativ versorgter Wunden nur ganz ausnahmsweise (Gesichtswunden) und dränieren auch frische Wunden kapillär mit Jodoformgaze, falls sie sehr verschmutzt sind oder zu umfangreicher Gewebszerstörung geführt haben.

Wie nun diese Versorgung der Verletzungswunde vorgenommen, wieweit sie dann durch Naht verschlossen wird und mit welchem Grade von Sicherheit man ungestörte Heilung erwarten kann, richtet sich nach Art und Lage der Wunde. Es ist bekannt, daß an sich ähnliche, aber an verschiedenen Körpergegenden gelegene Verletzungen mehr oder minder leicht zur Wundinfektion führen und ferner verschiedene Heilungsneigung besitzen.

LEXER fordert die möglichst frühzeitige operative Versorgung der Verletzungswunden unter möglichster Schonung des Gewebes. Es wird daher auf Anwendung keimtötender Stoffe in der Wunde verzichtet, da diese die Zellen ebenfalls schädigen, und nur wenn erforderlich Jodoformgaze verwandt, die sich nach geringem Druck auf der frischen Wunde festsaugt, die Blutung stillt und durch ihre Saugkraft *(kapilläre Dränage)* Blut, Lymphe, Exsudat und die darin enthaltenen Bakterien und Gifte *nach außen* in den Verband leitet, wo sie durch Austrocknen unschädlich gemacht werden. LEXER hält mit v. BERGMANN diese physikalische Wirkung des Jodoformmulles für wichtiger als seine chemisch-bakterizide.

Die *Kauterisation* bei besonders verschmutzten Wunden, bei Bißverletzungen usf. sollte durch Hitze Bakterien und Gifte vernichten. Abgesehen von der *gleichzeitigen Zerstörung gesunden Gewebes,* kann die *Kauterisation gefährlich werden, wenn sie nicht den gesamten Infektionsstoff vernichtet,* da der *Brandschorf die Wunde zunächst absperrt,* so daß die *Exsudation behindert* ist, während unter diesen Bedingungen die auf das Brennen folgende *Hyperämie* die *Resorption sogar begünstigen* kann. Diese Tatsachen ließen die an sich günstig wirkende Hitzeanwendung zur Behandlung infizierter Wunden ungeeignet erscheinen.

Hingegen ermöglicht nun die Ausnutzung der JOULEschen Wärme in Form des *Schmelzschnittes* und der *Elektrokoagulation* 1. eine *weitgehende Beherrschung der zerstörenden Wirkung durch endogene Hitze;* 2. wird das *Gewebe mechanisch vollständig geschont,* während *gleichzeitig Gewebsspalten und Lymphbahnen verschlossen werden,* die *Gewebsblutung gestillt wird.*

An sich ist also die *elektrochirurgische Technik gerade für die operative Versorgung von Weichteilverletzungen besonders geeignet.* Denn sie erlaubt das Ausschneiden zerfetzten Gewebes mit denkbar geringster mechanischer Beeinträchtigung des gesunden Gewebes, setzt die Blutung herab und vermindert die Resorption.

Wir haben gesehen, daß die *unmittelbare Einwirkung* der elektrochirurgischen Verfahren *auf Bakterien* sich lediglich *auf die Oberfläche,* dicht unter der Elektrode, beschränkt und auch hier nicht etwa völlig sicher unbedingte Sterilisation hervorruft. Das wesentliche der Wirkung sind vielmehr auch hier die weitgehende Verhütung der Resorption aus der Wunde und das Fehlen traumatischer Einwirkung von außen bei der thermodynamischen Operation.

Bei *offenen* und *dränierten Wunden* kommt im Gefolge des Eingriffes die *mechanisch ausschwemmende Wirkung der kräftigen Exsudation* hinzu neben der allgemein biologisch günstigen Wirkung der reaktiven Hyperämie.

Die Beobachtungen JELLINEKS, daß bei elektrischen Verletzungen sehr selten Wundinfektionen im klinischen Sinne vorkommen, auch wenn in der Wunde bakteriologisch Eitererreger oder andere Keime nachgewiesen sind, stimmen mit unserer Auffassung überein.

Den Bakterien wird durch den Koagulationssaum eben gewissermaßen der Weg in den Körper versperrt.

SPITZMÜLLER hat bei 100 elektrochirurgischen Wundversorgungen aus dem ausgeschnittenen Gewebe in 77% Staphylokokken, 22% Streptokokken, 22% Pneumokokken, 17% Bacterium coli, 3% Gasbrandbacillen gezüchtet, während 4% keinerlei Keime ergaben. Bei diesen 100 Verletzten trat nach der Wundversorgung durch koagulationsreichen (1 mm) Schmelzschnitt keine Infektion in Erscheinung. Mit aller Zurückhaltung vermutet SPITZMÜLLER auf Grund dieser Beobachtungen, daß dem Schmelzschnitt eine „sterilisierende“ Wirkung zukomme, indem Bakterien in der Nähe der Elektrode durch die Hitze vernichtet würden und ein Eindringen ins Gewebe durch den Koagulationssaum verhindert würde. Außerdem hebt SPITZMÜLLER ebenfalls hervor, daß die reparatorische Entzündung hinter dem Koagulationswall Zeit hat, solange dieser besteht, *Abwehrstoffe* bereit zu stellen. Der Auffassung, daß der Koagulationssaum einer Ausschwemmung von Flüssigkeit aus dem Gewebe vorbeugt, können wir nicht in vollem Umfange beistimmen. Wenn der Koagulationssaum *nicht zu stark* ist, wird er vielmehr rasch durch einen Exsudationsstrom durchfeuchtet. Zu welchem Zeitpunkt und auf welche Weise dieser eintritt, sollen im Gange befindliche Untersuchungen zu klären versuchen.

Bei *geschlossenen Wunden* tritt allerdings die Rückresorption dieser dann *wesentlich geringeren* Flüssigkeitsmenge sehr langsam ein. Bei kapillär dränierten Wunden ist die mechanische Ausschwemmung nur von Vorteil. Wenn aber die *Koagulationsnekrose in der Tiefe einer geschlossenen Wunde zu umfangreich* oder wenn bei *offenen Wunden* der *Abfluß des Exsudates aus irgendeinem Grunde behindert ist,* dann kann es zur *Ausbildung von Phlegmonen* oder *Erysipel* kommen, falls im Exsudat virulente Bakterien vorhanden sind.

Versuche von BÜRKLE-DE LA CAMP an Meerschweinchen ergaben, daß durch genügende Elektrokoagulation einer mit Gasbrand infizierten Wunde der Ausbruch der Infektion nach 40 Minuten in 90%, nach 60 Minuten noch in 70% verhindert werden konnte, während die einfache Ausschneidung derart infizierter Wunden bereits nach 20—30 Minuten nach der Wundinfektion nur noch selten erfolgreich war.

Die *sachgemäße* elektrochirurgische Versorgung von Verletzungen erscheint also an sich begründet durch die besonderen Vorzüge:

1. mechanische Gewebeschonung,
2. Einschränkung von Blutung und Unterbindungen,
3. Herabsetzung der Resorption,
4. Hyperämie (alterativ-reparatorische „Entzündung"),
5. (in bestimmten Fällen) starke Exsudation.

Andererseits bestehen gewisse Gefahren bei *nicht sachgemäßer* Anwendung der elektrochirurgischen Methodik, besonders die Gefahr unerwünschter *Nekrosen* und ihrer Folgen *(verzögerte Heilung, Sekundärinfektion).*

Die *Ausführung der elektrochirurgischen Wundversorgung* beginnt mit der auch sonst üblichen Vorbereitung des Kranken. Welche *besonderen* Gesichtspunkte dabei berücksichtigt werden müssen, wurde im allgemeinen Teil eingehend besprochen. Das operative Vorgehen richtet sich nach Art und Lage der Wunde.

Ganz allgemein gilt auch hier, daß die *primäre* und damit auch die *sekundäre Hitzenekrose auf das Mindestmaß beschränkt werden muß.* Da gerade der *Anfänger* in elektrochirurgischer Operationstechnik, wenn er vielleicht auch nicht gerade eine „sichtbare Wirkung" der Koagulation erwartet und erzeugt, *doch meist zuviel zerstört,* ist hier vor Versorgung ausgedehnter Wunden, die womöglich durch Naht verschlossen werden, zu warnen: *Randnekrosen, verzögerte Heilung* usf. sind oft die Folgen und der Grund der Ablehnung des Verfahrens.

Man hat sich bei Anwendung *örtlicher Betäubung davor zu hüten,* in *infiltriertem Gebiete* mit *größerer Stromstärke* und *-spannung zu schneiden,* wenn man einen *breiteren Koagulationssaum vermeiden will,* der durch die verstärkte Tiefenwirkung infolge der gut leitenden und erhitzten Flüssigkeit hervorgerufen wird, zunächst unsichtbar bleibt und sich erst mit Ausbildung der sekundären Koagulationsnekrose nach einigen Tagen zeigt. Bei Operation in örtlicher Schmerzbetäubung ist also Leitungsanästhesie zu wählen oder die Infiltration möglichst weit vom Schnittrand entfernt vorzunehmen. In der Nähe von Knochen ist Vorsicht geboten, um Hitzeschädigung des Knochens und Sequesterbildung zu vermeiden. Ebenso droht Gefahr bei Koagulation oder koagulationsreichem Schnitt in der Nähe von großen Gefäßen und Nerven und von Sehnen.

Im allgemeinen wird die übliche *Ausschneidung der Wundränder* mittels *koagulationsarmen Schmelzschnittes* vorgenommen, nachdem etwa sichtbare gröbere Schmutzteile, Haare oder dergleichen von der Wundoberfläche mit der Pinzette entfernt wurden. Wundbuchten werden, wenn nötig, durch Verlängerung des Schnittes freigelegt, damit das *zerquetschte Gewebe möglichst vollständig beseitigt werden kann.* Bei größeren Blutergüssen unter den Faszien ist an die dadurch bedingten größeren Tiefenwirkungen der elektrochirurgischen Maßnahmen zu denken. Nach Spalten der Faszien werden die Blutgerinnsel vorsichtig mittels Tupfer entfernt. Zerquetschte Muskelteile werden durch

Schmelzschnitt beseitigt oder bei stark zerquetschtem Gewebe zunächst koaguliert und dann mittels elektrischem Messer oder Bandschlinge abgetragen. Dabei muß die Tiefenwirkung der Koagulation genau abgeschätzt und das *verkochte Gewebe* bis zu einem *feinen Koagulationsrest im Gesunden entfernt werden.*

Die *Zahl der Unterbindungen wird wesentlich eingeschränkt*; oft ist *keinerlei Umstechung* oder *Unterbindung zu legen.* Falls die Wunde völlig durch *Naht* verschlossen wird, ist der *Koagulationssaum der Haut mit Messer oder Schere zu beseitigen,* um auch wirklich *frühzeitige Verklebung ihrer Wundränder zu erzielen,* wodurch *Sekundärinfektion der tiefer gelegenen Koagulationsnekrosen vermieden wird.* Die vorangehende Ausschneidung durch Schmelzschnitt hat zunächst die Wunde „sterilisiert", so daß der Einwand, man hätte von Anfang an mit dem Messer schneiden können, nicht zu Recht besteht. Allerdings muß zuvor beurteilt werden, wieviel des ungeschädigten Hautrandes geopfert werden kann. Meist wird es sich aber nach elektrochirurgischer Versorgung umfangreicher, stark zerfetzter oder verschmutzter Wunden empfehlen, lediglich Lagenähte anzulegen und die Wunde durch wenig Jodoformgaze kapillär zu dränieren, um sich den kräftigen Exsudationsstrom zunutze zu machen, der jeder Resorption entgegenwirkt. *Heilung* und *Vernarbung derart versorgter Wunden erfolgen unter austrocknenden Verbänden auffallend glatt.* Dabei ist bemerkenswert, daß *auch bei ausgedehnten Verletzungen die sonst zu beobachtenden Allgemeinwirkungen wesentlich geringer sind,* was wir auf die *herabgesetzte Resorption von Gewebsabbaustoffen zurückführen.* Bei dem trockenen ruhigstellenden Verbande bevorzugen wir die Bedeckung der Wunde mit Blattsilber (Halsted, Lexer). Die weitere Nachbehandlung unterscheidet sich nicht von der bisher geübten.

Bei Verletzungen mit größerem Verluste von Haut wird gelegentlich nach der Wundversorgung eine *Hautlappenverschiebung* aus der Umgebung angezeigt erscheinen. Dabei ist besonders darauf zu achten, daß das Gewebe unter dem Lappen nur eine hauchfeine Koagulationsschicht trägt, damit der Lappen rasch Anschluß findet. Die Umschneidung des Lappens, die ja in unverletztem Gebiete geschieht, wird mit dem gewöhnlichen Messer vorgenommen.

Bleibt eine *Wunde völlig offen,* so wird sie mit lockerer Jodoformgaze bedeckt, die sich meist nach etwa 48 Stunden unter dem Einflusse des Sekretstromes von selbst ablöst oder, wie gewohnt, durch 3%ige Wasserstoffsuperoxydlösung gelockert und entfernt wird.

Elektrochirurgische Versorgung und offene Wundbehandlung empfehlen sich ferner zur *Vorbeugung toxischer Allgemeininfektionen,* so bei Bißverletzungen, die je nach Art (Hundebiß, Schlangenbiß, besonders bei Lyssa usf.) nach den übrigen allgemein chirurgischen Regeln zu behandeln sind (vgl. Lexer). Durch frühzeitige Elektrokoagulation können die Infektionsstoffe unwirksam gemacht, bzw. ihre Resorption verhütet werden.

Bates (1931) berichtet von über 100 durch Koagulation behandelten Bißverletzungen, wobei nur einmal eine sekundäre Wegnahme eines Zeigefingers nötig wurde und sonst die Wundheilung spätestens nach 20 Tagen beendet war.

Es ist denkbar, daß die Intoxikation bei *ausgedehnten Brandwunden* durch Abhobeln der verbrannten Gewebsabschnitte mit der Bandschlinge vermieden werden kann, weil mit Entfernung der Brandnekrosen zugleich die Gewebsspalten verschlossen werden.

Auch bei *kleinen Wunden,* Stich- oder Schnittverletzungen, bei der *Gefahr hochvirulenter Infektion* wird am besten möglichst frühzeitige Elektrokoagulation zur Zerstörung und Abriegelung der Wunde vorgenommen.

Clairmont und Meyer (1931) haben sich kürzlich gegen die elektrochirurgische Wundversorgung ausgesprochen, wegen Kompliziertheit der Gerätschaft und Störung der Wundheilung durch die „nekrotisierende Wirkung" der „elektrischen Entladung". Die Umständlichkeit des Rüstzeuges ist nach unserer Meinung heute bei entsprechender Organisation des elektrochirurgischen Instrumentariums behoben und nicht mehr als Gegengrund gegen seine Anwendung ins Gefecht zu führen. Das Verfahren ist selbstverständlich eine klinische Methode und darf nicht einseitig, sondern muß mit Kritik bei geeigneten Verletzungen angewandt werden. So wird man niemals eine Wunde im Gesicht oder eine einfache frische Schnitt- oder Lappenwunde elektrochirurgisch ausschneiden. Hingegen ist der große Vorzug elektrochirurgischer Technik bei Versorgung ausgedehnter erdinfizierter Weichteilwunden nach unserer Erfahrung ganz augenfällig, wenn man die auseinandergesetzten Grundsätze und Regeln elektrochirurgischer Technik befolgt.

2. Wundinfektionen.

Falls im *Bereich eines infizierten Gebietes,* z. B. eines *Geschwürs,* operiert werden muß, kann dieses *vor dem Eingriffe* elektrokoaguliert und dann *entfernt*

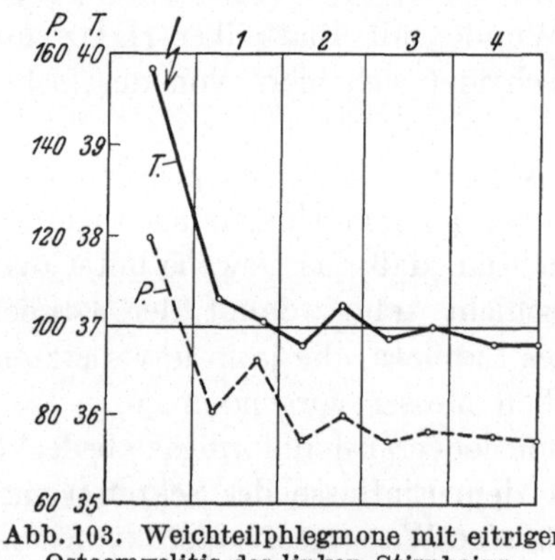

Abb. 103. Weichteilphlegmone mit eitriger Osteomyelitis des linken Stirnbeins.

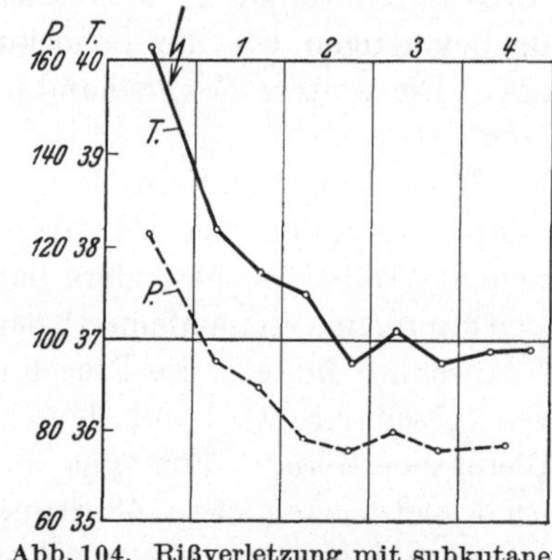

Abb. 104. Rißverletzung mit subkutaner Phlegmone.

werden. Ein *infizierter Gewebsabschnitt wird auf diese Weise ohne Verschleppungsgefahr unschädlich gemacht; aseptische Verhältnisse* werden hergestellt.

In gleicher Weise ist die *Elektrooperation* angezeigt bei Eingriffen, die wegen *unversorgter* oder *vernachlässigter Verletzungen* nötig werden:

Beispiele:

S. J., 21 Jahre alt. Eitrige Osteomyelitis des Schädeldaches infolge komplizierter Impressionsfraktur.

8 Tage vor der Klinikaufnahme bekam der Kranke einen Schlag mit einem Schirm auf den Kopf. Es entstand eine blutende Wunde, die am *nächsten Tag* vom Arzte *verbunden* wurde. Der Kranke arbeitete noch die ganze Woche, bis er schließlich *Fieber* und *starke Kopfschmerzen* bekam.

Bei der *Aufnahme* in die Klinik war in *linker Stirngegend* an der Haargrenze eine *linsengroße, schmierige Wunde* zu sehen, deren Umgebung etwas gerötet und druckschmerzhaft war.

Röntgenaufnahme ergibt Impressionsfraktur.

Temperatur 39,8, Puls 120.

Elektroexzision der Wunde, die sich phlegmonös in die Tiefe fortsetzt, Entsplitterung. Dabei zeigt sich, daß das linke Stirnbein in großer Ausdehnung osteomyelitisch erkrankt ist. Entfernung der kranken Knochenabschnitte mit der Luerschen Zange nach Elektrokoagulation; die Dura zeigt sich etwas schmierig belegt, nirgends eröffnet. Dränage der Wunde mit Jodoformgaze. Am nächsten Tag Temperatur 37,3, Puls 80 (Abb. 103).

Glatter Heilverlauf.

R. E., 24 Jahre alt. *Subkutane Phlegmone* des rechten Handrückens nach *Sektionsverletzung.*

3 Tage vor der Klinikaufnahme Verletzung in der Gegend des Zwischenfingerraumes zwischen 3. und 4. Finger auf der Beugeseite der rechten Hand. Von der kleinen Rißwunde aus entstanden Rötung und Schwellung mit Fieberanstieg bis 40,2 bei 120 Puls.

Elektroinzision, Verkochung und Entfernung des infizierten Gewebes. Am nächsten Tage Puls unter 100, Temperatur 38,2. Am 2. Tag Entfieberung. Abheilung innerhalb von 10 Tagen (Abb. 104).

3. Magendarmchirurgie.

(Mit Ausnahme der Chirurgie der bösartigen Geschwülste.)

Bei der Herstellung von *Anastomosen zwischen Magen* und *Darm* oder von *Darmschlingen unter sich,* ferner bei *Resektionen einzelner Abschnitte* wird stets der *aseptische Gang der Operation* durch die *Darmeröffnung unterbrochen.*

Die verschiedensten Verfahren sind angegeben worden, um die dadurch entstehende Infektionsgefahr zu umgehen oder wenigstens herabzusetzen. Am bekanntesten ist die Anwendung des *Paquelinbrenners* zur Verschorfung der nach scharfem Schnitte entstandenen Darmwunde oder des *Galvanokauters zur verschorfenden Durchtrennung.* Nachteile dieser Verfahren sind unvermeidlicher Brandschorf, die Gewebsvorgänge bei seiner Abstoßung und die Tiefenschädigung der Darmwand.

Der *koagulationsarme Schmelzschnitt* ermöglicht glatte Durchtrennung *in Verbindung mit Blutstillung* und *Infektionsverhütung* bei *geringster Schädigung der Darmwand,* wodurch dieses Vorgehen *jedem anderen überlegen ist.*

Kirschner durchschneidet Magen oder Darm *ohne Anlegen von Klemmen* in der Weise, daß er die Schnittlinie auf der Serosa vorbrennt, dann die Schleimhaut an einer kleinen Stelle nach Hochheben der Darmwand zwischen zwei Pinzetten eröffnet. Durch dieses kleine Loch wird nun eine *rinnenförmige Isoliersonde* aus Elfenbein geschoben, *auf der die völlige Durchtrennung, entsprechend der vorgezeichneten Linie, ausgeführt wird.* Auf diese Weise lassen sich Verletzungen der gegenüberliegenden Darmwand sicher vermeiden.

Zum Schutze der *umgebenden Gewebe* sind *isolierende Spatel, Löffel oder Sonden* zu verwenden.

Die *völlige Durchschneidung* des Magen- oder Darmquerschnittes kann auch nach Anlegen gewöhnlicher federnder oder mit feinen, etwas rauhen *Gummischläuchen überzogener Darmklemmen* vorgenommen werden, aber nur bei *Gebrauch hoher Funkenzahl und möglichst geringer Stromstärke.* Die *Nadel-* oder *Messerelektrode* erlaubt unter diesen Bedingungen *glatte Durchtrennung, ohne daß das Gewebe unter der Klemme derart geschädigt wird, daß die Einstülpungsnaht gefährdet wäre.* Falls nicht isolierte Darmklemmen benutzt werden, wirkt lediglich ihr Ende bei Berührung mit dem Schmelzmesser als Elektrode. Bei richtiger Schneidetechnik kommt aber keine nennenswerte Wärmeentwicklung an der Klemmenspitze zustande.

Blutende Gefäße der Darmwand oder, bei Verwendung von Klemmen, *alle sichtbaren Gefäßlichtungen müssen umstochen werden.*

Von PAUCHET (1930) wurde ein *grundsätzlich neues Verfahren für Gastroenterostomie* und *Enteroanastomose* ausgearbeitet.

Er *durchschneidet* zwecks Anastomosen nach der Anlegung der hinteren Serosanaht zwischen 2 Haltefäden *nur Serosa und Muskularis* mit dem elektrischen Messer. Blutende oder sichtbare Gefäße werden umstochen. Es folgen fortlaufende, überwendliche breite Katgutnaht der Serosa und Muskularis auf der Hinterseite, dann auf der Vorderseite und schließlich die vordere Serosanaht. *Dabei werden also keinerlei Klemmen angelegt, und die Magen- oder Darmlichtung wird nicht eröffnet.* Nach Abschluß der Naht wird die Anastomosenstelle leicht zwischen Daumen und 2 Fingern gequetscht, was zum völligen oder teilweisen Durchbruche der Schleimhaut führt. An sich kommt völlige Durchgängigkeit der Anastomose nach PAUCHET im Verlaufe einiger Stunden nach der Operation von selbst zustande.

Durch dieses Vorgehen können *Anastomosen ohne Benützung von Darmklemmen, ohne Eröffnung der Darmlichtung unter den Vorzügen des Schmelzschnittes hergestellt werden* (Abb. 105).

PAUCHET sah bei etwa 100 derartig ausgeführten Anastomosen zwischen den verschiedenen Darmabschnitten (Magen, Dünndarm, Dickdarm) *keine Nachblutung* oder *sonstige postoperative Störung.*

BRIGGS, EMMONS und WHITAKER führen eine ähnliche „*aseptische Gastroenterostomie*" aus. Im Bereiche der durchtrennten Serosa und Muskularis wird die *Mukosa durch überspringende Funken geschädigt,* so daß die zweireihig genähte Anastomose spätestens nach 24 Stunden von selbst durchgängig wird. Diese Funkenbildung ist aber unnötig, kann gefährlich werden und ist daher zu vermeiden; denn bei Durchtrennung der Serosa und Muskularis mit dem elektrischen Messer unter den eben geschilderten Bedingungen wird ebenfalls die *Schleimhaut durch oberflächliche Koagulation linienförmig zerstört, ohne daß sie eröffnet wird.*

Bei den geschilderten Operationen ist es wichtig, daß vor der Durchschneidung der Magen- oder Darmwand die *Lichtungen möglichst leer gestrichen werden, damit nicht eine Überhitzung auf der Schleimhautseite* zustande kommt (vgl. SCHAEFER).

Selbstverständlich kann bei Operation wegen Appendicitis der Wurmfortsatz mit dem elektrischen Messer abgetragen werden. Doch dürfte hier kein wesentlicher Unterschied gegenüber anderen bewährten Methoden bestehen. So entfernt LEXER den Wurmfortsatz nach Anlegen einer Schlupfnaht am Blinddarme durch Scherenschlag *unter* dem Unterbindungsfaden an der Basis, wodurch der offene Appendixstumpf gegen die Darmlichtung versenkt wird. Das Offenlassen des Stumpfes, die Versenkung gegen die Darmlichtung vermeidet Wandphlegmonen oder -abszesse. Ein *falsch ausgeführter* Schmelzschnitt durch die Basis des Wurmfortsatzes — z. B. vor einer nicht isolierten Klemme und mit großer Stromstärke — kann aber durch zu ausgedehnte Nekrose bei Einstülpung durch Tabaksbeutelnaht im späteren Verlaufe zum Aufgehen der Naht und Peritonitis führen. Bei diesem *kleinen* Eingriffe der Abtragung des freipräparierten Wurmfortsatzes kann also die *falsche* Anwendung der Elektrochirurgie große Gefahr mit sich bringen.

KELLY schlägt für bestimmte Formen von *Magen- und Zwölffingerdarmgeschwüren* die *Ausschneidung mit der elektrischen Nadel* und *unmittelbare Nahtvereinigung der Lücke vor*. Er glaubt, daß dieses Verfahren vielleicht den jetzigen radikaleren vorzuziehen sei.

Eine Entscheidung dieser Frage ist aber noch keineswegs möglich. Für das operable Magen- oder Zwölffingerdarmgeschwür wird jedenfalls die ausgedehnte

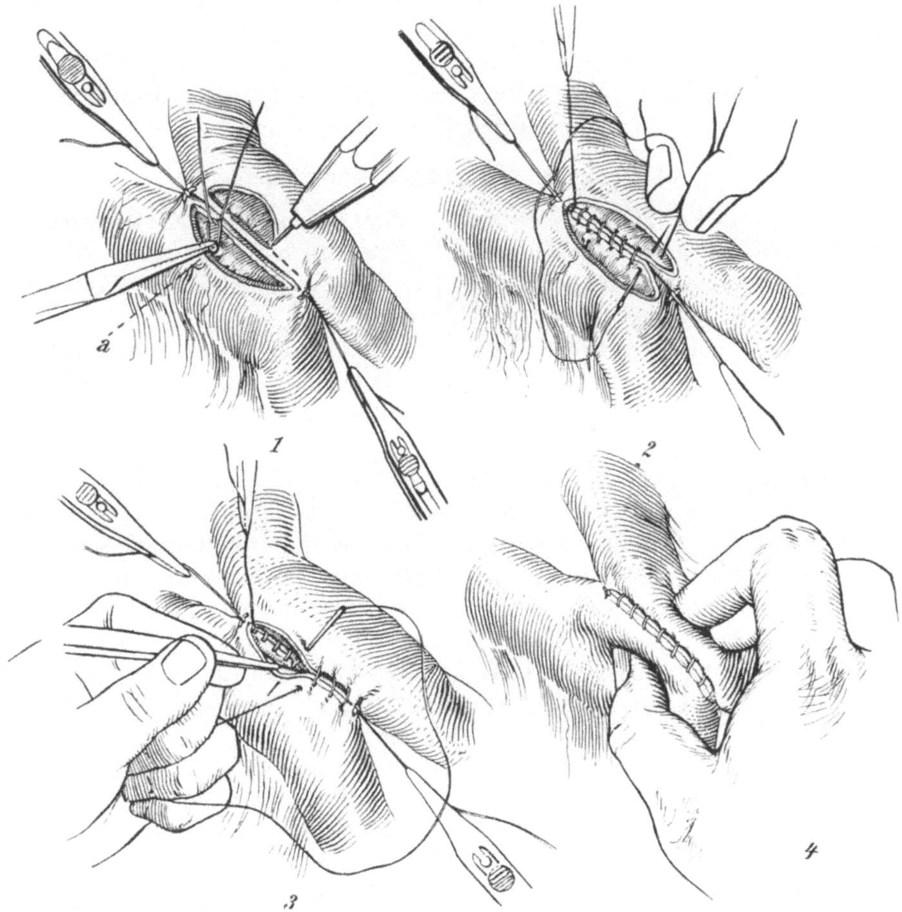

Abb. 105. Enteroanastomose nach PAUCHET. 1. Serosamuskularis wird mittels der elektrischen Nadel an der Anastomosenstelle durchtrennt, wobei größere Gefäße umstochen werden; 2. hintere seromuskuläre Naht; 3. vordere seromuskuläre Naht; 4. nach nochmaliger Serosaübernähung wird die nicht durchtrennte Schleimhaut mit der Fingerkuppe leicht gequetscht.

Resektion *nicht* durch die elektrische Exzision zu ersetzen sein. Man hat an sich die Möglichkeit, nach Eröffnung des Magens oder Darmes oder beim durchgebrochenen Geschwür unmittelbar von der Perforationsstelle aus die *Oberfläche* des *erkrankten Abschnittes durch Elektrokoagulation* mit *kleiner* Elektrode *zu zerstören*.

Im *Tierversuche* ließ sich feststellen, daß Magen- oder Darmschleimhautverletzungen nach oberflächlicher Koagulation schon nach 12—14 Tagen in eine *glatte*, kaum sichtbare Narbe übergegangen waren. Vorsichtige oberflächliche Elektrokoagulation *regt jedenfalls Bildung von Granulations-* und *Narbengewebe* an.

Kelly schlägt für *kleine gutartige Geschwülste* und *entzündliche Infiltrationen des Magendarmkanals* vor, von *außen bis gegen die Schleimhaut zu verkochen*, dann *durch Übernähung einzustülpen* und so die *Abstoßung gegen die Darmlichtung* zu bewirken. Über diese Anwendungsarten berichtet Kelly aber keine Einzelheiten.

Die *Verwendung der Elektrochirurgie* an *Magen* und *Darm*, wenn es *auch lediglich zur Durchschneidung* geschieht, setzt *größere Erfahrung* in Handhabung des Werkzeuges voraus.

IV. Die Anwendung von Elektrokoagulation und Schmelzschnitt bei entzündlichen Vorgängen.

1. Pyogene und putride Infektionen.

Die *allgemein chirurgischen Grundsätze* für *Behandlung* und *Operation* der *pyogenen* und der *putriden Erkrankungen* gelten auch für die *Elektrochirurgie*, die aber *in verschiedener Hinsicht zweifellose Vorteile gegenüber den Einschnitten* und *Exzisionen mit dem Messer bietet.*

Die Behandlung pyogener Erkrankungen hat das *befallene Gewebe, ohne es zu schädigen, in seinem schweren Kampfe zu unterstützen* und darf dabei keinesfalls die gegen die Invasion wirksamen Entzündungsvorgänge bekämpfen (Lexer).

Fernhaltung mechanischer und sonstiger *äußerer Störungen, Ruhigstellung*, vor allem aber *möglichst frühzeitige Vernichtung der Infektionserreger und ihrer, sowie der aus dem Gewebe entstehenden Gifte sind die Hauptaufgaben.*

Am *raschesten* und *sichersten* wirkt *frühzeitige* und *genügende operative Eröffnung oder Beseitigung des Infektionsherdes.* Auch wenn es möglich ist, den Körper im Kampfe gegen die Infektion zu unterstützen, so ist der Ausgang dieses Kampfes stets ungewiß. Je früher aber die Vernichtung des Infektionsherdes gelingt, um so eher ist Allgemeininfektion zu vermeiden und um so geringer sind die Opfer an zerstörtem Gewebe.

Die *elektrochirurgische Technik erlaubt nun*, die *nötigen Einschnitte* oder *Exzisionen nach der Regel* durchzuführen; sie *ermöglicht es aber ferner*, über den Wirkungsbereich des scharfen Messers hinaus *infiziertes Gewebe an Ort und Stelle zu zerstören.*

Diese Vernichtung infizierten Gewebes wurde bekanntlich früher mit dem *Glüheisen*, dann mit dem Thermokauter vorgenommen. Die *allgemeinen* Unterschiede zwischen beiden Verfahren wurden bereits eingehend erörtert. Im *besonderen* Falle mußte der *festsitzende* und *verschließende Brandschorf* als Nachteil erscheinen. In der ersten Zeit nach der Operation *behindert* er den *Abfluß des Exsudates* und *begünstigt ein Weitergreifen* der Infektion in das Gewebe.

Von der üblichen Anwendung des *Thermokauters* unterscheidet sich das Vorgehen nach Bier, der nach *ausgiebiger Spaltung der Phlegmonen* und *Auskratzung des Granulationsgewebes die entstehende Wundfläche mit* dem Hadenfeldtschen *Thermokauter ausgiebig brennt* und darauf die *Wunde ohne jede Tamponade oder Dränage durch Lagenähte schließt.*

Der *heutige Stand elektrochirurgischer Technik* erlaubt, wie geschildert, eine *makroskopisch messerscharfe Gewebsdurchtrennung* mit *feinstem Koagulationssaume*, ferner einen *koagulationsreichen Schnitt* und schließlich *Gewebszerstörung durch mehr oder minder breite Elektrokoagulation. Bei keiner anderen Form der chirurgischen Hitzeanwendung ist diese weitgehende Beherrschung der Ausdehnung ihrer Wirkung möglich.* Dem elektrochirurgischen Verfahren sind aber bei der Operation pyogener und putrider Erkrankungen noch weitere Vorzüge zuzusprechen.

1. *Nur die Elektrochirurgie gestattet völlige mechanische Schonung des erkrankten Gewebes beim Eingriffe selbst.* Durch die im Gewebe entstehende Wärmebildung werden sämtliche elektrochirurgischen Vorgänge ausgelöst; das Gewebe wird elektro-thermodynamisch durchtrennt oder zerstört, wobei die entsprechenden Elektroden nur mit leisem Druck aufgesetzt werden.

2. *Mit dem Eingriffe werden Gewebsspalten und Lymphbahnen verschlossen,* die *Blutung aus dem Gewebe völlig,* aus den *Gefäßen mehr oder minder eingeschränkt.* Blutende Gefäße werden am besten durch Koagulation mittels der unter einen kleinen aufsaugenden Tupfer geschobenen Elektrode versorgt. Diese Technik der Blutstillung ist aber nicht bei Verwendung übertriebener Stromstärken zu befolgen, da dann ein Durchbrennen der dünnen Gummihandschuhe möglich ist, falls man den Tupfer mit der Hand auf die blutende Stelle hält. *Bei diesen Eingriffen wird nur ausnahmsweise einmal eine Unterbindung oder Umstechung in die Wunde gelegt.* Wir haben früher bei Karbunkeloperationen spritzende Gefäße durch Umstechung versorgt und gesehen, daß an den Stellen der Unterbindungspfröpfe Granulationsgewebe sich erst später bildete.

3. Schon *während des Eingriffes* ist oft an der Rötung der zunächst unveränderten Haut der nächsten Umgebung *die* der *diathermischen Wirkung folgende Hyperämie* zu beobachten. Die primäre Hitzewirkung und diese Hyperämie steigern im Sinne Biers die allgemeinen und örtlichen Abwehrkräfte.

4. Eine weitere Folge der Hyperämie ist die später kräftig einsetzende *Exsudation,* die *mechanisch ausschwemmend* wirkt und so *Bakterien und Gifte aus der Wunde entfernt* und unwirksam macht.

5. *Resorptionseinschränkung, Hyperämie* und *Exsudation verhindern ein Weiterschreiten der Infektion,* zum Beispiel einer regelrecht gespaltenen Phlegmone. *Fieber* und *Puls fallen meist rasch ab. Die Kranken haben geringe oder keine Schmerzen.*

Oft wird die ambulante Behandlung erleichtert, oder die Krankenhausbehandlung kann durch sie frühzeitiger als sonst abgelöst werden.

6. Wenn eine *möglichst geringe Koagulationsnekrose* zurückgelassen wird, so *tritt schon* nach *wenigen Tagen* ihre *Abstoßung* ein; es erscheinen *kräftige Granulationen.* Die nun rasch vor sich gehende Heilung führt zu auffallend *glatten Narben.*

Bei *großen granulierenden Flächen* kann die *Heilung durch Epidermisverpflanzung* auf die *angefrischten Granulationen mit Erfolg beschleunigt werden.*

Pyogene Phlegmonen der Weichteile werden nach allgemein chirurgischen Regeln durch *wenig koagulationsreichen Schmelzschnitt* (½—1 mm) gespalten, phlegmonöse Gewebsteile, wenn es angezeigt erscheint, ausgeschnitten. Die herabgesetzte Blutung macht sich besonders vorteilhaft bemerkbar, wenn aus besonderem Grunde wegen Lage der Phlegmone oder wegen Lymphgefäßentzündung am Oberarm oder Oberschenkel nicht in Blutleere operiert werden kann. Oft ist *Tamponade oder Dränage der Inzisionswunde nicht nötig,* da bei koagulationsreichem Schnitte zunächst keine Verklebungsneigung der Wundränder besteht und der kräftige Exsudationsstrom ungehindert die Infektionsstoffe ausschwemmen kann. Nur bei tief ins Gewebe reichenden Phlegmonen sollte man nicht auf die übliche Dränage verzichten. *Erster Verband:* Bedeckung mit Jodoformgaze, Ruhigstellung. *Später* Verbände mit Zinksalbe oder feuchte Verbände mit Alkohol oder DAKINscher Lösung. Bei stärkerer entzündlicher Infiltration bewährt sich Verband mit Kompressen, die mit möglichst warmer Aufschwemmung von *Bolus alba* durchtränkt werden.

Betäubung: Lachgas. Wenn fern vom Kopfe operiert wird, kann unter den entsprechenden Vorsichtsmaßnahmen ein Chloräthylrausch oder eine Äthernarkose ausgeführt werden (vgl. Allgemeiner Teil).

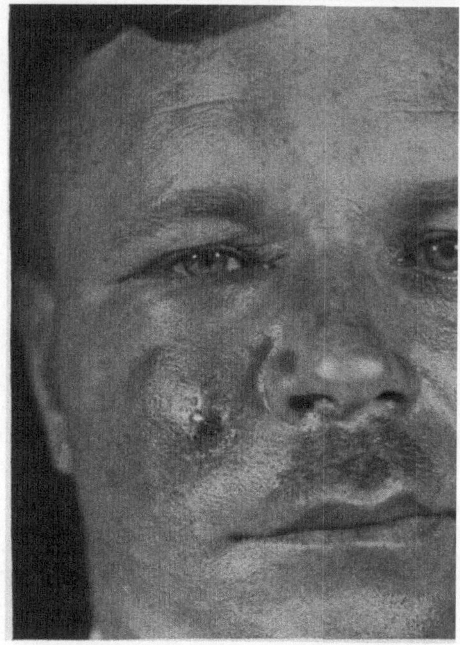

Abb. 106. Wangenkarbunkel mit Gesichtsödem und Thrombose der V. angularis.

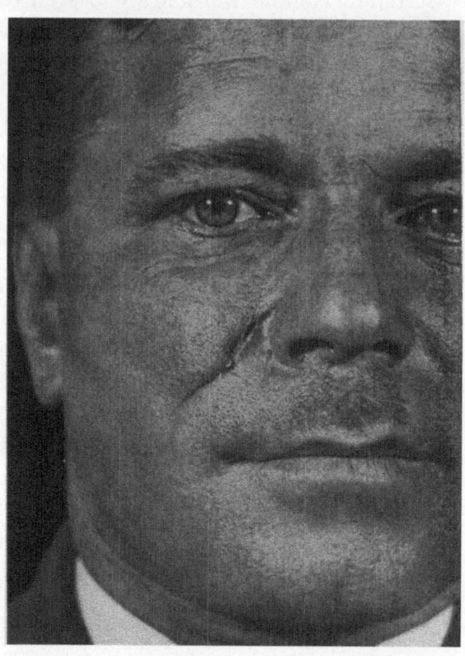

Abb. 107. Derselbe Kranke. Zustand der Narbe 4 Wochen nach Elektrooperation (Ausschneidung der Nasolabialfalte, Koagulation der Vena angularis).

Die Eröffnung von *Sehnenscheidenphlegmonen,* besonders an den Fingern, nehmen wir wegen der Gefahr der Hitzeschädigung an den empfindlichen Sehnen *nicht* mittels Schmelzschnittes vor.

Subkutane Abszesse, Douglasabszesse usf. können durch Schmelzschnitt rasch eröffnet werden, wozu *oft keine Narkose nötig ist,* was besonders bei geschwächten Kranken (Allgemeininfektion) von Vorteil ist.

Furunkel sind seit der Erfindung der Diathermie besonders von Dermatologen gelegentlich durch Elektrokoagulation behandelt worden. Es empfiehlt sich, möglichst frühzeitig die Kuppe des Furunkels durch eine locker aufgesetzte Nadelelektrode, die dann während der Koagulation von selbst etwas in die Tiefe dringt, zu zerstören, wozu keine Betäubung nötig ist. *Keinesfalls sollte man die Elektrode in den Furunkel einstechen* und *dann erst den Strom schließen*; denn auf diese Weise bewirkt man eine Verletzung im infizierten Gebiete *vor* der Zerstörung durch Koagulation. *Größere Furunkel* werden wie üblich gespalten. Man kommt meist mit einem kleineren Schnitt aus, weil die folgende Exsudation das entzündliche Infiltrat rasch zurückgehen läßt. *Immerhin muß der Schnitt aber so groß sein, daß er einen Sekretabfluß überhaupt gestattet.* Bei dem Einschnitte wird der Eiterpfropf durch Koagulation zerstört oder gleich entfernt.

Bei *Furunkulosen* bringt die elektrochirurgische Vernichtung der zahlreichen kleinen Furunkel dem Kranken meist sofortige Erleichterung und Befreiung von Schmerzen. Wenn auch Abheilungen ohne weitere Maßnahmen eintreten, sollte man auf *Allgemeinbehandlung* der herabgesetzten Widerstandsfähigkeit, als deren Ausdruck die Furunkulose ja zu betrachten ist, nie verzichten.

Der *Furunkel oder Karbunkel der Lippe* und *Wange, vor allem der Oberlippe,* nimmt eine Sonderstellung ein (Abb. 106 u. 107).

Einerseits wird mit dem Einschnitt oder der Exzision wegen der späteren Narbenbildung abgewartet, ob nicht unter Bedeckung mit einem Salbenläppchen und Ruhigstellung (Sprechverbot) Rückbildung erfolgt; andererseits drohen beim Fortschreiten besondere Gefahren, so daß mit der Inzision oder Exzision nicht gezögert werden darf. Die *Möglichkeit, den Infektionsherd ohne mechanische Beeinträchtigung,* besonders etwaiger *thrombotischer Venen, zu zerstören* und *ohne Blutung zu entfernen,* die *günstigen Verhältnisse bei der späteren Narbenbildung sind Vorzüge,* die hier *für Anwendung der Elektrochirurgie sprechen.*

In Chloroformrausch wird eine *vorsichtige* Koagulation des Furunkels oder des Karbunkels vorgenommen und das Koagulationsgewebe durch Schmelzschnitt entfernt. Beim *Oberlippenfurunkel* wird *bei Thrombose der V. angularis* diese im Gesunden unterbunden, der thrombosierte Abschnitt gespalten und durch Koagulation zerstört, um jede embolische Verschleppung zu vermeiden.

Auch bei *Schweißdrüsenabszeß* wird die Inzision vorteilhaft durch koagulationsreichen Schmelzschnitt vorgenommen. Bei diesen hartnäckigen, oft wiederkehrenden pyogenen Erkrankungen der Achselhöhle werden die Einschnitte am besten senkrecht zum Rande des Brustmuskels angelegt, so daß sie bei hochgehängtem und abduziertem Arm klaffen. Trockener oder Alkoholverband, bei Pyozyaneusinfektion mit Dakinscher Lösung ist am geeignetsten. Außerdem ist vor der Inzision Röntgenbestrahlung empfehlenswert (Kohler, Sulger), wodurch die Schweißabsonderung zu unterbrechen ist. Sulger empfiehlt, in einer Sitzung eine volle Hauteinheitendosis mit kleinem Fokusabstand von 23 cm und schwacher Filterung (3 mm Aluminium) zu geben. Die Behandlung sollte in der ersten Zeit *klinisch* durchgeführt werden, da Entfaltung und Ruhigstellung der Achselhöhle durch geeigneten Verband dringend erforderlich sind. Auf diese Weise werden Rezidive vermieden und auch verschleppte Erkrankungen noch rasch gebessert. Ambulante Behandlung darf nicht zu frühzeitig erfolgen, wenn man Rückfällen vorbeugen will. Sie kann im günstigsten Falle meist erst vom 8.—10. Tage an beginnen.

Bei *Karbunkeln* wird wie gewöhnlich von der Grenze des Infiltrates her eingeschnitten, so daß der ganze Karbunkel *kreuzförmig gespalten* wird. Man verwendet bei erweichtem Gewebe am besten eine größere Messerelektrode (angeschlossen an Klemme „Bandschlinge"). Nach diesen Einschnitten werden die Hautzipfel zurückpräpariert, soweit sie von Eiterherden durchsetzt sind, an ihrer Basis durchtrennt und entfernt. Das darunter liegende Muskelgewebe wird, soweit es phlegmonös verändert ist, mit der Bandschlinge abgehobelt.

Die Blutung wird am besten und einfachsten durch Koagulation unter dem Tupfer gestillt (Abb. 108—111).

Wir haben bei einer *großen Zahl* von *elektrochirurgischen Karbunkeloperationen,*

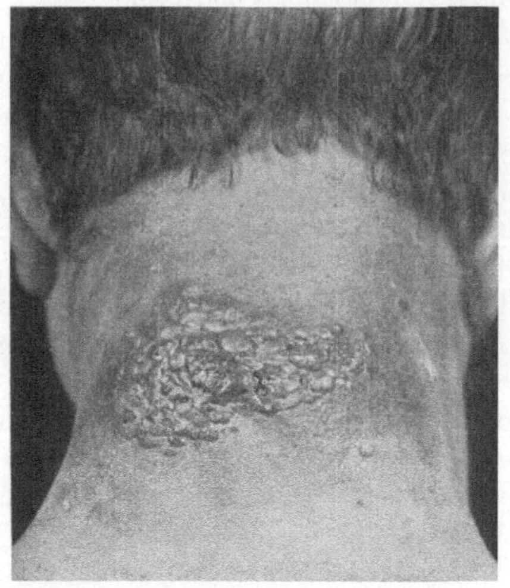

Abb. 108. Großer Nackenkarbunkel bei Diabetes mellitus. 38,6° Körperwärme, 86 Puls. Elektrooperation.

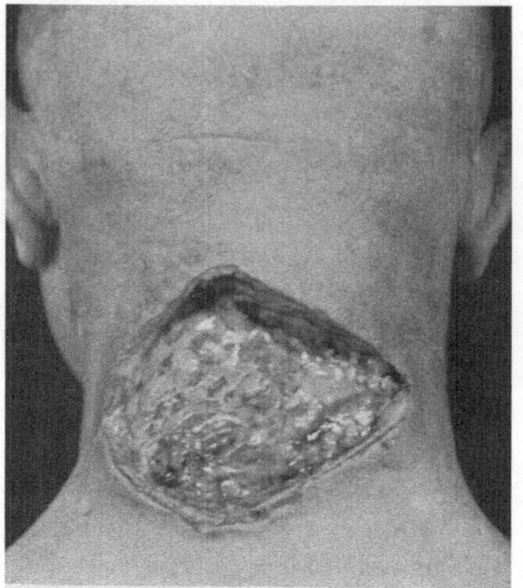

Abb. 109. Derselbe Kranke. 2 Tage nach der Operation. Fieberfrei. Oberflächliche Koagulationsnekrose.

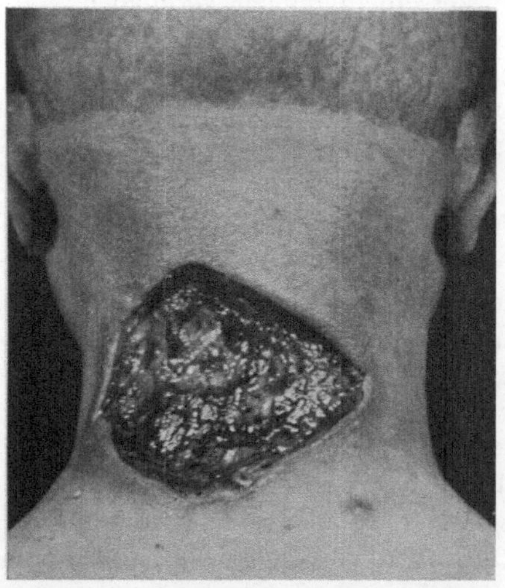

Abb. 110. Derselbe Kranke. 5 Tage nach der Operation. Frisch granulierende Fläche. Entlassung in vernarbtem Zustand nach 6 Wochen.

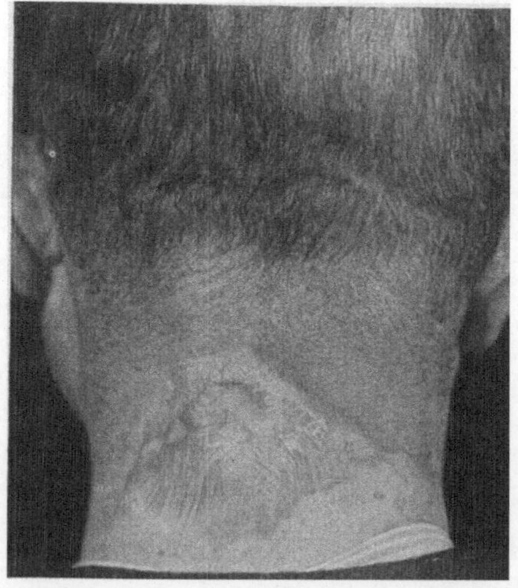

Abb. 111. Derselbe Kranke. Zustand der Narbe 4 Monate nach der Operation.

selbst bei *ausgedehntesten, tiefreichenden Karbunkeln, keine einzige Unterbindung oder Umstechung gelegt* und *keine Nachblutung* beobachtet.

K. H. Bauer mußte einmal bei einem Nackenkarbunkel, bei dem ebenfalls auch die spritzenden Arterien nicht gefaßt worden waren, wegen Nachblutung eine Umstechung nachträglich vornehmen. Gelegentliche Nachblutungen sind ja aber auch bei der schulmäßigen Karbunkeloperation trotz ihrer zahlreichen Unterbindungen bekannt.

Bei der elektrischen Operation der Karbunkel fällt die *wesentlich verringerte Blutung* gegenüber der Messeroperation außerordentlich auf. Aus diesem Grunde und durch den Wegfall der oft im entzündeten Gewebe durchschneidenden Umstechungen sieht sich die Elektrooperation des Karbunkels viel einfacher als die Messeroperation an. Trotzdem gehört zu ihrer *richtigen* und *schonenden Ausführung*, die die *Koagulationsnekrose auf das geringste Maß beschränkt, viel Übung*. Bei *zu ausgedehnter Koagulation* tritt — erst nach einigen Tagen sichtbar — die *zu umfangreiche Nekrose* in Erscheinung, wodurch die *Heilung wesentlich verzögert* werden kann.

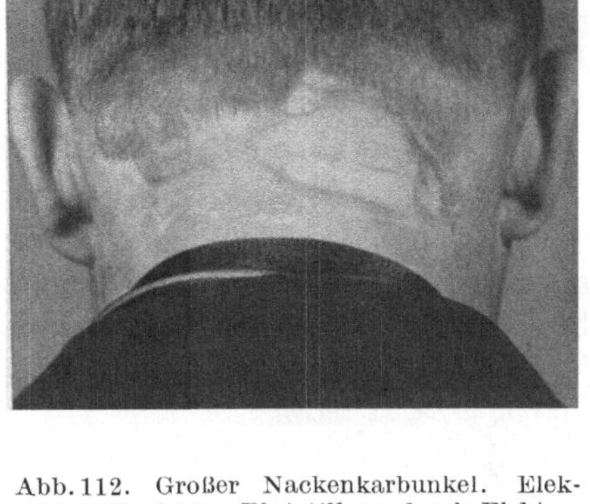

Abb. 112. Großer Nackenkarbunkel. Elektrische Exzision. Blutstillung durch Elektrokoagulation. Epidermisdeckung der granulierenden Fläche am 13. Tag. Zustand der Narbe 5 Monate nach der Elektrooperation.

Der Ausschneidung folgt eine lockere Tamponade mit Jodoformgaze, die sich oft schon am 2. Tage unter der Exsudationswirkung von selbst löst und durch Salbenverbände ersetzt wird. Fieber und Pulserhöhung gehen meist sofort zurück; die Kranken sind *ohne Schmerzen*, so daß sie in der Regel vom 1. Tage an außer Bett sein können. Nach 6—8 Tagen sollen kräftige Granulationen vorliegen. Auch wenn die Lücke sehr tief reichte, wird durch diese Granulationen bald die Ebene der umgebenden Haut erreicht. Dann kann man nach Anfrischen der Granulationen Epidermisverpflanzung vornehmen, worüber ich erstmals 1929 berichtet habe (Abb. 112).

Wir machen zuvor einen Abguß des Nackenbezirkes, bzw. der Wundumgebung mittels zahnärztlicher Abdruckmasse (Kerrmasse). Die aufgelegte Epidermis wird mit Blattsilber und einer dünnen Mullage bedeckt, sanft auf die Unterlage gedrückt und die Platte aus Kerrmasse unter geringem Druck festgewickelt. Wenn wir die Epidermis zu frühzeitig verpflanzten, wurden oft Teile der Lappen durch die *Exsudation abgeschwemmt*.

Die *Heilung* ist je nach Umfang des Karbunkels nach 14 Tagen bis 6 Wochen mit glatter Narbenbildung beendet.

Kappis schneidet Karbunkel in Infiltrationsanästhesie mittels Schmelzschnittes im Gesunden aus. Gelegentlich nimmt er dann anschließend oder am nächsten Tage Deckung der Lücke mit Epidermis vor, die wegen der guten Blutstillung und geringen Schädigung des Gewebes trotz der Infektion schon so frühzeitig zur Einheilung kommen soll (Hubmann).

Wir bevorzugen das weniger rasche Vorgehen. Meist ist es ja auch wünschenswert, daß die durch die Ausschneidung entstandene *Einsenkung gegenüber der Umgebung* sich durch Granulationsgewebe erst ausgleicht.

Keysser koaguliert den Karbunkel vor seiner Ausschneidung, nimmt etwa am 8. Tage, wenn es wünschenswert erscheint, Epidermisdeckung vor und erreicht im allgemeinen Abheilung nach 2—3 Wochen.

Die Heilung der großen elektrisch operierten Karbunkel mit nachfolgender Epidermisdeckung führt zu einem *kosmetisch sehr günstigen Ergebnisse* (v. Seemen, 1929). Aber auch bei Mißlingen oder Verzicht auf diese werden die *Narben auffallend glatt* und *verhältnismäßig klein.* Oft kann schon nach den ersten Tagen nach der Operation die Behandlung *ambulant* fortgesetzt werden.

Geringe Blutung und *rasche Durchführung* der *Elektrooperation bei Karbunkeln* bedeuten besondere Vorzüge bei *Zuckerkranken.* Hier verzichten wir auf den sonst gebrauchten Chloroformrausch und gebrauchen den Dämmerschlaf (z. B. Dilaudid-Skopolamin oder Pernokton). Selbstverständlich sind Behandlung des Grundleidens und besondere Vorbereitung zur Operation (Insulin). Man kann gegenüber der Messeroperation eine zweifellose Verbesserung der Heilungsneigung der durch Elektrooperation angegangenen diabetischen Karbunkel erzielen.

Bei *fortschreitenden Erysipelen* am Körper haben wir gelegentlich mit Erfolg die Elektrodesikkation mit der Nadelelektrode angewandt, indem wir noch im Gesunden, aber in kurzer Entfernung vom Erysipel die Haut abstrichen, so daß hier ein feines oberflächliches Koagulationsband entstand, das bei seiner späteren Abstoßung keine sichtbaren Narben hinterließ.

Einmal kroch die Wundrose durch einen Engpaß, welcher in dieser Umwallung gelassen wurde, weiter, während sie die übrigen Grenzen nicht überschritt. Immerhin ist das Aufhalten des Erysipels durch dieses Verfahren *durchaus nicht sicher, so daß man es wohl nicht als Verfahren zur allgemeinen Anwendung empfehlen kann,* sondern es besonderer Anzeige vorbehalten muß.

In gleicher Weise wie pyogene Phlegmonen, Furunkel und Karbunkel können auch *andere örtliche Infektionen durch elektrische Verkochung zerstört* oder dabei nötige *Einschnitte* vorgenommen werden. Die Vorteile der Methode fallen besonders an *parenchymatösen Organen* ins Gewicht; die *Vermeidung der Gewebsblutung* ist hierbei von großer Bedeutung und *kann durch kein anderes Verfahren erreicht werden.*

So können *Nierenkarbunkel* durch Elektrokoagulation zerstört werden, wobei man sich aber vor Schädigung des Bauchfelles durch Koagulationswirkung zu hüten hat. Elektrochirurgische Technik empfiehlt sich ferner bei *Pyonephrosen,* bei *Abszessen* der *Leber* und der *Lunge.*

Die elektrochirurgische Technik ist ferner von Vorteil bei der Operation von *Empyemresthöhlen.* Hier wird die Durchtrennung des derben Narbengewebes im Bereiche der früheren Resektionsstellen der Rippen durch den Wegfall der Blutung erleichtert. Nach den notwendigen Rippenresektionen kann man ferner ohne wesentliche Blutung die Empyemresthöhle eröffnen und die starren Schwarten nach *Verödung durch vorsichtiges schichtweises Koagulieren* mit der Bandschlinge so weit entfernen, daß die Höhlen zusammenfallen und die Brustwand sich anlegt. Durch Gummirohrdränage wird die zunächst reichliche Absonderung abgeleitet, wonach sehr rasch Verklebung und Vernarbung der Wunde erfolgen.

Beispiel: Jetzt 35jähriger Mann. Mit 19 Jahren rechts Lungensteckschuß. 8 Monate Lazarettbehandlung. Februar 1930 rechts Pleuraempyem. Resektion der 10. Rippe. Dränage. September 1930 Einweisung in *schlechtem Allgemeinzustande* mit *großer Empyemresthöhle rechts.* Elektrochirurgische Operation in der geschilderten Weise mit Resektion der 5. bis 11. Rippe. Nach 6 Wochen geheilt mit 4 kg Gewichtszunahme in Nachbehandlung entlassen (Abb. 113).

BÜRKLE-DE LA CAMP gebrauchte *oberflächliche Koagulation* der *freien Brustfellblätter* zu deren *Verödung* als *Voroperation für Exstirpation* des rechten *Lungenunterlappens wegen Bronchektasien.*

Nach Eröffnung des Pleuraraumes im 8. Zwischenrippenraume wurden die untere Grenze des Mittellappens oberflächlich und der entsprechende Abschnitt der Pleura costalis ebenfalls in Form eines schmalen Streifens im ganzen Umfange der Brustkorbinnenseite verkocht. Die beiden Koagulationsstreifen wurden durch 6 Katgutknopfnähte aneinandergeheftet. In der gleichen Sitzung wurde durch Phrenicusausschaltung der Brustfellraum verkleinert. Nach 9 Tagen war eine zuverlässige und dichte Verklebung der Brustfellblätter, entsprechend den Koagulationsstreifen, vorhanden. Der rechte Lungenunterlappen wurde an seiner Wurzel nach Durchschneidung der breiten Verwachsungen zwischen Unter- und Mittellappen durch abwechselnde Elektrokoagulation und Durchtrennung des koagulierten Gewebes mittels Schmelzschnittes so abgelöst, daß ein von dem oberen und seitlichen Teil des Lungenunterlappens ausgezogenes, vom Brustfell gedecktes Lungenrindenläppchen den Bronchialstumpf deckte. Die Pleurahöhle wurde dräniert wegen der Möglichkeit der Infektion vom Bronchialbaume her. Für einige Wochen erfolgte reichliche Eiterausscheidung, wonach Heilung eintrat.

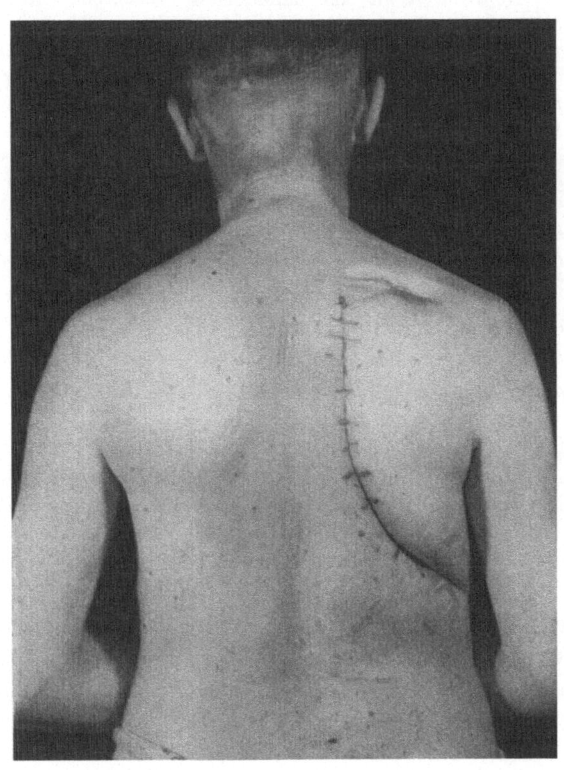

Abb. 113. Hautnarbe 6 Wochen nach Elektrooperation einer großen Empyemresthöhle mit ausgedehnten Rippenresektionen.

Tierversuche von BÜRKLE-DE LA CAMP über die Vorgänge nach Elektrokoagulation des Brustfelles sind noch nicht abgeschlossen. Jedenfalls ist aber daran zu denken, daß an sich die Koagulationsnekrose zunächst Sekretfluß bedingt. Flüssigkeitsansammlungen im Brustfellraume könnten sich vom Abszeß oder vom Bronchialsystem aus infizieren. Es ist also anzunehmen, daß *nur die oberflächlichste Koagulation* der *Pleura frühzeitige Verklebung* herbeiführen kann, während bei etwas zu weit getriebener Koagulation schon die Möglichkeit der Ergußbildung mit Infektionsgefahr besteht. Die oberflächlichste Koagulationswirkung erzielt die *Elektrodesikkation,* die auch zur oberflächlichen Koagulation eines Plombenlagers verwandt werden kann, um die Bindegewebswucherung zu unterstützen. Wieweit technisch einwandfrei eine Verödung des *Pleuraraumes* durch *Brustwand*koagulation möglich ist, müssen Tierversuche ergeben. *Klinische* Beobachtungen von Brustfellverödung nach Brustwandkoagulation wegen Mammakarzinoms haben mich zu der Fragestellung geführt, ob durch Elektrokoagulation von Abschnitten der Zwischenrippenmuskulatur nicht an bestimmten Stellen Brustfellverwachsungen zu erzielen wären. Die Messerschnittwunde auf der Brustwand würde nach der Koagulation, die nur so tief reichen dürfte, daß die Pleura costalis eben noch in den Bereich der „Reaktionszone“ fällt, wieder durch Naht verschlossen.

Bei *entzündlichen Vorgängen* im Bereiche der *Schleimhäute* von *Nase, Mundhöhle* und *Rachen eignet sich* der *koagulationsreiche Schmelzschnitt besser* als der *Messerschnitt* wegen der *viel geringeren Blutung* und der *langsameren Verklebung,* wodurch Verhaltungen vermieden werden.

Bei chronisch entzündlicher Hypertrophie der Mandeln werden seit BORDIER *Tonsillotomie* und *Tonsillektomie* mit verschiedenster Technik elektrochirurgisch vorgenommen.

BORDIER sticht eine nadelförmige Elektrode an verschiedenen Stellen in die Mandel ein und setzt so einzelne Koagulationsherde. Nach 8 Tagen folgt dieselbe Behandlung der zweiten Tonsille. Der Eingriff geht nach BORDIER ohne jede Blutung vor sich; der postoperative Verlauf ist schmerzlos, und bei Abstoßung der Koagulationsnekrosen hat BORDIER *nie eine Nachblutung* erlebt, während diese von anderen Autoren gelegentlich beobachtet wurde.

WALKER koaguliert die Mandeln ebenfalls mit Nadelelektrode, entfernt dann aber das koagulierte Gewebe mit der Schlinge durch Umschneidung vom vorderen zum hinteren Gaumenbogen. Die *zurückbleibende Koagulationsnekrose* bedinge *8—14 Tage später Nachblutungsgefahr;* hingegen würden nie Abszeßbildungen oder Lungenkomplikationen beobachtet. Nach 2 Wochen seien die Mandelgruben gereinigt, nach 3 Wochen vernarbt.

BOUTAREL, BOURGEOIS und C. HIRSCH *beschränken die elektrische Entfernung* der *Tonsillen* auf *besondere Kranke, bei denen die gewöhnliche Operation nicht möglich ist,* so bei zu *Blutung Neigenden.* Ferner wird die Elektrokoagulation *nach der schulgemäßen Tonsillektomie* zur *Blutungsstillung* bei *Nachblutungen* verwandt.

Zur *Anästhesierung* wird meist Betupfen mit 10%iger Cocainlösung gewählt; andere spritzen Novocain in das umgebende Gewebe.

BOUTAREL nimmt *langsame Koagulation* je einer Mandel in etwa *4—6 Sitzungen* vor, meist ambulant. *Zwischen den einzelnen Sitzungen wird durchschnittlich 8 Tage* abgewartet. Auch MC FEE bevorzugt das langsame Vorgehen mit mehreren Sitzungen, wobei er aber nur möglichst geringe Nekrosen zu setzen sucht (Elektrodesikkation).

Im allgemeinen wird die Tonsille, die mittels einer kleinen Faßzange hervorgezogen wird, koaguliert, dann unter Weghalten des Zäpfchens durch Glasspatel mit der Schlingenelektrode ausgeschält.

BERVEN lehnt die Elektrochirurgie der Tonsillitis chronica ab, da sowohl durch Röntgenwie Radiumbestrahlung ohne jede Gefährdung Heilung erzielt werden könne.

Wegen der *Nachblutungsgefahr, sekundären Ödems* mit *Zuschwellen der Tube* und hierdurch möglichen *Mittelohrkomplikationen* wird das *elektrochirurgische Vorgehen* bei *chronischer Hypertrophie der Tonsillen* von *manchen Laryngologen verworfen.*

Diese *unerwünschten Folgen* sind aber wohl durch geeignete Technik, besonders durch *Zurücklassung möglichst geringer Nekrose, zu vermeiden.* Die *Steigerung der Vernarbungsneigung* durch den Schmelzschnitt bei Spaltung von Buchten und bei Teilentfernungen ist hingegen von Vorteil.

Für die *elektrochirurgische Tonsillektomie* wurden *verschiedene aktive, bipolar wirkende Pinzetten* und *Klemmen* angegeben (BORDIER, SAMENGO, *Morceleur diathermique* von LEMOINE usf.) (vgl. ferner ARON, DILLINGER, MILLSTONE, COLLINS, BRADY, BOURGEOIS, MOORE, PLANK, HARRISON, POWER, SILVERS).

Auch bei *eitrigen Entzündungen des Knochens* wurde die *Elektrochirurgie* bereits angewandt. So hat MASOTTI einen Diathermiebohrer hergestellt, der während des mechanischen Bohrens gleichzeitig eine „Sterilisierung" bewirkt. Eine nähere Beschreibung des Instrumentes gibt MASOTTI leider nicht. Es ist möglich, in einen gewöhnlichen Bohrer den Hochfrequenzstrom durch Vermittlung einer anderen Elektrode zu leiten.

Wir haben bei *Kniegelenksresektion* wegen *Tuberkulose des Gelenkes* mit Beugekontraktur und Subluxation einzelne *tiefer reichende kranke Knochenherde koaguliert* und *Abheilung ohne Fistelbildung erzielt*. Ferner haben wir bei *chronischer eitriger Osteomyelitis* das *umgebende Gewebe der Fisteln* und der *Granulationsbuchten sowie den erkrankten Knochenabschnitt koaguliert* und *dann erst entfernt* und *nach Nahtverschluß stets glatte Abheilung* erzielt.

Beispiel:

D. L., 42 Jahre. *Chronische eitrige Osteomyelitis* des 2. und des 3. *Mittelhandknochens.* November 1914 erlitt der Kranke eine Schußverletzung an der linken Hand, als deren Folge sich eine Beugekontraktur des 2., 4. und 5. Fingers, sowie eine Versteifung des

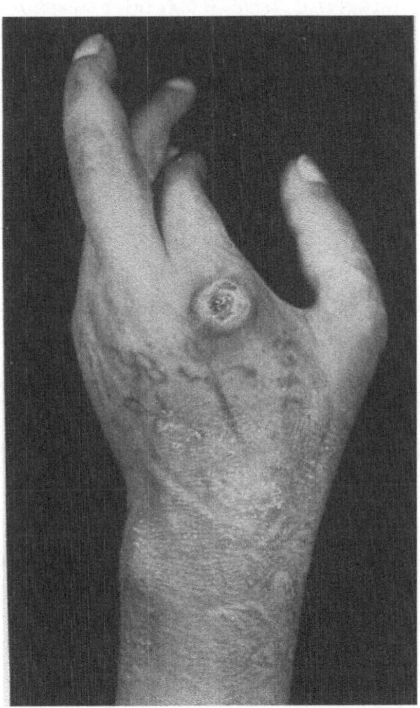

Abb. 114.

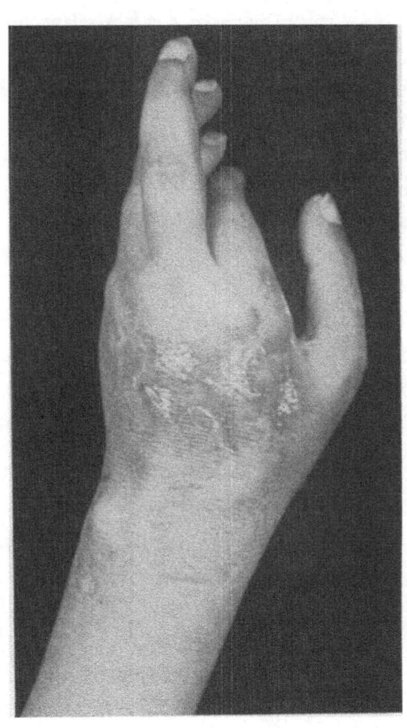

Abb. 115.

Abb. 114. Chronisch eitrige Osteomyelitis des 2. Mittelhandknochens mit Fistelbildung. Elektrokoagulation und Entfernung des erkrankten Knochenabschnittes mit der LUERschen Zange. Oberflächliche Elektrokoagulation der Tätowierung.

Abb. 115. Derselbe Kranke geheilt. 4 Wochen nach der Operation.

3. Fingers an der linken Hand einstellten. Im Mai 1930 Sturz vom Rad auf die linke Hand, wonach die alte Schußwunde wieder aufbrach. Außerhalb behandelt mit Salbenverbänden und Höhensonnebestrahlung. Allgemeinbefund o. B. Örtlicher Befund: s. Abb. 114. Der Daumen der linken Hand steht in leichter Adduktion, der 2. Finger im Grundgelenk in Beugung von 30° und in Adduktion, so daß die Fingerspitze mit der Spitze des 5. Fingers zusammenliegt. Mittel- und Endgelenk sind in leichter Beugung versteift. Auch 3., 4. und 5. Finger zeigen Beugekontraktur. An der Handwurzel eine rundlich strahlige Narbe, die auf der Unterlage verwachsen ist. Auf dem Handrücken über dem 2. Mittelhandknochen eine erbsengroße Fistel mit unregelmäßig verdickten Rändern. Die Haut der Umgebung ist gerötet; die Fistel sondert etwas eitrige Flüssigkeit ab. *Tätowierungen* des Handrückens.

Röntgenbefund: Chronisch eitrige Osteomyelitis des 2. und des 3. Mittelhandknochens. (Abb. 114 u. 115.)

Elektrooperation in OMBRÉDANNE-Narkose. Schmelzschnitt durch die Haut vom Grundgelenk des 2. Fingers bis fast zur Mitte des Mittelhandknochens unter Umschneidung der Fistel. Die Strecksehne ist zerstört. Koagulation der Granulationen im Bereich des distalen Endes des 2. und des 3. Metacarpus, Entfernung der Knochenteile mit der LUERschen Zange. Nachdem das ganze krankhafte Gewebe koaguliert und entfernt ist, werden auf Wunsch des Kranken die Tätowierungen durch oberflächliche Koagulation mit der Nadelelektrode zerstört. Lagenähte der Wunde, Schienenverband.

Nach 4 *Wochen* wird der Kranke mit *glatt verheilter,* etwa 6 cm langer Operationswunde entlassen. Die Koagulationsnekrosen der Tätowierungen haben sich abgestoßen und sind durch vorläufig noch etwas gerötete, feine glatte Narben ersetzt.

Wieweit die *Elektrokoagulation* in der *Knochenchirurgie* mit Vorteil anwendbar ist, steht klinisch noch nicht fest. Sicher ist, daß sie wertvolle Dienste leistet bei Resektion erkrankter Knochenteile, indem das *infizierte Gebiet* oder *Geschwulstteile* vor der operativen Entfernung in *schonender Weise zerstört* werden können. Tierversuche über die allgemeinen Fragen der Wirkung der Elektrokoagulation auf den gesunden Knochen sind an unserer Klinik im Gange. Die Entstehung der *Knochensequester* nach Koagulation nimmt im allgemeinen *6—8 Wochen,* gelegentlich aber *mehrere Monate* in Anspruch. Es handelt sich aber *nicht um reine Sequesterbildung,* sondern in den Randabschnitten des durch Koagulation der Osteoplasten zerstörten Knochens zeigen sich auch *regenerative Vorgänge.* Es ist also eine Reihe von Fragen zu klären; zunächst aber, wieweit durchschnittlich unter bestimmten Bedingungen bei gleicher Elektrodengröße die Koagulationsnekrose verschiedener Knochen reicht.

2. Spezifisch entzündliche Vorgänge.

Die Heilung der *verschiedenen Formen von Tuberkulose* der *Haut* und *Schleimhaut* wurde schon durch *Fulguration* versucht.

Die erste Anwendung der „*chirurgischen Diathermie*" erstreckte sich, abgesehen von Geschwülsten, auf die Tuberkulose der Haut (BORDIER, NAGELSCHMIDT u. v. a.).

NAGELSCHMIDT (1908) brachte einen ausgedehnten Lupus am Ohr und an den Armen durch einmalige Elektrooperation zur Abheilung und zeigt die kosmetisch sehr günstige Narbenbildung in ihrem Zustande nach 17 Jahren.

Einer der *wichtigsten Vorzüge der Elektrochirurgie örtlicher tuberkulöser Herde ist deren Zerstörung an Ort und Stelle,* wobei das koagulierte Gewebe durch einen Koagulationswall gegen das gesunde abgegrenzt wird (NAGELSCHMIDT). *Durch diesen Vorgang wird der erkrankte Gewebsabschnitt gewissermaßen außerhalb des Körpers gesetzt, ohne daß er wieder mit ihm in Verbindung kommt, auch dann nicht, wenn seine Entfernung nicht vorgenommen wird.*

NAGELSCHMIDT hält die Anwendung der Elektrochirurgie bei jedem Sitze der örtlichen chirurgischen Tuberkulose für angezeigt, also auch am Knochen, Knorpel und Muskel.

Voraussetzung für den Erfolg ist auch für *diese* Behandlungsart örtlicher tuberkulöser Erkrankungen, *daß der Krankheitsherd erreichbar und entfernbar, bzw. zerstörbar ist* — im anatomischen Sinne — und daß er *wirklich völlig entfernt oder zerstört wird.*

An sich kommt also zu den allgemein chirurgischen Grundsätzen für die operative Behandlung örtlicher tuberkulöser Erkrankungen noch etwas *grund-*

sätzlich Neues hinzu: *Zerstörung* und — unter gewissen Bedingungen — *Zurücklassung des Erkrankungsherdes an Ort und Stelle.*

Für die Entfernung des tuberkulösen kranken Gewebes gelten die bekannten Regeln, und für die Zurücklassung des koagulierten kranken Gewebes verweise ich auf meine Ausführungen im allgemeinen Teil (S. 95f.).

Es erscheint möglich, daß bei geschlossenen Wunden die Koagulationsnekrose nach Zerstörung eines tuberkulösen Herdes abgekapselt und, wie sonst, sehr langsam resorbiert, bzw. von Narbengewebe durchwachsen wird. Es ist dabei aber auch denkbar, daß dieser koagulierte und abgekapselte Herd, ähnlich wie ein vernarbter phthisischer Infekt, noch lange lebensfähige Bazillen enthält, die plötzlich zu neuer Erkrankung führen können.

Hier eröffnet sich also *eine ganze Reihe neuer* experimentell und klinisch erst zu klärender *Fragen,* die für die Chirurgie der Tuberkulose von hoher Bedeutung werden können, nämlich dann, wenn man durch Elektrokoagulation an Ort und Stelle ausgedehntere Erkrankungsherde an Organen, z. B. der Lunge, zur Vernarbung bringen könnte.

Wir haben bei einigen Kranken *tuberkulöse Knochenherde* durch *Elektrokoagulation der erkrankten Spongiosa* zur *Vernarbung ohne Sequesterabstoßung und Fistelbildung* gebracht.

Ich habe *erweichte phthisische Lymphdrüsen* unter Verwendung der nach KIRSCHNER isolierten Kanüle punktiert und nach Absaugen des Eiters die *zusammengefallene Abszeßwand* an verschiedenen Stellen der *Koagulationswirkung* der 3 mm langen blanken Kanülenspitze ausgesetzt. Zunächst füllte sich der Abszeß bereits am ersten Tage wie zuvor; die bedeckende Haut erschien leicht gerötet; keine Schmerzen; kein Fieber. Im Verlaufe von 3—4 Wochen schrumpften aber die Lymphdrüsen immer mehr zusammen. Fluktuation verschwand. *Es kam zur Vernarbung.*

Ein seit langem bewährtes Anwendungsgebiet der Elektrochirurgie sind die *umschriebenen tuberkulösen Erkrankungen der Haut.* Die Elektrokoagulation bildet hier eine wertvolle Ergänzung der Bestrahlungsbehandlung und der allgemeinen Behandlung durch besondere Ernährung (SAUERBRUCH, HERRMANNSDORFER, GERSON).

Die *günstigen glatten Vernarbungen nach Elektrokoagulation sollten zu möglichst frühzeitiger Anwendung des Verfahrens führen, da es, wie auch die Narbenbildung, der Wirkung chemischer Mittel überlegen ist.*

Einzelne Tuberkel heilen nach Koagulation, die am besten mit der Nadelelektrode vorgenommen wird, ohne sichtbare Narbe ab.

POELCHAU brachte einen Leichentuberkel an der eigenen Hand durch Koagulation zum Verschwinden.

Die *Granulationen von tuberkulösen Geschwüren werden nach Elektrokoagulation mit der Bandschlinge abgetragen, bis gesundes Gewebe erreicht ist.* Dabei darf man das Unterhautfettgewebe *nicht zu sparsam* koagulieren und entfernen, da sich bekanntlich Tuberkel hier mikroskopisch unsichtbar oft weiter ausdehnen, wo sie von Kauterisationen, Ätzungen usf. nicht erreicht werden und Rezidive nach diesen Behandlungsarten bedingen würden.

In gleicher Weise werden die verschiedenen Formen des Lupus elektrochirurgisch angegangen.

Die *auffallend glatte und flache Vernarbung, die der elektrischen Verkochung folgt, kann spätere Ausschneidung der Narben und plastische Operationen selbst in manchen von den Erkrankungsfällen vermeiden, bei denen sie nach anderen Behandlungsarten unbedingt nötig wären.*

Die Tiefenwirkung der Elektrokoagulation ist also auch hier ein Vorzug. Immerhin ist die Frage, ob die *Tuberkelbazillen* in diesem Bereich *abgetötet* oder ob sie lediglich mit dem zerstörten Gewebe abgestoßen werden, wie schon erwähnt, noch nicht geklärt. Bei den örtlichen tuberkulösen Erkrankungen spielt sie allerdings praktisch keine große Rolle, denn die Einschließung der Bazillen in die Koagulationsnekrose ohne Eröffnung der Blut- und Lymphbahnen, die Entfernung oder Abstoßung dieser Nekrose aus dem Gesunden, die Anregung der Bildung kräftigen Granulationsgewebes sind Vorzüge, die zusammen mit der glatten Narbenbildung diese Anwendungsart der Elektrochirurgie unbedingt rechtfertigen.

Die *Nachbehandlung* geschieht am besten durch *Salbenverbände,* die ein Austrocknen der Koagulationsnekrose verhindern, oder durch feuchte Verbände, wenn ein reaktives Ödem der Umgebung besteht. Wenn die Narben gelegentlich zu derb zu werden scheinen, kann man nach NAGELSCHMIDT 1—2%ige Pyrogallussalbe verwenden.

Von BORDIER, NAGELSCHMIDT, C. HIRSCH u. a. wurde ferner die Behandlung von *Schleimhauttuberkulose,* Tuberkulose der Mandeln, der Nasenschleimhaut, des Kehlkopfes durch Elektrokoagulation empfohlen.

Der Erfolg hängt im wesentlichen von der Ausdehnung der Erkrankung ab. Da die Schleimhauttuberkulose nur selten auf ganz umschriebene Stellen beschränkt ist und meist eine sekundäre Erkrankung bei Lungentuberkulose vorliegt, so wird nur ausnahmsweise eine gründliche Behandlung möglich sein.

Es ist bekannt, wie *hartnäckig oft die Tuberkulose der Mundschleimhaut jeder Behandlung trotzt.* Bei Tuberkeln und phthisischen Geschwüren kann man, wenn sie nicht am Zahnfleische sitzen, durch ausreichende Koagulation Vernarbung erzielen. *Am Zahnfleisch ist behutsames Vorgehen* wegen Gefahr der Schädigung der Zähne, bzw. des Alveolarfortsatzes *geboten.* Hier haben wir *durch wiederholte oberflächliche Koagulationen* oder *Elektrodesikkationen* nach Bepinselung mit 10%iger Cocainlösung in *einigen Erkrankungsfällen, die jeder anderen Behandlung getrotzt hatten, Vernarbung erzielt.*

So haben wir bei einem 15jährigen Mädchen, das anderswo monatelang *ohne irgendeinen Erfolg* wegen tuberkulöser Erkrankung des Zahnfleisches und der Wangenschleimhaut mit *allen möglichen Mitteln geätzt* wurde, die Erkrankung *durch dreimalige Elektrokoagulation zum Verschwinden* gebracht, während gleichzeitig *wesentliche Besserung des Allgemeinzustandes* eintrat.

Ähnlich wie v. BRUNS mit dem Galvanokauter unter Verwendung des Spiegels *örtliche tuberkulöse Erkrankungen des Kehlkopfes* anging, wird mit entsprechender Technik die Elektrokoagulation angewandt. Da 2—3 Tage nach der Koagulation von Hauterkrankungen gelegentlich stärkere Ödeme der Umgebung auftreten, hat NAGELSCHMIDT Kehlkopftuberkulose zunächst nur im Krankenhause elektrokoaguliert, um jederzeit bei Glottisödem eine Tracheotomie ausführen zu können. Es zeigte sich aber, daß weder Glottisödeme noch tiefere reaktive Schleimhautschwellungen auftraten, so daß NAGELSCHMIDT seit 1918 bei Larynxtuberkulose in örtlicher Anästhesie die Elektrokoagulation ambulant vornimmt, ohne daß er während 8 Jahren je Nachblutung, Atemnot oder besondere Schmerzen bei den Kranken feststellen mußte, die im Gegenteil durch den Wegfall des Hustenreizes wesentliche Besserung ihrer Beschwerden empfanden.

Im Gegensatze dazu mahnt SPIESS zur äußersten Vorsicht bei Elektrokoagulation im Kehlkopfe, da die Wirkungstiefe doch nie sicher zu beurteilen sei. Man soll sich vor allen Dingen vor den Aryknorpeln und ihrem Gelenke hüten; ebensowenig dürfen die Schildknorpel nach SPIESS von der Koagulation getroffen werden; denn sonst tritt *Perichondritis* auf, die im ersteren Falle günstigenfalls mit einer Ankylose in Medianstellung heilt, nachdem Wochen schmerzhafter Dysphagie überwunden sind. Jeder Koagulation im Kehlkopfe folge in der Regel eine nicht unbeträchtliche reaktive Schwellung, so daß man stets zum Luftröhrenschnitte gerüstet sein müsse, besonders, da bei vielen Kranken mit Larynxtuberkulose schon an sich eine Stenose vorliegt. *Vor allem muß man stets darauf bedacht sein, nicht zuviel Gewebe zu zerstören,* damit nicht nachher *infolge der Narbenbildung eine zu starke Verengerung eintritt.* SPIESS steht daher auf dem Standpunkte, daß bei einer ausgesprochenen Stenose die Elektrokoagulation sich von selbst verbiete, wenn nicht ein Luftröhrenschnitt vorausgeschickt wird. Wenn man jedoch diesen Weg wählt, so kann man radikal gegen das tuberkulöse Gewebe vorgehen und auch die stenosierenden Abschnitte behandeln. Hierbei tritt natürlich die Stimme zugunsten der Wiederherstellung der freien Atmung zurück.

Bei der Koagulation tuberkulöser Herde an der hinteren Rachenwand ist nach SPIESS besonders darauf zu achten, daß infolge der Tiefenwirkung nicht die tiefe Faszie oder das Wirbelperiost zerstört wird.

Bei den *klinischen Erfolgen in der Behandlung der Kehlkopftuberkulose durch Elektrokoagulation* wird die *Anregung gesunden Gewebes zur Narbenbildung* von größerer Bedeutung sein als die unmittelbare Zerstörung der Bazillen; denn es erfolgt auch bei weiterbestehender offener Lungentuberkulose, wenn also ständig Tuberkelbazillen ausgehustet werden, Abheilung.

WOOD (1922) erklärt in gleicher Weise die Wirkung der Galvanokaustik, die nach seinen Angaben in 90% der beginnenden Larynxtuberkulosen zur Vernarbung führt.

HOFVENDAHL (1922) hebt auch hier den Vorteil der Tiefenwirkung der Elektrokoagulation gegenüber der Galvanokaustik hervor, wodurch radikaleres Vorgehen gegen die Infiltrate möglich sei. Die umgebende Epitheldecke wird bei dem „*Diathermietiefenstiche*“ nach HOFVENDAHL durch Isolierung des Elektrodenhalses geschont.

Über eine größere Anzahl elektrochirurgisch behandelter Schleimhauttuberkulosen wird von VIBEDE (1923) aus dem *Finseninstitut* in *Kopenhagen* berichtet.

Bei den *tuberkulösen Erkrankungen der Nasenschleimhaut* wurde durch *histologische Untersuchungen* von Ausschneidungen zu verschiedener Zeit nach der Elektrokoagulation die Wirkungsweise beobachtet. *Bemerkenswert ist, daß die reaktive Erweiterung der tiefer liegenden Blutgefäße meist sehr lange, bis etwa 2 Monate nach dem Eingriffe, nachzuweisen* war. Bei 283 Kranken wurde die örtliche Behandlung durch Koagulation meist in 2 Sitzungen vorgenommen und vorwiegend durch Allgemeinbehandlung mit Höhensonnebestrahlung unterstützt. Die Verbindung beider Verfahren führte zu besseren Ergebnissen. Von 193 Kranken (90 haben sich nicht mehr vorgestellt) waren 160 örtlich geheilt, 27 gebessert; 6 blieben unbeeinflußt. Die abgeheilten örtlichen Erkrankungsherde wurden bei 120 Kranken 3—15 Monate nach Abschluß der Behandlung beobachtet.

VIBEDE hebt die *technischen Schwierigkeiten der an sich einfachen und zuverlässigen Elektrokoagulation* hervor, betont aber auch, daß die *Dauer dieser Behandlung bis zur Vernarbung viel kürzer sei als bei allen anderen Verfahren.*

Bei einer seit 10 Jahren bestehenden Tuberkulose der Scheidenschleimhaut, die trotz verschiedensten Behandlungsarten immer weiter fortgeschritten war, erreichte KEYSSER 10 Wochen nach Elektrokoagulation und schichtweiser Abtragung der Geschwürflächen Vernarbung.

Schließlich ist über die Vorteile der Anwendung der Elektrokoagulation bei den verschiedenen Formen von *Mastdarmfisteln* berichtet worden (BORDIER, GOLDSCHMIDT, HEYMANN, v. SEEMEN u. a.).

Man dehnt in Parasakralanästhesie den Sphinkter und spaltet die Fistelgänge auf einer möglichst weit eingeführten, biegsamen Sonde durch koagulationsreichen Schmelzschnitt. Das Fehlen oder Herabsetzung der Blutung erlaubt nun einen Überblick über das erkrankte Gewebe, über die oft weit verzweigten Verästelungen der Fisteln und über ihre Ausbuchtungen. Erst wenn das erkrankte Gewebe völlig frei liegt, wird es koaguliert und mit der Schlinge beseitigt. Es ist ratsam, diese oberflächliche Koagulation vor der Abtragung vorzunehmen, um die Entfernung des Granulationsgewebes ohne Blutung ausführen zu können, die bei ausschließlicher Verwendung der Schlinge eintritt und den Überblick erschwert. *Nur wenn das tuberkulöse und das entzündlich verhärtete Gewebe der Umgebung völlig beseitigt* und *lediglich eine geringe Koagulationsnekrose zurückgelassen wird, ist,* nachdem die Wunde offen gelassen und mit Jodoformgaze tamponiert wurde, *Vernarbung zu erwarten.*

Bei kleineren Fisteln ist es möglich, durch einmalige oder mehrfache Koagulationen mit einer sondenförmigen Elektrode, die in die Fistel eingeführt und langsam unter Stromschluß herausgezogen wird, Abheilung zu erzielen (GOLDSCHMIDT).

Trotzdem sollte man, um das erkrankte Gewebe ausgiebig entfernen zu können, wenn irgend möglich die Fistelspaltung und -ausschneidung vornehmen. Denn wenn auch nach Elektrokoagulation einer Fistelwand durch Anregung der Granulationsgewebsbildung und Schrumpfung gelegentlich Vernarbung folgt, so tritt doch oft nach einigen Wochen ein Rückfall, ausgehend von kranken Gewebsresten, auf. Fisteln, die den Sphinkter durchsetzen, werden in diesem Bereich vorsichtig koaguliert. Erst wenn diese Koagulation keinen Erfolg hat, werden später auch hier Spaltung mit Koagulation und Ausschneidung sowie nachfolgender Naht des Sphinkters vorgenommen.

Bei der *Nachbehandlung hat man einer zu starken Narbenschrumpfung vorzubeugen.* Für 3 Tage wird ein mit Jodoformgaze umwickeltes Gummirohr in den unteren Mastdarmabschnitt eingeführt und Opium gegeben. Vom vierten Tage ab Abführmittel und Sitzbäder und schließlich Anusol- oder gelegentlich Belladonnasuppositorien.

Das geschilderte Vorgehen kann selbst bei wiederholt ohne Erfolg operierten Kranken nach dem ersten Eingriffe in 4—6 Wochen zum Abheilen der Fistel führen. In anderen Fällen ist Nachoperation von Fistelresten nötig. Man erlebt aber auch Fehlschläge, wenn sie auch nicht so häufig sind wie nach den anderen Operationsverfahren. Mißerfolge sind wohl meist auf unvollständige Zerstörung und Entfernung des erkrankten Gewebes zurückzuführen. *Störungen des Heilverlaufes* bei Spaltung und Ausschneidung der Fistel haben wir bei der offenen

Behandlung der Wunden *nie erlebt.* Bei Fistelkoagulation *ohne* Spaltung ist es jedoch möglich, daß sich mit der reaktiven Schwellung des umgebenden Gewebes und Verschluß der Fistel gelegentlich phlegmonöse oder abszedierende Vorgänge ausbreiten, ein weiterer Grund, für das radikale Vorgehen mit Spaltung und Ausschneidung der Fisteln einzutreten.

Bei *Fisteln aus tuberkulös erkrankten Gelenken,* die bei konservativer Behandlung in Abheilung begriffen sind, kann die Fistelkoagulation mit der nachfolgenden Narbenschrumpfung der Umgebung zum Verschlusse der Fistel führen. HEYMANN denkt ferner an die Erhöhung der Wirksamkeit des Jodoformglyzerins nach Entfernung des kranken Granulationsgewebes aus Gelenkfisteln infolge des Wegfalles der Blutung.

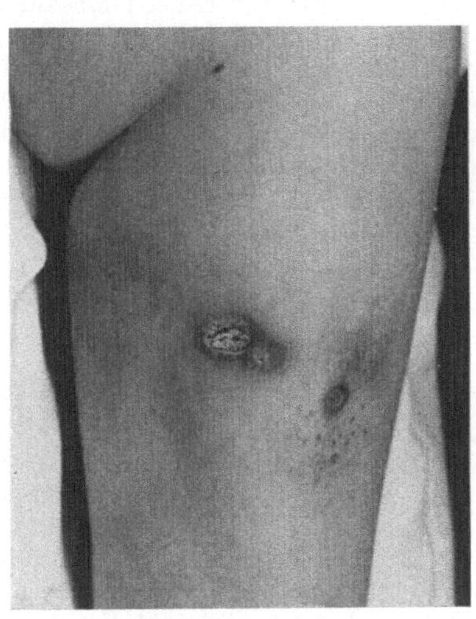

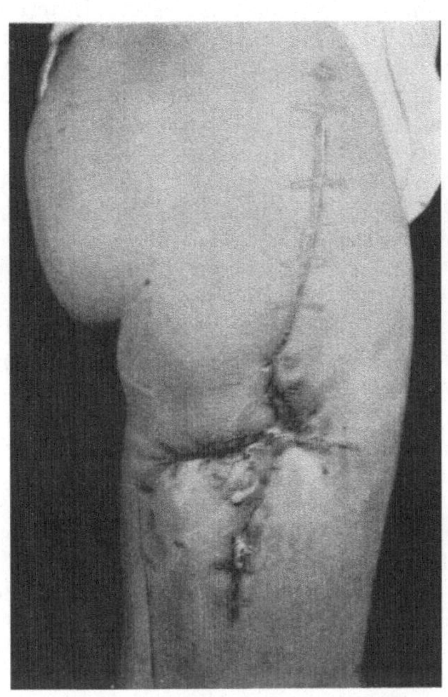

Abb. 116. Abb. 117.

Abb. 116. Senkungsabszeß bei Tuberkulose der Bursa trochanterica mit Fistelbildung.

Abb. 117. Dieselbe Kranke. 9 Wochen nach Entfernung der Bursa trochanterica und Elektrooperation des ausgedehnten Senkungsabszesses an der Außenseite des rechten Oberschenkels. Heilung.

Eine besondere Anwendungsmöglichkeit der Elektrochirurgie ist bei *Senkungsabszessen,* selbst bei ausgedehnten Formen, gegeben, besonders wenn der tuberkulöse Erkrankungsherd gleichzeitig entfernt werden kann, wie in den beiden im folgenden zu schildernden Beobachtungen. *Elektrokoagulation und völlige Beseitigung des erkrankten Gewebes führen unter dem günstigen Einflusse der aktiven Hyperämie und der Bindegewebsreizung verhältnismäßig rasch zur Vernarbung.*

Beispiele:

H. S., 34 Jahre. Vor 5 Jahren *Senkungsabszeß unterhalb des rechten großen Rollhügels.* Punktion; Röntgentiefenbestrahlung. 2 Jahre später Wiederholung dieser Behandlung. Wieder 2 Jahre später Verschlimmerung der Schmerzen, Zunahme der Schwellung an der Außenseite des rechten Oberschenkels. Durchbruch eines Abszesses nach außen. *Befund:* Lungen, Brustkorb, Wirbelsäule o. B.; an der Außenseite des rechten Oberschenkels im oberen Drittel 2 Geschwüre von Mark- bzw. Dreimarkstückgröße mit zackigem, unterhöhltem Rand und blaurötlicher Verfärbung der Umgebung (Abb. 116). Aus Fistelgängen, die in den Krater der Geschwüre münden, entleert sich hellgelber, bröckeliger Eiter. Rechtes Hüftgelenk klinisch frei. Röntgenologisch Becken und rechter Oberschenkel o. B. (Abb. 116). Allgemeinbehandlung und Röntgentiefenbestrahlung ohne Veränderung des Zustandes. Daher *Elektrooperation:* Verkochung und kreisförmige Umschneidung der Geschwüre. Die Fistelgänge führen im käsig durchsetzten Unterhautfettgewebe nach allen Richtungen in die Tiefe. Ein großer Schmelzschnitt vom Darmbeinkamme bis gegen das Kniegelenk und senkrecht zu diesem durch die Haut der Außenseite des rechten Oberschenkels legt nach Ablösung der so entstandenen 4 großen Hautlappen ohne nennenswerte Blutung die tuberkulös erkrankte Bursa trochanterica, den ganzen Bereich des Senkungsabszesses mit seinen Fisteln frei. Sie durchsetzen das Unterhautfettgewebe und an vielen Stellen die Fascia lata und den Tractus iliotibialis. Das krankhafte Gewebe auf der Unterseite der Lappen wird verkocht und mit der Bandschlinge abgehobelt. Ebenso wird auf der Oberschenkelfaszie im Bereiche der ganzen Außenseite des Oberschenkels vorgegangen, nachdem die Bursa trochanterica entfernt worden war. Sämtliche Fistelgänge werden bis in die Muskulatur verfolgt, gespalten und elektrokoaguliert, wobei Teile der verkästen Muskulatur entfernt werden. Schluß der Wunde mit durchgreifenden Lagenähten. An der Kreuzungsstelle beider Schmelzschnitte bleibt infolge der Ausschneidung der Geschwüre eine gut dreimarkstückgroße Lücke. Trockener Verband mit Schiene. Aus der Lücke erfolgt während der ersten 8 Tage sehr erhebliche Sekretion dünnflüssigen Eiters bei 38^0 Temperatur und 80—90 Puls. Daher täglich zweimal Alkoholverband. Nach 8 Tagen Temperatur und Puls regelrecht; ständige Besserung des Allgemeinbefindens.

Nach 9 Wochen feste, schnittartige Vernarbung bis auf die flächenhaft eingezogene Narbenbildung an der Lückenstelle (Abb. 117). 3 kg Gewichtszunahme. *Histologische Untersuchung* des entfernten Gewebes: Verkäsendes tuberkulöses Granulationsgewebe, an anderen Stellen mit unspezifischer Entzündung (Abb. 117).

A. H., 53 Jahre. *Ostitis tuberculosa des Os occipitale mit mischinfiziertem kaltem Absceß.*

Seit Ende August 1930 Schmerzen in der Hinterhauptsgegend, wo sich eine Schwellung bildete. Im November 1930 sei ein Abszeß an dieser Stelle punktiert worden. Außerdem sei er röntgenbestrahlt worden. Wegen erneuter starker Schwellung kommt der Kranke in die Klinik. *Befund* (Abb. 118): Beinahe faustgroßer, mischinfizierter Senkungsabszeß bei Tuberkulose des Hinterhauptbeines. 19. 1. 31. *Elektrooperation:* Spindeliges Umschneiden im Bereich der alten Punktionsstelle. Es entleert sich reichlich dünnflüssiger, gelblicher Eiter. Die gesamte, an den Abszeß angrenzende Nackenmuskulatur wird nach Verkochung beseitigt und das Hinterhauptbein in Höhe der Linea muchae superior freigelegt, wo sich in der Mittellinie eine längliche, etwa zweimarkstückgroße, schwarzgraue Verfärbung der Tabula externa des Os occipitale befindet. Das krankhaft veränderte Knochengewebe wird mit dem Elevatorium abgelöst. Die ganze Diploe ist von tuberkulösem Granulationsgewebe durchsetzt. Sie wird in der Ausdehnung von Zweimarkstückgröße bis ins gesunde Gewebe hinein entfernt. Darunter wird gesunde Dura sichtbar. Bedecken der Wunde mit Jodoformgaze, nachdem die Lücke durch Lappenverschiebung verkleinert worden war. Verband. Die Temperatur, die vor dem Eingriffe 38,5 betrug, fällt zur Norm ab (Abb. 119). Glatter Heilverlauf in 8 Wochen (Abb. 119).

Schließlich führt bei *manchen tuberkulösen geschwürigen Herden nach vorangehenden anderweitigen Eingriffen die ein- oder mehrzeitige Elektrooperation zur Vernarbung.*

Auch hierbei wird nach Elektrokoagulation des kranken Gewebes die Koagulationsschicht schrittweise abgetragen. Die entstehende Lücke wird am besten lediglich durch Lagenähte verkleinert, die Wunde zunächst mit Jodoformgaze, später mit Salbenverbänden bedeckt. Es ist bekannt, wie hartnäckig diese Geschwüre oft nach der gewohnten Ausschneidung mit dem Messer wiederkehren. Ähnlich verhalten sich die seltenen, chronisch entzündlichen Infiltrate und „Fremdkörpergeschwüre“ der Bauchdecken nach Laparotomien, die nach Ausschneiden oft rückfällig werden, auch wenn nur Katgut zu Unterbindungen benutzt wurde. Die histologische Untersuchung ergibt lediglich chronisch entzündliche Infiltration mit vereinzelten Riesenzellen. Diese Infiltrate und Geschwüre verschwinden allerdings gelegentlich erst nach mehrfachen Elektrokoagulationen, obwohl hierbei kein einziger Fremdkörper in die Wunde kommt, es sei denn, daß bei dieser besonderen Krankheitsneigung auch die Koagulationsnekrose in erhöhtem Maße körperfremd wirkt.

Beispiel: Sch. B., 19 Jahre. *Tuberkulöse Hautgeschwüre des Unterbauches.*

$^5/_4$ Jahre vor Aufnahme in die Klinik wurde angeblich der Wurmfortsatz wegen Blinddarmentzündung entfernt. Am 10. Tag nach der Operation sei die Wunde wieder aufgebrochen. Eiterentleerung. Daraufhin habe die *Wunde dauernd gefistelt.* Darminhalt sei

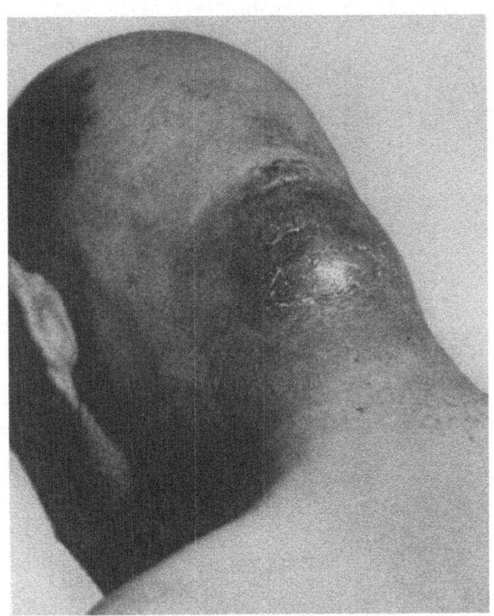

Abb. 118.

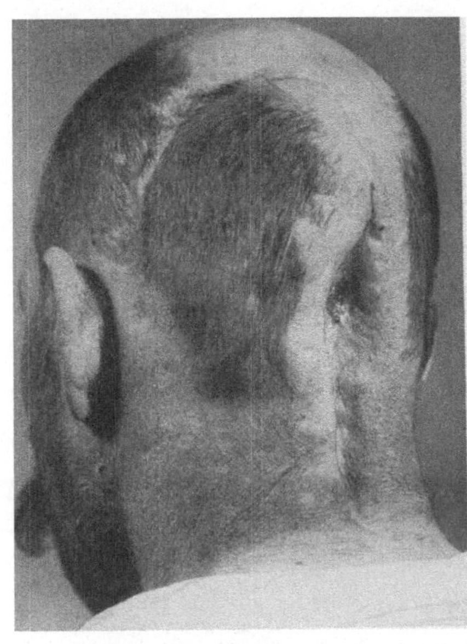

Abb. 119.

Abb. 118. Mischinfizierter Senkungsabszeß bei Tuberkulose des Hinterhauptbeines.

Abb. 119. Derselbe Kranke nach Elektrooperation. (Ausschneiden der erkrankten Haut, Verkochung des tuberkulösen Granulationsgewebes, Entfernung eines Teiles des Hinterhauptbeines, Lappenverschiebung.)

nie aus der Wunde gekommen. *An der äußeren Fistelöffnung entstand ein Geschwür;* 4 Monate lang mußte täglich der Verband gewechselt werden. Daraufhin erneute Operation: Ausschneidung der Fistel. Bei dieser Operation sei eine etwa zweihandflächengroße Wunde entstanden. Man habe damals im Gewebe Tuberkulose festgestellt. Trotz dieser Ausschneidung sei die Wunde nie ganz zugeheilt.

$^1/_2$ Jahr später seien an der Bauchdecke Abszesse entstanden, die sich nun auch nach links erstreckten, wo ebenfalls eine Fistelöffnung entstand. In der Folge änderte sich der Zustand nicht, so daß die Kranke schließlich die Klinik aufsucht.

Befund: Allgemeinzustand o. B. Örtlicher Befund (Abb. 120): In der rechten Unterbauchgegend ein beinahe handflächengroßes, etwas schmierig belegtes Geschwür, über das sich die unterhöhlten Hautränder wulstig vorwölben. Die Umgebung des Geschwürs ist verhärtet. In der linken seitlichen Bauchgegend findet sich etwa in Nabelhöhe eine erbsgroße Fistelöffnung, aus der sich hellgelber, etwas bröckeliger Eiter entleert. Von dieser Fistelöffnung quer über den Bauch zu dem Geschwür fühlt sich das Unterhautfettgewebe verhärtet an.

Elektrooperation in OMBRÉDANNE-Narkose: *Koagulation des Geschwürs und schichtweise Abtragung mit der Bandschlinge.* Beseitigung der überhängenden Hautwülste. Gegen den Nabel zu wird ein Fistelkanal ohne Spaltung der Haut koaguliert. Koagulation und

Ausschneiden der Fistel an linker Bauchseite. Der Fistelgang wird auch von hier aus nabelwärts verfolgt und koaguliert. Nachdem im Bereiche des Geschwürs gesund aussehendes Gewebe erreicht ist (Muskelgewebe), wird die über handgroße Fläche durch einige Lagenähte verkleinert und mit Jodoformgaze bedeckt; ebenso die an der linken Seite entstandene Wunde.

Verlauf: Leichte Temperaturerhöhungen bis 38° am 1. und 2. Tag ohne Pulssteigerung; daraufhin fieberfreier Verlauf; bereits nach 6 Tagen kräftige Granulationen; nach 17 Tagen Entlassung in ambulante Behandlung mit stark schrumpfender und fortschreitender Narbenbildung.

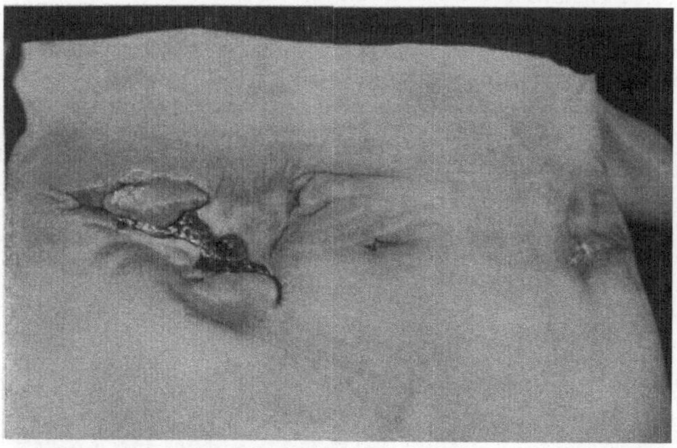

Histologische Untersuchung: Tuberkulöses Granulationsgewebe.

Vernarbung nach 4 Wochen (Abb. 121).

Über Elektrochirurgie bei Tuberkulose vgl. ferner KALINA, MILNER, POYET, WUCHERPFENNIG u. a.

Dieselbe Technik der Elektrooperation bei tuberkulösen Geschwüren wäre bei *Wunddiphtherie* zu erproben, bei der bisher jedes aktive Vorgehen gegen die örtliche Erkrankung unterlassen wurde, ferner bei *Rotz*. Die Elektrokoagulation erlaubt hier die Zerstörung der infizierten Gewebsschicht bis in die Tiefe ohne die geringste mechanische Beeinträchtigung.

Abb. 120. Bauchwandtuberkulose mit mehrfacher Fistelbildung nach Appendektomie vor $1^1/_2$ Jahren. Vor $^3/_4$ Jahren Versuch der Ausschneidung dieses Gebietes (beides außerhalb). Zustand bei Aufnahme in die Klinik.

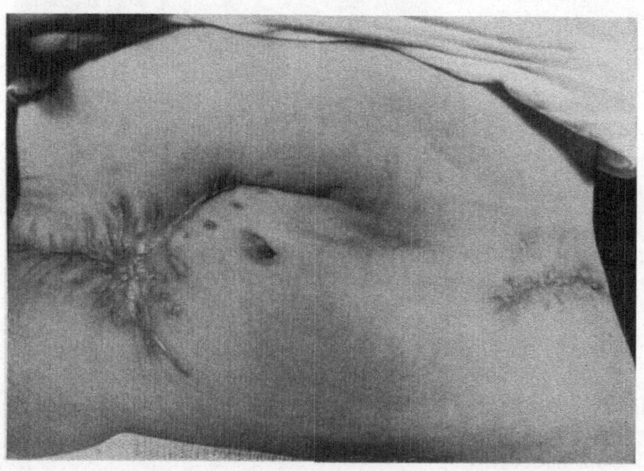

Abb. 121. Dieselbe Kranke. Narbenbildung $2^1/_2$ Monate nach der Elektrooperation.

Diese Eigenheit der *Elektrokoagulation, Gewebe ohne gewaltsame Einwirkung von außen und ohne Blutung zu zerstören, ermöglicht auch, gegen den Milzbrandkarbunkel operativ vorzugehen.* Allerdings sind hierbei die Verhältnisse des Koagulationsablaufes (vgl. allgemeiner Teil) genau zu berücksichtigen; denn bei zu rascher oberflächlicher Koagulation können in tieferen Schichten Blutungen entstehen und nicht vernichtete Bazillen thermodynamisch in die Tiefe getrieben werden. Nicht ungefährlich erscheint es ferner, Nadelelektroden an verschiedenen Stellen zur Koagulation in den Karbunkel zu stechen (WILLMOTH); denn dadurch wird vor der Koagulation eine Verletzung verursacht. Man wählt am besten eine *flächenhafte Elektrode,* die man *vorsichtig auf noch unverändertes Gewebe in unmittel-*

barer Nähe des Karbunkels aufsetzt. Dieser wird so durch *Umzingelung* zur *langsamen und vollständigen Koagulation* gebracht. Die Koagulationsnekrose wird mit der Bandschlinge abgetragen, wobei man die allgemeine Regel zu beachten hat, daß in solchen Fällen mit der Schlinge *lediglich koaguliertes Gewebe* entfernt werden soll. Wenn nötig, wird erneut verkocht, wenn noch kein gesundes

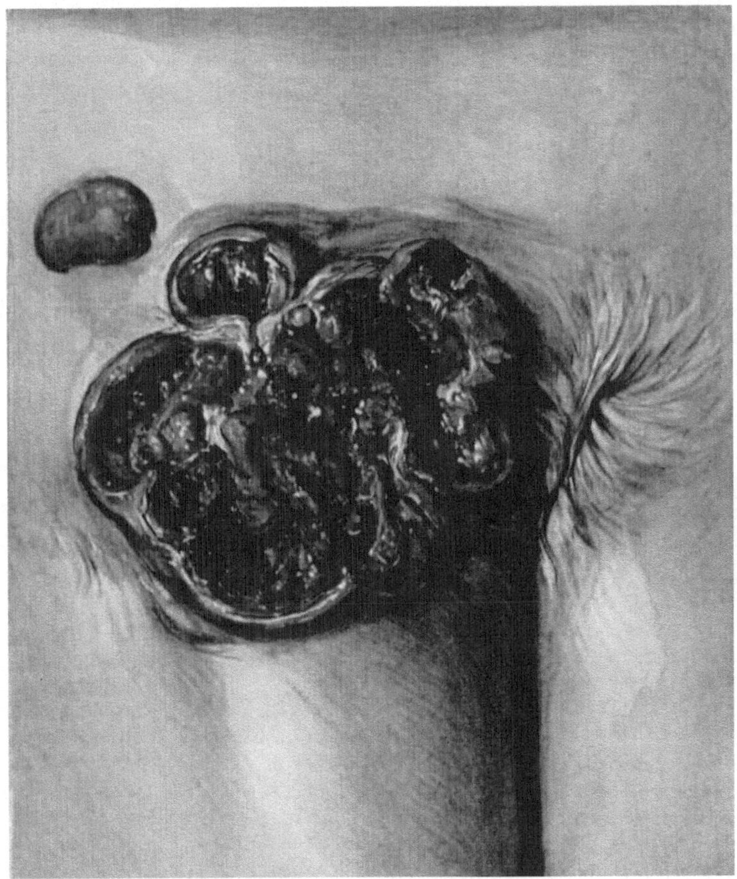

Abb. 122. Ausgedehnte Mycosis fungoides der linken Gesäßhälfte, nach blutiger Operation wiederkehrend. Erfolglose Bestrahlung.

Gewebe erreicht ist. Um ein Scheuern des Verbandes auszuschließen, wird die Wunde mit einem Salbenlappen bedeckt.

v. CHOLNOKY hat nach KEYSSER mehrere Milzbrandkarbunkel eines Kranken durch langsame Elektrokoagulation zur Abheilung gebracht. Er ließ dabei die Blasen der Karbunkel durch die von einer Plattenelektrode überspringenden Funken (Fulguration) austrocknen, bis braune Färbung, d. h. Verkohlung, eintrat.

Ferner haben sich *Schmelzschnitt* und *Elektrokoagulation* zur *Spaltung und Verkochung von Fisteln* und *Abszessen bei Aktinomykose* bewährt (KIRSCHNER, v. SEEMEN), wobei dieselbe Technik und die gleichen Regeln zur Anwendung gelangen, wie sie bei der elektrochirurgischen Behandlung der örtlichen Tuberkulose geschildert wurden.

UHLIG hat über die Heilung von *Noma* durch Elektrokoagulation bis ins Gesunde und elektrische Ausschneidung innerhalb der Koagulationsgrenze berichtet; 3 Wochen später konnte die Lücke durch gedoppelte Hautlappen vom Halse her (ISRAEL) geschlossen werden. Auch SPIESS hat bei fortschreitender nomatöser Erkrankung der rechten Mandelgegend, des vorderen Gaumenbogens und der Wange, nachdem alle anderen Verfahren versagt hatten, die Elektrokoagulation zur Zerstörung des Gewebes gewählt, wodurch er den verloren gegebenen Kranken retten konnte.

Bei schwerer Erkrankung an geschwulstformiger *Mycosis fungoides* nahmen wir *Ausschneidung mittels Schmelzschnittes nach Elektrokoagulation im Gesunden vor* und deckten den Defekt, der nach Ausrottung der großen, geschwürigen und jauchig infizierten Geschwulst entstand, durch Lappenverschiebung. Es wurde eine sofort einsetzende *wesentliche Besserung des Allgemeinzustandes* erzielt, die zunächst über ein halbes Jahr anhielt, während der Kranke *etwa 15 kg an Gewicht zunahm.* Daraufhin war die Entfernung vergrößerter regionärer Lymphdrüsen notwendig, während deren Wachstum der Allgemeinzustand wesentlich zurückging. Auch jetzt folgte wieder Erholung für ein weiteres halbes Jahr.

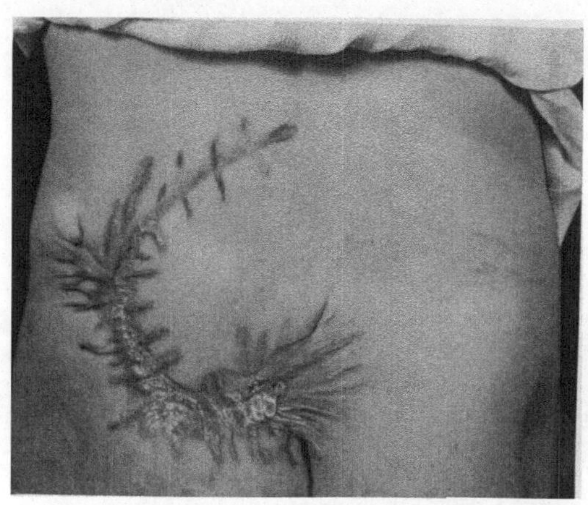

Abb. 123.
Derselbe Kranke. Entfernung der Geschwulst durch schichtweise Elektrokoagulation. Lappenverschiebung. 6 Wochen nach der Operation.

J. Sch., 41 Jahre. *Mycosis fungoides.* Leistendrüsenmetastasen.

Seit 8 Jahren Geschwür an linker Gesäßhälfte, das sich ständig vergrößerte.

Behandlung unter anderem mit *Röntgenbestrahlung.*

Der Kranke wird von der Hautklinik zur *Elektrooperation* der geschwürig zerfallenden Neubildung eingewiesen. Nach elektrischer Entfernung der Geschwulst Verkleinerung der Lücke durch sofortige Hautlappenverschiebung. Abheilung.

Nach $3^1/_2$ Wochen in ambulante Behandlung entlassen (Abb. 122 u. 123).

Ein halbes Jahr später kommt der Kranke wieder mit *vergrößerten Lymphdrüsen in der linken Leistengegend.* Es bestehen dort in der Haut kleine bis linsengroße rötliche Flecke, die leicht erhaben sind. Die Lymphdrüsen der linken Leistengegend sind geschwollen und sitzen auf der Unterlage fest. Die eine Lymphdrüse erreicht beinahe Hühnereigröße.

Elektrooperation in oberflächlicher Narkose, Entfernung der veränderten Haut durch spindelige Ausschneidung mit dem elektrischen Messer. Vollständige Ausräumung der Leistendrüsen links.

Histologischer Befund der Lymphdrüsen: Typischer Aufbau aus für Mycosis fungoides charakteristischem Granulationsgewebe.

Glatte Heilung. Entlassung am 29. 9. 30.

Dieses *günstige Ergebnis* wird nach allen bisherigen Erfahrungen *nur vorübergehend* sein; immerhin war es möglich, dem *Kranken,* der *unter der übelriechenden geschwürigen Geschwulst außerordentlich litt,* eine *Erholung zu ermöglichen,* nachdem zuvor auf die *Ausschneidung mit dem Messer rasch ein örtliches Rezidiv gefolgt war und Röntgenbestrahlung ohne Erfolg blieb.*

V. Elektrochirurgie bei Erkrankungen von Harnblase und Prostata.

Die *Elektrochirurgie* wird bei *verschiedenen Erkrankungen der Blase schon seit Jahren* (BEER 1910) *mit Erfolg angewandt.*

Durch Fulguration und später durch die bipolare Elektrokoagulation war die Möglichkeit gegeben, *ohne Eröffnung der Blase,* also auf *endovesikalem Wege, kranke Gewebsabschnitte zu zerstören.*

Auf diese Weise können oft größere Eingriffe vermieden werden. Andererseits ergaben sich *Vorteile* durch *verschiedene Kombinationsverfahren,* wie *endovesikale Nachkoagulation* des *Geschwulstbettes nach elektrochirurgischer Entfernung großer Papillome von einer Sectio alta aus.*

Ferner wurde bei *Karzinomen der Blase,* die nicht mehr durch Blasenresektionen zu entfernen waren, nach Röntgenvorbestrahlung in der *eröffneten Blase möglichst vollständige Elektrokoagulation der Geschwulst vorgenommen* und *Radiumbestrahlung angeschlossen* (YOUNG, PFAHLER, STEVEN u. a.). Diese nur *palliativen Verfahren* ergaben noch *für längere Zeitdauer gute Resultate.* So hat BOECKEL, selbst bei einem ausgedehnten Blasenkarzinom, nach dem geschilderten Vorgehen noch nach 20 Monaten ein gutes Ergebnis feststellen können (Abb. 124).

BEER (1910) und FRANK (1911) begründeten die *endovesikale Elektrochirurgie.* FRANK ermöglichte die bipolare Elektrokoagulation auch größerer Blasengeschwülste mittels seiner Elektrokoagulationssonden.

In Frankreich trat besonders HEITZ-BOYER bei *Papillomen* und *Tuberkulose* der Blase für die „*Etincelage*“ (Fulguration) ein.

Auf der Tagung der Deutschen Gesellschaft für Chirurgie 1914 wurde die endovesikale Anwendung der Elektrokoagulation durch JOSEPH dargestellt. VOELCKER, CASPER, WOSSIDLO und FRITZ KÖNIG sprachen sich für die Behandlung der Blasenpapillome durch Elektrokoagulation aus.

Seither ist die Technik der endovesikalen Elektrochirurgie wesentlich ausgebaut worden, so daß wir heute über *mehrere sehr brauchbare elektrochirurgische Operationszystoskope* und die *verschiedensten Elektrodensonden* verfügen, die sowohl *Koagulation* wie *Schmelzschnitt* in der Blase erlauben.

Zur *endovesikalen Elektrochirurgie* genügen an sich Apparate mit einer Stromstärke von 0,2—0,3 Ampere. Es sind daher besondere Geräte für die Urologie hergestellt worden („Mikrotherm“, „Urotherm“ usf.). *Es ist aber ohne weiteres möglich, die großen Elektrochirurgieapparate* bei *entsprechender Einstellung* der *Stromverhältnisse* zur *endovesikalen Koagulation* zu *benutzen,* während sie den *Vorteil bieten, daß sie auch zur Koagulation großer Geschwülste bei eröffneter Blase gebraucht werden können.* Im ersten Falle wird mit *geringster Stromstärke* und meist *geringer Spannung,* von der *eröffneten Blase* aus mit *höherer Stromstärke unter Leitung des Auges operiert.*

Die *endovesikale Elektrokoagulation* wird meist *bipolar* vorgenommen, wobei der Kranke auf der inaktiven Elektrode liegt. Als *aktive Elektroden* wurden *Koagulationselektroden* verwandt, die aus biegsamen Drähten von 5—6 CHARRIÈRE bestanden und die bis nahe der als Elektrode wirkenden Spitze mit Seidengespinnst und Schellack zur Isolierung überzogen sind (FRANK). Die *Elektrokoagulationssonden* werden wie Ureterenkatheter durch das Ureterenzystoskop in die Harnblase eingeführt. Mittels des ALBARRANschen Hebels werden diese Sonden an die zu koagulierende Stelle gebracht. Nach Möglichkeit wählt man bei der endovesikalen Elektrokoagulation die Anordnung der Elektroden so, daß die Geschwulst zwischen aktiver und inaktiver Elektrode gelegen ist, um mit der geringsten Stromstärke auszukommen. Bei größeren Geschwülsten

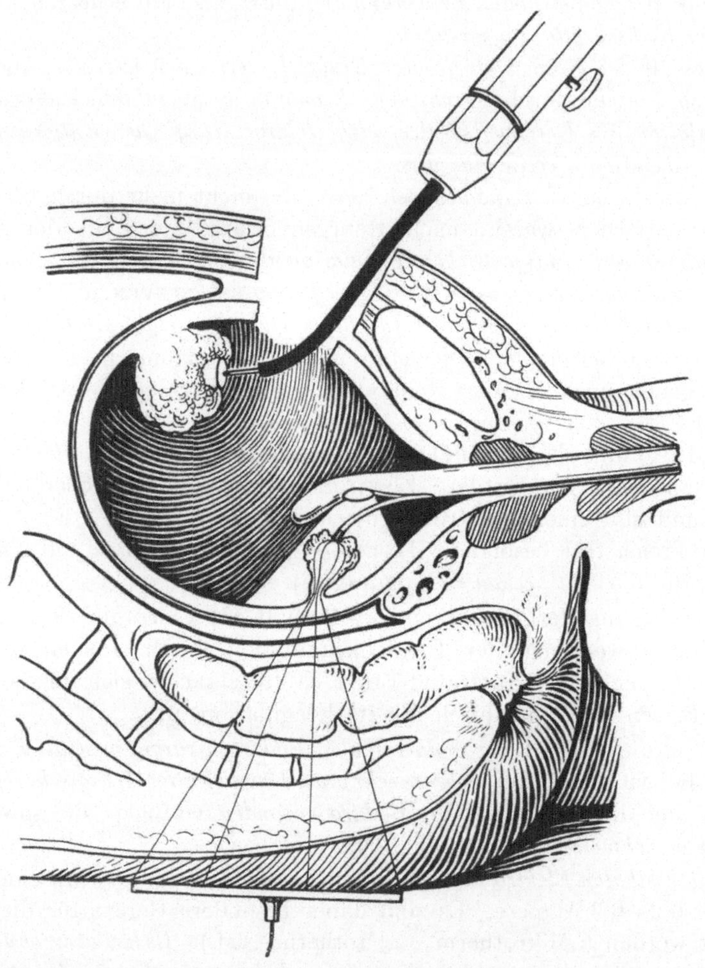

Abb. 124. Schematische Darstellung der endovesikalen Elektrokoagulation und der transvesikalen Elektrokoagulation von Polypen der Blase. Sie werden bis einschließlich der Basis bzw. des Stieles schichtweise durch Koagulation zerstört und entfernt; bei der endovesikalen Koagulation meist in mehreren Einzelsitzungen.

werden Koagulationssonden bis zu 11 CHARRIÈRE gebraucht, welche in diesen Fällen durch das Operationszystoskop eingeführt werden müssen. Die Firma *Heynemann* stellte eine von PRAETORIUS angegebene Elektrokoagulationselektrode her, die mit der Optik fest verbunden ist, so daß zur Einstellung des Koagulationsinstrumentes die Optik mit verschoben werden muß. Schließlich wurde ein Zystourethroskop (nach MC CARTHY) herausgebracht, mit dem man die Koagulationssonde, wie bei einem gewöhnlichen Zystoskop, auch während dem

Operieren im hinteren Abschnitte der Harnröhre, gegen das zu zerstörende Gebiet einstellen kann.

Von ROSENBURG wurde zuerst eine *messerartige Elektrode* angegeben, die es erlaubt, *schnittartige Koagulationen* auszuführen. Diese „*Diathermiemessersonde*“ wurde von ROSENBURG besonders zur Behandlung der *Prostatahypertrophie* gebraucht.

In *allgemeiner Hinsicht unterscheidet* sich die *endovesikale Elektrokoagulation* von den *sonst gewohnten Koagulationen* vor allem dadurch, daß *in einem mit Flüssigkeit gefüllten Hohlorgane koaguliert* wird, so daß mit der *Erwärmung dieser Flüssigkeit* zu rechnen ist. Wenn man zu *große Stromstärke* benutzt, kommt es *rasch zu kleinen Wasserdampfexplosionen*, welche *schmerzhafte Empfindungen* verursachen und die an der *ausgespannten Blasenwand* durch *Druckerhöhung unerwünschte Blutungen* hervorrufen können.

CASSUTO erlebte einmal eine „*heftige Explosion*“ bei endovesikaler Elektrokoagulation, die aber nicht zur Blasenperforation führte. Er sah jedoch nach 8tägiger Dauerkatheterbehandlung bei der Blasenspiegelung eine ödematöse Veränderung der ganzen Schleimhaut, die überall große, *strahlenförmig* angeordnete, *tiefe Spalten zeigte*, die die ganze Dicke der Schleimhaut durchsetzten, während die *Muskularis anscheinend Widerstand geleistet hatte.*

Bei *länger dauernden Elektrokoagulationen* ist also die *Flüssigkeit in der Blase öfter zu wechseln.* Bei Blutung aus der Blasenwand infolge kleiner Einrisse durch die Hitzewirkung ist es meist möglich, diese durch Elektrokoagulation zu stillen, während die sog. *Spätblutungen bei der Abstoßung der Koagulationsnekrosen* nach 1—3 Wochen oft schwerer zum Stehen zu bringen sind, auch bei Gebrauch eines Zystoskops mit Dauerspülung.

Die einzige Möglichkeit, solche Spätblutungen zu vermeiden, besteht darin, nach jeder Sitzung möglichst geringe Koagulationsnekrosen zurückzulassen.

Nach der Elektrokoagulation im Blaseninnern nimmt man am besten eine Blasenspülung mit stark verdünnter Silbernitratlösung vor, von der man nach SCHEELE etwas in der Blase beläßt; ferner wird bis zur Abheilung der Koagulationsnekrosen Urotropin gegeben.

Bei *zu großer Stromstärke oder zu lang dauernder Koagulation* kommt es nicht nur zur *Gasblasenbildung* oder *zu starker Flüssigkeitserwärmung, sondern auch zu Funkenübertritten*, die ein *Haftenbleiben verkohlten Gewebes an der Elektrode* bedingen, so daß ihre Reinigung notwendig wird. Auch das *Klebenbleiben der Elektrode* bei zu starker Koagulation ist *wegen der Blutungsmöglichkeit beim Abheben von der Blasenwand zu vermeiden.*

Die endovesikalen Elektrokoagulationen bei Geschwülsten der Blase werden meist *mehrzeitig* vorgenommen (JOSEPH 1914, HOGGE, SCHEELE). BALL entfernt auch größere Blasengeschwülste in einer Sitzung, wenn notwendig in Allgemeinbetäubung. Im übrigen wird meist örtliche Anästhesie gebraucht (2%ige Novocain-Supraeninlösung in die Harnblase; Auffüllen der Harnblase mit ½%iger Alypinlösung [ROSENBURG]). Von anderen Urologen wird Sakralanästhesie vorgenommen. Bei Koagulation von Blasengeschwülsten ist es oft nicht nötig, die Blase mit einer Betäubungsflüssigkeit anzufüllen, sondern es genügt völlig das mehrfache Wechseln der Spülflüssigkeit, um schmerzhaft wirkende Erwärmung zu vermeiden. Während also das *Geschwulstgewebe bei Elektrokoagulation keine Schmerzempfindung hervorruft*, vermittelt die *Blasenwand* im *Augenblicke des Einschaltens des Stromes* einen leichten brennenden Schmerz (BEER, JOSEPH, WOSSIDLO, SCHEELE, ROSENBURG).

Um *bei größeren Tumoren der Blase umfangreichere Elektrokoagulationen ausführen zu können,* hat KIDD (1925) ein besonderes Instrument hergestellt, da die Stärke der Sonden, die durch das Harnleiterzystoskop eingeführt werden können, begrenzt ist. Dieses Instrument besteht aus einem *isolierenden Bakelitschaft,* der am Ende genau wie ein Zystoskop stumpfwinklig abgebogen ist und in einem *Metallknopf* endet. Schaft und Knopf sind von einem Metallrohr durchbohrt, das Einführung der Optik, sowie Füllung und Spülung der Blase ermöglicht. Auf diese Weise konnte der Vorzug einer größeren aktiven Elektrode mit den Vorteilen des Spülzystoskops verbunden werden.

Die Elektrokoagulation wird neben der Behandlung der Geschwülste der Blase auch zur Beseitigung von *Ureterzysten* und zur *Entwicklung der intramuralen Uretersteine,* schließlich bei *Geschwüren* und *Mißbildungen der Harnblase* und in neuerer Zeit besonders bei der Behandlung bestimmter Formen der *Prostatahypertrophie* angewandt.

Über das Gesamtgebiet von Anwendungsbereich und Anwendungsart der Elektrochirurgie zur endovesikalen Operation berichtete ROSENBURG (1928).

Die *Behandlung der Blasentumoren* durch *Elektrokoagulation* wurde bereits von SCHEELE (1925) monographisch dargestellt.

Die Größe der bei Geschwulstoperationen in der Blase benutzten Elektroden richtet sich im allgemeinen nach Lage und Ausdehnung des Tumors. Dabei muß berücksichtigt werden, daß bei Anwendung größerer Koagulationssonden auf einem dünn gestielten größeren Tumor die *hauptsächliche Hitzeentwicklung* an der *engsten Stelle des Stromlinienverlaufes,* also an der dünnsten Stelle des Stieles, entsteht, so daß die Koagulation hier zuerst und am stärksten eintritt und gelegentlich einmal die Blasenwand zu stark schädigen kann. Im allgemeinen wird man suchen, bei kleinen Zottengeschwülsten den Stiel mit der Elektrode zu erreichen und zu durchtrennen.

Bei *größeren Gewächsen,* deren Stiel durch die Zotten verdeckt ist, kann es aus den entsprechend größeren Arterien zu *heftiger Blutung* kommen. Man geht hier am besten mit SCHEELE in der Weise vor, *daß zunächst die Geschwulst vorsichtig durch Elektrokoagulation verkleinert wird.* In einer *zweiten* oder einer *dritten Sitzung kann dann die Neubildung völlig entfernt werden, nachdem in der Zwischenzeit mit der Schrumpfung des Resttumors auch die Gefäße sich verkleinert haben.* Außerdem kann man in einer späteren Sitzung den Stiel nach Beseitigung der überhängenden Tumorteile unter Leitung des Auges durch Koagulation zerstören.

Nach BALL, ROSENBURG u. a. soll durch die *Zerstörung der Geschwulstoberfläche die Entstehung* von *Impfaussaaten bei den Nachoperationen* zur völligen Entfernung des Gewächses *verringert werden.* Das *mehrzeitige Vorgehen* hat ferner den Vorzug, daß durch den geringeren Umfang der jeweiligen Nekrosen eine Cystitis eher vermieden werden kann, als wenn auf einmal eine größere Nekrosefläche in der Blase vorliegt (JOSEPH).

Der endovesikalen Elektrokoagulation folgen *Spülung* und *Auffüllung* der Blase mit *Rivanol* oder einer anderen leicht antiseptischen Flüssigkeit (SCHEELE). *Bis zur zweiten Sitzung soll möglichst die völlige Abstoßung der Koagulationsnekrosen abgewartet werden, die meistens nach 8—10 Tagen, gelegentlich später, vollendet ist.*

Die *Geschwülste der Vorderwand* der Blase und am *Blasenscheitel* sind *endoskopisch schwierig zu erreichen.* Von JOSEPH wurde empfohlen, bei diesem

Sitze des Tumors in Knieellenbogenlage zu koagulieren. SCHEELE läßt sich die vordere Blasenwand durch Druck oberhalb der Symphyse „eindellen".

Bei Koagulation, die zu tief in die Blasenwand hineinreicht, besteht im Verlaufe der entzündlichen Reaktion eine gewisse Gefahr für die *Blasenperforation.*

ASTRALDI berichtet über 2 Todesfälle nach endovesikaler Elektrokoagulation von großen Papillomen, die ihren Sitz anscheinend an der Vorderwand der Blase hatten. Bei einer Operation hat er unter Allgemeinbetäubung 40 Minuten elektrokoaguliert. Die Folge war eine schwere putride Phlegmone, die von der Symphyse an in der Bauchwand aufwärts stieg und zum Tode führte. Auch bei dem anderen Kranken war eine Abszeßbildung im Cavum RETZII trotz Eröffnung die Ursache des unglücklichen Ausganges.

ASTRALDI *warnt daher vor Anwendung der Allgemeinnarkose* und ferner *vor zu ausgedehnten Koagulationen in einer Sitzung.* Obwohl er glaubt, daß durch die Koagulation die bereits in der Blasenwand vorhandene Infektion weitergeleitet worden sei und Blasenperforation ausschließt (ohne autoptischen Befund!) *ist wohl eine zu ausgedehnte Koagulationsnekrose die Ursache der fortschreitenden, die Blasenwand durchbrechenden Phlegmone gewesen.*

Bei ausgedehnten Geschwülsten, die *zudem schwer erreichbar sind, wird einfacher* und *vor allem sicherer durch Sectio alta die Blase eröffnet* und *unter Leitung des Auges* und *des tastenden Fingers vorgegangen.* Die *Bauchdecke* kann man dabei durch *isolierende Spatel* oder *Spekula* schützen.

Die kleinen und die mittleren gut gestielten Blasengeschwülste, die als sicher gutartig anzusehen sind, können nach Zerstörung durch Elektrokoagulation zur Abheilung gebracht werden.

BEER (1928) berichtet über die *Ergebnisse der endovesikalen Elektrochirurgie* bei *160* ausschließlich gutartigen und *endoskopisch erreichbaren Blasengeschwülsten* unter einer *Gesamtzahl von 400.* An weiteren *35 Kranken* hat er nach *Sectio alta* die *Elektrokoagulation* mit Abtragung durch *Schmelzschnitt* („Radio-Knife") vorgenommen und in *85% guten Erfolg gesehen.* Bei *papillären oder infiltrierenden Karzinomen führt* BEER *vor der Resektion der Blase Elektrokoagulation aus.* Auf diese Weise läßt sich *Blutung einschränken,* und der *größte Teil der Geschwulst ist schon vor Ausführung der Resektion zerstört.* Wenn die Resektion nicht durchzuführen ist, wird der Elektrokoagulation der Geschwulst *Radiumbestrahlung* angeschlossen. Unter 65 Fällen wurden bei 17 von 18 papillären Krebsen und bei 12 von 37 infiltrierenden Krebsen gute Ergebnisse erzielt.

Über das Vorgehen und die Resultate der Elektrokoagulation in Verbindung mit Strahlenbehandlung bei Blasengeschwülsten berichtet SCHÜRCH.

Technische Schwierigkeiten bestehen bei *rasenartiger Aussaat der Papillome.* BRONGERSMA hat monatelang in fast täglichen Sitzungen bei derartigen Papillomen endovesikal koaguliert und Abheilung erzielt, während von anderen die Sectio alta vorgezogen wird. Die *pinselförmige Elektrode* von BORS *erleichtert* die *flächenhafte Elektrokoagulation wesentlich* (Hersteller: G. Wolff A.-G. Berlin).

Infiltrierend wachsende Papillome werden von einigen Operateuren (KEYDEL, LE FUR) ebenfalls *endovesikal* koaguliert, da nach größeren Blasenresektionen die Frühsterblichkeit außerordentlich hoch ist (z. B. 80% an der *Mayo*-Klinik).

Sicher ist, daß bei *bösartigen Geschwülsten der Blase die Elektrokoagulation nur zu einem palliativen Ergebnisse* führen kann. Die Einwirkungsmöglichkeit hängt dabei weitgehend vom Grade der Infiltration der Blasenwand ab. Über erfolgreiche Behandlung der *Leukoplakie* der Harnblase durch Elektrokoagulation liegen verschiedene Berichte vor (BARADULIN u. a.).

Besondere *Gegenanzeigen* gegen die *endovesikale Elektrokoagulation* sind nach

SCHEELE *starke Blutungen* oder schwere *Blasenentzündungen* und die *Intoleranz der Blase gegenüber der Zystoskopie* (Infiltration der hinteren Harnröhre usf.).

Häufige zystoskopische Nachuntersuchungen, auch nach Abheilung der Papillome, sind unbedingt notwendig.

Bei *Karzinomen* der Blase empfiehlt ROSENBURG die sog. „*kombinierte Thermokoagulation*", d. h. Verbindung mit der Aspirationsmethode (BORN), Kollargolmethode (PRAETORIUS) usf. ROSENBURG geht soweit, daß er sagt, daß lediglich bei solchen Geschwülsten, die am Blasenscheitel liegen, noch blutige Operation erlaubt sei.

Während die kleineren Papillome *ambulant* behandelt werden können, sollten *Angiome* der Blasenwand wegen Gefahr der Blutung *nie ambulant* elektrokoaguliert werden.

Auch bei *Varizenblutungen* der Blase hat ROSENBURG die Elektrokoagulation erfolgreich angewandt.

Bei *zystischen Erweiterungen* des blasenwärts gelegenen *Harnleiterendes* wurde durch ROTHSCHILD, ferner durch STUTZIN und GOTTLIEB, strichförmige Elektrokoagulation auf der Höhe der Vorwölbung empfohlen. Nach Abstoßung der Koagulationsnekrose entsteht eine breite Öffnung im Ureterozelensack. *Da das reaktive Ödem eine vorübergehende Verlegung der Harnleiteröffnung bedingen kann,* wird von BLUM, BAUMANN, COTTENOT, NEUWIRT, SCHEELE u. a. *zunächst nur einseitig operiert* und erst, wenn sich die Niere der operierten Seite durch den gebesserten Abfluß erholt hat, Elektrokoagulation auf der anderen Seite vorgenommen. *Irgendwelche Nachteile sind bei dieser Operation niemals beobachtet worden.* Die Koagulation mit der 4 CHARRIÈRE dicken Knopfelektrode wurde von ROSENBURG durch Schlitzung mit der Diathermiemessersonde ersetzt, wonach die Harnleiterverlegung weniger lang dauerte.

Schließlich wurde von ROSENBURG, CASSUTO, CIMINO und LILLA die Elektrokoagulation zur *Entwicklung der intramural gelegenen Uretersteine* benutzt. Die Anzeige zur operativen Beseitigung von Harnleitersteinen ist auch hier nur dann gegeben, wenn der Stein Beschwerden verursacht und die üblichen abwartenden Methoden nicht zu einer spontanen Ausstoßung des Steines geführt haben. ROSENBURG geht dabei so vor, daß er die Diathermiemessersonde bis zu dem Steine hinauf in den Harnleiter einführt, und zwar in der Weise, daß die Messerschneide gegen die Scheidewand zwischen Blase und Ureter sieht, während der isolierte Messerrücken gegen die äußere Blasen- bzw. Ureterwand hin isoliert. Jetzt wird der ALBARRANsche Hebel losgelassen, worauf ein Durchbrennen der Scheidewand erfolgt.

Ein scherenartiges Koagulationsinstrument zur Entwicklung der in der Blasenwand gelegenen Uretersteine hat CAULK angegeben.

ROSENBURG macht auf die *Gefahr der Blasenperforation bei der Anwendung der Elektrokoagulation zur Entfernung der juxtavesikalen Steine* aufmerksam. Er geht oft in mehrfachen Sitzungen vor, um den Austritt des Steines zu ermöglichen. ROSENBURG hat auf diese Weise 4 Kranke operiert, die auch bei längerer Beobachtung keine Beschwerden mehr hatten. SCHEELE hingegen lehnt wegen der erwähnten Gefahr einer zur Perforation der Blase führenden Schädigung das Verfahren ab.

Die Inzision der Uretermündung mittels Elektrokoagulation soll niemals zur Striktur oder Insuffizienz dieser Öffnung führen (LEMBERGER).

Auch ROSENBURG hat nie Reflux noch Hydronephrosenbildung im weiteren Verlaufe gesehen. Von LE FUR und KREUTZMANN wurde das *Ulcus simplex* der Blase mittels Fulguration behandelt und Heilung beobachtet. SCHEELE sowie ROSENBURG lehnen die Koagulation bei Ulcus simplex, bei dem ohnehin schon tiefe Nekrosen der Blasenschleimhaut bestehen, ab. Auch bei *Ulcus incrustatum* war die Elektrokoagulationsbehandlung nicht erfolgreich.

HEITZ-BOYER hat als erster 1914 den Hochfrequenzstrom zur Behandlung von *Blasentuberkulose* angewandt; in neuerer Zeit LEGUEU, KEYDEL, COSTESCO, COURTADE, FRANK, LE FUR u. v. a. Die *sekundären tuberkulösen Herde der Harnblase* können sich entweder knötchenförmig oder durch käsigen Zerfall schließlich flächenhaft geschwürig ausbreiten, was bei einer Behandlung mit Elektrokoagulation hinsichtlich der Tiefenwirkung berücksichtigt werden muß. Nach ROSENBURG ist es besser, *in mehreren Sitzungen ganz oberflächlich zu koagulieren* (Fulguration), um dadurch eine zu große Tiefenwirkung sicher zu vermeiden. *In einer größeren Anzahl tuberkulöser Herde der Harnblase soll Heilung erzielt werden;* sicher sei eine Besserung der Beschwerden, vor allem auch eine Herabsetzung des Harndranges zu erreichen.

Die Elektrokoagulation wurde in neuerer Zeit nach Herstellung brauchbaren Werkzeuges auch für die Behandlung der *Prostatahypertrophie* benutzt und hat sich nach den zahlreichen Berichten, die bereits über dieses Verfahren vorliegen, bewährt (LUYS, ROSENBURG, REMIJNSE, WEIJTLANDT, STERN, HOFFMEISTER, KAPPIS). Im allgemeinen ist das *Resektoskop* von STERN oder das *Urethrozystoskop* nach MC CARTHY in Verbindung mit dem ROSENBURGschen Messer in Gebrauch (vgl. ROSENBURG).

Aus der Münchener Klinik hat HOFFMEISTER Technik, Anzeigestellung und Erfahrungen bei dieser konservierenden Methode der Behandlung der Prostatahypertrophie mitgeteilt.

Zunächst wurde *das Verfahren* nur *bei alten Kranken* in *schlechtem Allgemeinzustand* und mit Störungen der Nierenfunktion angewandt, um eine Besserung des Allgemeinzustandes zu erzielen.

Dabei zeigte sich, daß man auch bei Kranken mit hochgradig gestörter Nierentätigkeit durch vorsichtige, meist in mehreren Sitzungen vorgenommene Elektrokoagulation eine wesentliche Erholung erzielen kann, nachdem Zystitis durch Spülungen bekämpft und der *Restharn* beseitigt worden war.

Unter 35 derartigen Kranken im Laufe der letzten 2 Jahre wurde bei 25 vollständige Entleerungsmöglichkeit der Blase erreicht; bei den übrigen Kranken, die zum Teil noch in Behandlung stehen, wurde bisher ein wesentliches Zurückgehen des Restharns erzielt.

Zur *Vorbereitung* wird ein *Dauerkatheter* eingelegt und durch Spülung die Blasenentzündung wenn irgendmöglich beseitigt. Bei geschädigter Nierenfunktion werden, außer den Blasenspülungen, je nach Anzeige, Aderlaß, Diät, Cylotropineinspritzungen angewandt und wird *solange abgewartet, bis sich die Nierentätigkeit* und damit der *Allgemeinzustand bessern.* Erst jetzt wird die Elektrokoagulation vorgenommen, zu der nach Vorbereitung mit Morphium meist örtliche Betäubung mittels 4%igem Novocain genügt. Ferner wurden gelegentlich auch Klysmen von Antipyrin und Alypin gegeben. Die Elektrokoagulation wird nun folgendermaßen ausgeführt:

Einführung des Zystourethroskops. Füllen der Blase mit destilliertem Wasser. Eine genaue Untersuchung der vorliegenden Verhältnisse der Prostata entscheidet über die Art des Vorgehens. Meist findet man zwei vergrößerte Seitenlappen mit dem wulstförmig vorragenden vergrößerten Mittellappen. Die Begrenzungen dieser Lappenvergrößerungen sind in der Regel glatt, soweit es sich nicht um Adenomknoten der Prostata oder Karzinom handelt. Die günstigsten Vorbedingungen für eine schnelle Beseitigung der Harnsperre bietet die Vergrößerung des Mittellappens, da dieser technisch am einfachsten anzugehen ist. Falls dieser das Haupthindernis für den Harnabfluß ist, wird das *Rosenburgsche Messer mit leichtem Drucke durch den Albarranschen Hebel auf die seitliche Begrenzung des vergrößerten Mittellappens eingestellt und das Messer leicht gekantet,* so daß später durch den entsprechenden Schnitt auf der anderen Seite *ein V-förmiger Schlitz im Mittellappen* entsteht (Abb. 125). Es ist unbedingt darauf zu achten, daß das Diathermiemesser mit der Kante senkrecht steht und der Albarransche Hebel die Isoliermasse gleichmäßig umgreift, um ein Überleiten des Stromes auf das Zystoskop zu vermeiden. Der vorher sich vorwölbende, schleimhautbedeckte Knoten läßt sich dellenförmig eindrücken. Nun wird der *Strom eingeschaltet,* worauf die *vorher blaßrote Schleimhaut bald weiß erscheint.* Das *Messer dringt unter dem Drucke des Albarranschen Hebels vollständig in das Prostatagewebe ein;* jetzt wird *unter leichtem Rückwärtsgleiten des Zystoskopes* eine *Furche in den Prostatamittellappen eingeschnitten.* Der Strom wird nur solange eingeschaltet, bis das Messer in den Mittellappen eingedrungen und die Furche gezogen ist. Bei zu langem Stromschlusse zeigen sich unter stillstehendem Messer Blasenbildungen, die zu vermeiden sind, da durch die eintretende Überhitzung die Isolationsmasse des Koagulationsmessers zerstört wird. Die *Lösung des Messers vom Gewebe muß bei eingeschaltetem Strom erfolgen,* da sonst ein Festkleben der Elektrode im koagulierten Gewebe das Zurückziehen der Elektrodensonde erschwert. Bei zu *großer Stromstärke* oder *zu langer Einwirkung* kommt es nicht nur zur *Gasblasenbildung,* sondern auch zum *Haftenbleiben von Koagulationsgewebe,* was *weitere Koagulation* wegen der *isolierenden Wirkung der Nekrose unmöglich macht.* Man muß daher, wenn diese Fehler vorkommen, die Koagulation unterbrechen und die Sondenelektrode reinigen (Abb. 126).

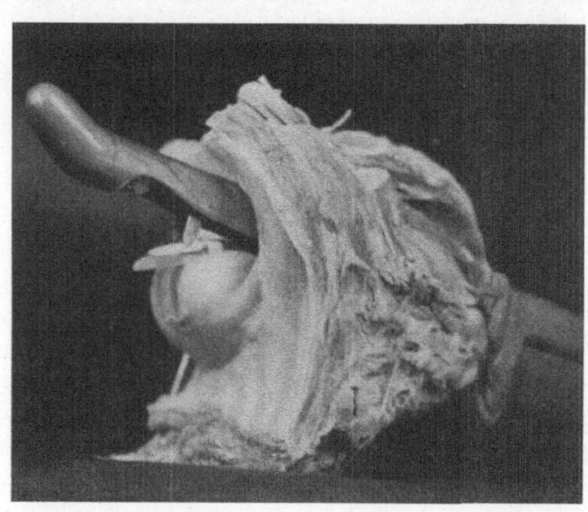

Abb. 125. Zystoskop (Heywaldt-Mc. Carthy) mit eingelegtem Rosenburgschen Messer auf dem Mittellappen der Prostata. Anatomisches Präparat. (Nach Hoffmeister.)

Nach Anlegung dieser ersten Furche wird dicht daneben noch ein zweiter Einschnitt ausgeführt, *so daß auf diese Weise schließlich der Mittellappen in seiner ganzen Ausdehnung von einzelnen Koagulationsfurchen durchsetzt wird, die in der Mitte des Lappens am tiefsten reichen sollen.*

Sobald eine Koagulationsfurche gelegt ist, muß der *Flüssigkeitsinhalt der*

Blase gewechselt werden, da er durch den Hochfrequenzstrom, wie schon erwähnt, außerordentlich rasch erhitzt wird und bei Erhitzung entstehende Gasblasen mechanische Einwirkungen auf die Blasenwand, Einreißen kleiner Gefäße, Blutungen hervorrufen können (JOSEPH, SCHEELE u. a.).

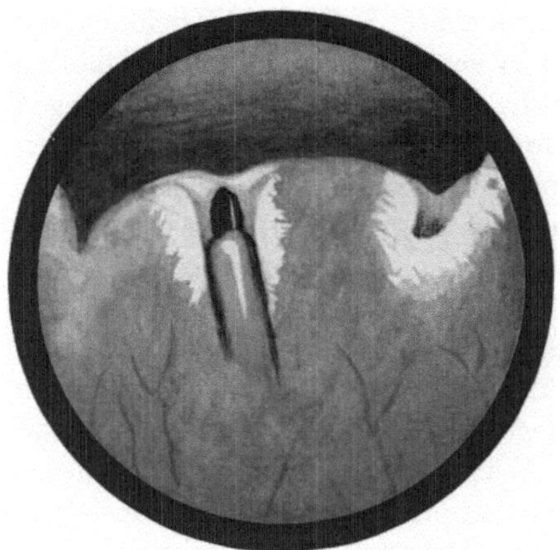

Abb. 126.
Koagulationsrinne im Mittellappen.
Zystourethroskopisches Bild (HOFFMEISTER).

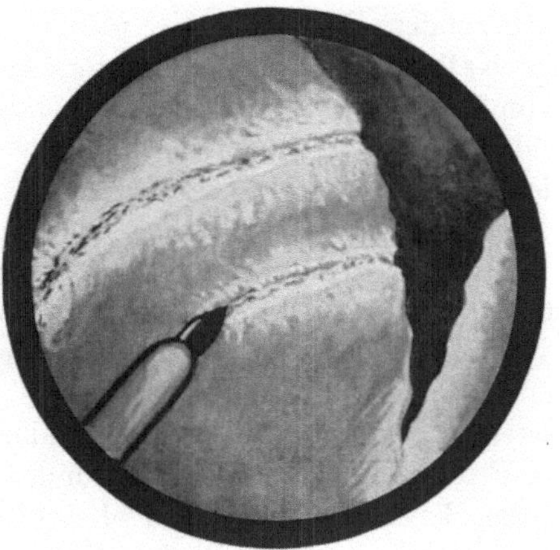

Abb. 127.
Koagulationsrinne im linken Seitenlappen.
Zystourethroskopisches Bild (HOFFMEISTER).

Die Elektrokoagulation im *Bereiche des Seitenlappens* ist technisch schwieriger, da das Messer hier nicht feststeht und bei Drehung des Zystoskopes leicht gekantet wird. An sich wird die Elektrokoagulation im Seitenlappen wie im Mittellappen durch Anlegung mehrerer Längsfurchen ausgeführt, die sich über die große Wölbung des Seitenlappens hinziehen. Bei der Koagulation ist die Tiefenausdehnung der Seitenlappen genau zu berücksichtigen. Die Furchenbildung wird auch hier am besten so vorgenommen, daß man das Zystoskop bei eingeschaltetem Strome mitsamt dem Koagulationsmesser gleichzeitig vorsichtig rückwärts gleiten läßt, was nicht zu schnell erfolgen darf, damit die Furche genügend koaguliert wird. *Der Koagulationsvorgang wird fortlaufend durch die Optik beobachtet* (Abb. 127).

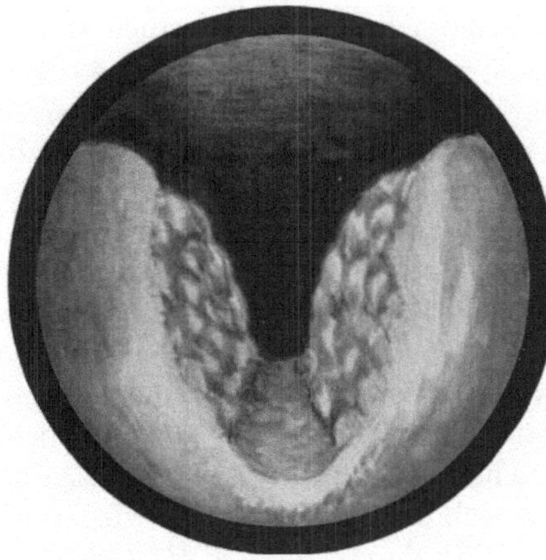

Abb. 128. Grabenbildung, etwa 2 Monate nach 2–8maligen kleinen Einzelkoagulationen. Granulierende Fläche (HOFFMEISTER).

Nach der Elektrokoagulation wird in jedem Falle zunächst für 5—6 Tage ein *Dauerkatheter* eingelegt, da auch bei nicht vollständigem Blasenverschlusse als *Reaktion auf die Verkochung ein plötzlicher Blasenverschluß eintreten kann.*

Da sich nun *das nekrotische Gewebe im Bereiche der koagulierten Abschnitte sehr bald abzustoßen beginnt,* wird schon am ersten Tage nach der Operation mit *Blasenspülung* begonnen. HOFFMEISTER füllt zur Beschleunigung der

Schorfabstoßung nach der ersten Woche wöchentlich einmal die Blase mit 10%igem Kollargol. Gleichzeitig wird Urotropin gegeben. Der *Verlauf ist meist reaktionslos,* und die *Kranken sollen nach Möglichkeit schon am selben Tage — jedenfalls so früh wie möglich — wieder außer Bett sein.*

Vermehrtes Auftreten von Epidydimitis durch den der Koagulationsnekrose aufliegenden Dauerkatheter wurde nicht beobachtet. Nach Möglichkeit soll der Katheter am 5. Tage entfernt werden; wenn aber noch Schwierigkeiten beim Wasserlassen bestehen, kann man für die Nacht einen Katheter einlegen und ihn tagsüber weglassen. Wenn Retention größerer Urinmengen vorhanden bleibt, muß man Dauerkatheterbehandlung und Blasenspülungen fortsetzen, bis in einer späteren Sitzung das Hindernis der vergrößerten Prostata in genügender Ausdehnung beseitigt werden kann. Nach Fortlassen des Katheters stoßen sich die nekrotischen Gewebsteile leichter und rascher ab.

Während der Nachbehandlung bestehen meistens — abgesehen von den ersten Tagen — keine Beschwerden. Im Anschluß an die Elektrokoagulation treten infolge der reaktiven Schwellung gelegentlich Schmerzen in der Gegend der Prostata auf, die sich aber durch äußere Wärmeanwendung gut beeinflussen lassen. Bei einzelnen Kranken scheint Röntgenbestrahlung (Entzündungsdosis) das Zurückgehen der entzündlichen Vergrößerung der Prostata beschleunigt zu haben.

Wichtig ist vor allem, daß hier *im Anschluß an die Elektrokoagulation der Prostata niemals phlegmonöse Vorgänge beobachtet wurden,* wie von anderer Seite gelegentlich berichtet wird. Diese scheinen dann aufzutreten, wenn in *einer Sitzung zuviel Gewebe koaguliert* wird, so daß die *Reaktion auf die Verkochung zu stark wird.*

Sobald die Koagulationswunde sich gereinigt hat, was meist nach etwa 3—4 Wochen erfolgt ist, kann man den Dauerkatheter, der in schweren Fällen so lange gebraucht wird, auch wenn noch Restharn vorhanden ist, weglassen. Nach weiteren 8 Tagen wird zystourethroskopisch festgestellt, wie weit eine Durchgängigkeit der Harnröhre erreicht ist oder welche Anteile der Prostata der vollständigen Entleerung noch hindernd im Wege stehen, so daß in einer weiteren Sitzung dieses Gewebe in ähnlicher Weise mittels Koagulationsfurchen zerstört werden kann wie in der ersten Sitzung. Bei *sehr großem Mittellappen* hat HOFFMEISTER *gelegentlich bis zu 8 Koagulationen* ausgeführt, um eine rinnenförmige Durchgängigkeit zu erzielen (Abb. 128). Wenn diese erreicht ist, muß die Nachbehandlung mit Blasenspülung und Allgemeinbehandlung (Urotropintabletten, Einspritzungen von Cylotropin, Wildunger Wasser, Bärentraubenblättertee) noch mehrere Wochen fortgesetzt werden, bis die entzündlichen Erscheinungen von seiten der Blase und Prostata vollständig verschwunden sind und sich die Nierenfunktion wieder erholt hat. *Wenn diese Nachbehandlung nicht sorgfältig durchgeführt wird, können schwere Blasenentzündungen die Folge sein.*

Der *Hauptvorzug* des *Verfahrens* besteht darin, daß *ohne Voroperation* das *Hindernis für den Harnabfluß mit einem verhältnismäßig kleinen Eingriffe unmittelbar zerstört wird und so zunächst eine Besserung erzielt werden kann.* Durch *langsames Vorgehen* in *mehreren Sitzungen kann die Wegsperre der vergrößerten Prostata in eine Rinne umgewandelt werden.*

Obwohl an und für sich der *Eingriff einfach* erscheint, gehört zu seiner *richtigen Ausführung große Übung.* Vielleicht ist in der häufigen Betonung der Einfachheit der elektrochirurgischen Behandlung der Prostatahypertrophie die Ursache ungünstiger Ergebnisse zu sehen, die meist darauf beruhen, daß versucht wird, bei der ersten Operation den vergrößerten Abschnitt durch einmalige Exzision zu entfernen.

Neben diesen *vermeidbaren phlegmonösen Vorgängen* im Bereiche der Prostata wurden nach *Elektrokoagulation auch Konkrementbildungen* im *Prostatawundbette*, bzw. in der Blase beobachtet (KUMMER, HOFFMEISTER). Diese *weichen Steinbildungen*, die Zunahme der Schmerzen und gelegentlich Fieberanstieg verursachen, lassen sich aber ohne Schwierigkeiten durch den Lithothriptor zertrümmern und durch Blasenspülung entfernen.

LUYS, der schon 1927 über *100 elektrochirurgische Eingriffe* wegen *Prostatahypertrophie* berichten konnte, tritt wegen der Vorzüge der Methode für ihre Anwendung ein. Er setzt bei seinem Verfahren, der „*Forage*" (Ausstanzung, Bohrung), das er seit 1914 befolgt, mit einer kolbenförmigen Elektrode, *verhältnismäßig umfangreiche Koagulationsnekrosen* in die Prostata, während er Blase und hintere Harnröhre durch einen pumpenden Apparat mit Luft entfaltet hält.

BIRCHER hat das Verfahren von LUYS in 12 Fällen angewandt, von denen bei 3 die Harnverhaltung wahrscheinlich durch Karzinom der Prostata hervorgerufen war. Unter den übrigen 9 Kranken hatte er bei 6 sehr guten Erfolg, bei 2 ein günstiges und bei einem ein zufriedenstellendes Ergebnis.

COLLINGS (1928) und BALLENGER schneiden mittels des „*Elektrotoms*" in den vergrößerten Mittellappen etwa 1,5 cm tiefe koagulationsarme Einschnitte von der Barre bis zum Colicullus seminalis zunächst in der Mitte („6 Uhr"), dann seitlich („5" und „7 Uhr"). Die notwendige Tiefe der Einschnitte hat COLLINGS an Leichenuntersuchungen festgestellt. Als Blasenfüllmittel gebraucht er Paraffinum liquidum. COLLINGS hat nach Anwendung des koagulationsarmen Schneidens bei 34 Kranken nie Nachblutungen erlebt. Er benützt keinen Dauerkatheter zur Nachbehandlung. Der am längsten beobachtete Kranke ist seit 8 Jahren frei von Rückfall. Bei 4 Kranken erwies sich die elektrochirurgische Behandlung jedoch als ungenügend, und Prostatektomie mußte angeschlossen werden. Ferner empfiehlt COLLINGS die *elektrochirurgische Ausschneidung fibröser Narben der Prostata nach Prostatektomie* und bei *karzinomatöser Barre*.

Im übrigen haben *zahlreiche andere Autoren* sich mit der elektrochirurgischen Behandlung der Prostatahypertrophie eingehender beschäftigt und besondere Instrumente und Verfahren angegeben (WEIJTLANDT, WILLIAMS und MOLONY, REMIJNSE, KRUIMEL).

KAPPIS hat 17 wegen Niereninsuffizienz inoperable Kranke mit Prostatahypertrophie endovesikal mittels Elektrokoagulation mit gutem Erfolg behandelt, 8 völlig geheilt (normale Blasentätigkeit, kein Restharn), 6 gebessert, 1 unbeeinflußt. WILLIAMS und MOLONY führten durch eine suprapubische Punktionsöffnung der Blase ein Zystoskop in diese ein, um dadurch die Arbeit des Koagulationsinstrumentes von REMIJNSE zu beobachten. REMIJNSE (1928) hat durch Koagulation mit seinem eigenen Instrument unter 52 an Prostatahypertrophie mit vollständiger Harnverhaltung Erkrankten nach Vorbereitung durch Dauerkatheter bei 40 Kranken gute Ergebnisse erzielt; bei 8 Kranken wurde die Behandlung nicht beendet, oder das Ergebnis war schlecht.

Nach KRUIMEL koaguliert REMIJNSE mit seinem Koagulationskatheter unter Kontrolle des in das Rektum eingeführten Zeigefingers die Prostata unter Benutzung einer Stromstärke von 500 Milliampere, wodurch er keine Nekrose, sondern eine Nekrobiose der Prostata bekomme, die eine Verkleinerung des Organes zur Folge habe. KRUIMEL hat den Nachteil des Koagulationskatheters von REMIJNSE, der darin besteht, daß seine Lage lediglich durch den nicht ganz sicheren Befund des Tastsinnes nachgeprüft wird, dadurch zu beseitigen gesucht, daß er einen Koagulationskatheter mit einer Krümmung nach GUYON herstellte, der hohl ist. Auf diese Weise erreicht KRUIMEL, daß in dem Augenblicke, in dem die Elektrode in der Blase ist, ein Urinstrahl aus dem Katheter hervorbricht, so daß man nun weiß, daß das Katheterende, bzw. die Elektrode auf der Prostata liegt. Von diesen Koagulationskathetern werden Maße von 20, 22 und 24 CHARRIÈRE benutzt, wobei die Öffnung 10 CHARRIÈRE beträgt, so daß die Öffnung einer Rekordspritze hineinpaßt, die Spülung ermöglicht, wenn man nicht eine automatische Spülvorrichtung anschließen kann.

Der Koagulation voraus schickt KRUIMEL die Vasektomie; während der Wundheilungszeit stellt er die verschiedenen Nierenfunktionsproben an.

Zur Vorbereitung der Elektrokoagulation erhält der Kranke 20 mg Eukodal.

Die Größe der indifferenten Elektrode, die unter das Gesäß gelegt wird, beträgt 16×22 cm. Nach Einführen des Koagulationskatheters wird die Blase gespült und werden 100 ccm Spülwasser in der Blase belassen. Jetzt wird ein Zeigefinger in den Mastdarm eingeführt, um den Katheter in seiner Lage festzuhalten, nachdem er soweit zurückgezogen worden ist, daß kein Spülwasser mehr herauskommt. Nach KRUIMEL liegt in diesem Augenblicke die Elektrode mit „fast absoluter Sicherheit“ der der Blase zugekehrten Begrenzung der Prostata auf, das heißt an der Stelle, an der elektrokoaguliert werden muß. Die Elektrokoagulation selbst wird mit etwa 500 Milliampere ½ bis 2 (bis 5) Minuten lang vorgenommen. Danach wird der Katheter noch etwas mehr herausgezogen und, wenn nötig, noch einmal in gleicher Weise koaguliert.

Diese Elektrokoagulation wird, falls erforderlich, nach einer Woche noch einmal wiederholt.

Nachbehandlung mit Dauerkatheter ist nach KRUIMEL nicht vorzunehmen.

Die „konservierende Operation“ (ROSENBURG) der Prostatahypertrophie durch Anwendung des Hochfrequenzstromes hat sich also bei verschiedenartigem Vorgehen bewährt. Sie hat bei geeigneter Vor- und Nachbehandlung, selbst bei geschwächten Kranken, mit völliger Harnretention und darniederliegender Nierenfunktion („inoperable Fälle“), noch gute Ergebnisse erzielt. Der sachgemäß, wenn nötig in mehreren Sitzungen durchgeführte Eingriff bringt keine wesentliche Gefährdung des Kranken mit sich, so daß die elektrochirurgische Behandlung der Prostatahypertrophie stets in Erwägung zu ziehen ist, wenn die operative Entfernung der Prostata aus irgendeinem Grunde nicht angezeigt erscheint.

Aber auch bei der operativen Entfernung der Prostata von einer Blasenöffnung aus bedingt die Elektrokoagulation der Prostata vor ihrer Ausschälung Vorteile. Unter dem Einflusse der Hitzewirkung verkleinert sich das Organ; es läßt sich so leichter aus dem Wundbett entfernen. Ferner ermöglicht die Elektrokoagulation Stillung der Blutung aus dem Wundbette der Prostata, so daß sich eine Tamponade erübrigt (KEYSSER).

VI. Sonstige Eingriffe unter Verwendung der Elektrochirurgie.

1. Bei örtlichen krankhaften Hautveränderungen (mit Ausnahme der eigentlichen Geschwülste).

Ferner sind die elektrochirurgischen Verfahren bei den *verschiedenartigsten örtlichen Erkrankungen* mit Erfolg zu verwenden, die ihren Sitz in der *Epidermis* und *Kutis* haben.

Vor allen Dingen wird es sich hier darum handeln, umschriebene, *krankhaft veränderte Hautstellen* durch *oberflächliche Elektrokoagulation,* wozu kleine Elektroden, vor allem die Nadelelektrode, zu wählen sind, oder durch *Elektrodesikkation* zu zerstören. Wenn die krankhaften Veränderungen *lediglich die oberen Schichten der Haut* betreffen, ist *Elektrodesikkation* vorzuziehen. Sie hinterläßt nach der Abheilung, die etwa in 8 Tagen bis 3 Wochen erfolgt, *völlig glatte Narben,* die rasch abblassen.

Aber auch die *tiefer reichende Elektrokoagulation gibt,* wie erwähnt, *kosmetisch günstige Narben,* so daß die tiefer reichenden Veränderungen ohne Bedenken zerstört werden können. Es ist ratsam, hierbei, falls Anästhesie nötig ist, Leitungsanästhesie zu gebrauchen; denn die Infiltration des zu koagulierenden Gewebes erhöht die Tiefenwirkung der Koagulation, so daß der weniger Geübte ungewollte Nekrosen setzen kann. *Bei der Elektrodesikkation* wird der *oberflächlich ausgetrocknete oder koagulierte Hautabschnitt der spontanen Abstoßung überlassen,* während bei tiefer reichenden Koagulationen das koagulierte Gewebe am besten mit der Bandschlinge bis auf einen schmalen Koagulationssaum abgetragen wird.

Es ist selbstverständlich, daß zur Anwendung der Elektrochirurgie für Beseitigung dieser umschriebenen Hautveränderungen, genau so wie bei größeren Operationen, eine absolut *sichere Beherrschung der Technik* vonnöten ist, da sonst unter Umständen eine größere Zerstörung als beabsichtigt zurückbleibt. Entstellende Narben können die Folge sein. Besonders der von WUCHERPFENNIG empfohlene Hohlschnitt mit der feinen biegsamen Drahtschlinge erfordert eine Geschicklichkeit, die erst durch länger dauernde Übung erworben wird.

Unter Verwendung von *Nadelelektroden, die bis auf die äußerste Spitze mit einer isolierenden Lackschicht* überzogen sind, wird von BORDIER u. a. die *Epilation* vorgenommen, indem nach Einstechen dieser Nadel in die Papille der Haare der Strom für kurze Zeit eingeschaltet wird. BÖHMER benutzt für die Enthaarung die in der zahnärztlichen Technik verwandten MILLER-Nadeln, die sehr fein sind und einen runden Querschnitt besitzen. Da bei geringen Stromstärken an der eingestochenen Nadel die Koagulation zunächst nur in nächster Umgebung der Spitze eintritt, ist eine Isolierung des übrigen Nadelanteils nicht notwendig.

Wegen der *Anwendungsmöglichkeiten der elektrochirurgischen Verfahren bei krankhaften Hautveränderungen* verweise ich auf die Arbeiten von WUCHERPFENNIG und STÜHMER, von BÖHMER, von BUSCHKE und LÖWENSTEIN u. a. und auf die zusammenfassende Darstellung von WICHMANN.

Im einzelnen wird die geschilderte Technik zur Beseitigung von *gutartigen Papillomen, Polypen, Naevi, Hyperkeratosen, Xantelasmen, multiplen Adenomen, Molusca contagiosa, Rhinophym* usf. gebraucht, ferner zur Entfernung kleiner *Fibrome,* von *spitzen Kondylomen, Pigmentmälern* und von *Warzen.*

Weiche Warzen sind ohne besondere Schwierigkeiten durch Koagulation mit der Nadelelektrode zum Verschwinden zu bringen, während verhornte Warzen besser an ihrer Basis im weichen gesunden Gewebe mit einer feinen Nadelelektrode abgetrennt werden. Wenn man auf diese verhornten Warzen eine Koagulationselektrode aufsetzt, braucht man derart hohe Stromstärke, daß das Gewebe der Umgebung, bevor man an der Warze selbst irgendwelche Veränderungen sieht, soweit geschädigt ist, daß später größere Koagulationsnekrosen entstehen, die eine außerordentliche Heilungsverzögerung bedingen.

Die Verödung *kleiner flacher Angiome* oder *Naevi vasculosi* ist einfach durchzuführen, während die großen Hämangiome und ausgedehnten Kavernome, die bekanntlich ja auch leicht rezidivieren, geübte Operationstechnik erfordern. Wenn die oberflächlichen Hautschichten nicht von dem Angiom befallen sind, kann man, wie BERND, nadelförmige Operationselektroden benutzen, die mit Ausnahme der Spitze durch Emaille isoliert sind.

2. Hämorrhoiden, Analfissur.

BORDIER (1921) behandelte *äußere Hämorrhoiden* durch *Elektrokoagulation* mit einer *Nadelelektrode,* die einige Sekunden auf die einzelnen Knoten aufgesetzt wurde, bis ein leises explosionsartiges Geräusch entstand. Die Heilung soll bei dieser Methode durchschnittlich nach 14 Tagen beendet sein.

Seit der Veröffentlichung BORDIERs sind *zahlreiche Mitteilungen,* besonders amerikanischer Autoren, über Anwendung der Elektrokoagulation zur Beseitigung der Hämorrhoiden erfolgt (PRUNAJ, NELLY, BIERMAN, MORGAN, DURAND-BOISLÉARD, WASTERLAIN und COFFIN, FRIEDEL u. a.).

Die „einfache" und doch operative Beseitigung des Leidens durch Elektrokoagulation hat leider dazu geführt, daß auch Nichtchirurgen diesen Eingriff meist ambulant vornehmen.

Die elektrochirurgische Beseitigung der Hämorrhoiden sieht leicht aus; aber es ist schwierig, sie richtig auszuführen, so daß von manchen Mißerfolgen berichtet wurde.

Zunächst machte BORDIER (1922) darauf aufmerksam, daß nach der Elektrokoagulation von Hämorrhoiden ein *starkes Ödem* entstehen kann. Gelegentlich beobachtete er auch *Schrumpfung des Sphinkters,* die er durch „Ignipunktur" langsam beseitigte. BRENNER (1928) *warnt vor der Elektrokoagulation von Hämorrhoiden,* da die Schmerzen nach der Operation größer, die Dauer der Schorfabstoßung und Heilung länger seien als bei Gebrauch des Thermokauters. Auch HEYMANN (1931) lehnt die Hochfrequenzverödung von Hämorrhoiden ab wegen Unsicherheit der Verklebung von Pfropf und Venenwand und der Möglichkeit der Blutung nach Einreißen infolge Klebenbleibens der Kugelelektrode.

Die Verschiedenheit der Urteile über die Brauchbarkeit der Elektrokoagulation zur Behandlung der Hämorrhoiden beruht auf der Verschiedenheit der angewandten Technik.

An sich ist es möglich, selbst ausgedehnte Hämorrhoiden ohne Blutung, ohne erhebliche postoperative Schmerzen und *ohne Störung der Heilung bei sachgemäßer Nachbehandlung,* die unserer Meinung nach in der ersten Woche *nicht* ambulant durchgeführt werden sollte, *zu beseitigen.*

Nach der üblichen Vorbereitung wird der Eingriff in Parasakralanästhesie vorgenommen. Die *örtliche* Umspritzung bringt für den weniger Geübten die Gefahr zu ausgedehnter Wirkung der Koagulation mit sich. Nach *vorsichtiger*

Dehnung des Sphinkters durch den in die Ampulle eingeführten Zeigefinger werden die *größten Knoten einzeln mit Kocherklemmen gefaßt.* Die Klemme darf nur den Knoten fassen und nirgends aufliegen, damit sie als Elektrode wirkt und keine unbeabsichtigten Verbrennungen entstehen. Auf diese Weise blutleer gemacht, läßt sich der Knoten leicht durch Berühren der Spitze der KOCHER-Klemm mit der Messerelektrode unter Verwendung *geringer Stromstärke* und Spannung koagulieren. Die verkochten Knoten werden *hinter* der Klemme durch Schmelzschnitt abgetragen. Die jetzt von einer feinen Koagulationsschicht bedeckte Wunde wird mit Katgut übernäht. Wir entfernen die Knoten *immer nur auf 2 Seiten, nie ringsherum,* um einer Narbenverengerung vorzubeugen. Wenn es sich um ausgedehnte Hämorrhoiden handelte, werden nun ein mit Jodoformmull umwickeltes und mit Vaseline bestrichenes Gummirohr in die Ampulle eingeführt und für 3 Tage Opium, dann Paraffin. liquid. und Sitzbäder gegeben.

Bei dieser elektrischen Abtragung der Hämorrhoiden nach Verkochung ist die *möglichste Geringfügigkeit der Hitzeschädigung der umgebenden Schleimhaut ausschlaggebend für die ungestörte Heilung,* die durchschnittlich nach 14 Tagen erfolgt. Wenn zu ausgedehnt koaguliert wurde, sind schmerzhafte, ödematöse Schwellung und länger dauernde Heilungsverzögerung die unabwendbare Folge, und stärkere Narbenschrumpfung kann in diesem Falle zur Stenose führen.

MORGAN, wie auch DURAND-BOISLÉARD führen die Koagulation der Basis der Hämorrhoidalknoten mit der monopolaren Nadelelektrode in mehreren Sitzungen ambulant aus. BIERMAN verwendet eine besondere, als bipolare aktive Elektrode wirkende Klemme, mit der die Hämorrhoidalknoten nach örtlicher Betäubung gefaßt und zwischen den Armen verkocht werden. Die Nachbehandlung wird ambulant durchgeführt; nach 12 Tagen erfolge die Schorfabstoßung, nach 3—4 Wochen Abheilung mit glatten Narben. HUPPERT führt Verkochung und Abtragung der Hämorrhoiden mit einer verstellbaren, schlingenförmigen Elektrode aus, die um den Stiel der Knoten gelegt und unter Stromeinschaltung langsam zugezogen wird.

Praktisch bedeutungsvoller als die elektrochirurgische Operation der Hämorrhoiden, die Übung und *Erfahrung verlangt, bis sie Vorteile gegenüber den anderen Verfahren ergibt,* sind *oberflächliche Elektrokoagulation* und *Elektrodesikkation bei Analfissur* (BORDIER u. a.), die wesentlich einfacher durchzuführen sind. Örtliche Betäubung ist nicht unbedingt erforderlich. Die Wundstelle wird mit der monopolaren Nadel berührt und der Strom *kurze* Zeit eingeschaltet. Die *oberflächliche Koagulation beseitigt die Schmerzen* und *bedingt einen Reiz zur Vernarbung* und Bindegewebsschrumpfung, so daß oft bereits nach einmaliger Anwendung Abheilung nach 2—3 Wochen erfolgt (vgl. auch ZWEIG, DELHERM, SAVIGNAC).

Elektrodesikkation ist in ähnlicher Weise bei manchen anderen Gelegenheiten *zur Anregung der Vernarbungsvorgänge* von Vorteil, so besonders bei *Unterschenkelgeschwüren, Narbengeschwüren* und *trophischen Geschwüren.* Durch Elektrodesikkation kann hier nicht geschadet werden; andererseits führt sie bei hartnäckigen Geschwüren öfter zur Vernarbung, so daß dieser Versuch jedenfalls gerechtfertigt erscheint.

3. Fisteln, Retentionszysten, parasitäre Zysten.

Das elektrochirurgische Vorgehen bei *entzündlichen Fistelbildungen* wurde bereits besprochen. Von KLIKA sowie von WEIJTLANDT wird *nach Entfernung einer tuberkulösen Niere* die *elektrochirurgische Verödung* des *Harnleiterstumpfes empfohlen.* Man führt in den Ureterstumpf, der in die Nephrektomiewunde eingenäht ist, eine sondenförmige Elektrode bis zur Blase ein und koaguliert mit *schwachem* Strom, während die Sonde zurückgezogen wird. Wenn geringe Stromstärke verwandt wird, damit eben nur die Spitze der Elektrode Koagulation hervorruft, wird lediglich die Innenwand des Ureters zerstört, so daß keine Perforation zu befürchten wäre. Es bleibt ferner zu erwähnen, daß die starke Narbenschrumpfung nach endovesikaler Elektrokoagulation bei kleineren, noch nicht narbig veränderten Blasen-Scheidenfisteln zur Ausheilung führen kann (STOECKEL, HELLMUTH, BITSCHAI). In den von OTTOW (1927) mitgeteilten Heilungen von Blasen-Scheidenfisteln wurde zur Nachbehandlung während 11 Tagen ein Dauerkatheter gelegt. Auch bei dieser Koagulation darf nur mit geringer Stromstärke gearbeitet werden, denn es soll ja nur gewissermaßen eine „Anfrischung" des Fistelrandes hervorgerufen werden. Bei zu ausgedehnter Nekrose ist hingegen nur eine Vergrößerung und keine Vernarbung der Fistel zu erwarten.

HOFER (1928) hat angeborene mediane und laterale Halsfisteln nach vorangehender Sondierung und Erweiterung des Kanals durch wiederholtes Auf- und Abfahren mit einer sondenförmigen Elektrode koaguliert und bei 7 Kranken Abheilung erzielt, *ohne daß* innerhalb eines Jahres ein *Rückfall auftrat.* Er empfiehlt dieses Verfahren, da es weniger eingreifend und kosmetisch günstiger als die gewöhnliche Operation sei.

Voraussetzung für den Dauererfolg ist die *völlige Zerstörung des Epithels des Fistelganges.* Wenn dieser *verzweigt* ist oder *zystische Erweiterungen* trägt, kann infolge *unvollständiger Zerstörung ihres Epithelüberzuges ein Rückfall eintreten,* bzw. nach *äußerlicher Verheilung* der Fistel eine *Retentionszyste* entstehen. Die Frage, ob die völlige anatomische Ausschneidung der Fistel nicht vorzuziehen ist, ist noch offen zu lassen. Hingegen ist bei *Rückfällen nach unvollständiger Operation* der Versuch, durch Elektrokoagulation eine Verödung herbeizuführen, am Platze, da im vernarbten Gewebe anatomische Ausschälung schwierig ist.

Wir haben bei einer anoperierten *präaurikulären Fistel* nach Elektrokoagulation Vernarbung erreicht. Wegen der Nähe des N. facialis ist hierbei außerordentlich vorsichtig vorzugehen und nur ganz oberflächlich zu koagulieren.

Bei *Zysten des Mundbodens* (Ranulae) ist nach Einschnitt und vollständiger Koagulation der Wand Vernarbung zu erzielen (WARD).

Schließlich ist die elektrochirurgische Technik bei Eingriffen wegen *parasitärer Zysten* zu berücksichtigen.

4. Verödung von Epithel und von Endothel.

B. O. PRIBRAM (1929) gebraucht die Elektrokoagulation für die *Ausrottung der Gallenblasenschleimhaut (Mukoklase),* wenn wegen schwerer Entzündungen der Gallenblase ihre subseröse Ausschälung unmöglich ist. Falls die Schleimhaut hypertrophisch ist, entfernt PRIBRAM die entstehende dickere Koagulationsnekrose mit dem scharfen Löffel. Es gelten auch hierbei die üblichen allgemeinen Regeln zur Vermeidung von Nebenschädigungen oder zu ausgedehnter Tiefenwirkung.

Ganz allgemein ist also überall dort, wo Schleimhaut verödet werden soll, mit Vorteil von der Elektrokoagulation Gebrauch zu machen.

v. MIKULICZ-RADECKI versuchte mit Erfolg an Kaninchen die *Tubensterilisierung* durch Elektrokoagulation zu erreichen. Da bei Koagulation des ampullären Teiles der Tube öfter nachfolgende Hydrosalpinx zu beobachten war, sei der Isthmus oder der intramurale Teil des Eileiters am besten für die Vornahem der Elektrokoagulation geeignet. v. MIKULICZ-RADECKI empfiehlt auf Grund der günstigen experimentellen Ergebnisse, die Tubensterilisation auch beim Menschen auszuführen unter Verwendung des Tubenhysteroskops. Falls später wieder Konzeptionsfähigkeit erwünscht sei, so sei nach dem Verfahren von SELLHEIM Ausschaltung des verödeten intramuralen Eileiterteiles und Neueinpflanzung der Tube in den Uterus vorzunehmen.

Von KIRSCHNER wurde erwogen, ob die subkutane Elektrokoagulation (vgl. S. 73) auf einfache Weise eine *Verödung von Varizen* erlaube. Die Elektrokoagulation kann ferner in Verbindung mit den gewohnten Operationen zur Beseitigung von Krampfadern benutzt werden. Von kleinen Hautschnitten zur Unterbindung von Krampfadern aus können beliebig lange Sondenelektroden in die durch Ligatur ausgeschalteten blutleeren Venen eingeführt und unter Stromschluß und Druck von außen auf das Sondenende wieder zurückgeführt werden. Durch die geringe Koagulation, die lediglich an diesem zustande kommt, wird das Endothel zerstört. Beide Verfahren sind aber noch nicht erprobt, und es bleibt besonders festzustellen, ob nach Unterlassung von Unterbindungen bei subkutaner Koagulation das offene Gefäßrohr oberhalb der Stelle der Verkochung nicht zum Ausgangspunkt fortschreitender Thrombosen werden kann (vgl. auch MERDINGER).

VII. Elektrochirurgie bei gutartigen Geschwülsten.

Je nach Art, Lage und Ausdehnung einer *gutartigen Geschwulst* ist bei ihrer operativen Entfernung in mehr oder minder großem Umfange mit Vorteil vom Schmelzschnitt und von der Elektrokoagulation Gebrauch zu machen.

Bei der Ausschneidung eines kleinen *Fibroms*, der Ausschälung eines umschriebenen *Lipoms* und ähnlichen einfachen Eingriffen wegen gutartiger Geschwülste an oder dicht unter der Körperoberfläche wird man in der Regel im elektrochirurgischen Vorgehen kaum einen Vorzug erblicken können. Diese Operationen lassen sich auf dem gewohnten mechanischen Wege mit Messer und Schere ohne nennenswerte Blutung ausführen; sie bedingen weiter auch keinen Operationsschock und führen nur bei unvollständiger Operation zu ungefährlichen Rezidiven.

Wenn diese Geschwülste hingegen *größeren Umfang* angenommen haben, bietet das *elektrochirurgische Verfahren oft Erleichterung der Operation* durch *Blutungstillung,* Möglichkeit, *große Tumoren technisch einwandfrei stückweise zu entfernen, Verminderung der Resorption* usf. Besonders die *rezidivierenden Lipome,* die sich im Bereiche des Zwischenmuskelgewebes ausdehnen, eignen sich aus den erwähnten Gründen für elektrochirurgische Entfernung.

Beispiel: F. G., 73 Jahre. Lipom im Bereich der linken Thoraxhälfte.

Aufnahme: 4. 9. 30.

Vorgeschichte: Der Kranke wurde zuletzt 1923 wegen eines Lipoms in der linken Achselhöhlengegend operiert. Vorher sei er schon sechsmal wegen der gleichen Geschwulst operiert worden. Schon bald nach der letzten Operation habe die Geschwulst wieder langsam zu wachsen begonnen, und seit 1 Jahr sei sie sehr rasch gewachsen. Keine Schmerzen, doch ist der Kranke bei jeder Bewegung durch die Größe der Geschwulst behindert.

Befund: Außer allgemeiner Atherosklerose mittleren Grades kein wesentlicher Organbefund.

Örtlicher Befund: In der linken Achselhöhle bis zur Mammillarlinie und zum Schlüsselbein gegen vorne, bis zum Rippenbogen gegen unten und bis über das Schulterblatt gegen den Rücken zu reicht eine gut *mannskopfgroße, höckrige, weiche Geschwulst,* über die schräg eine Operationsnarbe zieht, in deren Bereich die Geschwulst mit der Haut verwachsen ist. Lediglich *am Schulterblatt ist eine sichere Abgrenzung der Geschwulst nicht möglich.* Sie ist als Ganzes auf dem Brustkorb verschieblich (Abb. 129 und 130).

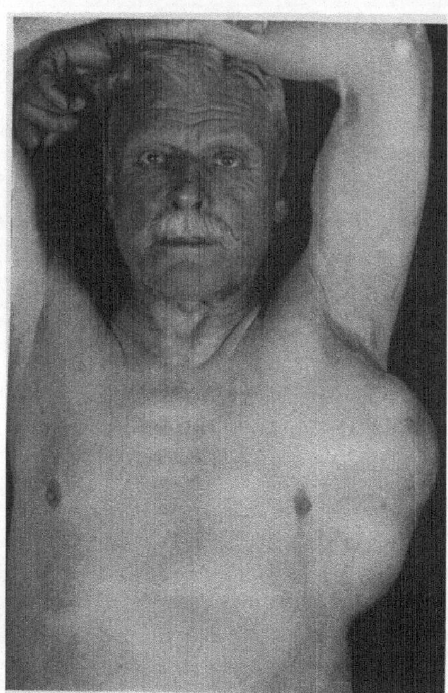

Abb. 129.

Elektrooperation: Unter breiter spindeliger Ausschneidung der alten Narbe wird der Tumor nach allen Seiten hin durch Schmelzschnitt frei präpariert, indem überall ein Teil der Unterhautfettschicht auf der Tumorkapsel belassen wird. Die Geschwulst reicht vorne mit großen Zapfen bis weit unter den großen Brustmuskel, in der Achselhöhle bis zu den großen Gefäßen; in der hinteren Axillarlinie wird schließlich noch ein Hilfsschnitt senkrecht zu dem ersten Schnitte hinzugefügt, um den Geschwulstteil frei präparieren zu können, der sich hier unter das Schulterblatt und unter den M. subscapularis ausdehnt. Ein Teil des Musculus serratus muß geopfert werden, ebenso ein Teil des M. pectoralis major. Daraufhin läßt sich die ganze Geschwulst unversehrt entfernen (Gewicht $3^1/_2$ Pfund).

Die Wunde wird primär geschlossen bis auf kleine Dränage am unteren Schulterblattwinkel.

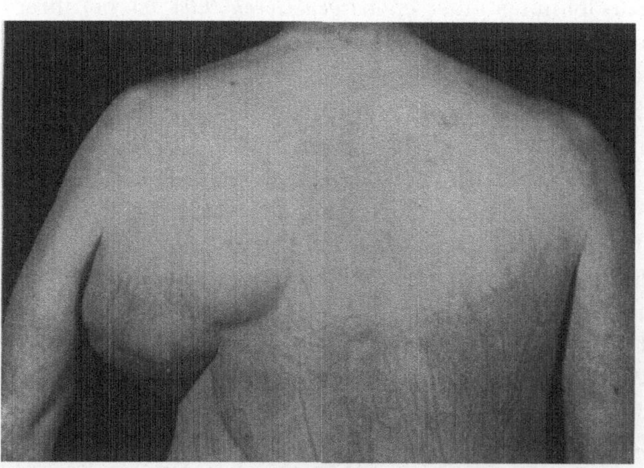

Abb. 130.

Abb. 129 u. 130. Großes rezidiviertes Lipom der linken Brustkorbseite.

Am ersten Tag nach der Operation geringer *Temperaturanstieg auf 37,3, Puls 80; während des übrigen Verlaufes regelrechte Temperatur und Herztätigkeit. Ungestörte Wundheilung.* Entlassung nach 17 Tagen (Abb. 131 und 132).

In *ähnlicher Weise* sind *andere Eingriffe wegen gutartiger Geschwülste elektrochirurgisch durchzuführen,* indem der *Operationsverlauf weitgehend dem schulgemäßen Vorgehen entspricht.*

Die *Elektrochirurgie* wird ferner mit *Vorteil* zur Bekämpfung oder Entfernung *gutartiger Geschwülste* und von *geschwürigen Vorgängen* im *Bereiche der zugänglichen Schleimhäute (Nase, Mund, Rachen, Mastdarm, Harnröhre, Scheide)* benutzt.

Instrumente, die den Zugang in die Tiefe erleichtern, brauchen für diese

Eingriffe *nicht* isoliert zu sein. Wenn man nicht mit *unnötig* hoher Stromstärke und Spannung operiert, ist *jede Verbrennung durch diese Hilfsinstrumente ausgeschlossen.* Trotzdem kann man *vorsichtigerweise* auch Glas- oder Porzellanspekula und isolierte Rektoskope usf. verwenden. *Wichtig ist* — besonders für die Entfernung hochsitzender Rektumpolypen —, *daß unbedingt unter Leitung des Auges operiert wird,* um die Geschwulst ohne Nebenverletzung sicher aus dem Gesunden zu beseitigen.

Schleimhautpolypen werden in einfacher Weise durch Bandschlingen oder auch mit dem Schmelzmesser mitsamt ihrem Stiel ohne Blutung aus der gesunden Schleimhaut entfernt (vgl. Abb. 82): nur bei *größeren Polypen* mit entsprechender

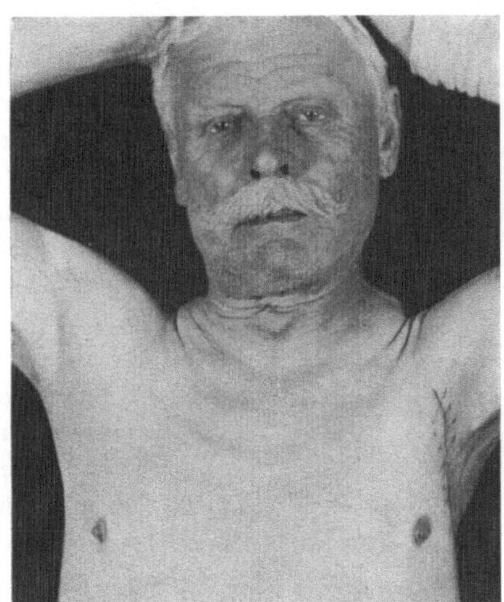

Abb. 131.

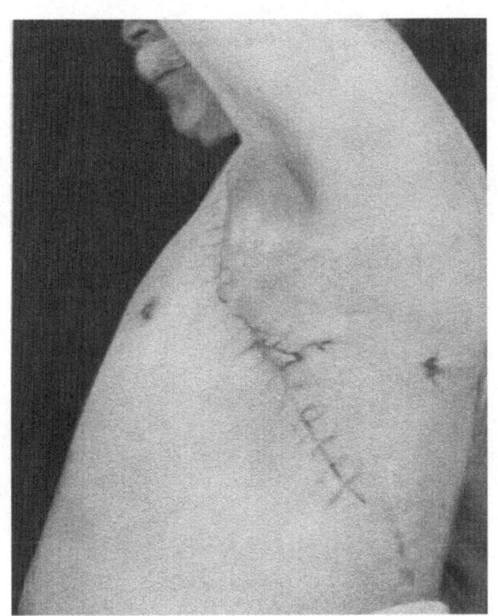

Abb. 132.

Abb. 131 u. 132. Derselbe Kranke. Zustand 2 Monate nach Elektrooperation.

Gefäßversorgung empfiehlt es sich, in die entstandene Lücke *Umstechungen* zu legen. Sie heilt ohne jede Komplikation und ohne Beschwerden für den Kranken in 10—21 Tagen völlig und meist ohne sichtbare Narbe ab, wenn man nur eine *oberflächliche Koagulationsschicht zurückgelassen* hat. Falls eine Arterie aus dem Wundbette blutet, ist sie durch Umstechung, nur ausnahmsweise und nur vom Geübten durch Koagulation zu versorgen. Wenn man diese *Regeln streng befolgt,* ist jede „*Spätschädigung*" in Gestalt *zu ausgedehnter Nekrosen* (Perforationen) oder *Nachblutung* zu vermeiden.

Zur Beseitigung von *Keloiden* ist von A. Hoffmann u. a. Ausschneidung durch *Schmelzschnitt* und sofortige *Nachbestrahlung* mit *Radium* empfohlen worden. Von anderen Autoren werden die Keloide mittels *Desikkation* zerstört.

Eigene Erfahrungen haben uns gezeigt, daß der Schmelzschnitt nach Vernarbung schon *normalerweise* öfter als der Messerschnitt zu keloidartig derber und etwas erhabener Narbe führt, die allerdings nach Ausschneidung nicht, wie das echte Keloid, wiederkehrt. Bei *elektrischer Exzision von Keloiden* mit und ohne nachfolgende Naht mit sofortiger Nachbestrahlung (Radium oder Röntgenstrahlen) haben wir *leider keine günstigen Erfahrungen gemacht.*

Gelegentlich gelingt es, nach *oberflächlicher Koagulation* oder nach *Desikkation* ein *Keloid zu beseitigen;* aber es ist nicht die Regel. Falls eine allgemeine oder örtliche Disposition zur Keloidbildung besteht, wird man sie also auch elektrochirurgisch durchaus nicht mit Sicherheit bekämpfen können.

Wenn man die *histologischen Veränderungen* bei der Heilung nach Elektrokoagulation, Desikkation oder Schmelzschnitt berücksichtigt, so sind diese Fehlschläge verständlich. Besonders Elektrokoagulation führt ja zu einer ausgesprochenen bindegewebigen Reaktion, in geringerem Maße Elektrodesikkation und Schmelzschnitt. Falls nun krankhafte Neigung zur Keloidbildung besteht, so werden auf diese Weise gewissermaßen noch Zellen für die Umwandlung zum Keloid bereitgestellt, die sonst großenteils wieder verschwinden würden. Wenn auch die elektrochirurgischen Vorgänge in der Haut nur bedingt mit Verbrennungen dritten Grades verglichen werden können, so kommt die *Neigung zur keloidartigen Verdickung* der Narben doch sowohl bei Schmelzschnittwunden wie nach Elektrokoagulation vor, nur, *daß sie sich meist wieder weitgehend zurückbildet.* Wegen der ausgesprochenen bindegewebigen Reaktion auf Koagulation ist die Exstirpation von *Amputationsneuromen* durch koagulationsreichen Schmelzschnitt angezeigt. Die derbe bindegewebige Narbe verhindert das Auswachsen von Nervenfasern (Abb. 133 u. 134).

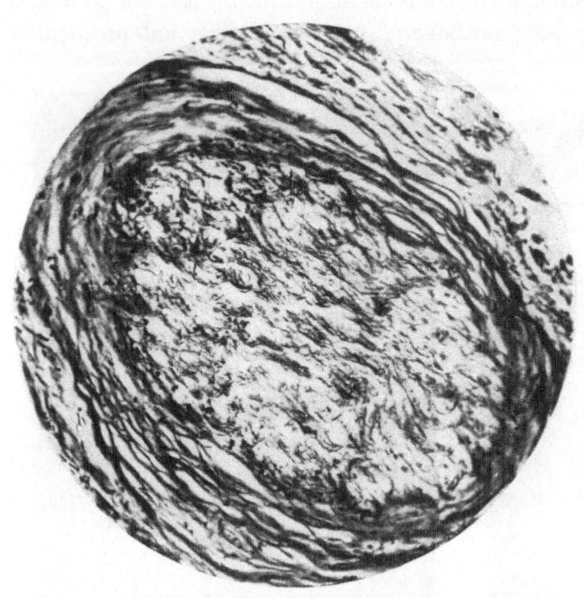

Abb. 133. Nervenfaserbündel aus dem N. ischiadicus 3 Monate nach Elektrokoagulation, Wucherung der bindegewebigen Anteile und Zerstörung der Nervenfasern. Vergr. 116fach.

Die operative Beseitigung der verschiedenen Formen von *Angiomen* nehmen wir heute meist *elektrochirurgisch* vor; wir fordern, wie bisher, *möglichst frühzeitige Operation.*

Das *Haemangioma simplex* kann, falls es *nur* die Haut befallen hat, durch *Elektrodesikkation* zur Abheilung mit *kosmetisch günstiger Narbenbildung* gebracht werden.

Falls der Blutschwamm *auch in das Unterhautgewebe* reicht, führt man über der erkrankten Stelle einen *kleinen koagulationsreichen Schmelzschnitt* aus, *verkocht* und *entfernt dann das erkrankte Gewebe schrittweise.* Da die unversehrte normale Haut durch ihren histologischen Aufbau einen größeren elektrischen Widerstand hat als das Unterhautgewebe, ist es besser, nicht gleich mit der Koagulation durch Aufsetzen der Elektrode von außen her zu beginnen, da sie sonst ungleichmäßig abläuft. Hämangiomgewebe in der Haut würde koagulieren, dicht unter normaler Haut aber nicht, da es schon vorher zur isolierenden Brandschorfbildung in dieser käme. Beim nachfolgenden Einschnitte würde Blutung auftreten.

Oft wird man *Hämangiomgewebe in der Haut* durch *unmittelbare Elektrokoagulation zerstören* und dann von hier aus durch Hinzufügen eines *scharfen* Schnittes durch die *gesunde Haut* das *subkutane Hämangiom,* falls es abgekapselt ist, freilegen, Arterien und Venen im Gesunden doppelt unterbinden und durchtrennen, dann das Geschwulstgewebe *schichtweise koagulieren* und entfernen. Wenn größere Abschnitte der Haut selbst befallen sind, wird man von vornherein durch schichtweise Koagulation in die Tiefe vordringen.

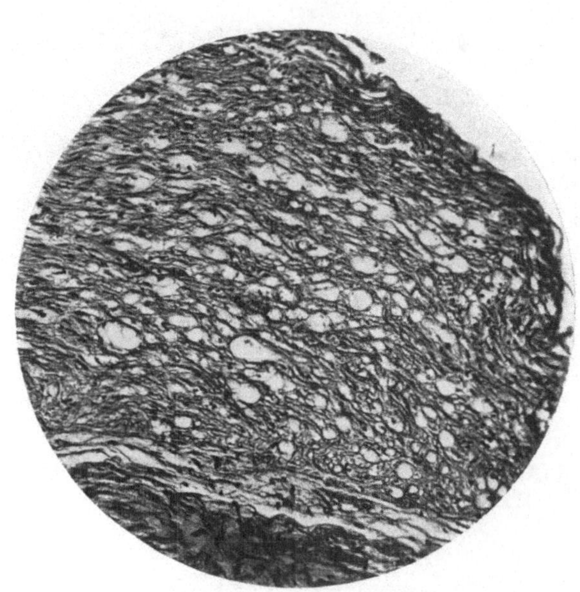

Abb. 134. Längsschnitt durch ein Nervenfaserbündel aus dem N. ischiadicus im Bereich der 3 Monate alten Elektrokoagulationsnarbe. Wabige Veränderungen und Bindegewebswucherung. Vergr. 116fach.

Im allgemeinen empfiehlt es sich, die *Lücken lediglich durch subkutane Lagenähte* zu schließen oder zu verkleinern, da auf diese Weise die *besten Narben* entstehen. Große Defekte erfordern Deckung durch Epidermis, Hautlappen oder Plastik. Je nach Lage der Lücke wird man den Defektersatz sofort oder erst nach Vernarbung anschließen. Im allgemeinen lassen wir auch nach Hämangiomoperationen, wie bei den Eingriffen wegen bösartiger Geschwülste, die Lücke zunächst vernarben; denn auch bei *größeren Defekten* ist wegen der *Feinheit und der starken Verkleinerung der entstehenden Narbe oft* eine *plastische Nachoperation nicht nötig.*

Bei *subkutaner Ausbreitung des Hämangioms* kann man nach kleinem Einschnitt durch die Haut mit kleinen Elektroden das Gewebe unter der gesunden Haut koagulieren, ohne sie zu schädigen. Oft ist es ratsam, wie bei dem *Haemangioma cavernosum,* in der Weise vorzugehen, daß man mit Zeige-, Mittelfinger und Daumen der linken Hand, wenn möglich, einen Teil des Tumors fest faßt oder durch einen Assistenten die *Umgebung komprimieren* läßt und dann einige Kubikzentimeter Ringer-Lösung oder Vivokoll in diesen Abschnitt einspritzt. Auf diese Weise wird der *Gewebsdruck örtlich erhöht* und durch die *Anhäufung von Flüssigkeit* werden *gleichmäßigere elektrische Widerstandsverhältnisse* geschaffen. Nachdem man nun, ohne die Kompression aufzugeben, eine kleine koagulationsreiche Inzision durch die Haut ausgeführt hat, koaguliert man von hier aus den infiltrierten Abschnitt *langsam* mit *geringer* Stromstärke schichtweise, wobei man zu berücksichtigen hat, daß *sowohl Blut wie Ringer-Lösung den Strom gut leiten,* so daß mit der *stärksten Tiefenwirkung* zu rechnen ist, aber auch eine *gleichmäßige Verkochung* zustande kommt. Wenn das Hämangiomgewebe *dicht über Knochen* gelagert ist, hat man sich davor zu hüten, Periost oder Knochen selbst zu stark zu erhitzen, um Sequesterbildung zu vermeiden. Das koagulierte Gewebe wird nun mit der Bandschlinge oder dem Schmelzmesser entfernt, *ohne daß dabei nichtverkochte Hohlräume eröffnet werden. Sichtbare größere Gefäße* — Arterien und Venen — werden am besten *peripherwärts umstochen*, gegen die Geschwulst zu mit Klemmen gefaßt und dann erst koaguliert (vgl. Blutstillung).

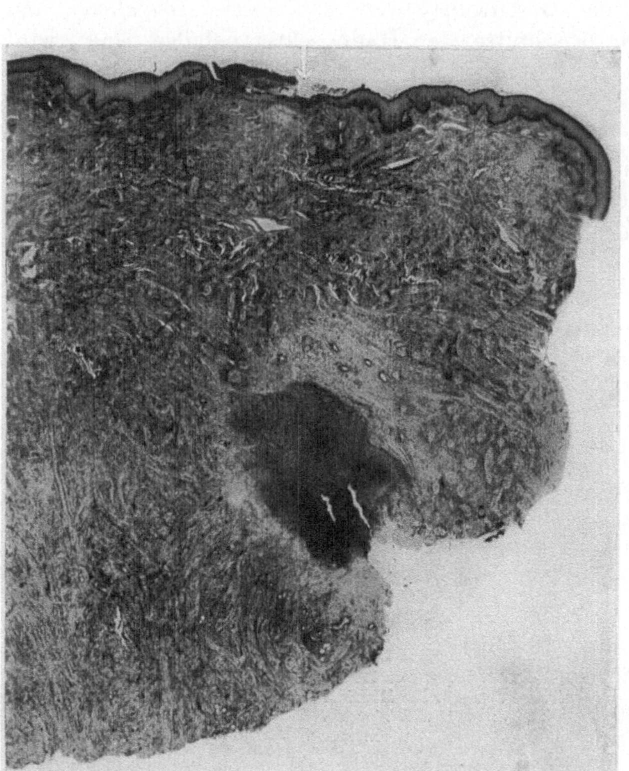

Abb. 135. Kavernom der Oberlippe, 4 Wochen nach Elektrokoagulation. Einstichstelle der Nadelelektrode an der unversehrten Haut; in der Tiefe entsprechend der Nadelspitze Koagulationshof (Nekrose) mit Reaktionszone. Vergr. 7 fach.

Unter *Befolgung dieser Regeln* lassen sich *selbst große Kavernome schrittweise mit geringster Blutung entfernen*. Bei *sehr ausgedehntem Haemangioma cavernosum* kann man durch *mehrzeitiges elektrochirurgisches Vorgehen* die *Geschwulst noch radikal entfernen*, wenn auch *vorangehende „blutige" Operationen abgebrochen* werden mußten oder *vergeblich* und *unvollständig* waren. Nach *subkutaner Koagulation* von Hämangiomgewebe ohne Entfernung finden sich *histologisch* zunächst neben koaguliertem Gewebe Blutungen und schon nach wenigen Tagen eine zunehmende leukozytäre Infiltration und Bindegewebswucherung. Die primären Hitzeveränderungen im Gewebe bleiben auch hier längere Zeit erhalten, so daß man nach 4 Wochen noch Hitzewaben und -spalten, koagulierte Zellmassen und hitzefixierte Zellen findet (Abb. 135 u. 136).

Alkoholeinspritzungen verbieten sich wegen der Explosions-, bzw. Brandgefahr; man hat sie beim elektrochirurgischen Vorgehen auch nicht nötig.

Bei *ausschließlicher Ausdehnung* von *Hämangiomen unter der Haut* kann man auch gelegentlich *ohne jeden Hautschnitt* von der *subkutanen Elektrokoagulation* Gebrauch machen.

Hierzu verwendet man bis auf das Spitzenende isolierte Nadeln (Bordier) oder ebenso isolierte Kanülen (Kirschner). Wenn man sich aber an die Regel hält, mit geringer Stromstärke zu koagulieren, so findet auch bei eingestochenen, nicht isolierten Nadeln nur eine Koagulationswirkung in nächster Umgebung der Spitze statt. In der geschilderten Weise geht man zum Beispiel bei *subkutanen Hämangiomen der Lider* vor, wobei es notwendig ist, unter das Lid einen *Isolierspatel* einzuführen. Die Bewegung der Nadelspitze unter der Haut wird durch den *tastenden Zeigefinger* der linken Hand verfolgt. Wenn man für diesen Eingriff *keinen Handschuh* an der linken Hand trägt, *fühlt die Zeigefingerkuppe eine Weile nach Stromschluß deutliche Erwärmung* der *äußeren Haut*. In diesem Augenblicke wird der Strom unterbrochen und die Nadelspitze weitergeführt. *Bei dieser vorsichtigen Technik ist eine Schädigung der Haut* oder der *Bindehaut*

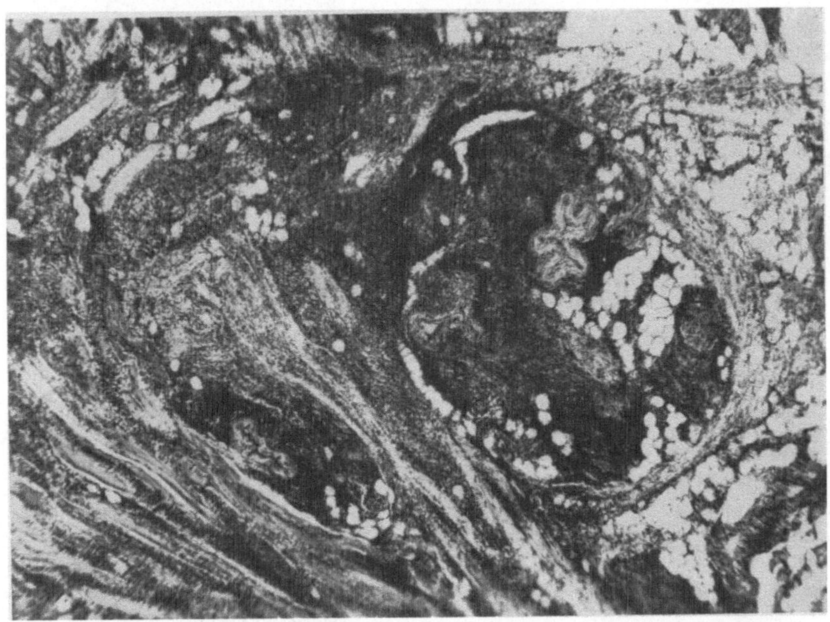

Abb. 136. Kavernom der Oberlippe, 4 Wochen nach Elektrokoagulation. Rundzelleninfiltration in Nekrosen; bindegewebige Verödung kavernöser Hohlräume; Hitzewaben. Schollige Degeneration von Muskelfaserbündeln. Vergr. 40fach.

zu vermeiden. Nach Versorgung des Lidspaltes mit Augensalbe wird mit Borwasser verbunden.

Kavernome verschiedenster Lokalisation lassen sich mit der beschriebenen Technik entfernen, so Kavernome im Bereiche des *Oberkiefers* und der *Schädelbasis* (KÜMMEL und ROCKEMER), *Leberkavernome* (SIEBNER), *Kavernome des Gehirns* (HEYMANN), der *Niere* (MACKEY) usf. Auch für *Kavernome* der *Schleimhaut* und der *Zunge* ist die *sachgemäße Anwendung der Elektrochirurgie heute als bestes Verfahren anzusehen*.

NAGELSCHMIDT (1926) hat ein *ausgedehntes Zungenkavernom*, bei dem die Operation abgelehnt worden war, mit Erfolg durch Elektrokoagulation beseitigt.

LEXER (1929) hat ein *Kavernom der Zunge* von *außergewöhnlicher (inoperabler) Ausdehnung* nach Elektrokoagulation durch spindelförmige Ausschneidung an der linken Zungenseite mittels Schmelzschnittes beseitigt. Blutende Gefäße wurden umstochen und die Wunde durch einige Katgutnähte geschlossen. Innerhalb von 20 Tagen nahm unter Mundpflege und flüssiger Ernährung bei fieberfreiem Verlauf die Schwellung der Zunge stark ab, und die Abstoßung der Koagulationsnekrosen war in dieser Zeit ohne Nachblutung erfolgt. Die kavernöse Vergrößerung der Unterlippe war ebenfalls zurückgegangen. 10 Monate später zeigt sich die Kranke wieder. Jetzt wurde das Kavernom der Unterlippe von 3 Stellen aus durch eingestochene Nadeln bis zur Schleimhaut koaguliert. Innerhalb von 14 Tagen stießen sich Koagulationsnekrosen im Bereiche der Lippenschleimhaut ab ohne Nachblutung,

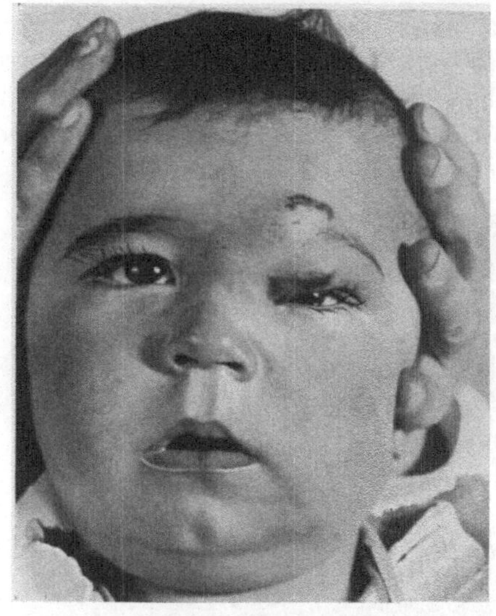

Abb. 137.

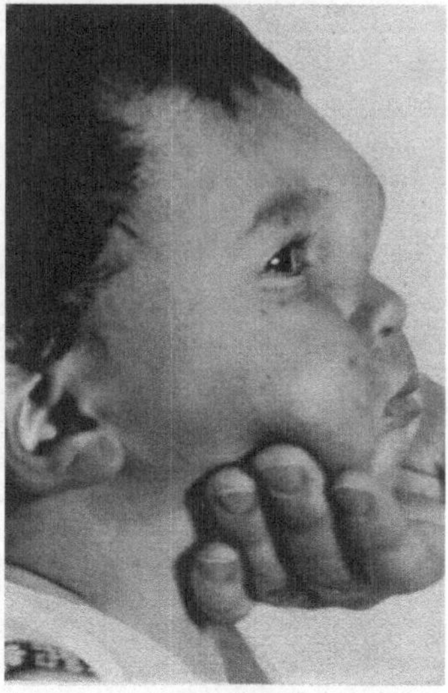

Abb. 138.

Abb. 137 u. 138. Großes kavernöses Hämangiom der linken Stirn-, Nasen-, Wangen- und Oberlidgegend. Zweimalige „blutige" Operation mußte unterbrochen werden. Nach einigen Alkoholeinspritzungen Durchbruch von Nekrosen durch die Haut. Elektrooperation.

so daß die Kranke in Nachbehandlung des Hausarztes entlassen werden konnte. Später ist die vernarbte Unterlippe plastisch zu ersetzen. Die Zunge erwies sich bei der Nachuntersuchung als *wesentlich geschrumpft.* Einzelne Kavernomreste sollen später durch Koagulation beseitigt werden.

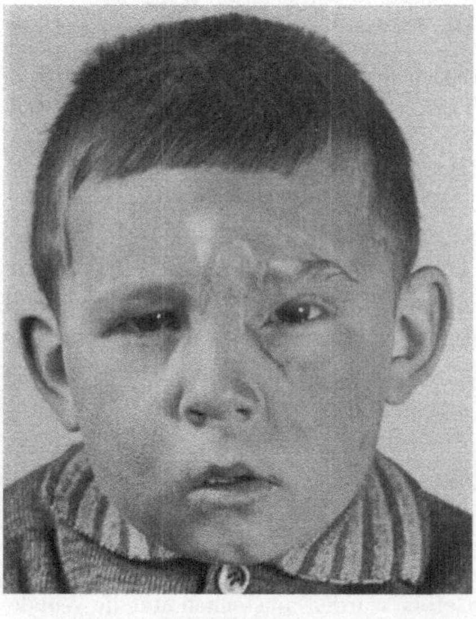

Abb. 139.
Derselbe Kranke. Zustand nach 14 Monaten.

Vgl. auch Bauer, Berven, Böhmer, Heymann, C. A. Hoffmann, Hutter, Johansson, Keysser, Klauder, Kümmel und Rockemer, Laewen, Langer und Schiftan, Lexer, Nagelschmidt, Torrigiani, Ward.

Beispiele:

1. G. S., 1 Jahr alt. *Hämangiom* des linken *Oberlides,* der *Stirngegend,* der linken *Nasen-* und *Wangengegend.*

Seit Geburt sei das linke Oberlid verdickt gewesen, und bald habe die Schwellung auf die linke Stirngegend und linke Nasengegend übergegriffen. Aus diesem Grunde bringen die Eltern das Kind in die Klinik.

Allgemeinbefund: o. B.

Örtlicher Befund: s. Abb. 137 u. 138. In der linken Stirngegend, am linken Oberlid sind verschiedene violett gefärbte Hautabschnitte zu sehen. Die Haut der linken Stirngegend und des linken Oberlides, sowie der linken Nasen- und Wangengegend ist vorgewölbt und fühlt sich weich an. Die Vorwölbung ist ausdrückbar und pulsiert nicht. *Zweimalige „blutige"*

Operation mußte abgebrochen werden. Das Kind erhielt daraufhin Alkoholinjektionen in das kavernöse Hämangiom der Stirn, worauf eine geringe Verkleinerung der Geschwulst erfolgte, aber gleichzeitig kleine Hautnekrosen auftraten. Ein halbes Jahr später, nach zunehmendem Wachstume des Hämangioms, *Elektrooperation: Verkochung des Kavernoms* durch *eingestochene Nadelelektrode* nach *vorheriger Infiltration* mit *Ringerlösung* und *unter Kompression.* Im Bereiche des verkochten Abschnittes wird durch *Schmelzschnitt* eingegangen und nun *unter* der gesunden Haut das ganze Kavernomgewebe der Stirngegend entfernt; ebenso *unter der Haut des Oberlids nach Einführung eines isolierenden Löffels* zwischen Bindehaut und Augapfel. In einer zweiten Sitzung wird von koagulationsreichem Schmelzschnitt aus, der von der Glabella, entsprechend der Nasenaugenfalte, hinunterzieht, das Kavernom in der Nasen- und Wangengegend verkocht und ausgeräumt unter Umstechung der zuführenden Gefäße. Lagenähte. *Glatter Heilverlauf in 6 Wochen* (Abb. 139).

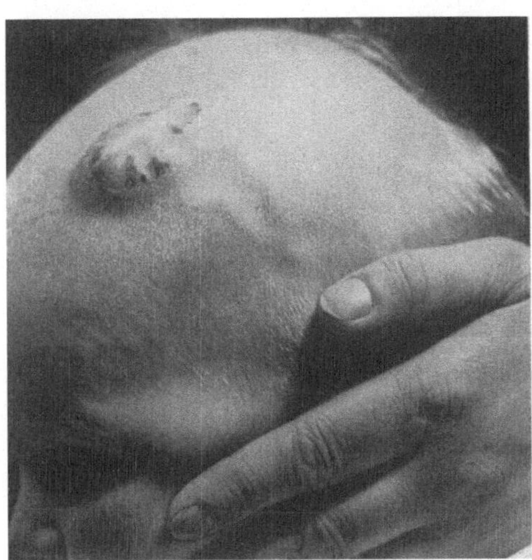

Abb. 140.

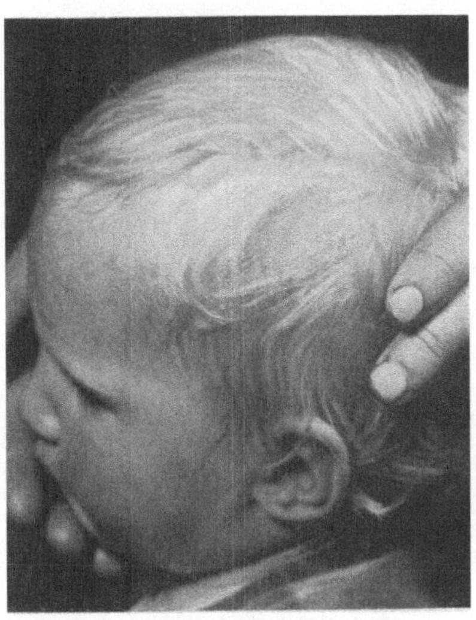

Abb. 141.

Abb. 140. Kavernöses Hämangiom der Schädelhaut bei 2jährigem Kind. Elektrokoagulation bei gleichzeitiger Vivokollunterspritzung und Kompression. Umstechungen der erweiterten Gefäße der Umgebung, Lagenähte.

Abb. 141. Derselbe Kranke. Narbenbildung nach $^{3}/_{4}$ Jahr.

2. M. B., 2 Jahre alt. Hämangiom im Bereiche der Kopfhaut.

Das Kind kam mit einer *Blutgefäßgeschwulst am Kopfe* zur Welt, welche sich langsam vergrößerte. Im Alter von $^{1}/_{4}$ Jahr sei versucht worden, durch Ätzung mit Höllenstein die Geschwulst zu beseitigen. Jetzt wird das Kind durch die Dermatologische Klinik zur Operation überwiesen.

Allgemeinbefund: o. B.

Örtlicher Befund: s. Abb. 140.

Behandlung: *Elektrooperation* in oberflächlicher Narkose: Die etwa *walnußgroße Geschwulst, zu der stark erweiterte Gefäße aus der Ohrgegend ziehen,* wird durch *Einstechen* der *Nadelelektrode an verschiedenen Stellen langsam* unter *gleichzeitiger Kompression koaguliert.* Die größeren zuführenden Gefäße werden zunächst gefaßt, peripherwärts umstochen und gegen die Geschwulst ebenfalls verkocht. Daraufhin wird das Hämangiom *spindelförmig durch Schmelzschnitt umschnitten* und *ohne Blutung* entfernt, nachdem die koagulierten zuführenden Gefäße umstochen wurden. Jodoformgaze, Lagenähte der Haut.

Glatter Heilverlauf in 3 Wochen (Abb. 141).

3. A. B., 23 Jahre alt. *Haemangioma cavernosum* der Unterlippe links, der Haut und der Schleimhaut der linken Wange.

Vor 4 Jahren bemerkte die Kranke zum erstenmal eine bläuliche kleine Geschwulst am linken Mundwinkel. Sie wurde vor 3 Jahren operativ entfernt, sei jedoch bald wieder gewachsen und immer größer geworden.

Allgemeinbefund: o. B.

Örtlicher Befund: s. Abb. 142 u. 143. Es handelt sich um ein *kavernöses Hämangiom,* das den *ganzen vorderen Teil der Wange von Haut bis Schleimhaut durchsetzt* und ebenso das linke Drittel der *Unterlippe.*

Elektrooperation in Avertinnarkose. Schichtweise Elektrokoagulation und Abtragen des verkochten Gewebes durch Schmelzschnitt. Das Kavernom geht außerordentlich weit in die Tiefe bis hinter den Unterkieferwinkel. Trotzdem gelingt es, ohne wesentliche Blutung die Geschwulst anscheinend völlig zu entfernen. *Lagenähte. Glatter Heilverlauf.* Nach 3 Wochen wird die Kranke zunächst entlassen (Abb. 144).

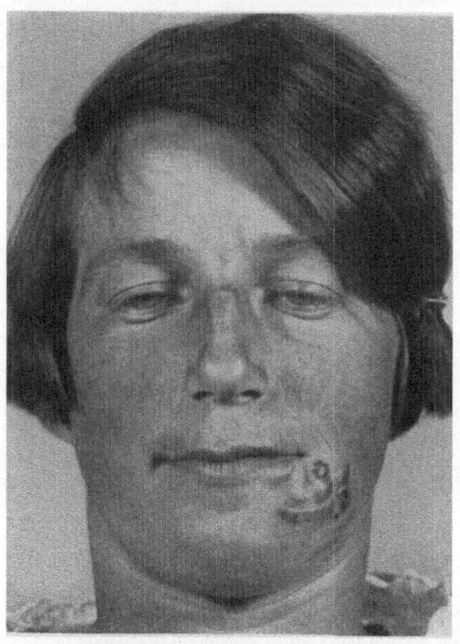

Abb. 142.

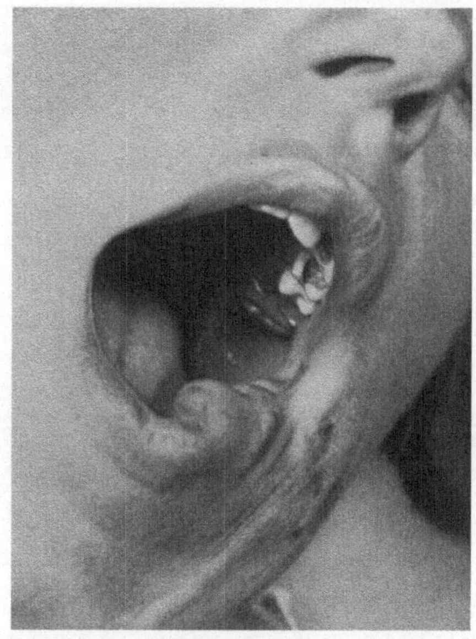

Abb. 143.

Abb. 142 u. 143. Rezidiv eines Kavernoms der linken Wangen- und Unterlippengegend. Schichtweise Elektrokoagulation, Umstechungen, Lagenähte.

1 Monat später Wiederaufnahme zum *plastischen Ersatze* des Defektes. Nach Ausschneiden der alten Narbe wird ein gestielter Hautlappen vom linken Oberarm in die Lücke am Kinn eingenäht.

10 Tage später Stieldurchtrennung; völliges Einnähen des Lappens in die nach Narbenausschneidung entstandene Lücke.

1 Monat später Narbenverbesserung, *Ersatz des Lippenrotes* durch gestielten Lappen aus der Wangenschleimhaut (Abb. 145).

4. M. H., 16 Jahre alt. Haemangioma cavernosum der Nase, der Oberlippe und der Stirn.

Mit 7 Jahren wurde die Kranke wegen immer wiederkehrenden Nasenblutens und starker Blässe von der Mutter in die Klinik gebracht. Seit Geburt seien Oberlippe und Nase verunstaltet. Damals (Januar 1921) wurde eine schwammige Verdickung und Rötung des mittleren Teiles der Stirn, der Nase und Oberlippe festgestellt; die Schwellung war ausdrückbar, kehrte aber sofort wieder. Pulsation der Oberlippe. Kauterisation der Nasenschleimhaut und Stichelung der Stirngegend mit dem Thermokauter. In der Folge wurde bis 1922 wiederholt Kauterisation vorgenommen und die Arteria carotis externa an rechter Halsseite unterbunden. 1925, also vor 5 Jahren, angeblich ausgiebige Gewebsentfernung aus der Oberlippe.

2 Monate vor der Klinikaufnahme (5. November 1930) entstand, angeblich nach einer Zahnentfernung in örtlicher Anästhesie, ein Geschwür an der Oberlippe, das mit Salben-

verbänden behandelt wurde. Die *Schwellung der Oberlippe nahm ständig zu*, und es trat aus dem Geschwür gelegentlich stärkere Blutung auf.

Allgemeinbefund bis auf starke Blässe und hochgradige Anämie (3 500 000 rote Blutkörperchen, 50% Hb) o. B.

Örtlicher Befund: s. Abbildung 146 u. 147. Die ganze Nase und die Haut der Nasenwurzel, der mittleren Stirngegend und der Oberlippe sind blaurötlich verfärbt, erscheinen verdickt und zeigen vermehrte Gefäßzeichnung. Im Bereiche des oberen Teiles der Nasenhaut und des mittleren Abschnittes der Stirnhaut sind in kurzen Zwischenräumen unregelmäßige, verschieden tiefe, stecknadelkopfgroße, narbige Einziehungen zu sehen. Auf der stark vorgewulsteten Oberlippe findet sich eine derbstrahlige, quer verlaufende Narbe, die nur wenig verschieblich ist. Die ganze Oberlippe einschließlich des Lippenrotes und des unteren Abschnittes der Lippenschleimhaut ist ebenfalls blaurötlich verfärbt und seitlich bis über die Nasenlippenfalte hinaus geschwollen. Bei Betastung fühlen sich die veränderten Abschnitte schwammig an; das Gewebe ist ausdrückbar, erscheint dann blutleer, füllt sich jedoch sofort wieder bei Nachlassen des Druckes. Auf der Höhe der Anschwellung der Oberlippe auf der rechten Seite, vorwiegend im Bereiche des Lippenrotes, eine geschwürige, leicht blutende, derb infiltrierte Hautstelle. Auf der rechten Halsseite schräg verlaufende, glatte Operationsnarbe entlang dem Kopfnicker. Auf der linken Wangenseite über dem Unterkiefer, entsprechend der Lage der Arteria maxillaris externa, kleine, ebenfalls reizlose, alte Operationsnarbe (Unterbindung der Arterien 1922).

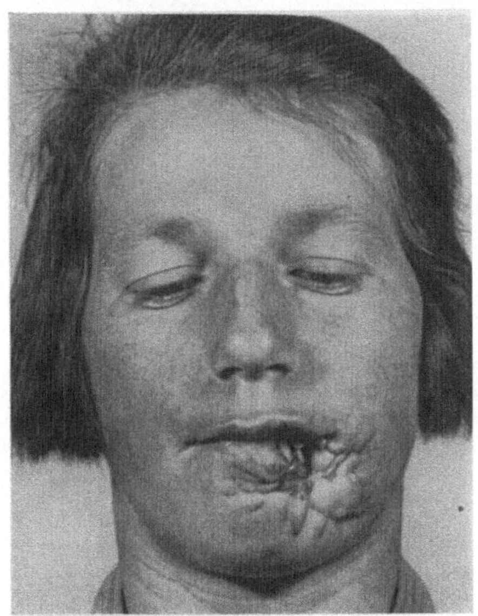

Abb. 144. Dieselbe Kranke. Vernarbung. Zustand 2 Monate nach der Elektrokoagulation. Ausschneiden der Narbe.

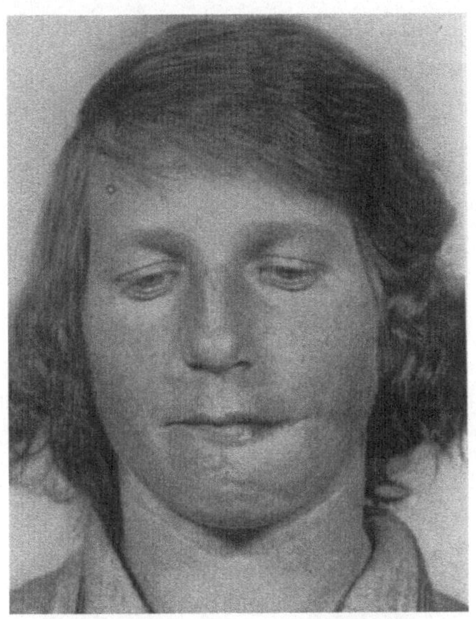

Abb. 145. Dieselbe Kranke. Hautplastik aus der Haut des linken Oberarms; Lippenplastik aus der Schleimhaut der Innenseite der Oberlippe.

Diagnose: *Ausgedehntes, kavernöses Hämangiom (rezidivierend), an Nase und Oberlippe und mittlerer Stirn,* mit *Geschwürsbildung an der Oberlippe. Zustand nach mehrfachen Kauterisationen, Stichelung, Unterbindung der rechten Arteria carotis externa und der linken Arteria maxillaris externa* (s. Abb. 146 u. 147).

11. 11. 30. *1. Operation in Chloroformnarkose.* Nach *Erzeugung von Blutleere* in der Oberlippe durch Gallenblasenfaßzangen werden diese Abschnitte verkocht und schichtweise abgetragen. Es gelingt so, *ohne nennenswerte Blutung einen großen Teil der von der Geschwulst durchsetzten Oberlippe zu entfernen.* Der stehengebliebene schmale Rand der Oberlippe wird in der Unterhautschicht verkocht, besonders die Geschwulststellen nasenwärts. Dicht gelegte Katgutknopfnähte zwischen Haut und Oberlippenschleimhaut. Salbenverband.

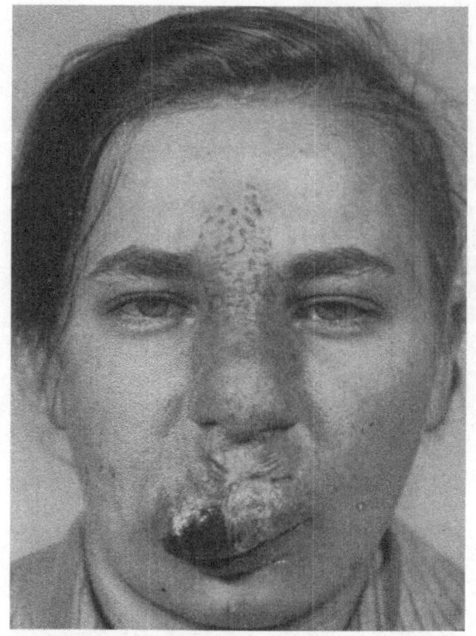

Abb. 146.

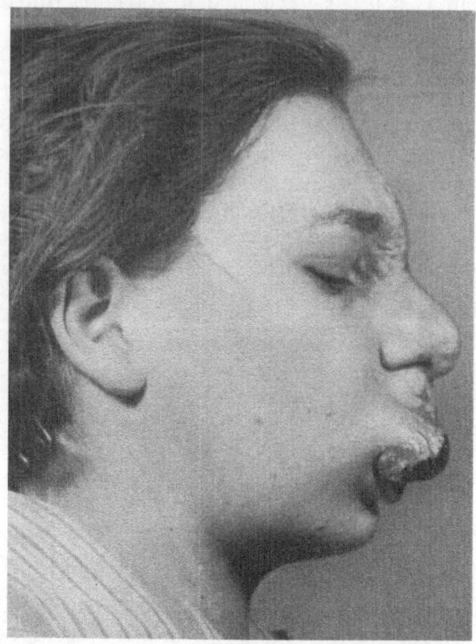

Abb. 147.

Abb. 146. Ausgedehntes Kavernom der Stirn, der Nase und der Oberlippe. Mehrfach operiert, mit Magnesiumpfeilen gespickt, bestrahlt usf.

Abb. 147. Dieselbe Kranke von der Seite.

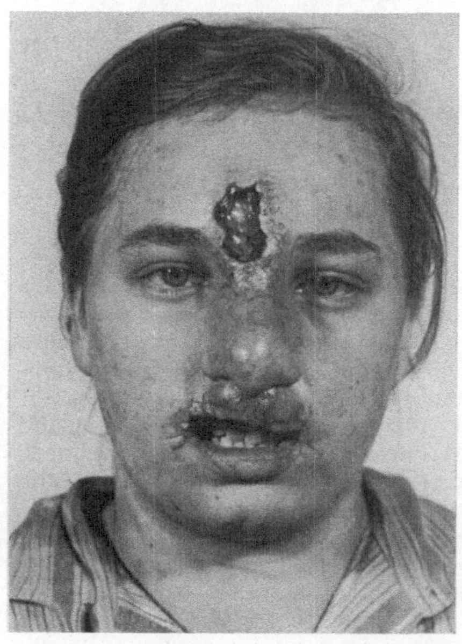

Abb. 148.

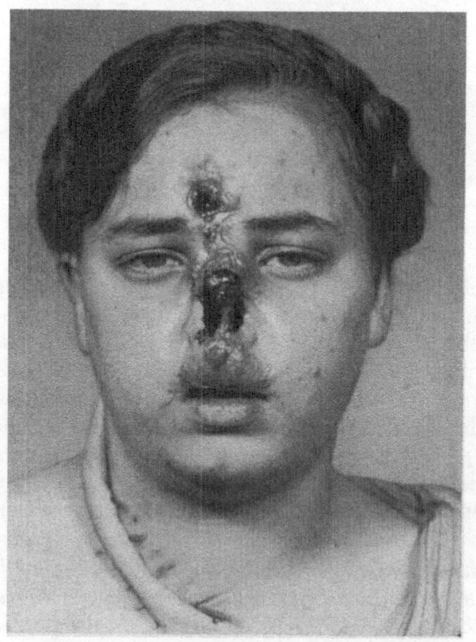

Abb. 149.

Abb. 148. Dieselbe Kranke nach mehrfacher schichtweiser Elektrokoagulation eines Teiles der Lippe und des Kavernoms der Stirn.

Abb. 149. Dieselbe Kranke. Weitere Zerstörung der Oberlippe durch subkutane Koagulation mit der Nadelelektrode. Schichtweise Koagulation und Entfernung der Nase bis auf das Nasenbein und die Ansätze der Nasenflügel. Anlegen eines Henkellappens an rechter Halsseite.

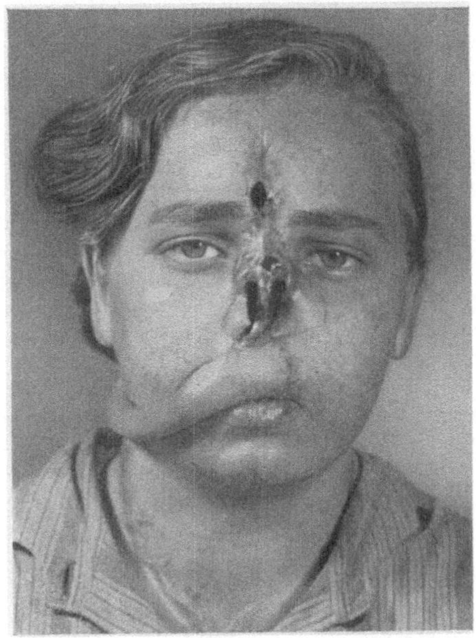

Abb. 150.

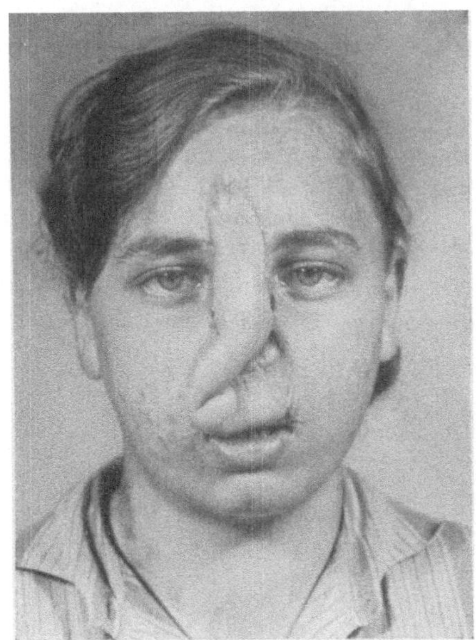

Abb. 151.

Abb. 150. Dieselbe Kranke. Einheilung des Henkellappens nach völliger Entfernung der Oberlippe mit Ausnahme der Schleimhaut.

Abb. 151. Dieselbe Kranke. Abtrennung des Henkels an seinem Ursprung hinter dem Ohr, Entfaltung, Einnähen in den Stirndefekt und als Nasenrücken.

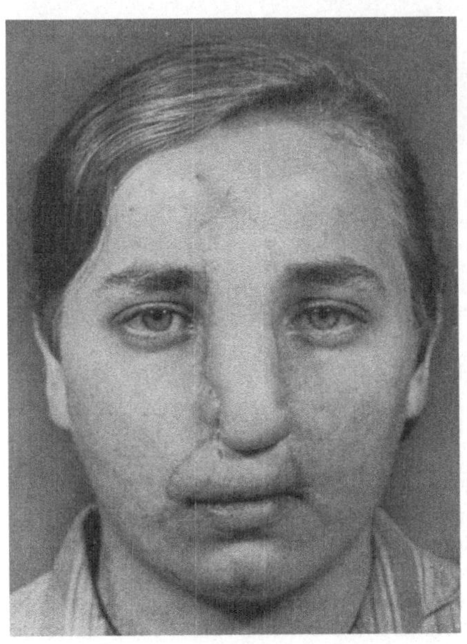

Abb. 152.

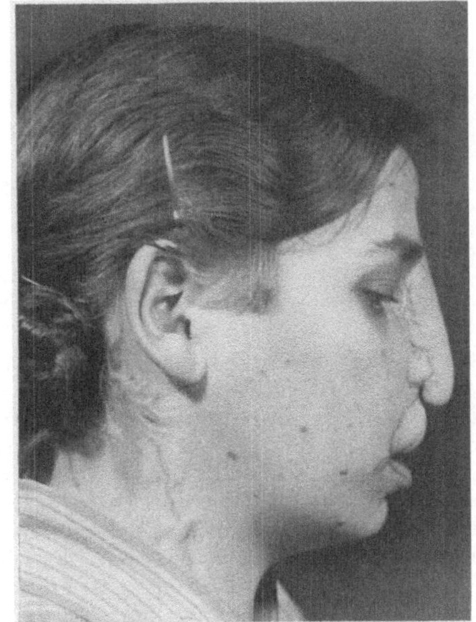

Abb. 153.

Abb. 152. Dieselbe Kranke. Durchtrennung des Henkels am rechten Mundwinkel, Einnähen als Oberlippe, Doppelung des Nasenabschnittes des Lappens für die spätere Bildung von Septum der Nase und Nasenflügeln.

Abb. 153. Dieselbe Kranke. Von der Seite. Narbe der Lappenentnahmestelle.

Der Eingriff wurde gut überstanden. Innerhalb von 14 Tagen stoßen sich unter Salbenverbänden, abwechselnd mit Borwasserverbänden, die oberflächlichen Koagulationsnekrosen ohne Nachblutung ab. Frische Granulation. Narbenschrumpfung.

2. Operation, 26. 11. 30. Oberflächliche Chloroformnarkose. Nach Einspritzung von etwas Vivokoll in den Geschwulstabschnitt an der Stirn wird dieser unter Fingerkompression langsam schichtweise verkocht und entfernt. Das Geschwulstgewebe reicht bis in den Knochen, so daß dieser in kleinem Umfange oberflächlich koaguliert wird. Keine Blutung. Jodoformgazestreifen, über dem Lagenähte der Haut ausgeführt werden.

6. 12. 30. Zunehmende Vernarbung der frisch granulierenden Oberlippe vom Rande her unter Schrumpfung. Die Wunde an der Stirn granuliert bereits.

18. 12. 30. Oberlippenwunde beinahe völlig abgeheilt. Beginnende Demarkation eines zehnpfennigstückgroßen Stückes des Stirnbeines. Salbenverbände.

3. Operation, 19. 12. 30. Oberflächliche Chloroformnarkose. Mit der Nadelelektrode werden dicht aneinanderliegende Koagulationen der Nasenhaut gesetzt mit Ausnahme des Ansatzes der Nasenflügel, die gesund sind. Da im Unterhautgewebe im Bereiche der Koagulationsfläche der Stirn verdächtige Geschwulststellen sichtbar sind, werden diese ebenfalls durch Koagulation zerstört. Borsalbenverband (Abb. 148).

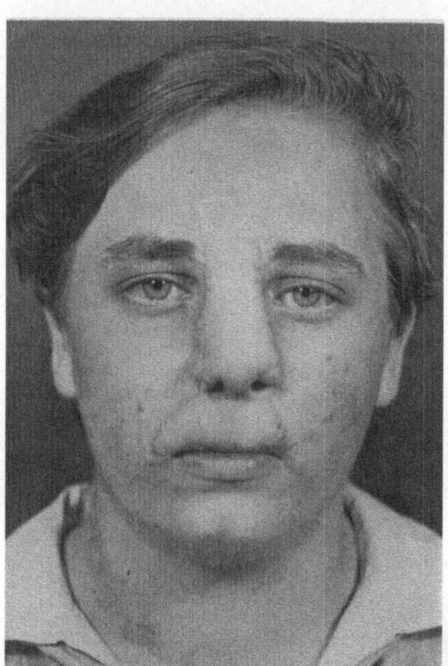

Abb. 154.

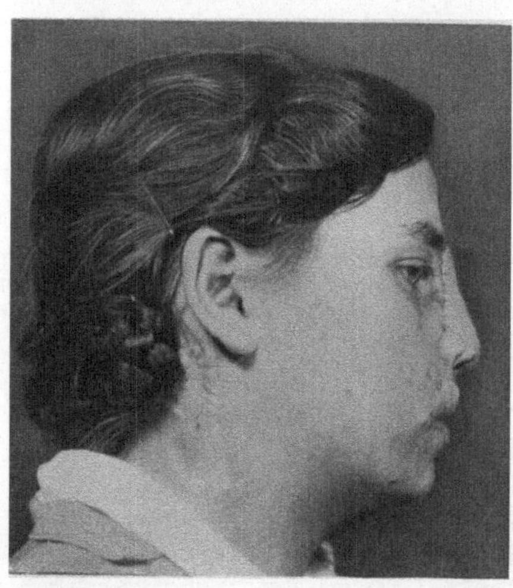

Abb. 155.

Abb. 154. Dieselbe Kranke nach Bildung der Nasenflügel und des Nasenseptums, 14 Monate nach der 1. Elektrooperation zur Beseitigung des Kavernoms von Stirne, Nase und Oberlippe, 10 Monate nach Beginn des plastischen Ersatzes der entstandenen Lücken, vor Ersatz der Knorpelnase und Stützung des Nasenseptums durch Einpflanzung eines Knochenstückes. An der linken Halsseite ist die strichförmige Narbe der Entnahmestelle des Henkellappens zu sehen.

Abb. 155. Dieselbe Kranke von der rechten Seite. Zustand der Narben vor Narbenverbesserung.

4. Operation, 23. 1. 31. Das noch vorhandene Hämangiomgewebe auf beiden Nasenseiten an den Nasenflügeln, oberlippenwärts und im Bereiche der Nasenwurzel nach den Augenbrauen zu wird koaguliert und abgetragen. Beiderseits, besonders links, reicht das Geschwulstgewebe in das Naseninnere. Es wird ebenfalls durch Elektrokoagulation zerstört. Dabei tritt eine starke Blutung in der linken Nasenhöhle auf, die lediglich durch Tamponade zum Stehen gebracht werden kann. Ein Teil des knöchernen Nasengerüstes muß entfernt werden, da das Kavernomgewebe bis in das Periost hineinreicht. Jodoformgazetamponade, Salbenverband.

5. Operation, 20. 2. 31. Örtliche Anästhesie. Anlegen eines *Henkellappens* an der rechten Halsseite, vom Warzenfortsatz bis gegen das Sternoclaviculargelenk rechts. Primärer Verschluß der sekundären Lücke (Abb. 149).

4. 3. 31. Der Knochensequester des Stirnbeins hat sich abgestoßen; es liegt jetzt die Stirnhöhle, von glatter Schleimhaut bedeckt, frei zutage.

6. Operation, 12. 3. 31. Örtliche Anästhesie. *Verlängerung des Henkels* in Richtung gegen die Mitte der Brust. Koagulation eines Restes von Kavernomgewebe am unteren Ende des knöchernen Nasengerüstes. Salbenverband.

22. 3. 31. *Mit Ausnahme der Oberlippe ist jetzt makroskopisch kein Kavernomgewebe mehr nachweisbar.* Es wird nun abgewartet, bis die Ernährungsbedingungen des Henkellappens seine Verpflanzung gestatten. Er wird nach und nach durch Abklemmen an seinem brustwärts gelegenen Ende an die Ernährung von der Warzenfortsatzgegend aus gewöhnt.

7. Operation, 1. 5. 31. Koagulation und Entfernung des Restes des Hämangioms der Oberlippe, wobei soviel Gewebe geopfert werden muß, daß nur noch eine sehr dünne Gewebsschicht mit der Oberlippenschleimhaut als Rückwand bestehen bleibt. Abtrennen des Henkellappens an der Brust, Entfaltung desselben durch längs gerichtete, parallele Einschnitte, Entfernung des narbigen Randes, Einnähen des Lappenendes in die Oberlippenlücke. Blattsilberverband.

Glatte Einheilung des Lappens (Abb. 150).

8. Operation, 8. 6. 31. Örtliche Anästhesie. Verlängerung des Henkels hinter dem rechten Ohr, um für die Nasenplastik genügend Material zu haben.

9. Operation, 27. 6. 31. Örtliche Anästhesie. Der Henkel wird an seinem oberen Ende hinter dem rechten Ohr abgetrennt, entfaltet und abgerundet und nach Anfrischen des Stirndefektes hier eingenäht.

Glatte Heilung (Abb. 151).

10. Operation, 18. 7. 31. Örtliche Anästhesie. Weitere Entfaltung des Lappens, Anfrischen der Narbe auf dem Nasenrücken und an der Begrenzung gegen die Wange zu. Einnähen des entfalteten Lappens.

Glatter Heilverlauf.

11. Operation, 3. 8. 31. Örtliche Anästhesie. Weitere Einnähung des weiter entfalteten Henkels.

12. Operation, 14. 8. 31. Örtliche Anästhesie. Der Henkel wird an der rechten Seite der Oberlippe durchtrennt und hier das freie Lappenende nach Aufrollung und Anfrischung, Entfernung überflüssigen Unterhautgewebes und Anpassung der Form eingenäht. Das Henkelende nasenwärts wird entfaltet und durch Einschlagen gedoppelt, so daß ausreichend Material für die spätere Bildung des Septums und der Nasenflügel vorhanden ist (Abb. 152 u. 153).

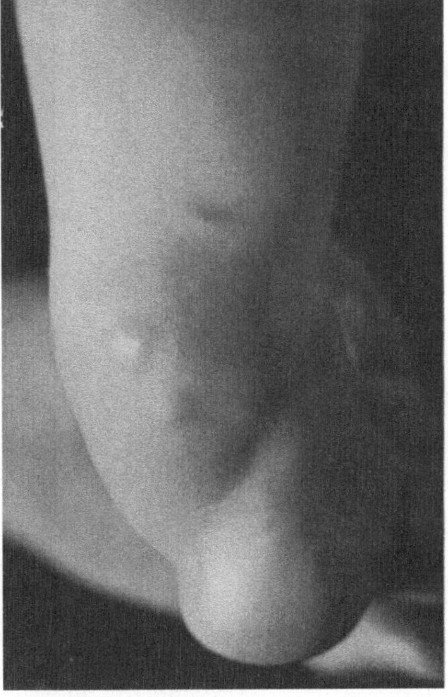

Abb. 156. Großes Lymphangiom am linken Unterschenkel bei einem 2jährigen Knaben.

Glatte Heilung. Vorläufige Entlassung zur Erholung, Abwarten bis zur Schrumpfung der verpflanzten Hautabschnitte.

Wiederaufnahme. 13. Operation: 1. 11. 31.

Örtliche Anästhesie. Bildung der Nasenflügel und des Nasenseptums (Abb. 154 u. 155).

Bei *Lymphangiomen* wird elektrochirurgisch in derselben Weise vorgegangen wie bei den Hämangiomen. Hier scheint die elektrochirurgische Wunde durch den *Verschluß der Lymphbahnen*, der in der Tiefe unbesorgt durch *koagulationsreichen* Schnitt erfolgen kann, *bessere Heilungsneigung* zu besitzen als die Messerwunde.

Beispiel: A. K., 2 Jahre alt. *Lymphangioma cysticum et cavernosum* im Bereiche der Beugeseite des linken Unterschenkels.

Vor 4 Wochen wurde von den Eltern des Kindes am linken Unterschenkel eine kleine Vorwölbung bemerkt, die immer mehr gewachsen sei. Der zugezogene Arzt weist das Kind wegen Verdachtes auf Sarkom in die Klinik ein.

Allgemeinbefund: o. B.

Örtlicher Befund: Am linken Unterschenkel befinden sich auf der Beugeseite von der Knöchelgegend aufwärts zwei größere Anschwellungen, von denen die obere bis dicht unterhalb der Kniekehle reicht. Im Bereiche dieser Anschwellungen, besonders knöchelwärts, sind verschiedene kleinere rundliche Vorwölbungen zu sehen, über denen die Haut zum Teil sehr dünn erscheint. In der Gegend des äußeren Knöchels kann durch Druck die Schwellung beseitigt werden, während sich die Vorwölbung in der Mitte der Wade wohl weich anfühlt und Fluktuation zeigt, aber nicht wegdrückbar ist. Keine erweiterten Gefäße sichtbar (Abb. 156).

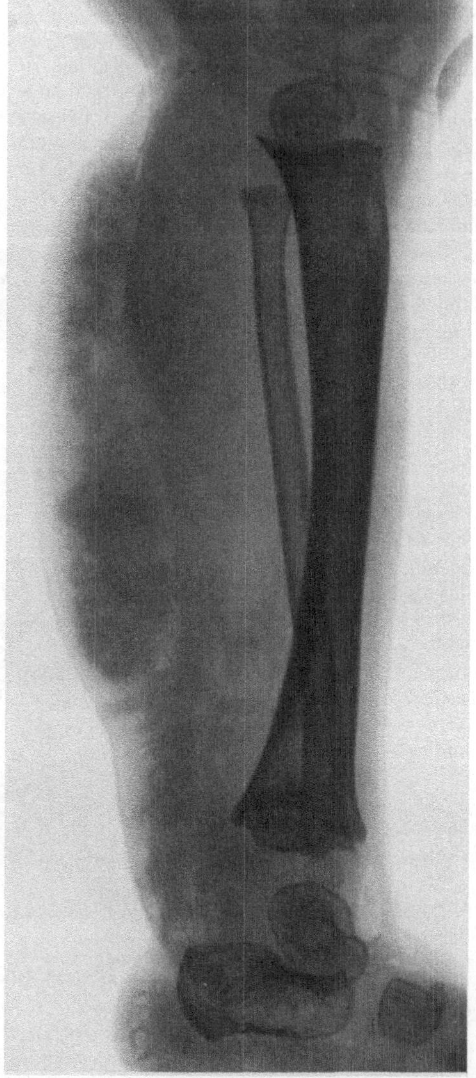

Abb. 157.

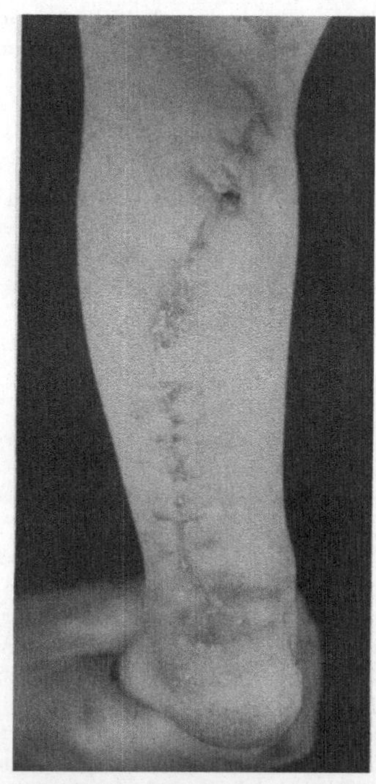

Abb. 158.

Abb. 157. Derselbe Kranke, Röntgenaufnahme des linken Unterschenkels. Man erkennt eine hochgradige unregelmäßige Weichteilschwellung und wolkige Verdichtung, die sich in den oberen Abschnitten von der Muskulatur abgrenzen läßt, also unter der Haut sitzt, die aber nach unten zu auch die Muskulatur durchdringt. An den Unterschenkelknochen kein krankhafter Befund.

Abb. 158. Derselbe Kranke, 3 Wochen nach Elektrooperation. (Freilegung des großen Lymphangioms und Beseitigung durch schichtweise Elektrokoagulation).

Röntgenaufnahme: Im seitlichen Bilde des linken Unterschenkels erkennt man sehr deutlich eine hochgradige unregelmäßige Weichteilschwellung und -verdichtung, die sich in dem oberen Abschnitte von der Muskulatur abgrenzen läßt, also subkutan sitzt, während sie nach unten zu auch die Muskulatur durchdringt. Die Unterschenkelknochen sind, abgesehen von leichter O-Beinbildung, ohne besonderen Befund (Abb. 157).

Elektrooperation in Avertinnarkose. Blutleere. Bogenförmiger *Hautschnitt* mit dem *scharfen Messer* von der Ferse bis zur Kniekehlengegend. Im unteren Drittel dieses Schnittbereiches liegen mehrkammerige zystische Lymphangiome, die sich im Fettgewebe ausbreiten, zum Teil in die Kutis hineingewachsen sind, zum Teil die Faszie des Gastroknemius durchwuchert haben. Das Fettgewebe selbst ist im Vergleiche zu gesundem Fettgewebe weißlich verfärbt. *Schichtweise Verkochung* des Lymphangiomgewebes und Abtragen durch die *Bandschlinge.* Entfernung des erkrankten Hautabschnittes. In ziemlich großer Ausdehnung muß die Faszie über dem Musculus gastrocnemius entfernt werden; zum Teil wird die von Lymphangiom durchsetzte Muskulatur verkocht und ebenfalls durch Schmelzschnitt abgetragen. Es bleibt eine Wunde zurück, die sich über die ganze Beugeseite des Unterschenkels von der Kniekehle bis zum Ansatze der Achillessehne erstreckt. Nach Abnahme der Blutleere geringe Blutung. Einzelne Gefäße werden gefaßt; durch Koagulation wird die Blutung gestillt. Hautnaht. Trockener Verband. Hochhängen des Beines.

14 Tage nach der Operation werden die Fäden aus der bei fieberfreiem Verlaufe glatt geheilten Wunde entfernt (Abb. 158).

Es ist nochmals *hervorzuheben,* daß durch die *Vorteile der elektrochirurgischen Technik selbst große Hämangiome* und *Lymphangiome kleiner Kinder,* ja auch von *Säuglingen* mit *geringster Operationsgefährdung erfolgreich operiert werden können.*

VIII. Elektrochirurgie der bösartigen Geschwülste.

1. Allgemeine Stellung der Elektrochirurgie in der Behandlung der Geschwülste.

Wenn man die Arbeiten von CZERNY und seinen Schülern liest, in denen die ersten Berichte über Operationen mittels elektrischem Lichtbogen und Elektrokoagulation bei bösartigen Geschwülsten und ihre Ergebnisse enthalten sind, so gewinnt man den bestimmten Eindruck, daß *bereits durch die damalige Anwendungsform der elektrochirurgischen Verfahren die operative Chirurgie der Geschwülste wesentlich bereichert wurde.*

Trotzdem konnten sie sich, wie schon auseinandergesetzt wurde, aus mannigfachen Gründen in der operativen Chirurgie nicht allgemein Geltung verschaffen; im Gegensatze dazu wurde die Elektrokoagulation in *Urologie, Rhinologie, Laryngologie* und *Dermatologie* ein von Anfang an *mehr oder minder anerkannter neuer Bestandteil des Rüstzeuges im Kampfe gegen die bösartigen Geschwülste.*

Allerdings wurden auch von manchen Chirurgen kleinere Geschwülste der Haut und der *Mundhöhle* mittels *Elektrokoagulation* behandelt und *endoskopische Operationen elektrochirurgisch* vorgenommen.

Aber alle diese Eingriffe waren — von Ausnahmen abgesehen (vgl. JOHANSSON) — *kleiner Art, vorwiegend ausschließlich mit Elektrokoagulation durchgeführt und lassen sich mit den heute geübten elektrochirurgischen Operationen keineswegs vergleichen.*

Der *Ausbau, der für die besonderen Zwecke* der *Elektrochirurgie geeigneten Apparate,* die Herstellung von *geeignetem sterilisierbarem Werkzeug zur Vornahme der Operationen* und schließlich *die Ausarbeitung besonderer Operationsverfahren* führten dazu, daß die *Elektrochirurgie* ihrer *allgemeinen Vorzüge wegen in der operativen Behandlung der bösartigen Geschwülste einen festen Platz erhalten hat.*

Für gewisse Eingriffe hat sie die blutigen Operationsverfahren verdrängt; in zahlreichen tritt sie ergänzend hinzu, und schließlich ergeben sich für die Behandlung mancher Geschwulstformen Vorteile für Verbindung der Elektrochirurgie mit sachgemäßer Strahlenbehandlung.

Es ist *bemerkenswert,* daß die *elektrochirurgischen Verfahren* in der *Verbindung mit Strahlenbehandlung* anscheinend *auch dort, wo diese überwog, in zunehmendem Maße angewandt werden* (vgl. DYROFF, BERVEN, SIMONS u. a.). Aus dem Radiuminstitut der Universität Paris liegt leider noch keine Veröffentlichung vor; aber aus einer brieflichen Mitteilung von REGAUD — für die ich auch an dieser Stelle danke — geht hervor, daß die „chirurgie diathermique" „sehr häufig" für bestimmte Krebsoperationen (z. B. bei Brustkrebs) benutzt wird, während die ausschließliche „diathermocoagulation" im engeren Sinne sehr wenig gebraucht wird.

Man hat vor allem zu *Zeiten der Anfänge der Elektrochirurgie besondere, geradezu gegen die Lebenskraft der Krebszellen gerichtete Wirkungen* des ein Geschwulstgewebe durchfließenden Hochfrequenzstromes angenommen. Die Krebszellen, mechanisch leichter verletzbar als normale Zellen, sollten durch die heftig auftretenden Funken bei der Fulguration des Geschwulstlagers abgetötet, im Gegensatze dazu die normalen Zellen in ihrer Lebenstätigkeit angeregt werden (DE KEATING-HART). DOYEN nahm an, daß die Krebszellen schon bei Hitzegraden zugrunde gehen, die normale Zellen noch, ohne Schaden zu leiden, ertragen.

Wenn die Ansicht DOYENs auch durch die schon eingehend erwähnten Untersuchungen von WESTERMARK an Geschwülsten der Ratte eine Bestätigung erhielt, *so kann man aus dem besonderen Verhalten des Geschwulstgewebes gegenüber höheren Wärmegraden für die Elektrooperation am Menschen vorläufig noch keinerlei praktisch anwendbare Schlüsse ziehen.* Man ist zunächst, genau wie bei der *mechanischen Operation, völlig* auf die Beachtung der *anatomisch-pathologischen* Verhältnisse angewiesen.

Daran wird auch durch Einzelbeobachtungen über Rückbildung von Geschwulstresten nach unvollständiger Elektrokoagulation (CLARK, HENSCHEN) nichts geändert.

HENSCHEN vermutet, daß *der das Gewebe durchdringende Hochfrequenzstrom nicht nur eine Verkochung,* sondern auch durch *Veränderungen* in dem „*polyphasischen Kolloidmilieu bioelektrische Umwälzungen*" *bewirke,* die weiterhin das Auftreten von „*karzinolytischen* und *karzinomhemmenden Stoffen*" hervorriefen.

Nach *eigenen klinischen* und *experimentellen Beobachtungen* und zahlreichen *morphologischen Untersuchungen* haben wir *vorläufig keinen nachweisbaren Anhaltspunkt dafür,* daß *außer den besonderen Vorgängen im Verlaufe der diathermischen Hitzewirkung sich noch weitere Einflüsse auf die Geschwulstzellen geltend machen.*

Immerhin müssen wir in der *Reaktion* der *Gefäße* und *des Gefäßbindegewebes* auf elektrochirurgischen Eingriff einen Vorgang sehen, dem *grundsätzliche Bedeutung* zuzusprechen ist (vgl. Allgemeiner Teil). Ob durch *Koagulationsnekrosen der Geschwulst* oder durch *die der anderweitigen Gewebe* oder durch die der Elektrooperation folgende *aktive Hyperämie* und die sich *anschließende Gefäßneubildung* und Wucherung *histogener Zellen immunisatorische* oder *allgemein geschwulstfeindliche Vorgänge* ausgelöst werden, *läßt sich vorläufig nicht beweisen.*

Es steht aber fest, daß *sicher nicht völlig durch die Elektrokoagulation ausgerottete Geschwülste vernarben* (nicht „heilen") *können.*

Wir haben das wiederholt bei Kranken mit *inoperablem Zungenkrebs* gesehen und besonders deutlich bei einem Kranken mit ausgedehntem Plattenepithelkarzinom, das von Tonsillen auf Zunge und Rachen übergegriffen hatte. *Nachdem der Kranke trotz anfänglicher Erholung* und *„Abheilung" des Karzinoms bis auf ein bohnengroßes Geschwür am Zungengrund* an *allgemeiner Kachexie ohne sichtbares Geschwulstwachstum* und ohne Schluckbeschwerden oder dergleichen *gestorben war*, konnten wir das *Gebiet der früheren Geschwulst histologisch* untersuchen.

Das bohnengroße Geschwür erwies sich als ein *wenig* in die Tiefe reichendes, umschriebenes Plattenepithelkarzinom. Die nach verschiedenen Elektrooperationen *epithelisierten Abschnitte* der *früher geschwürig zerfallenen Geschwulstteile* der Mandel- und Rachengegend wiesen *in der Tiefe* nicht nur *einzelne Nester von Karzinomzellen* auf, sondern *es fand sich Tumorgewebe in viel größerer Ausdehnung als etwa im Bereich des äußerlich sichtbaren Geschwürs. Der Charakter der Geschwulstzellen war dabei keineswegs gutartiger geworden.*

Dieses Beispiel zeigt, daß ein *geschwürig zerfallener Krebs nach Elektrokoagulation vernarben kann, auch wenn die Geschwulst nicht völlig entfernt oder zerstört wurde.* Hierbei tritt nach unseren Untersuchungen morphologisch an den Tumorzellen keine Veränderung ein — von den hitzefixierten Zellen abgesehen —, die auf eine Besserung der Bösartigkeit deuten würde. Was sich im Zellchemismus dabei abspielt, wissen wir nicht. Hingegen ist *deutlich die Wucherung des Gefäßbindegewebes zu sehen, das sich wie Barren zwischen einzelne Geschwulstabschnitte einschieben oder sie umklammern kann. Klinisch* beobachtet man bei dem Vorgange, der zu diesem Zustande führt, *ausgesprochene Gewebsschrumpfung,* die mit fortschreitender Vernarbung zunimmt.

Nach dem Gesagten können wir hier also verläufig lediglich *gewissermaßen eine Änderung in der Kräfteverteilung der beiden Gegner annehmen, des Geschwulstgewebes einerseits* und des *zellulären Abwehrgewebes des Körpers andererseits.*

Die mit Gefäßneubildung einhergehende Bindegewebswucherung scheint manchmal der zerstörenden Kraft der Geschwulstzellen zunächst Widerstand leisten zu können. *Sind Geschwulstteile durch die derbe Narbe, die der Bindegewebsneubildung folgt, einmal umklammert, so brauchen die Geschwulstzellen oft längere Zeit, um diesen Festungswall zu durchbrechen.* Wenn sie aber *freie Bahn haben, wächst das äußerlich sichtbare Rezidiv rasch.* Zuvor hat meist ein Wachstum in die Tiefe stattgefunden an den Stellen, an denen das der Elektrokoagulation folgende junge Bindegewebe fehlte.

Nach *unvollständiger Ausrottung von Geschwülsten* kann man aber andererseits auch beobachten, daß *die Tumorzellen dem reaktiven Bindegewebe gar keine Zeit zur Entwicklung lassen,* indem sie nach Abstoßung der Koagulationsnekrose den Wettlauf mit dem aufsprießenden Granulationsgewebe gleich für sich entscheiden, *so daß es zu wucherndem Geschwulstwachstum kommt.* Diesen Vorgang sahen wir einmal besonders deutlich nach unvollständiger Elektrooperation eines inoperablen Adenokarzinoms des Rektums.

Henschen berichtet unter Erwähnung der Vorteile des elektrochirurgischen Verfahrens über *Mutation eines durch Elektrooperation beseitigten Karzinoms.* Ein *„permalignes" verhornendes Plattenepithelkarzinom* führte zu einem Rückfalle der Geschwulst, die sich jetzt aber histologisch als *Basalzellenkarinom* erwies. Weitere Berichte über Mutation einer ausgesprochen bösartig wachsenden Geschwulstart in eine günstigere nach der Elektrokoagulation sind im Schrifttume bisher nicht niedergelegt. Außer den erwähnten Veränderungen im Verhältnisse des Gefäßbindegewebes zur Geschwulst konnte lediglich bei der histologischen Untersuchung von Rezidiven gelegentlich eine *Zunahme der Bösartigkeit,* soweit sie morphologisch zu beurteilen ist, gefunden werden (vgl. Probeexzision).

Ein *histologisch begründeter Beweis der Rückbildung klinisch als Metastasen anzusprechender Lymphknoten ist nicht erbracht.* Klinische und histologische Beobachtungen sprechen gegen dieses oft behauptete Vorkommen (v. SEEMEN, KEYSSER). Auf Einzelheiten wird im Abschnitt über Metastasen einzugehen sein.

Es ergibt sich also, daß *irgendwelche besondere Einwirkungen des Hochfrequenzstromes auf die Geschwulstzellen beim Menschen nicht nachgewiesen sind.* Eine Besonderheit liegt vielmehr in der *Wirkung auf das Gefäßbindegewebe,* bzw. in der Reaktion, die auf die Hitzewirkung des Hochfrequenzstromes folgt. Mit *allem Vorbehalte* darf man aussprechen, daß *diese Reaktion des Gefäßbindegewebes* — die in so erheblichem Maße lediglich nach elektrochirurgischen Eingriffen eintritt — *günstig wirken kann.* Sie bietet aber vor allem *dann* sichere *Vorzüge gegenüber anderen Behandlungsverfahren* der Geschwülste, *wenn man sie schon bei der technischen Durchführung der Operation berücksichtigt,* worauf wir gleich zurückkommen.

Wenn es auch verführerisch ist, den Wellen des Hochfrequenzstromes, die den Körper durchfließen und dann das Tumorgewebe in besonderer Konzentration durchlaufen, eine geschwulstfeindliche Wirkung irgendwelcher Art beizumessen, so ist vorläufig lediglich die Hitzezerstörung nachweisbar, im Gegensatze zum Einflusse der Wellen der Radium- und Röntgenstrahlen. *Aber bemerkenswert bleibt es in diesen Zusammenhängen doch, daß der Chirurg mit der thermodynamischen Wirkung elektrischer Wellen Geschwülste operiert* und daß die folgende *Reaktion im Gefäßbindegewebe in manchem den Veränderungen gleicht, die auch durch jene Strahlen gezeitigt werden.* Aber *praktisch* sind diese Überlegungen noch nicht fruchtbar geworden, ebensowenig wie die beschriebenen Heilungen unvollkommen elektrochirurgisch operierter Geschwülste, die wohl am ehesten mit dem Zurückgehen oder der gelegentlich beobachteten Heilung von Krebsen im Gefolge von Erysipel, Eiterung oder dergleichen verglichen werden können, zu *allgemeinen Folgerungen* für die Behandlung der Geschwulstleiden führen könnten.

Die Forderung, alles zu unternehmen, was zur möglichst frühzeitigen Erkennung und Behandlung der bösartigen Geschwülste führt, ist allgemein anerkannt. Im Gegensatze zu dieser Einmütigkeit stehen die vielen Vorschläge für den einzuschlagenden Weg, der die frühzeitige Erkennung sichern soll, und über die Art der bei den verschiedenartigen Geschwülsten am besten zur Heilung führenden Behandlung.

Wenn auch bei gewissen Geschwülsten, falls sie frühzeitig erkannt wurden, so bei manchen Hautkrebsen, Abheilung durch *sachgemäße Strahlenbehandlung* möglich ist, so reichen andererseits die Ergebnisse ausschließlicher Strahlenbehandlung bei der Mehrzahl der chirurgischen Geschwulstformen bei weitem nicht an die Erfolge heran, wie sie nach DÖDERLEIN und WINTZ bei gewissen Formen des Uteruskarzinoms zu erzielen sind.

Bei dem frühzeitig erkannten Krebse steht daher für uns der allgemeine Grundsatz noch voran, der vollständige operative Ausrottung weit aus dem Gesunden unter Wegnahme der regionären Lymphdrüsen verlangt.

Zu dieser *chirurgischen* Beseitigung des zunächst ja meist örtlichen Krankheitsherdes tritt *Strahlenbehandlung* oft *ergänzend* hinzu (Vor- und Nachbestrahlung), ferner eine *Allgemeinbehandlung,* die Hebung des Kräftezustandes und der Abwehrfähigkeit des Körpers erstrebt.

Die operative Entfernung der verschiedenen Geschwülste wurde nach schulgemäßem Plane anatomisch mit dem Messer vorgenommen. Auch bei sog. operablen Tumoren wurde dabei von mancher Seite die Eröffnung der Blut- und Lymphbahnen mit als Ursache für etwaige Metastasen oder Rezidive (Implantation) angesehen, obwohl dieser Vorgang nicht sicher erwiesen ist (Kirschner), wenn auch *Beschleunigung* des *Wachstums und Metastasierungen nach Probeexzision oder unvollständiger blutiger Operation die mechanische Verletzung als Grund hierfür nahe legen.*

Jedenfalls ist aber der *oft betonte Vorzug der Elektrooperation, daß diese eine Zellverschleppung so gut wie sicher ausschließt, anatomisch nachweisbar* (Zschau). Man muß daher diese Eigenschaft elektrochirurgischer Technik zu den *Vorzügen* zählen, zumal wir an sich über den *eigentlichen* Vorgang der Entstehung von Metastasen und Rezidiven nichts Sicheres wissen.

Holmgren glaubt für die Oberkieferresektion nicht, daß die Elektrooperation Rezidive einschränkt. Wir selbst verloren eine junge Kranke mit Mastdarmkrebs, die nach Coutard bestrahlt wurde, worauf nach 14 Tagen elektrochirurgische Amputation des Rektum folgte, $^3/_4$ Jahre später. Es ergaben sich riesige Lebermetastasen, die bei Anlegung des Anus praeternaturalis im Bereiche des Colon descendens *vor* der Bestrahlung *noch nicht feststellbar waren,* ferner hämatogene Lungenmetastasen. *Diese Beobachtung zeigt, daß trotz Vorbestrahlung* und *trotz Elektrooperation bei gewissen Krebsarten* — hier ein Adenokarzinom des Rektum bei einer jungen Frau — *Metastasen auftreten können, die zum unglücklichen Ausgange führen.*

Gleichwohl muß man mit den früher erwähnten zahlreichen allgemeinen Vorzügen der Elektrochirurgie gerade bei Geschwulstoperationen rechnen, und sie haben uns dazu geführt, sie hier *so ausgiebig wie möglich anzuwenden.*

Dabei haben sich *gewisse Abänderungen des Durchführungsplanes* mancher *schulgemäßer Operationen* als *zweckmäßig erwiesen,* um die *Vorteile elektrochirurgischer Technik voll auszunutzen, auf Kosten der früheren Anwendung des Messers, aber zum großen Vorteile für den Kranken.*

Es haben sich ferner *drei verschiedene Arten* des *allgemeinen elektrochirurgischen Vorgehens* bei Geschwulstoperation ergeben, deren *wechselweise Verbindung untereinander* eine *Anpassung an Besonderheiten ermöglichen.* Diese *drei Operationsarten,* die im folgenden noch zu schildern sind, bilden so gewissermaßen das *technische Gerüst,* von dem ausgegangen wird und aus dem sich die nötigen Abänderungen ergeben, je nachdem es der Operationsverlauf erfordert.

Hierbei wird auch bei ausschließlichem oder weitgehendem Gebrauche des Schmelzschnittes und der *elektrischen Verkochung das anatomische Operieren bei richtiger Technik in keiner Weise beeinträchtigt.*

Dieselben Verhältnisse gelten für die sog. *inoperablen Tumoren,* bei denen durch *Entfernung bestimmter Geschwulstteile* auf *elektrochirurgischem Wege erst die Herstellung anatomischer Verhältnisse gelingt.*

Es ist allgemein bekannt, daß trotz der Vermehrung und der zunehmenden Vervollkommnung unserer Hilfsmittel zur Erkennung der bösartigen Geschwülste in ihren Frühstadien, trotz der Ausbildung der jungen Ärzte, die darauf hinzielt, daß auch beim geringsten Verdacht auf bösartige Geschwulst der Kranke sofort in eine Klinik eingewiesen wird, und trotz der Aufklärung der Laienkreise über die Folgen des Abwartens eine zunehmende Zahl von Kranken erst mit inoperablen Geschwülsten die Hilfe des Chirurgen in Anspruch nimmt.

Wir haben beispielsweise zu Zeiten auf einer allgemeinen Männerabteilung von 40 belegten Betten unter den verschiedenartigen Kranken 12 mit inoperablen Geschwülsten zu behandeln gehabt. Wenn wir alle Geschwulstkranken, die die Münchener Klinik aufsuchen, nach den Begriffen „operabel" oder „inoperabel" einteilen wollen, so kommen wir zu einer Zahl, die weit über 50% liegt. Das würde also heißen, daß der größeren Zahl von Geschwulstkranken, die in die Klinik kommen, durch Operation nicht mehr zu helfen wäre wegen Lage, Ausdehnung oder Metastasen der Geschwulst.

CZERNY hatte wohl als erster davon berichtet, daß er solche inoperablen Krebserkrankungen mittels bipolarer *Elektrokoagulation* noch erfolgreich behandeln konnte.

Das Wiederaufblühen des Verfahrens, *besonders aber seine Vervollkommnung* hat erwiesen, daß die *Elektrochirurgie erlaubt,* die *Grenzen der „Operabilität" von Geschwülsten weiter hinaus zu stecken* (KEYSSER, LEXER, v. SEEMEN, K. H. BAUER u. a.).

Schließlich ist der elektrochirurgische Eingriff wegen seiner allgemein chirurgischen Vorzüge geeignet für *bewußt unvollständige* (palliative) *Operationen,* die zur *Verminderung von Beschwerden,* z. B. Schluck- oder Atembeschwerden, und zur *Erleichterung von Schmerzen* vorgenommen werden. In dieser Weise kann man Elektrokoagulation mit Entfernung der verkochten Geschwulstteile besonders bei inoperablen Geschwülsten im Bereiche des Gesichtsschädels, der Mundhöhle, des Rachens und des Kehlkopfes verwenden, ferner bei jauchenden Tumoren der Körperoberfläche, inoperablen Geschwülsten der Blase und des Mastdarms. Es wurde schon erwähnt, daß auf diese Weise unvollständig operierte geschwürige Geschwülste sogar für mehr oder minder lange Zeit oberflächlich vernarben können.

Man verfügt also über eine neue, Erfolg versprechende Waffe gegen die Geschwulstkrankheit für eine große Zahl von Kranken, die man früher einer unter diesen Verhältnissen beinahe gänzlich aussichtslosen Strahlenbehandlung oder irgendeiner anderweitigen kaum erfolgversprechenden Therapie zugeführt hätte. In dieser Gruppe bleibt leider der Magenkrebs zunächst unberührt von jener Entwicklung.

Bei den *inoperablen Tumoren,* die an der *Körperoberfläche* in Erscheinung treten, kann nun der Kranke selbst einerseits das fortschreitende Wachstum oder den Gewebszerfall, andererseits auch die Wirkung der Behandlung verfolgen. Auch wenn ein Aufhalten des Wachstums des Krebses gelingt, was ärztlich schon ein Teilerfolg ist, *erwartet der Kranke begreiflicherweise ein Zurückgehen der Geschwulst* und ihrer Erscheinungen, und es ist unsere *allgemein ärztliche und oft außerordentlich schwierige Aufgabe, ihnen diese Hoffnung zu erhalten* und *stets neu zu bestärken.* Wenn aber, wie es leider öfter geschieht, trotz örtlicher Bestrahlung und der verschiedenen Allgemeinbehandlungen ein weiteres Wachstum des Tumors erfolgt, dann wird nicht nur der körperliche Zustand des Kranken immer unerträglicher, sondern vor allem auch der seelische, und damit wird der ärztliche Einfluß auf den Kranken immer schwieriger und oft erfolglos.

Heute sucht eine große Zahl dieser Kranken den Rat von Laien- und von sog. Naturärzten. Wenn auch hier der körperliche Zustand unverändert bleibt oder sich weiter verschlechtert, so wirkt doch der persönliche Einfluß, bei der Bereitschaft der Kranken, zu hoffen und zu vertrauen, oft überraschend günstig in psychischer Hinsicht, so daß sich der Allgemeinzustand heben kann.

Bei dem späteren unvermeidlichen Rückschlage schwindet aber auch das Vertrauen zum Laienarzt, und nun wird oft erneut der Chirurg aufgesucht, welcher sich jetzt völlig kachektischen Kranken mit manchmal riesig entwickelten und oft in Zerfall begriffenen Tumoren gegenüber sieht, bei denen die Hilfe nur noch in Erleichterung der Leiden durch reichliche Gaben von Morphium bestehen kann.

Unter diesen Bedingungen ist jeder Weg zu verfolgen, der nur einigermaßen Erfolg verspricht, dem inoperablen oder erfolglos bestrahlten Geschwulstkranken objektiv und vor allem auch subjektiv Hilfe zu bringen.

Die *Grenze,* die zwischen *operablen* und *inoperablen* Tumoren zu ziehen ist, wird je nach der Einstellung des Chirurgen schwanken. Bei Besprechung der Elektrochirurgie der verschiedenen Geschwülste wird auch aus diesem Grunde nicht immer zwischen diesen beiden Gruppen unterschieden, sondern *lediglich das Vorgehen bei wechselndem Sitz und wechselnder Ausdehnung beschrieben werden.* Bei der *Elektrooperation* der *sog. inoperablen Tumoren hat man beinahe in jedem Falle einen eigenen Operationsplan zu entwerfen.*

Wichtig ist, daß unter dem *Einflusse der Elektrochirurgie sich folgender Ausbau der Geschwulstchirurgie ergeben hat:*

1. Geschwülste von *großer (inoperabler)* örtlicher Ausdehnung können noch mit Erfolg operiert werden.

2. Wegen *Herabsetzung der Blutung* und wesentlicher *Verringerung des Operationsschocks* können auch an *älteren* oder sonst *geschwächten Kranken* mit *geringster „Operationsgefährdung“* elektrochirurgische Eingriffe vorgenommen werden.

3. Wenn nötig, kann *mehrzeitig* operiert werden, *selbst bei Eingriffen, bei denen man schulgemäß einzeitig operiert* hat (z. B. Oberkieferkarzinom).

4. Umschriebene *Organmetastasen* können zerstört werden.

5. Manche *Organgeschwülste* werden erst durch die Elektrochirurgie für die Operation zugänglich.

6. Schmelzschnitt und Elektrokoagulation erlauben, *eine Geschwulst ohne Zellverschleppung und Blutung in ihrer Masse zu durchtrennen, auszuhöhlen oder zu verkleinern.*

7. Möglichkeit der *Zerstörung* von Geschwulstteilen bei *Zurücklassung an Ort und Stelle.*

8. Elektrokoagulation und Entfernung *geschwüriger Geschwulstteile* erlauben Schaffung eines *aseptischen* Operationsfeldes.

9. *Hyperämie* — abgesehen von ihrer allgemein biologischen Bedeutung — und *starker Flüssigkeitsstrom* nach außen („Lymphorrhoe“) rufen eine *mechanische Ausschwemmung offener Operationswunden* hervor.

10. *Anregung der Heilungsneigung* und *günstige Narbenbildung* (starke Verkleinerung der ursprünglichen Lücke).

11. Bei Geschwülsten, die bis auf Knochenhaut oder Knochen übergegriffen haben, kann zur Verkleinerung des Eingriffes zunächst auf Entfernung des befallenen Knochens verzichtet und seine *Sequestrierung* nach Zerstörung der Geschwulst durch Koagulation abgewartet werden.

12. *Erleichterung der Rezidivoperationen.*

13. *Wenn nötig,* kann die *Dauer einer Einzeloperation* auf die *geringste Zeit beschränkt werden.*

Wir haben eingangs hervorgehoben, daß die *möglichst weitgehende Annäherung der elektrochirurgischen Operationsverfahren an das gewohnte anatomische Operieren* zu erstreben sei. So sollen sich die Vorzüge der elektrochirurgischen Methoden mit der Sicherheit des nach den jeweils gebotenen anatomischen Richtlinien verlaufenden Eingriffes vereinigen. Daraus ergibt sich, daß bei *Entfernung der verschiedenartigen Geschwülste zunächst einmal die für das betroffene Gebiet geltenden schulgemäßen Operationsverfahren auch für die Elektrochirurgie mehr oder minder Geltung haben,* so daß im folgenden vor allem *die durch diese bedingten Abweichungen vom gewohnten Operationsablaufe* geschildert werden sollen.

Die *besondere Operationslehre,* die *allgemeine* und *besondere Lehre von den Geschwülsten,* die *Statistik einzelner Operationsverfahren* bei bösartigen Geschwülsten *können in diesem Rahmen nur gestreift werden,* wie denn auch die *Betonung auf den Möglichkeiten liegt, die uns die Elektrochirurgie bei der Geschwulstbekämpfung eröffnet.*

2. Die Grundlagen der Technik elektrochirurgischer Geschwulstoperationen.

Der *Schmelzschnitt* tritt an Stelle des mit dem Messer geführten Schnittes. Er wird entweder *koagulationsarm* oder *koagulationsreich* ausgeführt, je nachdem man eine schmale oder breitere Barre zum Körper wünscht, und je nachdem *blutarmes* oder *blutreiches Gewebe* durchtrennt wird.

An *parenchymatösen Organen* wird man meist *koagulationsreich* schneiden. Falls die eine Fläche des Schnittes ohnehin wegfällt — wie bei Mammaamputation —, oder wenn man Gewebe zu beiden Seiten des Schnittes opfern kann, wird man oft *Zeit* und *Blut sparen können, wenn man zunächst einen Koagulationswall setzt, der dann mittels Schmelzschnittes ohne jede Blutung leicht durchtrennt wird.* Wir haben bereits erwähnt, daß das richtig ausgeführte koagulationsarme Schneiden mit der Präparierelektrode (Nadel oder Präparierlanzette) weitgehend anatomisch vorgenommen werden kann, vorausgesetzt, daß man sein Instrument beherrscht und die nötige Übung besitzt.

Durch *Ausnutzung der lockeren Gewebsspalten* für *stumpfes Vorgehen* und durch *gelegentliches Präparieren mit Messer oder Schere* in *Nähe größerer Gefäße* und von *Nerven,* durch *doppeltes Unterbinden von Gefäßen,* die für *thermische Blutstillung zu große* Lichtung *besitzen,* durch *Verkochung kleinerer Gefäße* — auch wenn sie spritzen — „unter dem Tupfer“ mit Durchtrennung und Entfernung von Knochen- oder Knorpelteilen mit Säge oder Zange — *durch diese Technik gelangt man zur zweckmäßigen kombinierten Operation.*

Bei der *elektrochirurgischen Ausrottung* von Geschwülsten kommen nun ferner im wesentlichen *drei verschiedene technische Verfahren* zur Anwendung, die *je nach Erfordernis untereinander zu verbinden sind.*

1. *Umwallung mittels Elektrokoagulation* im Gesunden. Der *Koagulationswall* wird mit dem *Schmelzmesser durchschnitten* — erneute Koagulation, auf die wieder Schmelzschnitt folgt = *Entfernung einer Geschwulst durch Umwallung mittels*

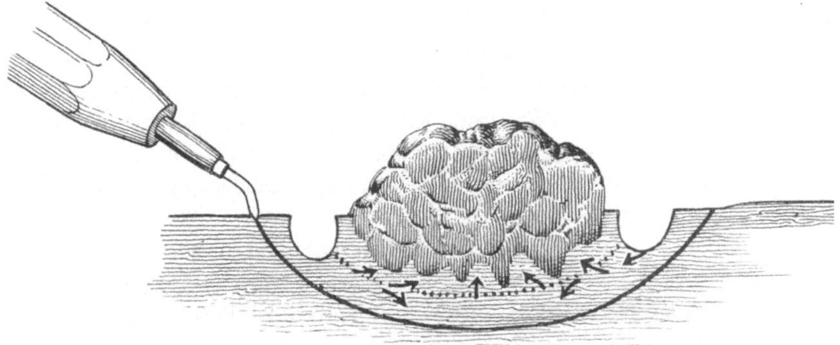

Abb. 159. Umwallung einer Geschwulst durch Elektrokoagulation im Gesunden und Ausschneiden durch Schmelzschnitt.

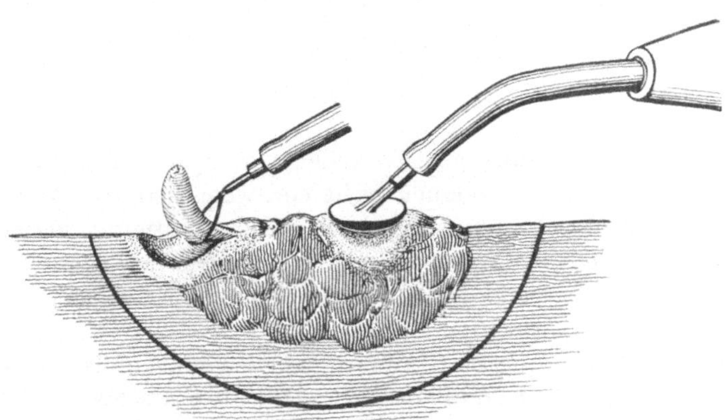

Abb. 160. Elektrokoagulation einer Geschwulst und schichtweises Abtragen des verkochten Gewebes mit der Bandschlinge.

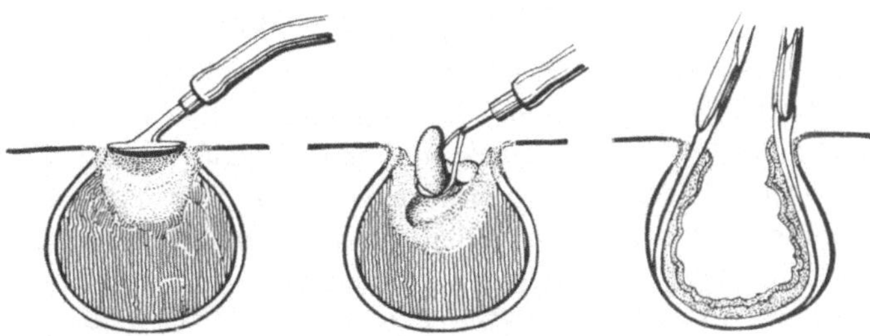

Abb. 161. Elektrokoagulation einer Geschwulst und ihre schrittweise Aushöhlung. Dadurch wird Druck auf das umgebende Gewebe vermieden, bzw. der Druck der Geschwulst auf die Umgebung vermindert, so daß schließlich die Randabschnitte unter mechanischer Gewebeschonung entfernt werden können (z. B. bei Gehirnoperationen).

Elektrokoagulation (Circumvallation [CLARK]) und *schrittweise Anwendung des Schmelzschnittes* im Gesunden (zum Beispiel bei Amputatio mammae) (Abb. 159).

2. *Elektrokoagulation* und *Abtragen des verkochten Gewebes mit Bandschlinge* oder *Schmelzmesser*. Erneute Elektrokoagulation und Entfernung des

Koagulationsgewebes = *Entfernung einer Geschwulst durch schichtweise Elektrokoagulation der* Geschwulst selbst (zum Beispiel bei geschwürigen Geschwülsten der Haut) (Abb. 160).

3. *Schichtweise Elektrokoagulation* und *Aushöhlung einer Geschwulst* zu ihrer *Verkleinerung* und zur *Herabsetzung der Spannung gegenüber dem benachbarten Gewebe* (zum Beispiel bei Operation von Gehirntumoren nach Cushing) (Abb. 161).

Das *kombinierte Operationsverfahren* und die *drei geschilderten besonderen Anwendungen der Elektrokoagulation* und des *Schmelzschnittes* bilden die *Grundlage der Elektrochirurgie der Geschwülste* und bringen bei der großen Mehrzahl von Geschwulstoperationen mehr oder minder *deutliche Vorzüge gegenüber der Messeroperation* mit sich.

Falls die Operationswunde durch Naht geschlossen werden soll, wird auch hier nach der Regel die Koagulationsschicht der Haut angefrischt. Wir ziehen aber vor, wenn irgend angängig, die Wunde offen zu lassen, bzw. nur durch lockere Lagenähte zu schließen und mit Jodoformgaze zu bedecken. Auf diese Weise erhält man, wie im Allgemeinen Teil ausführlich geschildert wurde, einen kräftigen Exsudationsstrom, der vielleicht noch lebensfähige Geschwulstzellen neben Giftstoffen ausschwemmt. *Ferner bietet die offene Wunde den Vorzug,* daß man die *Bildung der Granulationen nach Abstoßung der Nekrosen überwachen, Geschwulstreste, bzw. Rezidive frühzeitig erkennen und sofort durch erneute Elektrokoagulation zerstören kann.*

Wundinfektionen — außer gelegentlichem Erysipel, das auch nach Nahtverschluß auftreten kann — kommen nicht vor, wenn man die Wunde in Ruhe läßt und jede mechanische oder chemische Beeinträchtigung vermeidet. *Die Narbenbildung ist kosmetisch derart günstig* — oft besser als nach Naht —, *daß die Vorzüge dieser Wundversorgung und -behandlung den Nachteil längerer Heilungsdauer meist weit überwiegen.*

Bei Beobachtung dieser durch Granulation heilenden Wunden sieht man erst, daß selbst nach scheinbar sehr radikaler Ausrottung der Geschwulst sich Rezidive zeigen können, die sonst unbemerkt unter der Narbe der genähten Wunde zunächst in die Tiefe gewachsen wären.

3. Probeexzision und Probepunktion.

Beim *Verdacht auf bösartige Neubildungen* ohne sicheren Befund wird vom praktischen Arzt oft *Probeexzision,* bei der Möglichkeit einer Flüssigkeitsansammlung im Bereiche der Geschwulst *Probepunktion* zur Klärung der Diagnose vorgenommen. Wegen Verdacht auf Eiteransammlung werden gelegentlich Inzisionen ausgeführt, die stark blutende Geschwulstwunden setzen.

Durch diese Verletzungen der Geschwulst werden die Heilungsaussichten nach der etwa nötigen Operation außerordentlich verschlechtert, besonders, da sie nicht sofort angeschlossen werden kann. Dasselbe gilt für die Strahlenbehandlung, so daß Forssell dringend vor der außerhalb vorgenommenen Probeexzision warnt (vgl. auch Regaud).

Probepunktion kann eine verhängnisvolle Ausbreitung von Sarkom herbeiführen, wenn sie zur Klärung der Frage: Sarkom oder chronische eitrige Osteomyelitis mit Abszeßbildung, angewandt wird. Jede Probepunktion sollte mit der Elektrodenkanüle vorgenommen werden, so daß beim Zurückziehen der Nadel die Wunde durch Koagulation zerstört werden kann.

Wenn man bedenkt, daß immer wieder bei Weichteil- und besonders Knochensarkom zunächst mit einer Radikaloperation gewartet wird, da irgendeine gutartige Erkrankung angenommen wird — Ostitis fibrosa, chronische Osteomyelitis — (vgl. LEXER) und daß beginnende Hautkarzinome nicht selten als gutartige Geschwülste oder Geschwüre mit feuchten oder Salbenverbänden behandelt werden, bis schließlich die schlechtesten Heilungsaussichten — sowohl für die Operation als auch die Bestrahlungsbehandlung — bestehen, dann erscheint nur ein Ausweg zweckmäßig: *für jede Geschwulsterkrankung einen Behandlungs- und Beobachtungsplan nach klinischer Untersuchung zu fordern.*

Über das *ganze Fragengebiet der Probeexzision* unterrichtet die Darstellung BAUMECKERs in den „Ergebnissen der Chirurgie" (1931).

Es besteht kein Zweifel, daß *jede mechanische Beeinträchtigung bösartiger Geschwülste deren Wachstum* und *Metastasierung außerordentlich beschleunigen kann, besonders wenn eine blutende Wunde, wie bei der Probeexzision* oder *-punktion, gesetzt wird.*

Diese diagnostischen Maßnahmen sollen daher *ausschließlich* in der Klinik vorgenommen werden, in der *gleichzeitig* der *Behandlungsplan* aufgestellt und, *wenn es sich um einen operablen bösartigen Tumor* handelt, *Operation ohne Zeitverlust angeschlossen werden kann.* Aber auch hier ist unseres Erachtens die Exzision *vor* dem eigentlichen Eingriffe nur durchzuführen, wenn sie unbedingt angezeigt erscheint; denn meist wird sich schon beim Einschnitt makroskopisch oder durch sofort angefertigten mikroskopischen Gewebsschnitt die Diagnose sichern lassen, so daß *bei Anzeige zur Operation diese sofort vorgenommen werden kann.*

Heute ist die *Forderung zu erheben,* daß *Probeexzisionen grundsätzlich elektrochirurgisch ausgeführt werden,* da dieses Verfahren Entfernung von Geschwulstteilen unter gleichzeitiger Elektrokoagulation oder Verschmelzung des Wundbettes ermöglicht (DYROFF, WUCHERPFENNIG, v. SEEMEN), wobei die mit richtiger Technik ausgeschnittenen Gewebsstücke *derart geringe morphologische Hitzeveränderungen aufweisen,* daß die *Geschwulstdiagnose gestellt werden kann.* Aber auch wenn sich an dem ausgeschnittenen Gewebsrand stärkere Hitzeveränderungen finden, so ist für den Geübten trotzdem in der Regel eine genaue histologische Diagnose möglich (BOSTRÖM). Immerhin hat man sich davor zu hüten, normale durch Hitze veränderte Zellen für Geschwulstzellen zu halten.

Die *Ausschneidung* wird am einfachsten mit einer feinen *Draht- oder Bandschlinge* — die dann wegen der größeren Tiefenwirkung nicht zu klein sein darf — vorgenommen. Das *Wundbett wird koaguliert, bis es trocken erscheint;* die *Elektrooperation der Geschwulst* wird gegebenenfalls *angeschlossen.*

Es ist noch kurz auf die *Probeausschneidungen nach der Elektrooperation* einzugehen.

Nach Abstoßung der Koagulationsnekrose der offenen Operationswunde erscheinen sehr *kräftig wuchernde Granulationen,* die gelegentlich kaum von *Geschwulstzapfen* zu unterscheiden sind. In anderen Fällen beobachtet man an irgendeiner Stelle der Wundfläche ein stärkeres Wachstum, so daß man mit großer Wahrscheinlichkeit auf einen *Geschwulstrest* schließen kann. Schließlich wird man *nach unvollständiger Operation großer Geschwülste darauf warten,* daß an *bestimmten Stellen des Wundbettes Geschwulstreste zu wachsen beginnen,* damit man hier möglichst frühzeitig nachoperieren kann.

Die histologische Untersuchung der bei uns operierten Geschwülste und der Probeausschneidungen wird regelmäßig im pathologischen Institut der Universität München ausgeführt (Vorstand Prof. Dr. BORST).

Stets hat man also den Ablauf der Abstoßung der Koagulationsnekrosen genau zu verfolgen. Mit Ausbildung der Granulationen werden *zu verschiedenen Zeiten aus wechselnden Abschnitten der Wunde Probeausschneidungen vorgenommen.* Auf diese Weise ist es möglich, den Heilverlauf auch histologisch genau zu verfolgen und etwa notwendige Nachoperation frühzeitig zu beschließen. Diese *wiederholten elektrochirurgischen Probeexzisionen* können ohne Schmerzerzeugung und daher ohne Betäubung *beim Verbandwechsel* ausgeführt werden.

Wir haben bereits erwähnt, daß wir eine *Beeinflussung des Geschwulstcharakters im günstigen Sinne* — vgl. die erwähnte Beobachtung von HENSCHEN — *bisher nach unvollständiger Operation oder bei Rezidiven nicht fanden.*

Hingegen beobachteten wir bei *mehrfacher Rezidivoperation* eines *fibroplastischen Sarkoms* der Wange und Orbitagegend, daß die *Bösartigkeit der Geschwulst,* soweit dies morphologisch festzustellen ist, *zunahm.* Das Spindelzellensarkom zeigte eine stärkere Polymorphie der Zellen. Andererseits haben wir bisher nicht gesehen, daß eine derartige Steigerung der Bösartigkeit einer Geschwulst, bzw. die Beschleunigung des Wachstums, die *scheinbar doch seltener als nach unvollständiger blutiger Operation auftritt,* sich *nachteilig auswirkten bei mehrzeitigen Operationen.*

Bei *sehr großen Tumoren,* besonders aber bei *stark kachektischen Kranken,* ist oft die *vollständige Entfernung* der Geschwulst durch *eine* Operation nicht möglich, da der *Eingriff zu groß würde,* vor allem aber, weil man den Kranken eine *länger dauernde Vollnarkose nicht zumuten kann.* Wir haben bei solchen Kranken in Chloräthyl-, Äther- oder Chloroformrausch, je nach Anzeige, *so viel, als in kürzester Zeit möglich, von der Geschwulst elektrochirurgisch entfernt,* beispielsweise bei Oberkieferkarzinom. *Oft erholen sich nun die Kranken bei geeigneter Pflege überraschend gut* und *schnell, so daß nach 8—21 Tagen die vollständige Operation in Allgemeinbetäubung mit aller Sorgfalt durchgeführt werden kann.* Die *Ergebnisse solcher Eingriffe ermutigen,* und wir erblicken in *dieser Durchführung der Elektrooperation einen Fortschritt.* Im Gegensatze zu dieser Auffassung sieht CLARK eine Gegenanzeige zur Anwendung der Elektrooperation, wenn die Unmöglichkeit besteht, bei der ersten Operation das gesamte Geschwulstgewebe zu entfernen. Er zieht dann Bestrahlungsbehandlung vor.

Die *histologischen Untersuchungen* der Probeausschneidungen aus den *Granulationen* ergeben, falls kein Tumorgewebe mehr nachzuweisen ist, meist *ähnliche histologische Bilder.* Sie zeichnen sich durch *außerordentlichen Gefäßreichtum* aus und sind mehr oder minder eitrig, das heißt mit Leukozyten durchsetzt.

4. Anzeige zur elektrochirurgischen Operation der Geschwülste. Operationssterblichkeit.

Eine *scharfe Anzeigestellung* für einzelne Geschwulstarten ist *vorläufig ebensowenig anzugeben wie eine Grenze, wann überhaupt noch ausgedehnte (inoperable) Geschwülste elektrochirurgisch angegangen werden können.*

Anzeigestellung und Begrenzung des Begriffes „Operabilität“ hängen *weitgehend von der elektrochirurgischen Erfahrung des Operateurs ab.*

An sich sind *sämtliche von außen zugänglichen Geschwülste* elektrochirurgisch zu operieren, während die Erfahrungen über die Elektrooperation von Tumoren parenchymatöser Organe noch kein abschließendes Urteil über ihre Anwendungsmöglichkeit erlauben. Wegen des *geringen Operationsschocks* und der *Herabsetzung der Operationsgefährdung* wird, wie erwähnt, die *Grenze der Möglichkeiten operativer Geschwulstbehandlung durch die Elektrochirurgie erheblich hinausgesetzt.* Ferner entschließt sich der Geschwulstkranke oft leichter für einen elektrochirurgischen Eingriff, während er eine blutige Operation ablehnt. Seit CZERNY wurde diese Einstellung der Kranken immer mehr hervorgehoben, die in mancher Hinsicht für die Geschwulstbekämpfung ausgenutzt werden kann.

Bei *Geschwülsten am Halse* bringt die etwa notwendige Unterbindung der A. carotis communis wie die Schädigung oder Zerstörung des N. vagus durch die Elektrokoagulation dieselben Gefahren mit sich wie bei der blutigen Operation (KEYSSER). *Wir zählen die Tumoren, bei denen das Gefäßnervenbündel am Halse nicht geschont werden kann, zu den auch elektrochirurgisch inoperablen.* Wenn man das Wagnis trotzdem eingeht, so muß besondere Anzeige zum Abweichen von der Regel gegeben sein und mit der Gefahr des sofortigen tödlichen Ausganges gerechnet werden.

Wenn man von solchen *Grenzfällen* absieht, *so ist die Operationsgefährdung bei der Elektrooperation selbst großer Geschwülste in schwieriger Lage weit geringer als bei anderen Operationsverfahren.*

Während zum Beispiel bei blutiger Resektion des Oberkiefers (nach der Methode HAUTANT-MONOD) HAUTANT von einer postoperativen Mortalität von 11% (unter 18 Fällen) berichtet, hatte NEW bei elektrochirurgischer Resektion 0% (unter 97 Fällen), HOLMGREN 5,4% (unter 73 Fällen).

Bei *großen Geschwülsten ist es sicher möglich, die operative Sterblichkeit auf ein Mindestmaß herabzudrücken, wenn man sich zu mehrzeitigen Elektrooperationen entschließt* und die einzelnen Sitzungen nach dem jeweiligen Allgemeinzustande, bzw. der Erholung des Kranken, richtet.

Bei geschwürigen Geschwülsten im Bereiche der Mundhöhle besteht nach der elektrochirurgischen wie nach der blutigen Operation die *Möglichkeit der Entstehung einer Lungenentzündung.*

Wir haben eine *63jährige Kranke,* die den *großen* Eingriff einer Halbseitenresektion des Unterkiefers wegen ausgedehnten, geschwürigen Plattenepithelkarzinoms von Wange, Unterkiefer und Mundboden *sehr gut* überstanden hatte, am 10. Tage an gangränöser Pneumonie verloren.

Auch *Erysipel* kann während der Nachbehandlung Gefahr mit sich bringen.

Eine 53jährige Kranke mit *Oberkieferkarzinom,* das geschwürig gegen die Mundhöhle zu durchgebrochen war, hatte infolge der putriden Infektion der Geschwulst Fieber um 38°. Nach *glatt verlaufener Oberkieferresektion* von der Mundhöhle aus ging das Fieber zunächst zurück, um am 5. Tage bis auf 40° anzusteigen. Es hatte sich ein Erysipel entwickelt, dem sich eine nicht fortschreitende Wangenphlegmone anschloß. Unter zunehmender Kreislaufschwäche erfolgte am 14. Tage der Exitus letalis.

Auf diesen unglücklichen Ausgang wird bei Besprechung der Nachbehandlung nach Oberkieferresektion noch zurückzukommen sein.

5. Metastasen, Rezidive, Statistik, Nachbeobachtung.

Es besteht kein Zweifel, daß sich *klinisch als Metastasen anzusprechende Lymphdrüsenvergrößerungen nach der elektrochirurgischen Beseitigung des Ursprungsherdes der Geschwulst zurückbilden können.*

Henschen wie Delbet beobachteten dauernde Rückbildung von Lymphdrüsenschwellungen nach elektrochirurgischer Zerstörung der ursprünglichen bösartigen Geschwulst.

Wir haben nach der Beseitigung von Tumoren der Brustdrüse, der Lippe, der Zunge, des Ober- und Unterkiefers, des Penis *derartige Rückbildungen beobachtet.* Nach späterer Entfernung solcher rückgebildeter Lymphdrüsen wurde in ihnen histologisch kein Karzinom oder Sarkom gefunden. *Diese Feststellung besagt jedoch nicht, daß es sich hierbei tatsächlich gewissermaßen um Ausheilung von Geschwulstmetastasen handelt.* Wir haben vielmehr auf Grund eigener klinischer und histologischer Beobachtungen schon berichtet, daß die *Rückbildung jener „Lymphdrüsenmetastasen" entzündliche Vorgänge betrifft, die ja gerade bei geschwürigen Geschwülsten in den örtlichen Lymphdrüsen vorkommen* und *histologisch das Bild eines Sinuskatarrhs* geben, während *klinisch die Lymphdrüsenschwellung oft nicht von einer durch echte Geschwulst bedingten zu unterscheiden* ist. Andererseits ist das Zurückgehen vergrößerter Lymphdrüsen aber auch kein sicheres Zeichen dafür, daß keine Geschwulstzellen in ihnen enthalten waren.

So haben wir einen Kranken 2 Jahre nach der erfolgreichen Elektrokoagulation eines *großen geschwürigen Zungenkrebses* an einem *innerhalb weniger Wochen unglaublich rasch wachsenden metastatischen Karzinom der Lymphdrüsen verloren.* Auch bei diesem Kranken, dessen Zungenkarzinom wegen seiner Ausdehnung, zusammen mit erheblichen regionären Drüsenschwellungen, die als Metastasen erschienen, als inoperabel zu bezeichnen war, *bildeten sich nach der Vernarbung der Koagulationslücke die geschwollenen regionären Lymphdrüsen völlig zurück. Der Kranke fühlte sich 2 Jahre völlig gesund;* ein örtliches Rezidiv blieb bei gutem Allgemeinzustand aus. Eine Ausräumung der regionären Lymphdrüsen war wegen Ablehnung der Operation ausnahmsweise nicht erfolgt, während *Nachbestrahlung* angeschlossen wurde.

Diese Beobachtung lehrt, daß an der *alten Regel, welche die Beseitigung auch scheinbar unveränderter, regionärer Lymphdrüsen verlangt, festzuhalten ist.*

Es erscheint aber in *manchen Fällen von Vorteil, mit Ausräumung der regionären Lymphdrüsen so lange zu warten, bis während oder nach der Heilung des Geschwulstbettes und bei Besserung des Allgemeinzustandes des Kranken die geschilderte Rückbildung einen radikalen und dabei einfacheren Eingriff gestattet, während Dauer und Umfang der ersten Operation beschränkt werden können* durch *vorläufigen Verzicht* ihrer Ausdehnung auf die *Lymphdrüsen.*

Auch Keysser verlangt die Ausräumung der regionären Lymphdrüsen nach der alten chirurgischen Regel. In 2 Fällen, wo sie wegen Verweigerung der Operation durch den Kranken ausgeblieben war, traten später große Lymphdrüsenmetastasen auf.

Zugängliche umschriebene Organmetastasen, zum Beispiel der Leber, können an sich durch Elektrokoagulation zerstört werden. *Es ist aber noch völlig unerwiesen, ob auf diese Weise gelegentlich das Fortschreiten der Metastasierung aufzuhalten ist.*

Kelly empfiehlt Koagulation und Belassung von metastatischen Lymphdrüsen an Ort und Stelle zur Vereinfachung und Verkürzung des Eingriffs. In diese Lage wird man sich aber nur ausnahmsweise versetzt sehen; im allgemeinen wird man, wenn irgend möglich, verdächtige Lymphdrüsen entfernen.

Bezüglich *Verbindung der Elektrochirurgie des Primärtumors mit Strahlenbehandlung von Metastasen* verweise ich auf die Ausführungen von SCHÜRCH.

Örtliche Rezidive nach unvollständiger Operation zeigen sich wegen der auffallenden Narbenschrumpfung, wie schon erwähnt, oft spät.

Wenn sie in höhlenförmigen Lücken (Oberkiefer, Rektum) auftreten, so haben wir *gelegentlich außerordentlich rasches Wachstum beobachtet.* HOLMGREN läßt die Frage offen, ob nach blutiger oder elektrochirurgischer Operation ein schnelleres Fortschreiten der Rezidive erfolge. Bis zu einem gewissen Grade scheint die *Geschwindigkeit des Wachstums der Rezidive* eine „*Raumfrage*" zu

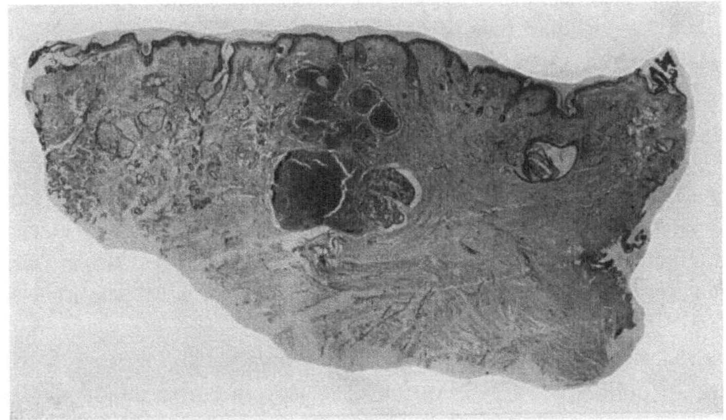

Abb. 162. Karzinomrezidiv in einer Hautnarbe nach Nahtverschluß (Hautkarzinom der Nase). Äußerlich nicht als solches erkannt; durch Schmelzschnitt entfernt. Vergr. 7fach.

sein. Ein Rezidiv wird im Bereiche einer offenen Wunde ohne mechanischen Widerstand rascher aufsprießen als in einer geschlossenen Wunde.

Bei einem der wenigen Kranken, bei dem wir eine *sofortige* Lückendeckung durch Lappenverschiebung vornahmen, wuchs ein Rezidiv unbemerkt in die Tiefe. Lediglich die langsame, aber ständige Gewichtsabnahme ließ den Verdacht auf örtliches Rezidiv — bei fehlenden Fernmetastasen — aufkommen.

42jährige Kranke mit einem *rasch entstandenen Lupuskarzinom der Wangen- und Unterkiefergegend.* Durch Elektrooperation war die Geschwulst anscheinend bis weit ins Gesunde entfernt worden, wobei ein Teil des Kopfnickers geopfert und das *Gefäßnervenbündel am Halse freigelegt* werden mußte. *Zu seiner sicheren Deckung* wurde die *Hautlappenverschiebung vom Nacken her vorgenommen.*

Als nach glatter Wundheilung nur vorübergehende Erholung mit Gewichtszunahme, dann aber Abnahme des Gewichtes auftrat, wurde wegen Verdacht auf örtliches Rezidiv der eingeheilte Hautlappen wieder umschnitten und abgetrennt. *Schon dicht darunter traf man auf Karzinom,* das gegen die Flügelgaumengrube bis zur Schädelbasis gewachsen und jetzt auch durch Elektrokoagulation nicht mehr völlig zu entfernen war, da es Halsnerven und -gefäße dicht umfaßte. *Die Kranke starb an diesem Rezidiv $^3/_4$ Jahre nach der ersten Operation.*

Aber nicht nur unter Hautlappen, selbst unter der viel dünneren Schichte verpflanzter Epidermis kann gelegentlich ein Rezidiv, zunächst unbemerkt, in die Tiefe wuchern.

Das *Offenlassen der Lücken nach Elektrooperation begünstigt daher die frühzeitige Erkennung von örtlichen Rezidiven.* Andererseits wird man die *verlängerte*

Heilungsdauer gern in Kauf nehmen, wenn kein Rückfall eintritt. *Die glatte Narbenbildung von Koagulationswunden macht trotz der offenen Behandlung nicht öfter plastische Nachoperation nötig.*

Über die *Zahl der Dauerheilungen* nach Elektrooperation bestimmter Geschwülste, bzw. der *Häufigkeit der Rezidive kann noch nichts Abschließendes ausgesagt werden.*

Die *neuzeitliche Elektrochirurgie der Geschwülste reicht nur wenige Jahre zurück,* und erst die Entwicklung der kombinierten Operation führte schließlich dazu, daß das Verfahren in zunehmendem Maße heute auch bei *operablen* Geschwülsten verwandt wird.

Aber auch wenn man die *grundsätzliche Anwendung der Elektrochirurgie,* beispielsweise bei der Operation von Karzinom der Mamma oder des Rektum, fordert, so würde diese *Umstellung der Operationstechnik,* sogar innerhalb *einer* Klinik, auf *mancherlei Schwierigkeiten stoßen.*

Zunächst setzt das *elektrische Operieren nicht nur Kenntnis der Wirkungsweise* und *Beherrschung dieser Technik* voraus, sondern auch, daß der durchzuführende Eingriff nach *streng chirurgisch-anatomischen Gesichtspunkten dem Operateur geläufig ist.* Es ist also gewissermaßen eine *doppelte Ausbildung* nötig, bei der dann *gerade die „operablen“ Geschwülste meist schulgemäß mit dem Messer entfernt werden.*

Es ist *zunächst noch undenkbar,* daß der *angehende Chirurg,* selbst wenn er von Anfang an genau wie die Handhabung des chirurgischen Messers auch die allgemein elektrochirurgische Technik erlernen würde, diese nun bei einer größeren Geschwulstoperation anwenden könnte, *ohne denselben Eingriff mit seinen anatomischen und operativen Schwierigkeiten zuvor durch eigene Erfahrung gründlich zu kennen.*

Ein *Vergleich der Leistung der beiden Operationsverfahren* wäre aber — abgesehen von allen anderen Schwierigkeiten der Statistik — nur an *einigermaßen gleichgearteten Krankheitsfällen möglich.*

Bisher wurde aber die Elektrochirurgie vorwiegend zur Operation fortgeschrittener Geschwülste benutzt.

Holmgren, der über *neunjährige elektrochirurgische Erfahrung* verfügt, hatte bei 39 „blutigen“ Oberkieferresektionen 13 Rezidive, bei 64 elektrochirurgischen 21. Bei unvollständiger Operation war stets anschließende Radiumbestrahlung vorgenommen worden. *Die Zahl der Rückfälle war also bei beiden Operationsverfahren ungefähr gleich.* Hingegen fand er eine *erhebliche Verbesserung der Dauererfolge.* Bezüglich Einzelheiten von Holmgrens Statistik verweise ich auf sein Referat (1928); es sei nur erwähnt, daß von 11 Oberkieferresektionen im Jahre 1924 6 Kranke im Jahre 1928 symptomfrei befunden wurden (= 54%). Unter 64 Kranken beobachtete er 23 Dauerheilungen (= 35,9%).

Diesen Zahlen werden von den besten Statistiken der blutigen Oberkieferresektion die von Fritz König und Martens gegenübergestellt:

König: 48 Totalresektionen, 8 Dauerheilungen (16,6%).

Martens: 79 Totalresektionen, 16 Dauerheilungen (20,2%).

Von New (Klinik Mayo) wurden Oberkieferresektionen seit 1917, zunächst mit *Ferrum candens,* dann *elektrochirurgisch* ausgeführt und mit *Radiumbestrahlung kombiniert.* Es wurde schon erwähnt, daß New keine postoperativen

Todesfälle erlebte. Unter 97 operierten Kranken wurde bei 38 Dauerheilung beobachtet (= 36%).

Von 15 Kranken der letzten 3 Jahre mit großen, *sog. inoperablen Oberkieferkarzinomen* oder Geschwülsten der Haut, bzw. Schleimhaut, die auf den Oberkiefer und den übrigen Gesichtsschädel übergegriffen hatten und die man *früher lediglich ohne wesentlichen Erfolg bestrahlt* hatte, konnte ich 5 für die Dauer von bisher 1—3 Jahren durch mehrzeitige Elektrooperation symptomfrei halten.

Bemerkenswert ist ferner eine Statistik aus dem *Radiumhemmet* in *Stockholm* über die Ergebnisse *verschiedener Behandlungsarten des Brustkrebses,* die von WESTERMARK veröffentlicht wurde (1930).

WESTERMARK *(Radiumhemmet Stockholm).*

Mammakarzinom	1921—23: 307 Fälle bleiben: 255 ,,		davon keine Behandlung:		52
		162		42	
	Schwed. Operations-Statistik	Operation + Nach-bestrahlung	Vor-bestrahlung + Operation	Radiologische Behandlung + elektrochirurgische Operation bei den prognostisch ungünstigsten Krebsen	
Fünfjährige Symptomfreiheit	16,8—25%	29,3%	40%	28,6%	—
Örtliche Rezidive	55,7%	48%	29,2%	12,5%	—
Zwischenraum bis Rezidive	gleich	gleich	gleich	gleich	—
Fernmetastasen. Zwischenraum bis Fernmetastasen	gleich	größer	größer	größer	—
Lebensdauer nach Beobachtung der ersten Symptome. Monate	39	49	61	67	31
Lebensdauer nach der ersten Behandlung. Monate	23	31	41	37	—

Aus dieser Zusammenstellung geht hervor, daß die *örtlichen Rezidive bei der kombinierten Behandlung in viel geringerer Anzahl als sonst auftreten* und daß die *Ergebnisse der Verbindung von Elektrooperation und Strahlenbehandlung, selbst bei ungünstigen Krankheitsfällen, besser sind als bei schulmäßiger Operation und kaum hinter den Ergebnissen nach blutiger Operation mit Nachbestrahlung bei an sich günstigeren Karzinomen zurückstehen.*

Schließlich wurde über *Erfolge der Elektrochirurgie bei sog. inoperablen Geschwülsten* und *erfolglos bestrahlten Tumoren* berichtet, so bei bösartigen Geschwülsten der Haut des Gesichtsschädels, der Lippen und Mundhöhle, der Brust, des Mastdarms, der Geschlechtsorgane, der Gliedmaßen, wobei *mehrjährige Heilung durch den ein- oder mehrzeitigen elektrochirurgischen Eingriff erzielt wurde* (BORDIER, PATTERSON, CUMBERBATCH, HOLMGREN, WYETH, KEYSSER, CLAIRMONT und SCHÜRCH, LEXER, v. SEEMEN).

Wir sehen also, daß ein *endgültiges Urteil über die Verbesserung der Heilungsziffern* bei den für die *Elektrochirurgie in Frage stehenden operablen Geschwülsten noch nicht möglich ist.*

Wir glauben aber, daß eine *Verbesserung unserer Ergebnisse durch sachgemäße elektrochirurgische Frühoperation,* die im allgemeinen radikaler als mit dem Messer durchgeführt werden kann, *zu erzielen ist.*

Allgemein chirurgisch besitzen die *elektrochirurgischen Verfahren hingegen bei zahlreichen Operationen* feststehende Vorzüge *gegenüber der Messeroperation: Blutungsherabsetzung, Verminderung des Operationsschocks, Vermeidung großer Voroperationen* usf.

Ferner zeigen die *Ergebnisse bei sog. inoperablen Geschwülsten,* daß hier die *ärztliche* und *chirurgische Kunst ganz wesentlich durch den Ausbau der Elektrochirurgie bereichert worden ist.*

Die *Nachbeobachtung* nach elektrochirurgischer Geschwulstoperation sollte in *sehr kurzen Zwischenräumen* durchgeführt werden. Wir haben gesehen, daß nach unvollständiger Operation Rezidive in kurzer Zeit sich zeigen können. Neben dem örtlichen Befund und Fahndung auf Metastasen ist Prüfung des Allgemeinzustandes, vor allem aber des Gewichtes, wichtig.

Die *Nachbeobachtung* ist aber, wie eine *planvolle Geschwulstbehandlung überhaupt,* durch die *heutigen schlechten wirtschaftlichen Verhältnisse außerordentlich erschwert.*

Die Kranken kommen an sich in großer Zahl erst mit weit fortgeschrittenen Geschwülsten in klinische Behandlung. Wenn sie sich zur Operation entschließen, drängen sie auf deren sofortige Durchführung, so daß eine Vorbestrahlung meist ausgeschlossen ist. Kaum ist der Eingriff überstanden, wird Entlassung in Behandlung des Hausarztes gefordert. Meist ist nur bei einheimischen Kranken eigene ambulante Nachbehandlung möglich. Auf diese Weise kann bei einer großen Zahl von Kranken schon die Nachbehandlung nicht mehr von der Klinik, bzw. vom Operateur durchgeführt werden. Der Aufforderung zur Nachuntersuchung wird oft nicht Folge geleistet. Wenn diese vorgenommen werden kann, hat meist die Klinik die Kosten zu tragen.

Auf diese Weise ist eine *systematische Beobachtung der Geschwulstkranken beinahe unmöglich,* und öfter bekommt man die Kranken erst wieder zu Gesicht, wenn sie wegen ausgedehnter Rezidive die Klinik schließlich wieder aufsuchen.

6. Wiederherstellende Operationen.

Verbesserung von *Entstellungen* oder *Deckung* von *Defekten* führen wir erst aus, wenn *wiederholte Probeexzisionen* aus verschiedenen Stellen der Lücke *gesundes Gewebe* ergeben haben, *Vernarbung* eingetreten ist und Besserung des Allgemeinzustandes, wie Gewichtszunahme, *Heilung* annehmen lassen.

Es wurde erwähnt, daß selbst größere Lücken nach Elektrooperation im Bereich des Gesichtes mit kosmetisch günstigen Narben ausheilen, solange keine größeren Knochenabschnitte entfernt werden mußten. Defekte in der Nähe oder unter Einbezug der Lider können sogar vernarben, ohne daß es wie sonst zu Ektropium kommt. Beim Verbinden von Wangendefekten kann man dem Narbenzug nach unten entgegenwirken, indem man die Wange mit einem von hier zur Stirn angelegten Heftpflasterstreifen nach oben zieht.

Keloidartige Narben nach Schmelzschnitt oder Elektrokoagulation können durch Ausschneiden mit dem Messer und Naht der Wunde beseitigt werden, ohne daß die derbe Narbe wiederkehrt.

Lücken der Gesichtshaut mit Defekten des Ober- und Unterkiefers, nach Exenteratio orbitae, Verlust von Nase oder Teilen der Lippen erfordern aber *entsprechende größere plastische Operationen, die nach den Regeln der Wiederherstellungschirurgie auszuführen sind* (vgl. LEXER).

Gerade weil wir in diesen Operationsverfahren die Möglichkeit haben, selbst außerordentlich schwere Entstellungen zu verbessern, darf man bei der elektrochirurgischen Operation von Gesichtsgeschwülsten *nicht weniger radikal als sonst vorgehen;* denn die plastische Lückendeckung muß auf gesundes Gewebe erfolgen, und jeder Rückfall erschwert die neue Operation und gefährdet das Leben des Kranken.

Sofortige plastische Deckung von Gesichtsdefekten nach elektrochirurgischer Entfernung von Geschwülsten verkürzt zwar die Behandlungszeit, entzieht aber den Geschwulstboden der ständigen Beobachtung, so daß Geschwulstreste unbemerkt in die Tiefe wachsen können, während der verpflanzte Hautlappen ungestört anheilt, wie an einem Beispiel bereits geschildert wurde.

Der pistolengriffförmige *Stirnkopfhautlappen* nach LEXER erlaubt — besonders bei Männern — Deckung selbst ausgedehntester Lücken des Gesichts. Bei Frauen wird neben ohrenwärts gestielten Stirnhautlappen Einheilung gestielter Lappen vom Oberarm oder, wenn nötig, am Ober- oder Vorderarm angeheilte Wanderlappen von Bauchhaut, das Material zur plastischen Formung an Ort und Stelle bringen. Ferner ist die Verwendung eines runden, stielförmigen Lappens, des *Henkellappens,* aus der Halshaut möglich, den FILATOW (1917) zum Lidersatz benutzte und der von ALDEN, der das Verfahren GILLIES und BLAIR zuschreibt, auch zur Plastik bei größeren Gesichtsdefekten verwandt wurde.

Es wird eine Hautbrücke durch zwei parallele Schnitte gebildet, die an der Halshaut, dicht unter dem Warzenfortsatz beginnen und entsprechend dem Verlauf des Kopfnickers schräg gegen das Brustbein ziehen. Die Breite der Brücke wählt man gerade so groß, daß sich nach ihrer Lösung von der Faszie des Kopfnickers die etwas unterhöhlten Defektränder bei gerader Kopfhaltung durch Naht wieder verschließen lassen, also etwa 4—5 cm. Der Brückenlappen verschmälert sich nach Lösung von der Unterlage infolge Entspannung so stark, daß er nach Vereinigung seiner Schnittränder zu einem Henkel von knapp Fingerdicke wird. Man faßt bei den Nähten, die den Henkel bilden, am besten nur Unterhautgewebe und die tieferen Schichten der Epidermis, um nicht durch Narben der Stichkanäle unnütz Haut zu opfern. Im Verlaufe der nächsten Tage tritt zunächst eine Verdickung durch vorübergehendes Ödem auf. Diesen Henkellappen haben wir in einigen Fällen bei Frauen nach 3—4 Wochen bis zum Schwertfortsatz des Brustbeins verlängert. Er kann in diesem unteren Abschnitt wegen der guten Verschieblichkeit der Brusthaut etwas verbreitert werden, ohne daß eine auffallende Verziehung der Mammae eintritt. Wenn die Naht des Henkels fast vernarbt ist, d. h. ungefähr nach 3 Wochen, so ist er auch zur Verpflanzung bereit, nachdem man ihn zuvor durch wiederholte vorübergehende Abklemmung von seiner Ernährung vom unteren Ende her entwöhnt hat. Wichtig ist, daß jede Mitnahme weiterer Haut, auch wenn sie vorher unterhöhlt war, bei der Abtrennung unterlassen wird, da nur die gedoppelte Haut genügende Ernährung vom oberen Henkelende erhält, in welchem sich schon im Verlaufe der ersten 2 Wochen ausreichende Gefäßversorgung und selbst kräftige Arterien ausgebildet haben, was wir auch histologisch und in Injektionspräparaten überflüssiger Stücke von Henkellappen verschiedenen Alters feststellen konnten.

Die gedoppelte Haut, bzw. das Henkelrohr wird nun von der Narbe aus durch Einschnitte nur soweit aufgerollt, wie Einnähung in die durch Ausschneidung der Narbe entstandene Lücke erfolgt. Nachdem der aufgerollte und eingenähte Henkelabschnitt Ernährungsanschluß gefunden hat, kann neue Narbenausschneidung und Einpflanzung des weiter aufgerollten Henkels erfolgen. Schließlich wird durch *Abklemmen hinter dem Ohr* der Henkel an die Ernährung von der Einpflanzungsstelle her gewöhnt, so daß er nun an seinem Ursprungsort abgetrennt und der Rest nach Aufrollung ebenfalls verwandt werden kann. Es ist wichtig, bei der Aufrollung die vernarbten Stellen völlig zu entfernen, da nur so eine volle Entfaltung und Ausnutzung der Henkelhaut möglich ist. In der Regel wird die Narbe an der Entnahmestelle linienförmig; falls sie breiter wird, ist Narbenverbesserung ohne weiteres möglich.

Der *Henkellappen,* der auf *einer* oder nach *kurzem Zeitabstand auch an der anderen Halsseite* angelegt werden kann, tritt *ergänzend* zu den übrigen Möglichkeiten der Hautverpflanzung bei großen Gesichtsdefekten. Bei den Lücken, die nach Elektrooperation von Geschwülsten des Gesichts entstehen, bietet er ferner den *Vorteil, daß schon während der Nachbehandlung der Koagulationswunde das Material für* die *Lückendeckung gewissermaßen bereitgestellt werden kann,* so daß nach Heilung und Vernarbung des Defektes der inzwischen von ernährenden Gefäßen gut versorgte Henkellappen abgetrennt und in die angefrischte Lücke eingepflanzt werden kann. Ein weiterer Vorzug des Henkellappens ist darin zu sehen, daß die zur Verpflanzung bereitgestellte Haut schon *vor* der Einpflanzung geschrumpft ist, so daß nur mit verhältnismäßig geringer weiterer Schrumpfung gerechnet werden braucht.

Es bleibt hervorzuheben, daß die Anheilung *frei verpflanzter Epidermis* und *gestielter Hautlappen,* die Einheilung von *Knorpel-* und *Knochenstücken* im Bereich angefrischter, *elektrochirurgisch gesetzter Lücken außerordentlich glatt vor sich geht,* weil der neue Mutterboden durch Reichtum an jungen und ungeschädigten Gefäßen gute Ernährungsbedingungen bietet. Im Gegensatz dazu stehen die großen Schwierigkeiten der Einheilung plastischen Materials in Defekten nach Radium- oder Röntgenbestrahlung (vgl. LEXER).

Wenn durch *mehrzeitige Elektrooperationen* eine *große,* als *inoperabel zu bezeichnende Gesichtsgeschwulst* oft nach monatelanger Behandlung schließlich zur *Abheilung gebracht werden konnte* und Erholung des Allgemeinzustandes eingetreten ist, *eröffnet sich der Wiederherstellungschirurgie ein neues Feld.*

7. Bösartige Geschwülste der Haut.

Wir unterscheiden drei Formen von *Hautkarzinomen: flache, tiefgreifende* und *papilläre Krebse,* die entweder von *unveränderter gesunder Haut* oder aber von *krankhaft veränderten Hautstellen* ihren Ausgang nehmen.

An sich bietet bekanntlich das *beginnende, nicht in die Tiefe gewucherte Hautkarzinom* bei *radikaler Ausschneidung aus dem Gesunden günstige Aussichten auf Heilung.*

Die Hautkrebse befallen vorzugsweise die Haut des Gesichtes und sind daher früh sichtbar. Trotzdem werden sie nicht selten als gutartige Verdickungen oder Geschwüre hinhaltend behandelt, so daß schließlich der Chirurg häufiger weit *fortgeschrittene* Karzinome, oft bereits mit *ausgedehnten Lymphdrüsenmetastasen*, zur Behandlung bekommt.

Die Dermatologen, die öfter *Frühformen des Hautkarzinoms* sehen als die Chirurgen, haben bei bestimmten Krebsen sehr gute Ergebnisse mit *Bestrahlung* erreicht und bevorzugen diese besonders bei gewissen Formen der Hautkrebse des Gesichtes, da die Abheilung kosmetisch günstige Narbenbildungen mit sich bringt (vgl. MIESCHER).

Der *Erfolg der Strahlenbehandlung* ist aber *abhängig* vom *histologischen Bau* des Krebses, seiner *Ausdehnung* und nicht zuletzt von der *sachgemäßen Durchführung* der *Therapie* selbst, *die stets längere Zeit in Anspruch nimmt.*

Tritt *keine Abheilung* ein, oder ist *nach Heilung von ausgedehntem Karzinom der Gesichtshaut plastische Deckung nötig,* so stoßen die jetzt erforderlichen *chirurgischen Eingriffe auf Schwierigkeiten*, die hauptsächlich durch die *Beeinträchtigung des Gewebes* infolge der *Strahlenwirkung* geschaffen wurden, und die sich besonders in *schlechten Heilungsbedingungen* für plastische Operationen äußern.

Unvollständig behandelte Hautkrebse — seien sie nun operiert oder bestrahlt — zeigen sowohl für die Operation wie für die Strahlenbehandlung schlechtere Aussichten. Hier bietet, wie wir sehen werden, die *Elektrooperation allein oder in Verbindung mit Bestrahlung die beste bisher vorhandene Heilungsmöglichkeit.*

Während sog. *inoperable Hautkrebse* seit CZERNY immer wieder elektrochirurgisch angegangen wurden, setzte sich das Verfahren doch nicht durch, obwohl von sicheren Erfolgen berichtet wurde (BERVEN, JOHANSSON u. a.).

Die *operablen Hautkrebse* wurden in größerem Ausmaße erst seit Verwendung der ungedämpften Schwingungen des Hochfrequenzstromes (Röhrenapparate, neuere Diathermieapparate) mittels der *Nadelelektrode* (WYETH „Acusector", „Radioknife") und der *Drahtschlingenelektrode* (WUCHERPFENNIG) elektrochirurgisch entfernt: die Wunde wurde durch unmittelbare Naht geschlossen.

Es zeigte sich aber, daß auch die *offen gelassenen Koagulationslücken* zu *außerordentlich glatter* und *feiner Vernarbung* führten, die oft sogar einer Narbe nach Naht überlegen ist. Auch wenn das Karzinom an ungünstiger Stelle, wie im Nasenaugenwinkel sitzt, habe ich bei einer ganzen Reihe von Kranken nach Vernarbung der Koagulationslücke nie eine Verziehung des Unterlides beobachtet; selbst nach Opferung des inneren Drittels der Haut des Unterlides bildete sich nach Abheilung ein eben nur angedeutetes, keine Beschwerden verursachendes Ektropium, das daher keine Nachoperation erforderlich machte. Dabei ist es *völlig unnötig,* bei der *elektrochirurgischen Zerstörung* und *Entfernung des Tumors nun besonders sparsam mit dem anscheinend gesunden umgebenden Gewebe umzugehen.* denn auch *größere* Koagulationslücken *verkleinern* sich erheblich und vernarben glatt und flach, solange Sitz und Ausdehnung der Geschwulst nicht von vornherein spätere plastische Deckung erfordern.

Es ist daher ein Fehler, vor dem nicht genug gewarnt werden kann, etwa im *Vertrauen auf die „Tiefenwirkung" elektrochirurgisch weniger radikal vorzugehen, als es die Regel von der Messeroperation verlangt.* Die Tiefenwirkung hinsichtlich der Zerstörung von Geschwulstzellen darf lediglich bis zur geringsten Grenze der sekundären Nekrosenzone berücksichtigt werden, die praktisch in der Regel mit der Wundfläche selbst zusammenfällt, solange man nach dem *Grundsatze* operiert, eine *möglichst geringe Koagulationsnekrose* (primäre + sekundäre) *zurückzulassen.*

Die *elektrochirurgische Operation der verschiedenen Formen der Hautkrebse geht stets nach denselben Grundsätzen vor sich.*

Kime (1929), ferner Danel, Lamblin und David (1931) heben diese Möglichkeit der *einheitlichen Behandlung der Hautgeschwülste* auf *elektrochirurgischem Wege* mit Recht als *Vorteil gegenüber der Strahlenbehandlung* hervor, neben der *kürzeren Behandlungsdauer* bei *gleichen Heilungsaussichten.*

Außerdem ist aber eine *große Bereicherung* der *Behandlungsverfahren für die Hautkrebse* und eine *Verbesserung ihrer Heilungsaussichten* durch *zweckmäßige Verbindung der Elektrochirurgie mit der Strahlenbehandlung* möglich (s. Schürch) [vgl. ferner Bordier, Matagne (1922), Tousey (1925), Ward (1926), Stratton (1927), Narat (1928), Halberstaedter und Simons (1928, 1930), Archambault und Marin (1929), Eller und Fox (1930), Buschke und Loewenstein (1930), Musger (1931), Strauss (1931)].

1. Die *oberflächlichen Hautkrebse* werden nach *Umwallung* durch *Elektrokoagulation* (am besten mittels der abgerundeten *Kante* einer Koagulationselektrode) *schichtweise bis ins gesunde Gewebe hinein koaguliert und entfernt.* Zurücklassung einer möglichst geringen Koagulationsnekrose soll man sich zur Regel machen. Blutstillung durch Koagulation unter dem Tupfer. Salbenverband.

Unter ziemlich *erheblicher Flüssigkeitsabsonderung* stoßen sich in *4—8 Tagen* die *Koagulationsnekrosen* völlig ab, und in *14 Tagen bis 6 Wochen tritt Heilung ein* unter *erheblicher Verkleinerung der Lücke* durch die Narbe. Bei Karzinomen des Ohres und der Nase kann bei Knorpelbeteiligung die Heilungsdauer infolge Knorpelnekrosen etwas länger betragen, geht aber auch hier meist unter *überraschend günstiger Narbenbildung* vor sich. Im Gesicht wird entsprechend den *natürlichen Faltenbildungen* (Nase — Lippe und Nase — Auge) die *Lücke* senkrecht zu deren Verlauf mit *Heftpflasterstreifen zusammengezogen,* um die *Narbenschrumpfung,* die, wie erwähnt, ohne nennenswerte Verziehungen erfolgt, in *jener Richtung zu unterstützen.*

2. Bei *papillär wuchernden Krebsen* wird man *einfacher die erhabene Geschwulst an ihrem Stiele durch koagulationsreichen Schmelzschnitt abtragen* und dann erst mit der *schichtweisen Koagulation* beginnen.

Beide Eingriffe werden in *Leitungsanästhesie* oder nach *Umspritzung weit im Gesunden,* bei *besonderer Anzeige in oberflächlicher Allgemeinnarkose* ausgeführt.

Störungen während der Wundheilung: gelegentlich *Erysipel.*

3. Bei *tiefgreifenden Karzinomen wird* (meist in *Allgemeinbetäubung*) *schichtweise durch elektrische Verkochung in die Tiefe vorgedrungen,* indem man am besten *im gesunden Gewebe am Rande der Geschwulst beginnt* und das koagulierte Gewebe jeweils mit der *Bandschlinge* abträgt. Auf diese Weise wird das Karzinom von verschiedenen Seiten aus dem Gesunden her angegangen und entfernt. Sobald das Hautkarzinom in die *Muskulatur* oder in *Knochen hineingewuchert* ist, *muß man besonders reichlich gesundes Gewebe opfern,* um einigermaßen sicher zu gehen, daß man keine Geschwulstteile zurückläßt. Nach der elektrochirurgischen Beseitigung dieser ausgedehnten Krebse dauert die Wundheilung durchnittlich 4—10 Wochen.

Bei *fortgeschrittenen Lidkarzinomen* kann *Ausräumung der Augenhöhle,* bei *Karzinom der Gesichtshaut Teilresektion von Ober- oder Unterkiefer* nötig werden, die, wie üblich, mit Meißel und LUERscher Zange ausgeführt werden. Zuvor werden die in den Knochen hineingewachsenen Geschwulstteile durch Elektrokoagulation vernichtet.

4. Bei *Karzinomen,* die auf *krankhaft veränderter Haut* entstanden sind — so bei den *Lupuskarzinomen* usf. —, ist es notwendig, die geschädigte Haut oder das *Narbengewebe in der Umgebung des Krebses rücksichtlos zu entfernen,* um Rezidive zu vermeiden und für die Wunde günstige Heilungsbedingungen zu schaffen. Auch bei diesen Krebsformen ist, wenn sie das Gesicht befallen haben, oft Resektion von Knochenabschnitten nötig.

5. Die günstige Wirkung der Elektrokoagulation auf die Heilung von Geschwüren in geschädigtem Gewebe hat sich besonders bei *Röntgengeschwüren* gezeigt, die nach gründlicher Verkochung, wenn auch langsam, zur Vernarbung gebracht wurden. Der Kranke empfindet als besonderen Vorteil dieses Verfahrens, daß er gleichzeitig *mit dem Eingriff* von den *oft außerordentlich starken Schmerzen befreit* wird.

Ebenso wie die anderen Karzinome, die auf geschädigter Haut entstehen, sind die *Röntgenkarzinome durch schichtweise Elektrokoagulation* und *Abtragung des verkochten Gewebes bis ins Gesunde* zu behandeln. Dabei soll man mit der *Bandschlinge lediglich verkochtes Gewebe* abtragen, um die *starke Gewebsblutung,* die aus den *brüchigen Gefäßen des Röntgenkarzinoms erfolgt, zu vermeiden.* Arbeiten mit der Bandschlinge oder mit der Messerelektrode *ohne* vorausgehende Verkochung der Geschwulst kann die Blutung nicht vermeiden. Die Aussichten einer erfolgreichen Elektrooperation des Röntgenkarzinoms sind neben der Ausdehnung des Tumors hauptsächlich durch dessen Lage bestimmt. An den Gliedmaßen, besonders an den Händen, ist es oft nötig, einzelne Finger, Sehnen oder Knochenabschnitte zu entfernen, die sich in der Nachbarschaft des Karzinoms befinden, wenn nicht überhaupt Amputation angezeigt erscheint. *Jedenfalls muß die elektrochirurgische Behandlung ohne Rücksicht so gründlich durchgeführt werden, daß keinerlei verdächtiges Gewebe zurückbleibt.* Auf diese Weise läßt sich vielleicht öfter als bisher spätere Amputation vermeiden.

BORDIER (1921) hat wohl als erster Röntgengeschwüre und -karzinome durch Elektrokoagulation zur Abheilung gebracht, und zwar an seinen eigenen Händen. Er schildert das sofortige Nachlassen der starken Schmerzen und den glatten und beschwerdefreien, wenn auch langsamen Heilungsvorgang (4 bis 6 Wochen). Auf Grund von weiteren Erfahrungen an 10 Kranken *warnt* BORDIER (1927) *davor, beim Röntgengeschwür Radiumbestrahlung zu versuchen oder diese mit Absicht einer Elektrokoagulation vorauszuschicken,* da dann die *Heilungsaussichten für die elektrochirurgische Behandlung verschlechtert* würden. Auch NICOLAS (1930) lieferte eine Selbstschilderung der erfolgreichen Beseitigung eines Röntgenkarzinoms am Mittelfinger durch Elektrokoagulation.

STÜHMER und WUCHERPFENNIG (1930) heben die große *Erleichterung der operativen Entfernung von Röntgengeschwüren* durch das *elektrochirurgische Verfahren* hervor, das außerdem die *Vernarbungsneigung anrege.* Auch JÜNGLING (1931) hat ein großes Röntgenulcus erfolgreich mit Elektrokoagulation behandelt und nach Abstoßung der Koagulationsnekrosen Epidermislappen zur Anheilung gebracht.

Unsere eigenen Erfahrungen über Anwendung der Elektrochirurgie bei Röntgengeschwür und -karzinom sind sehr günstig. Es ist zu empfehlen, *möglichst frühzeitig ausgiebigste Elektrokoagulation bis weit ins Gesunde vorzunehmen,* die nicht nur dem Kranken augenblicklich die oft außerordentlich starken Schmerzen nimmt, sondern auch zu auffallend widerstandsfähigen Narben führt.

Nach der geschilderten elektrochirurgischen Entfernung von Hautkarzinomen wird auch bei *kleinen Geschwülsten,* wie schon einleitend ausgeführt wurde, *auf Naht verzichtet.*

Durch den *Nachteil verzögerter Wundheilung* werden *Vorzüge* eingetauscht, die unseres Erachtens *stark ins Gewicht fallen* (vgl. S. 224). Während die kleinen Lücken mit *Salbenlappen* bedeckt werden, sind höhlenförmige Defekte, besonders nach Teilresektionen von Knochen, mit *Jodoformgaze* zu tamponieren, die sich meist nach 3—4 Tagen unter dem Exsudationsstrom von selbst ablöst. Sie wird durch Salbenlappen ersetzt, die die Wunde auch offen halten sollen. Etwa nach einer Woche liegen *kräftige Granulationen* vor, während *vom Rande her schon Überhäutung* beginnt. Aus den verschiedensten Teilen der Wundfläche werden gelegentlich beim Verbandwechsel ohne Betäubung und für den Kranken unauffällig und schmerzlos *Probeexzisionen* mit der feinen Drahtschlinge gemacht. Im allgemeinen erfolgt nun *Vernarbung nach 3—8 Wochen,* je nach Lage und Größe der Wunde. Wenn *keine Störung* der Heilung, wie *Erysipel,* auftritt, sind die *Kranken völlig ohne Beschwerden* und können von *Anfang an außer Bett sein.* Bei *großen* Wunden treten *gelegentliche Temperaturerhöhungen* ein, *ohne daß an der Wunde oder allgemein etwas Besonderes festzustellen wäre.* Diese Temperatursteigerungen beginnen oft nach dem Abschlusse der Demarkierung der Koagulationsnekrosen.

Wenn aus besonderem Grunde durch *Elektrokoagulation geschädigter* oder *zerstörter Knochen nicht sogleich beseitigt* wird, dann *verzögert sich die Wundheilung im Bereiche des nekrobiotischen* Knochenabschnittes wesentlich. Die Sequesterabstoßung tritt frühestens nach 6 Wochen, meist aber erst nach 10, 12 Wochen oder später ein. Das Allgemeinbefinden ist trotzdem meist völlig ungestört. Die *Heilung* kann gelegentlich durch *Sequesterentfernung beschleunigt* werden. Wenn aber beispielsweise wegen jauchig infizierten Tumors der darunter liegende erkrankte Schädelknochen wegen Infektionsgefahr nicht sogleich bei der Operation entfernt wurde, so empfiehlt es sich, geduldig bis zur *spontanen* Sequesterabstoßung abzuwarten, um die Vorteile dieses Vorgehens auszunützen und ungestörten Heilverlauf zu erzielen.

Der *elektrochirurgischen Entfernung großer Gesichtsgeschwülste,* die auf den *Knochen übergegriffen* haben, *gleicht die Behandlung von Tumoren,* die *umgekehrt ihren Ausgang von den Nebenhöhlen* oder der *Augenhöhle* genommen haben und *nach vorne* zu *in die Weichteile durchgebrochen* sind. Bei besonders großer Ausdehnung des Tumors, vor allem aber bei schlechtem Allgemeinzustande der Kranken, wird man die *elektrochirurgische Entfernung der Geschwulst zweckmäßig auf mehrere Einzeloperationen verteilen* (vgl. Beispiel 5).

Bei der *ersten Operation* wird in *Rauschnarkose lediglich soviel* von der oft *geschwürigen Geschwulst beseitigt, als in wenigen Minuten abgetragen werden kann.* Eine oberflächliche Koagulationsschicht bleibt zurück (vgl. Abb. 176). Während der Abstoßung der Koagulationsnekrosen und Reinigung der Wunde erholt sich nun der Kranke meist auffallend rasch. Statt der den Kräfteverfall verschuldenden Resorption aus dem jauchig zerfallenen Tumor tritt nach der elektrochirurgischen Verkleinerung der Geschwulst kräftige Exsudation. Den Koagulationsnekrosen folgt Granulationsgewebe, in dem man früh die *Geschwulstreste* erkennt, *die einem nun den Weg zur neuen, oft jetzt radikal durchführbaren Operation weisen* (vgl. Abb. 177).

Nach *Vernarbung dieser großen Koagulationsdefekte* und nach *Erholung des Allgemeinbefindens* werden nach den *Regeln der Wiederherstellungschirurgie* die *plastische Deckung der Lücke* und *Wiederherstellung der Form* vorgenommen.

Die *elektrochirurgische Operation* einer solchen *großen Geschwulst* — zuweilen in *mehreren Sitzungen* —, die nötige *Nachbeobachtung* und schließlich die *wiederherstellenden Operationen* bringen die Notwendigkeit oft sehr *lang dauernder Behandlung mit vielen Einzeloperationen* mit sich. Die lange Dauer der Behandlung wird aber stets durch Pausen zu unterbrechen sein, in denen der Kranke ambulant behandelt werden oder sich zu Hause erholen kann.

Wenn auch schließlich nur bei *einem Teil* dieser Kranken, bei denen früher lediglich wenig erfolgreiche Röntgenbestrahlung durchgeführt wurde, *Beseitigung der Geschwulst und Wiederherstellung* gelingt, so waren wohl jahrelange Arbeit des Arztes und Geduld des Kranken nicht vergeblich aufgewendet.

Die *regionären Lymphdrüsen*, die bei tiefgreifenden und papillären Hautkarzinomen oft frühzeitig befallen werden, *beseitigen wir im Anschluß an die Elektrooperation des Ursprungsherdes von geeigneten Schnitten aus nach allgemein chirurgischer Regel* mit umgebendem Fett- und Bindegewebe. Man kann bei einiger Übung auch hierbei elektrochirurgisch vorgehen. Bei manchen *großen geschwürigen Tumoren* ist es möglich, die *örtlichen Lymphdrüsen im Zusammenhange mit der Geschwulst* auszurotten, indem man einen Hilfsschnitt ausführt oder die verbindende Hautbrücke opfert.

Melanome (Melanosarkome, Melanokarzinome).

Wegen der *außerordentlichen Bösartigkeit* dieser rasch metastasierenden Geschwülste ist *möglichst frühzeitige und radikale Operation*, wobei auch die *unveränderten örtlichen Lymphdrüsen mit ausgeräumt werden müssen, nötig*, wenn das allgemeine Fortschreiten der Erkrankung aufgehalten werden soll.

Die Melanome sind für Röntgen- wie Radiumstrahlen sehr wenig empfindlich. *Es besteht also lediglich bei sehr radikaler Frühoperation Heilungsaussicht.*

Die Anwendung der *Elektrochirurgie* ist bei dieser leicht und gefährlich rezidivierenden Geschwulstform *besonders angezeigt, da die Geschwulstknoten ohne Eröffnung der Blut- und Lymphbahnen und der Gewebsspalten*, in die die Melanomzellen durchsetzend hineinwuchern, *weit aus dem Gesunden entfernt werden können.*

Bei der blutigen Umschneidung eines Hautmelanoms ist oft zu sehen, wie die Geschwulst weit über ihre scheinbaren Grenzen in den Spalten des Unterhautgewebes weiterreicht. Auch bei der *Umschneidung durch koagulationsreichen Schmelzschnitt* bleibt diese Übersicht erhalten, während gleichzeitig die etwa im Schnittbereiche liegenden Geschwulstzellen zerstört werden und außerdem ihre Verschleppung verhindert wird. Nun wird *bis weit ins Gesunde hinein das Gewebe schichtweise koaguliert und abgetragen:* also in genügend weitem Umfange die umgebende unveränderte Haut, das gesamte Unterhautgewebe der Wunde, Faszie und ein Teil der gesunden Muskulatur. *Die Wunde bleibt offen, so daß man sie überwachen kann.*

Eine unmittelbare Elektrokoagulation der Melanomknoten zwischen 2 aktiven Elektroden ohne nachfolgende Entfernung der so entstehenden Nekrose, wie sie BERVEN übt, hat den Nachteil, daß die Ausdehnung der Geschwulst unter der Haut, bzw. ihre genügende Zerstörung nicht so gut überblickt werden können wie bei dem schichtweisen Vorgehen nach Umwallung und Ausschneidung, bei dem durch richtige Technik ebenso jede Blutung oder Verschleppung lebensfähiger Geschwulstzellen ausgeschlossen ist. Auch BERVEN läßt die nach der elektrochirurgischen Zerstörung der Melanome entstehenden Lücken grundsätzlich offen.

Im Radiumhemmet in Stockholm wurden von 1921—1927 24 Kranke mit Melanosarkomen beobachtet, von denen 8 schon bei der Aufnahme Melanosarkomatose zeigten, so daß jede Behandlung unterbleiben mußte. Von den übrigen Kranken ist bei 6 bisher seit 3 Jahren kein neues Krankheitszeichen aufgetreten, während bei 3 Besserung durch 1—2 Jahre und bei 7 Kranken nur kurz dauernde Besserung erzielt wurde.

RAVAUT und FERRAND (1927), SIMONS (1928), sowie AMADON (1931) treten ebenfalls für die *ausschließliche* elektrochirurgische Behandlung der Melanome ein.

Wenn auch DELBET *Rückbildung metastatischer Lymphdrüsenschwellungen nach elektrochirurgischer Zerstörung* von *Naevuskarzinomen* gesehen hat und annimmt, daß es sich hierbei lediglich um melanophore Zellen in den Lymphdrüsen gehandelt hätte, *so bleibt doch die sofortige Entfernung örtlicher Drüsen nach elektrochirurgischer Radikaloperation des Ursprungsherdes zu fordern.*

Vgl. CURCHOD (1926), GALA (1929), GIESE (1930), NARAT (1927), PFAHLER (1925), STRATTON (1926).

Beispiele:

1. Elektrooperation eines operablen Hautkrebses im Gesicht. Umwallung und Exzision. Offene Wundbehandlung. Ausräumung der örtlichen Lymphdrüsen.

J. B., 58 Jahre alt. *Plattenepithelkarzinom* am *rechten Mundwinkel* mit Karzinommetastasen in den Lymphdrüsen am rechten Unterkieferwinkel.

Seit 4 Wochen bemerkt der Kranke ein kleines Knötchen neben dem Mundwinkel, das sehr rasch an Größe zunahm. Es entstand ein Geschwür. Vor 2 Wochen ging er zum Arzt, nachdem inzwischen das Knötchen erbsengroß geworden war. Durch die vom Arzt verschriebene Salbe trat keine Besserung ein; der Knoten wuchs zusehends. Daher sucht der Kranke die Klinik auf.

Allgemeinbefund: o. B.

Örtlicher Befund: s. Abb. 163. Am rechten Unterkieferwinkel ist eine haselnußgroße, harte, verschiebliche Lymphdrüse zu tasten.

Elektrooperation: Umwallung der Geschwulst im Gesunden, Ausschneiden durch Schmelzschnitt, Verkochung des Geschwulstbettes.

Schmelzschnitt am Unterkieferwinkel, Entfernung einiger Lymphdrüsen unter Unterbindung der A. maxillaris ext. Das koagulierte Geschwulstbett wird mit einem Salbenläppchen bedeckt, die Wunde am Unterkieferwinkel nach schmaler Anfrischung der obersten Hautschicht durch Naht geschlossen (Abb. 164).

Bei der *Entlassung am 7. Tage* in *ambulante Behandlung* ist die Wunde am Unterkieferwinkel glatt verheilt; die Koagulationslücke beginnt frisch zu granulieren und wird mit Heftpflasterstreifen in Richtung der Nasenlippenfalte etwas zusammengezogen. Verbände mit roter Quecksilbersalbe (Abb. 165).

Abheilung nach 3 Wochen.

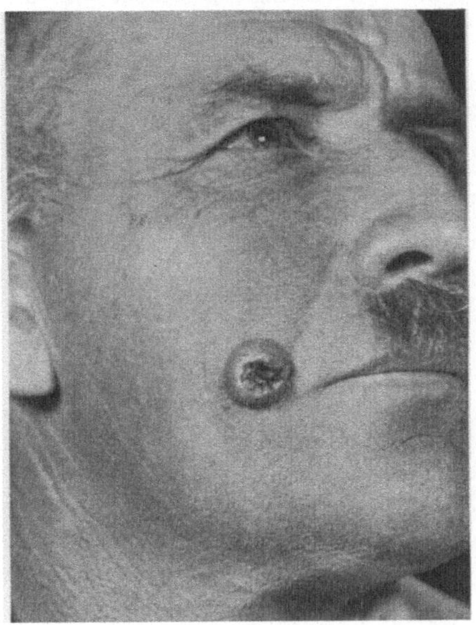

Abb. 163.

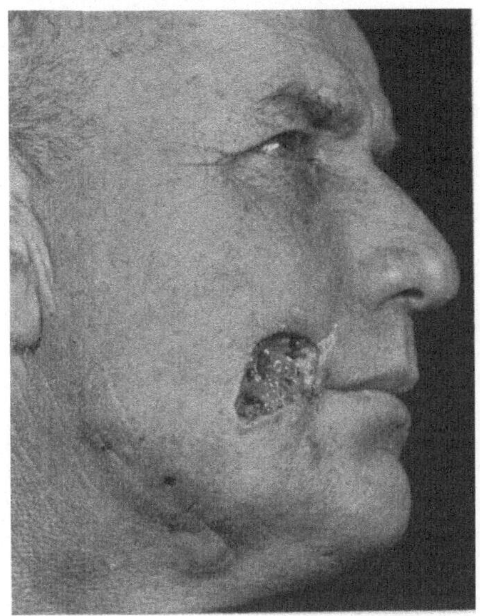

Abb. 164.

Abb. 163. Hautkarzinom neben rechtem Mundwinkel.

Abb. 164. Derselbe Kranke 17 Tage nach elektrischer Ausschneidung in Richtung der Nasenlippenfalte. Verkochung des Geschwulstbettes. Ausräumung der regionären, von Karzinom befallenen Lymphdrüsen.

2. Elektrooperation eines geschwürigen Hautkrebses am inneren Lidwinkel. Schichtweise Elektrokoagulation. Offene Wundbehandlung.

M. K., 56 Jahre alt. Geschwüriges *Basalzellenkarzinom* am rechten Augenwinkel.

Vor 3 Monaten entstand am rechten inneren Augenwinkel ein kleines Geschwür auf einer warzenförmigen Erhöhung, das rasch an Größe zunahm. Der Kranke suchte die Klinik auf.

Allgemeinzustand: Sehr gut.

Örtlicher Befund: s. Abb. 166. Kleinfingernagelgroßes Geschwür, dicht am rechten inneren Augenwinkel, das etwas höckerig über die Umgebung erhaben ist. Keine Lymphdrüsenvergrößerungen festzustellen.

In Chloroformrausch wird nach Exzision eines Gewebsstückes aus dem Geschwür mittels der Bandschlinge zur histologischen Untersuchung der Krebs *verkocht* und *dann mit der Bandschlinge entfernt.*

Reaktionsloser Heilverlauf. Nach 14 Tagen in ambulante Behandlung entlassen (Abb. 167). Nach *4 Wochen vernarbt ohne Verziehung des Ober- oder Unterlides* (Abb. 168).

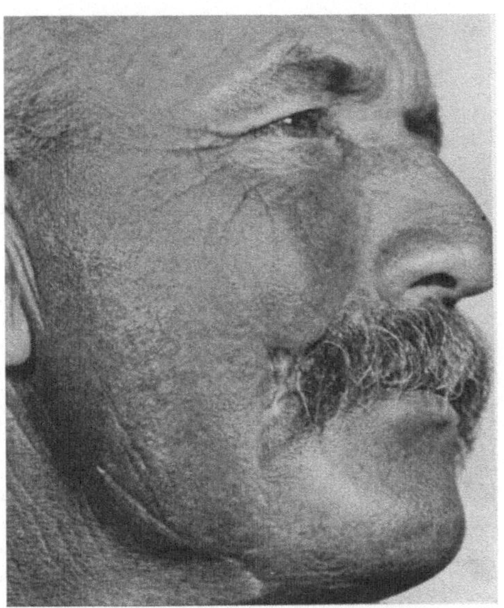

Abb. 165. Derselbe Kranke. Zustand 19 Wochen nach der Operation.

Mikroskopische Untersuchung: Basalzellenkarzinom.

3. Elektrooperation eines Hautkarzinoms am Ohr. Schichtweise Elektrokoagulation. Lagenähte.

L. K., 62 Jahre alt. Basalzellenkarzinom am linken Ohr.

Seit einem Jahr bemerkte der Kranke eine kleine Vorwölbung vor linkem Ohr, die in den letzten Wochen zunehmend gewachsen sei.

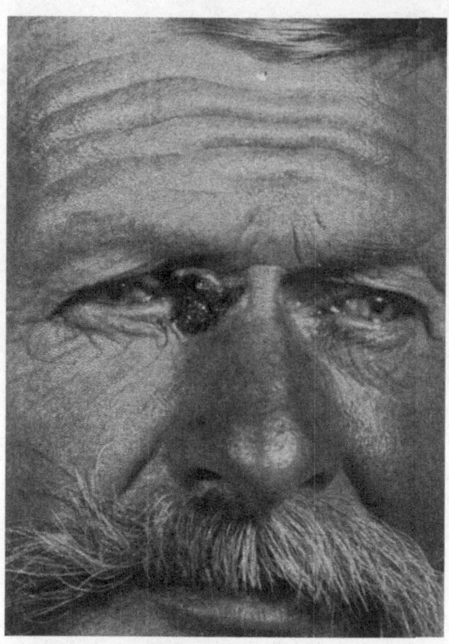

Abb. 166. Geschwüriges Hautkarzinom am Lidwinkel.

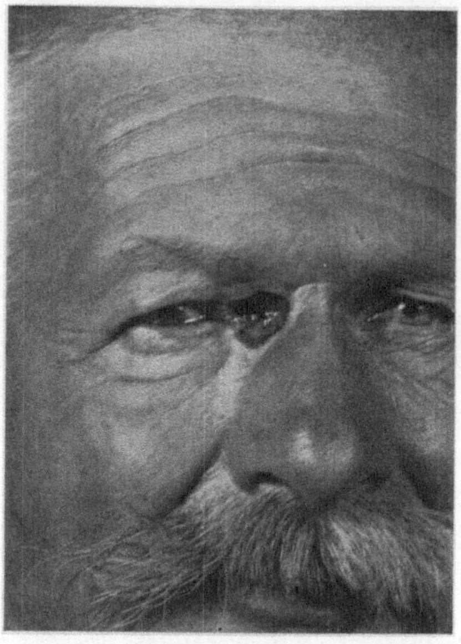

Abb. 167. Derselbe Kranke. Granulierende Lücke 14 Tage nach Elektrokoagulation.

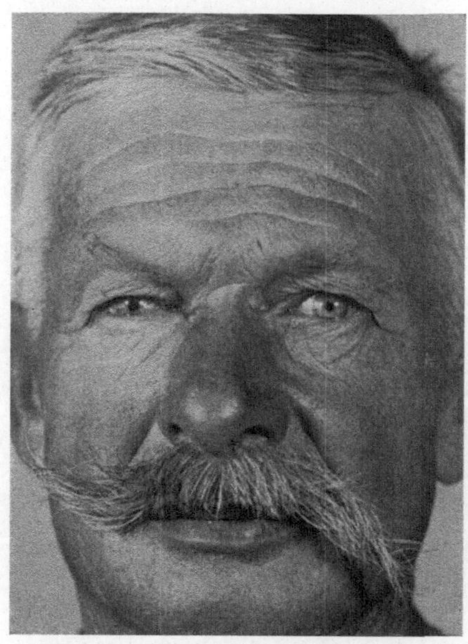

Abb. 168. Derselbe Kranke. Vernarbung. Zustand $5^1/_2$ Monate nach der Operation.

Örtlicher Befund: s. Abb. 169. Geschwüriges Hautkarzinom vor dem linken Ohr, welches auf den äußeren Gehörgang übergreift.

Elektrooperation: Exzision zur histologischen Untersuchung, Elektrokoagulation, Entfernung mit der Bandschlinge. Lagenähte nach einigen kleinen Hilfsschnitten, um eine spätere Mißstellung der Ohrmuschel zu vermeiden. Salbenverband.

Nach 8 Tagen bei reaktionslosem Heilverlauf in ambulante Behandlung entlassen. *Vernarbung nach 3 Wochen* (Abb. 170).

Histologischer Befund: Sehr wenig differenziertes, wahrscheinlich von den Basalzellen ausgehendes Karzinom; an einzelnen Stellen ist das Stroma ziemlich stark verschleimt.

4. Elektrooperation bei mehrfachen Hautkrebsen. a) Am rechten Ohr und rechten Unterschenkel. b) Am linken Oberschenkel nach Röntgenbestrahlung mit Schädigung der umgebenden Haut. Schichtweise Elektrokoagulation. Offene Wundbehandlung.

M. H., 82 Jahre alt. *Mehrfache Hautkarzinome.*

Vor 2 Jahren kam die Kranke zur Aufnahme in die Klinik, nachdem ein halbes Jahr vorher am rechten Unterschenkel, etwa in der Mitte an der Außenseite, eine Warze entfernt worden war. Die entstandene Wunde sei etwa 3 Wochen lang offen gewesen, worauf nach und nach eine ständig wachsende Geschwulst entstanden sei.

Örtlicher Befund: s. Abb. 171. Geschwüriger harter Tumor von gut Walnußgröße. Im übrigen bestehen sowohl im Gesicht wie an beiden Beinen einzelne hyperkeratotische Hautstellen. Altersatrophie der Haut. Geschwüriger Krebs der rechten Ohrmuschel.

Elektrooperation: In Rauschnarkose wurde die Geschwulst am rechten Unterschenkel und am rechten Ohr durch Elektrokoagulation bis ins Gesunde und schichtweise Abtragung entfernt.

Histologischer Befund: Plattenepithelkarzinom.

Die Kranke war schon am nächsten Tag außer Bett und wurde nach 14 Tagen mit granulierender Wunde in Nachbehandlung des Hausarztes entlassen.

Wiederholten Aufforderungen zur Nachuntersuchung leistete die Kranke keine Folge.

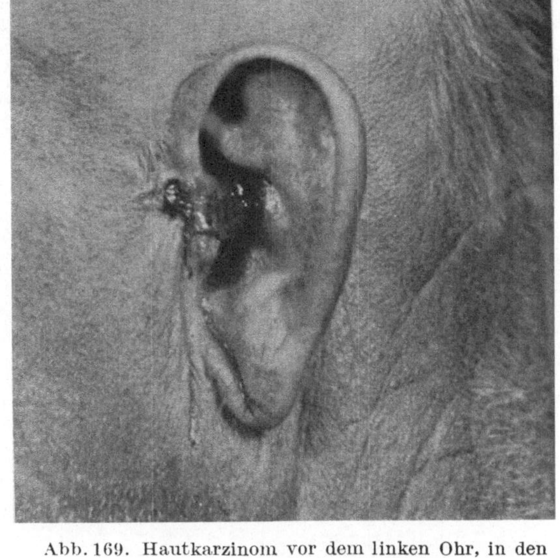

Abb. 169. Hautkarzinom vor dem linken Ohr, in den äußeren Gehörgang übergreifend.

Erneute Klinikaufnahme nach 2 Jahren. Sie gibt jetzt an, daß etwa vor einem Jahre an der *Außenseite des linken Oberschenkels* eine rote Verfärbung der Haut aufgetreten sei, verbunden mit stechenden und brennenden Schmerzen. Der Hausarzt behandelte sie mit Zugpflaster, wonach ein etwa zehnpfennigstückgroßes, leicht erhabenes Geschwür entstanden sei. Dieses Geschwür wurde mit Salbenverbänden behandelt, vergrößerte sich aber zunehmend, bis schließlich die *Geschwulst Mannsfaustgröße* erreicht habe. Vor 2 Monaten *Strahlenbehandlung der Geschwulst, die aber trotzdem an Größe zunahm, während sich die Absonderung aus dem Geschwür verstärkte und einen jauchigen Geruch bekam.* Deswegen sucht die Kranke die Klinik auf.

Befund: Allgemeinzustand dem Alter entsprechend. Im Gesicht zahlreiche hyperkeratotische Hautstellen. Haut im allgemeinen sehr atrophisch.

Die Stelle des Plattenepithelkrebses am rechten Unterschenkel zeigt eine glatte, leicht bräunlich verfärbte Narbenbildung (s. Abbildung 172). Ebenso ist die Stelle des Hautkrebses am rechten Ohr vernarbt.

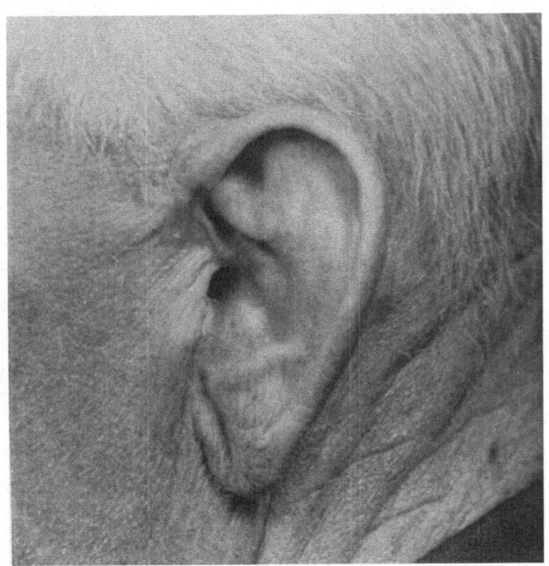

Abb. 170. Derselbe Kranke. Vernarbung. Zustand $8^{1}/_{2}$ Monate nach der Elektrooperation.

Örtlicher Befund: s. Abb. 173. *Mannsfaustgroße, erhabene Geschwulst der Haut an der Außenseite des unteren Drittels des linken Oberschenkels.* Die Geschwulst ist in der Mitte kraterförmig geschwürig zerfallen und schmierig belegt und sondert jauchigen Eiter ab.

Die Haut der Umgebung der Geschwulst ist braun pigmentiert und in stärkerem Grade atrophisch als die Haut der weiteren Umgebung. Die Geschwulst fühlt sich hart an und ist auf ihrer Unterlage verschieblich.

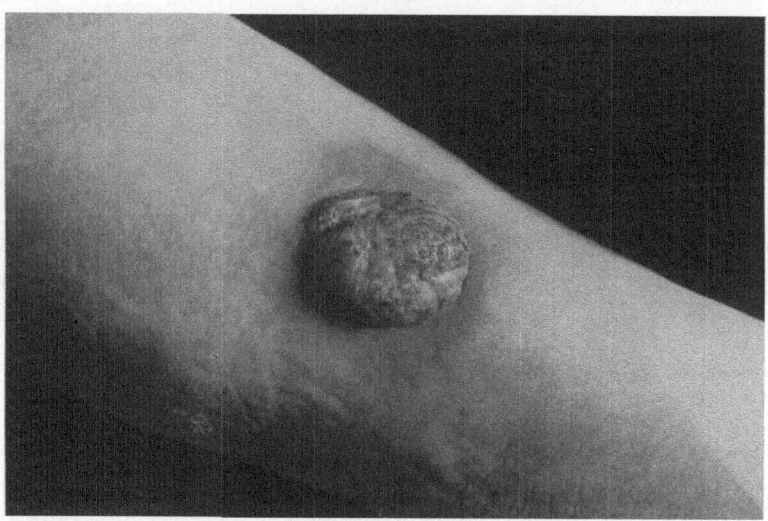

Abb. 171. Blumenkohlartig wachsender Plattenepithelkrebs der Haut des Unterschenkels.

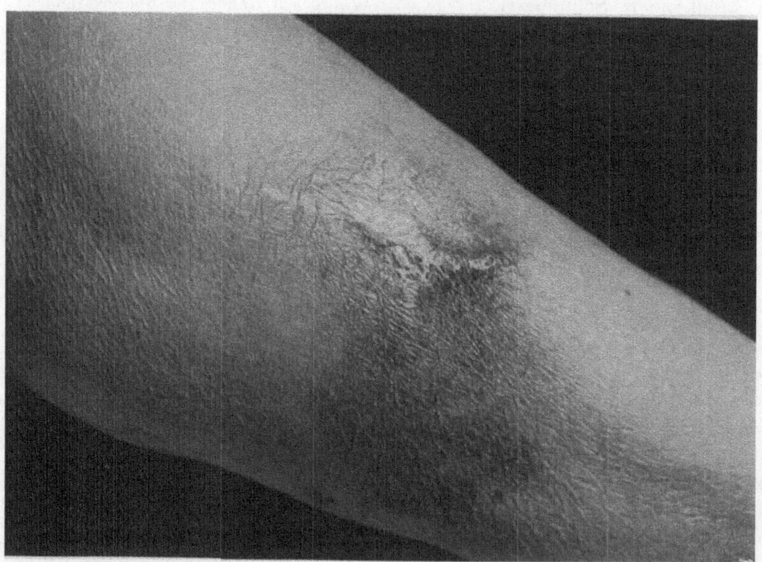

Abb. 172. Dieselbe Kranke. Vernarbung, Zustand nach 2 Jahren.

Elektrooperation: Umwallung durch Elektrokoagulation im Bereich der gesunden Haut *außerhalb der pigmentierten Zone,* Abtragen mittels Schmelzschnittes von der Unterlage, wobei ein Teil der Fascia lata und die oberflächlichen Muskelschichten mit entfernt werden müssen. Blutstillung durch Elektrokoagulation. Lagenähte. Salbenverband.

Glatte aber *verzögerte Heilung* unter Verbänden mit Zinksalbe abwechselnd mit feuchten Verbänden mit RINGER-Lösung oder Alkohol (Abb. 174).

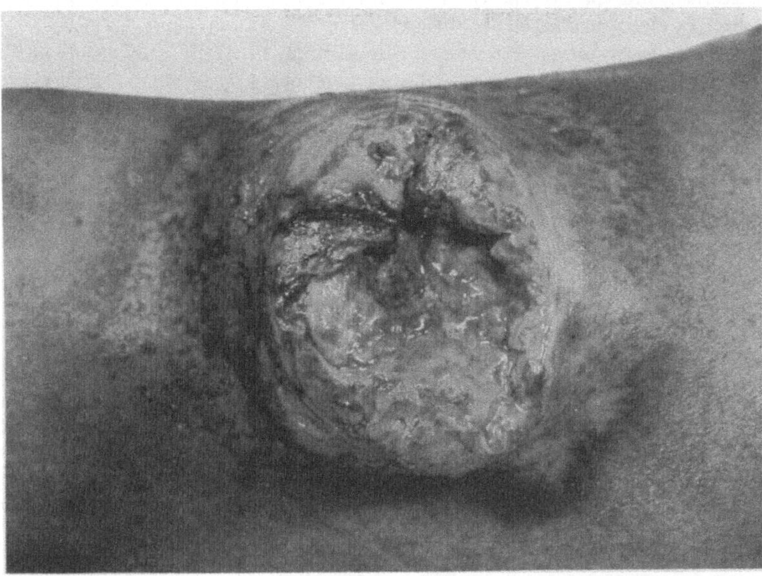

Abb. 173. Dieselbe Kranke. Während dieser 2 Jahre entstandener Krebs der Haut des linken Oberschenkels. Kraterförmiger Zerfall und putride Infektion unter Röntgenbestrahlung nach COUTARD. (Röntgenveränderung der Haut der Umgebung.) Größe der Geschwulst: 10 × 9 × 7 cm.

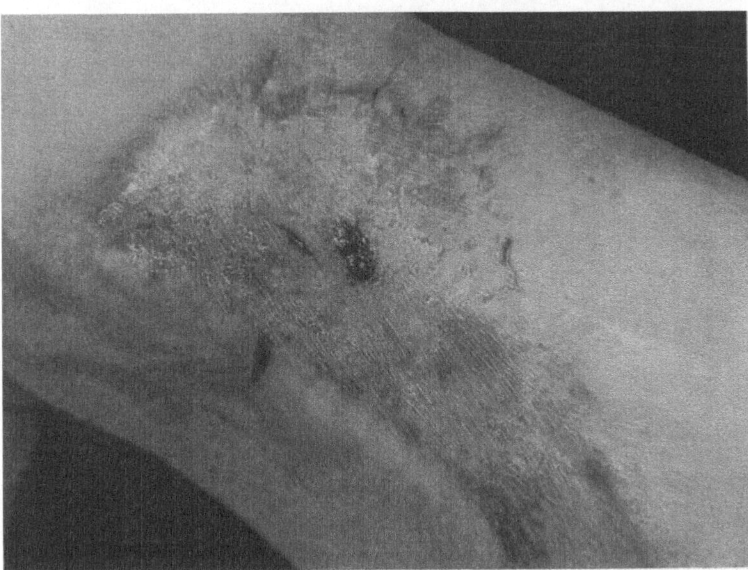

Abb. 174. Dieselbe Kranke 16 Wochen nach Elektrooperation. Der zweihandflächengroße Defekt nach Entfernung der Geschwulst an Außen- und Streckseite des linken Oberschenkels reichte bis tief in die Muskulatur hinein und wurde nach der Operation durch Lagenähte verkleinert. 4 Wochen nach der Operation Anfrischung der frischroten Granulationen und Epidermisverpflanzung. Wegen der Gewebsschädigung (Bestrahlung) fanden jedoch nur vereinzelte Inseln der Epidermis Anschluß; im übrigen erfolgte langsame Epithelisierung vom Rande her. In der Mitte der Narbe noch bohnengroße Granulationsfläche, die nach der 17. Woche abgeheilt war. Freie Beweglichkeit des linken Beines. Maße der Narbe: 11 cm : 7 cm. Die Lückentiefe in der Muskulatur betrug etwa 5 cm und wurde durch die Granulationsgewebsbildung zum Teil wieder ausgefüllt.

Histologischer Befund: Großzellige, sarkomartig wachsende Geschwulst mit starker Zell- und Kernschädigung durch die Bestrahlung. An anderen Stellen ist deutlich zu erkennen, daß es sich um ein wenig differenziertes Karzinom handelt.

Nach Bericht des Röntgenarztes hatte die Kranke in 31 Bestrahlungen 8664 R Wirkungsdosis (Rück- und Streustrahlung mit eingerechnet) bekommen. Dabei wurde bei

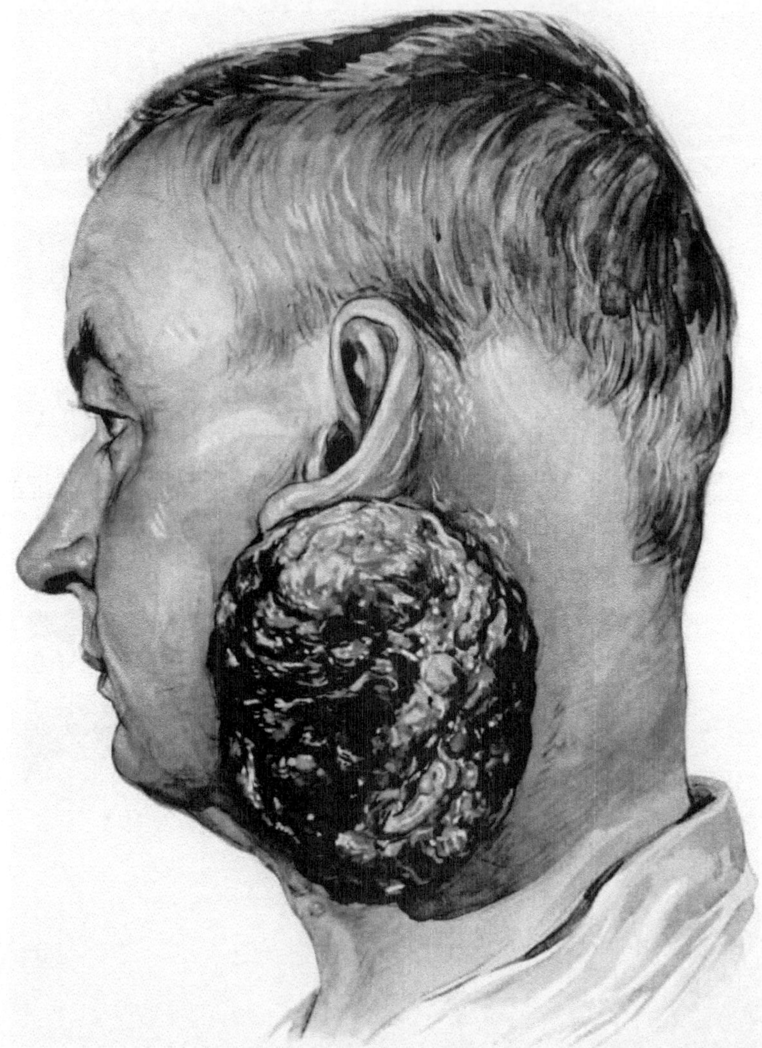

Abb. 175. Großes geschwüriges Karzinom der Haut der linken Hals- und Unterkieferwinkelgegend, jauchig zerfallen.

2 mm Filter aus 50 cm Abstand in der Stunde 186 R einstrahlende Dosis gegeben. Die Geschwulst sei um 5 cm zurückgegangen.

5. Mehrzeitige Elektrooperation eines inoperablen geschwürigen Hautkrebses an Gesicht und linker Halsseite.

a) Abtragung der Geschwulst an der Basis durch Schmelzschnitt. Koagulation der Wundfläche der Geschwulst. Offene Wundbehandlung.

b) Koagulation des vorliegenden Geschwulstrestes. Radikaloperation, im Gesunden, beginnend mit Ausräumung der Drüsen und Entfernung des Kopfnickers. Offene Wundbehandlung.

E. R., 40 Jahre alt. *Geschwüriges Karzinom* im Gesicht und an linker Halsseite (inoperabel), Kachexie.

Vorgeschichte: Früher gesund. 5 Monate vor der Klinikaufnahme trat an der linken

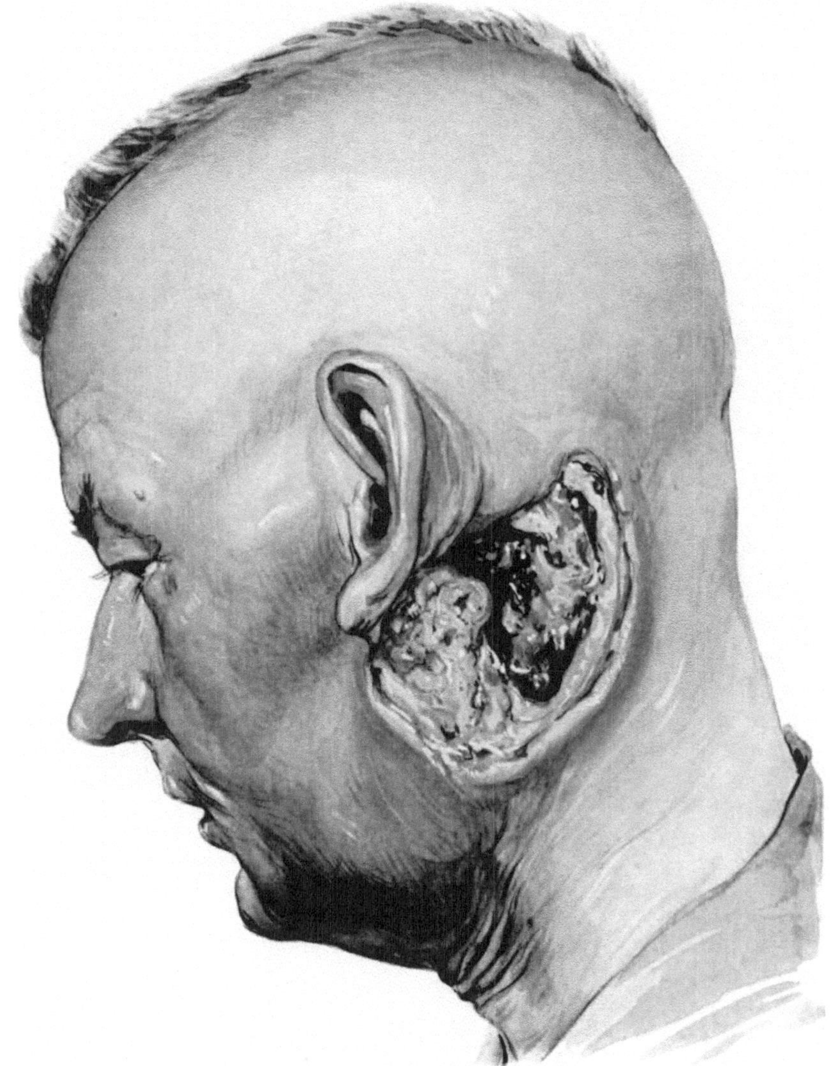

Abb. 176. Derselbe Kranke. Lücke mit Koagulationsnekrosen bedeckt, 5 Tage nach der ersten Elektrokoagulation.

Halsseite hinter dem linken Ohre eine kleine Anschwellung auf. Da gleichzeitig eine Zahnerkrankung bestanden haben soll, wurde an eine entzündliche Schwellung der Lymphknoten gedacht. Schließlich wurde eine Eiterbildung in dieser Schwellung vermutet und ein Einschnitt gemacht. Es wurde aber kein Eiter gefunden, sondern schwammiges Gewebe, von dem ein Stückchen zur mikroskopischen Untersuchung entnommen wurde, worauf die Wunde geschlossen wurde. Die histologische Untersuchung ergab stellenweise beinahe *sarkomartiges Wachstum des Gewebes,* an anderen Stellen jedoch *epitheliale Wachstumsart,* so daß die Diagnose auf *wenig differenziertes Karzinom* gestellt wird. *Nach dem Einschnitt sei außerordentlich rasches Wachstum der Geschwulst mit rascher Verschlechterung des Allgemeinbefindens eingetreten.* Schon am 8. Tage nach dem Einschnitt habe sich die Wunde wieder geöffnet, und die geschwürige Geschwulst sei so rasch gewachsen, daß sie bald kindskopfgroß war. Der Chirurg, der den Einschnitt gemacht hatte, hätte auf Grund des

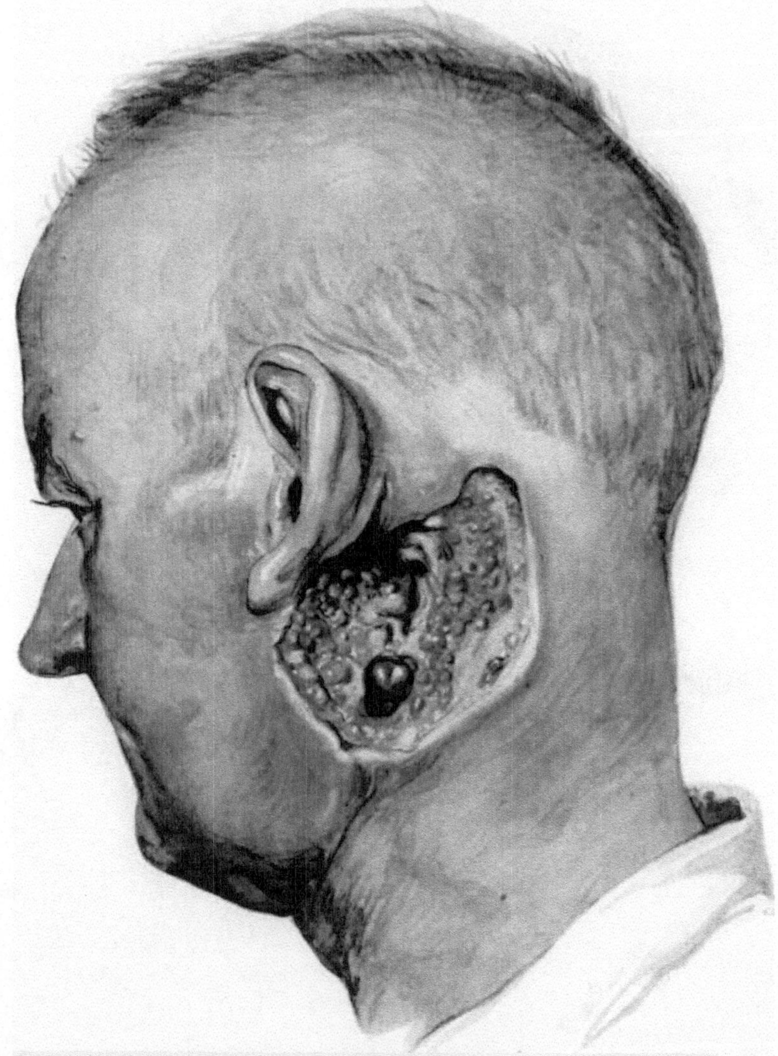

Abb. 177. Derselbe Kranke. Granulierende Koagulationslücke, 14 Tage nach der ersten Elektrokoagulation; nach Abstoßung der Koagulationsnekrosen. Im unteren Teil der Wunde zeigt sich jetzt eine haselnußgroße, dunkler gefärbte Geschwulstvorwölbung.

mikroskopischen Befundes und des raschen Wachstums der Geschwulst auf einen Eingriff verzichtet, und der behandelnde Arzt verwandte ätzende Salbe, die zwar die oberflächlichen Schichten zum Absterben brachte, das Wachstum der Geschwulst und die zunehmende Kachexie aber in keiner Weise aufhielt. 5 Monate nach Beginn der Erkrankung wird der Kranke zur Elektrokoagulation in die Klinik geschickt.

Allgemeinbefund: Schmächtiger Körperbau, Gesicht blaßgelblich, Schleimhäute und übrige Haut sehr blaß. Hämoglobin 40%, 3200000 rote Blutkörperchen, 9000 Leukozyten. Gewicht: 57 kg. Innere Organe: o. B.

Örtlicher Befund: s. Abb. 175. Außer der großen geschwürigen Geschwulst sind keine Metastasen festzustellen; die Lymphdrüsen am rechten Unterkieferwinkel sind mäßig vergrößert und nicht verhärtet. Temperatur: 38,5, Puls um 80.

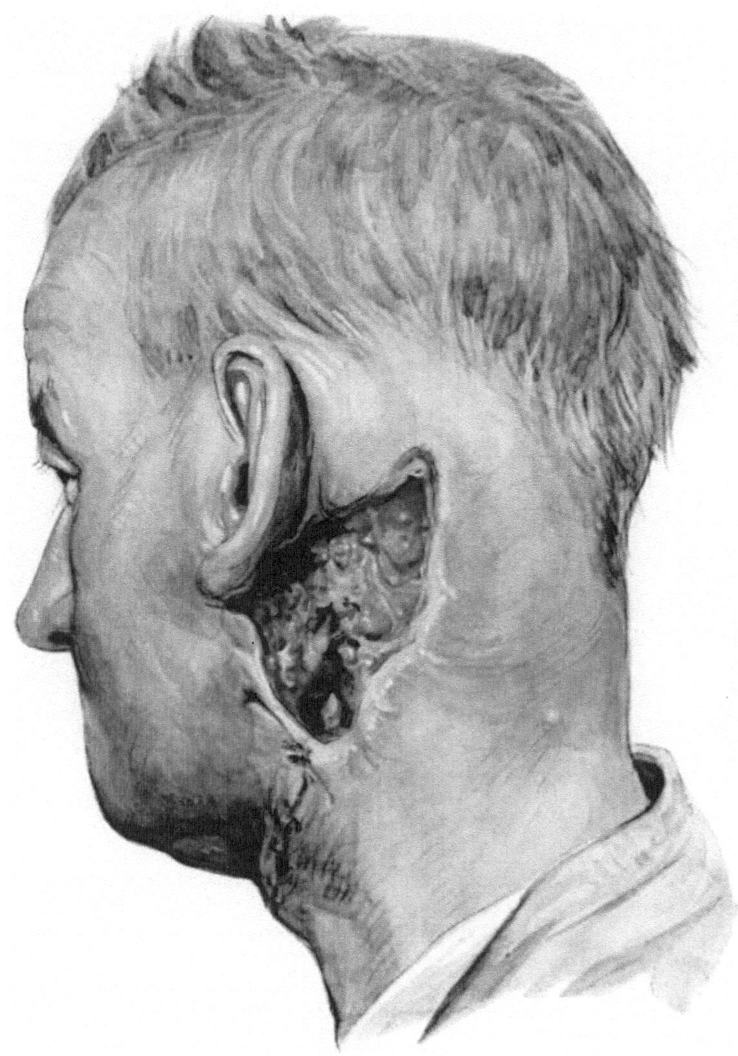

Abb. 178. Derselbe Kranke. Koagulationslücke 4 Wochen und 3 Tage nach der 1. und 11 Tage nach der 2. Elektrooperation, bei der der obere Teil des Kopfnickers mitsamt den Lymphdrüsen der Umgebung und der Unterkieferspeicheldrüse entfernt wurde. Schmelzschnittwunde am Halse vernarbt; nur noch geringe Koagulationsnekrosen in der Gegend der Ohrspeicheldrüse, sonst frische Granulationen und am Rande beginnende Vernarbung.

Vorbereitung mit Traubenzuckertropfeinläufen.

Elektrooperation: Wegen des außerordentlich schlechten Allgemeinzustandes des Kranken ist eine Vollnarkose unmöglich. Mit ein paar Tropfen Chloräthyl wird ein Rausch ausgeführt, hierauf die Maske entfernt. Daraufhin wird die breitbasige Geschwulst mit koagulationsreichem Schnitt durch große Messerelektrode an ihrer Basis abgetragen. Blutstillung durch Koagulation. Die Geschwulst reicht bis auf die Halsmuskulatur bis zur Ohrspeicheldrüse; der N. facialis kann vorläufig geschont werden. Die Rauschnarkose wird durch einige Tropfen Chloroform verlängert. Bedecken der Operationsfläche mit lockerer Jodoformgaze. Dauer der Operation 5 Minuten. Keine Pulsbeschleunigung.

Tropfeinlauf. Kampfer. Nach kurzer Zeit ist der Kranke völlig wach; keine Schmerzen. Er glaubt nicht, daß die Operation bereits vorgenommen ist. Kreislaufmittel, für die Nacht Luminal.

Verlauf: Am 1. Tag nach der Operation beträgt die Körperwärme 36,2^{0} bei 76 Puls. *In der Folge bleibt die Temperatur ständig unter 37^{0} und der Puls um 80* (Abb. 176). *Der Kranke erholt sich von Tag zu Tag.* Nach 14 Tagen bereits 2 kg Gewichtszunahme.

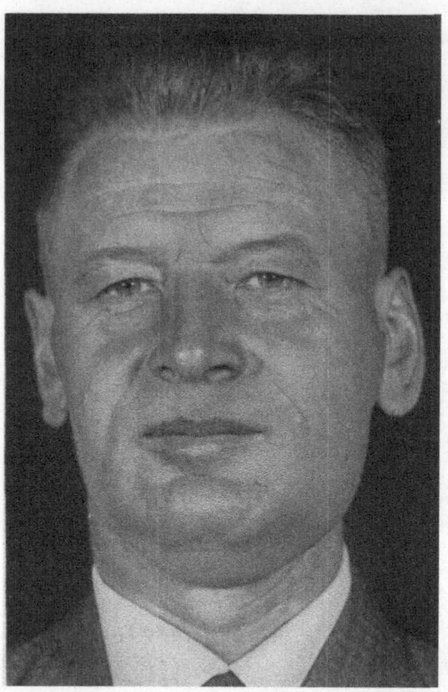

Abb. 179. Derselbe Kranke. Vernarbung 2 Monate und 3 Wochen nach der 1. Operation. Nachbestrahlung.

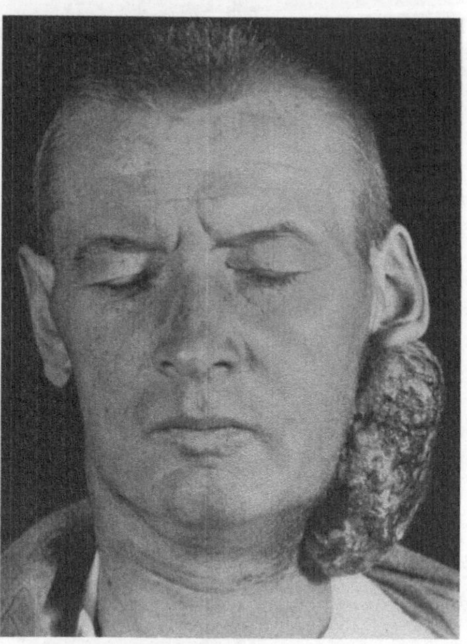

Abb. 180. Großes geschwüriges Karzinom der Haut der linken Hals- und Unterkieferwinkelgegend.

14 Tage nach dem Eingriff haben sich die *Koagulationsnekrosen großenteils abgestoßen;* vom Rande her beginnt die *Vernarbung,* während dicht oberhalb des Unterkieferwinkels eine *haselnußgroße Vorwölbung entstanden ist,* die zweifellos aus Geschwulstgewebe besteht (Abb. 177).

Nach 3 Wochen hat sich der Kranke soweit erholt, daß nunmehr daran gedacht werden kann, in *oberflächlicher Chloroformnarkose* die *völlige Entfernung der Geschwulst mit Drüsenausräumung vorzunehmen.*

Zunächst wird der vorspringende Geschwulstteil durch Koagulation zerstört. Daraufhin wird am unteren Wundwinkel, dem Vorderrande des linken Kopfnickers entlang, ein Schmelzschnitt hinzugefügt, der nach Auseinanderhalten der Wundränder den ganzen Kopfnicker und die Gegend des linken Unterkieferwinkels freilegt. Koagulation des oberen Drittels des Kopfnickers durch schichtweises Vorgehen, wobei der N. accessorius geschont werden kann. Der Kopfnicker wird mitsamt dem daraufsitzenden Granulations- und Geschwulstgewebe im Bereich seines oberen Drittels entfernt. Dabei werden die V. jugularis ext. und die V. facialis nach doppelter Unterbindung durchtrennt. Der untere Facialisast liegt frei im Wundgebiet. Ausräumung sämtlicher Lymphdrüsen samt dem verschwielten Gewebe im Bereiche des linken Unterkieferwinkels bis zum Kinn. Entfernung der Unterkieferspeicheldrüse nach doppelter Unterbindung und Durchtrennung der A. maxillaris ext.

Der untere Teil der Ohrspeicheldrüse wird nach Koagulation ebenfalls abgetragen. Ausräumung der Lymphdrüsen entlang dem Vorderrande des Kopfnickers, die nur wenig vergrößert erscheinen. Nach Schluß der Operation liegt eine gut handgroße Wunde vor, in der das Gefäßnervenbündel des Halses und die kleinen Halsmuskeln freiliegen; Bindegewebe und Lymphdrüsen sind bis zum Kinn einschließlich ausgeräumt. Der untere Teil der Wunde wird nach Anfrischung des Hautrandes durch Naht geschlossen, nachdem die großen Gefäße und Nerven durch einige Muskelnähte bedeckt worden waren. Der obere Teil der Wunde wird mit lockerer Jodoformgaze bedeckt.

Histologische Untersuchung der Geschwulst: *Wenig differenziertes Karzinom.* Lymphdrüsen: Teilweise Metastasen, teilweise o. B., Unterkieferspeicheldrüse: Keine Metastasen.

Verlauf: Am 2. Tag abends Temperaturanstieg bis 37,7° bei 82 Puls; sonst *völlig fieberfreier Verlauf.* Die *Wunde beginnt schon 10 Tage nach der Operation* frisch *zu granulieren,* nachdem der untere Abschnitt primär geheilt war (Abb. 178). Vom Rande her Vernarbung. 14 Tage nach der Operation werden mehrere Granulationswarzen an verschiedenen Stellen der Wunde zur histologischen Kontrolluntersuchung entnommen, die überall lediglich sehr gefäßreiches, teleangiektatisches entzündliches Granulationsgewebe ergibt. Bei fortschreitender Vernarbung ist von Rezidiv nirgends etwas festzustellen.

Entlassung 7 Wochen nach der 1. Operation in gutem Allgemeinzustand. *Gewichtszunahme:* $7^1/_2$ kg. 6 Wochen nach der 2. Operation Beginn mit *Nachbestrahlung.*

$2^1/_2$ Monate nach der 1. Operation (siehe Abb. 179) Gewicht $70^1/_2$ kg, also $13^1/_2$ kg Gewichtszunahme. Ausgezeichnetes Aussehen und Allgemeinbefinden, glatte Vernarbung; in der Mitte ist die Narbe noch sehr zart und von Schüppchen bedeckt. Nirgends ist eine Verhärtung zu fühlen; keine vergrößerten Lymphdrüsen (Abb. 180).

Nach 1 Jahr: Gewicht 75 kg. Allgemeinzustand sehr gut. Kein Rezidiv (Abb. 181).

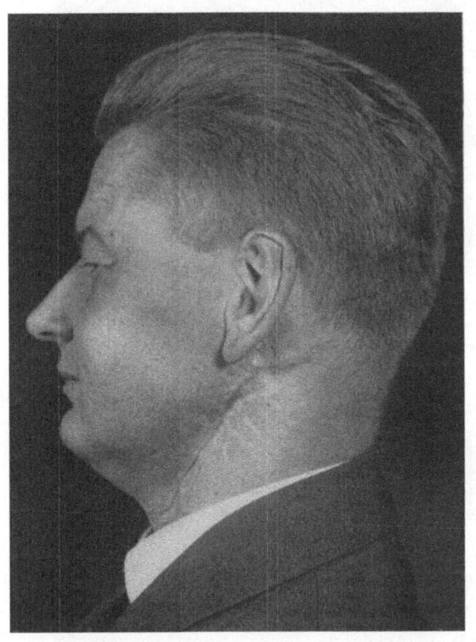

Abb. 181. Derselbe Kranke. Vernarbung 6 Monate nach der 1. Operation.

6. Elektrooperation bei Rezidiv eines erfolglos bestrahlten Gesichtskrebses. Schichtweise Elektrokoagulation. Kombinierte Operation. Offene Wundbehandlung.

Nach Vernarbung: Nasen-Oberlippen-Wangenplastik.

M. F., 34 Jahre alt. *Basalzellenkarzinom* im Bereiche von *Nase,* linker *Wange, Oberlippe, Oberkiefer (Rezidiv erfolglos bestrahlt).*

Vorgeschichte: Seit 10 Jahren hatte die Kranke am linken Nasenflügel eine etwa erbsengroße Warze. Vor 4 Jahren bildete sich auf dieser Warze ein kleines Geschwür, das allmählich immer größer wurde. Dieses Geschwür wurde vor 3 Jahren mitsamt der Warze ausgeschnitten. 1 Jahr später zeigte sich an derselben Stelle wieder ein Geschwür, das nochmals operiert wurde. Im März 1929, 1 Jahr später, trat zum drittenmal an derselben Stelle ein Geschwür auf, das nun aber rasch um sich griff und den linken Nasenflügel zerstörte. Röntgenbestrahlung ohne Erfolg. Wegen raschen Wachstums des Geschwürs Einweisung in die Klinik (12. 9. 29).

Allgemeinbefund: o. B.

Örtlicher Befund: s. Abb. 182. In der Gegend der linken Wange, Oberlippe, der ganzen linken Nase und des Nasenseptums findet sich ein schmierig belegtes, zerklüftetes Geschwür mit wallartig erhabenem hartem Rand. Im unteren Bereiche des linken Nasenbeins ist das Geschwür unverschieblich, ebenso über dem linken Oberkiefer.

Röntgenbefund: Teilweise Zerstörung des linken Oberkiefers und des linken Nasenbeins.

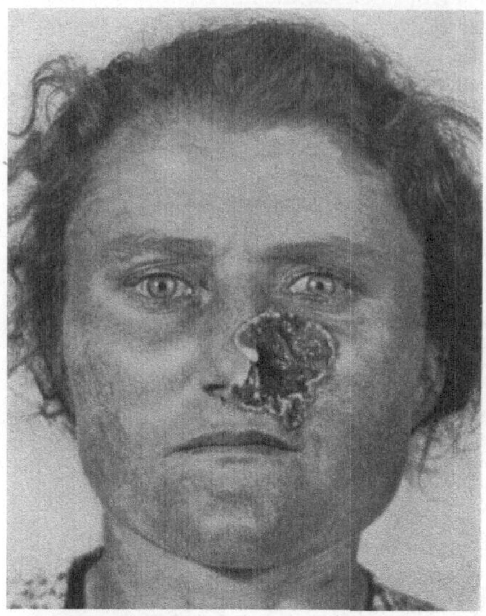

Abb. 182. Mehrfach operiertes und erfolglos bestrahltes Rezidiv eines Basalzellenkarzinoms der linken Nase, Wange und Oberlippe, auf den Oberkiefer übergreifend.

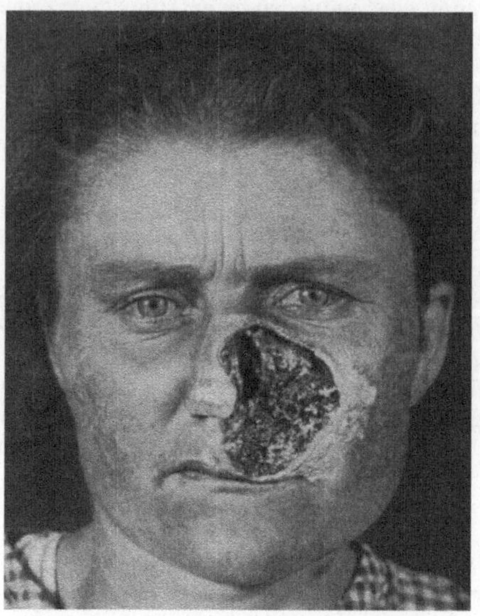

Abb. 183. Dieselbe Kranke. Zustand 3 Wochen nach Elektrooperation der Geschwulst.

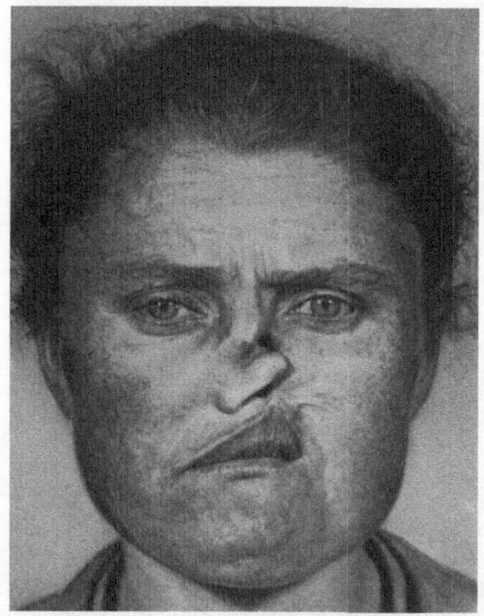

Abb. 184. Vernarbung nach mehrfacher Elektrooperation.

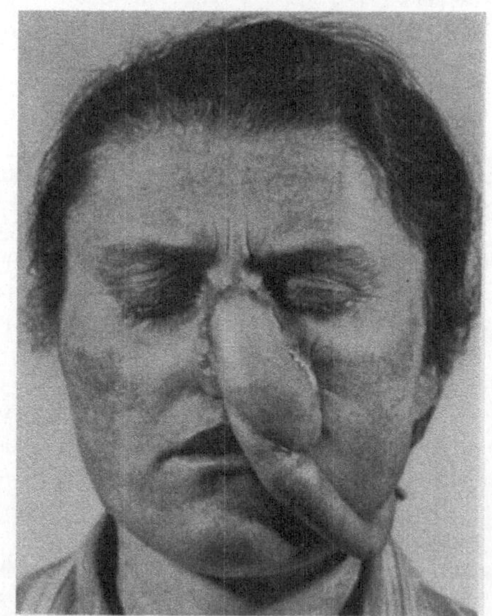

Abb. 185. Einnähen eines Henkellappens in den angefrischten Nasen-, Wangen-, Oberlippendefekt.

Diagnose: Basalzellenkarzinom (Rezidiv, erfolglos bestrahlt).

1. Elektrooperation: Schichtweise Koagulation des Geschwürs bis ins Gesunde mit teilweiser Entfernung des linken Nasenbeins und des linken Oberkiefers. Da Probeausschnitte zweimal noch Karzinom ergaben, war *zweimalige Nachkoagulation* erforderlich (Abb. 183).

Schließlich ergaben bei glattem Heilverlauf und beginnender Vernarbung vom Rande her die wiederholten Probeausschneidungen von verschiedenen Stellen überall nur gefäßreiches, entzündliches Granulationsgewebe. Erholung der Kranken, Gewichtszunahme (Abb. 184).

4. Operation. Nach 10 Monaten bei 8 kg Gewichtszunahme und glatter Vernarbung, Beginn der Nasen- und Oberlippenplastik durch Anlegen eines *Henkellappens* an linker Halsseite.

Im Verlauf von 2 Monaten wird der Henkel gegen die Mitte der Brust zu verlängert, um genügend Haut für die Nasenplastik, Oberlippen- und Wangendefekt zu erhalten. Daraufhin wird er nach Entwöhnung durch Abklemmen an seinem brustwärts gelegenen

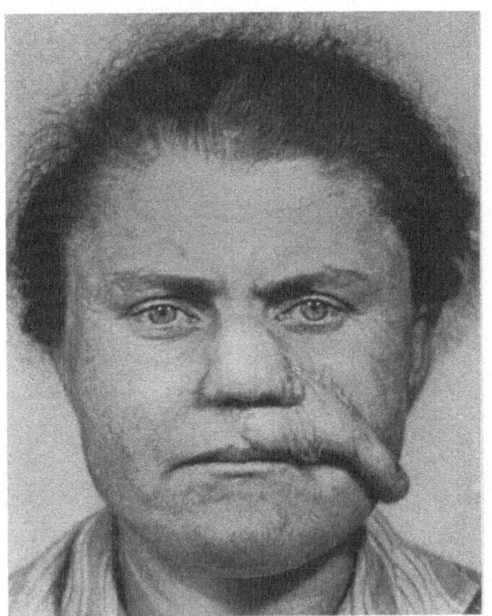

Abb. 186. Der Henkellappen ist nach Bildung des Nasenrückens durchtrennt und gedoppelt und in den Wangen- und Oberlippendefekt eingenäht.

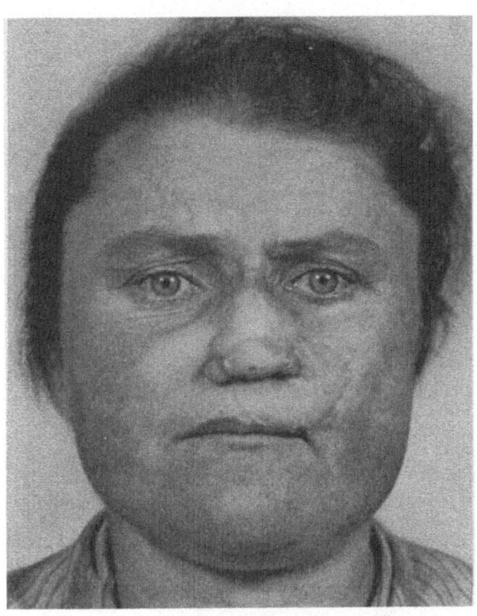

Abb. 187. Wangenhaut und Oberlippe ersetzt, Nasenflügel gebildet. Knorpel eingepflanzt.

Ende abgelöst, entfaltet und nach Ausschneiden der Narben der Nase und Oberlippe in der Gegend der Glabella eingenäht.

Bis auf geringe Randnekrose glatter Heilverlauf (Abb. 185).

Nach Einheilung wird 1 Monat später (10. Operation) der Nasenlappen so weit unten durchtrennt, daß er gedoppelt werden kann. Der Rest des Henkels wird entfaltet und nach Ausschneiden der Narbe aus der Wange in die Lücke eingenäht (Abb. 186).

3 Wochen später (11. Operation) Bildung des Nasenseptum.

12. Operation. Abtrennen des Henkellappens an seinem oberen Ende hinter dem Ohr, Entfaltung und Einnähen zur Bildung der Nasenflügel und der Nasenspitze.

Verschiedene Narbenverbesserungen, Formung der Oberlippe und der linken Wange (s. Abb. 187), Einlagerung eines Stückes Rippenknorpel zur Ergänzung des Nasengerüstes.

Entlassung bis zur Schrumpfung der verpflanzten Hautlappen.

Später soll noch die Stützung des Nasenseptum vorgenommen werden.

7. Elektrooperation eines inoperablen rezidivierenden, erfolglos bestrahlten Gesichtskrebses nach Lupus. Kombinierte Operation. Offene Wundbehandlung.

Nach Vernarbung: Nasen-Wangen-Oberlippenplastik.

A. D., 27 Jahre alt. *Lupuskarzinom* im Bereich der rechten Gesichtsseite *(Rezidiv erfolglos bestrahlt).*

Vorgeschichte: Vor 5 Jahren angeblich Hornhautentzündung am rechten Auge; der Tränenfluß habe dann die Haut angegriffen, so daß diese gerötet gewesen sei. Der Arzt habe *Röntgenbestrahlung* vorgenommen, worauf Besserung eingetreten sei. Später sei ein

Geschwür entstanden, das auch auf *Bestrahlung* vor 2 Jahren sich gebessert hätte; schließlich sei aber das Geschwür außerordentlich rasch um das ganze rechte Auge gewachsen, besonders im letzten Jahre während der Schwangerschaft. Geburt vor 3 Wochen. Ein Jahr vor der Klinikaufnahme sei das *Geschwür zweimal operativ entfernt worden,* sei jedoch wieder aufgetreten. Früher wegen angeblicher Lungenerkrankung wiederholt in Davos.

Allgemeinbefund: Allgemeinzustand etwas herabgesetzt, Gewicht: 61 kg.

Innerer Befund: o. B.

Örtlicher Befund: s. Abb. 188. Das rechte Oberlid ist so ödematös geschwollen, daß das Auge verdeckt wird; das Unterlid ist in eine geschwürige Fläche verwandelt und fehlt zum Teil. Es schließt sich ein handflächengroßes Geschwür am unteren Augenhöhlenrand an, das sich über die rechte Wangen- und rechte Schläfengegend ausdehnt. Die Geschwürsfläche ist

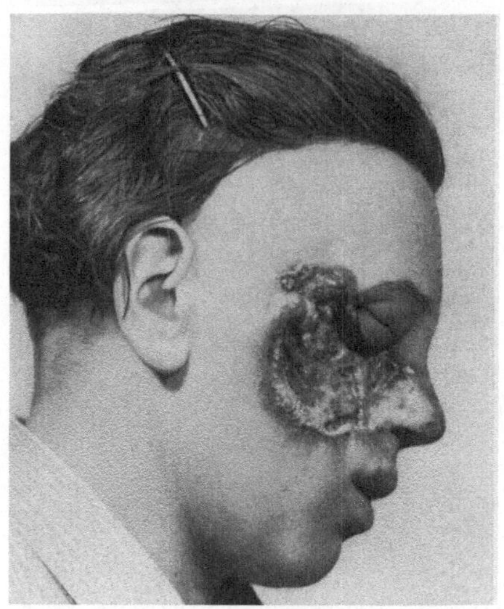

Abb. 188.

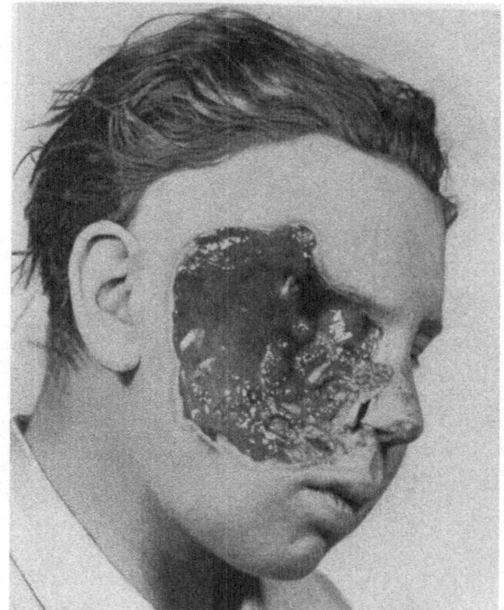

Abb. 189.

Abb. 188. Ausgedehntes Karzinom der rechten Gesichtshälfte nach Lupus.

Abb. 189. Dieselbe Kranke. Lücke 3 Wochen nach der Elektrooperation. Vom Rande her beginnende Vernarbung. Frische Granulationen.

schmierig belegt und blutet leicht; sie ist umgeben von einem wallartigen harten Rand. Auch die rechte Nasenseite ist von Geschwür und in dessen Umgebung von rötlichen Knötchen bedeckt. Das rechte Auge kann nicht geöffnet werden. Bei der Tastuntersuchung von der Mundhöhle her ergibt sich, daß die Geschwulst die ganze Wange infiltriert und auf dem Oberkiefer festsitzt.

Das *Röntgenbild* zeigt eine teilweise Zerstörung der rechten Orbita und des rechten Oberkiefers.

Vergrößerte Lymphdrüsen an rechter Halsseite und Unterkiefergegend sind nicht zu fühlen.

17. 12. 29. *Elektrooperation:* In Avertinnarkose wird durch koagulationsreichen Schmelzschnitt die Geschwulst im Gesunden umwallt. Von der Wangenseite her wird bis auf den Jochbogen vorgedrungen und dieser durch einen Meißelschlag durchtrennt; daraufhin wird die Geschwulst in ihrem oberen Abschnitte mitsamt dem Augenhöhleninhalt entfernt und durch Resektion des Oberkiefers mit Ausnahme des Gaumens völlig abgetragen. Es erweist sich ferner als notwendig, einen Teil des oberen Orbitadaches zu resezieren und das Schläfenbein anzufrischen wegen verdächtiger Stellen der äußeren Kortikalis. Koagulation der blutenden Stellen. Im ganzen werden nur 2 Unterbindungen angelegt. Jodoformgaze-Tamponade der Wunde.

600 ccm Traubenzucker intramuskulär. Befinden nach der Operation gut. Am ersten Tag steigt die Körperwärme auf 38° an, während die Pulszahl um 90 bleibt. Der äußere

Verband wird gewechselt; die Tamponade bleibt und wird mit Salbenlappen bedeckt. Bis zum 6. Tag wird die Tamponade bei erheblicher Wundsekretion ganz entfernt. Tägliche Verbandwechsel, abwechselnd mit Salbenlappen, Borwasser oder DAKINscher Lösung.

Die *histologische Untersuchung* ergibt *Basalzellenkarzinom*, an anderen Stellen *Plattenepithelkarzinom*.

10. 1. 30. Das Granulationsgewebe wuchert außerordentlich kräftig; an einzelnen Stellen besteht Tumorverdacht, so daß von der seitlichen Nasenwand, von der unteren Begrenzung des Oberkieferrestes und vom oberen Augenhöhlenrande Probeausschneidungen vorgenommen werden. Danach werden diese verdächtigen Stellen ausgiebig durch Elektrokoagulation zerstört und bis auf geringen Schorfrest entfernt.

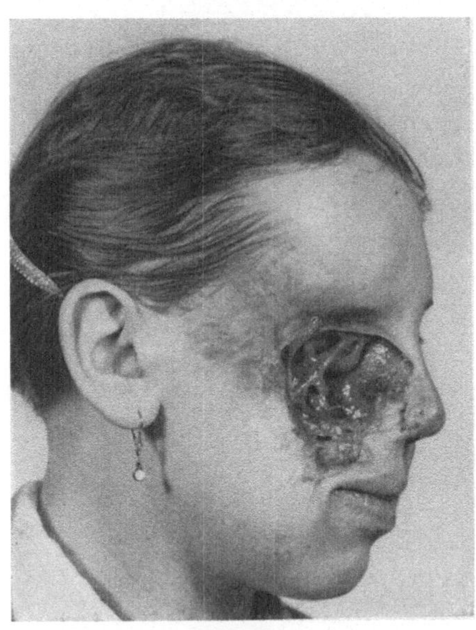

Abb. 190.

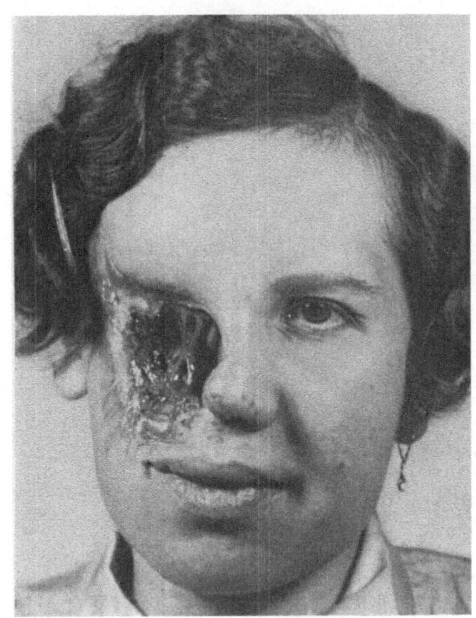

Abb. 191.

Abb. 190. Dieselbe Kranke. Vernarbung 9 Monate nach der 1. Operation.

Abb. 191. Dieselbe Kranke von vorne. Auf dem Nasenrücken und der Nasenspitze noch Lupusknötchen sichtbar.

Histologische Untersuchung der Ausschneidungen zeigt aus der Nasengegend an einer kleinen Stelle in die Tiefe vordringende Basalzellennester, sonst überall nur entzündlich infiltriertes Granulationsgewebe.

Auf Grund dieses Befundes wird im Bereich der Nase die verdächtige Stelle am 5. 2. 30 *nochmals ausgiebig durch Koagulation zerstört*; die Reste der rechten Nasenmuschel werden entfernt, ebenso das rechte Nasenbein. Die Lupusknötchen der Nasenspitze werden mit der Nadelelektrode verkocht.

Die histologische Untersuchung von exzidiertem Gewebe bei dieser Operation ergibt nur überall gefäßreiches Granulationsgewebe.

In der Folge vernarbt die frisch granulierende Wunde (vgl. Abb. 189) vom Rande her, bei fieberfreiem und beschwerdefreiem Verlaufe.

Vorläufige Entlassung der Kranken am 3. 4. 30 mit Gewicht: 64 kg (3 kg Gewichtszunahme).

Erneute Aufnahme am 23. 9. 30. Gewicht: 71 kg (10 kg Zunahme). Allgemeinzustand sehr gut. Örtlicher Befund: s. Abb. 190 u. 191. Die Wunde ist bis auf eine etwa handtellergroße Lücke, die größtenteils von Schleimhaut ausgekleidet ist, vernarbt.

26. 9. 30. *Plastische Deckung* durch großen Hautlappen aus der Innenseite des rechten Oberarmes in Avertinnarkose. Die Schleimhaut der Lücke in rechter Gesichtshälfte wird durch oberflächliche Elektrokoagulation zerstört; die narbigen Hautränder werden ausgeschnitten. *Es entsteht nach völligem Ausschneiden der Narbe eine große Wundfläche, die*

gerade noch durch einen Lappen aus der rechten Oberarmhaut zu decken ist. Dieser Lappen wird so gestielt, daß seine Basis an der Außenseite des Oberarmes liegt. Er wird mit den gesamten Wundrändern, mit Ausnahme der Wundfläche gegen das Ohr zu, vernäht; lediglich im Bereich des Nasenseptums wird eine kleine Öffnung gelassen, um aus dieser einen Jodoformgazestreifen herauszuleiten. Verband mit Segeltuchheftpflaster und Stärkebinden. *Glatter Heilverlauf.*

10 Tage später: Verlängerung des Armlappens in örtlicher Anästhesie, während gleichzeitig der untere Rand des Stieles etwas eingekerbt wird.

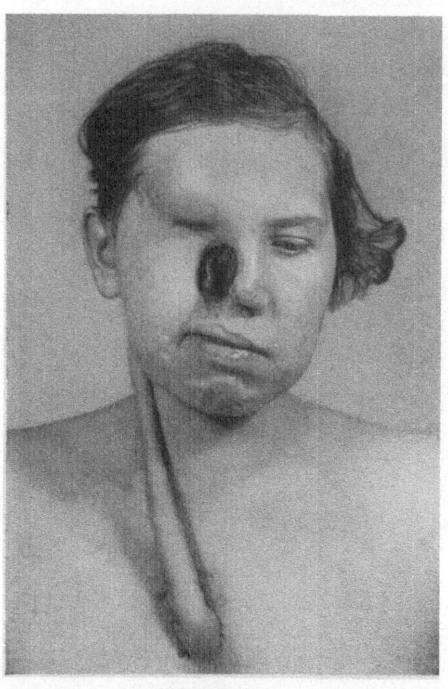

Abb. 192.

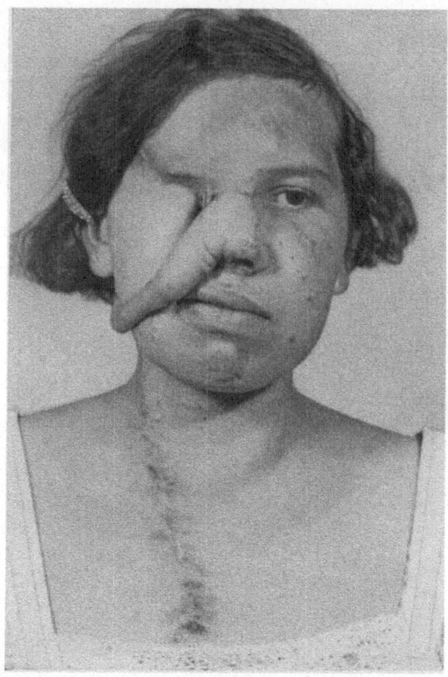

Abb. 193.

Abb. 192. Dieselbe Kranke. Zustand nach Ausschneidung der Narbe an rechter Gesichtshälfte 15 Monate nach der 1. Operation. Deckung der Lücke durch einen großen gestielten Hautlappen aus rechtem Oberarm. Anlegung eines Henkellappens an rechter Hals- und oberer Brustgegend zum Ersatz der Nasenhaut und der rechten Hälfte der Oberlippe.

Abb. 193. Dieselbe Kranke. Henkellappen abgetrennt, entfaltet und am Nasenrücken, oberen Augenhöhlenrand und Oberlippe festgenäht. Die Hautentnahmestelle an rechter Hals- und Brustgegend vernarbt linienförmig.

13. 10. 30. Vollständige Durchtrennung der Basis, Verkleinerung des sekundären Defektes am Arm durch Lagenähte; Einnähen des an der Wange gut eingeheilten Lappens im Bereich der Schläfengegend und vor dem Ohr.

21. 10. 30. Anlegen eines *Henkellappens* der Haut an rechter Halsseite zum *Ersatz der vernarbten und von Tuberkelknötchen durchsetzten Nasenhaut,* zur *Deckung der restlichen Lücke rechts neben der Nase,* zum Ersatze der *Nasenflügel* und des *Nasenseptum* und der *rechten Hälfte der Oberlippe.*

26. 11. 30. Verlängerung des Henkels.

6. 12. 30. Beurlaubung.

2. 2. 31. Wiederaufnahme. Allgemeinzustand unverändert gut.

Wegen Grippe kann die weitere Verlängerung des Henkels über die Mitte des Brustbeines hinunter erst am 16. 2. 31 vorgenommen werden (Abb. 192).

1. 3. 31. Abtragen der krankhaft veränderten Nasenhaut, Ablösung des Henkels an seinem untersten Ende über dem Brustbein, Aufrollen des Lappens; Einnähen in die Lücke der Nase nach entsprechender Formung. Auch die Narbe der rechten Oberlippenseite

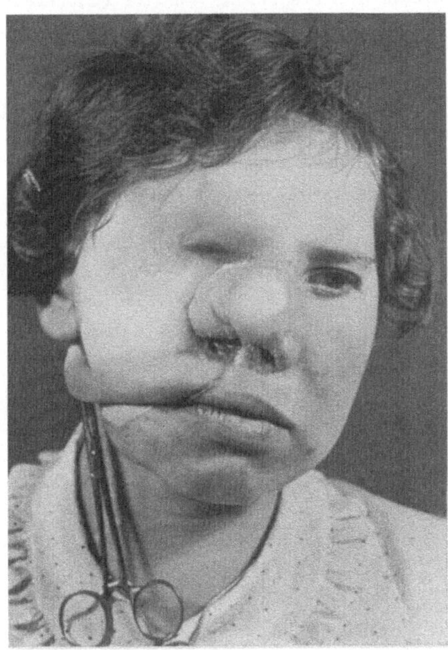

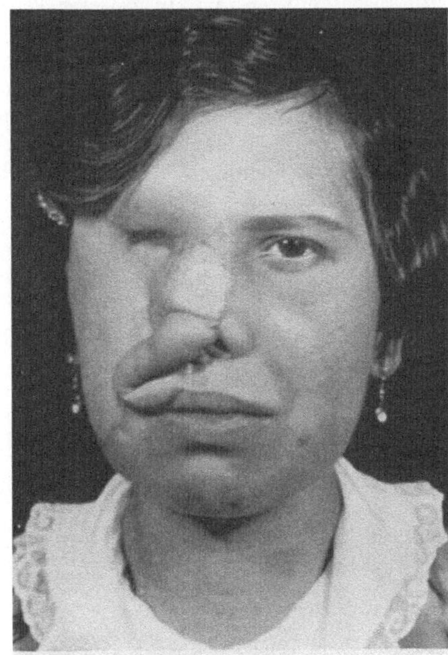

Abb. 194. Abb. 195.

Abb. 194. Dieselbe Kranke. Abklemmen des Henkellappens an seinem Ursprungsort hinter dem Ohr, nachdem er zuvor schon in der Mitte durchtrennt worden war, zur Doppelung der rechten Nasenhälfte. Das Ursprungsende des Henkellappens soll jetzt für die Bildung des Septum und der Nasenflügel verwandt werden.

Abb. 195. Dieselbe Kranke. Henkellappen am Ursprungsort abgeschnitten, entfaltet und an der Nasenspitze eingenäht. Verbesserung des Nasenlappens.

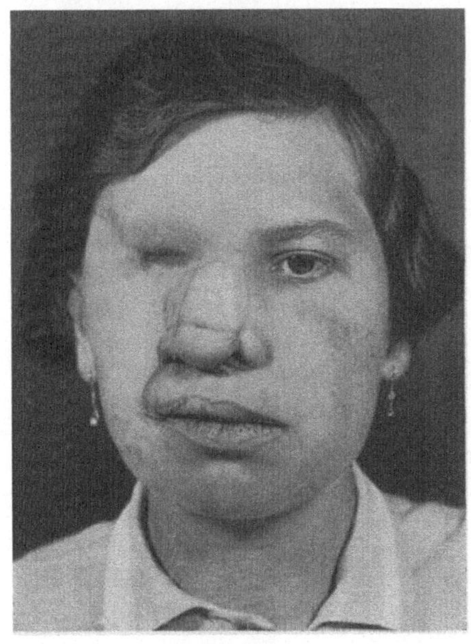

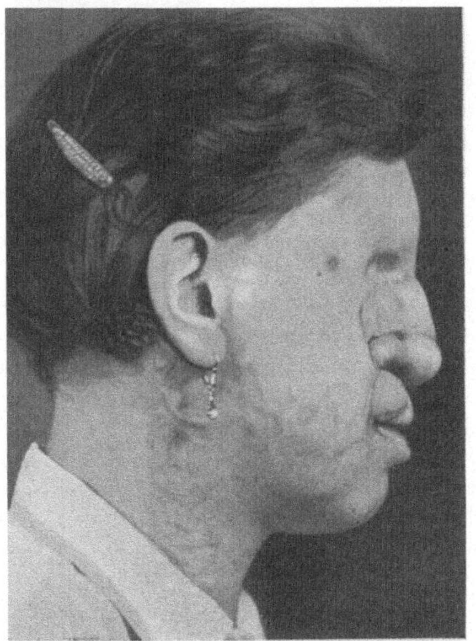

Abb. 196. Abb. 197.

Abb. 196 u. 197. Dieselbe Kranke. Nochmalige Durchtrennung des Henkels. Die eine Hälfte bildet die rechte Hälfte der Oberlippe, die andere Hälfte Nasenspitze, Septum und rechten Nasenflügel. Zustand vor Narbenverbesserung, Ersatz der Knorpelnase und Knochenstützung des Nasenseptum.

wird ausgeschnitten und ein weiterer Teil des Henkels hier eingenäht. Glatter Heilverlauf (Abb. 193).

6. 4. 31. Durchtrennung des Henkels an der Grenze zwischen mittlerem und nasenwärts gelegenem Drittel. Der an der Nase angeheilte Teil des Henkels wird aufgerollt und eingeklappt, so daß dadurch die innere Auskleidung der rechten Nase erreicht wird. Das jetzt freie Ende des Henkelrestes wird angefrischt und aufgerollt und im Bereiche der Wunde, die nach Ausschneiden der Narbe zwischen rechtem Oberlippenrest und Wangenlappen entsteht, eingenäht.

Beurlaubung vom 13. 5. 31 bis 29. 6. 31 (Abb. 194).

2. 7. 31. Wiederholtes Abklemmen des Henkels an seinem Ursprungsorte hinter dem Ohr hat gezeigt, daß die Durchblutung von der Nase her ausreicht, so daß der Henkel

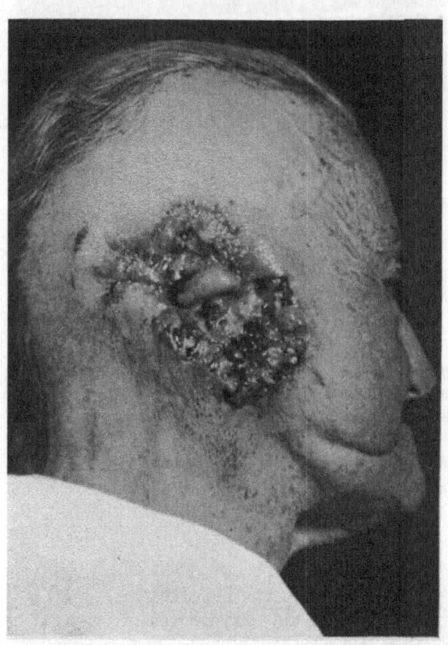

Abb. 198.

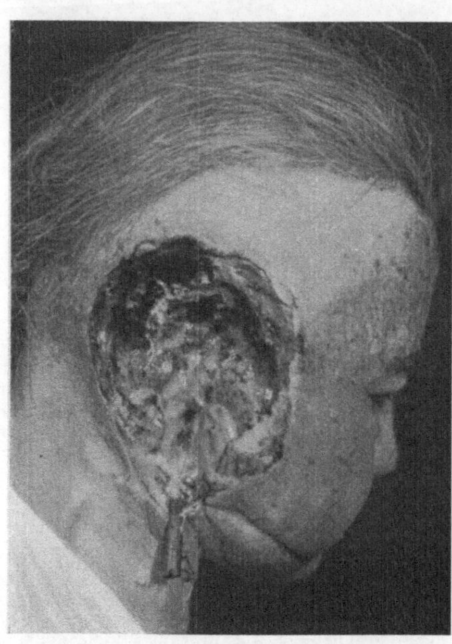

Abb. 199.

Abb. 198. Ausgedehntes Karzinom der rechten Wangen-, Unterkiefer- und Schläfengegend nach Lupus.

Abb. 199. Dieselbe Kranke. Wundhöhle 4 Tage nach Elektrooperation. Elektrokoagulation und schichtweises Abtragen des Tumors, Ausräumen der Drüsen am Unterkieferwinkel und vorderen Kopfnickerrand. Hier ist die Wunde durch Naht verschlossen. Aus der großen Wundhöhle Tamponade entfernt. Am tiefsten Punkte liegt ein kleines Gummirohr.

jetzt hinter dem Ohr abgetrennt wird und das freie Ende nach Aufspalten und Anfrischen der narbig veränderten Ränder, nach Exzision des tuberkulös veränderten Nasenseptum und der Nasenspitze hier eingenäht werden kann. Glatter Heilverlauf (Abb. 195).

21. 7. 31. Ausschneiden von Narbengewebe im Bereich der Nasenspitze und Ersatz durch die Henkelhaut.

12. 8. 31, 24. 8. 31 und 18. 9. 31. Weitere verbessernde Operationen im Bereiche des rechten Teiles der Oberlippe und der Nase. Es ist außerordentlich schwierig, den rechten Nasenflügel und den rechten Teil der Nase nahe genug zum Septum zu bringen wegen des ausgedehnten Oberkieferdefektes. Nach Ablösen des Nasenflügels und Anfrischen der auf die Oberlippe verpflanzten Haut, die bei der Gelegenheit gleichzeitig von überflüssigem Unterhautfettgewebe befreit wird, gelingt es, den Nasenflügel doch noch etwas mehr medialwärts zu setzen.

Glatter Heilverlauf: Vorläufige Entlassung (vgl. Abb. 196 u. 197). Später sind Narbenverbesserungen, Ersatz der Knorpelnase durch Rippenknorpel nach Lexer und Stützung des Nasenseptum durch ein kleines Knochenstück vorzunehmen.

8. Elektrooperation eines inoperablen, erfolglos bestrahlten Gesichtskrebses nach Lupus. Kombinierte Operation. Offene Wundbehandlung (Schädelsequester).

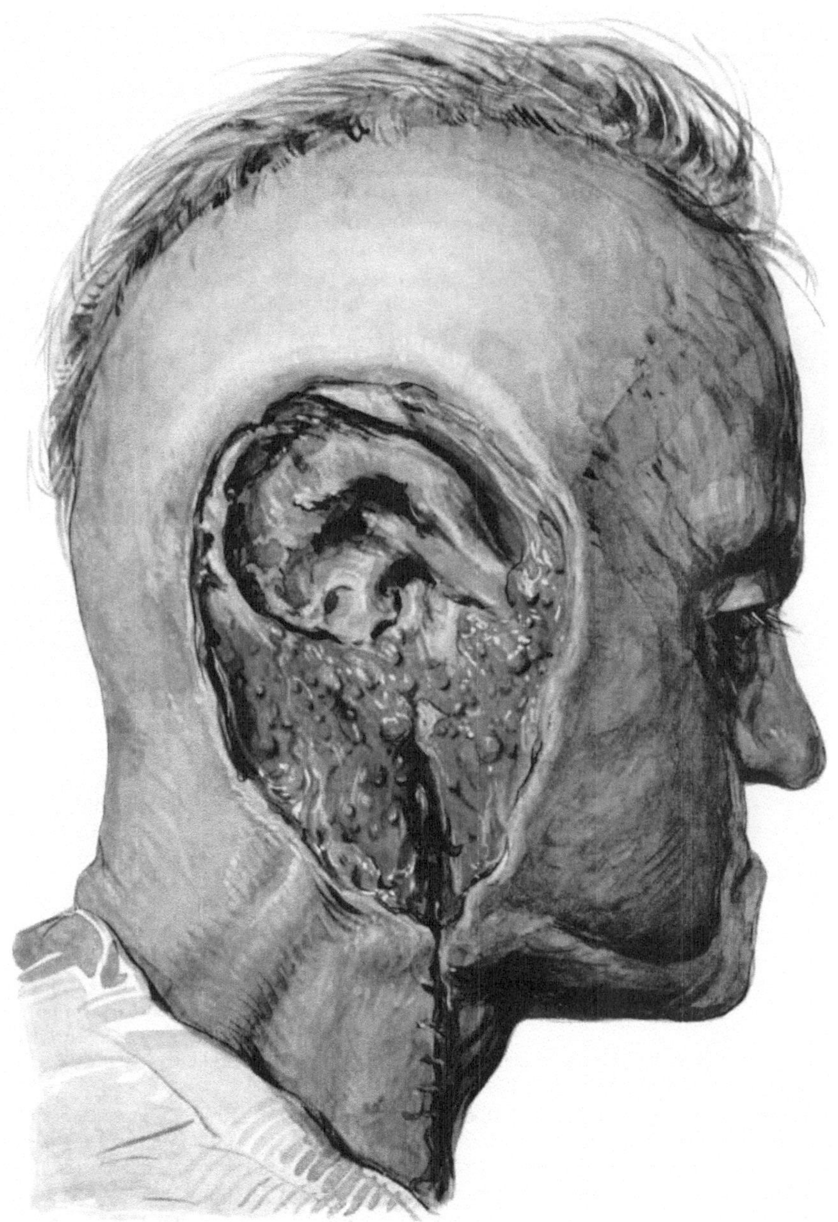

Abb. 200. Dieselbe Kranke. 17 Tage nach der Operation. Die genähte Wunde am Halse ist völlig vernarbt. Im übrigen überall frische rote Granulationen, Beginn der Vernarbung vom Rande her. Das Schläfenbein, in das der Tumor in ganzer Ausdehnung hineingewachsen war, liegt vor und wird sich im Verlaufe von etwa 6 Wochen als Schalensequester abstoßen.

B. F., 72 Jahre alt. *Ausgedehntes Lupuskarzinom* an linker Wange, Ohr und Schläfengegend.

Vorgeschichte: 1920 hat sich die Kranke angeblich das rechte Ohr erfroren, worauf eine kleine offene Stelle und später eine kleine Geschwulst am rechten Ohrläppchen entstand. Im Laufe der Jahre verbreitete sich die Geschwulst über das ganze rechte Ohr. Von 1922 bis 1927 war die Kranke in ärztlicher Behandlung. 1927 wurde ihr, nachdem die Geschwulst immer größer geworden war, eine Operation vorgeschlagen, die sie ablehnte. Seither *erfolglose Strahlenbehandlung.*

Allgemeinbefund: Allgemeinzustand ordentlich. Innere Organe, abgesehen von Altersveränderungen, o. B.

Örtlicher Befund: s. Abb. 198. Handflächengroße, geschwürige Geschwulst im Bereiche des rechten Ohres, von dem nur noch die obere Begrenzung erhalten ist. Die geschwürige Geschwulst ist auf der Unterlage nicht verschieblich und ist von einem harten Wall umgeben. In der Gegend der äußeren Öffnung des Gehörganges liegt der Knochen in Pfennigstückgröße frei und ist von Geschwulst befallen. Die Ohrspeicheldrüse und die Unterkieferspeicheldrüse sind stark vergrößert und hart. Am vorderen Rande des rechten Kopfnickers bis bohnengroße, harte Drüsen.

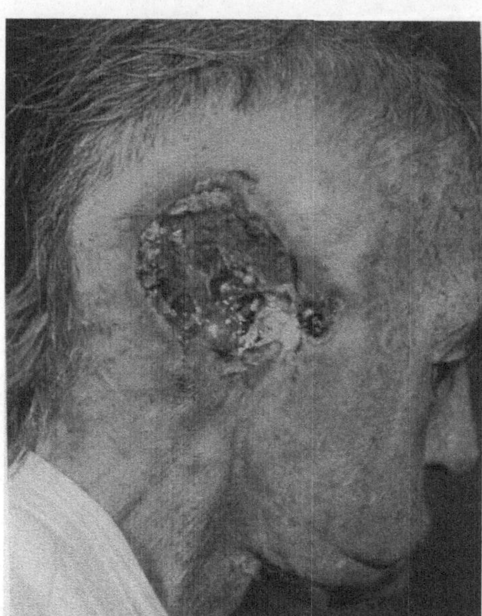

Abb. 201.
Dieselbe Kranke nach Abstoßung der Sequester. 12 Wochen nach Elektrooperation wegen großen geschwürigen Karzinoms im Bereiche des rechten Schläfenbeins. Frische Granulationen. Am Rande links noch kleine in Abstoßung begriffene Knochenstücke. Die Narbe der Operationswunde am Halse ist kaum mehr zu sehen.

Mundhöhle: o. B.

Elektrooperation in Avertinbasisnarkose. Verkochung der Geschwulst bis weit ins Gesunde und Abtragen der verkochten Massen mit der Bandschlinge. Nachdem das Geschwür in ganzer Ausdehnung verkocht ist, wird zunächst am Vorderrande des Kopfnickers rechts mittels des Schmelzmessers ein Längsschnitt bis gegen das Schlüsselbein ausgeführt. Die Lymphdrüsen am vorderen Rande des Kopfnickers werden mit Pinzette und Schere aus ihrer Umgebung frei präpariert und beseitigt; ebenso wird die Unterkieferspeicheldrüse nach Unterbindung der A. maxillaris ext. entfernt. Da der obere Bereich des Kopfnickers bereits in die Geschwulstnähe kommt, wird dieser noch im Gesunden auf einer unter ihn geschobenen Isoliersonde quer durchtrennt. Der N. accessorius kann dabei geschont werden. Um am Unterkieferwinkel ganz in die Tiefe dringen zu können, wird der M. biventer durchtrennt. Nun wird von der Tiefe her der Rest der Geschwulst entfernt, wobei die Ohrspeicheldrüse und der rechte N. facialis völlig geopfert werden müssen.

Nach Verkochung der Geschwulst über dem Warzenfortsatz und dem äußeren Gehörgang werden die oberflächlichen Knochenschichten durch flachen Meißel und Luerscher Zange abgetragen. Um aber etwaige Geschwulstreste noch zu zerstören, wird der freiliegende Knochen koaguliert, aber nicht entfernt. Es soll seine Abstoßung abgewartet werden. Lediglich über den großen Gefäßen am Halse wird die Hautwunde durch Nähte verschlossen; am oberen Ende dieser durch Naht verschlossenen Wunde wird ein Gummirohr in die Tiefe geführt, das am tiefsten Punkte der im übrigen mit Jodoformgaze tamponierten Operationswunde liegt. *Reaktionsloser Heilverlauf* (Abb. 199).

Die Kranke ist schon am 2. Tage nach der Operation außer Bett. Leichtes Fieber. Die Tamponade ist schon am 2. Tage so weit von Sekret durchtränkt, daß sie entfernt und durch Salbenlappen ersetzt wird. Ein Teil des äußeren Schläfenbeins beginnt sich langsam als Sequester abzugrenzen (Abb. 200). Nach 12 Wochen wird mit der Luerschen Zange vorsichtig ein Schalensequester entfernt. Dicht oberhalb des Warzenfortsatzes besteht eine etwa zweimarkstückgroße völlige Knochenlücke, die von frischen Granulationen ausgefüllt ist. Nach der Sequesterentfernung plötzliches Fieber bis 39°, 120 Pulsschläge: *Gesichtserysipel,* das nach einer Woche unter Vaselineverbänden abheilt. Körpergewicht vor der Operation 47 kg, 9 Wochen nach der Operation 50 kg, nach Abklingen der Gesichtsrose 42 kg, bei *Entlassung* in *ambulante Behandlung* mit gut granulierender Wunde (Abb. 201) 49 kg.

9. Elektrooperation bei Karzinom in Röntgengeschwür. Kombinierte Operation. Epidermisverpflanzung.

S. M., 27 Jahre alt. *Röntgengeschwür und -karzinom an linker Unterkieferwinkel- und Halsgegend.*

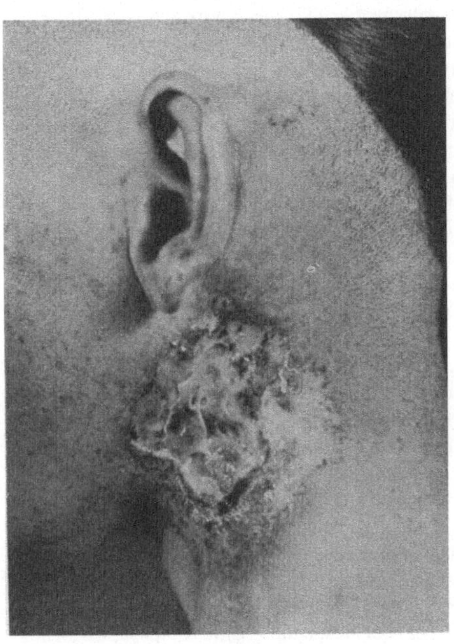

Abb. 202.

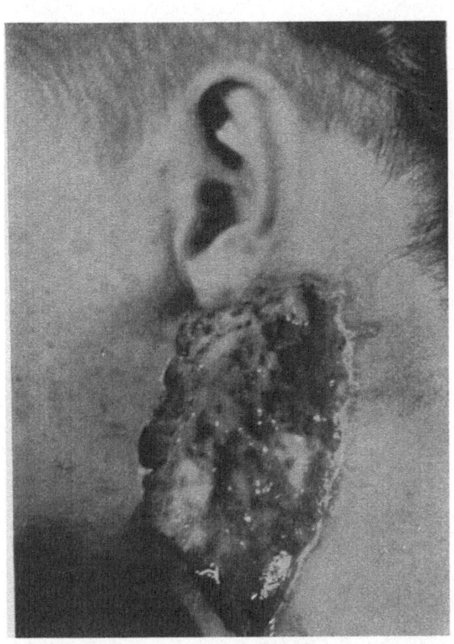

Abb. 203.

Abb. 202. Röntgenkarzinom in der Gegend des linken Unterkieferwinkels und über dem oberen Drittel des Kopfnickers.

Abb. 203. Dieselbe Kranke. Lücke 20 Tage nach Elektrooperation. Vollständige Entfernung des geschädigten Hautabschnittes durch schichtweise Elektrokoagulation und Abtragen des verkochten Gewebes mit der Bandschlinge. In der Tiefe mußte das obere Drittel des Kopfnickers entfernt werden. Ausräumung der Lymphdrüsen. Unterbindung der A. lingualis und maxillaris ext. In der Tiefe konnte das Nerven- und Gefäßbündel des Halses nur durch dünne Lage gesunder Muskulatur gedeckt werden. Die Wunde wurde im übrigen offen gelassen, mit Jodoformgaze tamponiert. Sie granuliert nach 20 Tagen kräftig, mit Ausnahme ihres obersten Teiles im Bereiche der Ohrspeicheldrüse.

Mit 12 Jahren angeblich Erkrankung mit *Schwellung der Lymphdrüsen an linker Halsseite.* Inzision und *Röntgenbestrahlung.* 1 Monat lang habe Eiterung bestanden. Daraufhin angeblich Heilung. 2 Jahre später erneute Schwellung in der linken Halsgegend. Auf eine Operation sei nach 14 Tagen Heilung eingetreten. Nach 8 Jahren trat am linken Unterkieferwinkel eine erneute Anschwellung auf, und bald zeigte sich hier ein *Geschwür,* das der Arzt mit Salbenverbänden behandelte. Das *Geschwür wurde aber immer größer;* außerdem traten *heftige Schmerzen* im Bereiche der Schwellung auf. Der Arzt überwies die Kranke der Klinik.

Allgemeinbefund: o. B.

Örtlicher Befund: s. Abb. 202. An linker Halsseite befindet sich über dem Kopfnicker bis zum Unterkieferwinkel links veränderte Haut, die teils weißlich, teils bräunlich sowie verdünnt erscheint und in der Mitte ein fünfmarkstückgroßes Geschwür trägt, dessen

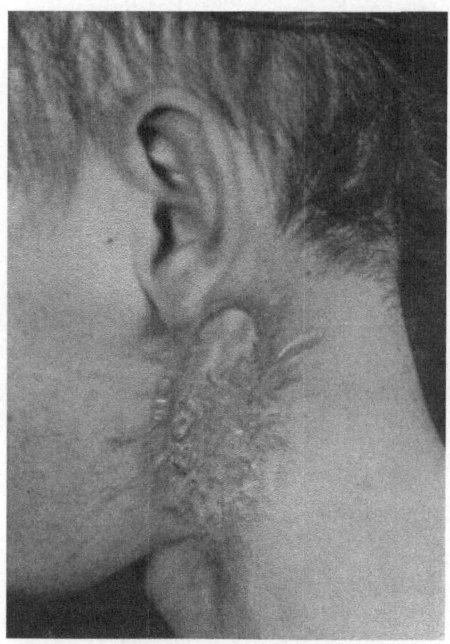

Abb. 204. Dieselbe Kranke. 9 Wochen nach der Elektrooperation, 5 Wochen nach Verpflanzung eines Epidermislappens auf die angefrischte Granulationsfläche.

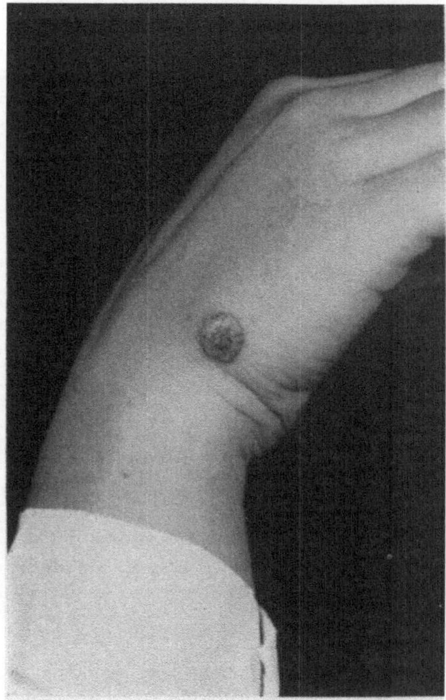

Abb. 205. Melanosarkom am Handrücken.

Ränder unregelmäßig, zum Teil verdickt und hart sind. Der Grund des Geschwüres zeigt einen gelbgrünen, schmierigen Belag. Die Umgebung ist etwas gerötet, hart und fest mit der Unterlage verwachsen.

Diagnose: Röntgengeschwür (Karzinom) an der linken Halsseite nach Röntgenbestrahlung wegen Lymphadenitis tuberculosa.

Elektrooperation in Avertinnarkose. Zunächst werden verschiedene Gewebsstückchen vom Rande des Geschwüres und vom Geschwürsgrunde mit der Bandschlinge zur histologischen Untersuchung ausgeschnitten. Darauf *schrittweise Verkochung* des Geschwürs und der krankhaft veränderten Haut. Das *verkochte Gewebe* wird jeweils ohne Blutung mit der *Bandschlinge abgetragen.* Lediglich einige größere starrwandige Gefäße bluten in der Tiefe und werden mit Elektrokoagulation versorgt. Es zeigt sich nun, daß die Schädigung des Gewebes in große Tiefe reicht, so daß das obere Drittel des Kopfnickers nach schichtweiser Koagulation entfernt werden muß. Ebenso müssen der M. biventer geopfert werden und die A. lingualis und A. maxillaris ext. doppelt unterbunden und durchtrennt werden, um die Lymphdrüsen, die Unterkieferspeicheldrüse und die Glandula lingualis zu entfernen. Am Schlusse der Operation liegt das Nervengefäßbündel der linken Halsseite frei, es kann gerade noch durch einige Lagenähte der gesunden kleinen Halsmuskeln gedeckt werden. Der N. accessorius konnte geschont, der unterste Fazialisast mußte geopfert werden. Im oberen Wundwinkel befindet sich eine etwa markstückgroße Wundfläche der Ohrspeicheldrüse. Jodoformgazetamponade der Wunde. Da mit der Möglichkeit einer Nachblutung aus geschädigten und brüchigen Gefäßen gerechnet wird, wird die Jodoformgaze durch einige Lagenähte der Haut festgehalten.

Verlauf: In den ersten 3 Tagen Fieber zwischen 38° und 38,5°, Puls zwischen 100 und 120. Vom Ende der 1. Woche an bis zur 3. Woche geringes Fieber. Die Jodoformgaze wurde bis zur spontanen Abstoßung, die nach 12 Tagen erfolgte, liegen gelassen.

Nach 3 Wochen (s. Abb. 204) ist die Wunde größtenteils schon von außerordentlich kräftigen Granulationen bedeckt. Das Allgemeinbefinden ist gut; anfänglich vorhandene Schluckbeschwerden sind völlig verschwunden (Abb. 203).

Nach 4 Wochen hat sich die *außerordentlich tiefe Lücke so weit* durch kräftige Granulationen *ausgefüllt,* daß jetzt zur Beschleunigung der Heilung nach Anfrischung *Epidermis-*

verpflanzung auf die Lücke vorgenommen werden kann. Die überpflanzte Oberhaut wird mit Blattsilber bedeckt und nach Polsterung mit einer dünnen Mullage durch einen Abdruck von Kerrmasse mit gelindem Druck auf der Unterlage durch Verband festgehalten. Im Verlaufe von 14 Tagen erfolgt Anheilung der verpflanzten Epidermis, so daß die Kranke jetzt außer Bett sein kann.

9 Wochen nach der ersten Operation 4 kg Gewichtszunahme, Entlassung bei bestem Allgemeinbefinden.

Histologischer Befund: Typisches Röntgenkarzinom und außerordentlich derbes, chronisch entzündlich infiltriertes Bindegewebe, narbig veränderte quergestreifte Muskulatur. Chronisch entzündliche Infiltration der Lymphdrüsen.

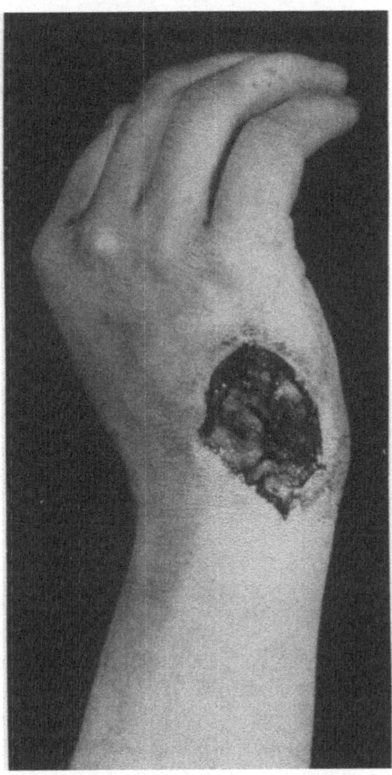

Abb. 206. Dieselbe Kranke. Wundbett nach Exzision der Geschwulst durch Schmelzschnitt und Verkochung des Geschwulstbettes.

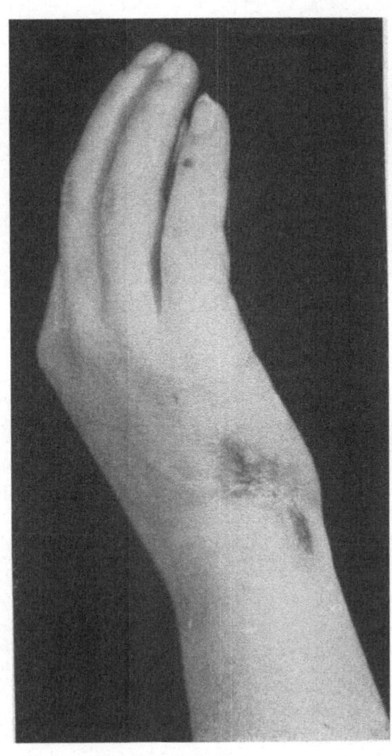

Abb. 207. Dieselbe Kranke. Vernarbung nach 8 Wochen.

10. Elektrooperation bei Melanom am Handrücken. Umwallung weit in gesunder Haut, Exzision, Koagulation des Geschwulstbettes. Offene Wundbehandlung.

W. S., 23 Jahre alt. *Melanom* (Melanosarkom) auf dem Handrücken rechts.

Vorgeschichte: Die Kranke kommt wegen einer Eiterblase am Fuß in die Klinik. Als *Nebenbefund* wird ein Melanom auf der Streckseite der rechten Hand festgestellt (vgl. Abb. 205).

Elektrooperation nach Abheilung der Eiterblase: In OMBRÉDANNE-Narkose wird die haselnußgroße Geschwulst über 5. Mittelhandknochen durch *Elektrokoagulation weit im Bereiche der gesunden Haut umwallt* und daraufhin durch *koagulationsreichen Schmelzschnitt von der Unterlage entfernt.* Das Geschwulstbett wird noch schichtweise weiter koaguliert und mit der Schlingenelektrode abgetragen bis in die Muskulatur des Kleinfingerballens hinein. Die *Wunde wird offengelassen,* mit einem Salbenlappen bedeckt.

Heilung durch Granulationsgewebsbildung in 6 Wochen (Abb. 206).

Histologischer Befund: Melanosarkom (Abb. 207).

Nachuntersuchung nach 6 Monaten und 1 Jahre: Rückfallfrei.

11. Elektrooperation eines inoperablen Melanosarkomes wegen Blutung. Kombinierte Operation. Offene Wundbehandlung.

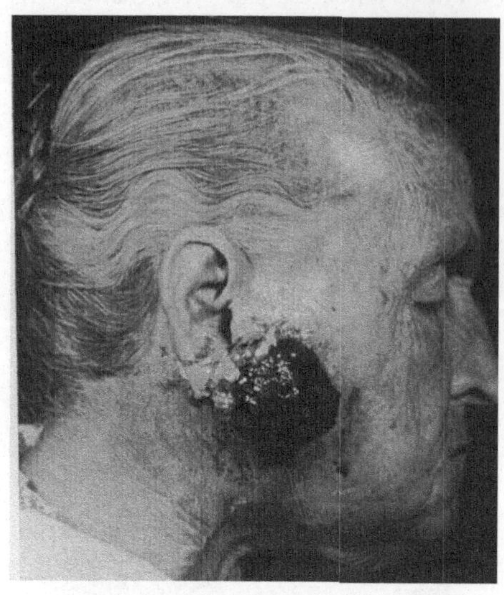

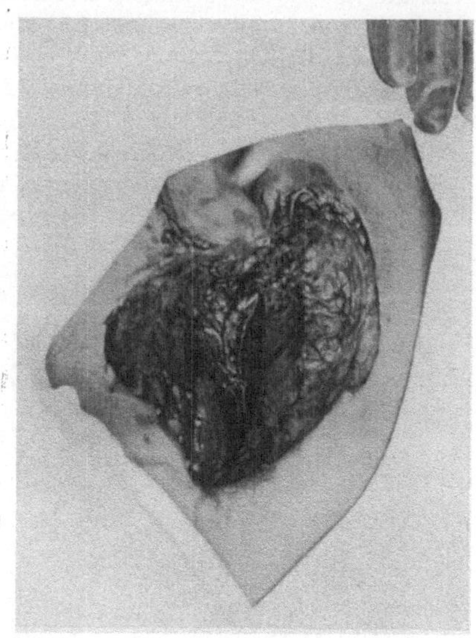

Abb. 208. Abb. 209.

Abb. 208. Inoperables Melanosarkom, geschwürig zerfallen, blutend an rechter Wangen- und Ohrgegend. Elektrokoagulation wegen Blutung.

Abb. 209. Dieselbe Kranke. Wundbett nach schichtweiser Elektrokoagulation und Ausschneidung der Geschwulst und nach Entfernung der Lymphdrüsen am Vorderrande des Kopfnickers, sowie der Unterkieferspeicheldrüse und eines Teiles der Ohrspeicheldrüse. Lagenähte.

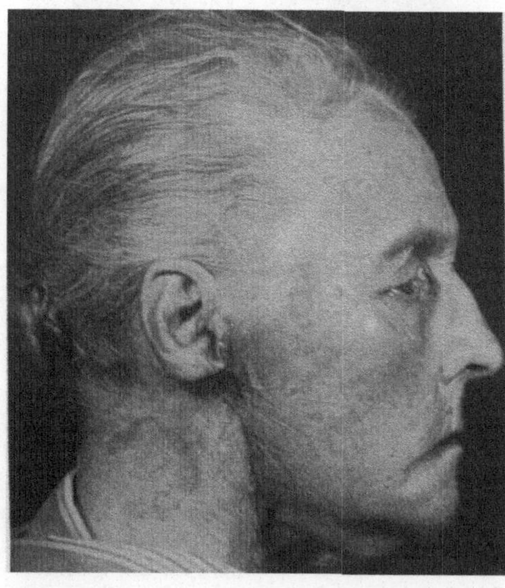

Abb. 210.
Dieselbe Kranke. Vernarbung nach 8 Wochen.

W. R., 86 Jahre alt. *Melanosarkom* des Gesichts *(Rezidiv, inoperabel, erfolglos bestrahlt).*

Vorgeschichte: Seit Geburt hatte die Kranke ein braunes Muttermal an der rechten Wange. Vor einem Jahr fing die kleine Geschwulst, nachdem die Kranke daran gekratzt hatte, zu bluten an und wurde langsam größer. Aus diesem Grunde im November 1930 *Ausschneidung der kleinen Geschwulst aus dem Gesunden.*

Histologischer Befund: Melanoplastisches Sarkom.

Schon bald nach der Wundheilung erfolgte ein neues sehr rasch fortschreitendes Wachstum der Geschwulst an alter Stelle. Da die Geschwulst geschwürig zerfiel und blutete, Einweisung in die Klinik.

Auch *Röntgenbestrahlung* hatte das neue Wachstum und das Fortschreiten der Geschwulst nicht hindern können.

Allgemeinbefund: Blasses Aussehen. Allgemeinzustand stark herabgesetzt, Altersveränderungen.

Örtlicher Befund: s. Abb. 208. *Anzeige* zur *Elektrooperation:* Zerfall der Geschwulst unter *Blutung.*

26. 6. 30. *Elektrooperation* in oberflächlicher Chloroformnarkose. Verkochung der

Geschwulst, Abtragen der verkochten Teile mit der Bandschlinge; die Geschwulst reicht in die Ohrspeicheldrüse hinein, so daß der Fazialis nicht geschont werden kann. Völlige Entfernung der von Geschwulst durchwachsenen Ohrspeicheldrüse und der befallenen Lymphdrüsen entlang dem rechten Kopfnicker; Entfernung der Unterkieferspeicheldrüse nach doppelter Unterbindung und Durchtrennung der sehr starken A. maxillaris ext. Die oberflächlichen Schichten des Kopfnickers werden nach Verkochung ebenfalls entfernt. Es entsteht auf diese Weise ein beinahe handflächengroßer Defekt, dessen unterer Teil über den großen Gefäßen durch Lagenähte verschlossen wird, während im oberen Abschnitte Jodoformgaze aufgelegt wird (Abb. 209).

Verlauf: Weder an der Fieber- noch an der *Pulskurve ist in den nächsten Tagen zu erkennen, daß ein Eingriff vorgenommen* worden war. *Die Kranke steht bereits am ersten*

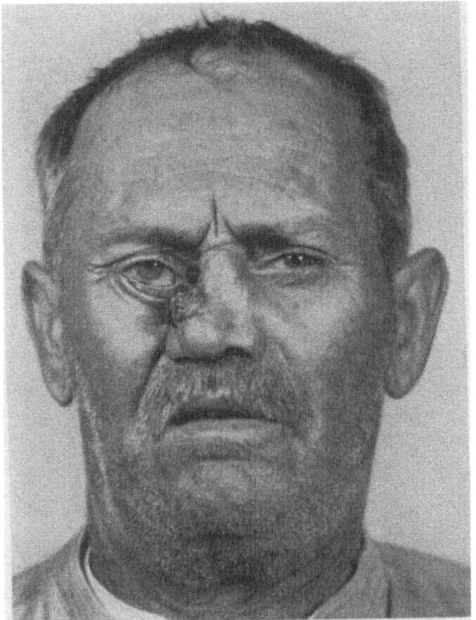

Abb. 211. Melanosarkomrezidiv am rechten Nasenaugenwinkel mit Zerstörung des Nasenbeins und eines Teiles des rechten Oberkiefers.

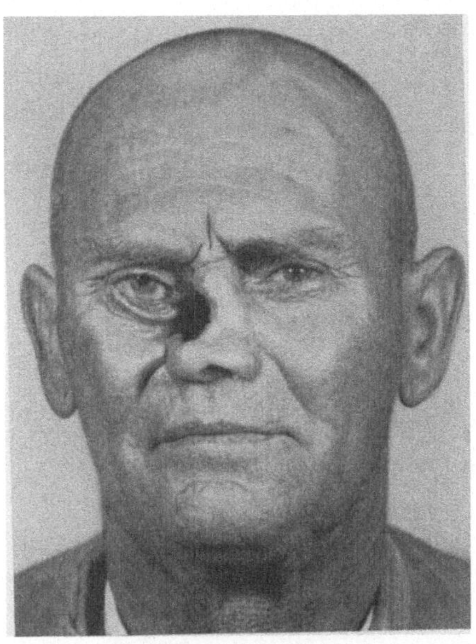

Abb. 212. Derselbe Kranke. Zustand nach der 2. Elektrooperation.

Tage auf. Der Teil der Wunde im Bereiche der Lagenähte heilt primär; im übrigen bilden sich schon nach einer Woche außerordentlich kräftige Granulationen — nirgends erneutes Geschwulstwachstum. *Innerhalb von 7 Wochen Vernarbung der Lücke* (Abb. 210).

Eine haselnußgroße, sicher von Geschwulst befallene Lymphdrüse unter dem Kinne wächst nur sehr langsam und verursacht der Kranken keine Beschwerden. Örtlich zeigt sich keine Geschwulst mehr.

In Anbetracht des *Alters der Kranken* und der dadurch bedingten Allgemeinstörungen (Schwerhörigkeit, schlechtes Sehen, atherosklerotische Beschwerden usw.) wird von einer Entfernung dieser metastatischen Drüse, bzw. von Röntgenbestrahlungen abgesehen.

Die Kranke hatte sich *nur vorübergehend erholt.* Unter zunehmendem allgemeinem Kräfteverfalle tritt nach 4 Monaten der Tod ein.

12. Elektrooperation eines inoperablen Melanomrezidivs im Bereiche des Gesichtes. Mehrfache kombinierte Operation. Offene Wundbehandlung. Plastische Operation nach Vernarbung.

J. K., 64 Jahre alt. *Melanosarkom,* von der Gesichtshaut ausgehend *(Rezidiv, inoperabel).*

Vorgeschichte: Im Jahre 1923 erlitt der Kranke angeblich eine Verletzung am rechten Nasenrücken, nach der sich langsam ein etwa bohnengroßer Knoten entwickelt habe. Allmählich bekam der Kranke auch Atembeschwerden, weil er durch das rechte Nasenloch nicht mehr atmen konnte. Im Jahre 1926 sei er dann wegen dieser Beschwerden vom

Mund aus operiert worden. In den folgenden beiden Jahren habe man ihn noch zweimal wegen einer Schwellung in der rechten Nasenhöhle operieren müssen. *Seit der letzten Operation blieb eine offene Wunde in der Gegend des Nasenrückens zurück.* Allmählich entwickelte sich an dieser Stelle ein dunkel verfärbter harter Knoten.

Allgemeinbefund: Außer Altersveränderungen o. B.

Örtlicher Befund: s. Abb. 211. Der Nasenrücken ist mäßig eingesunken. Der untere Teil der Knorpelnase ist nach rechts verzogen. Mandelgroßer Defekt am inneren Lidwinkel des rechten Auges, der in die Nasenhöhle führt. Das Unterlid ist nach unten und nasenwärts gezogen durch eine gut haselnußgroße, schwärzlich verfärbte Geschwulst. Die Nasenscheidewand ist nur in ihrer vorderen Hälfte erhalten; die Nasenmuscheln fehlen beiderseits. Bei der Betrachtung des Nasenrachenraumes mittels Spiegel sieht man

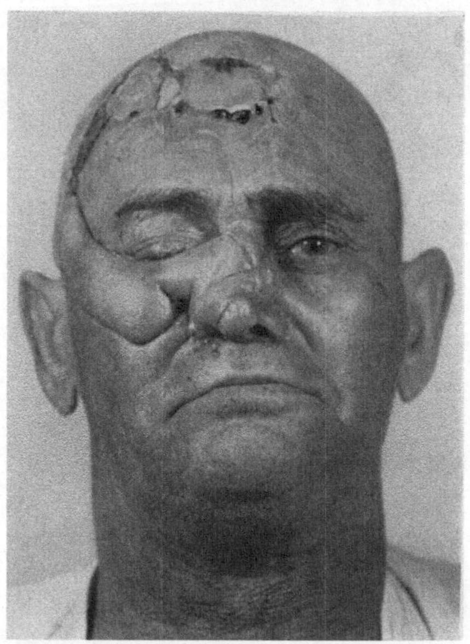

Abb. 213. Derselbe Kranke. Beginn der Lückendeckung nach Entfernung des Melanosarkoms durch 4 Elektrooperationen. Der Stirnhautlappen ist am Nasenrücken bereits eingeheilt. Er ist eingekerbt zum Ersatze des Unterlides und zur Doppelung der Nasenhaut.

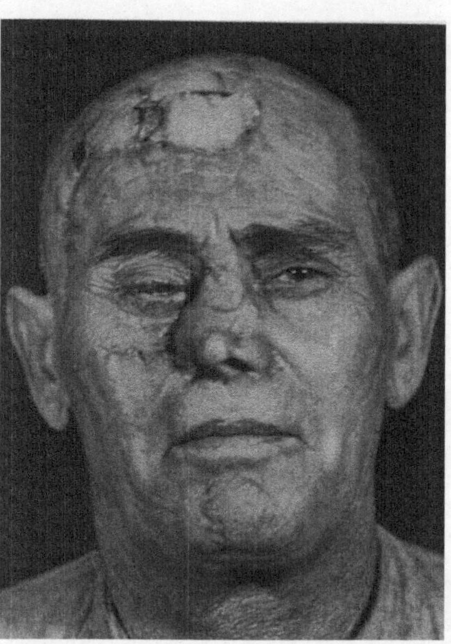

Abb. 214. Derselbe Kranke. Der Stiel des Stirnhautlappens ist zurückgeklappt; die Weichteile der Nase und das rechte Unterlid sind ersetzt. Zustand bei der vorläufigen Entlassung, 17 Wochen nach der 1. Operation.

rechts hinter dem Zäpfchen eine weiche, lappenförmige, schwarze Masse, die scheinbar mit der vorn sichtbaren Geschwulst in Verbindung steht.

Röntgenbefund: Nasenbein großenteils entfernt; irgendwelche anderen Veränderungen sind an den Schädelknochen nicht nachzuweisen.

Nachfrage bei dem früher behandelnden Arzt ergibt, daß am 17. 2. 26 ein Melanosarkom am Nasenseptum operiert wurde und daß am 13. 12. 26 eine Rezidivoperation am Stirnbeinfortsatze des rechten Oberkiefers vorgenommen wurde. Augenbefund zeigte keine Besonderheiten.

31. 3. 30. *1. Elektrooperation.* Abtragung der äußeren Geschwulst durch schichtweise Elektrokoagulation.

19. 4. 30. *2. Elektrooperation.* Der Tumor, der weit in den Oberkiefer und gegen den Rachen gewachsen ist, wird durch *schichtweise Koagulation* zerstört und mit der Bandschlinge entfernt bis auf Geschwulstreste im Epipharynx. Jodoformgazetamponade.

20. 5. 30. *3. Elektrooperation.* Schichtweise Elektrokoagulation und Abtragung des Geschwulstrestes an der Rachenhinterwand. (Alle Elektrooperationen in oberflächlicher Chloroformnarkose.) (Abb. 212.)

4. 7. 30. *Plastische Deckung der Gesichtslücke* durch Stirnhautlappen. Operationen in örtlicher Betäubung.

12. 7. 30. Einkerben des Lappens zur Bildung von Nasenflügel und Unterlid.

15. 7. 30. Weitere Einkerbung (Abb. 213).

22. 7. 30. Durchtrennung und Verpflanzung des Stieles nach Aufrollung. Einnähen des an Nase und in der Unterlidgegend angeheilten Lappens unter Beseitigung des Ektropiums.

8. 8. 30. Vorläufige Entlassung in gutem Allgemeinzustande. Während des Klinikaufenthalts Gewichtszunahme von 68 kg auf 73 kg. Während Durchführung der Lückendeckung hatte der Kranke plötzlich einsetzende geringgradige Symptome von Halbseitenparese. Es konnte nicht entschieden werden, ob Metastasen oder Apoplexie die Ursache

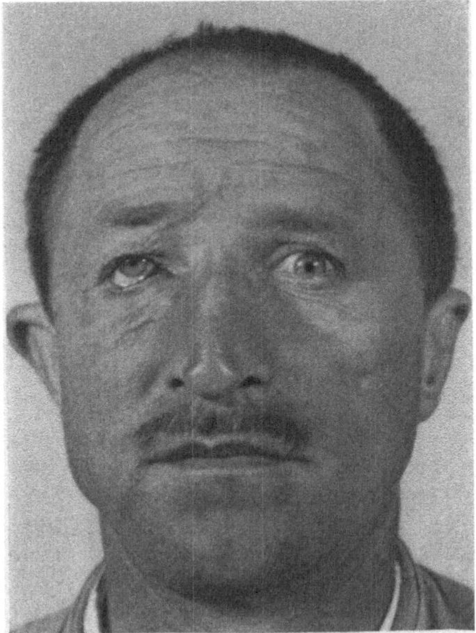

Abb. 15. Karzinomrezidiv am rechten Augenwinkel und in Augenhöhle.

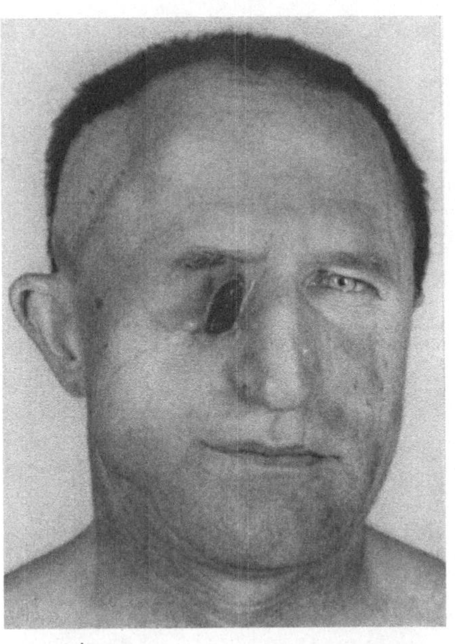

Abb. 216. Derselbe Kranke. 5 Monate nach Ausräumung der Augenhöhle, teilweiser Oberkieferresektion, vor plastischer Lückendeckung. 5 Monate nach der Elektrooperation.

waren. Glatter Heilverlauf nach den einzelnen Eingriffen. Der Kranke war meist schon 2 Tage später wieder außer Bett. Die Zeichen der Halbseitenparese verschwanden innerhalb von 8 Wochen (Abb. 214).

Mikroskopischer Befund: Melanoplastisches Sarkom.

13. Elektrooperation eines Orbitakarzinoms (Rezidiv). Kombinierte Operation. Offene Wundbehandlung. Lückendeckung nach Vernarbung.

J. W., 43 Jahre alt. *Plattenepithelkarzinomrezidiv* im Bereich des inneren Augenwinkels (auf den unteren Augenhöhlenrand übergreifend) rechts.

Vorgeschichte: 2 Jahre vor der Klinikaufnahme angeblich Entfernung einer Geschwulst am rechten Tränennasengang. Im März 1930 sei an der gleichen Stelle abermals eine kleine Geschwulst entfernt worden. Seit August 1930 zunehmende Verdickung am Unterlide des rechten Auges, wobei sich das Auge etwas nach oben drehte. Es trat Doppelsehen auf. Einweisung durch die Augenklinik wegen Orbitatumors.

Allgemeinbefund: o. B.

Örtlicher Befund: s. Abb. 215. Die Geschwulst wölbt die Gegend des rechten inneren Augenwinkels vor und hat das rechte Auge nach oben und außen gedrückt. Der Lidspalt des rechten Auges ist verschmälert. Der harte Tumor ist auf seiner Unterlage nicht zu verschieben. Doppelsehen. Nase o. B.

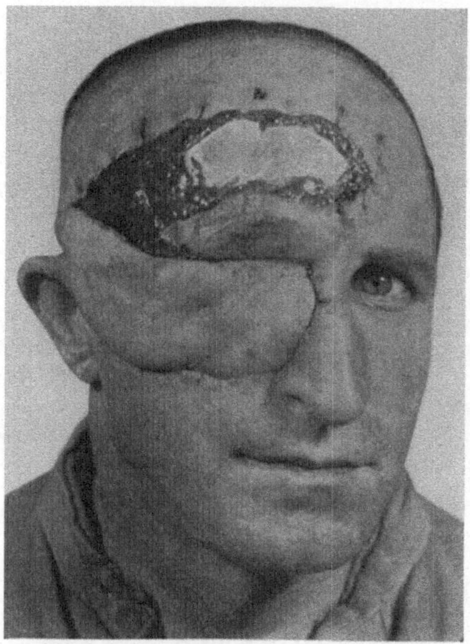

Abb. 217. Derselbe Kranke. Ausschneidung der Narbe, Einheilung eines Stirnhautlappens in die entstandene Lücke. Epidermisverpflanzung auf den sekundären Defekt.

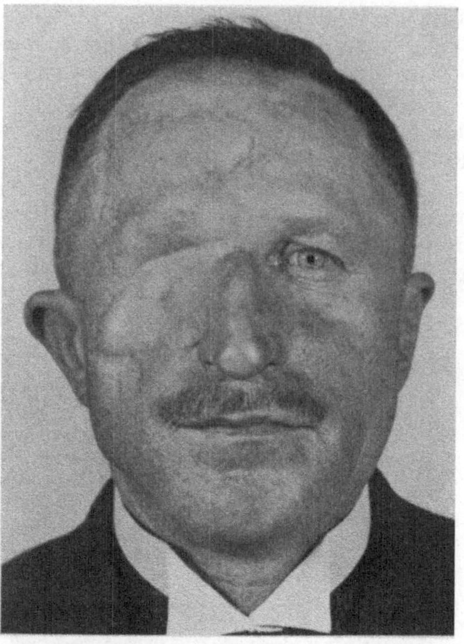

Abb. 218. Zustand nach Rückpflanzung des Lappenstieles und Einheilung des Lappenendes in die Lücke. Narben 1/2 Jahr nach Defektdeckung.

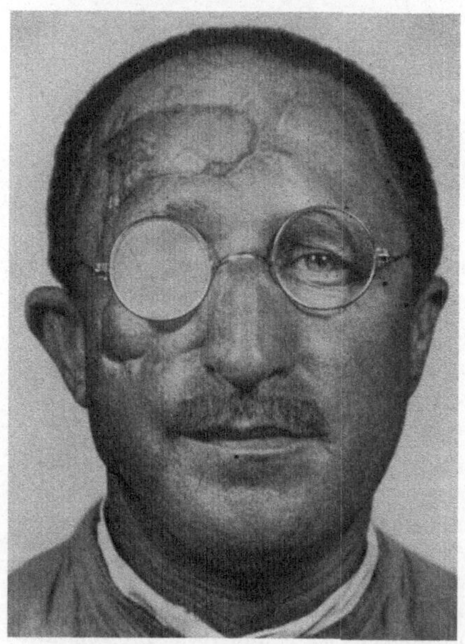

Abb. 219. Derselbe Kranke mit Milchglasbrille. Entlassungsbild (1/2 Jahr vor Abb. 218).

Elektrooperation in Avertinnarkose. Umschneidung der Geschwulst von der Nasenwurzel aus gegen unten bis zur Mitte der Wange und gegen das Jochbein zu. Die Gesichtsmuskulatur wird außerhalb der Tumorgrenzen durchtrennt, so daß man von unten her an Nasenbein und Augenhöhlenboden gelangt. Exenteratio orbitae unter Mitnahme der Geschwulst bzw. teilweiser Resektion von Jochbein, Orbitaboden und Nasenbein. Die nun eröffnete Oberkieferhöhle ist frei von Tumor; ihre Schleimhaut wird verkocht und entfernt, ebenso werden die Siebbeinzellen ausgeräumt. Entfernung der Schleimhaut und des Lidrandes vom Oberlid. Getrennte Tamponade der Augenhöhle und der Kieferhöhle. Lagenähte, Salbenverband.

Reaktionsfreier Heilverlauf.

Mikroskopischer Befund: Plattenepithelkarzinom.

Eine vom *rechten Kieferwinkel* entfernte *haselnußgroße,* harte *Lymph*drüse ergibt ebenfalls *verhornendes Plattenepithelkarzinom.*

Nach reaktionslosem Heilverlauf und *Gewichtszunahme* von 66 auf 71 kg wird nach Vernarbung der Lücke bis auf eine markstückgroße Fläche, die von Schleimhaut ausgekleidet ist, die *Defektdeckung* vorgenommen (Abb. 216).

Februar 1931. In Avertinnarkose Ausschneidung des die Wundhöhle umgebenden Narbenrandes, Bildung eines über rechtem Ohr gestielten Stirnhautlappens, der in die angefrischten Wundränder eingenäht wird. Die sekundäre Lücke wird durch Matratzennaht verkleinert und im übrigen mit Epidermis gedeckt (Abb. 217).

Nach 10 Tagen Stieldurchtrennung und Zurückpflanzung des Stieles. Einnähen des zurechtgeschnittenen Lappens (Abb. 218 u. 219).

14. Elektrooperation eines inoperablen, erfolglos bestrahlten Rezidivs eines Orbitakarzinoms. Kombinierte Operation. Offene Wundbehandlung. Lückendeckung nach Vernarbung.

T. S., 57 Jahre alt. *Orbitakarzinom* (*Rezidiv* eines *Lidkarzinoms*, erfolglos bestrahlt).

Vorgeschichte: 1926 bemerkte die Kranke am rechten Unterlid ein kleines Geschwür, das langsam größer wurde. Der Arzt verordnete Salbenverbände. Da das Geschwür aber nicht abheilte, sondern langsam größer wurde, suchte sie 1927 die Augenklinik auf,

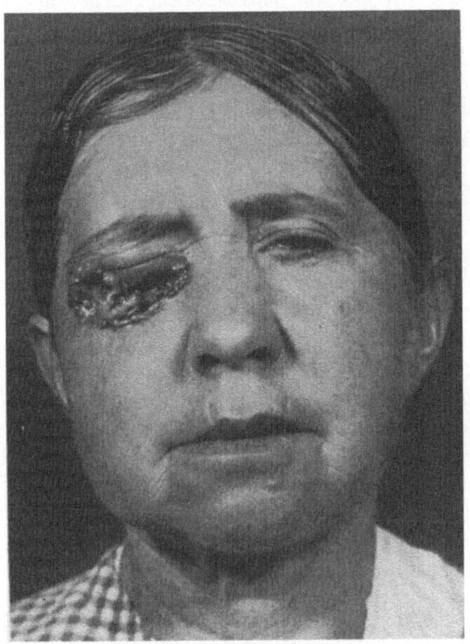

Abb. 220. Geschwüriges Rezidiv eines erfolglos bestrahlten rezidivierenden Karzinoms des rechten Unterlides.

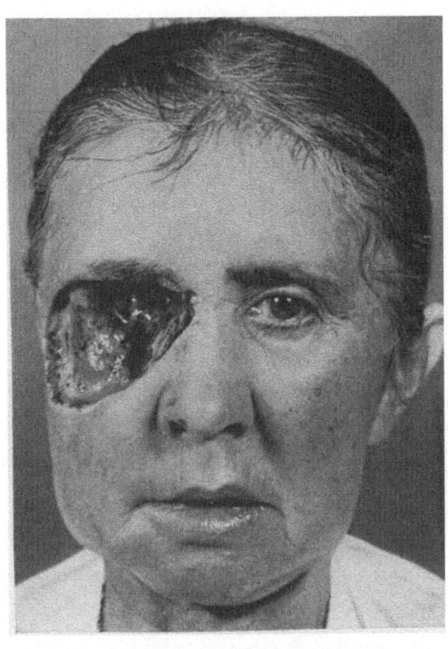

Abb. 221. Dieselbe Kranke. Koagulationslücke 9 Tage nach Elektrooperation: Ausräumung der Augenhöhle, teilweise Oberkieferresektion.

wo es ihr durch Operation entfernt wurde. Anfang 1928 wurde ein Narbenektropium des rechten Unterlides operiert. Oktober 1928 brach das Geschwür an der Narbenstelle erneut auf. Röntgentiefenbestrahlung ohne Erfolg. Da schließlich das Geschwür immer weiter um sich griff, suchte die Kranke die Klinik auf.

Allgemeinbefund: o. B. Gewicht: $49^1/_2$ kg.

Örtlicher Befund: Sehkraft des rechten Auges auf 1/10 gesunken. Es kann wegen Schwellung des Unterlides nicht offen gehalten werden. In der Gegend des Unterlides, vom Nasenaugenwinkel bis zum Jochbein und bis zum unteren Augenhöhlenrand hinunter, befindet sich ein zerklüftetes, schmierig belegtes Geschwür mit wallartig erhabenem Rand, der sich hart anfühlt (s. Abb. 220).

Die Lymphdrüsen am Unterkieferwinkel rechts sind nicht vergrößert.

Röntgenaufnahme ergibt unregelmäßige Struktur des Oberkiefers rechts gegen den unteren Rand zu, so daß eine Zerstörung dieses Knochenabschnittes durch die Geschwulst anzunehmen ist.

Elektrooperation in oberflächlicher Chloroformnarkose. Das Karzinom wird, vom Nasenaugenwinkel beginnend, um die untere Begrenzung herum bis gegen den Jochbogen mit dem Schmelzmesser koagulationsreich umschnitten. In gleicher Weise wird dicht unter der Augenbraue das Oberlid bis auf den Orbitarand durchtrennt. Nach dieser Umwallung der Geschwulst wird ebenfalls mittels Schmelzmessers der ganze Augenhöhleninhalt entfernt und nach Verkochung der geschwürigen Geschwulstteile über dem Oberkiefer dieser im Gesunden mittels Meißels reseziert, so daß die Geschwulst, die in die Augenhöhle hineingewachsen war, mitsamt dem Auge und dem umgrenzenden Knochenteil aus dem Gesunden entfernt wird. Bei der teilweisen Oberkieferresektion mußte die Oberkieferhöhle eröffnet werden, die aber gesunde Schleimhaut zeigte. Lockere Jodoformgazetamponade.

Die Kranke hat den Eingriff gut überstanden und wacht kurze Zeit danach auf. *Völlig fieberfreier Verlauf. Keine Schmerzen.* Nach 2 Tagen läßt sich die Tamponade ohne jegliche Blutung entfernen (Abb. 221). Salbenverband. *Innerhalb von 14 Tagen stoßen sich* die *oberflächlichen Koagulationsnekrosen* unter Salbenverbänden, abwechselnd mit Borwasserverbänden, völlig *ab*, und es erscheinen kräftige Granulationen.

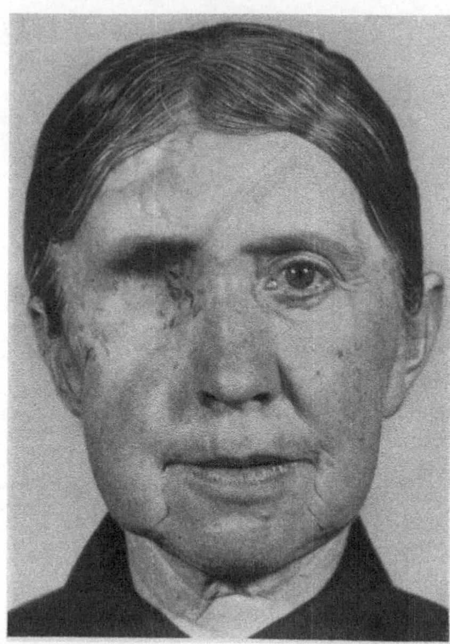

Abb. 222. Dieselbe Kranke. 7 Monate nach der Elektrooperation. Lücke und Narbe ersetzt durch Einheilung eines Stirnhautlappens.

Mikroskopische Untersuchung: Plattenepithelkarzinom.

Wiederholte Probeausschneidungen an verschiedenen Stellen der Granulationsfläche ergaben überall lediglich gefäßreiches Granulationsgewebe.

Nach 3 Wochen schon zunehmende Vernarbung der Lücke vom Rande her. Während innerhalb von 8 Wochen die höhlenförmige Lücke im oberen und seitlichen Abschnitte beinahe völlig vernarbt, bleibt im Bereich der Oberkieferhöhle die Lücke wegen Regeneration der Schleimhaut offen.

Ambulante Behandlung mit Schutzverband.

5 Monate später, nachdem sich *keinerlei Rezidiv* bemerkbar gemacht hat und die Kranke an Gewicht zugenommen hat ($7^1/_2$ kg), wird die *Lückendeckung* vorgenommen durch Ausschneiden der Narbe und Einnähen eines gestielten Stirnhautlappens nach LEXER. Auf den sekundären Defekt wird Oberhaut verpflanzt und der Stiel eingekerbt, 14 Tage später völlig durchtrennt, nach Aufrollung wieder zurückverpflanzt, während das verpflanzte Lappenende zurechtgeschnitten und in die Wangenlücke vollständig eingenäht wird (Abb. 222).

Glatter Heilverlauf; Kranke seit über 2 Jahren rückfallfrei, 10 kg Gewichtszunahme.

15. Elektrooperation bei Orbitasarkom (Rezidiv, erfolglos bestrahlt). Mehrfache kombinierte Operationen. Tödlicher Ausgang.

M. B., 60 Jahre alt. *Fibroplastisches Sarkom der Orbita (Rezidiv). Wiederholte* elektrochirurgische Operationen von *erneuten Rezidiven.*

Vorgeschichte: 1925 in der Augenklinik operiert wegen Sarkom. Vor einem Jahr 1., einige Monate später 2. *Rezidivoperation,* der sich *erfolglose Röntgenbestrahlung* anschloß.

Allgemeinbefund: Allgemeinzustand herabgesetzt, sonst o. B.

Örtlicher Befund: Das linke Unterlid ist narbig verändert und ektropisch. Unter dem Lide selbst ist die Haut ödematös geschwollen. Das Auge ist nach oben gedrängt, aber frei beweglich. Man fühlt eine harte höckerige Geschwulst, die in die Augenhöhle hineinreicht, unverschieblich ist und über der die Haut verwachsen ist. Nach allen Seiten ist die Geschwulst nicht sicher abgrenzbar [vgl. Abb. 12, Dtsch. Z. Chir. **230**, 72 (1931)].

Röntgenaufnahme des Schädels: o. B.

28. 12. 29. *Elektrooperation* in Avertinbetäubung. Bogenförmige Umschneidung der Geschwulst im Gesunden unter Ausräumung der Augenhöhle. Die Geschwulst ist in das Jochbein und den Oberkiefer eingebrochen und drängt von außen unten gegen den Augapfel vor. Der Jochbogen, sowie die äußere und ein Teil der inneren unteren Wand der Augenhöhle werden mit dem Meißel entfernt. Zur Verkleinerung der großen Lücke wird

ein Teil des M. temporalis nahe seinem Schläfenansatz abgeschnitten, nach unten gestielt, medialwärts herübergenäht. Jodoformgazetamponade, Lagenähte. Verband.

Nach 4 Tagen (2. 1. 30) Entfernung der Tamponade, Salbenverbände. Allgemeinzustand gut. Innerhalb von 10 Tagen stoßen sich die Koagulationsnekrosen ab und werden durch frische Granulationen abgelöst. Es erfolgt schließlich im Verlaufe von 12 Wochen völlige Vernarbung. *Entlassung nach 7 Monaten. 15 kg Gewichtszunahme.*

Mikroskopische Untersuchung: Fibroblastisches Sarkom.

1. 10. 30. Die Kranke kommt erneut in die Klinik, nachdem in den letzten Tagen sehr rasch eine stärkere Vorwölbung der linken Wangengegend entstanden war, die sehr heftige neuralgische Schmerzen verursachte. Befund: Schräg verlaufende, kräftige, etwas eingezogene Narbe, vom äußeren früheren Augenhöhlenrand schräg nach der Ansatzstelle des linken Nasenflügels herunterziehend. Im Bereiche der Wange ist eine rundliche, kleinapfelgroße, harte Geschwulst zu fühlen. *Gewicht 59 kg,* d. h. *10 kg Abnahme.*

Elektrooperation (3. 10. 30) in Avertinnarkose. Bogenförmiger Hautschnitt mit dem elektrischen Messer, von der Augenhöhle ausgehend, unterhalb des Jochbogens, nasenflügelwärts. Beim Ablösen der Haut kommt man auf ein derbes knotiges Gewächs, das die ehemalige Augenhöhle großenteils wieder ausfüllt und nach unten und seitlich oberkieferwärts sich fortzusetzen scheint. Diese Geschwulst wird schrittweise verkocht und mit der Bandschlinge abgetragen. Dabei muß die Schädelbasis an einer kleinen Stelle freigelegt und ihre Periostbekleidung beseitigt werden. Die Nasenscheidewand liegt frei. Die linke Nasenhälfte mußte schrittweise mit Haut und Weichteilen entfernt werden. Schläfenwärts wird der letzte Rest des Jochbogens abgetragen. Das Gaumendach bleibt gerade noch erhalten, der Nasenrachenraum ist eröffnet.

Makroskopisch in der großen Wundhöhle kein Tumor mehr sichtbar.

Diesen großen Eingriff nahm die Kranke ohne wesentliche Pulssteigerung hin; *fieberfreier und reaktionsloser Heilverlauf.* In 10 Wochen tritt völlige Vernarbung ein. *Gewichtszunahme:* $5^1/_2$ *kg.* Entlassung.

Mikroskopischer Befund: Fibroplastisches Sarkom.

Februar 1931. Probeausschnitte aus dem restlichen Granulationsgewebe in der Nasen- und Rachenhöhle zeigen keine Geschwulstzellen. Keine Gewichtsabnahme.

8. 5. 31. Seit der letzten Untersuchung im Februar stellten sich zunehmende Kopfschmerzen ein, die schließlich durch nichts zu bekämpfen waren. *Wegen dieser Kopfschmerzen und wegen erneuter Gewichtsabnahme auf 54 kg,* d. h. um 10 kg, besteht der *dringende Verdacht eines Rezidivs,* obwohl von außen außer einer geringen Vorwölbung in der Gegend der linken Nase und des unteren restlichen Oberkieferabschnittes nichts festzustellen ist. Ausschneidung aus der Vorwölbung im Oberkieferrest ergibt *Spindelzellensarkom,* während eine andere Ausschneidung keine Tumorzellen erkennen läßt. *Röntgenaufnahme des Brustkorbes* wegen Verdacht auf Lungenmetastasen o. B.

Röntgenbefund: Der linke Oberkiefer und das linke Jochbein fehlen; die Schädelbasis scheint auf der linken Seite im Vergleiche zu rechts, von vorne gesehen, gegenüber den früheren Aufnahmen etwas stärker und fleckiger aufgehellt, was auf ein Fortschreiten der Geschwulsterkrankung an der Schädelbasis verdächtig ist.

20. 5. 31. *Elektrooperation* in Avertinbetäubung. Nach schrittweiser Verkochung des nasenwärts gelegenen Rezidivs wird dieses mit der Bandschlinge abgetragen, wobei die Lücke nach dem Nasenrachenraum und nach dem bereits früher entfernten linken Oberkiefer zu wieder erheblich größer wird, bis gesund aussehendes Gewebe erreicht ist. Gleiches Vorgehen im Bereiche der früheren Augenhöhle. Es zeigt sich, daß hier das Rezidiv von der Schädelbasis her, vor allem unter dem oberen äußeren Augenhöhlendach, hervorgewachsen ist. Zur sicheren Entscheidung werden verschiedene Gewebsstückchen für mikroskopische Untersuchung ausgeschnitten, da makroskopisch nicht sicher zu erkennen ist, ob es sich um Geschwulst oder um ähnlich aussehende Narbenmasse handelt. Auch in der Gegend der früher ausgeräumten Siebbeinzellen und der früher eröffneten Keilbeinhöhle findet sich dieses Gewebe. Ein im kranken Bereiche befindliches Knochenstück des Keilbeinkörpers wird mit dem Meißel abgeschlagen; es tritt danach sofort eine heftige venöse Blutung ein. Da die ganze Schädelbasis von Geschwulstgewebe befallen erscheint, wird die Operation nach Jodoformgazetamponade der Wunde abgebrochen. Puls um 100, Abendtemperatur 37.

Im *Verlaufe* der nächsten 2 Tage steigen Puls und Körperwärme an (bis 120 und 38,5). Die Kranke stirbt, ohne das Bewußtsein wieder erlangt zu haben.

Mikroskopische Untersuchung: Spindelzellensarkom, *das gegenüber den früheren Untersuchungen eine stärkere Polymorphie der Zellen aufweist.*

Bei der Autopsie stellt sich heraus, daß von der Augenhöhle aus gegen das Schädelinnere zu ein gut kleinapfelgroßer, höckeriger Geschwulstknoten gewachsen war, der die Dura aber nicht durchbrochen hatte (s. Abb. 223). An der Basis des Schläfenlappens des Gehirns sieht man eine deutliche, der Geschwulstoberfläche entsprechende Einbuchtung.

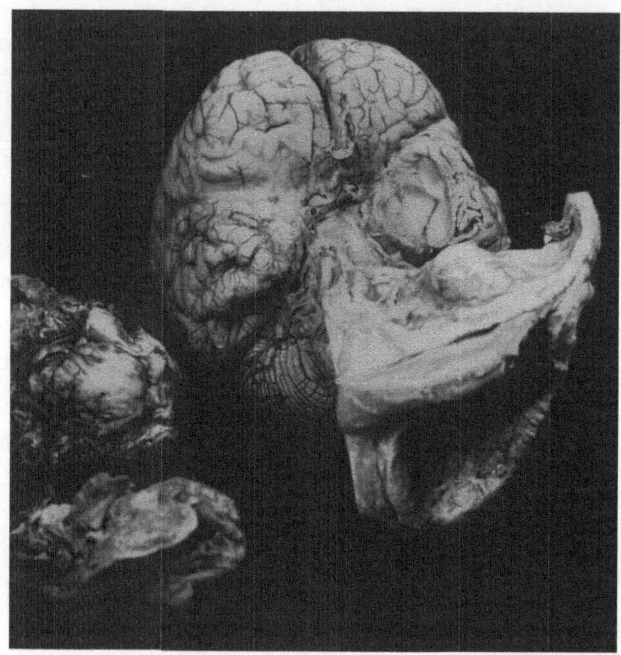

Abb. 223. Rezidivierendes Orbitasarkom. Links oben: Bei der ersten Rezidivoperation ausgeräumte Geschwulst. Links unten: Narbengewebe aus der Orbita bei der 3. Operation wegen Verdacht auf Rezidiv in der Tiefe der Augenhöhle. Man traf auf einen großen Geschwulstknoten, der nur zum Teil entfernt werden konnte. Tod 1 Tag nach der Operation. Der Tumor oberhalb der Augenhöhle wölbt die Dura vor und hat am Schläfenlappen des Gehirns eine deutliche Einbuchtung hervorgerufen.

Sonst keine Metastasen oder Tumorreste festzustellen. Kein Gehirnödem. Todesursache nicht festzustellen.

16. Elektrooperation bei mehrfach rezidiviertem, inoperablem Sarkom der Orbita. Mehrfache kombinierte Operationen.

L. G., 23 Jahre alt. *Polymorphzelliges Sarkom der linken Orbita (Rezidiv).*

Vorgeschichte: Erkrankte mit 8 Jahren angeblich an einer Geschwulst im linken Auge, welche sehr rasch zur Erblindung geführt haben soll und so rasch gewachsen sei, daß eine Entfernung des Augapfels vorgenommen werden mußte. 8 Jahre später zeigte sich die Geschwulst erneut; sie mußte wieder operativ entfernt werden. Ebenso wiederholt in den folgenden Jahren, bis 1925.

Bei der Aufnahme im November 1928 gab der Kranke an, daß er zuletzt im Jahre 1925 operiert worden sei. Erst später, nachdem er mehrere Operationen hinter sich hatte, gab er zu, daß er aus Angst, die Operation würde abgelehnt, bei der ersten Untersuchung nicht angegeben habe, daß die letzte Operation im Juli 1928, also etwa 5 Monate vor der Aufnahme bei uns, ausgeführt worden sei. Damals wurde die entstandene Lücke durch einen gestielten Hautlappen aus der Stirn gedeckt.

Allgemeinbefund: o. B.

Örtlicher Befund: s. Abb. 224. Faustgroße Geschwulst, aus der linken Augenhöhle vorspringend, von Haut bedeckt (Stirnlappen). Auf der höchsten Wölbung, sowie an

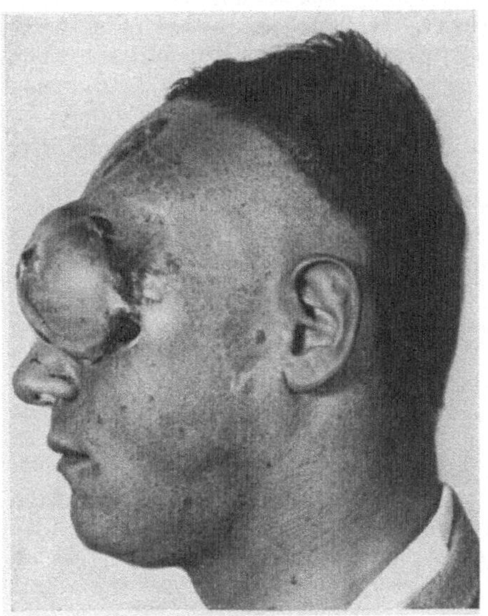

Abb. 224. Erfolglos bestrahltes Sarkomrezidiv der linken Augenhöhlengegend.

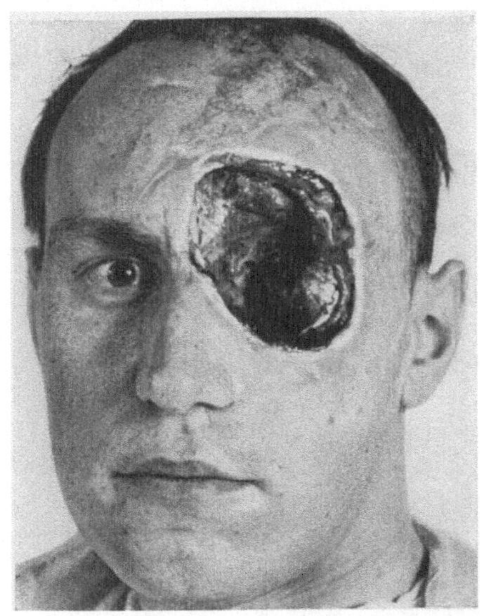

Abb. 225. Derselbe Kranke. Lücke nach mehrfacher Elektrooperation. Zustand 1 Monat nach der 1. Operation.

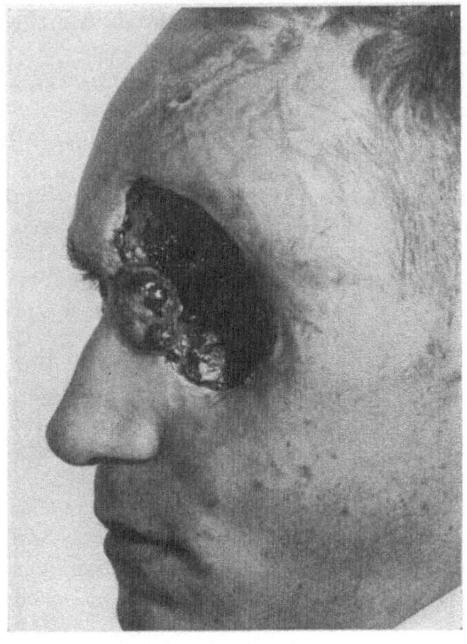

Abb. 226. Derselbe Kranke. Rezidiv in der Nasengegend. Zustand 4 Monate nach der 1. Operation.

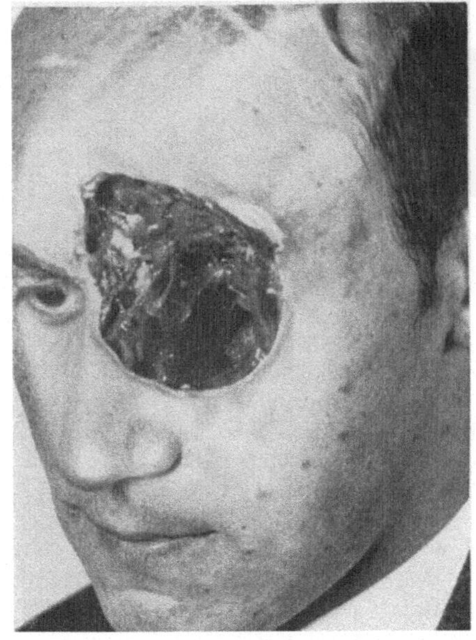

Abb. 227. Derselbe Kranke. Lücke nach Entfernung des linken Nasenbeins, Ausräumung der Stirnbein- und Siebbeinhöhle, teilweise Resektion des linken Oberkiefers, 5 Monate nach der 1. Operation.

einzelnen Stellen der Operationsnarbe etwa erbsengroße, leicht blutende, erhabene Geschwüre (*histologisch:* gemischtzelliges Sarkom). Blutige Absonderung aus linkem Nasenloche (Durchbruch der Geschwulst in Nasen- und Kieferhöhle). Metastasen nicht festzustellen. Allgemeinuntersuchung: o. B. Allgemeinzustand ordentlich.

1. Elektrooperation: Abtragung der Geschwulst unter Ausräumung der Augenhöhle durch *schichtweise Elektrokoagulation.* Beide oberen Nasenmuscheln werden mitentfernt. Nach rechts gelangt man bis an die Grenze der Stirnhöhle; nach unten liegt der obere Anteil des Gaumens frei. Ein Teil des Jochbogens muß geopfert werden. Ausräumung der linken Kieferhöhle.

14 Tage später *2. Operation:* Da sich am Rande der Wundhöhle stellenweise verdächtige Wucherungen zeigen, werden diese koaguliert und entfernt.

3 Wochen später *3. Operation:* In der Zwischenzeit haben sich einige Sequester des Oberkiefers abgestoßen. Beseitigung verdächtiger Geschwulstteile an der Übergangsstelle zum Rachen. Ein Teil des linken weichen Gaumens wird entfernt (Abb. 225).

14 Tage später hat sich der *Kranke auffallend gut erholt; Gewichtszunahme* von 8 Pfund. Die Wunde granuliert sauber mit frischroten Granulationen. *Über dem linken Nasenbein hat sich aber mit außerordentlich raschem Wachstum ein Geschwulstrezidiv gebildet* (Abb. 226). Es wird daher in einer *4. Operation* dieses Rezidiv angegangen; alle auch nur halbwegs verdächtigen Stellen werden koaguliert, wobei das linke Nasenbein, ein Teil des rechten, ein Teil des Septum, die untere Nasenmuschel entfernt und beide Stirnhöhlen und die Siebbeinzellen ausgeräumt werden.

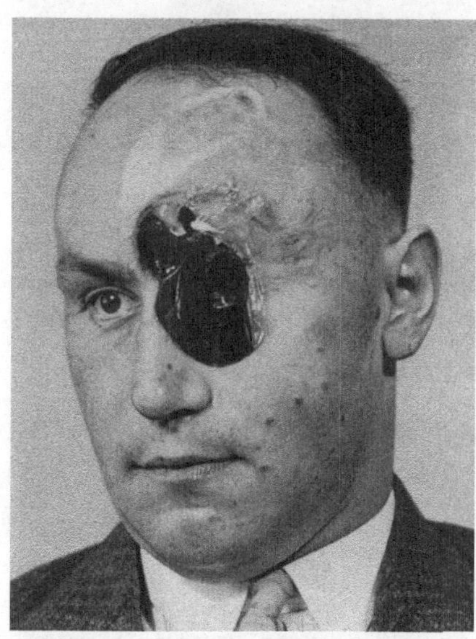

Abb. 228. Derselbe Kranke. Zustand 2 Jahre, 4 Monate nach der 1. Operation.

3 Wochen später hat der Kranke weiter an Gewicht zugenommen und sich auffallend erholt. Die riesige Wundhöhle zeigt frischrote Granulationen, während vom Rande her Vernarbung erfolgt (Abb. 227).

Entlassung in Nachbehandlung des Hausarztes.

2 Monate später erneute Aufnahme, da einige Stellen der Granulationsflächen durch besonders starke Wucherung auffallen und dadurch der Verdacht auf Rezidiv besteht. Beseitigung dieser Wucherungen mit dem elektrischen Messer und nachfolgender Koagulation.

Histologische Untersuchung der verschiedenen Gewebsstücke: Granulationsgewebe und entzündlich gewuchertes Bindegewebe.

Der Kranke wird erneut nach Hause entlassen.

$8^1/_2$ Monate nach der 1. Operation zeigt die Wundhöhle, die sich vom Rande her erheblich verkleinerte, überall frische Granulationen. Vorstellung des Kranken auf dem Bayerischen Chirurgentag 27. 7. 29. Der Kranke ist in der *Zwischenzeit seinem Berufe nachgegangen und fühlt sich völlig wohl* (Abb. 228).

Histologische Untersuchung von 3 exzidierten Gewebsstücken: lediglich gefäßreiches Granulationsgewebe, so daß in absehbarer Zeit an eine Lückendeckung gedacht werden kann.

Nach 3 Jahren: Örtlich kein Rezidiv, keine Metastasen. Allgemeinzustand sehr gut. Gewichtszunahme seit der 1. Operation 20 kg. Der Kranke lehnt die vorgeschlagene Lückendeckung ab.

8. Lippenkrebs.

Der *Lippenkrebs* ist seinem histologischen Aufbau nach dem Hautkrebs ähnlich. Sein häufiges Vorkommen und die Notwendigkeit plastischen Lückenverschlusses des durch die Operation wegfallenden Lippenteiles räumen ihm eine Sonderstellung ein.

Während der *beginnende Lippenkrebs* gerade bei *elektrochirurgischer Behandlung* oder auch bei Verbindung von Elektrokoagulation mit Bestrahlung (PFAHLER

1923) *gute Heilungsaussichten* bietet, sind diese bei *Übergreifen des Krebses auf Wange* oder *Unterkiefer* und bei *Lymphdrüsenmetastasen bezüglich Heilung, aber auch vorübergehender Besserung ganz erheblich schlechter.*

Die *Leukoplakie* des Lippenrots, die zu stärkeren Einrissen mit entzündlicher Reaktion, zu knötchenförmigen Verdickungen und schließlich zu Karzinom führen kann, wird durch *Elektrokoagulation in örtlicher Anästhesie zerstört,* die *Koagulationsnekrose* mit der *Bandschlinge flach abgetragen* und nur eine so starke Schicht zurückgelassen, daß keine blutende Wunde besteht. Bei stärkerer Verdickung und größerer Ausdehnung empfiehlt sich eine *Keilexzision mit Naht nach Anfrischung des Wundrandes der Haut.*

In gleicher Weise werden *kleine Lippenkrebse elektrochirurgisch durch Keilexzision* operiert. Es ist wichtig, die Koagulationsnekrose der derben Haut der Unterlippe, bzw. des Kinns vor dem Nahtverschluß anzufrischen, damit die Wunde *nach anfänglicher Verklebung* nicht unter dem Einflusse der Lippenbewegung *erneut aufbricht* und Sekundärnaht nötig macht.

Wir haben gesehen, daß die *Breite des Koagulationssaumes* nach Schmelzschnitt *der Haut* sich vorwiegend *nach der Dicke der Hornschichte* richtet. Bei *Durchtrennung der Unterlippen- und Kinnhaut entsteht nun auch unter günstigen Bedingungen ein verhältnismäßig breiter Koagulationssaum,* besonders beim Manne infolge der Bartbehaarung, während die Schleimhautseite des Schnittes einen weit geringeren *Koagulationssaum besitzt.* Bei *scheinbar glatter, abgeschlossener Heilung kann die Wunde nach der Nahtentfernung in der 2. Woche wieder aufgehen, wenn nicht durch Anfrischung der Haut am Ende der Operation für rasche Wundflächenverklebung und Vernarbung gesorgt worden war.*

Nach einfacher Keilexzision des Lippenkrebses ist eine *Bestrahlung* der örtlichen Lymphdrüsen und *spätere Ausräumung* anzuschließen, ferner eine regelmäßige Überwachung, um die bekanntlich sehr schweren Drüsenrezidive zu vermeiden. Wenn *tastbare Lymphdrüsen* vorhanden sind, werden sie *durch Verlängerung des der gesunden Seite zuliegenden Schenkels der Exzisionswunde kinnwärts* und dann im *Bogen bis zur Regio submaxillaris* der kranken Seite freigelegt und mit *Einschluß der submaxillären Speicheldrüse vollständig entfernt.* Diese Schnittführung nach Lexer erlaubt auch in ausgezeichneter Weise bei *größeren Karzinomen der Lippe das wegfallende Lippenrot plastisch zu ersetzen durch Herausnähen* der an der Umschlagstelle quer vom Knochen gelösten Schleimhaut über den oberen Wundrand des Lappens. Der völlig vom Kiefer gelöste Hautlappen kann ausreichend nach oben verschoben werden, ohne daß eine sekundäre Lücke entsteht.

Wenn der Lippenkrebs auf den *Unterkiefer übergegriffen* hat, ist ein genügend umfangreicher Knochenabschnitt zu resezieren. Falls nicht nur Teile der vorderen Kortikalis entfernt werden müssen, sondern ein Stück aus dem Zusammenhange zu resezieren ist, muß zuvor einer Verschiebung der Unterkieferstümpfe durch *Gleitschiene* vorgebeugt werden. Oft ist beim inoperablen Lippenkrebs auch die *Wangenschleimhaut* befallen, deren Lücke durch unmittelbare Naht oder Lappenverschiebung zu decken ist, nachdem durch schichtweise Elektrokoagulation das Karzinom zerstört und bis ins Gesunde beseitigt worden ist. Wenn die Wangenschleimhaut sehr ausgedehnt von Karzinom durchsetzt ist, wird man eine primäre Versorgung der Lücke nicht ausführen können, sondern muß diese, wie beim eigentlichen Wangenkarzinom, durch *Granulation* heilen lassen oder, wenn auch die äußere Haut weggenommen werden mußte, später eine *Wangenplastik mit gedoppeltem Lappen* ausführen (vgl. Wangenkarzinom).

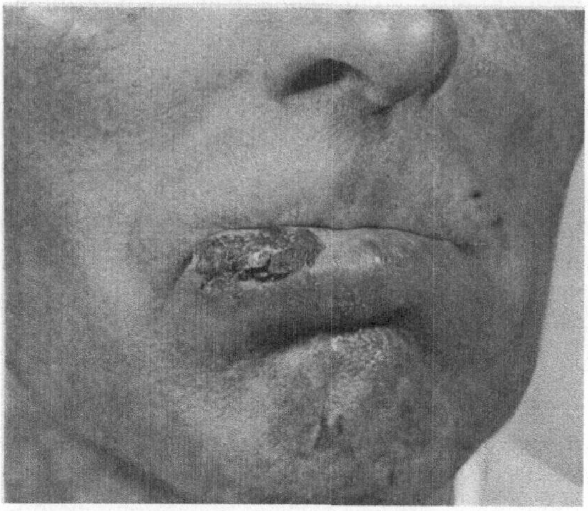

Abb. 229. Karzinom der rechten Hälfte der Unterlippe.

PFAHLER (1923) zerstört den Lippenkrebs durch *Elektrokoagulation* und schließt *Bestrahlung unter Einschluß der regionären Lymphdrüsen* an. Bei Lymphdrüsenmetastasen wird die operative Ausräumung erst *nach* der Bestrahlung vorgenommen. STEVENS (1930) gebraucht für kleine Lippenkarzinome *Elektrodesikkation,* die wir auch in diesem Falle *nicht* verwenden, für größere *Elektrokoagulation,* stets im Gesunden beginnend. Von den kleinen Lippenkrebsen wurden 80% auf die Dauer von 5 Jahren geheilt, von größeren Karzinomen ohne Metastasen 40%, wenn Metastasen im Halse vorhanden waren 11%.

LANOVSKIJ (1930) hat innerhalb von 4 Jahren 54 Kranke mit Lippenkrebs durch *Elektrokoagulation* behandelt. Die Nekrose wurde ohne Verband der *Selbstabstoßung* überlassen. Als Vorteil des Verfahrens hebt er die Einfachheit der Ausführung, auch für den weniger Geübten, hervor. *Ich kann dem Vorgehen von LANOVSKIJ, der die Geschwulst durch Elektrokoagulation zerstört und die ganzen Koagulationsnekrosen zurückläßt, ohne sich überzeugt zu haben, ob die Geschwulst tatsächlich bis ins Gesunde zerstört wurde, nicht zustimmen, ebensowenig der besonderen Betonung der Einfachheit der Ausführung des Eingriffes.* Denn gerade die immer wiederkehrende Hervorhebung dieser scheinbaren Tatsache schadet dem Verfahren außerordentlich, indem wirklich „weniger Geübte", sogar *Nichtchirurgen,* zu große „elektrochirurgische" Operationen unternehmen, die *anatomischen* und *sonstigen allgemeinen Grundregeln der Chirurgie zu wenig oder gar nicht berücksichtigen* und *Mißerfolge,* wie auch *lebensbedrohliche Komplikationen die Folge sein können.*

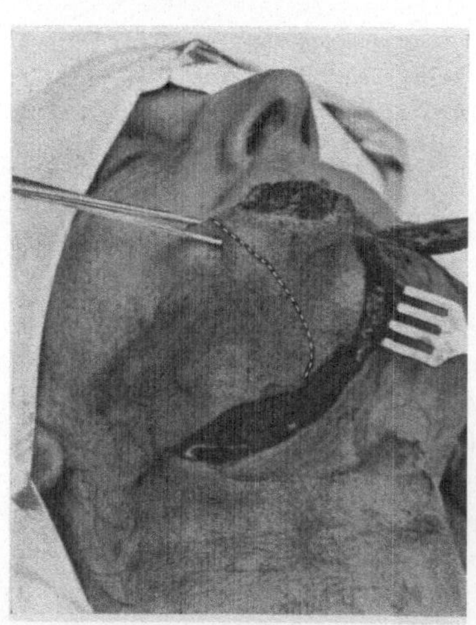

Abb. 230. Umwallung des Karzinoms durch Elektrokoagulation. Keilförmige Ausschneidung und Schnittführung nach LEXER zur Entfernung der regionären Lymphdrüsen.

Den guten postoperativen Verlauf nach Elektrokoagulation des Lippenkarzinoms — bei Zurücklassung der gesamten Nekrose, zu deren Abstoßung mehrere Wochen nötig sind — führt LANOVSKIJ auf die Aseptik bei der Elektrochirurgie zurück. Auch nach Elektrokoagulation dürften im Bereich des verkochten Lippenkrebses bald *keine aseptischen Verhältnisse mehr herrschen.* Die glatte Heilung *trotz* Infektion ist auf die besonderen Verhältnisse der elektrochirurgischen Wunde (Hyperämie, Exsudation, usf., vgl. Allgemeiner Teil) zurückzuführen.

Beispiele:

1. Elektrooperation bei operablem Krebs der Unterlippe. Umwallung, Keilexzision, Drüsenausräumung. Unmittelbare Naht.

J. H., 66 Jahre alt. *Plattenepithelkarzinom der Unterlippe.*

Vorgeschichte: Vor 2 Jahren bemerkte der Kranke am rechten Mundwinkel eine kleine Blase, die von selbst aufgebrochen sei und wieder abheilte. Es sei aber dann bald ein kleines Geschwür aufgetreten, das seit einigen Monaten rasch wachse. Keine Schmerzen.

Allgemeinbefund: o. B.

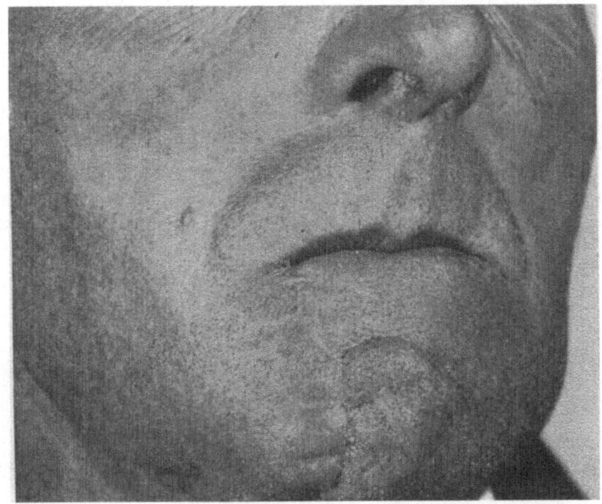

Abb. 231. Derselbe Kranke. Vernarbung. Zustand 2 Monate nach der Operation.

Örtlicher Befund (vgl. Abb. 229): An der Unterlippe, vom rechten Mundwinkel bis fast zur Mitte, besteht ein zerklüftetes, zum Teil mit Borke belegtes Geschwür. Die Lippe ist in der Umgebung des Geschwürs verhärtet. Am Kieferwinkel eine harte, nicht druckempfindliche, haselnußgroße Lymphdrüse.

Elektrooperation in Avertinnarkose. *Umwallung der Geschwulst* durch *Koagulation. Keilförmiges Ausschneiden* aus dem Gesunden. Der mediale Schnitt wird bogenförmig bis zum Unterkieferwinkel zur Ausräumung der *regionären Lymphdrüsen* verlängert (vgl. Abb. 230). Vor der Glandula submaxillaris zwei harte, am Kinn etwas weichere Lymphdrüsen, die entfernt werden. Nahtverschluß der Wunde unter Lappenverschiebung und Herausnähen der Wangenschleimhaut. Ungestörte Wundheilung innerhalb 10 Tagen (vgl. Abb. 231).

Histologischer Befund: Plattenepithelkarzinom. Lymphdrüsen: Sinuskatarrh.

2. Elektrooperation bei erfolglos bestrahltem inoperablem Unterlippenkrebs. Kombinierte Operation. Hautlappenverschiebung.

J. W., 64 Jahre alt. *Ausgedehntes geschwüriges Unterlippenkarzinom* rechts, auf *Unterkiefer* und *weit auf die Wangenschleimhaut übergreifend (inoperabel).*

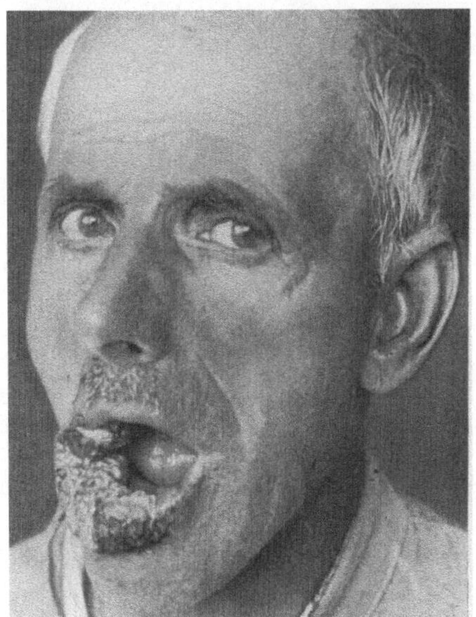

Abb. 232. Ausgedehnter geschwüriger Krebs der Unterlippe, auf Wange und Unterkiefer übergreifend.

Vorgeschichte: Beginn der Erkrankung vor $^3/_4$ Jahren mit Schwellung der rechten Unterlippe. Der zugezogene Arzt verordnete einen feuchten Verband. Die Unterlippe wurde immer dicker, und schließlich habe sich ein Geschwür gebildet. Vor 8 Wochen wurde eine Röntgenbestrahlungsbehandlung eingeleitet. Trotzdem wuchs die Geschwulst immer stärker, so daß der Kranke die Klinik aufsuchte.

Allgemeinbefund: Altersveränderungen, Allgemeinzustand herabgesetzt.

Örtlicher Befund: s. Abb. 232. Die Unterlippe ist beinahe in ganzer Ausdehnung in einen blumenkohlartigen, teilweise jauchig zerfallenen Tumor umgewandelt, der sich über den rechten Mundwinkel hinaus in die Wangenschleimhaut und auf die rechte Hälfte des Unterkiefers erstreckt. In der Umgebung dieser geschwürigen Geschwulst ist die Haut hart infiltriert; die Geschwulst ist, soweit sie über dem Unterkiefer sitzt, hier nicht verschieblich. Am Unterkieferwinkel sind nur mäßig vergrößerte und nicht verhärtete Lymphdrüsen zu fühlen. Röntgenologische Untersuchung ergibt keine sichere Beteiligung des Knochens am Unterkiefer.

Elektrooperation in oberflächlicher Chloroformnarkose. Der geschwürige Teil der Geschwulst wird schichtweise elektrokoaguliert und das verkochte Gewebe schichtweise abgetragen. Man gelangt schließlich auf den rechten waagerechten Ast des Unterkiefers, in den die Geschwulst oberflächlich hineingewachsen ist. Nach Koagulation wird die Vorderwand des absteigenden Unterkieferastes flach abgemeißelt. Ausräumen der Lymphdrüsen.

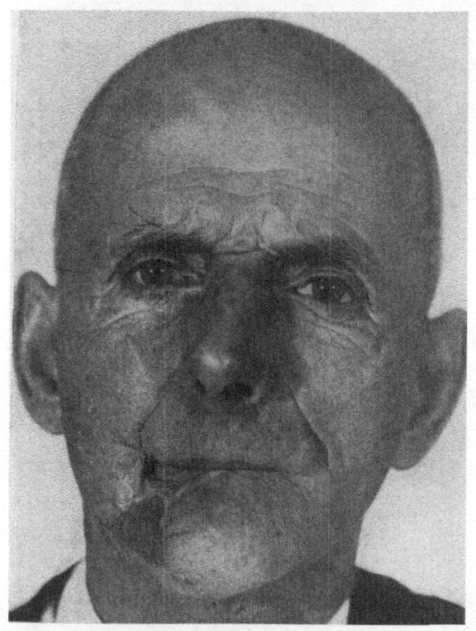

Abb. 233.

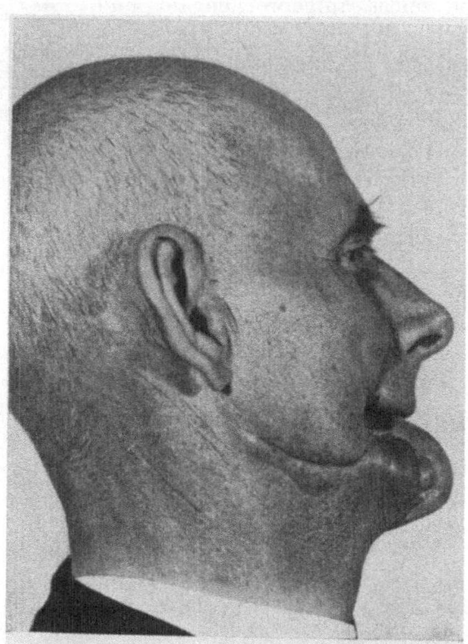

Abb. 234.

Abb. 233 u. 234. Derselbe Kranke. 10 Wochen nach Elektrooperation mit Entfernung der geschwürigen Geschwulst. Lappenverschiebung vom Halse her.

Lückendeckung durch Lappenverschiebung. Störungsfreie Wundheilung innerhalb von 4 Wochen (vgl. Abb. 233 u. 234).

Der Kranke blieb 10 Monate rückfallfrei. 6 kg Gewichtszunahme; dann wurde ein haselnußgroßer Knoten am Unterkieferwinkel festgestellt. Der Kranke ließ sich aber aus materiellen Gründen nicht wieder in die Klinik aufnehmen.

Histologische Untersuchung: Verhornendes Plattenepithelkarzinom.

9. Bösartige Geschwülste im Bereiche der Mundhöhle, der Kiefer, des Rachens und des Kehlkopfes.

Für die Eingriffe wegen *Tumoren innerhalb der Mundhöhle* und des *Rachens* ist das elektrochirurgische Verfahren an sich schon meist aus allgemeinen technischen Gründen der Messeroperation überlegen, da mit *weitgehender Einschränkung der Blutung übersichtlich operiert* werden kann. Ferner ermöglicht die elektrochirurgische Technik in manchen Fällen noch die Geschwulstentfernung unter *Vermeidung eingreifender Voroperationen,* wie temporärer Unterkiefer-

oder Oberkieferresektionen, Spaltung des weichen und des harten Gaumens. Auch die Wangenspaltung kann öfter als bisher umgangen werden, indem unter *Zuhilfenahme geeigneter Instrumente, vor allem von biegsamen Zwischenstücken, die Operationselektrode unter Leitung des Auges oder unter Zuhilfenahme des Spiegels bis an den Tumor herangebracht werden kann.*

Diese *Vorzüge* haben für die Entfernung schwer zugänglicher, kleiner, umgrenzter Geschwülste, dann für palliative elektrochirurgische Eingriffe und schließlich für die Verbindung mit der Strahlenbehandlung große Bedeutung. Bei *größeren,* aber *operablen* Tumoren wird man *hingegen auch bei Anwendung der Elektrochirurgie stets möglichst ungehinderten und breiten Zugang schaffen.* Wir halten es für *fehlerhaft,* wenn in diesen Fällen die erwähnten *Vorzüge der Elektrochirurgie zum Nachteil umgewandelt werden,* indem man *ohne Sicht* (nach der Tiefe zu), bzw. auf die Tiefenwirkung vertrauend (z. B. bei der bipolaren Elektrokoagulation), *unvollständig operiert* und *vorübergehende Scheinheilungen* erzielt.

Auch elektrochirurgisch muß man, wie sonst, erstreben, die Geschwulst radikal zu entfernen, wozu gegenüber jedem anderen Verfahren der *Vorteil* der *gleichzeitigen Zerstörung des Tumors* bei der Operation tritt. Wenn dies *nicht möglich* ist, muß man *bewußt unvollständig operieren,* damit die *Fortsetzung der Geschwulstzerstörung durch Strahlenwirkung* nach bestimmtem Plane vorgenommen werden kann.

Vor der Elektrooperation *großer* Zungen-, Mandel-, Rachen- und Oberkiefergeschwülste empfiehlt sich oft die *A. lingualis,* bzw. der *A. carotis ext.* der entsprechenden Seite *vorher zu unterbinden.* Trotzdem muß die allgemeine Regel befolgt werden, die *zurückgelassene Koagulationsnekrose so wenig umfangreich wie möglich zu gestalten,* da sonst bis zum Zeitpunkte der Nachblutungsgefahr, also bei Abstoßung der Nekrosen, bereits umfangreiche Kollateralen ausgebildet sind. Um auch dann einer Nachblutung vorzubeugen, empfahl MUSGRAVE WOODMANN, die A. carotis ext. erst etwa eine Woche nach der Elektrooperation zu unterbinden. HOLMGREN schreitet nur zur Ligatur, wenn schwer zu stillende Blutungen auftreten.

Wir führen die Unterbindung der A. carotis ext. nur vor der Operation ausgedehnter Geschwülste zur Erleichterung des Eingriffes aus. Bei der Elektrooperation des Oberkieferkarzinoms ist bei unserer Technik die vorangeschickte Ligatur der A. carotis ext. nicht notwendig, da etwaige Blutungen während der Operation ohne weiteres zu beherrschen sind und Nachblutungen bei unserer Technik der elektrochirurgischen Oberkieferresektion bisher nicht vorgekommen sind. *Während wir nach Operation von Tonsillen-* und *Zungenkarzinomen früher gelegentliche* — nie lebengefährdende — *Nachblutungen* erlebten, haben wir *seit Ausarbeitung der geschilderten allgemeinen elektrochirurgischen Operationstechnik bei zahlreichen Operationen nie mehr eine Nachblutung gesehen.*

Die *Mundpflege* erfolgt wegen des üblen Geruches der Koagulationsnekrose, die auch aus diesem Grunde in möglichst geringem Umfange zurückgelassen wird, mit *aromatischem Mundwasser.* Man selbst hat bei dem Kranken täglich sorgfältig die Wangentaschen und Zähne mit kleinen Stieltupfern zu säubern, Fetzen nekrotischen, in Abstoßung begriffenen Gewebes vorsichtig mit der Schere zu entfernen.

Tracheotomie als Voroperation für elektrochirurgische Eingriffe im Bereiche der Mundhöhle kommt wohl nur ganz ausnahmsweise zur Ausführung. Aber auch für die Operation von Geschwülsten des Rachens wird die Vornahme eines Luftröhrenschnittes viel seltener zu erwägen sein als für die entsprechenden mechanischen Eingriffe. *Die beinahe völlige Entbehrlichkeit dieser Voroperation, die den Eingriff vergrößert und erhebliche Erschwerungen auch für den Kranken mit sich bringt, ist ein großer Vorzug der Elektrochirurgie.*

Bei ausgedehnten geschwürigen Geschwülsten des Zungengrundes, des mittleren und unteren Rachenabschnittes kann gelegentlich die vorangeschickte Tracheotomie den Eingriff erleichtern, so daß die Geschwulst gründlicher angegangen werden kann. Bei diesen Kranken ist auch während der Nachbehandlung leichter für freie Durchatmung zu sorgen, ferner wird der Aspiration feinster bakterienbeladener Nekroseteilchen und damit der Entstehung gangränöser Pneumonie oder von Lungenabszessen vorgebeugt. Die Kanüle kann meist schon nach einer Woche, d. h. nach Abstoßung der Koagulationsnekrosen, wieder herausgenommen werden, vorausgesetzt, daß nicht der Fehler begangen wurde, zu umfangreiche Koagulationsnekrosen — der Tiefe nach — zurückzulassen. *Unerläßlich* ist schließlich der Luftröhrenschnitt vor der elektrochirurgischen Entfernung von Geschwülsten am Eingang des Kehlkopfes und von eigentlichen bösartigen Larynxtumoren. Es ist selbstverständlich, daß man dann die Tracheotomia inferior wählen und sie so tief unten wie möglich, wenn nötig unter Durchtrennung vorgelagerter Schilddrüsenteile, anlegen wird, um die Kanüle möglichst weit weg von der Geschwulst anzubringen und so freie Hand für den eigentlichen Eingriff zu haben.

Tracheotomie während der Nachbehandlung wegen *Glottisödem* oder sonstiger Behinderung der Atmung hatten wir selbst nach sehr großen Elektrooperationen an der Zunge, im Rachen, am Mundboden und nach Eingriffen, die vom Halse her bis unter die Schleimhaut des Mundbodens und Rachens führten, *nie vorzunehmen.* Es ist für die *Verminderung des* der Elektrooperation folgenden *Ödems wahrscheinlich ausschlaggebend,* daß man den *Umfang zurückgelassener Koagulationsnekrosen auf das Mindestmaß beschränkt.* Es werden trotzdem damit die Vorzüge des elektrochirurgischen Vorgehens nicht preisgegeben, aber Nachteile vermieden, wie eben Notwendigkeit des Luftröhrenschnittes wegen zunehmenden Ödems und Atemnot, ferner Nachblutung, Lungenentzündung usf.

Mit allen diesen *vermeidbaren* Komplikationen während des postoperativen Verlaufes muß in vermehrtem Maße gerechnet werden, wenn umfangreich koaguliert wird, dann die Nekrosen zurückgelassen und der langsam vor sich gehenden Selbstabstoßung überlassen werden.

a) Leukoplakie.

Die *Leukoplakie im Bereiche der Mundhöhle* wird, wie an der Lippe, durch Elektrokoagulation zerstört und bis ins Gesunde flach mit der Bandschlinge abgetragen. Es bleibt eine nicht blutende Wunde zurück, die innerhalb von etwa 14 Tagen glatt vernarbt.

b) Zungenkrebs.

Lage und Größe des Karzinoms der Zunge, etwaige Metastasen, Alter und Allgemeinzustand des Kranken bestimmen die Art der Anwendung der Elektrochirurgie.

Der elektrochirurgische Eingriff ist unmittelbar durch den geöffneten Mund oder vom Halse her durch den Mundboden unter gleichzeitiger Unterbindung der A. lingualis und schließlich drittens durch Aufklappen des zeitweilig durchtrennten Unterkiefers nach v. LANGENBECK-v. BERGMANN oder KOCHER vorzunehmen.

Man kann *vier verschiedene Ansiedelungspunkte des Zungenkrebses* unterscheiden: 1. im vorderen Drittel der Zunge; 2. im mittleren Drittel, besonders an der Zungenkante, gegenüber den Backenzähnen; 3. im hinteren Drittel der Zunge (im Bereiche der Gaumenbögen und des Rachens) und 4. der Krebs des Mundbodens, bzw. der Unterseite der Zunge.

Diese Möglichkeiten der *Lage des Tumors* haben auch beim *operablen* Zungenkrebse *große Bedeutung für die Heilungsaussichten,* indem beispielsweise der Krebs des Mundbodens technisch schwerer radikal zu operieren ist als ein Tumor des Zungenrandes und außerdem frühzeitig Lymphdrüsenmetastasen verursacht. Die Krebse des hinteren Drittels werden oft spät erkannt; sie können sich leicht auf Mandeln, Gaumenbögen und Rachen oder gegen den Kehldeckel zu ausdehnen. An sich sind diese Krebse schwer zu erreichen, so daß, wenn sie *operabel* sind, oft zur *temporären Unterkieferdurchtrennung* geschritten werden muß, *falls die Lösung der Zunge vom Mundboden* und von den *Gaumenbögen nicht ausreichend Platz schafft.* Daran ändert die Anwendung des elektrochirurgischen Verfahrens nichts. Ferner zeigt, vielleicht infolge des durchflochtenen Muskelaufbaues der Zunge, der Krebs an dieser Stelle besondere Neigung, in die Zwischenräume nach der Tiefe zu zu wuchern, so daß auch beim *umschriebenen Zungenkrebse* das *anscheinend gesunde Gewebe der Umgebung in größerer Ausdehnung* als beispielsweise bei der Haut *mit beseitigt werden muß.* Im allgemeinen soll man sich dabei mindestens 2 cm allseitig vom Krebsherd halten.

Nach *Entfernung des Ursprungsherdes* werden von vielen Chirurgen die *örtlichen Lymphdrüsen* sogleich oder in einer späteren Sitzung ausgeräumt, mit und ohne Nachbestrahlung. Wir gehen die örtlichen Lymphdrüsen wenn möglich erst dann an, wenn die Zungenwunde granuliert und die entzündlichen Veränderungen der Lymphdrüsen zurückgegangen sind. Die Ausräumung der Lymphdrüsen muß so gründlich wie möglich geschehen; bei makroskopisch sichtbaren Metastasen ist das ganze umgebende Gewebe des Kopfnickers usf. völlig wegzunehmen.

Man hat die *häufigen örtlichen* und *Lymphdrüsenrezidive* bei bösartigen Geschwülsten der Zunge, bzw. der Mundhöhle, des Rachens und des Kehlkopfes, damit zu erklären versucht, daß es hier *unmöglich ist, Ursprungsherd des Krebses* mit *regionären Lymphdrüsen als ein Stück zu entfernen,* womit gewissermaßen die ganze Ausbreitungsbahn mitgenommen wird. Aber das Schulbeispiel dieser Radikaloperation im wahren Sinne — die des Brustkrebses — lehrt, daß auch dieses Verfahren nicht zu sicherer und dauernder Heilung, selbst bei operablem Karzinom, führt. Immerhin hat man gerade bei den Geschwülsten der Mundhöhle und des Rachens den Eindruck, daß nach den beiden Radikaloperationen von örtlichem Geschwulstherd und örtlichen Lymphdrüsen die Gefahr des Rezidives hauptsächlich von dem nicht beseitigten „Zwischenstücke" droht, in welchem das vom Kopfe zum Halse ziehende Gefäßnervenband liegt, das jede Radikaloperation erschwert. Hier, wie überhaupt bei den *Geschwülsten der Mundhöhle,* kommt dem *Ausbaue der Elektrochirurgie in Verbindung mit der Strahlenbehandlung größte Bedeutung* zu.

Im folgenden werden die verschiedenen *technischen Möglichkeiten elektrochirurgischer Eingriffe wegen Zungenkrebs* geschildert.

Der *Exzision, Resektion* oder *Totalexstirpation der Zunge* wegen Karzinom folgt die *Drüsenausräumung in der Regel einige Wochen später*. Nachbestrahlung.

1. Bei *kleinen Tumoren* im *vorderen* und *mittleren Zungenabschnitte* wird nach Elektrokoagulation Exzision genügend weit aus dem Gesunden mittels Schmelzschnittes unter Verwendung geeigneter Bandschlingen vorgenommen. Es bleibt lediglich ein *Koagulationssaum* zurück, der die *Gewebsblutung stillt*; Äste der *A. lingualis* müssen *umstochen* werden. Kleine Wunden bleiben offen und heilen meist innerhalb 14 Tagen bis 3 Wochen ab; größere Wunden nach Keilexzisionen oder Querresektion werden durch Naht verschlossen. Der Eingriff wird bei kleinsten Geschwülsten in örtlicher Betäubung, sonst in der Regel in Allgemeinnarkose ausgeführt, die Zunge mittels eines durch ihre Unterseite gelegten Haltefadens möglichst weit aus der Mundhöhle vorgezogen und diese durch Mundspreizer oder Wangenhaken frei zugänglich gemacht.

In den ersten Tagen nach dem Eingriffe schwillt die Zunge, gelegentlich auch der Mundboden ödematös an, doch nie so stark, daß Schluck- und Atembeschwerden größeres Ausmaß annehmen. Die Kranken können daher frühzeitig trinken und aushusten. Falls eine *umfangreiche* Exzision vorzunehmen ist, wird man zuvor die *A. lingualis am Halse unterbinden*. Wenn zu *ausgedehnte Koagulationsnekrosen zurückgelassen werden*, deren *Abstoßung 2—3 Wochen* dauert, ist die *reaktive Schwellung stärker*, und die *Lingualisunterbindung schützt nicht vor Nachblutung* bei der Demarkation, da bis dahin zunächst infolge der Anämie, dann durch die aktive Hyperämie im Anschluß an die Koagulation reichlich Kollateralen von der Gegenseite in die befallene Zungenhälfte eingewachsen sind, bzw. schon vorhandene kleinere Arterien sich entsprechend erweitert haben. Es ist daher *dringend zu raten, gerade bei Elektrooperationen an der Zunge Zurücklassung umfangreicher Nekroseteile zu vermeiden,* was bei operablen Geschwülsten auch durchführbar ist.

Berven schneidet kleine Geschwülste mit der Nadelelektrode im Gesunden aus, verkocht dagegen größere Tumoren zwischen 2 aktiven Elektroden und intubiert Radiumnadeln an der Reaktionszone. Darauf überläßt er die Nekrose der Abstoßung. Entsprechend dem größeren Umfange des koagulierten Gewebes bleibt diese Nekrose zunächst trocken und lockert sich erst etwa nach 1 Woche, um dann zu reichlicher Sekretion zu führen. Die Demarkation der Nekrose ist bei diesem Verfahren erst nach 2—3 Wochen beendet; daher ist mit Nachblutungen zu rechnen. Außerdem besteht in den ersten beiden Wochen Fiebersteigerung bis 38°, seltener auch bis über 39°, *während nach Beseitigung des verkochten Gewebes mit der Bandschlinge oder durch das Schmelzmesser keine oder nur wenige Tage dauernde Temperatursteigerungen auftreten.* Wenn man nach Berven operiert, beginnt die Epithelisierung der gereinigten Lücke der Zunge mit der vierten Woche, nach Radiumeinlegung etwa 14 Tage später und endet nach 8—9 Wochen mit glatter Narbe. Berven glaubt, daß länger dauernde Wärmewirkung auf den Tumor und die stärkere Reaktion auf die große, nicht entfernte Koagulationsnekrose so günstig zu bewerten seien, daß die erwähnten Nachteile aufgewogen würden. Bei der schichtweisen Elektrokoagulation ist die Wärmewirkung auf die verschiedenen Tumorschichten, die jeweils abgetragen werden, dieselbe, und die Reaktion des umgebenden Gewebes ist besonders bei größeren Lücken derart ausgesprochen, daß man sie sich in diesem Gebiete, zwecks freien Schluckens, Atmens und Aushustens, nicht stärker wünscht.

2. Bei *größeren Geschwülsten* führt die *Exzision* aus der Zunge nach und nach zu einer *Abtragung der einen Zungenhälfte* oder zur *Querresektion* des vorderen Zungenabschnittes. Man kann diesen Eingriff bei der Halbseitenresektion nach vorheriger Unterbindung der A. lingualis oder A. carotis ext. am Halse *von der Mundhöhle aus* vornehmen. *Das bedeutet einen zweifellosen Fortschritt;* denn bei *Vorgehen mit dem Skalpell* müßte man die zeitweilige *Unterkieferresektion* zu Hilfe nehmen, um Sicht zu haben und stets Herr über etwaige Blutung zu sein. Abgesehen von längerer Dauer der Operation, ist dieser Weg bedeutend eingreifender für den Kranken; er verlängert und erschwert den Heilungsverlauf.

Man kann von der Mundhöhle her in verhältnismäßig kurzer Zeit große Teile der Zunge entfernen, wenn man sich den Abschnitt, der abgetragen werden soll, gewissermaßen vorher durch Elektrokoagulation absteckt. Man braucht also nicht in jedem Falle erst durch schichtweise Elektrokoagulation vom Gesunden gegen den Tumor vorzugehen, sondern man umwallt ihn durch eine Wand verkochten Gewebes, die dann durch Schmelzschnitt durchtrennt wird, so daß man den erkrankten Abschnitt ohne nennenswerte Blutung aus dem Gesunden beseitigen kann, falls die A. lingualis zuvor unterbunden wurde. Wir umwallen den Tumor nach Herausziehen der Zunge mittels Haltefaden, der durch die gesunde Seite angelegt wird, unter Verwendung einer mittelgroßen Koagulationselektrode. Gegen den äußeren Rand des so entstehenden weißen Bandes verkochten Gewebes wird nun mit dem Schmelzmesser eingeschnitten, aber nur so tief, wie die Koagulation reicht. Dann wird wieder koaguliert und durch Schnitt weiter in die Tiefe vorgedrungen, bis der kranke Abschnitt der Zunge völlig ausgelöst werden kann. Man blickt nun in eine *übersichtliche, nicht blutende Wunde.* Jetzt legt man mit einem Messer Schnitte durch das herausgeschnittene Zungenstück und kann sich darüber unterrichten, wie weit man sich im Gesunden allseitig nach der Tiefe zu vom sichtbaren Tumor gehalten hat. Das ist ein *Vorzug gegenüber der unmittelbaren Verkochung der gesamten Geschwulst,* die dann einfach als homogene, weißgraue Masse wie jedes andere verkochte Gewebe erscheint.

Falls es sich nun herausstellt, daß an irgendeiner Stelle zu wenig von dem angrenzenden gesunden Gewebe mitgenommen wurde, wird dort weiter elektrokoaguliert und das verkochte Gewebe mit der Bandschlinge herausgehobelt.

Nach Abschluß der elektrochirurgischen Exzision oder Abtragung einer Zungenhälfte wird die von dünner Koagulationsschicht bedeckte, völlig trockene Wunde durch einige durchgreifende Lagenähte mittels Katgut versorgt, die nicht zu eng gelegt und nicht zu stark angezogen werden dürfen. Auf diese Weise wird die folgende ödematöse Schwellung geringer; freier Sekretabfluß ist gewährleistet, und die Fäden schneiden nicht zu früh durch. Nach 8 Tagen bestehen meist frische Granulationen; nach 3—8 Wochen ist glatte Vernarbung eingetreten.

Falls die A. lingualis nicht unterbunden wurde, besteht bei Abstoßung der Nekrosen die Möglichkeit einer Nachblutung, die dann durch erneute Koagulation oder Umstechung behoben wird. Bei geeigneter Technik läßt sich aber auch nach Elektrooperationen an der Zunge ohne vorangehende Unterbindung der A. lingualis eine Nachblutung vermeiden, indem man bereits während der Operation sie innerhalb der Wunde durch genügend tiefgreifende Naht im Bereiche des hinteren Wundendes umsticht.

Wyeth führt nach Unterbindung der A. lingualis die *Umwallung des kranken Zungenabschnittes* in der Weise aus, daß er an der herausgezogenen Zunge, hinten beginnend, eine Nadelelektrode in das gesunde Gewebe einsticht und einen Koagulationszylinder erzeugt. Durch Wiederholung dieses Vorganges wird der Tumor gegen das gesunde Gewebe rings herum abgegrenzt und dann ohne nennenswerte Blutung mit der Nadelelektrode herausgeschnitten. Die Wunde läßt Wyeth in der Regel offen; von der dritten Woche ab soll rasch fortschreitende Vernarbung erfolgen.

3. Die *Karzinome im hinteren Zungendrittel* können bei vorgezogener Zunge unter Verwendung von biegsamen Zwischenstücken durch die Operationselektrode erreicht werden. Falls es sich um operablen Krebs handelt, wird man sich die Zunge aber so zugänglich machen müssen, daß man unter Leitung des Auges den Tumor wirklich restlos entfernen kann. Nach Unterbindung der A. lingualis kann man durch *Lösung der Zunge vom Mundboden* der erkrankten Seite durch abwechselnde Anwendung der Elektrokoagulation und des Schmelzschnittes durch das verkochte Gewebe die Zunge beweglicher machen und weiter nach vorne ziehen. Man geht, ähnlich wie es Soerensen (1930) für die blutige Operation beschrieben hat, so vor, daß man das Zungenbändchen am Mundboden, dann die Schleimhaut des Mundbodens, die Mm. genioglossi und den Zungengaumenbogen durchtrennt. *Erst wenn die Lösung der Zunge dadurch ausnahmsweise nicht in genügendem Maße gelingt,* wird man auf der erkrankten Seite eine *Wangenspaltung* oder die *zeitweilige Unterkieferresektion* nach v. Langenbeck-v. Bergmann ausführen. Die *Pharyngotomie* vom Halse her (Pharyngotomia subhyoidea Soerensen) habe ich einmal bei ausgedehntem Karzinom des Zungengrundes, das auf Gaumen und Rachen übergegriffen hatte, angewandt und mir so das ganze Ausdehnungsgebiet des Tumors zugänglich gemacht. Auch nach diesen Voroperationen wird der Krebs vom Gesunden her verkocht und zusammen mit umgebendem Gewebe von genügendem Ausmaß abgetragen, wozu am besten Bandschlingen benutzt werden.

Nach Zungenexstirpation unter Zuhilfenahme der zeitweiligen Unterkieferresektion wird nach v. Bergmann die Schleimhaut neben dem Kehldeckel nach außen und unten gezogen und mit der Haut des Halses vernäht. Die so in Form einer schiefen Ebene entstehende, schräg nach außen und unten geneigte Schleimhautfistel bildet eine natürliche Dränage, die den Vorzug besitzt, daß sie nicht verklebt und daß sie so bei Lagerung auf die kranke Seite einen unmittelbaren Abfluß von Speichel und Sekret ermöglicht. Der Wegfall der Gewebsblutung aus der Wunde macht meist eine Tamponade überflüssig.

4. Beim *Krebse der Unterseite der Zunge,* bzw. des *Mundbodens* ist wie unter 1., bzw. 2. geschildert vorzugehen. Oft wird es aber nötig sein, *auch vom Halse her unter gleichzeitiger Beseitigung der Lymphdrüsen auf die Zungenmuskulatur der befallenen Seite einzugehen,* wobei man ebenfalls die *schichtweise Elektrokoagulation* verwendet, sobald nach geeignetem Hautschnitt die A. lingualis unterbunden, der N. hypoglossus beiseite geschoben und die Lymphdrüsen ausgeräumt sind. Wenn der Krebs gegen den Unterkiefer zu gewachsen ist, können ähnlich wie beim Wangenkrebs Teilresektionen nötig werden. Die Wunde am Mundboden wird vom Hautschnitt am Halse her locker mit Jodoformgaze tamponiert.

5. Bei *inoperablen Karzinomen der Zunge,* die auf Mandeln, Gaumenbögen und Rachenwand übergegriffen oder den Mundboden durchsetzt haben, bringt die *palliative Elektrooperation sofortigen Wegfall der* oft *starken Schmerzen* mit sich. Die *putride Infektion* der Geschwulst *wird beseitigt; Schluckbeschwerden werden vermindert;* der *Allgemeinzustand kann sich für längere Zeit erheblich bessern.* Oft kommt es sogar, wie früher geschildert, zu einer *Vernarbung, auch bei unvollständig operiertem Schleimhautkrebse.*

Die Möglichkeiten der Verbindung dieser palliativen Elektrooperation mit Strahlenbehandlung sind noch nicht genügend erprobt und sicher keineswegs erschöpft (vgl. SCHÜRCH).

Der elektrochirurgischen Operation, die hier ebenfalls nach der geschilderten Technik (aber stets ohne temporäre Unterkieferresektion) auszuführen ist, wird zweckmäßig die Unterbindung der A. carotis ext. vorausgeschickt.

6. Die elektrochirurgische Technik ermöglicht wiederholtes Angehen von *Rezidiven operierter Zungenkarzinome* in verhältnismäßig kleinen Eingriffen.

Allgemein ist zu sagen, daß auch nach den *elektrochirurgischen Eingriffen* wegen Zungenkrebs die Kranken eine *weit geringere Beeinträchtigung* ihres *Allgemeinzustandes* erfahren als *nach Operation mit dem Messer.* Wie erwähnt, kommt man meist ohne zeitweilige Durchtrennung des Unterkiefers aus. Die *Kranken* sind imstande, *oft schon am nächsten Tage außer Bett zu sein.* Da die *Schmerzen meist sehr gering* sind, wird besser als sonst ausgehustet, und das Schlucken ist weniger behindert, als bei dem Umfange des reaktiven Ödems zu erwarten wäre. Dadurch ist nicht nur die Nahrungs- und Flüssigkeitsaufnahme, sondern auch die Mundpflege erleichtert. Wenn auch postoperative Pneumonien vorkommen, so sind sie sicher seltener als bisher. Die Narbenbildung ist, selbst nach ausgedehnten Exzisionen, auffallend glatt und die Beweglichkeit des Zungenrestes so gut, als die noch vorhandene Muskulatur erlaubt.

Wegen der technischen und allgemein-chirurgischen Vorzüge der Elektrokoagulation wurde diese von verschiedenen Chirurgen, besonders in Amerika und England, zur Operation des Zungenkrebses herangezogen [CLAYTON-GREEN (1921), CLAUDE SABERTON (1921), CUMBERBATCH, DAVIS COLLEY (1923), STEWARD (1922)] und CRILE (1925) betont besonders den Vorzug des schmerzlosen Verlaufes nach Elektrokoagulation des Zungenkarzinoms gegenüber den starken Schmerzen, die bei Radiumbestrahlung auftreten.

HANFORD (1923), der die Radiumbestrahlung des Zungenkarzinoms der Radikaloperation vorzieht, gebraucht die Elektrokoagulation bei Krebsen, die nicht auf Strahlenbehandlung zurückgehen. Die örtlichen Lymphdrüsen werden operativ beseitigt und Nachbestrahlung angeschlossen. Auch PATTERSON (1925) wendet seit 1917 bei Geschwülsten im Bereiche der Mundhöhle Elektrokoagulation an, entfernt nach Zerstörung des Primärtumors die örtlichen Lymphdrüsen etwa 3 Wochen später und bestrahlt im Anschlusse daran. In einer späteren Arbeit (1928) berichtet PATTERSON gerade von der umgekehrten Technik, indem er die Lymphdrüsenausräumung der Operation des Ursprungsherdes um 3 Wochen vorausschickt. Beim Krebs des hinteren Zungenabschnittes zieht er Radiumbestrahlung der bipolaren Elektrokoagulation vor.

Bei ausschließlicher Benutzung der Elektrokoagulation wurde von manchen bewußt „mehr oder weniger“ radikal operiert, so von RANSOHOFF u. a., der die Ausräumung der örtlichen Drüsen 2 Wochen nach der Elektrokoagulation vornimmt und Röntgenbestrahlung anschließt. MILLIGAN (1926) wendet Elektrokoagulation mit folgender intratumoraler Radiumbehandlung an, geht die örtlichen Lymphdrüsen operativ an, während SCHMIDT (1927) deren ausschließliche Bestrahlung fordert.

FITZWILLIAMS (1927) berichtet von 40—50% dreijähriger und 25—30% fünfjähriger Heilung bei Kombination von Radiumbestrahlung mit Diathermie gegenüber 25—30% dreijähriger Heilung bei ausschließlicher chirurgischer Behandlung des Zungenkrebses.

Harmer (1928) geht wie Wyeth durch Umwallung mittels Nadelektrode vor. Auserdem beseitigt er die derben Narben, die nach der Radiumbestrahlung entstehen, mittelß Elektrokoagulation.

Barnet (1929), Clairmont und Schürch (1930), Petroff (1930), Quick (1930), Judd und New von der Mayo-Klinik [ausgeführt nach Soiland (1930)] berichten über die Anwendung der Elektrochirurgie des Zungenkrebses in Verbindung mit Strahlenbehandlung.

Beispiele:

1. Elektrooperation eines inoperablen Zungenkrebses. Schichtweise Elektrokoagulation. Umstechung der A. lingualis im Operationsbereich. Nachkoagulation bei Rezidiv.

U. M., 68 Jahre alt. *Geschwüriges Plattenepithelkarzinom am rechten vorderen und mittleren Zungenabschnitte.*

Vorgeschichte: Vor etwa $1^1/_2$ Jahren hätten sich in mittlerer und vorderer Hälfte der Zunge rechts kleine harte Höcker gebildet. Keine Schmerzen. In der letzten Zeit hat sich

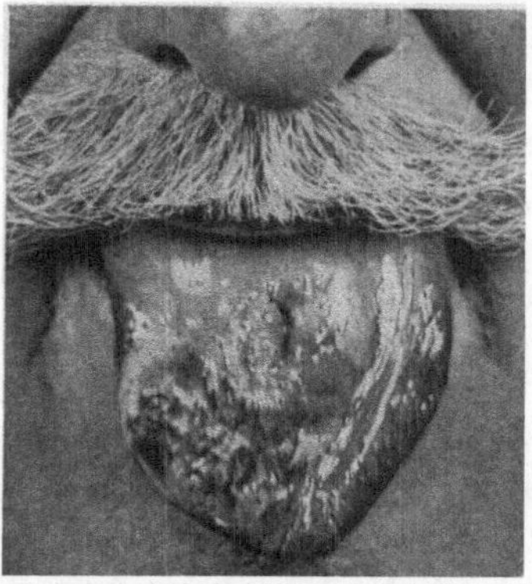

Abb. 235. Geschwüriger Krebs des rechten vorderen Zungenabschnittes.

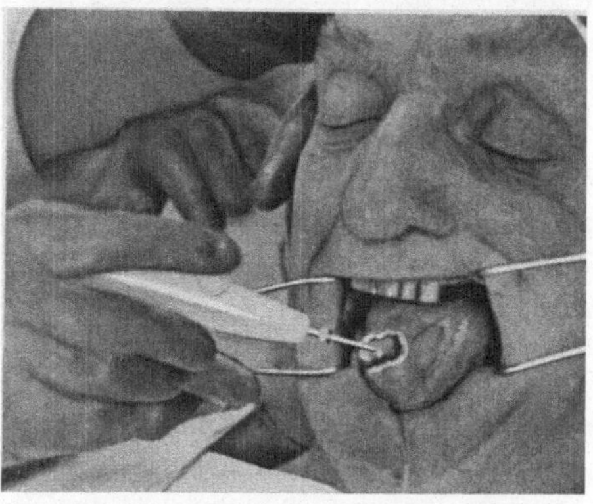

Abb. 236. Derselbe Kranke. Koagulation mit der großen gewölbten Elektrode.

die Verhärtung der Zunge *sehr rasch vergrößert*, und es sei ein Geschwür entstanden. Der Kranke wird daher aus dem Altersheim in die Klinik zur Behandlung eingewiesen.

Allgemeinbefund: Altersveränderungen der Organe, ausgesprochene Atherosklerose.

Örtlicher Befund (s. Abb. 235)*:* Der rechte mittlere und der vordere Teil der Zunge ist verhärtet, geschwollen und trägt ein etwa zehnpfennigstückgroßes, flaches, hartes Geschwür. Die Verhärtung des rechten vorderen Zungenabschnittes ist gegen die Umgebung, vor allem gegen hinten, nicht deutlich abgrenzbar.

Regionäre Lymphdrüsen o. B.

Die *Atherosklerose,* verbunden mit chronischer *Stauungsbronchitis* und Atembeschwerden, *lassen einen großen Eingriff nicht zu.*

Daher *palliative Elektrooperation* (s. Abb. 236): Schichtweise Koagulation der Geschwulst des rechten Zungenabschnittes und Beseitigung des verkochten Gewebes mit Bandschlinge und Schmelzmesser. Man gelangt schließlich in gesund aussehende Muskulatur. Die A. lingualis wird umstochen und, nachdem das vordere Drittel der rechten Zunge entfernt ist, die Wunde durch Lagenähte geschlossen.

Glatte Wundheilung. Reaktionsloser Verlauf.

14 Tage später wird eine kleine, besonders stark wuchernde Stelle im Granulationsgewebe nach Cocainbepinselung nachkoaguliert.

Vernarbung nach 4 Wochen (s. Abb. 237). Allgemeinzustand gut, *Nachbestrahlung. Mikroskopische Untersuchung:* Plattenepithelkarzinom, zum Teil verhornend.

Der Kranke blieb ein halbes Jahr rückfallfrei und kam dann erneut mit einem markstückgroßen, karzinomatösen Geschwür am Zungengrunde zur Aufnahme.

In Leitungsanästhesie wird die Geschwulst am Zungengrund koaguliert und schichtweise abgetragen, wobei ein Teil des mittleren Unterkieferabschnittes mit der Luerschen Zange entfernt werden muß. Es entsteht eine Wundhöhle von Kleinhühnereigröße, die offen gelassen wird zwecks Radiumnachbestrahlung des Zungengrundes. $^1/_4$ *Jahr später* kommt der Kranke, der inzwischen in ambulante *Strahlenbehandlung* entlassen worden war, wieder zur Aufnahme in *stark herabgesetztem Allgemeinzustande* wegen *Blutung aus dem außerordentlich weit vorgeschrittenen Karzinomrezidiv* am Zungengrunde. Bei Ausführung der Blutungsstillung durch Umstechungen und Elektrokoagulation (nach wenigen Tropfen Chloroform zu Rauschnarkose) tritt der tödliche Ausgang ein.

Es stellt sich heraus, daß nur noch ein ganz kleiner Zungenrest vor der Epiglottis erhalten ist. Im übrigen ist der Mundboden in eine große, jauchende Geschwürshöhle verwandelt; das Karzinom hat auf den Rachen übergegriffen.

Während der ganzen Behandlungszeit hatte das Gewicht ständig zwischen 80 und 85 kg geschwankt.

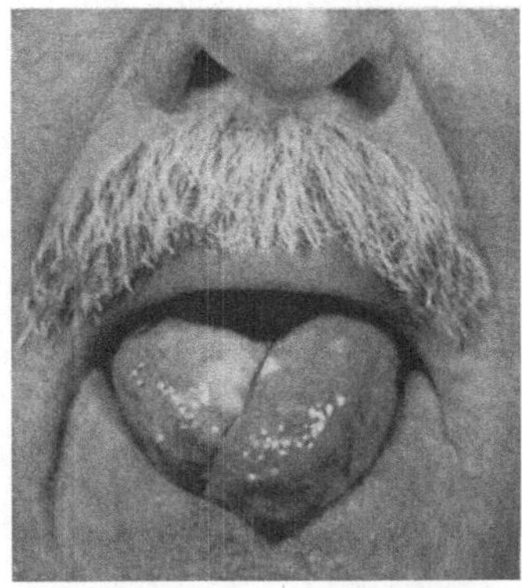

Abb. 237. Derselbe Kranke. Vernarbung nach 4 Wochen. (Zustand 3 Monate nach der Operation.)

2. Elektrooperation eines inoperablen, erfolglos bestrahlten Zungenkrebses. Schichtweise Elektrokoagulation. Nachblutung. Unterbindung der A. lingualis am Halse.

K. G., 70 Jahre alt. *Plattenepithelkarzinom der Zunge* (geschwürig-jauchend, *inoperabel*).

1. Klinikaufnahme: September 1928.

Vorgeschichte: Vor 2 Jahren habe sich an der linken Zungenseite ein kleines Geschwür gebildet, das zunächst keine Beschwerden gemacht habe und nur langsam größer geworden sei. In den letzten Wochen sei es aber sehr schnell gewachsen, und die Zunge habe sich zunehmend verdickt. *Röntgenbestrahlung* habe zu keiner Verkleinerung des Geschwürs geführt. Starke Schmerzen, Schluckbeschwerden. Fauliger Geruch im Mund.

Allgemeinbefund: Altersveränderungen der Organe, erheblich geschwächter Allgemeinzustand (Kachexie). Wa. R. +++ im Blut.

Örtlicher Befund: Die linke hintere Hälfte der Zunge wird bis hinter den Gaumenzungenbogen von einer geschwürigen, schmierig belegten, zerklüfteten, leicht erhabenen Geschwulst eingenommen. Stark fauliger Geruch. An linkem Unterkieferwinkel einige bis mandelgroße, harte, verschiebliche, wenig druckschmerzhafte Lymphdrüsen.

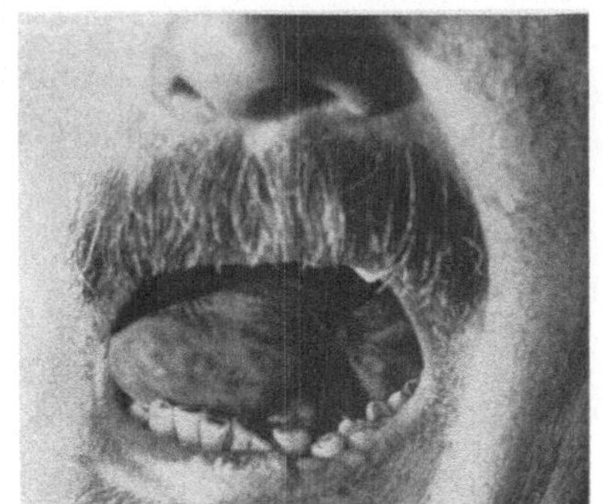

Abb. 238. Sternförmige Narbe 1 Jahr nach Elektrokoagulation eines großen geschwürigen Zungenkarzinoms.

Elektrooperation in oberflächlicher Chloroformnarkose. Schichtweise Elektrokoagulation des Tumors und Abtragung des verkochten Gewebes mit der Bandschlinge.

Am Schlusse der nur kurze Zeit dauernden Operation wurden — im Gegensatze zu unserem heutigen Vorgehen — ziemlich umfangreiche koagulierte Gewebsmassen zurückgelassen.

Verlauf: Zunächst keinerlei Beschwerden. Am zweiten Tage ziemlich erhebliche Atem- und Schluckbeschwerden infolge ödematöser Verdickung der Zunge, die aber am vierten Tag schon wieder zurückging. Nach 6 Tagen trat eine derart heftige Nachblutung auf, daß die Unterbindung der A. lingualis am Halse nötig wurde. Nach 3 Wochen granulierte die Wunde und verkleinerte sich in den folgenden Wochen sehr rasch.

Nach 4 Wochen in ambulante Behandlung entlassen.

Nach 8 Wochen: Wunde völlig vernarbt. Nachbestrahlung. Gutes Allgemeinbefinden. Die Drüsenschwellungen an linker Halsseite sind zurückgegangen. 4 kg Gewichtszunahme.

Nach 1 Jahr: Entfernung einer *Leukoplakie* der Unterlippe durch Elektrokoagulation und flache Abtragung mit der Bandschlinge.

Narbe der Zunge stark geschrumpft, hart, von glatter, sternförmig eingezogener Oberfläche (vgl. Abb. 238). Rezidivfrei. Keine Drüsenmetastasen zu tasten.

2. Aufnahme: 25. 8. 30.

Nachdem bei dem Kranken seit beinahe 2 Jahren örtlich keinerlei Rezidiv festzustellen war und auch an den regionären Lymphdrüsen keine Schwellung festgestellt werden konnte, findet sich jetzt *vor dem linken Kopfnicker eine etwa 5 cm lange, 3 cm breite, harte* und nicht fluktuierende, wenig druckschmerzhafte *Geschwulst,* über der die Haut gerade noch verschieblich ist, während sie mit dem darunter liegenden Muskel verwachsen ist. Der Kranke führt diese Geschwulst auf einen Fliegenstich zurück, der 4 Wochen vor der Klinikaufnahme eine schmerzhafte Anschwellung verursacht habe. Daher machte der Kranke selbst feuchte Umschläge. Da die Geschwulst eher größer statt kleiner wurde, kommt er jetzt in die Klinik.

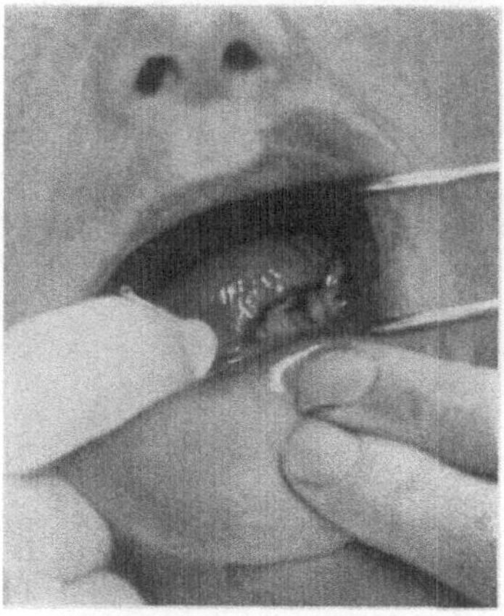

5 Monate früher hatte er angeblich einen Schlaganfall mit Parese der linken Seite.

Allgemeinbefund: Schlechter als bei der Nachuntersuchung im Juli.

27. 8. 30. *Elektrooperation:* In örtlicher Anästhesie Schmelzschnitt entlang dem vorderen Rande des linken Kopfnickers, wobei sich herausstellt, daß der *Drüsentumor* stellenweise mit der Haut verwachsen ist. Herauspräparieren der hühnereigroßen Geschwulst, die mit der A. carotis verwachsen ist. Lediglich an dieser Stelle wird mit Schere und Messer vorgegangen, Unterbindung der V. jugularis.

Fieberfreier Verlauf.

Abb. 239. Geschwürig zerfallenes Zungenkarzinom (inoperabel).

Schon im September erneutes Wachstum der Drüsenmetastasen am linken Unterkieferwinkel gegen den Mundboden zu, trotz Röntgenbestrahlung. Bei zunehmender Vergrößerung der Drüsengeschwulst treten schließlich *Schluckbeschwerden* auf, bei *raschem Kräfteverfalle* des Kranken.

Am 26. 10. 30 tödlicher Ausgang unter Erscheinung der Kreislaufschwäche.

Die *mikroskopische Untersuchung* der Halslymphdrüsen ergab ein *Plattenepithelkarzinom* mit Verhornung.

In der Zunge selbst war nichts mehr von Karzinom festzustellen. An dem ursprünglichen Sitze des Karzinoms fand sich derbes Narbengewebe.

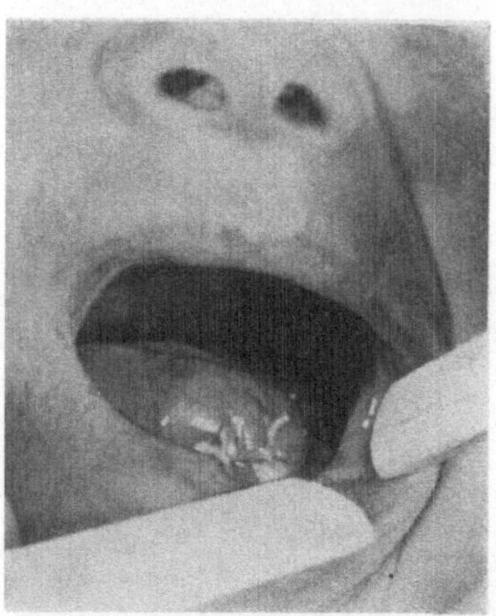

Abb. 240. Dieselbe Kranke. Vernarbung nach unvollständiger Elektrooperation 18 Tage später. Nachbestrahlung.

3. Elektrooperation eines inoperablen Zungenkrebses. Schichtweise Elektrokoagulation. Nachblutung. Durch Koaguleneinspritzung gestillt.

Th. W., 55 Jahre alt. *Plattenepithelkarzinom der Zunge* (inoperabel).

Vorgeschichte: Die Kranke gibt an, daß sie vor ungefähr 10 Wochen zum ersten Male Beschwerden beim Essen gehabt habe, die in der letzten Zeit immer stärker geworden seien; sie hätte starke Schmerzen in der linken Zungenseite gehabt; auch nachts hätte sie oft wegen der Schmerzen nicht schlafen können. Die Schmerzen strahlen in die linke Halsseite und in den Kopf aus. Die Kranke hat in der letzten Zeit stark an Gewicht abgenommen und fühlt sich abgespannt.

Allgemeinbefund: Kachektisches Aussehen, Allgemeinzustand *sehr schlecht.* Altersveränderungen der inneren Organe.

Örtlicher Befund: s. Abb. 239. Am linken Zungenrande bis gegen die Zungenspitze befindet sich ein tiefes Geschwür mit wallartigem hartem Rand. An der linken Halsseite, in der Gegend des Unterkieferwinkels, ist eine etwa erbsengroße, harte Drüse fühlbar. Wegen des weit vorgeschrittenen Zungenkarzinoms und schlechten Allgemeinzustandes wird lediglich eine *palliative Behandlung* in Aussicht genommen.

Elektrooperation: Elektrokoagulation des Tumors, Entfernung so weit wie möglich aus dem Gesunden, Koagulation des Geschwulstlagers in kurzdauernder, oberflächlicher Chloroformbetäubung. Lagenähte. Am 5. und 9. Tag ziemlich heftige Nachblutung während der Abstoßung der Koagulationsnekrosen, durch Koaguleneinspritzung gestillt. In den folgenden Tagen *rasche Reinigung der Granulation und Vernarbung von Rande her.* Die Kranke ist jetzt *völlig frei von Schmerzen.*

Am 12. 9. 29. kann die Kranke mit Vernarbung des Geschwulstbettes ohne Schmerzen entlassen werden (Abb. 240).

Histologischer Befund: *Plattenepithelkarzinom.*

Durch den verhältnismäßig kleinen elektrochirurgischen Eingriff konnte das inoperable verjauchte Zungenkarzinom zur *vorübergehenden Vernarbung* gebracht werden (für $^1/_2$ Jahr). Die *außerordentlich starken Schmerzen* wurden durch den Eingriff behoben, die Jauchung beseitigt. Die *Nachblutungen* waren durch die inzwischen von uns verlassene Operationstechnik bedingt, bei der umfangreiche Koagulationsnekrosen zurückgelassen werden.

c) Krebs der Wangenschleimhaut.

Wenn Lage und Umfang des *Wangenkarzinoms* es möglich machen, wird *von der Mundhöhle aus schichtweise* durch *Elektrokoagulation* und *Abtragung* des *verkochten Gewebes* mit der *Bandschlinge* in die Tiefe vorgegangen. Man kann auf diese Weise von der Schleimhaut her bis dicht unter die äußere Haut vordringen, ohne diese — richtige Technik vorausgesetzt — selbst zu schädigen. Kühlung der Haut von außen durch kalte Kochsalzlösung oder Eisstückchen (Berven) schützt nicht sicher vor Schädigung der äußeren Haut, besonders wenn man mit größeren Elektroden arbeitet. Dicht unter der Haut muß man mit kleinen Elektroden schichtweise mit geringer Stromstärke vorgehen. Wir operieren vorzugsweise in Allgemeinbetäubung am hängenden Kopf unter Benutzung eines Mundsperrers und Anschlingung der Zunge an einen Haltefaden, damit man ständig gute und freie Übersicht hat.

Bei *ausgedehntem Wangenkarzinom* wird *Wangenspaltung* vorgenommen und nach Abschluß des Eingriffes, wenn möglich, die äußere Haut wieder durch Naht vereinigt. Falls *Drüsenmetastasen* vorhanden sind, werden sie hier nicht erst später, sondern *gleichzeitig* ausgeräumt, indem etwa in der Mitte des unteren Wundrandes ein leicht schräg nach hinten und abwärts laufender Schnitt hinzugefügt wird, wobei die A. maxillaris ext. doppelt zu unterbinden und zu durchtrennen ist. Diese Schnittführung wird auch gewählt, wenn das Wangenkarzinom auf den Unterkiefer übergegriffen hat, falls man nicht zum vornherein einen Schnitt bevorzugt, der, wie zur Unterkieferresektion, dicht unterhalb des waagerechten Unterkieferastes verläuft, auf diesen nach Unterbindung der A. maxillaris ext. vordringt und von hier die Wange nach oben aufklappt.

Die örtlichen Lymphdrüsen werden nach Elektrokoagulation eines Wangenkarzinoms von der Mundhöhle her aus früher auseinandergesetzten Gründen in der Regel erst einige Wochen nach der ersten Operation ausgeräumt.

Bei größeren durchsetzend gewachsenen Krebsen der Wangenschleimhaut wird man meist mehr oder minder größere Teile der äußeren Haut opfern müssen. In diesem Falle wird von außen her durch koagulationsreichen Schmelzschnitt gegen die Mundhöhle vorgegangen und werden die erkrankten Wangenabschnitte durch Elektrokoagulation zerstört und abgetragen. Man hat hierbei besonders auf die

Ausbreitung des Karzinoms in den Zwischenräumen der Kaumuskulatur zu achten. Besonders zwischen den Fasern des Schläfenmuskels kann der Krebs, ohne daß es makroskopisch auf den ersten Blick auffällt, weit schläfenwärts gewuchert sein.

Die Kranken lernen trotz der ausgedehnten Lücken, die nach dieser Operation zunächst offen bleiben, ziemlich rasch eine verhältnismäßig ungehinderte Nahrungsaufnahme, die man ihnen durch geeignete Verbände erleichtern kann. Die *plastische Deckung* des Wangendefektes wird bei diesen *fortgeschrittenen Karzinomen* erst nach Vernarbung vorgenommen. Sie wird am besten durch möglichst frühzeitige Anlage eines Henkellappens genügender Länge an der entsprechenden Halsseite eingeleitet, der später zum Ersatze der Wangenschleimhaut dient. Sobald der Lückenverschluß ausgeführt werden kann, ist die Haut des Henkellappens inzwischen geschrumpft, so daß man mit keiner weiteren Schrumpfung nach Einpflanzung des aufgerollten Henkels und Deckung seiner Wundfläche mit einem Stirnkopfhautlappen zu rechnen hat, der zudem, falls die Breite der Haut des Henkellappens für den Wangenschleimhautersatz nicht ganz ausreicht, durch Doppelung die Ergänzung des fehlenden Abschnittes erlaubt. Bei *völligem* Wangendefekt ist Ersatz durch gedoppelten Stirnkopfhautlappen nötig und auch einfacher, während bei weiblichen Kranken gestielte Lappen unbehaarter Haut verwendet werden müssen.

Nach der Elektrooperation des Wangenkrebses ohne Spaltung der Wange muß zum vornherein durch Übungen des Kranken unter Benutzung von Holzkeilen, schiefen Ebenen usf. einer *Narbenschrumpfung* und *Kieferklemme* entgegengearbeitet werden. Wenn die völlige Entfernung des Krebses geglückt ist, wird die Narbe an und für sich derart glatt, daß sie von normaler Schleimhaut nur durch ihren helleren Farbton zu unterscheiden ist.

Auch nach Ausräumung der örtlichen Lymphdrüsen folgt *Röntgennachbestrahlung,* die ursprünglichen Geschwulstherd und beiderseitige Halslymphdrüsen umfaßt.

Mit Elektrokoagulation des Wangenkrebses erzielte BERVEN bei 19, CLARK unter 31 Kranken in 36—38% Heilung bei einer Beobachtungszeit bis zu 2 Jahren.

Einen 51jährigen Mann mit ausgedehntem Wangenkrebs, der in die Muskulatur und auf den Unterkiefer übergegriffen hatte, elektrokoagulierte BERVEN und räumte gleichzeitig die Drüsenmetastasen aus. Am 3. Tage wurde Radium in die Wundhöhle eingelegt. Tödliche *Nachblutung* nach 14 Tagen.

Falls der Wangenkrebs weit fortgeschritten und infiziert ist, ist mit der Möglichkeit der Entstehung einer *gangränösen Pneumonie* zu rechnen. Wir haben auf diese Weise einen Kranken verloren, bei dem wir in 2 Sitzungen ein großes jauchiges Karzinom der Wangenschleimhaut mitsamt einem Teil des Unterkiefers und Mundbodens elektrokoaguliert und entfernt hatten. Der Kranke verfiel 8 Tage nach der 2. Operation zusehends und starb nach 23 Tagen. Von den 19 Kranken BERVENs starben 2 an Pneumonie.

BERVEN bevorzugt für den Wangenkrebs die *bipolare Elektrokoagulation,* die er für besser hält als die Ausschneidung des Geschwulstgebietes mit der Messerelektrode (WYETH). *Das schichtweise Koagulieren und Abtragen des verkochten Gewebes,* wie wir es üben, *vereinigt aber die Vorzüge beider Verfahren:* die genügend umfangreiche Gewebszerstörung durch Hitze ohne Blutung, Sicht in die Tiefe, Beschränkung der zurückgelassenen Koagulationsnekrose und damit wesentlich kürzere Dauer ihrer Abstoßung und der damit verbundenen Nachteile, die in verstärktem Maße im Bereiche der Mundhöhle in Erscheinung treten (übler Geruch, Infektion der Nekrosen mit vermehrter Blutungsgefahr bei ihrer Demarkation, Pneumonie).

Berven berichtet ferner über die lange Dauer bis zur Lösung der Sequester, die nach bipolarer Elektrokoagulation der Alveolarfortsätze entstehen, falls diese auch vom Tumor befallen waren. Es vergehen 6 bis 8 Monate, bis sich diese Sequester abstoßen.

Wenn Teile des Zahnfortsatzes oder des Unterkiefers von Geschwulst befallen sind, zerstören wir diese durch Elektrokoagulation, *entfernen aber dann den*

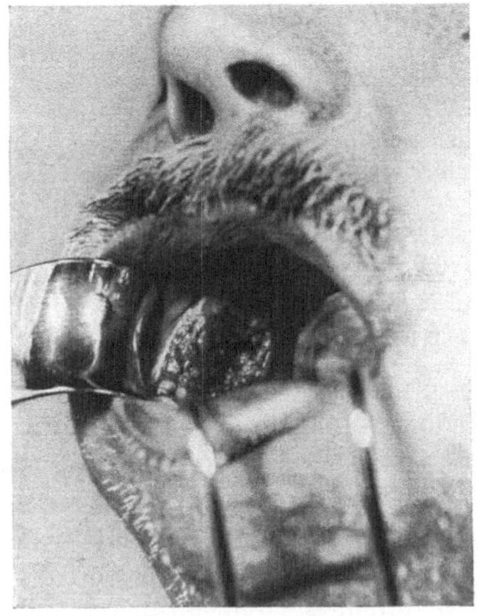

Abb. 241. Geschwüriges Karzinomrezidiv der rechten Wange.

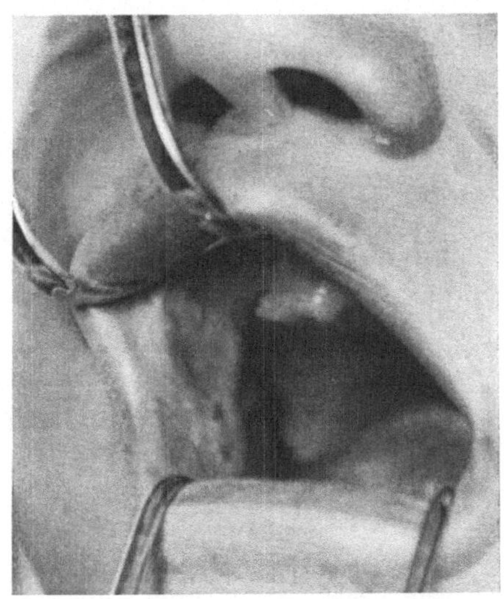

Abb. 242. Derselbe Kranke. Vernarbung. Zustand 3 Monate nach der 1. Operation.

verkochten Teil im Bereiche des Knochens genau so wie sonst und lassen im gesunden Gewebe eine eben nicht blutende Wunde zurück. Auf diese Weise erreicht man, daß sich nur gelegentlich noch kleinere Sequester nach einigen Wochen zeigen. Während des Wundverlaufes sieht man an den eitrig belegten Stellen innerhalb des Granulationsgewebes, wo diese Sequester sitzen, so daß sie beim Verbandwechsel mit Pinzette oder Kornzange beseitigt werden können.

Vgl. Hünermann (1927), Clairmont und Schürch (1931).

Beispiel:

Elektrooperation eines großen Krebses der Wangenschleimhaut. Schichtweise Elektrokoagulation.

F. Sch., 53 Jahre alt. *Ausgedehntes geschwüriges Plattenepithelkarzinom der Wangenschleimhaut.*

Vorgeschichte: Der Vater des Kranken sei mit 69 Jahren an einer Geschwulst der Wangengegend gestorben. Er habe sich nicht operieren lassen und konnte schließlich nichts mehr essen. Der Kranke selbst wurde angeblich vor 2 Jahren wegen einer Verengerung des Magenausganges operiert. Seit Ende März 1929 bemerkte er eine stecknadelkopfgroße Vertiefung an der Innenseite der rechten Wange. Der zugezogene Arzt verschrieb zunächst etwas zum Gurgeln. Im April 1930 wurde das Geschwür sehr rasch größer, so daß er schließlich die Klinik aufsucht, nachdem zuvor außerhalb eine *Röntgenbestrahlung* ausgeführt worden war.

Allgemeinbefund: o. B.

Örtlicher Befund (s. Abb. 241): Mit Ausnahme der beiden Schneidezähne und eines Mahlzahnes links hinten fehlen im Oberkiefer sämtliche Zähne. Der Kranke trägt ein künstliches Gebiß am Ober- und Unterkiefer. An der Schleimhaut der rechten Wange befindet sich ein etwa dreimarkstückgroßes, unscharf begrenztes, zerklüftetes und schmierig belegtes Geschwür, das in der Mitte kraterförmig eingezogen ist und am Rande einen harten, etwas erhabenen Wall trägt. Regionäre Lymphdrüsen am rechten Unterkieferwinkel leicht vergrößert, nicht besonders verhärtet, verschieblich. Wa.R. negativ.

Röntgenbefund: Am Ober- und Unterkiefer kein krankhafter Befund.

Elektrooperation: Ausschneiden eines Geschwulststückchens mit der Bandschlinge zur mikroskopischen Untersuchung. *Langsame Koagulation* des Tumors bis ins Gesunde und *schichtweises Abtragen* des koagulierten Gewebes mit der Bandschlinge. Es werden die gesamten Weichteile der rechten Wange bis dicht unter die Haut schichtweise entfernt, wo anscheinend völlig gesundes Gewebe erreicht wird. Die Wunde ist am Schlusse der Operation, die in oberflächlicher Chloroformnarkose durchgeführt wurde, völlig bluttrocken.

Reaktionsloser Heilverlauf. Mundpflege. Um einer zu starken Narbenkontraktur vorzubeugen, macht der Kranke täglich öfter Übungen mit dem Kieferspreizer. Eine verdächtige Stelle wird nach 4 Wochen nochmals koaguliert.

Nach 8 Wochen völlige Vernarbung im Bereiche der rechten Wangenschleimhaut. Keine Beschwerden. Das Mundöffnen ist nur wenig behindert. Allgemeinzustand sehr gut. Gewicht: 54—56 kg (Abb. 242).

Nachbestrahlung. Seit $1^3/_4$ Jahren rezidivfrei.

Mikroskopische Untersuchung: Plattenepithelkarzinom.

d) Bösartige Geschwülste der Tonsillen.

Die *bösartigen Geschwülste der Tonsillen* werden wegen der anatomischen Lage der Mandeln und des Verlaufes der Lymphbahnen oft schon *frühzeitig* bei verhältnismäßig geringer Ausdehnung des Tumors *inoperabel,* indem sie auf die Umgebung (Zunge, Wangenschleimhaut, Rachenschleimhaut) übergreifen, bzw. Metastasen in den Lymphdrüsen am Unterkieferwinkel und längs des Kopfnickers verursachen. Die großen Halsgefäße und die mit ihnen verlaufenden Nerven liegen so in unmittelbarer Nachbarschaft des Ursprungsherdes der Geschwulst und seiner Metastasen, so daß diese auch elektrochirurgisch ohne lebengefährdende Verletzungen dieser Gebilde meist nicht gründlich genug zerstört und entfernt werden können. Aus diesen Gründen kommt gerade bei den bösartigen Geschwülsten der Tonsillen der *Verbindung von Elektrochirurgie mit Strahlenbehandlung* eine große Bedeutung zu, indem die Ergänzung der beiden Behandlungsarten zur Zeit wohl die besten Aussichten auf Beseitigung des Tumors bietet. Wenn allerdings die örtlichen Lymphdrüsen klinisch schon Metastasen zeigen, so ist die Möglichkeit dauernder Heilung außerordentlich gering einzuschätzen. Immerhin zeigt die später zu schildernde Beobachtung, daß auch bei solchen Kranken durch die Kombination von Elektrochirurgie mit der Strahlenbehandlung weit fortgeschrittene Tonsillenkarzinome mit Metastasen klinisch für längere Zeit zu beseitigen sind.

Von den Geschwülsten der Tonsillen sind die *Karzinome* am bösartigsten, während *Sarkome* und *lymphoepitheliale Tumoren* auf Strahlenbehandlung gut ansprechen. Die Kenntnis des histologischen Aufbaues der Geschwulst ist also für die Beurteilung der Aussichten einer Strahlenbehandlung von großer Wichtigkeit (REGAUD, BERVEN, SCHÜRCH, ZUPPINGER). Von verschiedenen Seiten, zuletzt eindringlich durch ZUPPINGER, wurde aber darauf hingewiesen, daß die Beurteilung des histologischen Bildes dieser bösartigen Geschwülste der Mandeln und des Rachens oft außerordentlich schwierig ist. Die lymphoepithelialen Tumoren werden gelegentlich als Karzinome gedeutet, so daß dann ein Behandlungserfolg nach Operation, Bestrahlung oder elektrochirurgischer Beseitigung zu Unrecht dem weit bösartigeren Krebse der Tonsillen angerechnet wird. Diese Möglichkeit der *unrichtigen Beurteilung eines guten Heilergebnisses* hat aber eine *geringe praktische Bedeutung,* soweit sie nur auf *Fehlerquellen der Statistik* hinweist. *Hingegen ist es außerordentlich wichtig, daß umgekehrt auch ein operabler Tumor zunächst als lymphoepitheliale Geschwulst* (auch histologisch!) *gedeutet werden kann und daher der ausschließlichen Strahlenbehandlung zugeführt, aber erst später als Karzinom* erkannt wird, *so daß* für operative Beseitigung des Tumors *wertvolle Zeit verloren wurde.* Zudem ist bekannt, daß auch *sichere lymphoepitheliale Geschwülste Metastasen* bilden und einen *bösartigen Verlauf* nehmen können.

Operable bösartige Geschwülste der Tonsillen sollten daher nach Probeexzision mit der Drahtschlinge, unter Umständen nach Vorbestrahlung, *grundsätzlich elektrochirurgisch entfernt werden,* worauf Nachbestrahlung anzuschließen ist. Bei diesem Vorgehen wird im Falle eines Irrtums keine Zeit verloren.

Wenn die Geschwulst auf die Tonsillen oder ihre nähere Umgebung beschränkt ist, wird man von der Mundhöhle her am hängenden Kopf in Chloroformnarkose, nach Ausschneidung eines kleinen Geschwulststückes mit der Drahtschlinge zur histologischen Untersuchung, den *Tumor schichtweise verkochen* und das *koagulierte Gewebe jeweils mit der Bandschlinge abtragen.* Dabei wird die Geschwulst weit bis ins Gesunde beseitigt und eine möglichst wenig umfangreiche Koagulationsnekrose zurückgelassen, damit sich die Wunde frühzeitig reinigt, wodurch Komplikationen, wie Glottisödem, Nachblutung, Pneumonie usf., vermieden werden.

Die *örtlichen Lymphdrüsen* werden chirurgisch angegangen, und zwar, wenn möglich, in einer zweiten Operation, die erst dann vorgenommen wird, wenn die Wunde in der Mundhöhle Granulationen zeigt und eine entzündliche Schwellung der Lymphdrüsen zurückgegangen ist.

Bei *weit fortgeschrittenen Tumoren der Tonsillen* wird ebenfalls, soweit es technisch unter Verwendung geeigneter elektrochirurgischer Instrumente durchführbar ist, von der Mundhöhle her die Geschwulst durch Koagulation zerstört und abgetragen, wobei Teile der Wangen- und Rachenschleimhaut, der Zunge, des weichen und harten Gaumens und der inneren Nase, je nach Ausdehnung des Tumors mit beseitigt werden müssen. Bei Geschwulstwachstum gegen den Nasenrachenraum ist Spaltung der Wange oder des weichen Gaumens öfter nötig, auch wenn dieser nicht von Geschwulst befallen ist. Wenn die Durchtrennung des Gaumens und die Wangenspaltung nicht genügen, um ausreichenden Zugang zur freien Übersicht zu schaffen, so wird bei genügend gutem Allgemeinzustande des Kranken zeitweilige Unterkieferresektion nach v. BERGMANN oder Pharyngotomie vorzunehmen sein, wodurch die Operation erheblich eingreifender wird. Wenn man sich daher zu diesem *großen Eingriff* entschließt, wird zu erwägen sein, ob er nicht zweckmäßig *zweizeitig* durchgeführt wird. An sich ist es ein *wichtiger Vorzug,* den die *elektrochirurgische Technik* auch für die Operation von Geschwülsten der Tonsillen mit sich gebracht hat, daß man die *temporäre Unterkieferresektion viel seltener zu Hilfe nehmen muß* und trotzdem gründlich operieren kann, da die Blutung wesentlich geringer und leichter zu beherrschen ist und die *besonderen Instrumente* und die *Operations-*

technik auch ein übersichtliches Arbeiten in der Tiefe erlauben. Am hängenden Kopf ist das Operationsgebiet bei Benutzung eines Mundsperrers gut zu überblicken; durch biegsame Zwischenstücke können die Elektroden ohne Schwierigkeit herangeführt werden. Wenn man nicht unnötig hohe Stromstärken zur Elektrokoagulation verwendet, ist es nicht notwendig, isolierte Mundsperrer zu gebrauchen. Unter Leitung des Auges wird nun die schichtweise Zerstörung des Tumors vorgenommen, wobei bei sachgemäßer Technik Übersicht über seine Ausdehnung und die anatomischen Verhältnisse der Wunde möglich ist. Wenn die Geschwulst aber auf Zunge und Rachen gegen den Kehlkopf zu übergegriffen hat, dann kann die unmittelbare Sicht zunächst durch Lösung und Hervorziehen der Zunge nach seitlicher Inzision verbessert werden. Bei anderen Kranken, bei denen man wegen schlechten Allgemeinzustandes weniger radikal zu operieren gedenkt und auf die Strahlenbehandlung vertraut, wird man sich mit der Elektrokoagulation und Geschwulstentfernung unter Vermittlung des Spiegels begnügen.

Die Elektrochirurgie ermöglicht nun auch hier ein mehrzeitiges Vorgehen. In einer ersten Operation wird von der Mundhöhle her der Tumor soweit als möglich zerstört und abgetragen. Nach 1—2 Wochen oder später, jedenfalls nach Reinigung der Wunde und Erholung des Kranken, werden in einer zweiten Operation die Wange gespalten oder, wenn nötig, der Unterkiefer durchtrennt und die tiefer gelegenen Geschwulstteile koaguliert und entfernt, nachdem zuvor die A. carotis ext. unterbunden wurde. Vor diesem Eingriffe wird man auch über Vornahme eines Luftröhrenschnittes zu entscheiden haben. Gleichzeitig werden bei dieser Operation die örtlichen Lymphdrüsen mit ausgeräumt.

Die Elektrochirurgie ermöglicht ferner jederzeit, *kleine Geschwulstreste nach unvollständiger Operation, nach Bestrahlung oder Rezidive mit der geschilderten Technik anzugehen.* Sie ist schließlich in Verbindung mit der Strahlenbehandlung das Verfahren zur Behandlung der Rezidive nach blutiger Operation.

Berven betrachtet die Elektrochirurgie („Endothermie“) umgekehrt als „Hilfsmittel“ der radiologischen Behandlung. Nur für die wenig strahlenempfindlichen Mischgeschwülste in der Gaumen- und Mandelgegend sieht er im elektrochirurgischen Vorgehen das Hauptbehandlungsverfahren.

Selbst *sehr ausgedehnte bösartige Tumoren der Tonsillen* können durch *vorhergehende Bestrahlung* nach Coutard derart *verkleinert* und *abgegrenzt* werden, daß die *elektrochirurgische Operation möglich und erleichtert wird.*

Beispiel:

Elektrooperation eines inoperablen Mandelkrebses (Rezidiv). Mehrfache kombinierte Operation. Drüsenausräumung. Nachbestrahlung.

J. H., 46 Jahre alt. *Plattenepithelkarzinom der rechten Tonsille* (Rezidiv).

Vorgeschichte: Ende Juli 1929 etwas Halsschmerzen; ein zugezogener Halsarzt riet zur Probeausschneidung aus einer angeblich auf der rechten Halsseite bestehenden Geschwulst.

28. 11. 29. Operation eines rechtsseitigen Tonsillenkarzinoms (außerhalb der Klinik).

13. 1. 30. *Rezidiv* des Tumors, daher Einweisung in die Klinik.

Allgemeinbefund: Herabgesetzter Ernährungszustand, sonst o. B.

Örtlicher Befund: Rechte Mandel vergrößert durch derbe Geschwulst, welche ohne scharfe Abgrenzung in Walnußgröße auf die Umgebung übergreift. Kleines Geschwür auf der Kuppe dieser harten Geschwulst. Am rechten Unterkieferast einige kleine sehr derbe verschiebliche Drüsen.

Elektrooperation: 20. 1. 30. Oberflächliche Chloroformnarkose.

Elektrokoagulation und schichtweise Entfernung der Geschwulst der rechten Mandelgegend. Innerhalb von 10 Tagen hat sich die Koagulationsnekrose ohne Nachblutung abgestoßen. Nach 14 Tagen granuliert die Wunde in rechter Mandelgegend.

Histologischer Befund: Plattenepithelkarzinom.

5. 2. 30. *2. Operation* in Avertinnarkose, Schnitt an der rechten Halsseite am Vorderrand des Kopfnickers. Es werden sämtliche Lymphdrüsen in seinem Verlaufe und am rechten Unterkieferast, sowie die Glandula submaxillaris entfernt, ebenso ein Teil der Parotis. Nach Schluß der Wunde werden alle tumorverdächtigen Granulationsstellen im Bereiche der Wunde der rechten Mandelgegend elektrokoaguliert und mit der Schlinge abgetragen, die ganze Umgebung elektrokoaguliert. Da die harten Lymphdrüsen bis in die Parotis hineingewachsen waren, konnte der Fazialis nicht vollständig geschont werden, so daß eine Parese des unteren Astes eintrat.

Histologische Untersuchung:

1. Glandula submaxillaris o. B.,

2. Halslymphdrüsenmetastasen eines Plattenepithelkarzinoms.

Seit 14. 2. 30. *Röntgennachbestrahlung.* Bis zur Entlassung am 25. 3. 30 4 Sitzungen. Gewichtszunahme: 3 kg.

26. 5. 30. Wiederaufnahme wegen haselnußgroßen *Rezidivs* mit kleiner Geschwürsbildung. Kein Rezidiv im Bereiche der früheren Metastasen.

30. 5. 30. Elektrokoagulation des Rezidivs bis möglichst weit in das Gesunde und Entfernung bis auf einen geringen Nekrosesaum.

Histologischer Befund: Das Geschwür der rechten Mandel ergibt ein Plattenepithelkarzinom, das an einzelnen Stellen beginnende Verhornung zeigt.

7. 6. 30. Entlassung in *ambulante Strahlenbehandlung.* Gewichtsabnahme war nicht erfolgt.

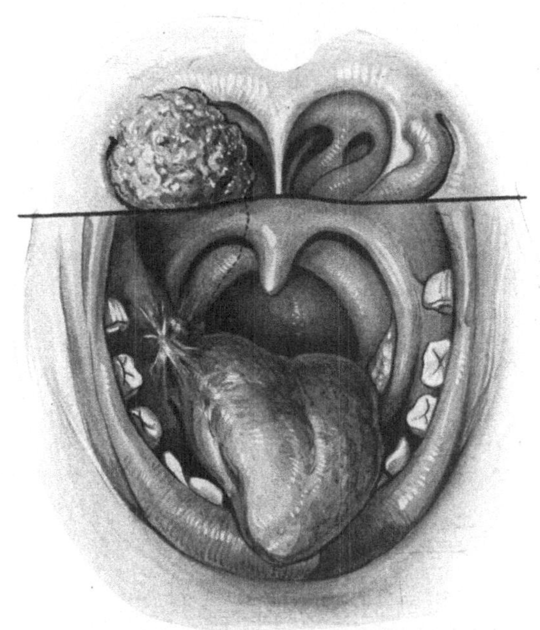

Abb. 243. Rezidiv eines vor $1^1/_2$ Jahren durch Elektrokoagulation zerstörten inoperablen Tonsillenkarzinoms (damals walnußgroßes Rezidiv mit Metastasen in Lymphdrüsen der rechten Halsseite nach blutiger Operation vor 2 Monaten!). Von der Mundhöhle aus kleiner Tumor im Bereiche der alten Elektrooperationsnarbe. Der Kranke war wegen Nasenblutens in die Klinik gekommen. Es stellte sich heraus, daß die Geschwulst hinter den rechten Gaumenbogen herumgewachsen war und beinahe die gesamte rechte Nasenhöhle ausfüllte.

In der Folge blieb der Kranke örtlich rezidivfrei, kam aber dann nicht mehr zu den Nachuntersuchungen, bis er am 16. 7. 31 die Klinik wegen *Nasenblutens* aufsucht. Das Nasenbluten war plötzlich ohne äußeren Grund aufgetreten. Das Blut sei während etwa 20 Minuten dauernd aus der Nase getröpfelt. Danach hatte die Blutung etwa 12 Stunden aufgehört. Da sie aber erneut eintrat, suchte er einen Arzt auf, der ihm die Nasenhöhle tamponierte und ihn mit der Weisung nach Hause schickte, bei neuem Bluten sofort den nächsten Arzt aufzusuchen. Da trotz der Tamponade eine neue Blutung eintrat, wurde er in die Klinik eingewiesen.

Allgemeinzustand herabgesetzt, blasses Aussehen, 58,5 kg Gewicht, also *$4^1/_2$ kg Gewichtsabnahme.* Nach Entfernung des Jodoformgazetampons keine Blutung in der Nase. Nasenatmung durch das rechte Nasenloch behindert. Mundhöhle: In der Gegend der rechten Tonsille ist die Zunge durch das Narbengewebe etwas in die Höhe gezogen. Innerhalb der derben, sternförmig eingezogenen Narbe eine kaum kirschgroße harte Geschwulst mit unregelmäßiger Oberfläche, die aber nicht geschwürig verändert ist. Bei Spiegelung sieht man, daß die Geschwulst sich über den weichen Gaumen rechts hinauf bis in die rechte Choane ausdehnt, so daß diese fast vollständig von ihm verlegt wird (s. Abb. 243).

Das rechte Trommelfell ist stark eingezogen und getrübt als Folge des Druckes, bzw. Überganges der Geschwulst auf den rechten Tubenwulst.

Am vorderen Kopfnickerrande verläuft die reizlose Operationsnarbe; keine vergrößerten Lymphdrüsen zu tasten. Facialisparese des rechten unteren Astes.

Elektrooperation: 22. 7. 31. In Chloroformnarkose wird das Rezidiv in der rechten Tonsillargegend verkocht und das verkochte Gewebe mit der Drahtschlinge entfernt. Ebenso wird der ganze weiche Gaumen entfernt und nach Verkochung der Schleimhaut auch ein Teil des harten Gaumens der rechten Seite. Tamponade der Wundhöhle.

Fieberfreier Verlauf ohne Nachblutung.

Histologischer Befund: Plattenepithelkarzinom.

Am 27. 7. 31 wird die Tamponade völlig entfernt und am *20. 8. 31 erneut in Avertinnarkose vom harten Gaumen so viel reseziert, daß der Epipharynx übersichtlich vorliegt.* Tumorverdächtige Stellen des Granulationsgewebes werden erneut verkocht bis zur seitlichen Oberkieferhöhlenwand. Tamponade. Reaktionsloser Verlauf. Im postoperativen Verlaufe tritt Fieber bis über 38° auf bei gleichzeitigem Anschwellen der rechtsseitigen oberen Halsgegend gegen den Unterkieferwinkel. Es handelt sich um eine entzündliche Schwellung, die am 3. 9. 31 inzidiert wird, worauf sich Eiter entleert. Beginn mit *Nachbestrahlung* beider Lymphdrüsengebiete und des Wundbettes.

Nach den beiden Operationen zunächst weitere Gewichtsabnahme um 2 kg, dann innerhalb von 4 Wochen völlige Vernarbung (s. Abb. 244). Gewichtszunahme.

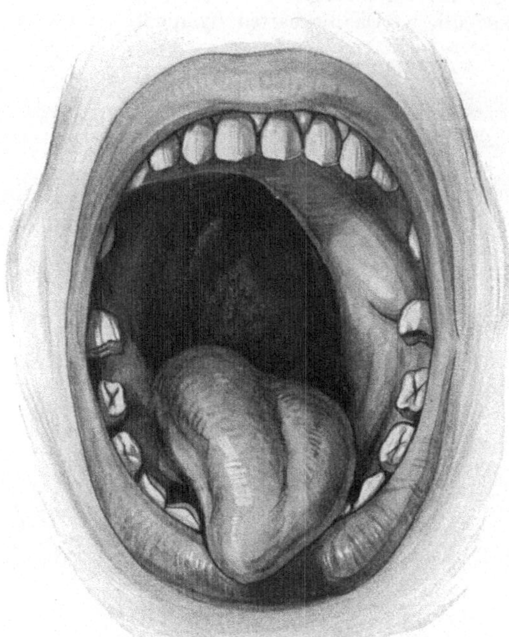

Abb. 244. Derselbe Kranke. Zustand 2 Jahre nach der ersten Rezidivoperation, 1/2 Jahr nach der 2. Rezidivoperation, bei der in 2 Sitzungen der ganze weiche Gaumen, der größte Teil des harten Gaumens rechts hinten bis über die Mittellinie hinaus entfernt und die gesamte rechte Nase einschließlich der Geschwulst durch Koagulation zerstört und abgetragen worden war. Außerdem wurden verdächtige Stellen an der hinteren Rachenwand bis gegen die linke Tonsille zu durch Koagulation zerstört und entfernt. Nachbestrahlung nach COUTARD. Man blickt durch die große Lücke bis zum Rachendache hinauf.

e) Bösartige Geschwülste des Rachens.

Die *Tumoren im Bereiche des Rachens* und des *Kehlkopfes* werden von einzelnen Chirurgen und Laryngologen schon seit Erfindung der diathermischen Hitzezerstörung der Geschwülste gelegentlich durch Elektrokoagulation und mit Schlingen- und Schneideelektroden angegangen.

Wie die Entwicklung der Galvanokaustik den Vorteil mit sich brachte, daß im Rachen und im Kehlkopf unter Einschränkung der Blutung ohne große Voroperationen bei unmittelbarer Sicht und durch Verwendung des Spiegels operiert werden konnte, so war es auch bei Gebrauch der Hochfrequenzströme möglich; nur daß hierbei die Nachteile der Glühhitzebehandlung wegfielen, dafür aber die Gefahren größerer unbeabsichtigter Tiefenwirkung hinzukamen.

Ähnlich wie v. BRUNS mit seiner galvanokaustischen Schlinge operierte, so ging BORDIER bei dem neuen Verfahren mit seiner „*Anse diathermique*“ vor. NAGELSCHMIDT, der sich, wie erwähnt, für die Anwendung der „chirurgischen Diathermie“ in *Deutschland* einsetzte, führte sie in *England* durch Elektrokoagulation eines Nasenrachenfibroms ein.

Als *Vorzüge* der elektrochirurgischen Zerstörung und Entfernung von Geschwülsten im Bereiche des Rachens und Kehlkopfes erschienen besonders die *Vermeidung von großen Voroperationen*, um Zugang zu den Tumoren zu schaffen, und die *Tiefenwirkung der zerstörenden Hitze* im Gegensatze zu der auf die Oberfläche beschränkten Wirkung des Galvanokauters und vor allem die *Herabsetzung* oder *völlige Vermeidung der Blutung*.

Voroperationen wurden hauptsächlich vermieden durch Schaffung besonderer Instrumente, die es erlaubten, die aktive Elektrode unmittelbar an die Operationsstelle heranzubringen. Im Gebiete des Mesopharynx wurde dann unter Sicht des Auges, im Nasenrachenraume, Hypopharynx und Kehlkopfe unter Vermittlung des Spiegels operiert.

Nach BORDIER und NAGELSCHMIDT war es vor allem SAMENGO, der elektrochirurgische Eingriffe im Bereiche des Rachens und Kehlkopfes und das dazu nötige Rüstzeug ausbaute (vgl. die monographische Darstellung von SAMENGO).

Er ließ sich verschieden abgewinkelte Elektrodenhalter oder Zwischenstücke, eine eigene Schlingenelektrode für die Epiglottis und bipolare aktive Elektroden herstellen.

Diese bipolaren Elektroden entsprechen der Form und Handhabung nach Pinzetten, Faßzangen, Klemmen usf., deren beide Arme als aktive Elektroden wirken.

Die *Elektrokoagulation von Geschwülsten im Nasenrachenraume* wird von der Mundhöhle aus vorgenommen, indem der Zugang durch Hervorziehen des Zäpfchens durch einen Seidenfaden erleichtert wird. In anderen Fällen wird der weiche Gaumen durch zwei Gummirohre nach vorne und oben gehalten, die durch die Nasenöffnungen eingeführt und durch die Mundhöhle längs des Gaumens wieder herausgeleitet werden. Die Mundhöhle wird durch besondere isolierte Spreizer und Spatel auseinandergehalten. *Bei Verwendung unserer Technik ist der Gebrauch eines isolierten Mundspreizers in der Regel unnötig,* da wir nie derart starke Ströme benutzen, daß ungewollte Verbrennungen im Bereich aufliegender Metallteile entstünden.

Neben dieser *unmittelbaren Elektrokoagulation von der Mundhöhle her* werden die Geschwülste im Nasenrachenraum auch *durch Koagulation mit zwei aktiven Elektroden* angegangen, von denen die eine durch die Nasenöffnung, die andere von der Mundhöhle her an die Geschwulst herangebracht wird. So ist es möglich, den zwischen beiden Elektroden liegenden Geschwulstteil zu verkochen. Hierbei ist das Kabel einer der Operationselektroden an die *inaktive* (Kranken-) *Klemme* des Apparates anzuschließen. Von SAMENGO u. a. wurden zu diesen Operationen, wie erwähnt, besondere Elektroden angegeben. Man kommt aber auch mit verschieden langen, biegsamen (aus Blei oder Kupfer), gummiisolierten Zwischenstücken aus (v. SEEMEN).

Während für *gutartige Geschwülste* oder *palliative Eingriffe bei bösartigen Tumoren* die unmittelbare Anwendung der Elektrochirurgie im Nasenrachenraume meist ausreichend Zugang schafft, ist für die *gründliche Entfernung hochsitzender Geschwülste*, besonders wenn sie auch in die Nebenhöhlen gewuchert sind, *Aufklappung der Nase, teilweise oder vollständige, vorübergehende oder endgültige Resektion des Oberkiefers, Spaltung oder Entfernung des weichen* oder von Teilen des *harten Gaumens* nötig und gelegentlich *Wangenspaltung, obwohl die Operationen,* bei denen diese *Voroperationen nötig* werden, bei *Anwendung der Elektrochirurgie erheblich seltener sind als bisher.* Besonders aber *Tracheotomie* bei Operationen im *oberen* und *mittleren* Teile des Rachens ist *nur ausnahmsweise erforderlich.*

Falls eine dieser Voroperationen angezeigt erscheint, so ist nach dem früher Gesagten auch hierbei — mit Ausnahme des Luftröhrenschnittes — die Elektrochirurgie mit Vorteil zu verwenden, besonders wenn Teile der inneren Nase, des Gaumens oder des Kiefers wegen Miterkrankung für immer entfernt werden müssen.

Die elektrochirurgischen Eingriffe im Nasenrachenraume werden in örtlicher Betäubung, öfter aber in Chloroformnarkose und bei größeren Operationen mit Vorteil am hängenden Kopfe vorgenommen unter Verwendung geeigneter Scheinwerfer und Leuchtspatel.

Wenn man mit *hohen* Stromstärken operiert, müssen die Hilfsinstrumente isoliert sein, um ungewollte Verkochungen oder Verbrennungen zu vermeiden. Man kommt aber auch hier, wie im allgemeinen Teil ausgeführt wurde, völlig mit Stromstärken aus, die den Gebrauch metallener Mundspreizer usf. erlauben. Man muß jedoch die Berührung dieser Hilfsinstrumente mit der aktiven Elektrode unbedingt vermeiden.

Nach NAGELSCHMIDT haben in Deutschland vor allem SPIESS, HIRSCH, BRÜNINGS, OERTEL u. a. den Diathermiestrom für gewisse Eingriffe im Bereiche des Rachens und Kehlkopfes verwandt. Nach den ersten Operationen NAGELSCHMIDTs wurde die „chirurgische Diathermie" hierzu jedoch vor allem im Auslande gebraucht. Einen Überblick über den Anwendungsbereich und die Technik der Elektrochirurgie bei Erkrankungen des Rachens und des Kehlkopfes, wie sie sich nach und nach herausbildete, gibt das schon früher erwähnte Sonderheft der „Acta oto-laryngologica" (HOLMGREN) (NAGELSCHMIDT, PATTERSON, HARMER, PORTMANN und MOREAU, HOLMGREN, BERVEN, SPIESS, BOURGEOIS und POYET, MC KENZIE, MILLIGAN, TORRIGIANI, CUMBERBATCH, NOVAK, HIRSCH, MARTERET) (1925).

In diesen Arbeiten werden Anzeigestellung und Technik der Elektrochirurgie in der Otolaryngologie bis zum Jahre 1925 geschildert. Heute sind auch für dieses Sondergebiet die *allgemein elektrochirurgischen Fortschritte,* die durch das *koagulationsarme* und *anatomische Operieren* erzielt wurden, zu verwerten. Allerdings hat sich die Elektrochirurgie in dieser neuen Form hier wohl noch nicht allgemein eingebürgert, und umfassendere Berichte liegen bis heute nicht vor.

In *Deutschland* hat besonders HIRSCH durch seine Arbeiten und die Herstellung geeigneter Instrumente (1926) zur Förderung der Anwendung der Elektrochirurgie bei Erkrankungen im Bereiche der oberen Luft- und Speisewege beigetragen. Aber gerade auf diesem Gebiete ist zweifellos die Entwicklung der Elektrochirurgie keineswegs abgeschlossen. Die Technik der unmittelbaren Anwendung durch Nase und Mundhöhle, unter Umständen mit Anwendung des Spiegels und der Schwebelaryngoskopie, erfordert weitgehende Beherrschung der allgemeinen Elektrochirurgie, um Fehlschläge zu vermeiden. Die Berichte über Vorzüge und Nachteile des Verfahrens widersprechen sich bei keinem Gebiete der Elektrochirurgie derart wie hier; der Anwendungsbereich ist noch keineswegs abgegrenzt. Oft gewinnt man beim Lesen der einschlägigen Arbeiten den Eindruck, als ob ein großer Teil der gegensätzlichen Erfahrungen auf die verschiedene Technik bei Ausführung elektrochirurgischer Eingriffe zurückzuführen ist; denn unbeabsichtigte Nebenverletzungen durch zu ausgedehnte Koagulation, verzögerte Heilung durch zu starke Koagulationsnekrosen können gerade im Bereiche des Rachens und des Kehlkopfes unliebsame Komplikationen verschulden. Nachblutungen aus dem Bereiche des Nasenrachenraumes und Mesopharynx, Knorpelnekrosen im Gebiete des Larynx, spätere Verengerungen des Kehlkopfes oder der Luftröhre, wurden nach elektrochirurgischen Eingriffen, und zwar vorwiegend nach Elektrokoagulation beobachtet.

Im allgemeinen werden nämlich unter „chirurgischer Diathermie" bei Erkrankungen des Pharynx und des Larynx meist elektrische Verkochung und Schnitt mittels der Schlinge verstanden, dessen Koagulationstiefe bekanntlich schwer abzugrenzen ist. Über gleichzeitige Anwendung des koagulationsarmen Schmelzschnittes in diesem Gebiete liegen noch so geringe Erfahrungen vor, daß ein Überblick über die Möglichkeiten seiner Benützung nicht gegeben werden kann.

Weil nun meist „koagulationsreich" gearbeitet wird, so hält OERTEL (1931) alle Eingriffe zur Beseitigung von Organen, Organteilen und Geschwülsten, die *scharf* abgegrenzt sind, *ungeeignet* für die elektrochirurgische Ausführung, so Adenotomie, Tonsillotomie, Tonsillektomie, Entfernung von Schädelbasistumoren nach Kieferhöhleneröffnung usf. Er beschränkt die Anwendung der Elektrochirurgie auf die bösartigen Geschwülste: Karzinome und Sarkome.

Im Gegensatze dazu werden Elektrokoagulation und Schmelzschnitt — besonders mit der Schlinge — von anderen mit Erfolg auch für die Entfernung der blutgefäßreichen fibrösen Nasenrachenpolypen verwandt (NAGELSCHMIDT, STEWARD (1918), MOFFAT und JONES PHILLIPSON, CUMBERBATCH und ROSE, G. LAURENS, CALDERIN, NEW, TORRIGIANI, BOURGEOIS, SAMENGO).

SAMENGO berichtet über günstig verlaufene Elektrooperation von Nasenrachenpolypen bei 29 Kranken, deren Alter zwischen 7 und 21 Jahren lag. Er geht meist in folgender Weise vor:

Zunächst wird der in den Nasenraum ragende Geschwulstabschnitt möglichst an seinem Grunde auf dem Wege durch die Nase, dann die Geschwulstmasse selbst von der Mundhöhle aus bis zu ihrem Ansatz an den Choanen oder am Keilbeine am hängenden Kopf in Chloroformnarkose elektrokoaguliert. Die Verkochung bewirkt Schrumpfung des Tumors und Verödung der Blutgefäße. Neben dieser monopolaren Technik gebraucht SAMENGO gelegentlich 2 aktive Elektroden, von denen die eine durch die Nasenhöhle, die andere vom Munde her eingeführt wird und zwischen denen der Tumor verkocht wird. Wenn vollständige Elektrokoagulation erzielt ist, wird mit entsprechendem chirurgischem Werkzeug weiter operiert, die Geschwulst gefaßt und abgedreht, ohne daß Blutung auftritt, oder stückchenweise mit der Diathermieschlinge entfernt. Nach völliger Abtragung des Tumors nimmt SAMENGO Tamponade mit Zinkperoxyd vor, die ohne Nachblutung nach 48 Stunden entfernt werden kann. Wenn sich die Geschwulst auf die Nebenhöhlen ausgedehnt hat und breit am Keilbein aufsitzt, ist zur gründlichen Entfernung die zeitweilige Oberkieferresektion, bzw. die DENKERsche Operation notwendig.

Die *bösartigen Geschwülste des Rachens* kommen leider sehr selten frühzeitig zur Behandlung, da sie anfangs keine Beschwerden verursachen und die Kranken meist erst den Arzt aufsuchen, wenn durch zunehmenden Verschluß der Nasenhöhle die Atmung erschwert, die Tubenöffnung verschlossen wird oder Blutungen auftreten.

Von der Nasenschleimhaut ausgehende Karzinome werden hingegen öfter in noch operablem Zustande beobachtet. Sie werden auf unmittelbarem Wege durch die Nasenöffnung von außen durch Verkochung zerstört und abgetragen (HOLMGREN, SAMENGO u. a.).

Abgesehen davon, daß die bösartigen Geschwülste des Nasenrachenraumes meist schon inoperable Ausdehnung angenommen haben bis die Kranken zum Arzte kommen, sind auch bei *anscheinend operablen Geschwülsten* die

Aussichten auf Heilung wenig günstig wegen frühzeitiger Metastasen; ferner ist die radikale Ausrottung infolge der anatomischen Lage außerordentlich erschwert. Seitlich bieten die A. carotis und die mit ihr verlaufenden Nerven Halt, gegen hinten die Wirbelsäule und gegen oben die Schädelbasis. Daran ändert auch das elektrochirurgische Verfahren nichts. Dazu kommt, daß nun an sich der Nasenrachenraum operativ schwer zugänglich ist, so daß zu einer gründlichen operativen Beseitigung der Geschwulst meist *große Voroperationen,* so zeitweilige Oberkieferresektion, nötig sind. *Hier bringt nun die Elektrochirurgie mehr oder minder große Vorzüge mit sich,* indem zuweilen die Geschwülste unmittelbar von der Mundhöhle aus unter Benutzung des Spiegels und biegsamer Zwischenstücke zu den Operationselektroden angegangen werden können. Infolge des blutungsfreien Operierens durch schichtweise Koagulation ist stets ungehinderte Sicht über das Operationsgebiet möglich. *Die Voroperationen werden also durch das elektrochirurgische Verfahren eingeschränkt;* falls sie nötig sind, wird auch hierbei zweckmäßig kombiniert operiert, wodurch die Blutung wesentlich eingeschränkt wird.

Wie bei den bösartigen Geschwülsten im Bereiche der Mundhöhle, wird auch bei denen des *Nasopharynx* und des *Mesopharynx* schichtweise elektrochirurgisch vorgegangen; d. h. *der Tumor wird schrittweise verkocht* und mit der *Bandschlinge oder dem Schmelzmesser bis möglichst weit ins Gesunde abgetragen.* Auch hier läßt man am besten eine der Tiefe nach *möglichst geringe* Koagulationsnekrose zurück. Auf diese Weise ist genügend genau zu bestimmen, welche Gewebsteile noch absterben. So werden *sekundäre Infektion* wie *Nachblutung verhütet* und die *Zeit bis zur Abstoßung der Nekrosen und Vernarbung verkürzt.* Ferner ist auf diese Art unerwünschte Sequesterbildung am Schädelgrunde oder an anderen Knochenteilen zu vermeiden. Bei diesem Vorgehen treten also die sog. „*Spätschädigungen*", die oft als großer Nachteil der Elektrochirurgie — d. h. eigentlich der Elektrokoagulation — dargestellt und als Grund gegen ihre Anwendung ins Feld geführt werden, garnicht oder doch so selten, wie irgendein anderes operatives Mißgeschick in Erscheinung.

Wenn der Tumor bis hart an den Knochen, beispielsweise an Wirbelsäule oder Schädelbasis, in die Tiefe gewuchert ist, wird die letzte Gewebsschicht ohne Verkochung, wenn irgend möglich nach Einschnitt bis auf den Knochen, mit einem Elevatorium von der Unterlage gelöst und dann erst vorsichtig elektrokoaguliert und entfernt.

Auf eine Tamponade der Wundhöhle kann man verzichten, da keine Blutung besteht und die Wunde sich von selbst offen hält. Zur Nachbehandlung empfiehlt sich Spülen mit Salbei- oder Kamillentee oder mit aromatischem Mundwasser gegen den lästigen üblen Geruch, den die Koagulationsnekrosen nach einigen Tagen annehmen. Aber auch diese subjektiven Beschwerden werden geringer, wenn man die Tiefe der zurückbleibenden Koagulationsnekrosen auf das Mindestmaß beschränkt.

Wenn man das Schrifttum über elektrochirurgische Operationen bösartiger Geschwülste des Rachens überblickt, so erkennt man, daß das Verfahren nur ausnahmsweise angewandt wurde. Meist handelt es sich um Berichte über einzelne Operationen, und fast ausnahmslos wurde ausschließliche Elektrokoagulation mit nachfolgender Entfernung des Tumors durch chirurgisches Werkzeug bevorzugt und wurden ausgedehnte Nekrosen zurückgelassen.

Schließlich wurde das elektrochirurgische Verfahren oft zu sehr als „unterstützendes“ betrachtet; mit anderen Worten, es wurde von vornherein kein Wert auf chirurgische Radikaloperation gelegt, sondern nur eine Verkleinerung des Tumors oder eine Verbesserung der örtlichen Verhältnisse für Ausführung der Strahlenbehandlung erstrebt.

Wenn der Verbindung beider Verfahren bei den Rachengeschwülsten ohne Zweifel große Bedeutung zuzumessen ist, so stehen wir doch auch hier auf dem Standpunkte, daß *elektrochirurgische Zerstörung und Entfernung des Tumors nicht frühzeitig und radikal genug durchgeführt werden können.* Die *chirurgisch-anatomische Durchbildung der Technik* der *Elektrochirurgie,* d. h. die *zweckmäßige Verbindung von Elektrokoagulation und Schmelzschnitt* mittels Messer- oder Schlingenelektrode mit *mechanischem Vorgehen muß uns hier weiter bringen.*

f) Geschwülste des Kehlkopfes.

Elektrochirurgische Eingriffe am Kehlkopfe sind unter Verwendung des Spiegels, der Schwebelaryngoskopie nach Vornahme einer Kehlkopfspaltung oder in Verbindung mit der Totalexstirpation des Larynx möglich.

Zur elektrochirurgischen Entfernung umschriebener operabler Geschwülste der Stimmlippen auf unmittelbarem Wege unter Verwendung der Schwebelaryngoskopie sind die Regeln der allgemeinen Elektrochirurgie strenger einzuhalten als bei irgendeinem anderweitigen elektrochirurgischen Eingriff.

Ähnlich wie bei elektrochirurgischen Operationen am Gehirn führen häufig begangene Fehler zu unbeabsichtigten Schädigungen, die nicht nur das elektrochirurgische Verfahren als ungeeignet erscheinen lassen, sondern sich auch für den Kranken verhängnisvoll auswirken können. Diese Fehler sind vermeidbar. Um sauber und sicher zu arbeiten und jede Nebenverletzung zu vermeiden, empfiehlt Novak (1925) *langsam* mit Nadel- oder kleinen Plattenelektroden zu koagulieren, deren Tiefenwirkung man genügend genau beurteilen kann. Das verkochte Gewebe wird mit der Schlingenelektrode (Kürette) abgetragen. Wichtig ist ferner, daß die Elektroden fest an den Zwischenstücken und diese fest am Handgriff angebracht sind.

Bei Beherrschung der elektrochirurgischen Technik ist nach Novak die *Schwebelaryngoskopie* geeignet, genügend Zugang zur Vornahme eines Eingriffes im Kehlkopfe zu schaffen.

Im allgemeinen wird man aber mit Berven (1931) u. a. auch bei *operablen bösartigen Geschwülsten* der Stimmlippen von einer *Laryngofissur* aus vorgehen. Auf diese Weise ist es möglich, Lage des Tumors und seine Ausbreitung zu überblicken, worauf man *langsam mit kleinen Elektroden und geringer Stromstärke koaguliert und das verkochte Gewebe mit der Drahtschlinge abträgt.* So wird die Geschwulst bis ins gesunde Gewebe, auf dem nur eine äußerst geringe Nekrosezone zurückbleiben soll, vorsichtig schichtweise entfernt und keine unnötige Nebenschädigung von Knorpel verursacht.

Bourgeois und Poyet, Portmann und Moreau (1925) beseitigten nach Kehlkopfspaltung den Tumor mit dem Messer und koagulierten darauf das Geschwulstbett. Auch Spiess (1925) erwähnte bereits die Möglichkeit, eine karzinomatöse Stimmlippe durch Koagulation zu zerstören, wobei streng darauf zu achten sei, den Knorpel nicht zu schädigen.

Man ist inzwischen durch die vervollkommneten Apparate in der Lage, ganz umschriebene Koagulationen und besonders koagulationsarmen Schmelzschnitt auszuführen. Mit dieser äußersten Beschränkung der Koagulationswirkung im gesunden Gewebe nach elektrochirurgischer Entfernung des Tumors ist auch die früher oft als großer Nachteil beschriebene entzündliche Reaktion auf den Eingriff weit geringer.

Postoperative Stenose infolge Schwellung, Knorpelnekrosen, Lungenentzündung, Narbenstenose sollten nicht häufiger als nach der Messeroperation auftreten, um bei Beseitigung eines operablen Krebses dem elektrochirurgischen Eingriffe den Vorzug zu geben.

Die *elektrochirurgische Technik* ist für die Form der Kehlkopfgeschwülste, die eine *Ausrottung des ganzen Kehlkopfes* nötig machen, *an sich ungeeignet.* Immerhin ist zu erwägen, ob nicht, ähnlich wie bei anderweitigen elektrochirurgischen Geschwulstoperationen, *vor* der Exstirpation des Kehlkopfes der Tumor von einer Inzision durch Schmelzschnitt aus so weit als möglich durch Elektrokoagulation zu vernichten ist.

Bei *inoperablem Krebs, der den Kehlkopf nach dem Halse zu durchbrochen* hat, können die Geschwulstteile durch *schichtweise Elektrokoagulation* zerstört und beseitigt werden, worauf die Totalexstirpation des Larynx anzuschließen ist (vgl. KEYSSER). Der Luftröhrenschnitt ist zuvor möglichst weit vom Tumor entfernt auszuführen. Vorsichtigerweise kann man die Kanüle durch übergezogenen Gummischlauch isolieren oder Kautschukkanüle (KEYSSER) verwenden. Doch sollte man *mit geringer Stromstärke und -spannung so langsam koagulieren,* daß auch bei Metallkanülen keine Knorpelschädigung eintritt; es droht sonst Gefahr durch Schädigung des N. vagus.

Bei diesen inoperablen Larynxtumoren ist dem elektrochirurgischen Vorgehen eine Grenze durch die Nachbarschaft der Gefäßnervenbündel des Halses und durch den Verlauf der Speiseröhre gesetzt. Während es denkbar ist, daß ein Teil der Speiseröhre reseziert werden könnte, so sind Unterbindung der A. carotis communis, ihre Hitzeschädigung oder die des N. vagus von den bekannten, bereits früher erwähnten unmittelbaren Gefahren begleitet.

Vgl. ferner BARTRINA, L. (1930), BLOHMKE (1930), BOOT, G. W. (1930), CLARK, W. L. (1929), CLAYTON-GREENE, W. H. (1922), COHN, E. (1930), EDWARDS, CH. R. (1928), FIGI, F. A. (1930), GERNEZ und MALLET (1929), GIRARD, L. (1930), HARMER, D. (1922, 1925), HARRISON, W. J. (1922), HENKE (1930), HESSE, W. (1930), HIRSCH, C. (1925), HUGHES, W. K. (1922), KRAINZ, W. (1924), LEROUX, L. (1928), LEROUX, L. und P. TILMAN (1927), LIBERSA und BOUDEVILLE (1928), LÜDECKE, E. (1928), MAGGIOROTTI, U. (1930), MASOTTI, A. (1929), MILLIGAN, W. (1926), NATHANSON, E. A. (1929), PATTERSON, N. (1928), POGGI, A. und A. MASOTTI (1928), ROURE (1924), ROWNTREE (1922), SCHMIEGELOW, E. (1926), SIMEONI, V. (1928), SPENCER (1922), STRANDBERG, O. (1926), STREIT (1930), TOBEY, H. G. (1929), WOLFFHEIM (1930).

g) Bösartige Oberkiefergeschwülste.

Der *Krebs des Oberkiefers* nimmt seinen Ausgang von der Auskleidung der Kieferhöhle, von der Schleimhaut des Zahnfachfortsatzes oder Gaumens und schließlich seltener von der nasenwärts gelegenen Wand des Oberkiefers und den Nasenmuscheln.

Der Krebs der Schleimhaut der Oberkieferhöhle wächst zunächst unbemerkt in den Hohlraum hinein, so daß oft erst eitriger Ausfluß aus der Nase oder Erschwerung der Atmung durch „Verstopfung" der einen Nasenhöhle den Kranken zum Arzte führen. *Aus diesem Grunde kam gerade diese Krebsform seit jeher meist erst in fortgeschrittenem Zustande zur Behandlung.* Wenn die Resektion bei Oberkieferkrebs so frühzeitig wie möglich erfolgen soll, auch wenn sie elektrochirurgisch ausgeführt wird, so hat die Elektrochirurgie gerade für die schweren Formen des Oberkieferkarzinoms der Operation neue Wege und vermehrte Heilungsaussichten eröffnet.

Die *Sarkome* des Oberkiefers nehmen ihren Ausgang vom Periost, weniger häufig vom Knochengewebe selbst; schließlich können sie von der Nase her auf den Oberkiefer übergreifen.

Auf die vielen Gründe, die die frühzeitige Erkennung der bösartigen Geschwülste des Oberkiefers erschweren, kann in diesem Zusammenhange nicht eingegangen werden.

Wir haben in den letzten Jahren an der Münchener Klinik fast ausnahmslos weit fortgeschrittene Oberkiefergeschwülste oder Rezidive nach auswärtigen Operationen oder erfolgloser Bestrahlung zu behandeln gehabt, die gegen die Mundhöhle zu jauchig-geschwürig zerfallen und in die Weichteile des Gesichtes durchgebrochen waren.

Die schulgemäße Oberkieferresektion wegen Karzinom ist nicht nur ein großer Eingriff mit einer erheblichen operativen Sterblichkeit, sondern die Heilungsaussichten sind beim Oberkieferkrebs mit am ungünstigsten von allen Geschwulstformen.

Nach PARTSCH fand RABE in einer Zusammenstellung von 606 Oberkieferresektionen in 112 Fällen (= 18,4%) tödlichen Ausgang im Anschluß an die Operation. KRÖNLEIN hatte bei totaler Oberkieferresektion in Halbnarkose eine Sterblichkeit von 2%, während sie nach den Berichten anderer Kliniken zwischen 14,8 und 35,7% schwankt. Die Ursache des unglücklichen Ausganges wurde hauptsächlich in nachfolgender Lungenentzündung gesehen, die durch Anwendung der örtlichen Anästhesie wohl vermindert, aber nicht sicher vermieden werden kann. Über die Heilungsaussichten nach völliger Oberkieferresektion wurde im Abschnitt über Statistik schon berichtet.

Die anatomischen Verhältnisse bringen es mit sich, daß stets mit einer Ausbreitung der Geschwulst in die Siebbein-, Keilbein- und Stirnhöhle zu rechnen ist. L. REHN verlangte daher die grundsätzliche Eröffnung und Ausräumung dieser Nebenhöhlen. Oft ist der Tumor auch gegen die Augenhöhle zu gewachsen. Von Fall zu Fall ist zu entscheiden, ob die Entfernung des Augenhöhlenbodens genügt oder die Exenteratio orbitae notwendig ist. Letztere kann einer weiteren Ausbreitung des Tumors Einhalt gebieten, wenn man in der Lage ist, sie *rechtzeitig* auszuführen, was oft an Fehlen des Einverständnisses der Kranken scheitert. Da die Sehkraft des Auges der befallenen Augenhöhle zunächst nicht beeinträchtigt ist, kann man die Kranken meist nicht von der Notwendigkeit der Entfernung des Auges überzeugen.

Wenn der Augenhöhlenboden mit dem Oberkiefer reseziert wird, ist ein sofortiges oder langsam entstehendes Tiefersinken des Augapfels die Folge. Falls der M. temporalis nicht im Geschwulstbereiche liegt, kann man der Verlagerung des Auges nach FRITZ KÖNIG durch Herumschlagen eines Muskellappens aus dem

Schläfenmuskel entgegenwirken. Bei den Oberkieferkrebsen, die nach vorne zu durch den Knochen gewuchert sind, findet man meist eine Ausbreitung der Geschwulst gerade entsprechend dem Verlaufe des M. temporalis, so daß man auf die Stützung des Bulbus mittels Muskellappens nach König verzichten muß. Trotzdem treten nicht regelmäßig Doppelbilder auf. Eine besondere Interimsprothese, die ich herstellen ließ, und die später zu schildern ist, kann die ganzen Weichteile um die Resektionslücke stützen und ein Tiefersinken des Augapfels und die Narbenschrumpfung wesentlich einschränken.

Die operativen Methoden zur Beseitigung des Oberkieferkrebses zeigen besonders deutlich die einleitend hervorgehobene Entwicklung der elektrochirurgischen Operation aus älteren Verfahren der Hitzechirurgie, besonders des alten Glüheisens.

Ochsner (1923) erkannte die Vorzüge, die die *Operation mit zerstörender Hitze* gegenüber der Messeroperation bietet. Er konnte Kranke mit Krebs von inoperabler Ausdehnung noch erfolgreich operieren.

Er gebrauchte ein kupfernes Löteisen von etwa 2 cm Länge und 1 cm Breite, das in einer Gasflamme bis zur Rotglut erhitzt wurde und mit dem er ohne Rücksicht auf etwaige Entstellung den Tumor bis ins Gesunde ausbrannte. Er berichtet von einem Kranken mit inoperablem Oberkieferkrebs, der vorher von verschiedenen Ärzten aufgegeben, noch nach 35 Jahren nach der Glüheisenoperation rezidivfrei war. Probeexzisionen führte Ochsner nur ausnahmsweise aus und dann mit dem Thermokauter. Nach der Ausbrennung des Krebses bestand erhebliche Gefahr der Nachblutung, die aber bei den an sich hoffnungslos Erkrankten in Kauf genommen wurde. Nach günstigem Verlaufe folgte Nachbehandlung mit Radium- und Röntgenstrahlen. Wenn die Geschwulst durch das Glüheisen nicht vollständig zerstört werden konnte, beobachtete Ochsner ein stark beschleunigtes Wachstum. Nach der Kauterisation waren die dem Eingriffe folgenden Schmerzen bedeutend geringer als sonst, so daß die Kranken sogar oft wenige Stunden nach Resektion des ganzen Oberkiefers zu essen wünschten (Ochsner).

Ritchie (1923) berichtet ebenfalls über Oberkieferresektion unter Verwendung des Glüheisens und der Schneidewirkung des Paquelinschen Brenners nach vorheriger Unterbindung der A. carotis ext. Um sicher zu sein, daß der Tumor möglichst gründlich zerstört und entfernt wurde, nahm er 2—3 Wochen später eine zweite Brennung vor.

New (Mayoklinik) (1920 und 1923) erreichte mit der Glüheisenoperation und Radiumnachbestrahlung des Oberkieferkarzinoms, daß von 18 Kranken nach 3 Jahren noch etwa die Hälfte rezidivfrei war.

Auch Key und Holmgren hatten mit diesem Verfahren günstige Ergebnisse.

New und ebenso Holmgren gebrauchten nun seit 1922/1923 die *Hitzewirkung des Diathermiestromes zur Oberkieferresektion.* Die Erfahrungen zeigen, daß durch die *Elektrochirurgie die Operationsmöglichkeit des Oberkieferkrebses wesentlich erweitert, die postoperative Sterblichkeit verringert und die Heilungsaussichten verbessert wurden.*

Schon früher hatten Czerny, Harmer und Patterson erfolgreiche Elektrokoagulation bei Oberkieferkarzinom ausgeführt. Holmgren hat schließlich ein besonderes Verfahren der Oberkieferresektion unter Verwendung der Elektrokoagulation ausgearbeitet, auf das noch einzugehen ist.

Für die *elektrochirurgische Behandlung des Oberkieferkarzinoms* muß man sich zum Grundsatze machen, anatomisch auf keinen Fall weniger gründlich als bisher zu operieren, indem man etwa auf die unmittelbare Hitzewirkung oder die Wirkung nachfolgender Bestrahlung vertraut. Die Elektrochirurgie soll im Gegenteil eine *Erweiterung unserer bisherigen Verfahren* veranlassen, indem die Geschwulst schichtweise durch Elektrokoagulation ohne Blutung zerstört werden kann und, nach Resektion der Knochenteile, das Gebiet der Siebbeinzellen, die Keilbeinhöhle und — wenn die Augenhöhle befallen war — die Stirnbeinhöhle nach Elektrokoagulation unter ungehinderter Sicht ausgeräumt werden können. Die *elektrochirurgische Oberkieferresektion* führen wir *so radikal wie möglich* aus. Trotzdem bringt sie *keine Operationsgefährdung* mit sich. Wenn dieser Eingriff längere Zeit beansprucht als die schulgemäße Resektion, so ist er trotzdem dieser, auch im Hinblick auf die Vermeidung des Operationsschockes, überlegen.

Wir resezieren also wie früher auch die Hinterwand des Oberkiefers im Gegensatze zu HAUTANT und MONOD. SCHÜRCH, der wie HOLMGREN und HAUTANT und MONOD Radiumbestrahlung anschließt, geht wie wir mit der elektrochirurgischen Resektion zunächst so radikal wie möglich vor. *Je nach Lage und Ausdehnung des Tumors unterscheiden wir aber verschiedene Arten der elektrochirurgischen Oberkieferresektion,* die mit kleinen Abänderungen dem Einzelfall entsprechend zur Anwendung gelangen.

Vorbereitung mit Morphium-Atropin. In der Regel oberflächliche Chloroformnarkose, nur bei operablen (nicht durchgebrochenen) Karzinomen Leitungsinfiltrationsanästhesie.

1. Elektrochirurgische Resektion des Oberkiefers nach Aufklappung der Wange durch Schnittführung nach WEBER. Bei operablem Oberkieferkrebse, der nicht in die Weichteile der Wange oder gegen die Mundhöhle zu durchgebrochen ist, gehen wir wie bei der schulgemäßen Oberkieferresektion vor. Die Oberlippe wird links und rechts vom Philtrum mit je einer Anastomosenklemme gefaßt. Durch die Wangenhaut wird der Schnitt nach WEBER mit dem *scharfen Messer* geführt, um nach Abschluß der Operation und Naht dieses Schnittes gut verklebende Wundränder zu haben. Aber schon die *vor dem Oberkiefer liegenden Muskeln* werden in Zusammenhange mit dem Hautlappen durch *koagulationsreichen Schmelzschnitt* abpräpariert, nachdem die Mundschleimhaut an ihrer Umschlagsfalte zum Alveolarfortsatz ebenfalls durch Schmelzschnitt durchtrennt worden war. *Auf diese Weise läßt sich der Wangen-Lippenlappen mit geringster Blutung ablösen und auf die Seite schlagen,* wo er durch scharfen Haken weggehalten wird. Jetzt ist es möglich, *alle noch am Oberkiefer haftenden Weichteile einschließlich Periost unter Leitung des Auges zu verkochen* und mit dem Raspatorium abzuschieben. Wenn man gegen den Augenhöhlenboden zu gelangt, darf die Knochenhaut nicht mehr durch Elektrokoagulation geschädigt werden, um Sequesterbildung zu vermeiden, falls ein Teil des Knochens erhalten bleiben soll. *Der Inhalt der Augenhöhle wird durch einen Isolierspatel, der vom oberen Wundrande her eingeschoben wird, vor jeder Hitzewirkung geschützt.* Die *Schleimhaut* des harten Gaumens und des Alveolarfortsatzes wird durch *Elektrokoagulation zerstört, so daß der ganze Oberkiefer gewissermaßen skelettiert vor uns liegt.*

Nun wird mit Meißel und LUERscher Zange die *Oberkieferhöhle eröffnet* und wieder *unter voller Sicht der Tumor durch Elektrokoagulation vernichtet.* Hierbei muß man *langsam* vorgehen, um Blutung völlig zu vermeiden. Jetzt kann man an sich den Oberkiefer im ganzen unter Verwendung der großen Flachmeißel resezieren (vgl. Abb. 251), nachdem man den weichen Gaumen mittels Schmelzschnitt durchtrennt hat. Blutungen aus den Knochenwunden werden durch vorübergehende Tamponade, Blutungen aus den Weichteilen durch

Elektrokoagulation gestillt. Es folgt nun Ausräumung der Nebenhöhlen nach Elektrokoagulation. Hierbei muß man vorsichtig vorgehen. Es darf keinesfalls eine größere Knochenschädigung gesetzt werden, um in dieser Gegend jede *Sequesterbildung* zu vermeiden, die die *Gefahr einer Meningitis* mit sich bringt. Man *koaguliert daher nur* mit *kleinen Elektroden* mit geringer Stromstärke und -spannung und nicht soweit, bis man auf die obere Knochenbegrenzung stößt.

Auch HOLMGREN rät, nur im unteren Bereiche der Siebbeinzellen zu koagulieren. Er hat nach Koagulation des gesamten Siebbeins zwei Kranke an Meningitis und einen an Gehirnabszeß verloren. Ein Kranker mit Oberkieferkarzinom von inoperabler Ausdehnung, das ich in zwei Sitzungen durch Elektrooperation entfernte unter Ausräumung sämtlicher Nebenhöhlen, starb 10 Wochen später unter angedeuteten Erscheinungen einer Meningitis, so daß an Einwachsen des Tumors in die Meningen und das Gehirn zu denken war. Bei der Autopsie fanden sich keinerlei Geschwulstreste, und die Todesursache war zunächst nicht geklärt worden. Erst nach genauem Absuchen der Schädelbasis wurde eine kleine Öffnung von der Keilbeinhöhle aus gegen das Schädelinnere festgestellt, und an der entsprechenden Stelle der Hirnhäute fand sich örtliche Meningitis. Es handelte sich also um eine *verhältnismäßig spät erfolgte Einwanderung der Infektion aus der Resektionswunde nach kleiner Sequesterbildung.*

Wenn Tumor *sichtbar* in den Nebenhöhlen vorhanden ist und bei der elektrochirurgischen Ausräumung Knochenschädigung vorauszusehen ist, dann empfiehlt es sich, *den Knochen an dieser Stelle alsbald vorsichtig mit einer kleinen LUERschen Zange oder Meißel bis ins Gesunde zu beseitigen,* und einen Jodoformgazestreifen auf die harte Hirnhaut zu legen, der gesondert oberhalb der übrigen Tamponade herausgeleitet und auch bei deren Wechsel nicht entfernt wird, so daß die entstehenden Verklebungen nicht gewaltsam gelöst werden. Wir sind schon wiederholt bei ausgedehnten Geschwülsten in dieser Weise vorgegangen, ohne daß eine Meningitis oder Gehirnabszeß folgte. Der *langsam* entstehende Knochensequester ist ein bevorzugter Ansiedlungsort für Bakterien, so daß bei Nachbarschaft der Hirnhäute die Möglichkeit der *Entstehung einer Meningitis* während der *ganzen Abstoßungszeit* besteht, während bei der *operativen Beseitigung nicht zu schonender Knochenteile* der Schädelbasis die *unmittelbare* Gefahr der Meningitis wohl vorliegt. Falls sich aber — wie bisher bei unseren Kranken — unter der kapillären Dränage schon nach einigen Tagen Granulationen auf der Dura bilden, dann ist bei Offenhalten der übrigen Wunde nicht mehr mit der Ausbreitung einer Meningitis zu rechnen.

Bezüglich der Radiumbestrahlung nach Oberkieferresektion verweise ich auf den Abschnitt von SCHÜRCH.

Oft ergibt sich erst während der elektrochirurgischen Oberkieferresektion, daß man es mit einem bedeutend ausgedehnteren Karzinom zu tun hat, als man anfangs erwartet hatte. *Es ist ein Vorzug des elektrochirurgischen Verfahrens gegenüber allen anderen, daß die völlig bluttrockene Wunde beste Übersicht bietet, die ein Verfolgen des Karzinoms in alle Buchten ermöglicht.* Voraussetzung ist allerdings, daß man im Grenzgebiete des Tumors immer nur kleinere Schichten verkocht und dann abträgt, so daß man sich stets anatomisch zurechtfinden kann. Wenn man das gesamte Gewebe mit großen Elektroden in umfangreichen Massen verkocht, gewinnt man wohl etwas Zeit, kann sich aber lange nicht in gleichem Grade den eben erwähnten Vorzug des anatomischen Vorgehens zunutze machen.

Auch wenn genügend Schleimhaut an Wange und Gaumen erhalten werden konnte, verzichten wir auf einen Verschluß der Resektionshöhle durch Nahtvereinigung der Schleimhaut von Wange und Gaumen, während sie von KEYSSER gelegentlich durchgeführt wird. *Die Wunde wird mundhöhlenwärts* vielmehr durch lockere Jodoformgazetamponade *offengehalten,* während die Hautwunde nach Zurückklappen des Wangen-Lippenlappens vernäht wird.

Die *Nachbehandlung* wird nach Besprechung der anderen Verfahren geschildert, da sie allen gemeinsame Grundzüge aufweist.

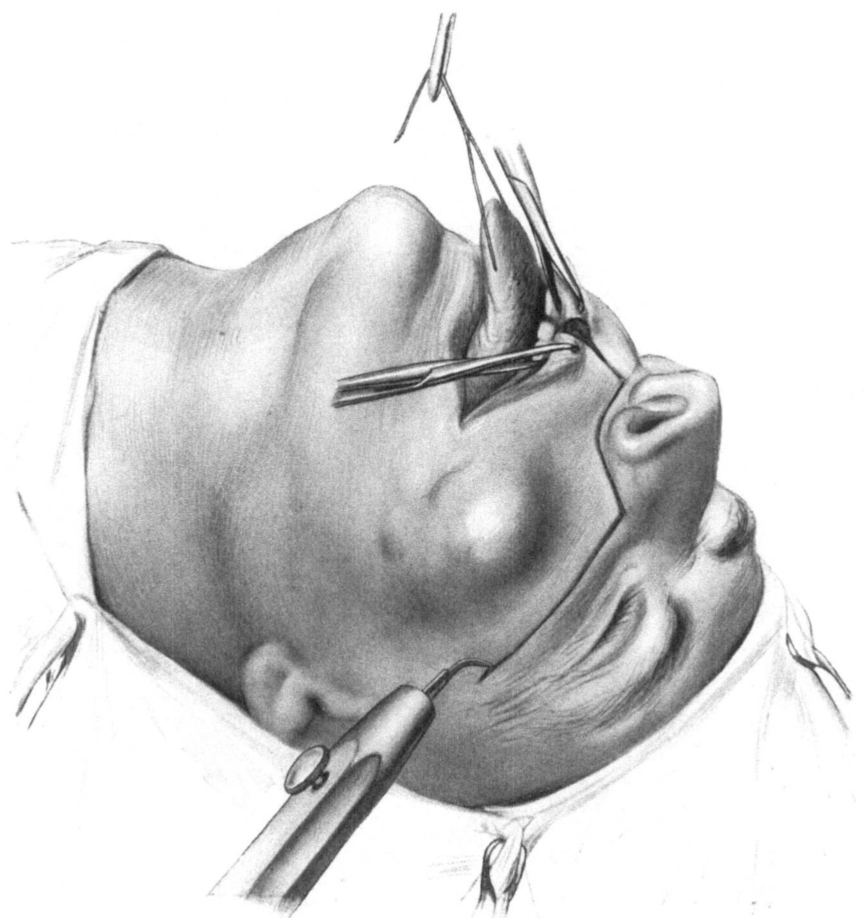

Abb. 245. Resektion des linken Oberkiefers bei Durchbruch der Geschwulst in die Weichteile der Wange. Aufklappung der Wange mittels Schmelzschnittes.

2. Wenn die *Geschwulst die Oberkieferhöhle nach vorne gegen die Weichteile der Wange zu durchbrochen hat,* wenn nur der Verdacht hierfür — beispielsweise wegen Schwellung der Wange — besteht oder wenn es sich um ein von der Vorderwand des Oberkiefers, bzw. seiner Periostbekleidung ausgegangenes *Sarkom* handelt, wird schon die *Aufklappung der Wange durch Schmelzschnitt* vorgenommen und *bis auf die Knochenresektion ausschließlich elektrochirurgisch vorgegangen* (Abb. 245). Dadurch läßt sich jede scharfe Verletzung und jede mechanische Beeinträchtigung des Geschwulstgewebes vermeiden. Bei Aufklappung der Wange wird schon darauf geachtet, daß in den zurückgeschlagenen

Weichteilen kein Tumor haftet, der an der Durchbruchstelle auf dem Knochen belassen wird. Nun betrachtet man den Wangen-Lippenlappen genau, koaguliert und beseitigt alles verdächtige Gewebe nach Verkochung mit der Bandschlinge, vor allem dicht über der Geschwulststelle (Abb. 246).

Darauf wird die Operation wie bei 1. fortgeführt, nur daß man gleich mit der *schichtweisen Koagulation und Abtragung des Tumors* beginnen kann und erst nach Zerstörung und Beseitigung allen erreichbaren Geschwulstgewebes

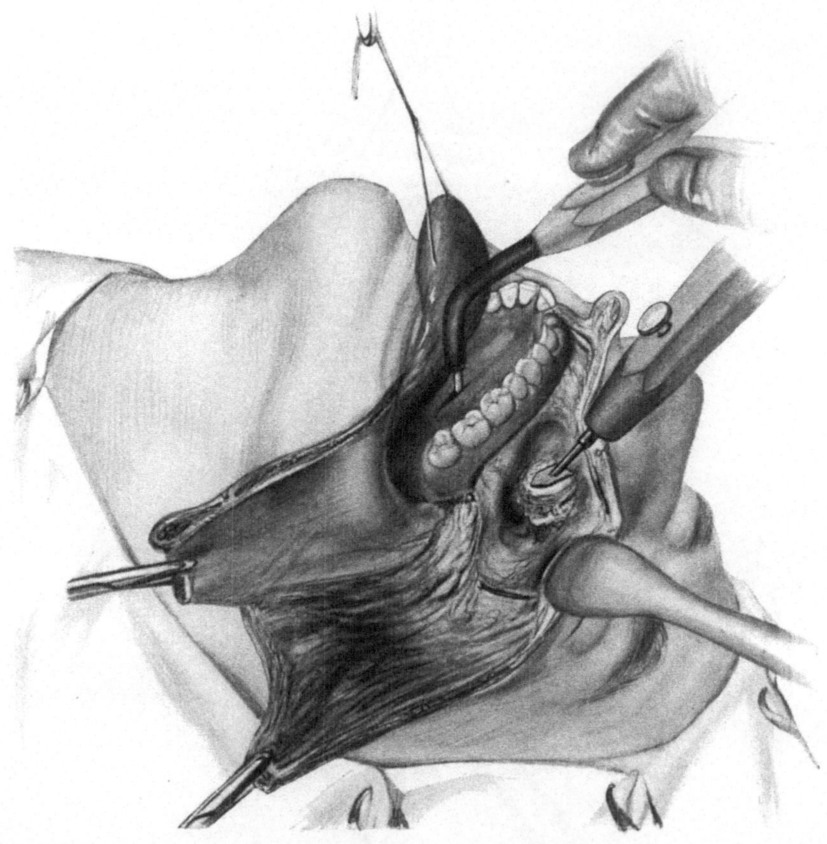

Abb. 246. Der Lippen-Wangenlappen ist beiseite gehalten; die Weichteile der aufgeklappten Wange sind bis ins Gesunde verkocht und abgetragen; die Geschwulst wird schichtweise bis in die Tiefe verkocht unter Schonung des Augenhöhleninhaltes mittels eines Isolierspatels. Einschnitt der Gaumenschleimhaut durch koagulationsreichen Schmelzschnitt.

den Knochen stückweise entfernt. Dabei müssen oft das gleichseitige Nasenbein, der ganze Augenhöhlenboden und Teile der seitlichen Augenhöhlenwand, der ganze Jochbogen und gelegentlich Teile des Schläfenbeins abgetragen werden. Falls der Tumor in den Bereich des M. temporalis gewachsen ist, muß der Processus coronoideus des Unterkiefers mit beseitigt werden; wenn der M. masseter befallen ist, gelegentlich Teile der vorderen Rindenschicht des Unterkiefers. Wenn der Tumor an irgendeiner Stelle des Oberkiefers nach der Wange zu durchgebrochen ist, auch auf dem Wege über die Umschlagsfalte der Wangenschleimhaut, hat man bis weit lateralwärts gegen die Parotis den M. masseter, dann vor allem aber im Verlaufe des M. temporalis auf Geschwulstausbreitung zu fahnden. Auch bei scheinbar kleiner Durchbruchsstelle im Oberkiefer kann das Karzinom an diesen Stellen weit vorgedrungen sein, so daß man nach der Resektion des Jochbogens nicht nur die *Fossa pterygopalatina,* sondern auch die *Fossa temporalis* auf Tumor abzusuchen und elektrochirurgisch auszuräumen hat (Abb. 247).

Nach *Schluß des Eingriffes* ist der *Koagulationssaum des Hautschnittes durch Anfrischung zu entfernen, um ungestörte Heilung der Hautwunde zu erzielen.*

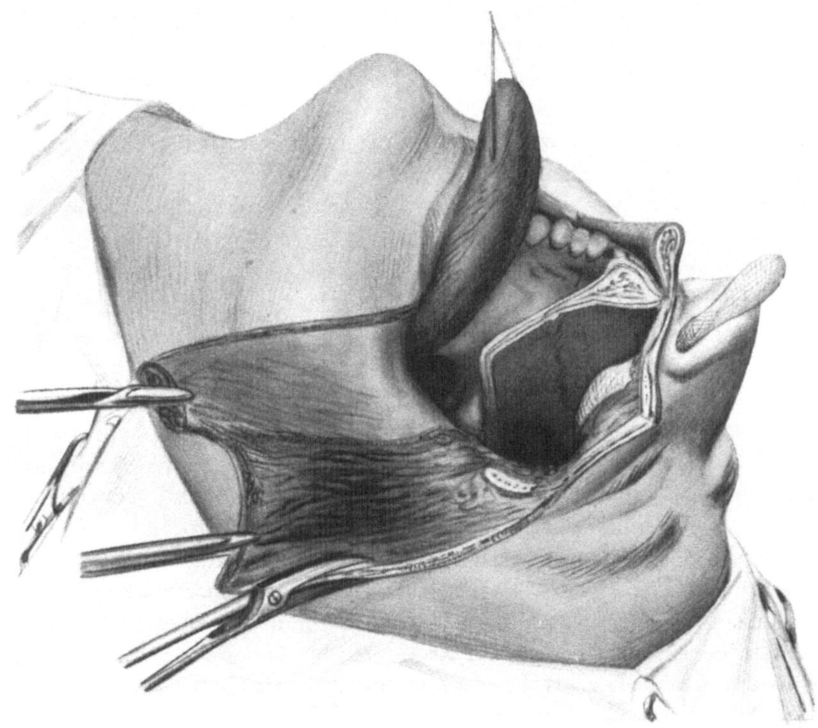

Abb. 247. Blick in die Wundhöhle nach völliger elektrochirurgischer Oberkieferresektion links, wobei der knöcherne Anteil mittels Meißel und LUERscher Zange entfernt wurde. Die Tamponade wird zur linken Nasenöffnung vor Schluß der Wunde herausgeleitet.

3. Hat man *schon klinisch den Eindruck, daß der Tumor irgendwo dicht unter die Haut gewuchert* ist, so muß dieser Hautabschnitt bis weit ins Gesunde hinein geopfert werden. *In diesem Falle kann man auf die Aufklappung der Wange verzichten, indem man im Umkreise der Durchbruchstelle die gesunde Haut zum vornherein verkocht* und sich nun *schichtweise* durch Herausholen des verkochten Gewebes mit der Bandschlinge *in die Tiefe arbeitet.* Um besseren Überblick zu haben, wird man dann notwendige *Hilfsschnitte* durch die gesunde Haut hinzufügen und gelegentlich die Oberlippe spalten, um so den unteren Wangenteil beiseite halten zu können. Meist wird man aber auf den oberen Teil des WEBERschen Schnittes infolge des Wegfalles von Wangenhaut verzichten können und trotzdem genügend Überblick haben. Nach Zerstörung und Beseitigung des von der Wange zugänglichen Geschwulstabschnittes folgen Koagulation der Schleimhaut des Alveolarfortsatzes und des Gaumens und *Resektion der*

mundwärts gelegenen Teile des Oberkiefers von der Mundhöhle her, bis man schließlich zu Siebbeinzellen und Keilbeinhöhle gelangt.

Bei *geschwürigem Durchbruche des Tumors nach außen* wird in gleicher Weise vorgegangen. Nach der Tamponade der Resektionshöhle wird die Lücke in der äußeren Wangenhaut mit einem Salbenlappen bedeckt. Sie wird in keinem Falle primär durch Lappenplastik geschlossen. Die Defektdeckung bleibt, wie früher auseinandergesetzt, stets späterer Zeit nach Vernarbung der Wunde vorbehalten. Im Gegensatze dazu hat KEYSSER in ähnlichen Fällen sofortige Lappenplastik angeschlossen.

4. Wenn die *Geschwulst von der Schleimhaut des Zahnfachfortsatzes* ausgeht oder von der *Oberkieferhöhle gegen die Mundhöhle zu geschwürig durchgebrochen* ist, *beginnt die elektrochirurgische Oberkieferresektion mit der schichtweisen Elektrokoagulation des Tumors von der Mundhöhle aus* (Abb. 248).

Diesen Eingriff führen wir *stets,* die eben geschilderten Verfahren in der Regel am hängenden Kopfe durch.

HOLMGREN hat, wie schon kurz erwähnt, die *vollständige elektrochirurgische Oberkieferresektion von der Mundhöhle her zu einer Methode ausgebildet, die ohne jeden Hautschnitt auskommt.* Er nimmt, wenn nötig, sogar die Ausräumung der Augenhöhle nach Resektion des Oberkiefers von der Mundhöhle aus vor. Er beginnt mit Durchtrennung der Schleimhaut der Wange in der Umschlagsfalte mittels Schmelzschnittes, von vorn in der Mittellinie bis zum hintersten Teile des Zahnfachfortsatzes. Nun werden die Weichteile der Wange mit dem Raspatorium weggeschoben und alles gesunde Wundgewebe unmittelbar verkocht. Jetzt wird die Oberkieferhöhle mit dem Meißel eröffnet und eine große Koagulationselektrode in die Höhle eingeführt, während eine andere Operationselektrode an der Außenseite des Oberkiefers (Zahnfachfortsatz, Fossa canina, von der Nasenhöhle aus) angelegt und die Verkochung mit größtmöglicher Stromstärke eingeleitet wird. Das ist bei diesem bipolaren Vorgehen mit 2 aktiven Elektroden notwendig, weil der schlecht leitende Knochen zwischen beiden Elektroden liegt. Je größer die Elektroden und je höher die Stromstärke gewählt werden, um so rascher erfolgt die Koagulation des dazwischenliegenden Gewebes. Sobald die Geschwulst in der Kieferhöhle und deren Knochenwände vollständig verkocht sind, werden die elektrokoagulierten Weichteile ausgelöffelt und die vorderen unteren und nasenwärts gelegenen Knochenabschnitte mit Meißel und LUERscher Zange entfernt. Kommt man dabei irgendwo in blutendes Gewebe, so wird dieses sofort der Koagulation unterworfen. Nun überblickt man die hinteren und oberen Teile des Kiefers, das Siebbein und die Keilbeingegend. Die Reste des Oberkiefers werden beseitigt und das darunterliegende Periost verkocht, falls seine Zerstörung notwendig erscheint. Wenn der Tumor auf die Umgebung übergreift (Augenhöhle, Processus pterygoideus), so wird die Koagulation mit nachfolgendem Heraushobeln des Gewebes mit der Bandschlinge darüber hinaus ins Gesunde fortgesetzt; lediglich bei Gefährdung lebenswichtiger anatomischer Gebilde, wie in unmittelbarer Nähe der harten Hirnhaut und der großen Halsgefäße, muß der Eingriff abgebrochen werden.

Der untere Teil des Siebbeins wird ebenfalls bipolar, aber mit kleinen Elektroden koaguliert, während, wie schon erwähnt, gegen die Dura zu nicht mehr elektrochirurgisch, sondern mechanisch operiert wird. In gleicher Weise wird am Keilbeine vorgegangen. Falls hier Tumorreste vorhanden sind, überläßt sie

Holmgren der *Radiumnachbestrahlung*, die unmittelbar durch Einlage von Radiumträgern angeschlossen wird.

In *ähnlicher Weise führen wir die Oberkieferresektion von der Mundhöhle her aus, wenn die Geschwulst am Zahnfortsatz oder Gaumendach bereits Veränderungen verursacht hat.* Wenn eine geschwürige Oberfläche des Tumors vorliegt, wird erst *nach* ihrer Koagulation die Wangenschleimhaut an ihrer Umschlagsfalte von

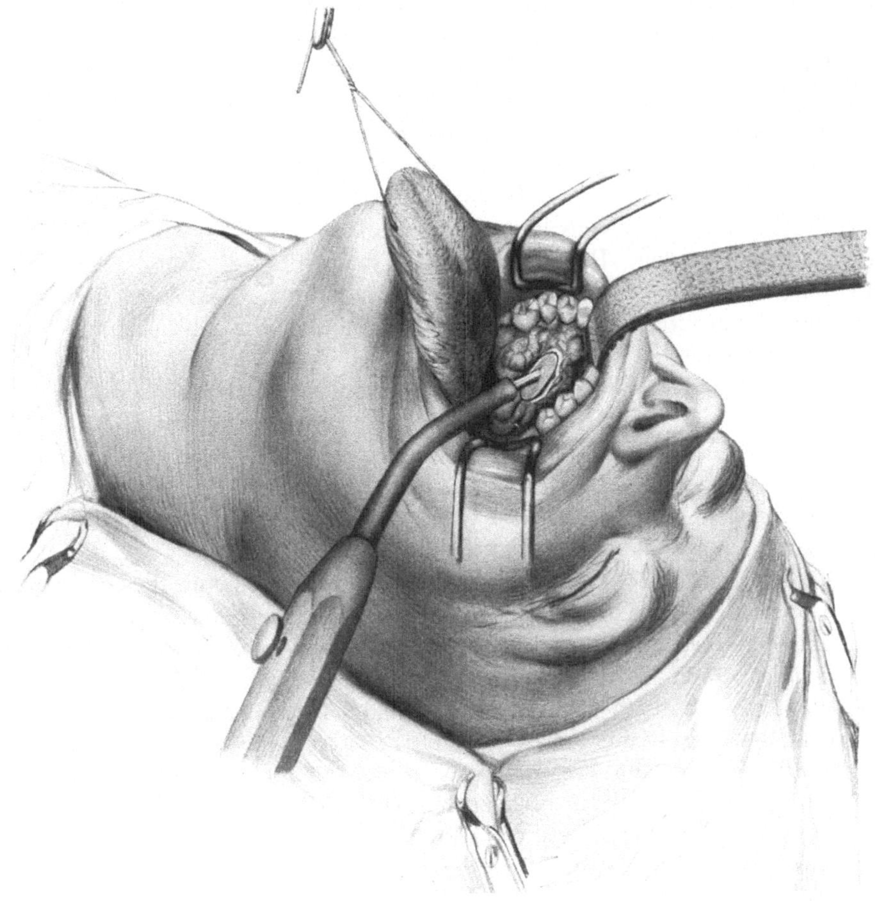

Abb. 248. Elektrokoagulation mit schichtweiser Entfernung des verkochten Geschwulstgewebes bei Oberkieferkarzinom, das in die Mundhöhle durchgebrochen ist.

vorne her bis zur hinteren Begrenzung des Zahnfachfortsatzes durchtrennt. Diese Durchtrennung nimmt man am besten mit einer kleinen Koagulationselektrode, also nicht mit dem Schmelzmesser, vor, um jede Blutung zu vermeiden. Auch bei dem stumpfen Abdrängen der Wangenweichteile vom Oberkiefer muß man vorsichtig verfahren, um keine Gefäße einzureißen. Durch schrittweise Koagulation und Beseitigung des verkochten Gewebes bis auf den Knochen wird so der untere Teil des Oberkiefers skelettiert. Nach Eröffnung der Oberkieferhöhle gehen wir in der Regel weiter nur mit einer aktiven Elektrode vor, *schrittweise verkochend*, das koagulierte Gewebe mit der Bandschlinge und den Knochen in einzelnen Stücken mit der LUERschen Zange entfernend. Dabei hat man die linke Hand zur Bedienung von Pinzette oder Stieltupfer frei, was gegenüber dem bipolaren Vorgehen ein weiterer Vorzug ist. Gelegentlich benutzen wir aber auch, wie HOLMGREN, 2 aktive Elektroden, wenn das auch Ausnahmen von der Regel sind. Jedenfalls koaguliere ich im *Bereiche der Schädelbasis immer nur mit einer kleinen Elektrode und überzeuge mich stets, daß hier wirklich nur kleinste Gewebsteile auf einmal zerstört und dann abgetragen werden, um jede ungewollte Schädigung zu vermeiden.*

Es ist in der Tat möglich, *durch schrittweises elektrochirurgisches Vordringen von der Mundhöhle her den Tumor zu zerstören, den gesamten Oberkiefer einschließlich des Augenhöhlenbodens zu resezieren und eine Wundhöhle zu erhalten, die am hängenden Kopfe bei guter Beleuchtung voll ausreichende Übersicht bietet, so daß Siebbein- und Keilbeingegend unter Leitung des Auges ausgeräumt werden können.* Auch die Weichteile der Wange können von innen her soweit als nötig koaguliert und entfernt werden. Der Wegfall des Hautschnittes ist für die Kranken eine Erleichterung und vereinfacht die Nachbehandlung. Die Technik dieser Operation verlangt hingegen Übung und setzt Beherrschung der elektrochirurgischen Methodik voraus.

Wenn man sich mit dem Verfahren vertraut gemacht hat, wird man es oft, vor allem bei den nach der Mundhöhle zu durchgebrochenen Tumoren, anwenden. *Es besitzt aber noch einen weiteren sehr beachtenswerten Vorzug, indem besonders bei älteren oder geschwächten Kranken zwei- oder mehrzeitig operiert werden kann.* Ich habe auf diese Weise mehrere inoperabel erscheinende Oberkieferkarzinome noch mit Erfolg angegangen.

Man beginnt in oberflächlicher Chloroformnarkose mit der Elektrokoagulation des erkrankten Oberkiefers von der Mundhöhle her, eröffnet nach Abtragung des verkochten Gewebes die Oberkieferhöhle, zerstört auch hier die Geschwulst durch Elektrokoagulation und reseziert dann den harten Gaumen. Man läßt unter diesen Bedingungen ausnahmsweise eine Koagulationsschicht von etwa 3—5 mm Dicke zurück; die völlig bluttrockene Wunde wird tamponiert. Nach einiger Zeit, am besten noch vor der völligen Abstoßung der Koagulationsnekrosen, wird dann in einer zweiten Sitzung der Rest des Tumors, bzw. der Oberkiefer völlig zerstört und reseziert.

Diese *Verteilung der großen Operation auf zwei weniger eingreifende Teiloperationen beeinträchtigt den Allgemeinzustand der Kranken oft kaum merkbar;* sie sind am Schlusse des Eingriffes wach und stehen meist schon am nächsten Tage auf; *oft erfolgt nach Wegfall des geschwürigen Geschwulstteiles bereits nach kürzester Zeit sichtbare Erholung,* so daß der zweite größere Eingriff leichter hingenommen wird. Wenn es erforderlich erscheint, kann man aber auch in *drei Eingriffen* die Radikaloperation ausführen. Mit der *Zerstörung des jauchenden Geschwulstteiles innerhalb der Mundhöhle durch eine kurze Voroperation wird auch die Gefahr der postoperativen Pneumonie verringert,* die wir bei diesem Vorgehen nie gesehen haben.

Die *mehrzeitige Oberkieferresektion* von der Mundhöhle her ist ohne Zweifel *ein durch das elektrochirurgische Verfahren ermöglichter Fortschritt.*

Nach jeder elektrochirurgischen Oberkieferresektion — die Ausnahme wurde erwähnt — überzeugt man sich, daß *so wenig wie möglich koaguliertes Gewebe zurückgelassen wird.* Die Wundhöhle soll von einer nur 1—2 mm starken

Schicht verkochten Gewebes überzogen sein. *Diese genügt, um Gewebsblutung zu verhüten.* Kleinere Gefäße sind durch etwas stärkere Koagulation verschlossen, größere aber umstochen.

Meist ist bei dem ganzen Eingriffe nur eine Umstechung nötig (A. maxillaris int.), oft aber auch diese nicht. Lediglich bei der scharf vorgenommenen WEBERschen Schnittführung sind entsprechende Unterbindungen erforderlich. *Eine Nachblutung haben wir nie erlebt, obwohl wir nur bei ganz ausgedehntem Karzinom die A. carotis ext. unterbinden.* Die Vornahme der Unterbindung

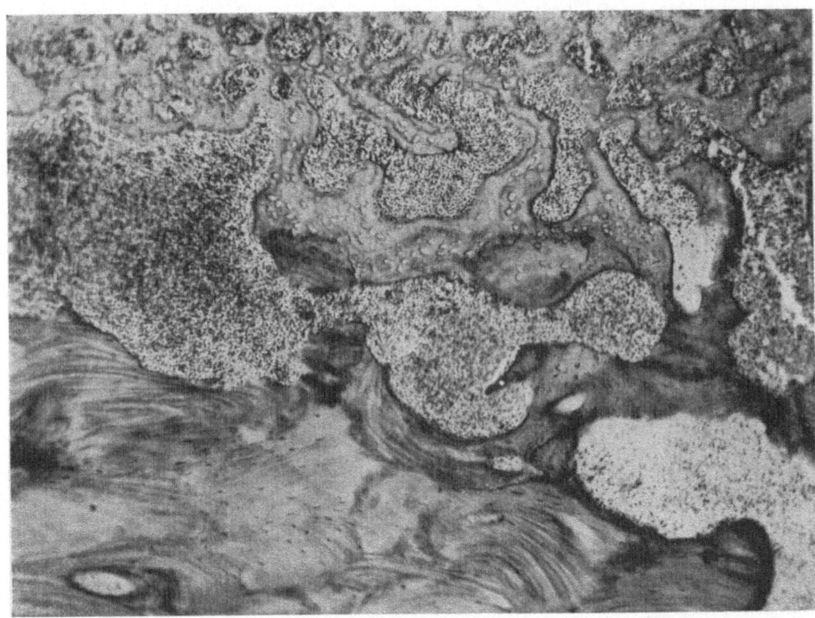

Abb. 249. Knochensequester 6 Wochen nach Elektrokoagulation eines inoperablen Oberkieferkarzinoms. Der Sequester wurde durch Meißelschlag entfernt. Unten: Nach Koagulation völlig abgestorbener Knochen. Oben: Entzündliche Infiltration in der Demarkationszone mit Umbauvorgängen am einzelnen Knochenbälkchen. Vergr. 40fach.

der A. carotis ext. hängt, wie erwähnt, von der Lage des Einzelfalles ab und ist jedenfalls bei der Operation von Tumoren der Zunge, Wange, Mandel und des Rachens öfter nötig als vor der Oberkieferresektion.

Die Koagulationsschicht genügt ferner, um Resorption zu vermeiden und um ausgesprochene *Hyperämie und Exsudation* hervorzurufen.

Ausgedehntere Koagulationsnekrosen, besonders der Knochenteile, werden am Schlusse der Operation abgetragen, wodurch langdauernde Heilungsverzögerung, Sequesterbildung usf. vermieden werden können (Abb. 249). Die Wundhöhle wird stets mit Jodoformgaze tamponiert. Der Jodoformmull durchtränkt sich bald mit Exsudationsflüssigkeit und läßt sich ohne Blutung schon nach 48 Stunden oder nach 2—3 Tagen völlig entfernen.

Vor der elektrochirurgischen Oberkieferresektion haben wir uns früher vom Zahnarzt einen Tamponhalter anfertigen lassen (vgl. Abb. 252), der nach dem ersten Tamponwechsel eingesetzt wird, um die ganz lockere neue Mullage, die einen Salbenlappen in die Wundhöhle drückt, festzuhalten. Solange Zähne am gesunden Oberkiefer erhalten sind, läßt sich diese Gaumenplatte leicht anbringen. Sie muß durchlöchert sein, um die Absonderung nicht zu behindern.

PICHLER setzt sich aus kosmetischen Gründen für die sofortige prothetische Versorgung nach Oberkieferresektion ein; die Heilung soll ferner durch Epidermisverpflanzung beschleunigt werden. Beides kommt für die elektrochirurgische Wunde nicht in Frage.

Wir halten die starke Exsudation für vorteilhaft; andererseits soll einer *Schrumpfung der Wunde nicht nur zur Vermeidung von Entstellung des Gesichtes vorgebeugt werden; sondern die Wunde soll so weit und so lange wie möglich zugänglich sein,* um Überblick zu haben und so *Rezidivbildung frühzeitig bemerken zu können.*

HOLMGREN verlangt Offenhaltung der Resektionshöhle 1—2 Jahre lang; CROSBY-GREENE sogar bis zu 3 Jahren.

HOLMGREN entfernt die Tamponade nach 12 Stunden, erneuert sie nicht wieder und beugt der Narbenschrumpfung durch den Gebrauch von Holzkeilen vor. So früh wie möglich wird dann eine vorläufige, leicht entfernbare Prothese aus Kautschuk eingesetzt (THOURÉN), die anfangs gegen die Wange zu eine abfallende Ebene bildet, um keinen zu starken Druck gegen die Wunde auszuüben und die Heilung zu gefährden. Später wird gegen oben Guttapercha aufgelegt und die Prothese, wenn nötig, allmählich in eine Dehnungsprothese verwandelt. Zuweilen wird die Dehnung auch chirurgisch vorgenommen und durch eine entsprechende Prothese aufrecht erhalten. Erst nach Heilung erfolgt Herstellung einer endgültigen Prothese (THOURÉN).

Wenn man die Wundhöhle offenhalten und eine Schrumpfung der Wange vermeiden will, so muß man entweder bis zur abgeschlossenen Wundheilung tamponieren oder vorläufige Prothesen mit Guttaperchaaufbau entsprechend der Lückengröße verwenden. Wir haben beide Wege versucht. Die ständig wiederholte Tamponade muß ziemlich fest ausgeführt werden, damit sie ihren Zweck erfüllt. Der Tamponwechsel ist schmerzhaft für den Kranken und läßt stärkere schädliche mechanische Beeinträchtigung der Wunde nicht vermeiden. Der Guttaperchaaufbau auf die vorläufige Prothese hat den Nachteil, daß er die saugende Fläche des darüberliegenden Mulls verringert und zudem den Abfluß der Flüssigkeit behindert. Die schiefe Ebene gegen die Wange zu erfüllt ihren Zweck unvollkommen, da sich die Wange rasch über dem Zwischenraum anschmiegt. Rinnen im Guttaperchaaufbau und Durchlöcherung genügten ebenfalls nicht. Stets war Sekretstauung mit entsprechendem Fieber die Folge. Ich verlor eine Kranke 14 Tage nach Oberkieferresektion an Erysipelphlegmone der Wange. Die erste Woche nach der Operation war glatt verlaufen; die Kranke war außer Bett. Nach Aufbauen des Guttaperchaklotzes auf die vorläufige Prothese kam es zu hohem Fieber und zur Erysipelphlegmone. Diese Erfahrung veranlaßte mich, in Zusammenarbeit mit REICHENBACH (Zahnärztliches Universitätsinstitut München) eine *vorläufige Prothese herzustellen, die die Wunde offenhält* und *bei ungestörtem Sekretabfluß* Narbenschrumpfung *verhindert.* Diesen Zweck erfüllt ein *bienenkorbförmiges Drahtgitter,* das nach der Form der Höhle gebogen werden kann und in die vorläufige Prothese eingesetzt wird. Cadmiumdraht erwies sich als gut geeignet. In die Wundhöhle wird ein Salbenläppchen gelegt, eine einfache Mullage darüber. Dann wird der Drahtgitteraufsatz durch Biegung der Drähte eingepaßt. Die Drähte stecken in Kanülen, so daß sie einzeln herausgenommen und je nach Umfang der Lücke längere oder kürzere Drähte gewählt werden können.

Dieser Drahtgitteraufsatz hält die durch den Salbenlappen und die Gazelage gepolsterte Wunde ohne stärkeren Druck auseinander und stützt gleichzeitig das

Auge. Jetzt wird die vorläufige Prothese angebracht, die nach einem vor der Operation gemachten Abdruck ausgeführt wurde. Der *Drahtgitteraufsatz kommt über eine entsprechend große Lücke in der Prothese zu liegen* und wird an dieser durch kleine Häkchen befestigt. Nun kann man in das korbartige Drahtgitter auch noch von der Mundhöhle her einen kleinen Mullbausch einführen, der die Sekrete aufsaugt (vgl. Abb. 262—264).

Die *Tamponade kann auf diese Weise außerordentlich schonend gewechselt* werden; die *Wundhöhle wird durch das Drahtgitter auseinandergehalten, ohne daß der Abfluß der Sekrete behindert wird;* Auge und Wange werden ohne zu starken Druck gestützt: die Narbenschrumpfung wird eingeschränkt.

Beim *Verbandwechsel* werden gelockerte Fetzen nekrotischen Gewebes mit der Schere entfernt; Mundspülungen mit aromatischem Wasser. *Nach 8—14 Tagen ist die Wunde gereinigt.* An verdächtigen Stellen werden *Probeausschneidungen* vorgenommen. Wenn eine ausgedehnte Wunde der Wange vorliegt, muß man rechtzeitig durch Übung mit dem Holzkeil einer Kieferklemme vorbeugen. 14 Tage bis 3 Wochen später ist die Wunde großenteils vernarbt. Die Narbenbildung ist derb. Erst einige Zeit nach völliger Heilung wird die vorläufige Prothese durch eine endgültige ersetzt.

Holmgren läßt seine Kranken in der ersten Woche häufiger aufstehen, aber während der Abstoßung der Nekrosen, etwa in der zweiten bis dritten Woche, wegen der Möglichkeit einer Nachblutung zu Bett liegen. *Unsere Kranken sind meist schon vom ersten Tage nach der Operation an kurze Zeit, gegen Ende der ersten Woche den ganzen Tag außer Bett.* Trotzdem werden sie möglichst erst nach abgeschlossener Wundheilung in ambulante Behandlung entlassen, damit wir etwa nötige Nachoperationen rechtzeitig ausführen können.

Die *Nachkoagulation von Geschwulstresten* und *Rezidiven* geschieht von der Mundhöhle aus; gelegentlich sind Hilfsschnitte durch die Wange erforderlich.

Hirsch führt die elektrochirurgische Oberkieferresektion nach der Weberschen Schnittführung aus und verwendet frühzeitig Immediatprothesen.

Verescinsky unterbindet wegen der Nachblutungsgefahr die A. carotis ext. Außerdem hebt er die Heilungsverzögerung hervor, die durch Sequesterbildung bedingt wird. Beides spricht dafür, daß Verescinsky starke Koagulationsnekrosen zurückläßt, was wir ablehnen.

In *ähnlicher Weise* wie die Karzinome und Sarkome des Oberkiefers sind *die Geschwülste* elektrochirurgisch zu operieren, die *von der Gaumen-, Wangen- oder Nasenschleimhaut her, bzw. von Augenhöhle oder Haut auf den Oberkiefer übergegriffen haben.* Neben *Karzinomen* und *Sarkomen* wird es sich gelegentlich um *Melanome* und *karzinomatös entartete Mischgeschwülste* handeln.

Meist wird man vom Ursprungsherde der Geschwulst aus durch Verkochung vordringen, nach Zerstörung eines Tumorteiles durch Elektrokoagulation und schichtweise Abtragung des verkochten Gewebes schließlich auf die Einbruchstelle in den Oberkiefer gelangen und dann die Resektion, soweit als notwendig nach den eben beschriebenen Regeln vornehmen.

Vgl. auch Keysser, Küttner, Rosenthal.

Beispiele:

1. Elektrooperation bei Oberkieferkrebs. *Wangenaufklappung* (nach Weber). Kombinierte Operation mit völliger Oberkieferresektion.

B. E., 63 Jahre alt. *Plattenepithelkarzinom des Oberkiefers* (gegen die Wange durchgebrochen).

Vorgeschichte: Drei Monate vor Klinikaufnahme sei eine Schwellung und Verhärtung der Haut über dem linken Oberkiefer aufgetreten. 4 Wochen vorher hat der Kranke zum erstenmal ärztliche Hilfe in Anspruch genommen; Rat zur Operation, die zunächst abgelehnt wurde. Deshalb wurde von dem Arzt eine zweimalige Röntgentiefenbestrahlung vorgenommen. Da diese ohne Erfolg blieb, entschloß sich der Kranke schließlich zur Operation.

Befund: Allgemeinzustand mäßig, Gewicht: 62 kg, kein wesentlicher krankhafter Organbefund.

Örtlicher Befund (vgl. Abb. 250): Die Gegend des linken Oberkiefers ist geschwulstartig aufgetrieben, die Haut im Vergleiche zur gesunden Seite etwas blaurötlich verfärbt, aber über der Unterlage verschieblich. Über dem linken Oberkiefer ist eine harte Vorwölbung zu fühlen, die von der linken Nasenlippenfalte bis über den linken äußeren Augenwinkel hinaus reicht. Hier geht die Grenze der Geschwulst unscharf in das Gesunde über. Die Geschwulst ist hart und über dem Oberkiefer unverschieblich. Die Mundschleimhaut zeigt keine krankhaften Veränderungen. Am linken Unterkieferrand eine verhärtete, haselnußgroße Drüse.

Röntgenbefund: Die Gegend des linken Oberkiefers ist in ganzer Ausdehnung tief verschattet, die untere Begrenzung des Oberkieferknochens in den seitlichen Abschnitten unregelmäßig.

Diagnose: Oberkieferkarzinom, nach vorne durchgebrochen.

Elektrooperation. Oberflächliche Chloroformnarkose. Aufklappung der linken Wange durch Webersche Schnittführung. Man kommt schon innerhalb der Gesichtsmuskulatur auf Geschwulstgewebe, so daß diese Abschnitte in großer Ausdehnung verkocht und darauf mit der Bandschlinge entfernt werden. Man gelangt auf diese Weise schließlich auf die Vorderwand des linken Oberkiefers, die vor der Oberkieferhöhle von der Geschwulst durchbrochen ist. Koagulation und vollständige Entfernung der Weichteile über dem linken Oberkiefer, wobei es nötig ist, seitlich bis zur Ohrspeicheldrüse vorzudringen. Von der Durchbruchstelle aus wird die Geschwulst auch im Oberkiefer verkocht und entfernt und schließlich die zum linken Oberkieferabschnitte gehörende Schleimhaut des Gaumens koaguliert und mit dem Schmelzmesser inzidiert, so daß nun mit dem großen Meißel der knöcherne Oberkiefer in typischer Weise reseziert werden kann, wobei das ganze Jochbein und der Augenhöhlenboden mit entfernt werden (siehe Abb. 251). Es besteht nun eine große bluttrockene Wundhöhle, die frei von Geschwulst ist. Ausräumen der Siebbeinzellen, Anfrischung des Schnittrandes der Haut, Hautnaht über lockerer Jodoformgazetamponade.

Verlauf völlig reaktionlos, höchste Körperwärme 37,5° bei 84 Puls. Am 5. Tag ist der Kranke außer Bett.

Bei der Nachbehandlung wird eine vorläufige Prothese, bzw. ein Tamponhalter verwandt (Abb. 252). Täglicher Verbandwechsel und Mundspülen. Die lockere Tamponade wird bereits nach 3 Tagen völlig entfernt. Keine Doppelbilder, hingegen Parese des oberen Fazialisastes.

Mikroskopische Untersuchung: Verhornendes Plattenepithelkarzinom. Nach 6 Wochen: Glatte Vernarbung unter Schrumpfung der Wange (Abb. 253). Der Kranke hat eine gutsitzende *Dauerprothese* (Abb. 254).

2 Monate nach der Radikaloperation wird die Drüse am linken Unterkieferwinkel, die sich seither nicht zurückgebildet hat, entfernt; es sind sonst keine Lymphdrüsen festzustellen. Die darunterliegende Unterkieferspeicheldrüse wird mit beseitigt.

Verschluß der Wunde durch Naht.

Histologische Untersuchung: Plattenepithelkarzinom in den Lymphdrüsen. In der Submaxillaris keine Metastasen.

Nach einem halben Jahr 8 kg Gewichtszunahme.

2. Elektrooperation bei inoperablem Oberkieferkrebs. *Wangenaufklappung* (nach Weber). Kombinierte Operation. Nachkoagulation bei Rezidiv. Später tödlicher Ausgang infolge Meningitis.

J. E., 45 Jahre alt. *Plattenepithelkarzinom des rechten Oberkiefers* (inoperabel).

Vorgeschichte: Das linke Auge infolge Glassplitterverletzung erblindet. Seit anfangs Juni 1929 bemerkt der Kranke eine Vorwölbung der rechten Wange bis unter das rechte Auge, die zunahm. Da zunächst keine Schmerzen auftraten, schenkte der Kranke dieser Schwellung keine Beachtung. In letzter Zeit seien nach dem Auge zu ausstrahlende Schmerzen aufgetreten, weshalb er einen Arzt aufsuchte der ihn der Klinik überwies, nachdem er eine Probeausschneidung gemacht hatte, die Plattenepithelkarzinom ergeben hat. In letzter Zeit habe er etwa *16 Pfund abgenommen.*

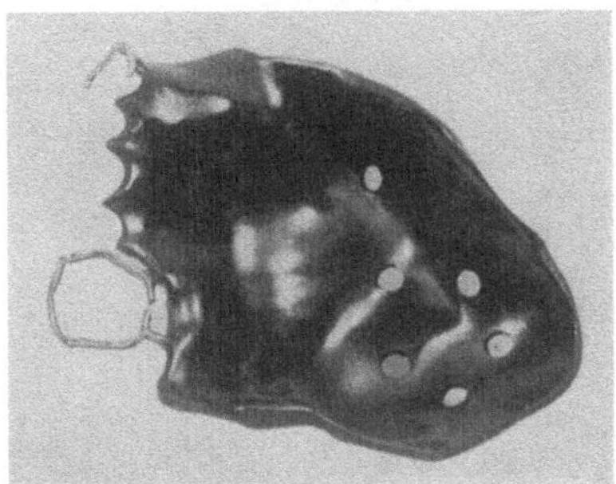

Abb. 252. Durchlöcherter Tamponhalter für Oberkieferresektion.

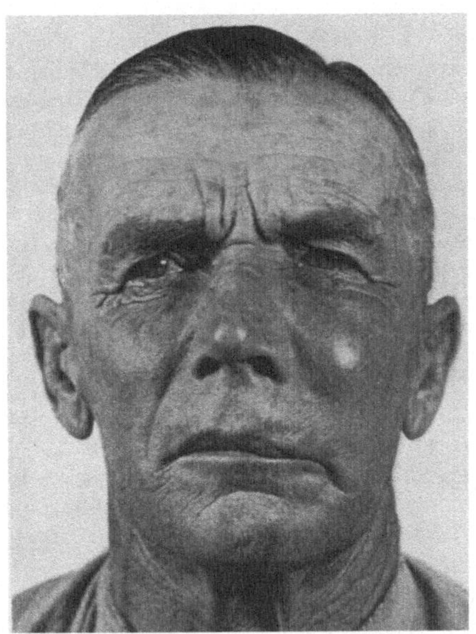

Abb. 250. Oberkieferkarzinom links, breit gegen Wange durchgebrochen.

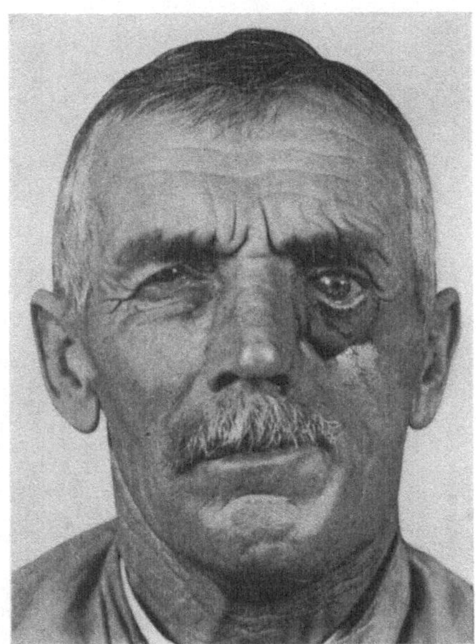

Abb. 253. Derselbe Kranke. 15 Wochen nach Wangenaufklappung links, Elektrokoagulation des ausgedehnten Tumors mit Resektion des Oberkiefers einschließlich des Augenhöhlenbodens, seitlicher Augenhöhlenwand und des Jochbogens.

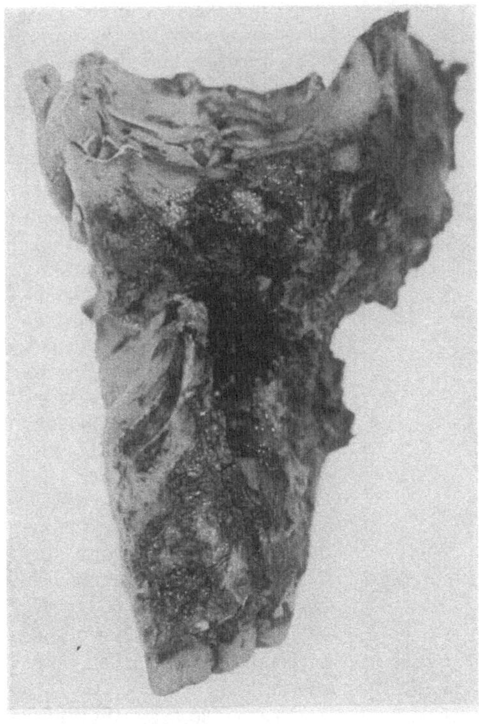

Abb. 251. Resektionspräparat mit Ausnahme des Jochbogens und der seitlichen Augenhöhlenwand, die mit der LUERschen Zange entfernt wurden.

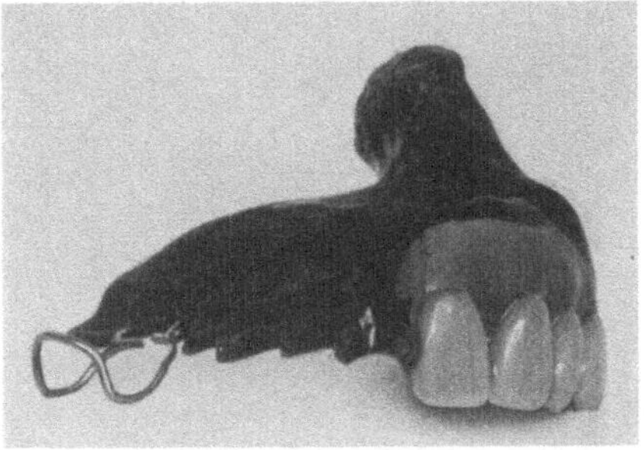

Abb. 254. Oberkieferprothese mit Aufsatz für die geschrumpfte Wundhöhle.

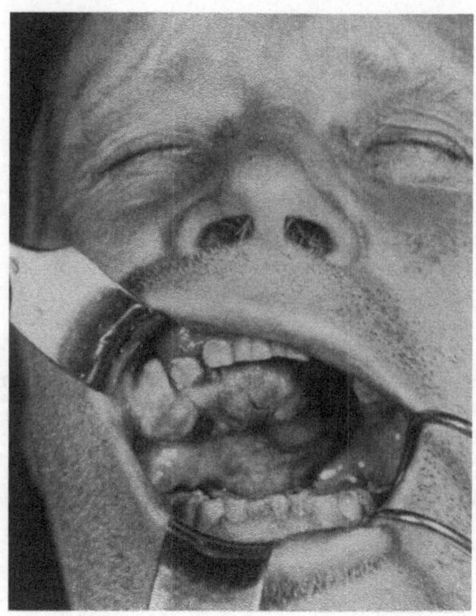

Abb. 255. Geschwürig zerfallener Oberkieferkrebs rechts.

Befund: Mäßiger Allgemeinzustand. Linkes Auge erblindet.

Örtlicher Befund: Die ganze rechte Wange ist geschwollen. Die Schwellung geht anscheinend vom rechten Oberkiefer aus und ist auf diesem nicht verschieblich. Sie reicht bis zur rechten Schläfengegend. Das Röntgenbild ergibt eine starke Verschattung der rechten Oberkieferhöhle. In der seitlichen Aufnahme wird erkenntlich, daß unregelmäßige, wolkige Verdichtungen bestehen, die sich in der Hinterwand und im Dache der rechten Oberkieferhöhle befinden und sich in den Boden der rechten Augenhöhle hinein erstrecken.

In der Nase ist keine Geschwulst festzustellen, und auch der Befund des rechten Auges ergibt regelrechte Verhältnisse, während links nach alter Perforationsverletzung nur Lichtschein wahrgenommen wird. Die Lymphdrüsen am rechten Unterkieferwinkel sind vergrößert, hart, aber verschieblich.

26. 8. 29. *Elektrooperation* in Avertinnarkose. Aufklappung der rechten Wange, entsprechend der WEBERschen Schnittführung. Man gelangt auf eine Durchbruchstelle der Geschwulst in die Wangenmuskulatur. Dieses Gewebe wird nach ausgedehnter Koagulation beseitigt und der Tumor von der Durchbruchstelle aus verkocht. Daraufhin Verkochung der Gaumenschleimhaut und Resektion des rechten Oberkiefers, nachdem er völlig skelettiert ist. Es ergibt sich nun, daß die Geschwulst bis in die Siebbeinzellen und die Keilbeinhöhle hinein gewachsen ist, die nach vorsichtiger Koagulation der Geschwulst soweit als möglich ausgeräumt werden. Bei der Resektion wurde der Augenhöhlenboden, der zum Teil von Tumormassen durchsetzt war, entfernt. Lockere Jodoformgazetamponade. Zurückklappung der Wange und Schluß der Wunde nach Anfrischung des Koagulationssaumes der Haut.

Histologischer Befund: Verhornendes Plattenepithelkarzinom.

Verlauf: 30. 8. 29. Die Jodoformgazetamponade hat sich infolge des starken Lymphflusses ohne weiteres gelockert

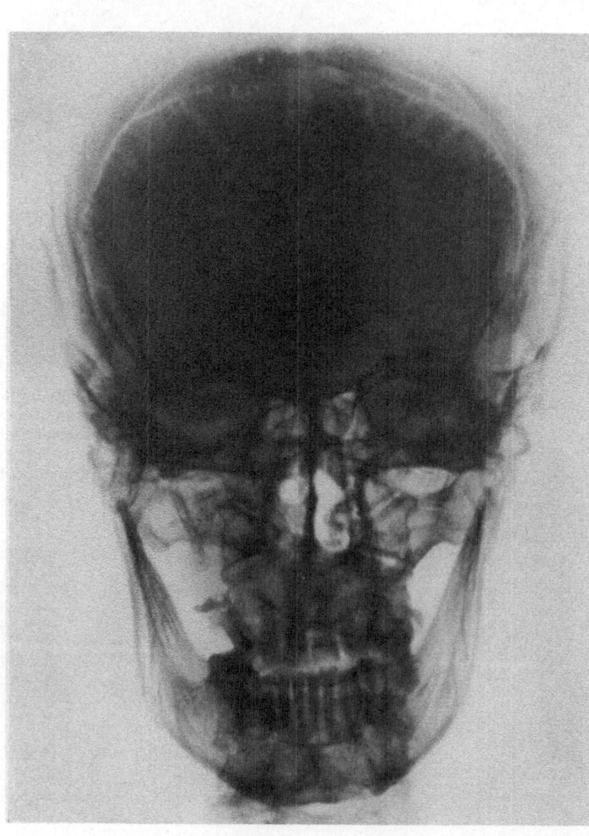

Abb. 256. Röntgenbild desselben Kranken. Weitgehende Zerstörung des rechten Oberkiefers, besonders des Zahnfachfortsatzes.

und abgestoßen. Es besteht jetzt eine große, von Koagulationsnekrosen bedeckte Wundhöhle. Äußere Wunde o. B. Trockene Verbände. Mundspülen. Körperwärme zwischen 37 und 37,5. Puls zwischen 70 und 80.

26. 9. 29. *Erneute Elektrooperation* in Avertinnarkose, da sich im Bereiche des Augenhöhlenbodens und gegen die Siebbeinzellen hin ein *pflaumengroßes Rezidiv* gebildet hat. Nach erneuter Aufklappung der Wange wird das Rezidiv koaguliert und entfernt, bis der Fettkörper des Auges frei liegt. Auf eine *Ausräumung der Augenhöhle,* die bei Ausdehnung der Geschwulst von Anfang an notwendig gewesen wäre, *muß verzichtet werden, da sie der Kranke ablehnt wegen der bereits bestehenden Erblindung links.*

Verlauf: ohne Beschwerden; fieberfrei.

18. 10. 29. In der Wundhöhle ist zunächst kein Rezidiv sichtbar.

Am 24. 10. 29 und am 8. 11. 29 werden in oberflächlicher Rauschnarkose verdächtige Granulationen ausgeschnitten zur histologischen Untersuchung und daraufhin die Entnahmestellen verkocht.

Am 15. 11. 29 tritt plötzlich Benommenheit ein, Erbrechen, rasches Ansteigen des Pulses, Bewußtseinsverlust. Tödlicher Ausgang unter den Zeichen der Kreislaufschwäche.

Anatomische Diagnose: Umschriebene eitrige Basalmeningitis, scheinbar infolge Durchwanderung aus den Keilbeinzellen entstanden. Tumor nirgends nachweisbar. Hypostase der Lungenunterlappen.

Todesursache: Meningitis.

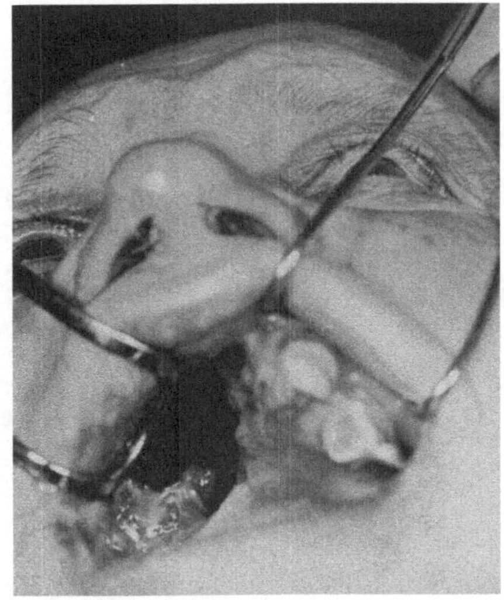

Abb. 257. Wundhöhle 11 Wochen nach vollständiger Oberkieferresektion von der Mundhöhle her in 2 Sitzungen.

3. Zweizeitige Elektrooperation bei inoperablem Oberkieferkrebs von der Mundhöhle her. Völlige Resektion durch zweizeitige kombinierte Operation. Nachkoagulation bei Rezidiv.

H. H. 73 Jahre alt. *Plattenepithelkarzinom des rechten Oberkiefers, gegen die Mundhöhle zu geschwürig zerfallen (inoperabel).*

Vorgeschichte: Seit $^1/_4$ Jahr angeblich immer rascher wachsendes Geschwür am rechten Gaumen. Anfangs keine, in letzter Zeit aber *heftige Schmerzen* in ganzer rechter Gesichtshälfte. *Ärztliche Behandlung:* Diät, Einreibungen der Gelenke und des Gesichts mit einer

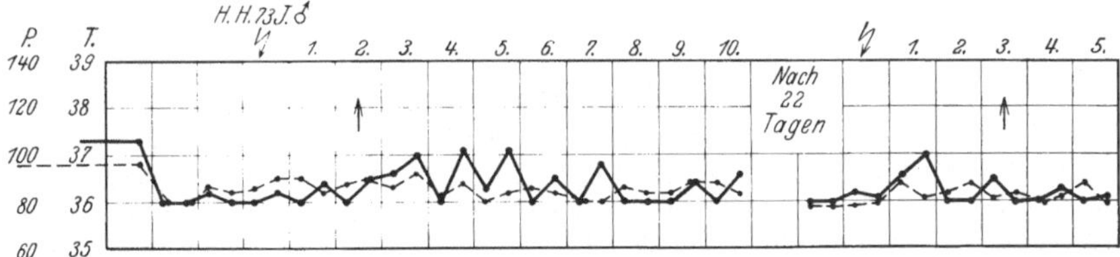

Abb. 258. Verlauf einer zweizeitigen Oberkieferresektion bei einem 73jährigen Kranken.

Salbe. Wegen weiteren Wachstums der Geschwulst und Zunahme der Schmerzen kommt der Kranke in die Klinik.

Befund: Allgemeinzustand schlecht. Der Kranke kann kaum Nahrung zu sich nehmen wegen des jauchigen Geschmacks im Munde und der Schmerzen beim Kauen und Schlucken. Altersveränderungen der inneren Organe.

Örtlicher Befund (vgl. Abb. 255): Die ganze rechte Gaumenseite ist von einem harten, blumenkohlartig gegen die Mundhöhle gewucherten, schmierig belegten Tumor eingenommen. Starke Jauchung. Die rechte Wange ist erheblich geschwollen, druckschmerzhaft, hart, ohne Fluktuation. Die Haut der rechten Wange ist verschieblich; die Schwellung geht vom Oberkiefer aus.

Röntgenbefund (vgl. Abb. 256): Die rechte Gesichtshälfte unterhalb der Augenhöhle ist gegenüber links deutlich verschattet. Der rechte Oberkiefer ist weitgehend zerstört, so daß einzelne Wurzelspitzen der Zähne gewissermaßen freiliegen. Auch der untere Teil des rechten Jochbeins ist unregelmäßig begrenzt und verwaschen.

1. Operation: Oberflächliche Chloroformschubnarkose. Entfernung des Tumors durch schichtweise Koagulation bis in die Kieferhöhle hinein einschließlich der Vorderwand des rechten Oberkiefers. Tamponade. Die Tamponade läßt sich nach 2 Tagen ohne jede Blutung leicht entfernen; spülen mit Salbeitee. *Nach 1 Monat hat sich der Kranke wesentlich erholt; 6 kg Gewichtszunahme.*

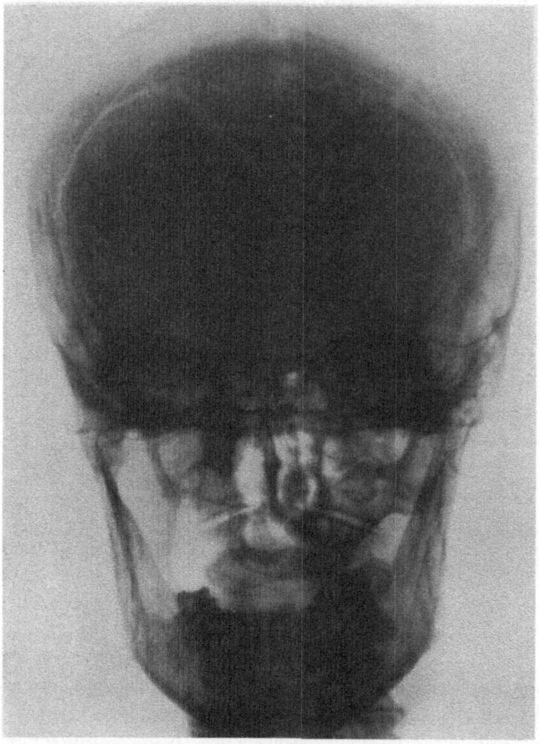

2. Operation: Elektrokoagulation des Geschwulstrestes mit völliger Entfernung des rechten Oberkiefers einschließlich des Jochbeins und Augenhöhlenbodens mit der LUERschen Zange (Abb. 257).

Verlauf: Der Kranke ist frei von Fieber und Beschwerden (Abb. 258).

Mikroskopische Diagnose: Plattenepithelkarzinom.

Röntgenbefund nach der Operation: Das rechte Jochbein und der rechte Oberkiefer fehlen vollständig. An den Knochen der Umgebung kein krankhafter Befund nachweisbar (Abb. 259).

Probeexzisionen aus dem Wundbette negativ. Vernarbung 10 Wochen nach der 1. Operation (vgl. Abbildung 260). Nach 4 Monaten wird ein kleines Rezidiv am linken Gaumen durch Elektrokoagulation zerstört. Gutes Allgemeinbefinden.

Abb. 259. Röntgenaufnahme desselben Kranken. Zustand nach völliger Oberkieferresektion rechts, einschließlich Entfernung des Augenhöhlenbodens und Jochbeins.

4. Einzeitige Elektrooperation bei Oberkieferkrebs von der Mundhöhle her. Völlige Resektion. Unglücklicher Ausgang infolge Erysipels (Prothese).

K. L., 52 Jahre alt. *Plattenepithelkarzinom des linken Oberkiefers* (nach der Mundhöhle durchgebrochen).

Vorgeschichte: Vor etwa 6 Wochen bemerkte die Kranke, daß ihre Oberkieferzahnprothese nicht hält. Die Kranke ging zu einem Dentisten, der ein Geschwür am harten Gaumen links feststellte, worauf die Kranke einen *Chirurgen* aufsuchte, der bei der Vorwölbung in der Mundhöhle einen *Abszeß vermutete und einen Einschnitt machte.* Es stellte sich aber heraus, daß es sich um eine Geschwulst handelt, weshalb er die Kranke in die Klinik schickt.

Befund: Allgemeinzustand ordentlich, innere Organe o. B.

Örtlicher Befund: Leichte Verdickung der linken Wangengegend ohne scharfe Grenzen. Die Haut über dieser Verdickung ist unverändert; die Schwellung gehört dem Kiefer an und fühlt sich hart an. Aus dem linken Nasenloche kommt ziemlich reichlich rahmiger Eiter. An der linken Seite des Gaumens, die Mittellinie etwas überschreitend, ein fünfmarkstückgroßes, kraterförmiges Geschwür mit wallartigen Rändern und jauchig zerfallenem Grund. Am Unterkieferwinkel keine vergrößerten Drüsen festzustellen.

Anfertigung einer vorläufigen Prothese für den Oberkiefer, die als Tamponhalter dienen soll.

Elektrooperation. Schichtweise Koagulation der Geschwulst von der Mundhöhle aus in oberflächlicher Chloroformnarkose. Das verkochte Gewebe wird jeweils mit der Bandschlinge abgetragen. Man gelangt auf diese Weise in die linke Oberkieferhöhle. Nach Beseitigung der Reste des linken Zahnfortsatzes mit der LUERschen Zange werden die Weichteile gegen die Wange zu verkocht und abgetragen bis man gegen den Augenhöhlenboden gelangt. Die Geschwulst ist nach Nase und Rachen zu durchgebrochen, so daß die Nasenmuscheln der linken Seite völlig entfernt werden. Abmeißelung des Jochbogens, Abtragen des Augenhöhlenbodens. Es entsteht so schließlich eine gut faustgroße Wundhöhle, die völlig frei von Geschwulst ist und die oberflächlich verkocht wird. Jodoformgazetamponade, die durch den Tamponhalter festgehalten wird.

Die *Kranke*, die *vor der Operation Fieber bis über 38° hatte, hat in den ersten 2 Tagen nach der Operation Temperaturen zwischen 36,8° und 37,8° bei Puls um 80.*

Bei diesem *guten Allgemeinzustand* nach der Operation wurde am 2. Tag die Tamponade völlig beseitigt und auf den linken Teil der Gaumenplatte eine Guttaperchapyramide aufgetragen, die seitlich mit leichten Rinnen versehen wurde, um den Sekretabfluß zu erlauben. Über diese Guttaperchapyramide wurde eine dünne Mullschicht gelegt. Auf diese Weise sollte die Schrumpfung der großen Wunde verhindert werden.

Am 4. Tage bereits Fieberanstieg bis 38,8°, leichte Schwellung der Wange, so daß Tamponade und Prothese völlig herausgelassen werden. Am 5. Tag Fieber bis 39,9°, Puls um 120.

Mäßige Verhärtung der Wange, *Erysipel.*

Bis zum 13. Tage nach der Operation dauern die intermittierenden hohen Fieber bis 40,1° an, bei ständigem Puls um 120. Trotz reichlicher Herz- und Kreislaufmittel wird der Puls schlechter.

Am 13. Tag nehmen die Angehörigen die Kranke nach Hause, wo sie bald darauf an Kreislaufschwäche stirbt.

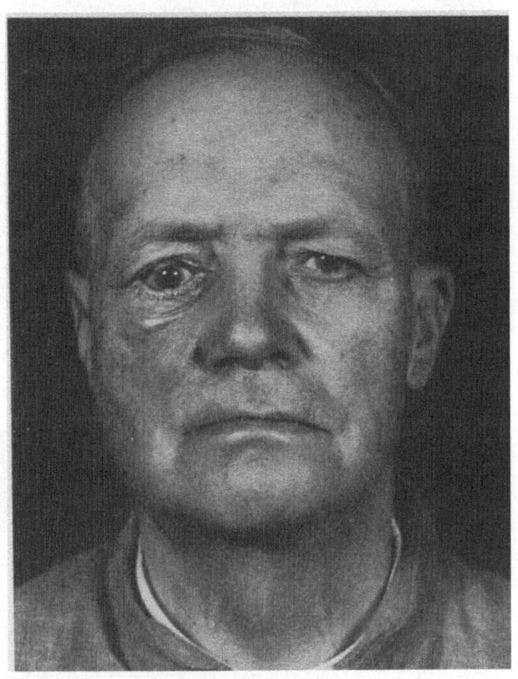

Abb. 260. Derselbe Kranke. Das rechte Auge ist infolge des Wegfalles des Augenhöhlenbodens und der seitlichen Augenhöhlenwand tiefer getreten (Doppelbilder).

5. Elektrooperation bei Oberkieferkrebs von der Mundhöhle her. Einzeitige völlige Resektion. Drahtgitterprothese.

L. Ch., 73 Jahre alt. *Plattenepithelkarzinom des linken Oberkiefers, nach Wange und nach der Mundhöhle zu durchgebrochen.*

Vorgeschichte: Vor einem Vierteljahr bemerkte der Kranke, daß sein Gebiß nicht mehr richtig sitzen wollte. Später sei eine Vorwölbung über dem linken Oberkiefer aufgetreten; dann auch an linkem Gaumen. Schließlich entstand in der Mundhöhle ein blutendes Geschwür. Ein Arzt veranlaßte die Einweisung.

Befund: Allgemeinzustand dem Alter entsprechend ordentlich; innere Organe bis auf Altersveränderungen o. B.

Örtlicher Befund: Die Haut des oberen Teiles der linken Wange ist vorgewölbt. Diese Vorwölbung wird durch eine, mit dem Oberkiefer fest in Verbindung stehende harte Schwellung hervorgerufen. Die Haut ist nicht verändert und verschieblich. Kein Druckschmerz. In der Mundhöhle ist die linke Gaumenhälfte von einer über taubeneigroßen, nicht schmerzhaften Vorwölbung eingenommen, die sich zum Teil weich, zum Teil hart anfühlt und einzelne, bis pfennigstückgroße Geschwüre trägt, die leicht bluten. Die Geschwulst erstreckt sich auch auf den Zahnfachfortsatz des linken Oberkiefers.

Der Oberkiefer ist zahnlos, während im Unterkiefer einzelne Zähne soweit erhalten sind, daß eine *Prothese hergestellt werden kann, die gleichzeitig eine Gaumenplatte,* bzw. *eine vorläufige Prothese* für den Oberkiefer halten kann.

Röntgenbefund: Verschattung der linken Oberkiefergegend, besonders in der Gegend der Oberkieferhöhle. Seitliche und untere Begrenzung der linken Oberkieferhöhle sowie des unteren Jochbeinabschnittes sind teils unscharf, teils überhaupt nicht zu sehen. Der untere

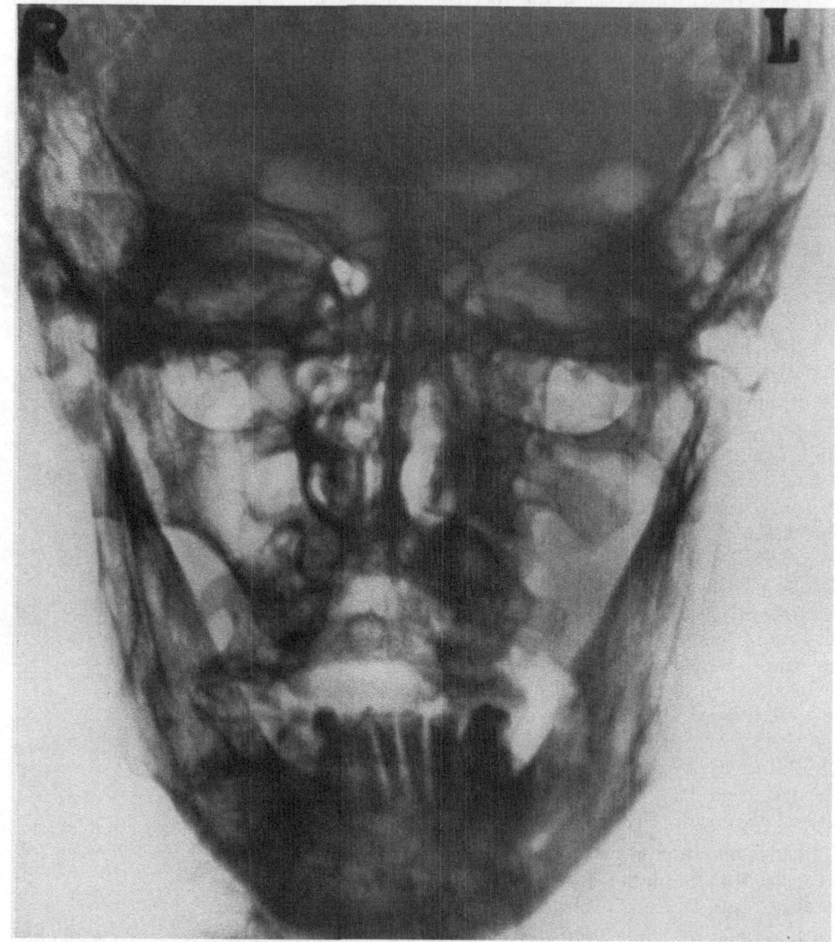

Abb. 261. Röntgenaufnahme bei ausgedehntem Oberkieferkarzinom links. Verschattung der linken Oberkieferhöhle. Zerstörung großer Teile der Kieferhöhlenwand, des Zahnfachfortsatzes und des Jochbeins.

Augenhöhlenrand erscheint zwar glatt, liegt aber im Gebiete der Oberkieferverschattung (Abb. 261).

Zunächst wird die Prothese angefertigt und eine *zweiteilige Gaumenplatte für den Oberkiefer,* die im Bereiche des linken Gaumens eine Aussparung besitzt, um gegen die Mundhöhle zu den Sekretabfluß zu sichern. *Über dieser großen Öffnung wird ein bienenkorbähnliches Drahtgestell aufgesetzt,* das in seiner Form zu verändern ist und das die Aufgabe hat, eine lockere Tamponade der *späteren Wundhöhle zu stützen, Schrumpfung der Wundhöhle und Absinken des linken Auges zu vermeiden* (Abb. 262).

Elektrooperation: In oberflächlicher Chloroformnarkose wird am hängenden Kopfe die Geschwulst von der Mundhöhle aus schichtweise verkocht, nachdem mit der Bandschlinge eine Exzision zur histologischen Untersuchung vorgenommen wurde. Das verkochte Gewebe wird jeweils mit der Bandschlinge abgetragen. Es gelingt so, den mundhöhlenwärts gelegenen Teil des Tumors mitsamt der umgebenden gesunden Schleimhaut beinahe ohne jede Blutung abzutragen. Man gelangt schließlich in die linke Oberkieferhöhle und auf die Reste des linken Zahnfachfortsatzes. Der harte Gaumen hatte also unter der Oberkieferhöhle gefehlt, und der Alveolarfortsatz war in seinem hinteren Abschnitte von der Geschwulst zerstört. Entfernung des Restes des Alveolarfortsatzes durch Meißelschläge. Jetzt kommt man an den Geschwulstteil heran, der nach vorne zu unter die Wange den Oberkiefer durchbrochen hatte. Er wird in gleicher Weise verkocht und abgetragen, bis man schließlich an das Jochbein und den unteren Orbitarand gelangt. Durch Meißelschlag werden das Jochbein durchtrennt, daraufhin mit LUERscher Zange der Augenhöhlenboden abgetragen und alle Weichteile bis zu den Siebbeinzellen vorsichtig elektrokoaguliert und entfernt.

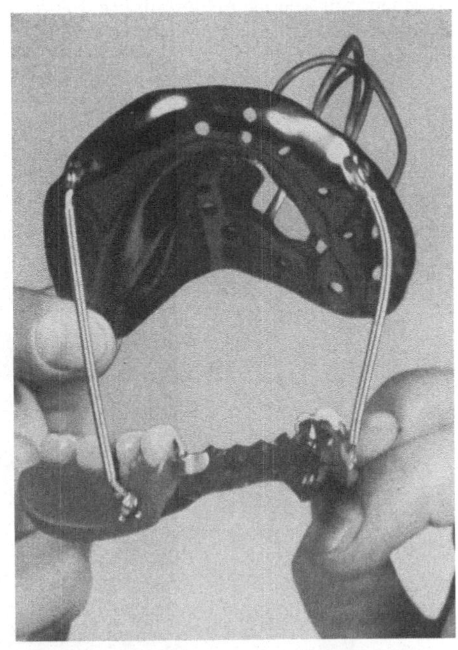

Abb. 262. Gaumenplatte mit großer Öffnung, entsprechend dem linken Gaumen, und aufgesetztem Drahtgestelle zur Entfaltung der Koagulationswunde und zur Ermöglichung des Wundabflusses.

Auch an der Wangenseite wird das gesamte Gewebe bis dicht unter die Haut verkocht und mit der Bandschlinge beseitigt. Schließlich wird auch die hintere Begrenzung des Oberkiefers mit der LUERschen Zange reseziert, so daß man an der Schädelbasis entlang die Weichteile nach vorsichtiger Elektrokoagulation bis zur Rachenhinterwand entfernen kann. Es entsteht so eine große Wundhöhle von über Mannsfaustgröße.

Nur einmal erfolgte stärkere arterielle Blutung aus der Maxillaris int., die durch Umstechung sofort versorgt werden konnte.

Lockere Jodoformgazetamponade; auf das sofortige Einlegen der Prothese wird zunächst verzichtet. Am Abend des Operationstages betrug der Puls gegen 120 bei 37,8° Körperwärme, um am 1. Tage bereits wieder abzufallen. Der Kranke ist etwas mitgenommen. Die Tamponade ist schon ziemlich stark von Flüssigkeit durchtränkt und wird bis auf einen kleinen Rest ohne jede Blutung entfernt. Am 2. Tage wird die gesamte Tamponade beseitigt und durch eine neue lockere Jodoformgazetamponade ersetzt, die durch die vorher beschriebene Prothese gehalten wird (vgl. Abb. 263).

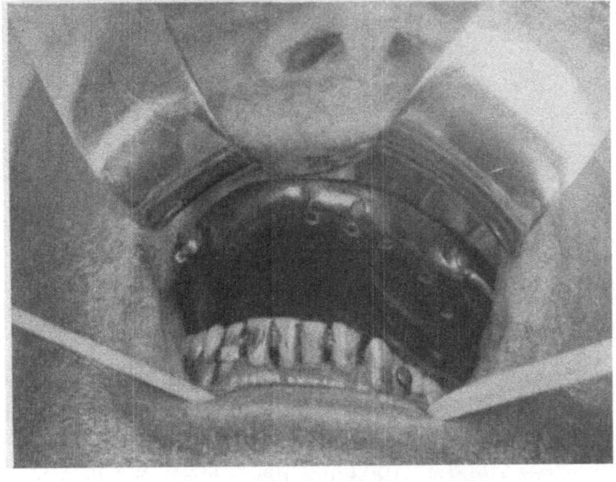

Abb. 263. Derselbe Kranke nach der Oberkieferresektion bei liegender lockerer Tamponade und Gaumenplatte mit Stützgestell.

3. Tag. Der Kranke erholt sich jetzt zusehends; jeden 2. Tag Verbandwechsel und im übrigen sorgfältigste Mundpflege.

5. Tag. *Der Kranke ist außer Bett,* beschwerdefrei. Puls und Körperwärme regelrecht. Es beginnen sich Koagulationsnekrosen in Fetzen abzustoßen; die bereits demarkierten Nekrosen werden mit der Pinzette gefaßt und durch Scherenschlag entfernt. Lockerer Mull in die Wunde,

der durch das Drahtnetz auseinandergehalten wird, so daß völlig freier Abfluß gegen die Mundhöhle zu besteht (Abb. 264).

Nach *2 Wochen* haben sich die Koagulationsnekrosen großenteils abgestoßen. Nach 7 Wochen Entlassung in ambulante Beobachtung. Die Wunde ist nahezu vernarbt. *Allgemeinzustand gut.* Nach 9 Wochen erhält der Kranke eine *Dauerprothese,* die aber die Resektionslücke offenhält.

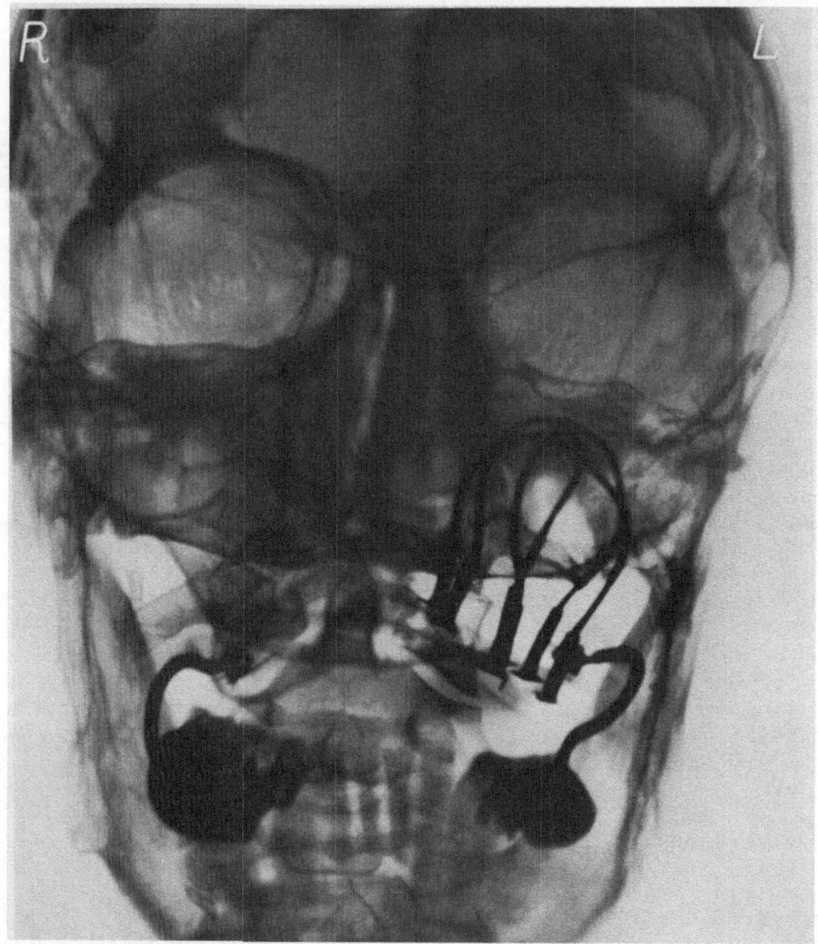

Abb. 264. Röntgenbild desselben Kranken nach der Oberkieferresektion mit liegender Gaumenplatte und Entfaltungsgestell. Aufhellung entsprechend der Resektion.

6. Elektrooperation bei inoperablem Oberkiefersarkom. Mehrfache kombinierte Operation.

F. M., 37 Jahre alt. *Oberkiefersarkom* rechts, nach Wange und Mundhöhle durchgebrochen *(inoperabel).*

Vorgeschichte: 1923 bei der Arbeit Schlag durch eine gespannte Stahltrosse gegen die rechte Oberkiefergegend. Starke Schwellung der rechten Wange. Nach 4 Tagen sei der Bluterguß verschwunden gewesen. Seit Frühjahr 1928 bemerkte der Kranke eine langsam wachsende Vorwölbung am Zahnfachfortsatze des rechten Oberkiefers. Diese Geschwulst sei im Oktober 1928 durch einen Zahnarzt entfernt worden. März 1929 hatte sich etwas oberhalb der ursprünglichen Stelle wieder eine Vorwölbung entwickelt, die nochmals vom Zahnarzt beseitigt wurde. 6 Wochen vor der Klinikaufnahme (August 1929) bemerkte der

Kranke eine *rasch an Größe zunehmende Vorwölbung des rechten Oberkiefers nach innen und vor allen Dingen auch nach außen.*

Allgemeinbefund: Fieber zwischen 38° und 39°. Innere Organe o. B.

Örtlicher Befund: Starke Vorwölbung der Haut über dem rechten Oberkiefer. Die Haut ist über dieser Vorwölbung, die sich hart anfühlt und dem Oberkiefer angehört, verschieblich, bis auf eine kleine Stelle auf dem Gipfel der Erhöhung. Der Tumor ist annähernd zweifaustgroß. Die Atmung durch die rechte Nasenöffnung ist behindert. Von der Mundhöhle aus sieht man eine große, am ersten oberen rechten Schneidezahn beginnende, bis gegen den Gaumenbogen reichende, harte Geschwulst, die zum Teil geschwürig zerfallen und putride infiziert ist. Sie reicht bis nahe der Mittellinie. Keine vergrößerten Lymphdrüsen zu tasten. Gewicht: 69 kg.

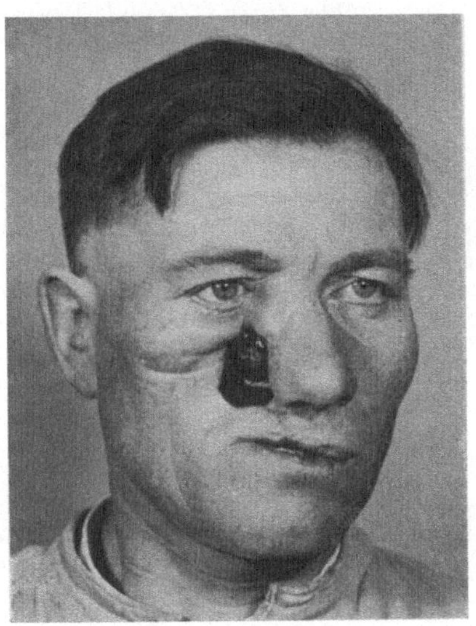

Abb. 265. Rezidiv (Siebbein) eines ausgedehnten Oberkiefersarkoms 18 Monate nach der ersten Elektrooperation.

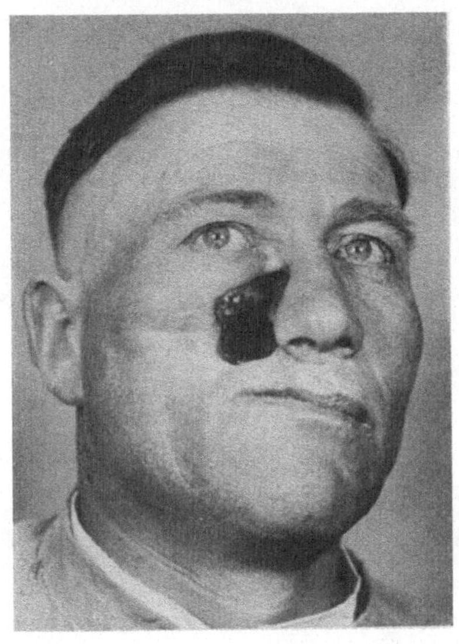

Abb. 266. Derselbe Kranke mit Rezidiv an der unteren Begrenzung des rechten Auges 14 Tage nach Entfernung des Rezidivs aus den Siebbeinzellen.

Röntgenbild: Der rechte Oberkiefer ist gegenüber links deutlich verschattet. Der Alveolarfortsatz ist in seiner Zeichnung aufgehellt. Sonst ist am Oberkieferknochen keine Strukturveränderung festzustellen.

30. 8. 29. *Elektrooperation.* Aufklappung der rechten Wange durch Webersche Schnittführung mittels Schmelzschnittes, wobei ein Teil der Haut, die mit dem Tumor verwachsen ist, geopfert werden muß. Koagulation der Geschwulst, die an einer kleinen Stelle die Vorderwand der Oberkieferhöhle durchbrochen hat. Nach Koagulation und Beseitigung der Weichteile vor dem rechten Oberkiefer wird dieser mit Meißel und Luerscher Zange stückchenweise entfernt, nachdem jeweils Koagulation vorgenommen worden war. Ausräumung der Siebbeinzellen. Jetzt wird der untere Teil des Tumors gegen den Gaumen zu verkocht und schließlich die völlige Resektion des rechten Oberkiefers ausgeführt. Jodoformgaze-Tamponade, Hautnaht.

Histologischer Befund: Proliferierendes Sarkom mit zahlreichen Mitosen.

Die Temperatur fällt schon nach den ersten 3 Tagen zur Norm ab. Glatter Heilverlauf.

26. 9. 29. Elektrokoagulation einiger verdächtiger Stellen des Granulationsgewebes unterhalb der rechten Augenhöhle.

12. 11. 29. Entlassung; sehr guter Allgemeinzustand. Gewicht 78,5 kg (9,5 kg Zunahme).

14. 12. 29. *Rezidiv* von den Siebbeinzellen aus, in Chloroformrausch durch Koagulation beseitigt.

19. 2. 30. Entfernung verdächtiger Stellen unter dem Auge, deren histologische Unter-

suchung nur Granulationsgewebe ergibt. Daraufhin blieb der Kranke rezidivfrei bis Februar 1931. *Walnußgroßes Rezidiv von den Siebbeinzellen* aus (vgl. Abb. 265).

Am 9. 2. 31 durch Koagulation entfernt. Ambulante Behandlung.

Bei der Wiedervorstellung nach *14 Tagen walnußgroßes Rezidiv unter dem rechten Auge* (Abb. 266). Jetzt entschließt sich der Kranke endlich, das rechte Auge zu opfern. Ausräumung der Augenhöhle durch Schmelzschnitt und Koagulation, Beseitigung sämtlicher verdächtiger Stellen durch Koagulation und Abtragen mit der Bandschlinge. Völlig fieberfreier Heilverlauf. Nach 3 Wochen zeigt die ganze Wundhöhle frische Granulationen mit Ausnahme der Gegend der Siebbeinzellen, wo glasige Wucherungen zu sehen sind. Probeexzisionen von diesen Stellen ergeben jedoch kein Geschwulstgewebe.

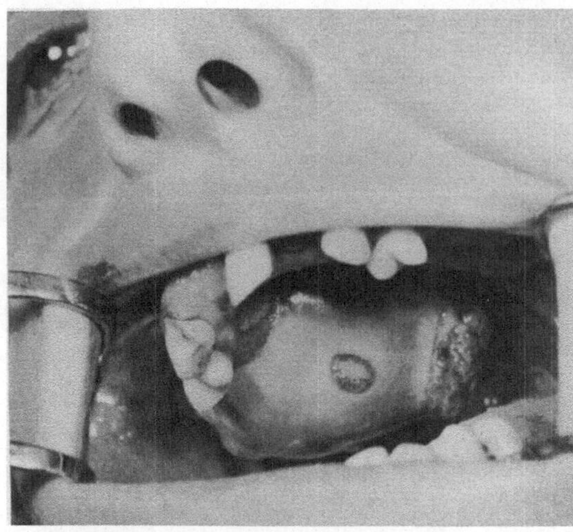

Abb. 267. Geschwüriges Zylindrom des Gaumens.

Entlassung nach 5 Wochen in gutem Allgemeinzustand in ambulante Behandlung.

Nach *4 Wochen* Schwellung unter der Nasenhaut nahe der Stelle der früheren Probeexzisionen aus dem Granulationsgewebe im Bereiche der Siebbeinzellen. Der Kranke erscheint nicht zu der dringend angeratenen Nachoperation.

23. 9. 31. Bericht von Angehörigen, daß der Kranke auch links erblindet und an seinem Leiden gestorben sei.

7. Elektrooperation bei geschwüriger Mischgeschwulst des Gaumens. Kombinierte Operation mit schichtweiser Elektrokoagulation.

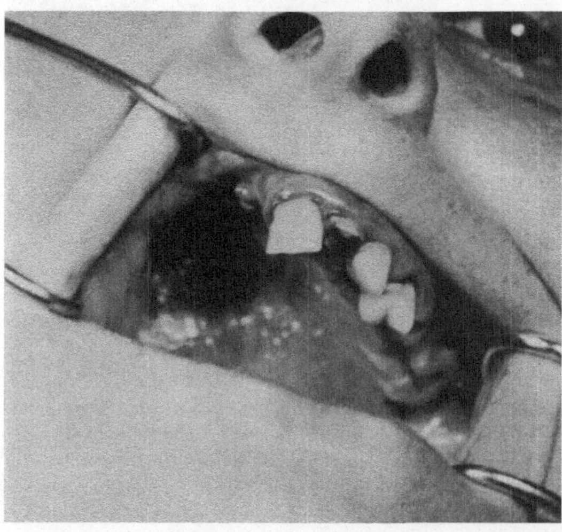

Abb. 268. Dieselbe Kranke. Lücke 20 Tage nach schichtweiser Elektrokoagulation und Entfernung der Geschwulst aus dem Gesunden.

M. R., 44 Jahre alt. *Mischtumor des Gaumens mit zylindromartigen Bildungen* (vgl. Abb. 267).

Vor 7—8 Jahren bemerkte die Frau eine kleinhaselnußgroße Anschwellung am rechten hinteren Gaumen. Sie hatte niemals Schmerzen oder sonstige Beschwerden. Die Anschwellung blieb unverändert bis vor 4 Wochen. *Seither rasch zunehmendes Wachstum, stärkere Schmerzen.* Eine Woche vor der Klinikaufnahme war die Anschwellung so groß geworden, daß sie einen Arzt aufsuchte, der einen kleinen Einschnitt vornahm, da er Abszeßbildung vermutete. Statt Eiter kam Blut. Jetzt suchte die Kranke einen Facharzt für Halskrankheiten auf, der die Kranke in die Klinik schickt.

Allgemeinbefund: Innere Organe o. B. Ernährungszustand herabgesetzt.

Örtlicher Befund: Die noch vorhandenen Zähne großenteils in schlechtem Zustande, starke Eiterung aus den Zahnfächern. Die ganze rechte Seite des Gaumendaches wölbt sich in Apfelgröße vor. Schleimhaut über dieser Anschwellung bis auf eine schmierig belegte

Schnittwunde unverändert. In Richtung auf das Gaumensegel springt noch ein zweiter Geschwulstzapfen vor, dessen Oberfläche geschwürig ist. Schleimhaut auf der Anschwellung verwachsen. Die Geschwulst ist auf der Unterlage nicht verschieblich, während ihre Grenzen verhältnismäßig scharf sind (s. Abb. 267). Nur ein schmaler Streifen des weichen Gaumens auf der rechten Seite ist noch nicht von Geschwulst befallen.

Vor der *Elektrooperation* wird durch Punktion weder Zysteninhalt noch Eiter erhalten und daraufhin am hängenden Kopf in Chloroformnarkose, nach Ausschneiden mehrerer Tumorstreifen mit der Bandschlinge zur Untersuchung, schichtweise verkocht und mit der Bandschlinge das verkochte Gewebe beseitigt. Der Zahnfachfortsatz wird mit dem Meißel abgetragen, das knöcherne Gaumendach bis zur Mittellinie entfernt. Nach hinten wird schließlich gesundes Gewebe im Gebiete des hinteren Gaumenbogens erreicht. In der Oberkieferhöhle findet sich nichts von Geschwulst. Es wird jedoch ein Schleimhautstück zur Untersuchung entnommen. Oberflächliche Koagulation. Jodoformgazetamponade.

Histologischer Befund: Die Geschwulst hat vorwiegend den Charakter eines Zylindroms. Epithelschläuche, Plattenepithelinseln, Knorpel und Schleimgewebe führen zur Diagnose eines Mischtumors mit zylindromartigen Bildungen.

Die Kranke steht schon am ersten Tage nach der Operation auf. Fieber- und beschwerdefreier Verlauf. Zunächst wird alle 2—3 Tage, später täglich, die lockere Tamponade gewechselt. Mundpflege. Nach 6 Wochen ist die Wundhöhle vernarbt (Abb. 268). Wiederholte Probeausschneidungen ergaben nirgends Tumor. Anfertigung einer Dauerprothese.

7 Wochen nach der Operation Entlassung in gutem Allgemeinzustande.

h) Bösartige Geschwülste des Unterkiefers.

Sowohl die *Sarkome* des Unterkiefers, als auch die von der Wange, dem Mundboden oder der Schleimhaut des Zahnfachfortsatzes in den Knochen gewucherten *Karzinome* können mit Vorteil gegenüber der schulgemäßen Unterkieferresektion elektrochirurgisch operiert werden. Art und Aussichten des Eingriffes sowie Verbindung mit Strahlenbehandlung hängen von Allgemeinzustande des Kranken, Lage und Ausdehnung des Tumors, sowie der Drüsenbeteiligung ab.

Bei *Schleimhautkrebsen der Mundhöhle,* die auf den Zahnfachfortsatz des Unterkiefers übergegriffen haben, kommt man gelegentlich mit einer Verkochung der Geschwulst und Resektion des befallenen Abschnittes des Zahnfachfortsatzes aus. Wenn Teilresektionen des Unterkiefers nötig sind, so wird man zuvor vom Zahnarzt auf der gesunden Seite eine *Gleitschiene* anlegen lassen. Nach *allgemein elektrochirurgischer* Erfahrung bei Eingriffen im Bereiche *geschwürig zerfallener Geschwülste* wird man auch bei solchen des Unterkiefers zu erwägen haben, ob die *Resektion nicht besser mehrzeitig durchgeführt werden soll.* Dann wird man die jauchig infizierten, geschwürig zerfallenen Geschwulstteile zunächst von der Mundhöhle her elektrokoagulieren und schichtweise abtragen, nachdem zuvor etwa notwendige Zahnentfernungen vorgenommen wurden. Dabei soll man aber größere Hitzeschädigungen des Knochens selbst vermeiden; denn die Sequesterabstoßung dauert monatelang und würde die putride Infektion unterhalten, so daß man die Resektion nicht unter wesentlich günstigeren Bedingungen als zu Anfang ausführen könnte. Wenn aber nach der geschilderten Zerstörung des fauligen Geschwulstabschnittes bei sorgfältiger Mundpflege die Jauchung beseitigt ist und, statt sich leicht ablösender, reich mit Bakterien beladener Bröckel von Geschwulstgewebe, nach 8—14 Tagen eine glatte Wund- bzw. Geschwulstfläche besteht, dann trifft die eigentliche Resektion des erkrankten Unterkieferteiles auf günstigere Verhältnisse. Nach dieser Voroperation wird dann die

Gleitschiene angefertigt und nach 8—14 Tagen die Resektion des Unterkiefers angeschlossen.

Man geht hierbei mittels der üblichen Schnittführung gegen den unteren Rand des Unterkiefers vor. Sobald man auf den befallenen Kieferteil trifft, werden die Weichteile in der Umgebung des Tumors, dann dieser selbst verkocht und entfernt, bis man lediglich den erkrankten Knochenabschnitt vor sich hat, der nun in nötiger Ausdehnung mit der GIGLI-Säge reseziert wird. Jetzt folgt die Ausräumung der gleichseitigen Unterkieferspeicheldrüsen und Lymphdrüsen am Halse, oder sie wird ausnahmsweise einer späteren Operation vorbehalten (vgl. BERVEN, PICHLER, KEYSSER).

Im *Gegensatze zur Resektion des Oberkiefers* wird nun die *Schleimhautwunde der Mundhöhle, wenn irgend möglich, durch Naht verschlossen.* Hierbei ist darauf zu achten, daß sowohl Schleimhaut wie die dicht unter ihr gelegenen Gewebsschichten möglichst geringe Koagulationsnekrosen tragen, damit glatte Heilung nach zweischichtiger Naht gewährleistet ist. Der geringe Nekrosesaum des koagulationsarmen Schmelzschnittes der Wangen-, Mundboden- und Zungengegend gefährdet nach unserer Erfahrung die Wundheilung nicht. Auch die Hautwunde wird nach Anfrischung bis auf eine kleine Dränageöffnung am tiefsten Punkte durch Naht geschlossen.

Wenn der Tumor bis in die Gegend der Gaumenbögen reicht oder mehr oder minder ausgedehnte Abschnitte von Mundboden oder Zunge befallen sind, wird man vor der elektrochirurgischen Operation oft zweckmäßig die Unterbindung der A. carotis ext. am Halse vornehmen. Auch die Frage, ob zuvor ein Luftröhrenschnitt ausgeführt werden soll, ist bei ausgedehnten Unterkiefergeschwülsten mit Beteiligung des Mundbodens oder des Rachens zu erwägen, um Aspiration von kleinsten Nekrosefetzen während der Operation und der Nachbehandlung zu verhindern.

Neben Karzinomen und Sarkomen wurde auch die *Epulis* mit Erfolg elektrochirurgisch operiert (WORMS, BERVEN, KEYSSER, SCHÜRCH u. a.).

AMADO (1927) beseitigte eine fibröse Epulis durch 7 kleine Elektrokoagulationen in Zwischenräumen von 4—8 Tagen. Wir stehen mit SCHÜRCH auf dem Standpunkte, daß auch bei der elektrochirurgischen Operation der Epulis genügend Gewebe zur Untersuchung erhalten werden muß, um histologisch echtes Sarkom auszuschließen. Aus diesem Grunde ist die ausschließliche Zerstörung der Geschwulst durch Elektrokoagulation abzulehnen. SCHÜRCH nimmt nach Vorbestrahlung die elektrochirurgische Abtragung der Epulis mit der Bandschlinge vor und schließt erneute Bestrahlung des Geschwulstbettes an (vgl. S. 411). KEYSSER umschneidet die Epulis im Gesunden, worauf Elektrokoagulation des erkrankten Abschnittes des Zahnfachfortsatzes und seine Entfernung mit dem Meißel folgen. Das Wundbett wird auch im Gesunden oberflächlich verkocht. BERVEN führt die Abtragung der Epulis durch Schmelzschnitt aus und bestrahlt das Geschwulstbett mit Radium.

Im Gegensatze zur blutigen Ausschneidung der Epulis werden beim elektrochirurgischen Vorgehen verhältnismäßig selten Rezidive beobachtet.

Vom Halse her können *branchiogene Karzinome, karzinomatös entartete Mischgeschwülste* der Unterkieferspeicheldrüse, *Lymphdrüsenmetastasen* nach Krebsen der *Zunge*, der *Mandeln* und der Mundschleimhaut auf den Unterkiefer übergreifen. Ferner ist ein *unmittelbares Einwachsen von Lippenkrebs,* von *Hautkrebsen der Wangengegend* und von *Geschwülsten der Ohrspeicheldrüse in Teile des Unterkiefers möglich.* In diesen Fällen wird, wie bei Besprechung der Elektrochirurgie des Lippenkrebses schon geschildert wurde, nach schichtweiser

Elektrokoagulation des äußeren Geschwulstabschnittes der erkrankte Teil des Knochens bis ins Gesunde reseziert.

Die besonderen Verhältnisse, die durch Schaffung einer Lücke im Unterkiefer entstehen, verlangen bei *operablen* Geschwülsten und *unverletzter* Mundschleimhaut, wenn möglich, den sofortigen Lückenersatz durch autoplastische Knochentransplantation (vgl. LEXER). Sonst wird, wie bereits erwähnt, der Verschiebung der erhaltenen Unterkieferenden durch vorherige *Anfertigung einer Gleit-* oder *Zinngußschiene* vorgebeugt und der Defektersatz nach Abheilung der Wunde vorgenommen. Bei Narbenschrumpfung und nach Verlust größerer Teile der Schleimhaut der Wange und des Mundbodens ist Weichteilersatz durch Hautlappenplastik nötig, wozu über dem Ohr gestielte Stirn- und Kopfhautlappen nach LEXER, einfach, gedoppelt oder mit Lappen aus der Halshaut gedoppelt verwandt werden (vgl. Kinnaufbau nach LEXER).

Beispiel:

Elektrooperation bei Unterkiefersarkom (Rezidiv). Kombinierte Operation.

J. L., 19 Jahre alt. *Periostales Sarkom des Unterkiefers (Rezidiv).*

Vorgeschichte: Vor 14 Tagen bemerkte der sonst gesunde Kranke beim Rasieren, daß die rechte Kinnhälfte dicker war als die linke. Keine Schmerzen. Die Schwellung nahm mit der Zeit langsam und gleichmäßig zu. Er ging daher zu einem Zahnarzt, der 2, wie sich nachher herausstellte, vollständig gesunde Zähne herauszog. Kein Zurückgehen der Schwellung. Er suchte daher die Zahnklinik auf, die den Kranken einwies (9. 2. 29).

Allgemeinbefund: o. B.

Örtlicher Befund: Die rechte untere Gesichtshälfte ist durch eine etwa gänseeigroße Geschwulst der rechten Unterkieferhälfte vorgetrieben. Die Haut selbst über der Geschwulst ist glatt und glänzend, wenig verschieblich. Der Tumor fühlt sich hart an, zeigt keine Fluktuation und ist gegen seine Umgebung nicht scharf abgrenzbar. Gegen die Mundhöhle zu wird die Schleimhaut vom ersten Backzahn an bis über die Mitte des Unterkiefers hinaus vorgewölbt bis zum linken Eckzahne. Keine Geschwürsbildung.

Röntgenbild: Stalaktitenartige Zeichnung an beiden Begrenzungen des rechten Unterkiefers. Der linke Unterkiefer zeigt ebenfalls eine etwas unregelmäßige fleckige Struktur mit einer großen Höhlenbildung unterhalb der Wurzel des linken unteren Eckzahns.

Diagnose: Periostales Sarkom am Unterkiefer.

Röntgenaufnahme des Thorax ergibt keine Lungenmetastasen. Keine tastbaren Drüsenmetastasen.

Anfertigung einer Gleitschiene zwischen linkem Ober- und Unterkiefer.

Operation (27. 2. 29) (Prof. DREVERMANN). In Allgemeinbetäubung wird durch Schnittführung, die links vom Kinn beginnt und den ganzen rechten Unterkiefer bogenförmig nach rechts bis gegen das Kiefergelenk umfaßt, der rechte Unterkiefer freigelegt, wobei vergrößerte Lymphdrüsen unter dem Kinn beseitigt werden, ebenso die Unterkieferspeicheldrüse nach Unterbindung der A. maxillaris ext. Durchtrennung des Unterkiefers auf der linken Seite im Bereiche des linken Eckzahnes mit der GIGLI-Säge; ebenso am aufsteigenden Aste rechts weit oben. Daraufhin kann die Geschwulst im ganzen mit dem umgebenden Gewebe und der bedeckenden Schleimhaut entfernt werden. Es gelingt, die große Lücke durch Schleimhautnähte gegen die Mundhöhle abzuschließen. Schluß der Wunde über einem kleinen Gummidrän.

Glatter Heilverlauf.

Histologischer Befund: Teils osteoplastisches, teils chondro- und myxoplastisches Sarkom. In Lymphdrüsen und Speicheldrüse keine Metastasen.

2. Operation 20. 8. 29 (Prof. DREVERMANN). Ausschneidung der Narbe im Bereiche der rechten Unterkiefergegend, Umschneidung eines um das rechte Ohr gestielten, die A. temporalis enthaltenden Kopfhautlappens, der nach Lostrennung nach unten geschlagen und in die Hautlücke eingepflanzt wird.

20. 9. 29. *Durch außerordentlich rasches Wachstum macht sich ein Tumorrezidiv am linken Unterkieferstumpfe bemerkbar,* das die Schleimhaut nach innen vorwölbt und eine

kugelige Verdickung gegen außen hervorruft. Es sind auch im Gebiete des linken Unterkieferwinkels vergrößerte und verhärtete Lymphdrüsen zu tasten.

21. 9. 29. *Röntgenbild* ergibt im Bereiche des Unterkieferstumpfes links stalaktitenförmige Anlagerungen an dem Knochen, dessen Struktur aufgelockert ist, nachdem am 8. 8. 29 röntgenologisch noch kein Anhaltspunkt für Rezidiv vorlag.

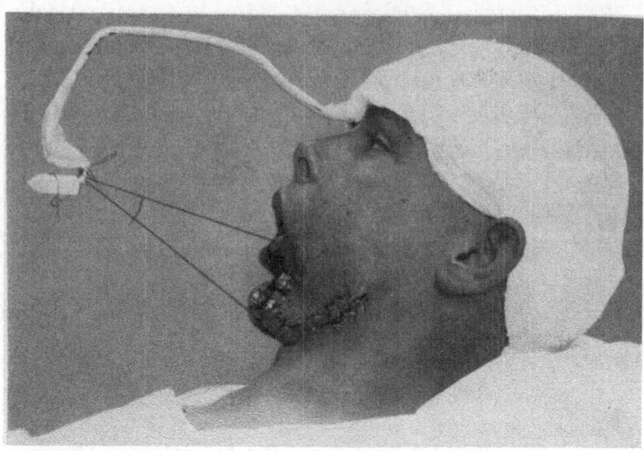

Abb. 269. Unterkieferresektion wegen Sarkomrezidivs. Gipskappenverband mit Aluminiumbügel zum Vorhalten der Zunge und der Weichteile des Kinns nach der Operation.

Gewichtsabnahme: 4 kg in 4 Wochen.

Die *Rezidivoperation wird elektrochirurgisch ausgeführt* (25. 9. 29) (v. SEEMEN). Avertinnarkose. Hautschnitt mittels Schmelzschnittes, im Bereiche der rechten Hälfte der Unterlippe beginnend, das Kinn umkreisend, am unteren Rande des Unterkiefers entlang bis gegen den Kopfnicker. Ablösen dieses Hautlappens nach oben. Der linke waagerechte Unterkieferast wird mitsamt seinem Tumor am Stumpfende bis über den Unterkieferwinkel hinaus mit den bedeckenden Weichteilen entfernt, nachdem am aufsteigenden Ast der Knochen freigelegt und mit der GIGLI-Säge durchtrennt worden war. Die Mundschleimhaut muß einerseits bis einschließlich des unteren Drittels der Wangenschleimhaut, andererseits bis zur Zunge mitgenommen werden. Ausräumung sämtlicher Lymphdrüsen am Unterkieferwinkel und entlang des Kopfnickers links. Die Unterkieferspeicheldrüse wird beseitigt. *Während der ganzen Operation tritt lediglich bei Durchsägung des Unterkiefers Blutung aus der A. mandibularis auf,* die durch Elektrokoagulation gestillt wird. Es gelingt, den Rest der Wangenschleimhaut an dem Schleimhautrest auf dem Zungengrund zu vernähen; dahinter folgt eine zweite Weichteilnaht. Lockere Jodoformgazetamponade, Hautnähte (Abb. 269). Präparat des entfernten Rezidivs: Abb. 270.

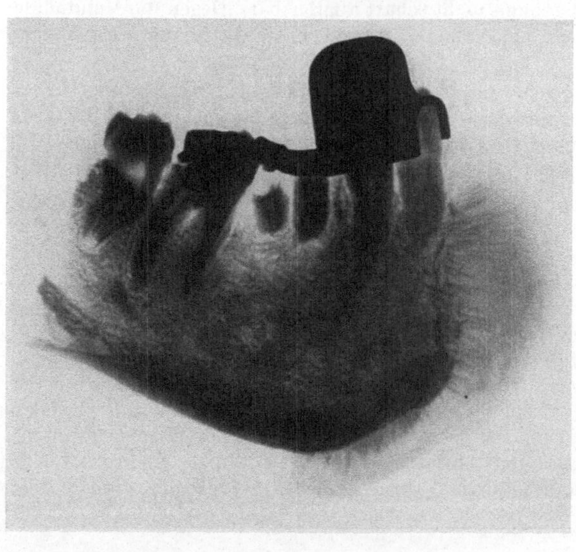

Abb. 270. Sarkomrezidiv an Resektionsstelle des Unterkiefers. Röntgenbild (seitenverkehrt) des Präparates.

Reaktionsloser Heilverlauf. Die Wunde heilt ohne Speichelfistel ab.

Zunächst erfolgt wegen der Schwierigkeiten der Nahrungsaufnahme noch weitere Gewichtsabnahme innerhalb der ersten 4 Wochen, bis 55 kg (62 kg bei der Operation). Von da an wieder Gewichtszunahme.

5 Wochen nach dieser Operation wird in einer *zweiten Elektrooperation* der Rest des linken Unterkiefers entfernt, um einem Rezidive vorzubeugen.

Glatte Wundheilung.

14 Tage nach dieser 2. Operation beträgt das Gewicht wieder 62,5 kg.

Histologischer Befund nach der ersten Rezidivoperation: Osteoplastisches Sarkom. In der Unterkieferspeicheldrüse keine Geschwulst. Glandula sublingualis links: ebenfalls keine Geschwulst. Lymphdrüsen am Unterkieferwinkel: in einer Drüse Sarkom, sonst Sinuskatarrh.

November 1931. Der Kranke ist seit der Rezidivoperation ständig örtlich rezidivfrei geblieben, klinisch keine Metastasen feststellbar, Gewicht 65 kg.

Zur Zeit zwecks Kinnaufbaues und Kieferersatzes in der Klinik.

10. Bösartige Geschwülste im Bereiche des Halses und der Speicheldrüsen.

Bei *sämtlichen bösartigen Geschwülsten* im *Bereiche des Halses* kommen grundsätzlich dieselben elektrochirurgischen Operationsverfahren zur Anwendung. Es wird sich meist um große Hautkrebse (vgl. S. 246), metastatische Geschwülste der Lymphdrüsen, branchiogene Karzinome, Krebs der Schilddrüse oder um Tumoren handeln, die von der Glandula submaxillaris oder sublingualis salivatoria ausgehen, wie Mischgeschwülste dieser Drüsen. Schließlich ist bei Übergreifen von Geschwülsten der Zunge, des Kehlkopfs, des Unterkiefers auf das umgebende Gewebe oft die Halsgegend in mehr oder minder großem Ausmaße befallen.

Bei allen diesen Geschwulstarten wird das elektrochirurgische Vorgehen dem Einzelfalle angepaßt. Es ist davon abhängig, ob ein operabler oder inoperabler Tumor vorliegt; ob der über der Geschwulst liegende Hautabschnitt mit erkrankt bzw. geschwürig zerfallen ist. Stets wird mit *kombinierten Operationsverfahren* vorzugehen sein, da die großen Venen im Bereiche des Halses nicht durch Koagulation versorgt werden dürfen, sondern nach doppelter Unterbindung durchtrennt werden müssen.

Operable kleinere Geschwülste werden wie gewohnt angegangen. Mit der Präparierlanzette legt man sich den Geschwulstabschnitt vom Gesunden her frei, unterbindet die zu- und abführenden Gefäße möglichst weit im Gesunden und entfernt den Tumor mit sämtlichen örtlichen Lymphdrüsen *vorwiegend unter Verwendung des Schmelzschnittes.*

Bei *Karzinom der Schilddrüse* wird durch *schichtweise Koagulation* vorgedrungen, nachdem zuvor die Gefäße weit weg vom Tumor doppelt unterbunden und durchtrennt wurden. Bei der schichtweisen Koagulation hat man darauf zu achten, daß man *langsam* mit gerade ausreichender Stromstärke und -spannung koaguliert, damit wirklich eine *gleichmäßige Durchkochung des Gewebes* stattfindet. Die Gefäßnervenbündel am seitlichen Halse werden durch Isolierspatel vor schädlicher Erwärmung geschützt. Zu lange Funkenbildung beim Schmelzschnitt und faradische Reizzuckungen machen genaues Operieren unmöglich. Beides kann aber mit den heutigen Apparaten bei sachgemäßem Vorgehen vermieden werden. Die Spannung muß so gering gewählt werden, daß die Fünkchenbildung kaum bzw. überhaupt nicht sichtbar ist; störende faradische Muskelzuckungen sind bei Verwendung der heutigen Elektrochirurgieapparate zu verhindern: hingegen kommt es bei Verwendung zu großer Stromstärke und zu hoher Spannung zu *thermisch* — also nicht faradisch — bedingten starken Reizzuckungen, die unbedingt vermieden werden müssen. Bei regelrechtem Vorgehen halten sich die Muskelzuckungen nur wenig über dem Ausmaße, wie es auch nach mechanischer Reizung sich ergibt.

Wenn die Geschwülste im Bereiche des Halses *größere Ausdehnung* angenommen haben, so wird man die operative Ausrottung gelegentlich durch *stückweise Entfernung von Tumorteilen nach Zerstörung durch Elektrokoagulation* oder durch *Aushöhlung mittels schichtweiser Elektrokoagulation* und *Herausbobeln des verkochten Gewebes* wesentlich erleichtern können.

In ähnlicher Weise geht man vor, wenn die *Haut über der Geschwulst geopfert* werden muß oder wenn ein *Geschwür* besteht. Dann beginnt man mit schichtweiser Elektrokoagulation des erkrankten oberflächlichen Gewebsabschnittes, von gesunder Haut der Umgebung aus. Auf diese Weise wird die *infizierte* oder *kranke Oberfläche zunächst zerstört,* und gegen die Tiefe, und vor allem gegen die seitliche Geschwulstbegrenzung zu werden mit *Entfernung des* durchsetzend gewachsenen, *durch Elektrokoagulation vernichteten Tumorteiles klare anatomische Verhältnisse geschaffen.*

Gerade für die Operation derartiger Geschwülste sind die Vorzüge des elektrochirurgischen Verfahrens gegenüber der Messeroperation und auch der ausschließlichen Strahlenbehandlung überzeugend, während es zweckmäßig mit dieser verbunden wird.

Durch das geschilderte Vorgehen können selbst größte Geschwülste schonend und makroskopisch restlos beseitigt werden, so daß am Schlusse des Eingriffes das gesunde Geschwulstlager, das man mit dem Messer nie erreicht hätte, mit allen anatomischen Einzelheiten vorliegt.

Es wurde schon früher erwähnt, daß durch das *Gefäßnervenbündel am Halse* auch dem elektrochirurgischen Vordringen Halt geboten wird, falls Verletzung des N. vagus, Unterbindung der A. carotis communis oder int. unvermeidbar erscheinen. Ausnahmsweise wird man vielleicht die Gefäßunterbindung erwägen. Wir sind bisher nie zu ihrer Ausführung gekommen, hielten uns aber in einigen Fällen zur Unterbindung bereit und hatten daher die A. carotis communis tief am Halse durch ein Bändchen während des Eingriffes angeschlungen. Hingegen wird man bei diesen großen Geschwülsten in der Regel die A. carotis ext., bzw. ihre Äste sowie die V. jugularis int. unterbinden und besonders bei den Lymphdrüsengeschwülsten an seitlicher Halsgegend den oberen Abschnitt oder auch den gesamten Kopfnicker entfernen, um möglichst weit in gesundes Gewebe zu gelangen. Außerdem kann die Ausräumung der tiefen Lymphdrüsen nach Beseitigung des Kopfnickers unter weit besserer Übersicht vorgenommen werden. Der Kopfnicker wird auf einem unter ihn geschobenen Isolierspatel vor der Durchtrennung mittels Schmelzschnittes koaguliert, wodurch jede Blutung vermieden wird.

Im allgemeinen kann das Gefäßnervenbündel am besten durch Vereinigung von erhaltenen Muskelschichten oder dann durch Hautnaht gedeckt werden. Der übrige Teil der Wunde wird in der Regel mit Jodoformgaze tamponiert und offen behandelt (vgl. S. 224). Wir haben aber auch schon die gesamte Wunde bei Wegfall großer Haut- und Muskelteile ohne jede Naht tamponiert, ohne störende Folgen zu sehen. In diesem Falle muß die Jodoformgaze solange liegen bleiben, bis der Flüssigkeitsstrom aus der Koagulationsfläche sie wegspült (etwa nach 6—8 Tagen). Dann erscheinen Granulationen, die, rasch herauswuchernd, selbst sehr tiefreichende Lücken weitgehend ausfüllen. Man tut daher gut, mit etwaiger Epidermisverpflanzung einige Wochen zuzuwarten (vgl. S. 261).

Während bei den Geschwülsten der Glandulae submaxillaris und sublingualis wie bei den anderweitigen Geschwülsten im Bereiche des Halses vorgegangen wird, ist bei denselben Geschwülsten der Glandula parotis nach den Grundsätzen zu operieren, die für die Beseitigung von Krebsen der Gesichtshaut geschildert wurden.

Bei gutartigen Geschwülsten steht die Forderung nach unbedingter Schonung des N. facialis obenan, während sie bei Karzinomen gegenüber der der Radikaloperation zurücktritt.

Beispiel:

Elektrooperation bei karzinomatösem Mischtumor in oberer seitlicher Halsgegend. Kombinierte Operation unter vorwiegender Verwendung des Schmelzschnittes.

A. W., 47 Jahre alt. Mischgeschwulst der linken Glandula submaxillaris salivatoria (karzinomatös entartet).

Vorgeschichte: Seit 1/2 Jahr bemerkte der Kranke eine langsam zunehmende Schwellung in der Gegend des linken Unterkieferwinkels. Keine Schmerzen. Wegen des Wachstums dieser Vorwölbung sucht der Kranke einen Arzt auf, der zunächst Umschläge verordnet. Da aber trotzdem die Geschwulst *plötzlich sehr rasch weiter wuchs,* kommt der Patient in die Klinik.

Allgemeinbefund: o. B.

Örtlicher Befund (s. Abb. 271): Die faustgroße Schwellung am linken Unterkieferwinkel hängt mit dem Unterkiefer fest zusammen. Die bedeckende Haut ist auf der Höhe der Geschwulst unverschieblich, ist rötlich verfärbt und steht hier nahe vor dem Durchbruche. Die Schwellung ist hart und läßt sich gegen den Unterkiefer nicht, sonst nach jeder Richtung abgrenzen. Die linke Wangenschleimhaut ist unverändert; dicht darunter ist die harte Geschwulst zu fühlen.

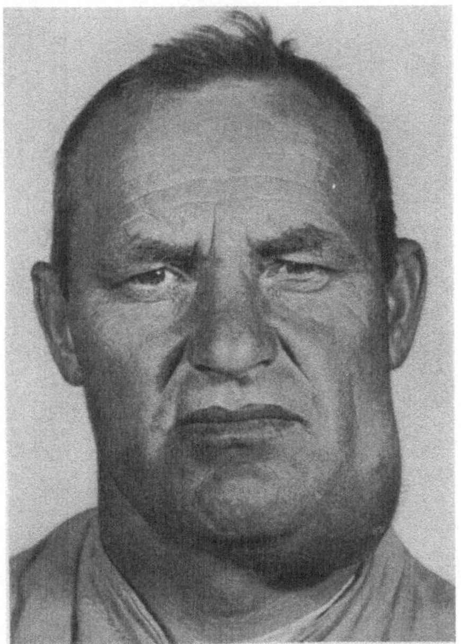

Abb. 271. Krebsig entartete Mischgeschwulst der linken Unterkieferspeicheldrüse.

Röntgenbefund läßt keinen sicheren Anhalt für Erkrankung des linken Unterkiefers zu

Elektrooperation. Avertinnarkose. Spindelige Umschneidung der Geschwulst durch Schmelzschnitt, wobei die verwachsene Haut auf der Geschwulst belassen und der Schnitt an beiden Enden der Spindel in der gesunden Haut bis zum Kinn und bis hinter das linke Ohr verlängert wird. Doppelte Unterbindung und Durchtrennung einzelner größerer Venen oberhalb und unterhalb des Tumors, doppelte Unterbindung und Durchtrennung der A. maxillaris ext. oberhalb der Geschwulst. Es wird nun in der Gegend des Kinns im Gesunden bis auf den Unterkiefer vorgedrungen und von hier aus die Geschwulst hart dem Knochen entlang teils stumpf, teils mittels Schmelzschnittes losgelöst, wobei das Periost mit beseitigt werden muß. Der Knochen selbst scheint nicht befallen zu sein. Jetzt läßt sich der Geschwulstteil, der gegen den Zungengrund und die Wange zu reicht und an dieser Stelle nirgends infiltrierend gewachsen ist, ausschälen, wobei bis dicht unter die Wangenschleimhaut gegangen werden muß und sämtliche Lymphdrüsen der Umgebung mit entfernt werden, ebenso die Glandula sublingualis. Nun gelangt man an der unteren Begrenzung der Geschwulst wieder auf die A. maxillaris ext., die auch hier nach doppelter Unterbindung durchtrennt wird, worauf sich die Geschwulst auch gegen das Ohr zu vom Unterkiefer abtrennen läßt. Da sie bis hart an die Parotisdrüse reicht, muß der unterste Zipfel derselben mit beseitigt werden, wobei der Fazialis geschont wird. Die unveränderten Lymphdrüsen am Kinn sowie die Muskelschichten der Umgebung der Geschwulst werden teils durch Schmelzschnitt, teils mit der Bandschlinge entfernt. In der großen Wunde liegt nun der ganze waagerechte Unterkieferast links frei; darüber ist die Wangenschleimhaut

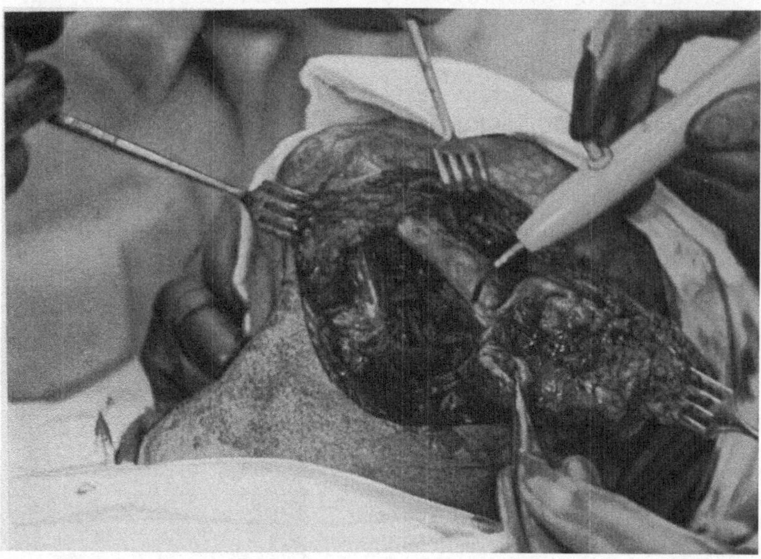

Abb. 272. Derselbe Kranke. Die Geschwulst ist nach Umschneidung weit im Gesunden herausgelöst; mit der Präparierlanzette wird jetzt Knochenhaut vom Unterkiefer abgetrennt. Die Pinzette hält die Glandula sublingualis. Im Wundbette M. digastricus und N. hypoglossus sichtbar (aus Operationsfilm).

sichtbar, die nirgends eröffnet ist; darunter sieht man den M. biventer, die großen Halsgefäße und Nerven anatomisch präpariert (vgl. Abb. 272). Verschluß der Wunde nach Einführen eines Jodoformgazestreifens.

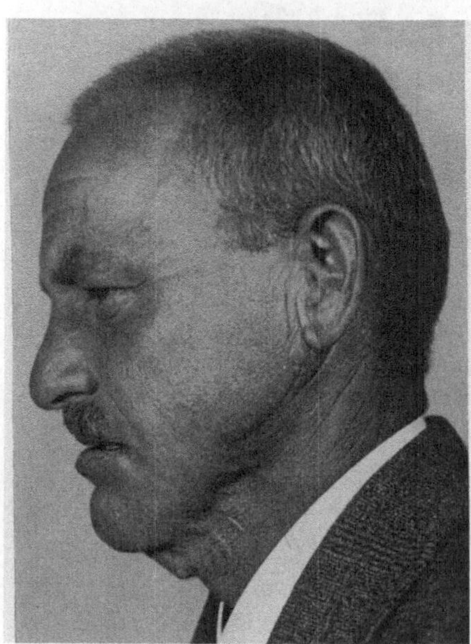

Abb. 273. Derselbe Kranke. 1 Jahr nach der Operation.

Glatter Heilverlauf ohne besondere Schmerzen oder Fieberzacken und *ohne Schluckbeschwerden.* Nach 2 Tagen wird der Streifen herausgenommen und durch ein kleines Gummirohr ersetzt. *Die Wunde heilt innerhalb von 10 Tagen bis auf die Dränagestelle glatt ab.*

Histologischer Befund: Mischtumor, bei dem der epitheliale Teil an verschiedenen größeren Stellen karzinomatös wächst und eine *außerordentliche Zell-* und *Kernpolymorphie* aufweist. In der umgebenden Muskulatur infiltrierendes, metastatisches Wachstum. In einem weiter entfernten Muskelgewebsstücke chronisch entzündliche Infiltration, Geschwulst nicht nachweisbar. Fettgewebe, Parotislymphknoten und Parotisgewebe: keine Geschwulst. Unterkieferwinkel-Lymphdrüse: Sinuskatarrh, keine Geschwulst. Tumor im Bereiche der Glandula sublingualis: teils papillär, teils solide wachsende Geschwulst, größtenteils von der Art des Plattenepithelkarzinoms; Kennzeichen des Mischtumors hier nicht nachweisbar.

Ein halbes Jahr nach der Operation 7 kg Gewichtszunahme. Jetzt seit *$1^1/_2$ Jahren rückfallfrei.* Bestes Allgemeinbefinden (Abb. 273).

11. Bösartige Geschwülste der Brustdrüse.

CZERNY hat sowohl *operable Brustdrüsenkrebse* mit der DE FORESTschen Nadel beseitigt, dabei die Lymphdrüsen der Achselhöhle mit dem Messer ausräumend, als auch weit *fortgeschrittene Krebse bipolar elektrokoaguliert*, die Wunde offengelassen und Strahlenbehandlung angeschlossen.

Seit etwa 10 Jahren wurde die elektrochirurgische Operation des Brustdrüsenkrebses in vermehrtem Umfange, zunächst bei *inoperablem Karzinom*, durchgeführt (BERVEN, JOHANSSON u. a.) und seit Verwendung der ungedämpften Hochfrequenzschwingungen als Schneidestrom auch wieder bei *operablen Brustdrüsenkrebsen* mit primärer Nahtvereinigung der Hautwunde benutzt (KELLY, ANDERSON, WYETH, DYROFF, v. SEEMEN u. a.).

WYETH und BERVEN gebrauchen die Nadelelektrode mit Schneidestrom auch zur Ausrottung der Lymphdrüsen aus der Achselhöhle. Man kann in unmittelbarer Nähe der großen Gefäße Gewebe thermodynamisch durchtrennen, da die Kühlung des strömenden Blutes eine Schädigung der Gefäßwände verhindert und die geringe, örtlich streng begrenzte Wärmeentstehung und die kaum in Erscheinung tretenden faradischen Ströme keine Reizung der Armnerven und damit keine Muskelzuckungen zulassen. Die von den großen Achselgefäßen abgehenden Äste sind aber vor der Durchschneidung doppelt zu unterbinden. Der Schmelzschnitt in der Nähe größerer Gefäße und Nerven sollte auch hier nur vom Geübten benutzt werden. Jedenfalls sind *unmittelbare Verletzungen der Gefäße und Nerven wie auch „Spätschädigungen" nicht dem Verfahren an sich, sondern seiner falschen Anwendung, bzw. dem Operateur zuzuschreiben.*

Wir unterscheiden *sechs verschiedene elektrochirurgische Operationsverfahren zur Beseitigung der bösartigen Geschwülste der Brustdrüse,* die je nach Größe des Primärtumors, Umfang und Beschaffenheit der Metastasen, Umfang der Miterkrankung der Haut und Geschwürsbildung gewählt werden.

1. *Radikaloperation des Brustkrebses* entsprechend dem schulgemäßen Vorgehen nach v. BERGMANN. Rechtwinklige Abduktion des Armes bei Mittelstellung des Unterarmes im Ellenbogengelenk. Elliptische Umschneidung der Mamma mittels Schmelzschnittes, zuerst seitlich, dann brustbeinwärts. Koagulation des Fettgewebes bis auf die Faszie des M. pectoralis major. Die Brustdrüse mit bedeckender Haut wird nun von der medialen und der unteren Schnittbegrenzung derart abgetrennt, daß der Ursprung des großen Brustmuskels sichtbar wird. Der Pectoralis major wird nahe seines Ursprungs an Rippen und Brustbein auf einer unter ihn geschobenen Isoliersonde mit einer großen KOCHER-Klemme quer gefaßt, koaguliert und dann durchschnitten und von der Brustwand abgelöst. Blutung aus Interkostalarterien wird durch unmittelbare Koagulation unter dem Tupfer gestillt. Nach Fassen des Brustmuskels nahe seinem Ansatze mit einer KOCHER-Klemme wird er hier ohne jede Blutung mittels Schmelzschnittes durchtrennt. Die angelegte KOCHER-Klemme macht die Gefäße blutleer, so daß der Schmelzschnitt eine bessere Verklebung der Wandungen bewirken kann. Es folgen stumpfe Lockerung des kleinen Brustmuskels vom Brustkorb, Elektrokoagulation auf einer Isoliersonde möglichst nahe seinem Ursprung, Abtrennen am Ansatze nach Fassen mit KOCHER-Klemme.

Jetzt ist das Gefäßband in der Achselhöhle und unter dem Schlüsselbeine zugänglich. Das Gewicht der Mamma zieht die Achsellymphdrüsen aus der

Tiefe hervor. Anatomische Präparation der Achselgefäße und Nerven vom Brustbeine bis zum Oberarme mit Messer und Schere — nur vom Geübten unter Benutzung des Schmelzschnittes. Ausräumung von Fettgewebe und Lymphdrüsen. Von dem Hauptstamm abgehende Gefäßäste werden nach doppelter Unterbindung durchschnitten. Jetzt wird der seitliche Teil des Hautschnittes tiefer geführt und das Fettgewebe mit Lymphdrüsen bis unter den M. latissimus dorsi entfernt, wobei der N. thoracodorsalis und der N. thoracalis longus geschont werden. Schließlich wird die Brustdrüse mit bedeckender Haut, Fettgewebe und Lymphdrüsen der Achselhöhle als ganzes abgetragen. Nun wird nach Lymphdrüsen über dem Schlüsselbein gefahndet. Mit dem Zeigefinger oder dem kleinen Finger kann man ferner hinter das Jugulum des Brustbeines tasten, indem man den Finger unter dem Schlüsselbeine und unter den großen Gefäßen vorsichtig einführt. Auf diese Weise können etwa tiefer reichende Lymphdrüsen stumpf unter dem Brustbeine hervorgeholt werden (Berücksichtigung des medialen Lymphabflußgebietes durch radiochirurgische Behandlung nach HENDLEY, vgl. SCHÜRCH). Blutstillung durch Elektrokoagulation mit Ausnahme der Gefäße, die von A. und V. axillaris ausgehen, die, soweit wie nötig, doppelt unterbunden und durchtrennt werden. Beseitigung der letzten Muskel- und Faszienreste von der Brustwand durch Schmelzschnitt, bis überall Rippen- und Zwischenrippenmuskulatur, Schlüsselbein und Brustbeinrand freiliegen.

Gummirohrdränage durch kleinen Einschnitt am Rande des M. latissimus dorsi.

Völliger Verschluß der Wunde nach Anfrischung der Haut im oberen Abschnitte der Wunde; im unteren nur, wenn sie ohne Spannung möglich ist, sonst Lagenähte. Bedeckung mit lockerer Jodoformgaze. Trockener Verband unter Hochhängen des Armes durch Trikotschlauch. Außerdem wird der Arm auf Kissen gelagert und gestützt.

Wechsel des Verbandes, wenn er durchfeuchtet ist, schon am 2. Tage, sonst am 4. Tage. Entfernung des Dräns; Lockerung des Mulls durch Aufträufeln von Wasserstoffsuperoxydlösung. Sobald die Jodoformgaze sich von selbst abstößt oder ohne Beeinträchtigung der Wunde sich beseitigen läßt, wird diese mit einem Salbenlappen von weißer Zinkvaseline bedeckt. Spätestens nach Heilung der genähten Wunde, also nach 8 Tagen, Beginn mit Aufstehen.

Durch das Hochhängen bzw. die Lagerung des Armes nach seitlich oben und wenig rückwärts, wird nicht nur jeder bewegunghindernde Narbenzug vermieden, sondern die Kranke kann auch von Anfang an den Arm der kranken Seite völlig und ohne Schmerzen gebrauchen.

2. Wenn die *Brusthaut in größerem Umfange entfernt werden muß,* so daß die Wundränder nicht durch Naht vereinigt werden können, sind lediglich Lagenähte zu legen und die Wunde locker mit Jodoformgaze, in anderen Fällen von Anfang an mit Salbenlappen zu bedecken. Auf plastischen Verschluß der Lücke, auch auf Deckung mit verpflanzten Epidermislappen wird verzichtet. Die allgemeine Begründung dieses Vorgehens wurde bereits gegeben.

3. Wenn das *Karzinom schon sichtbar in den M. pectoralis major eingewachsen ist,* wird es nötig, Teile der Interkostalmuskulatur oder der Rippen zu entfernen. Eine Verletzung des Brustfelles läßt sich vom Geübten und vorsichtig Vorgehenden

ausschließen. Die Rippen werden, wie gewohnt, mit der Rippenschere und der LUERschen Zange reseziert.

4. Wenn die *Geschwulst der Brustwand unverschieblich aufsitzt* und Brustfell- bzw. Lungenmetastasen nicht festgestellt werden können, handelt es sich meist um derart geschwächte Kranke, daß ihnen der Eingriff einer Brustwandresektion nicht zugemutet werden kann. *Für diese Kranken,* bei denen früher eine Operation in der Regel abgelehnt wurde, *gibt uns die Elektrochirurgie noch die Möglichkeit eines aktiven Vorgehens.* Es wird zunächst durch *koagulationsreichen* Schmelzschnitt vom Brustbein her die Geschwulst mitsamt dem Brustmuskel von der Brustwand abgetragen. Hierzu wird oft praktischerweise die Kante der gewölbten Koagulationselektrode (vgl. Abb. 31) benutzt, so daß man je nach Notwendigkeit schneiden, aber auch koagulieren kann. Nach Entfernung der Geschwulst von der Brustwand folgt die Elektrokoagulation von Rippen- und Zwischenrippenmuskeln. Der Eingriff kann zu groß werden, wenn man nun auch noch die Achselhöhle ausräumt. Die *Lymphdrüsenmetastasen* werden daher lediglich bestrahlt oder nach Bestrahlung in einer zweiten Sitzung ausgerottet, bzw. es wird erst nach dieser zweiten Operation eine Nachbestrahlung angeschlossen. Die elektrokoagulierte Wundfläche der Brustwand wird mit lockerer Jodoformgaze bedeckt, die den Sekretabfluß begünstigt, und später durch Salbenlappen ersetzt. Die Abstoßung der Koagulationsnekrosen braucht etwa 6—8 Wochen. Nach und nach treten die durch Koagulation zerstörten Rippenabschnitte aus der Wunde als Sequester hervor, so daß sie mit der LUERschen Zange oder der Rippenschere beseitigt werden können, ohne daß dazu Betäubung nötig wäre. Als Komplikation kann eine Pleuritis, gelegentlich mit Erguß, auftreten, die nach sonst üblichen Regeln behandelt wird. Ein Erguß bleibt oft nach einmaliger Entfernung durch Punktion aus. Wenn er jedoch hartnäckig wiederkehrt, besteht Verdacht auf Karzinosis des Brustfells, auch wenn im Punktat, dessen Sediment stets mikroskopisch zu untersuchen ist, kein sicherer Anhaltspunkt dafür zu finden ist.

5. Bei *geschwürig zerfallenem Karzinom der Mamma* wird die Geschwulst zunächst durch Umwallung mittels Elektrokoagulation von der Umgebung abgeschlossen und dann die Geschwürsfläche in ganzer Ausdehnung verkocht. Es folgt die Abtragung der Geschwulst wie unter 4. geschildert.

Auch bei unvollständiger Operation (Zurücklassen der Lymphdrüsen usf.) bringt der Wegfall des oft jauchig infizierten geschwürigen Krebses eine sofortige subjektive Erleichterung für die Kranken mit sich, die sich in der Regel nach Wegfall der Resorption von Geschwulstzerfallstoffen auffallend rasch erholen.

6. Die *Ausrottung der regionären Lymphdrüsen als selbständige Operation* wird dann vorgenommen, wenn sie aus besonderen Gründen bei Entfernung des Ursprungsherdes der Geschwulst unterblieb.

Der hauptsächliche Grund für dieses *zweizeitige Vorgehen* ist in der Größe der ersten Operation im Verhältnisse zum Zustande der Kranken zu sehen. Selbst größte Brustgeschwülste, die mit der Brustwand verwachsen sind, lassen sich nach Vorbereitung der Kranken mit Schlafmitteln oder Morphium in örtlicher Betäubung durch Umspritzung mit Novocain oder in oberflächlicher Narkose in kurzer Zeit elektrochirurgisch beseitigen.

Die Ausräumung der Achselhöhle, bzw. der regionären Lymphdrüsen, erfordert aber um so längere Zeit, je genauer sie vorgenommen wird, und bedingt dadurch länger dauernde Narkose, wenn man wirklich radikal vorgeht, auch falls die Lymphdrüsen an sich klein und wenig verwachsen sind.

Oft finden sich aber riesige und verwachsene Drüsenpakete, deren *genaue* Exstirpation mit dem umgebenden Gewebe durch Präparation und Unterbindungen *noch* längere Zeit erfordert.

Wir haben gesehen, daß nach *elektrochirurgischer Ausrottung der Ursprungsgeschwulst* diese *Schwellungen der Lymphdrüsen von selbst oft erstaunlich zurückgehen, so daß man sie 3—4 Wochen nach der 1. Operation weit leichter und völlig ausräumen kann,* nachdem sich die Kranken in der Zwischenzeit meist erheblich erholt haben. Bei dieser zweizeitigen Operation nehmen wir, falls die Brustwunde nicht zu umfangreich ist, Bestrahlung des Achselfeldes vor der Drüsenausräumung vor.

Es wurde schon erwähnt, daß Vorbestrahlung vor dem 1. Eingriffe, die an sich gerade bei Mammakarzinom die Ausrottung der regionären Lymphdrüsen durch Rückbildung von Schwellung und Verwachsungen sehr erleichtert und die nach verschiedenen Berichten die Heilungsaussichten zu verbessern scheint (vgl. Berven), aus äußeren Gründen nur ausnahmsweise durchgeführt werden konnte. Die Vorbestrahlung wird auch anderenorts in Deutschland zur Zeit aus den dargelegten Gründen nur selten planmäßig vorgenommen werden können. Nach Berven bedingt sie eine Verzögerung der Heilungsneigung granulierender Wunden um etwa 2 Wochen oder länger.

Die *großen offenen Wunden der Brustwand brauchen an sich 6—10 Wochen bis zur völligen Abheilung,* die, abgesehen von gelegentlichen Fieberzacken in den ersten Tagen, *meist ohne jede Allgemeinstörung* und *ganz ohne Beschwerden* vor sich geht. Die Reinigung der umgebenden Haut bis zum Wundrande beim Verbandwechsel muß sehr vorsichtig durchgeführt werden, um nicht die Entstehung eines Erysipels zu begünstigen.

Bei ausgedehnten Drüsenmetastasen der Achselhöhle und unter dem Schlüsselbein, die fest mit Gefäßen verwachsen waren, haben wir wiederholt die A. und V. axillaris, bzw. subclavia, unterbunden und durchtrennt bzw. reseziert. Auf diese Weise ist gründlichere Ausrottung der Achselhöhle möglich, die zudem wesentlich erleichtert und beschleunigt wird. Ernährungsstörungen am Arme haben wir bisher nie beobachtet; bei einer von 5 Kranken blieb ein einige Wochen dauerndes Ödem bestehen. Infolge von Kompression der Achselgefäße durch das Drüsenwachstum scheinen sich die Kollateralen schon in dem Umfange auszubilden, daß die Unterbindung der großen Gefäße vertragen wird.

Bei diesen ausgedehnten Krebsen, und wenn sich die Wundränder der Haut in der Achselhöhle schwer über dem Nervengefäßband vereinigen lassen, verzichten wir auf das bewährte Hochhängen des Armes. So kann in entspanntem Zustande die Naht der Haut ausgeführt werden, und die Kranken können von Anfang an unter Verwendung eines Armtragetuches außer Bett sein.

Falls nach Elektrokoagulation der Brustwand in der granulierenden Wunde *Geschwulstreste* aufsprießen, kann man *Nachkoagulationen* vornehmen ohne Sorge vor Eröffnung des Brustfellraumes, wenn man zuvor die Koagulation der Brustwand in genügender Ausdehnung vorgenommen hat, wodurch Verwachsung der Brustfellblätter hervorgerufen wurde. Ohne jede weitere Störung stoßen sich oberflächliche Teile der Lunge ab mit nachfolgender Heilung durch Granulation. Diese Beobachtung zeigt, daß es an sich möglich erscheint, durch extrapleurale Elektrokoagulation eine Verödung des Brustfellsackes zu erzielen.

Aus den Arbeiten amerikanischer Chirurgen geht hervor, daß sie neben Herabsetzung der Blutung und Verkürzung der Operationsdauer besonders die *Verhinderung von Impfmetastasen* als den wichtigsten Vorzug des elektrochirurgischen Verfahrens betrachten, das auf diese Weise die Aussichten der Radikaloperation des Brustdrüsenkrebses nach HALSTED-MEYER verbessern könne (KELLY). W. H. SCHMIDT hat bei unvollständig operierten, weit fortgeschrittenen, geschwürigen Brustdrüsenkrebsen die Kranken nach Elektrooperation noch 3 Jahre und länger am Leben halten können. Im allgemeinen wird *Nachbestrahlung mit Radium* oder *Röntgenstrahlen* der *Elektrooperation angeschlossen* (G. E. WARD, KOBAK, W. T. WARWICK) oder auch Bestrahlung *vorausgeschickt*. (L. MARTINDALE, B. H. ORNDOFF).

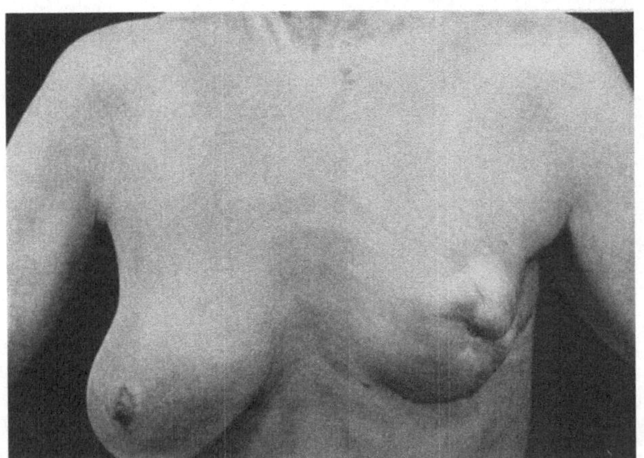

Abb. 274. Mammakarzinom mit Lymphdrüsenmatastasen in Achselhöhle und Oberschlüsselbeingrube.

Beispiele:

1. Typische elektrochirurgische Radikaloperation bei operablem Brustdrüsenkrebs.

M. B., 40 Jahre alt. *Mammakarzinom links* (operabel).

Vorgeschichte: Im Frühjahr 1930 wurde die Frau von einem Rind an die Brust gestoßen. Daraufhin hatte sie bald eine Verhärtung an der linken Brust bemerkt, der sie zunächst keine Beachtung schenkte, da sie keine Schmerzen hatte. Als die Verhärtung schließlich nicht wegging, suchte die Kranke einen Arzt auf, der sie sofort in die Klinik einwies.

Allgemeinbefund: o. B.

Örtlicher Befund: Die rechte Mammille ist eingezogen; man fühlt an der linken Mamma einen etwa gut kindsfaustgroßen, unregelmäßigen derben Tumor, der einen kurzen Fortsatz in der Richtung nach der Achselhöhle zu besitzt. In der linken Achselhöhle fühlt man 4 derbe, etwas vergrößerte, verschiebliche, nicht schmerzhafte Lymphdrüsen.

Elektrooperation: Typische Amputatio mammae in OMBRÉDANNE-Narkose mit Ausräumung der Achselhöhle. Hinausleiten eines kleinen Dräns durch Inzision in der hinteren Achsellinie; Verschluß der Wunde durch Naht. Ungestörte Heilung.

Entlassung nach 14 Tagen mit glatter Narbe (ohne Anfrischung des Hautrandes, vgl. Abb. 35[1]).

Histologischer Befund: Szirrhöses Karzinom mit ebensolchen Drüsenmetastasen.

2. Mehrzeitige Elektrooperation bei inoperablem Brustdrüsenkrebs. a) Entfernung der Ursprungsgeschwulst. b) Entfernung der Lymphdrüsen aus der Oberschlüsselbeingrube. c) Ausräumung der Lymphdrüsen in der Achselhöhle.

F. W., 57 Jahre alt. Mammakarzinom mit Lymphdrüsenmetastasen in linker Achselhöhle und in linker Oberschlüsselbeingrube (inoperabel).

Vorgeschichte: Vor 2 Jahren sei die linke Brust härter geworden; auch bemerkte die Kranke bald darauf harte Knoten in linker Achselhöhle und schließlich auch seit 2 Monaten über dem linken Schlüsselbein.

[1] Dtsch. Z. Chir. **230**, 78 (1931).

Allgemeinbefund: Stark geschwächte Kranke. Innere Organe o. B.

Örtlicher Befund (vgl. Abb. 274): Die linke Mamma zeigt eine starke Einziehung der Mammille; sie steht höher als die rechte und ist im ganzen verhärtet. Die Haut darüber ist nur zum Teil verschieblich und ebenfalls hart. Die Verhärtung setzt sich gegen oben zu in die Brustmuskeln fort.

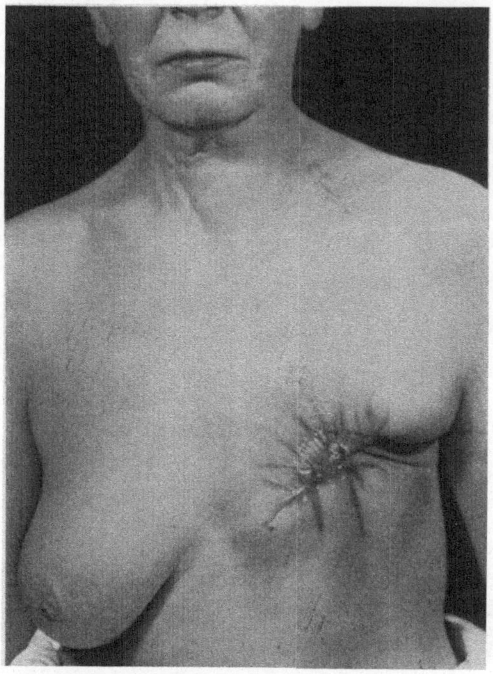

Elektrooperation in Pernokton-Dämmerschlaf (3,5 ccm intravenös). Wegen des schlechten Allgemeinzustandes wird in wenigen Minuten lediglich die Ursprungsgeschwulst beseitigt. Umschneidung der Mamma mit dem elektrischen Messer. Der M. pectoralis major wird nur in seinem unteren Abschnitt entfernt. Hautnähte, wobei sich die Lücke nicht ganz decken läßt. Salbenverband.

Histologischer Befund: Solides, szirrhöses Karzinom.

5 Wochen später werden in örtlicher Anästhesie die inzwischen wesentlich kleiner gewordenen Lymphdrüsen über dem linken Schlüsselbein ausgeräumt, wobei sich in einem Teil der Knoten nachher histologisch Karzinom ergibt. Vom 2.—4. Tag Erysipel in der Umgebung des offenen Wundabschnittes; dann ungestörte Heilung. Entlassung nach 4 Wochen.

Ein Jahr später Wiederaufnahme: 5 kg Gewichtszunahme, sehr guter Allgemeinzustand. Es sind immer noch verhärtete Lymphdrüsen in der linken Achselhöhle zu fühlen, die jetzt in Ätherbetäubung mit dem Rest des M. pectoralis major und des M. pectoralis minor entfernt werden. Glatte Wundheilung. Seit 2 Jahren rezidivfrei (Abb. 275).

Abb. 275. Dieselbe Kranke. 3 Monate nach elektrischer Mammaamputation links, 2 Monate nach Entfernung der Lymphdrüsen der Achselhöhle und der Oberschlüsselbeingrube.

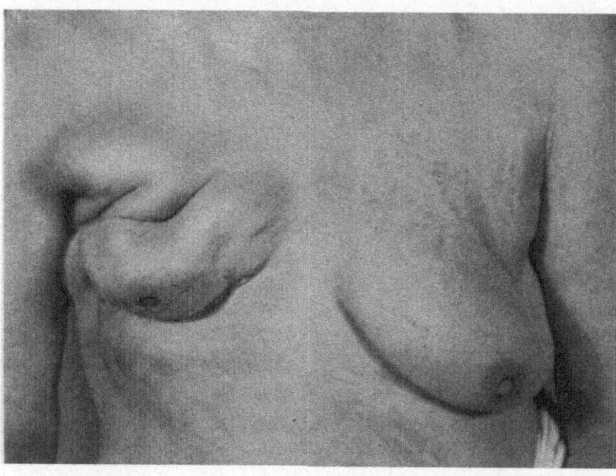

Abb. 276. Inoperables Mammakarzinom rechts.

3. Elektrooperation bei inoperablem Brustdrüsenkrebs mit Brustwandkoagulation. Unterbindung der A. und V. subclavia. Offene Wundbehandlung.

K. K., 67 Jahre alt. *Scirrhus mammae* rechts mit ausgedehnten *Drüsenmetastasen* in der rechten Achselhöhle (inoperabel).

Vorgeschichte: Vor zwei Jahren wurde die Kranke von einer Kuh gegen die rechte Brust gestoßen. Sie habe daraufhin später an der Stelle einen blauen Fleck bemerkt; an der gleichen Stelle habe sie seit einem Jahr ein kleines Knötchen gefühlt, das langsam größer geworden sei. Seit einigen Monaten Schmerzen in der ganzen rechten Brust und im rechten Arm.

Starke Gewichtsabnahme, Verschlechterung des Allgemeinbefindens. Daher sucht die Kranke am 25. 8. 30 die Klinik auf.

Befund: Allgemeinzustand herabgesetzt. Innere Organe o. B.

Örtlicher Befund (s. Abb. 276): Die rechte Mamma ist verkleinert und durch tief eingezogene Furchen zerklüftet. Die Mammille ist tief eingezogen. Der rechte Arm kann nur etwa bis 45° gehoben werden, da der geschrumpfte Brustmuskel ein weiteres Hochheben unmöglich macht. Die ganze rechte Mamma sitzt als eine harte Geschwulst der Brust auf und ist kaum verschieblich. Harte Stränge setzen sich in die rechte Achselhöhle fort.

Elektrooperation (MAY). Avertinnarkose. Umschneidung der Mamma wie gewöhnlich; nach Ablösen der Mamma vom Pektoralis zeigen sich in diesem karzinomverdächtige Stellen. M. pectoralis major und minor werden von Ansatz und Ursprung abgelöst und abgetragen. Das Nervengefäßbündel ist von Tumormassen umgeben, die mit der Schere herauspräpariert werden, wobei es notwendig wird, die stark eingeengten Arterien und Venen unter dem Schlüsselbeine zu unterbinden und zu durchtrennen. Die Achselhöhle wird vollständig ausgeräumt und das ganze Wundgebiet verkocht. Lagenähte. Trockener Verband. Warmes Einhüllen des rechten Armes, der in den nächsten Tagen gut ernährt bleibt. Es bilden sich nach acht Tagen unter starker Lymphabsonderung frische Granulationen.

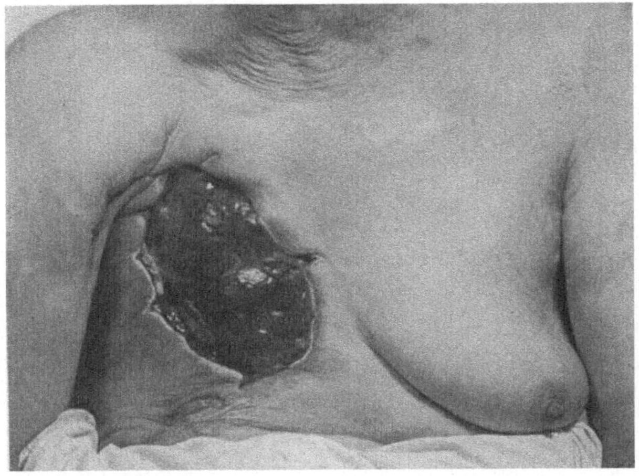

Abb. 277. Dieselbe Kranke. Granulationsfläche 4 Wochen nach Entfernung der rechten Brustdrüsen und der Brustmuskeln durch Schmelzschnitt. Ausräumung der rechten Achselhöhle nach Unterbindung und Durchtrennung der Achselgefäße. Oberflächliche Elektrokoagulation der Brustwand. Lagenähte.

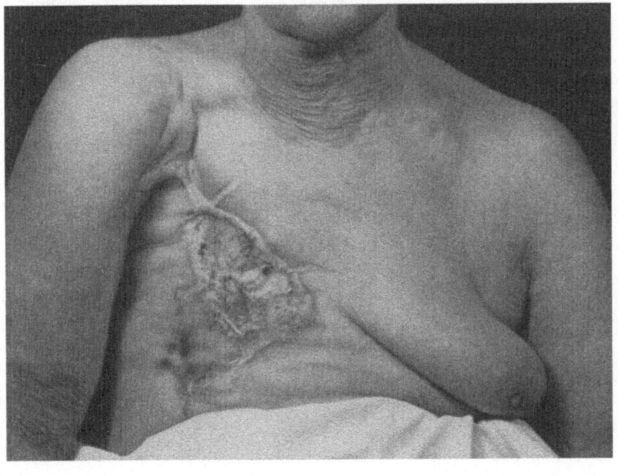

Abb. 278. Dieselbe Kranke. Vernarbung; kein Ödem des rechten Armes; kein örtliches Rezidiv nach 10 Monaten.

Nach 4 Wochen wird *die Kranke auf Wunsch in ambulante Behandlung entlassen* (Abb. 277).

Nach $1^1/_2$ Jahren: Guter Allgemeinzustand, örtlich rezidivfrei (Abb. 278). Keine Fernmetastasen.

4. Elektrooperation bei inoperablem Brustdrüsenkrebs. Beseitigung der Ursprungsgeschwulst. Nahtverschluß. 1 Jahr später Elektrooperation eines großen Lymphdrüsenrezidivs der Achselhöhle mit Unterbindung der A. und V. subclavia. Offene Wundbehandlung.

V. W., 64 Jahre alt. *Mammakarzinom* rechts *(inoperabel)*.

Vorgeschichte: Anfang Mai 1930 bemerkte die Kranke zum erstenmal eine haselnußgroße Verdickung an der rechten Brust. Sie glaubte, daß diese Verdickung von einem Stoß herrühre. Die Schwellung nahm jedoch im Laufe der Zeit an Größe zu, so daß die Kranke Ende Juli den Arzt aufsuchte, der sie in die Klinik einwies.

Befund: Stark gealterte Frau in mäßigem Ernährungszustand. Gewicht: 46 kg. Innere Organe, abgesehen von Altersveränderungen, o. B.

Örtlicher Befund: Im äußeren oberen Viertel der rechten Brustdrüse springt eine harte, von rötlich verfärbter und glänzender Haut bedeckte Geschwulst hervor, die in Zusammenhang mit der Brustdrüse steht. Die Haut darüber ist nicht verschieblich. Die Brustdrüse als Ganzes fühlt sich verhärtet an, ist auf der Unterlage kaum verschieblich.

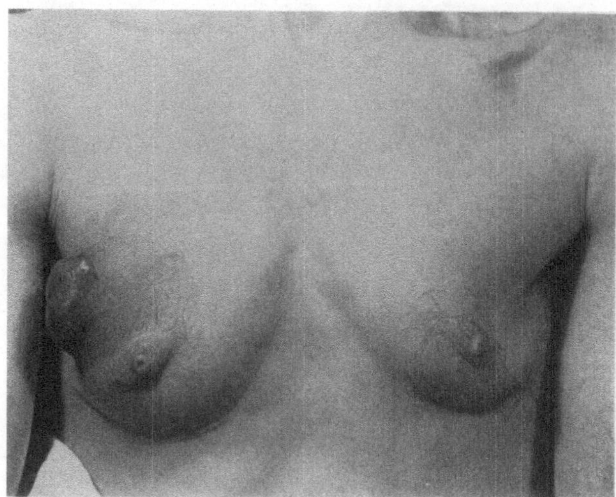

Abb. 279. Ausgedehntes Karzinom der rechten Brustdrüse. Elektrische Amputation unter Mitnahme des großen Brustmuskels.

In der rechten Achselhöhle bis bohnengroße, harte, nicht druckschmerzhafte Lymphdrüsen zu fühlen. Oberschlüsselbeingrube frei (Abb. 279).

Elektrooperation (BÜRKLE-DE LA CAMP)*:* Wegen des schlechten Allgemeinzustandes der Kranken wird in oberflächlicher Chloroformnarkose lediglich die rechte Brustdrüse spindelförmig umschnitten, unter reichlicher Fortnahme der benachbarten Haut. Der große Brustmuskel wird entfernt, der kleine jedoch nicht. Oberflächliche Koagulation des Wundbettes. Die Wunde wird bis auf eine kleine Lücke geschlossen, in die Jodoformgaze gelegt wird. Völlig fieber- und beschwerdefreier Heilverlauf.

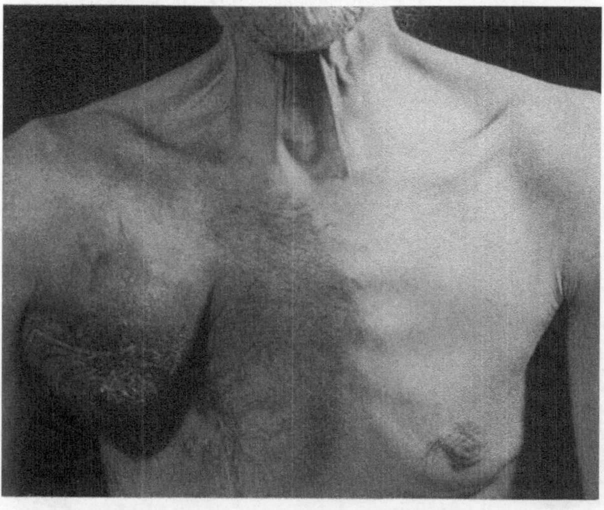

Abb. 280. Dieselbe Kranke. Großes Lymphdrüsenkarzinom 1 Jahr nach elektrischer Amputation der rechten Brustdrüse mit Entfernung des großen Brustmuskels ohne Ausräumung der Achselhöhle.

Nach 16 Tagen wird die Kranke in *bereits erholtem Zustande* und mit einer bis auf die Lücke vernarbten Wunde *auf ihren Wunsch entlassen* mit der Weisung, sich nach einem Monat zur Operation der Achselhöhlendrüsen wieder vorzustellen.

Die Kranke erschien jedoch nicht wieder und folgte auch wiederholter Einbestellung nicht. *Erst nach einem Jahre kam die Kranke wieder in die Klinik.* Sie gibt an, daß sie in der Zwischenzeit nie Beschwerden gehabt habe. Sie habe auch gearbeitet, bis sie vor 4 Monaten an der vorderen Achselfalte einen kleinen Knoten bemerkte, der nicht schmerzte und langsam größer wurde. Trotzdem arbeitete sie noch auf dem Felde weiter. Es trat aber dann ein vermehrtes Wachstum der Geschwulst auf und zugleich Rötung der bedeckenden Haut. Da mit dem Wachstume der Geschwulst Schmerzen im rechten Arm entstanden und sie den rechten Arm immer schlechter bewegen konnte, kommt sie schließlich von selbst in die Klinik.

Allgemeinzustand: schlecht, 38 kg Gewicht. Innere Organe, abgesehen von Altersveränderungen, o. B.

Örtlicher Befund: Die alte Narbe ist in ihrem unteren Teile glatt, während sie in dem gegen die Achselhöhle zu gelegenen Teile durch eine kindskopfgroße harte Geschwulst, die die ganze Achselhöhle ausfüllt, kugelig vorgewölbt ist. Diese Geschwulst reicht bis unter das Schlüsselbein und bis gegen die Innenseite des Oberarmes und ist auf ihrer Unterlage nur ganz wenig verschieblich. Sie ist von hornig verdickter Haut, die zum Teile bräunlich, zum Teile bläulich verfärbt ist, bedeckt. Die Haut ist über der Geschwulst nicht verschieblich. Beweglichkeit des rechten Armes im Schultergelenk wegen Schmerzen stark eingeschränkt. Oberschlüsselbeingrube frei (Abb. 280).

Diagnose: Kindskopfgroßer, karzinomatöser Lymphdrüsentumor in der rechten Achselhöhle, ein Jahr nach elektrischer Mammaamputation rechts ohne Ausräumung der Achselhöhle und ohne Nachbestrahlung.

Elektrooperation (v. SEEMEN) in Leitungsanästhesie des Plexus brachialis und der oberen Interkostalnerven. In der gesunden Umgebung wird die Geschwulst mit der Koagulationselektrode umwallt und das verkochte Gewebe jeweils mit der Messerelektrode durchtrennt. Auf diese Weise gelangt man im unteren Abschnitte der Geschwulst auf die Brustwand und nach oben hin an das Gefäßnervenbündel. Der Tumor wird mitsamt dem kleinen Brustmuskel und der Brustwandfaszie entfernt, und es gelingt auch, in dem Narbengewebe die Geschwulst von dem Gefäßnervenbündel frei zu bekommen. Nach Beseitigung der Geschwulst wird die Achselhöhle in typischer Weise vollständig ausgeräumt. Arterien und Venen sind stark atherosklerotisch verändert. Zu dem Tumor hatten ebenfalls atherosklerotische Gefäße geführt, die zum Teil umstochen, zum Teil unterbunden wurden. Die große Wundhöhle wird nun im Bereiche der Interkostalmuskeln oberflächlich verkocht. Trotz einer Lappenverschiebung aus dem M. latissimus dorsi gelingt es nicht, das Gefäßnervenbündel in der Achselhöhle zu bedecken. Es wird daher doppelte Unterbindung und Durchtrennung der großen Gefäße unter dem Schlüsselbeine vorgenommen.

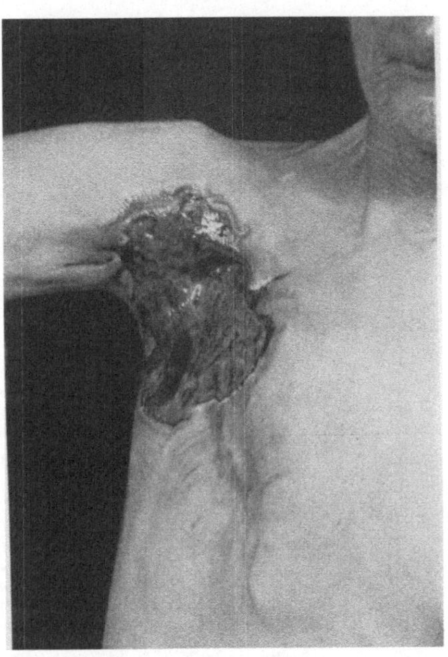

Abb. 281. Dieselbe Kranke. 3 Wochen nach Elektrooperation des Lymphdrüsentumors mit Unterbindung der A. und V. subclavia.

Jodoformgazetamponade, Lagenähte der Haut. DESAULTscher Verband, subkutane Infusion von 500 ccm RINGER-Lösung, Kampfer.

Glatter Heilverlauf bei leichtem Fieber. Nach 3 Wochen hat die Kranke 3 kg zugenommen. Die Koagulationsnekrosen haben sich abgestoßen, und es erfolgt kräftige Granulation aus der Wunde. Die Kranke ist außer Bett.

Während *vor der Operation starke Schmerzen im rechten Arm bestanden, infolge Druckes des Tumors auf das Nervenbündel, sind diese Schmerzen seit der Operation völlig verschwunden,* so daß die Kranke ständig beschwerdefrei war. Nach der Unterbindung der großen Gefäße entstanden keine Kreislaufstörungen am Arm, insbesondere keine Ödeme.

Histologischer Befund: Der Tumor ergibt solides Karzinom; vom Rande des M. latissimus dorsi entfernte Lymphdrüsen zeigen keine Geschwulsteinlagerungen.

Nach 6 Wochen auf eigenen Wunsch in Behandlung des Hausarztes entlassen (Abb. 281).

5. Elektrooperation bei inoperablem geschwürigen Brustdrüsenkrebs. Elektrokoagulation und Umwallung. Abtragung des Tumors von der Brustwand. Brustwandkoagulation. Ausräumung der Lymphdrüsen der Achselhöhle. Offene Wundbehandlung.

W. Sch., 49 Jahre alt. *Mammakarzinom* links, geschwürig zerfallen (inoperabel).

Vorgeschichte: Vor $1^1/_2$ Jahren sei unter linker Brustwarze ein etwa kirschgroßer harter Knoten aufgetreten. Die Kranke machte Umschläge mit essigsaurer Tonerde. Keine Besserung. Der Knoten sei immer größer geworden und sei gegen die Achselhöhle zu gewachsen. *Vor einem halben Jahr sei die Geschwulst aufgebrochen.* Trotzdem suchte sie keinen Arzt auf und behandelte das Geschwür mit Fett, Harz und Pflaster. Da es sich in den letzten 3 Monaten zusehends vergrößerte und übelriechenden Eiter absonderte, suchte die Kranke die Klinik auf.

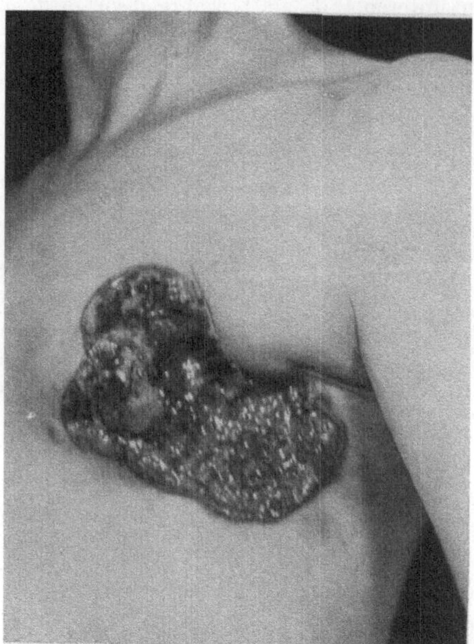

Abb. 282. Großer geschwürig zerfallener Brustdrüsenkrebs der linken Seite.

Befund: Innere Organe o. B.; *Allgemeinzustand* schlecht. Gewicht 45 kg.

Örtlicher Befund (s. Abb. 282)*:* Die ganze linke Brustdrüse ist verschwunden; an ihrer Stelle befindet sich ein über handgroßes zerklüftetes Geschwür mit schmierigem Grund und wallartigen harten Rändern. Verhärtete, wenig verschiebliche Drüsen in der linken Achselhöhle und Unterschlüsselbeingrube. Oberschlüsselbeingrube frei. *Röntgenaufnahme* des Brustkorbes ergibt keinen Anhalt für Metastasen in den Rippen, den Lungen oder der Wirbelsäule.

Elektrooperation in Avertinbetäubung. *Koagulation des geschwürigen Krebses der Brustwand, Umwallung in gesunder Haut* (vgl. Abb. 283). Daraufhin wird das verkochte Gewebe von der Brustwand abgetrennt, die Achselhöhle von Lymphdrüsen und Fettgewebe befreit und das Gefäßnervenbündel mit der Schere präpariert. Die Reste vom großen und kleinen Brustmuskel werden völlig beseitigt. Ebenso muß der größte Teil des M. serratus und der vordere Abschnitt des M. latissimus dorsi geopfert werden. Fettgewebe und Muskulatur werden bis zum Brustbeine völlig abgetragen. An einzelnen Stellen, an denen das Karzinom den Pektoralis durchdrungen hatte, wird auch die Zwischenrippenmuskulatur bis nahe an das Brustfell vorsichtig entfernt. Mit dem Zeigefinger wird unter den Gefäßen hinter das Brustbein getastet und werden keine Drüsen an dieser Stelle festgestellt. Blutstillung durch Elektrokoagulation, mit Ausnahme der von A. und V. subclavia abgehenden Gefäßäste, die doppelt unterbunden und durchtrennt werden. Es gelingt gerade, die Haut im Bereiche des Oberarmes und der Achselhöhle über den Gefäßen durch Naht zu vereinigen. Im übrigen geringere Verkleinerung der großen Wunde durch Lagenähte. Bedeckung

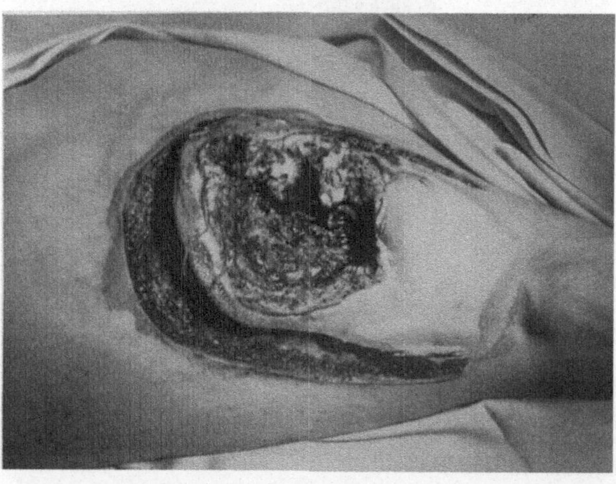

Abb. 283. Dieselbe Kranke. Zustand nach Koagulation des geschwürig zerfallenen Krebses und Umwallung durch Elektrokoagulation. Es folgt Abtragung der Geschwulst von der Brustwand und Radikaloperation.

mit Jodoformgaze. Der Arm wird wegen der Spannung der Nähte nicht, wie sonst, in Hochlagerung verbunden, sondern an den Körper gelegt.

Histologischer Befund: Solides, zum Teil szirrhöses Karzinom.

Verlauf: 3 Wochen Fieberzacken zwischen 37 und 38°, gelegentlich über 38°. Pleuritis entsprechend der Brustwandkoagulation (kein Erguß).

Von der 3. Woche ab fieber- und beschwerdefreier Verlauf. Es bestehen kräftige Granulationen. Wiederholte Probeexzisionen ergeben kein Karzinom.

Nach 11 Wochen mit 5 kg Gewichtszunahme in gutem Allgemeinzustande und glatt vernarbter Wunde in Nachbeobachtung und zur Strahlenbehandlung entlassen (Abb. 284).

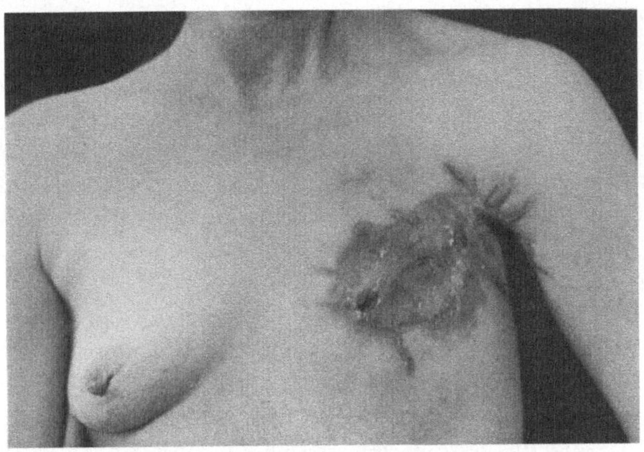

Abb. 284. Dieselbe Kranke. 11 Wochen nach Brustwandkoagulation wegen großen geschwürigen Brustdrüsenkrebses.

12. Bösartige Geschwülste der Speiseröhre und des Magendarmkanals mit Ausnahme des Mastdarms.

Durch ein *Oesophagoskop* oder von der *Magenlichtung* her können geeignete *sondenförmige Elektroden* in den *Oesophagus* gebracht werden, die elektrochirurgische Einwirkungen an verschiedenster Stelle erlauben. Die Sonden müssen bis auf die wirksame Metallfläche von einer isolierenden Schicht umgeben sein.

Auch wenn man nun den Umfang der Hitzezerstörung durch bestimmte Elektroden genauestens voraussehen könnte, so wäre eine *Radikaloperation* bei *Krebs der Speiseröhre* verläufig *unmöglich,* da dieser bekanntlich die Wandung frühzeitig durchwächst und eine Radikaloperation eines in diesem Abschnitte der Speiseröhre liegenden Krebses ohne lebengefährdende Schädigung des Mittelfelles und der in ihm verlaufenden Gebilde undenkbar ist. Hingegen wurden bei durch *Krebs bedingten Stenosen der Speiseröhre gute palliative Ergebnisse durch Elektrokoagulation* von Geschwulstteilen mittels Elektrodensonden erzielt.

Von A. J. Wright (1925), C. G. Teall und Dan Mackenzie (1928) wurden geeignete Elektrodensonden für diese Eingriffe angegeben (vgl. Cumberbatch). Die Elektrodensonden von Teall sind aus Ebonit hergestellt. Der im Innern der Sonde verlaufende Metalldraht führt vom Operationshandgriffe zum Sondenende, um hier an bestimmter Stelle in Gestalt einer kleinen Metallplatte an die Oberfläche zu treten. Je nach der Stelle, an der dieses als Elektrode wirkende Drahtende die isolierende Umgebung verläßt, und je nach der Größe der nun freiliegenden Metallfläche verursacht entweder die vorgeschobene Spitze, bzw. die seitliche

Fläche des olivenförmigen Sondenendes oder aber die obere Fläche der Olive in mehr oder minder große Tiefe Koagulation. In diesem Falle wird durch das auf die Striktur eingestellte Oesophagoskop die Sonde über die Stenose hinaus eingeführt und unter Stromschluß langsam wieder zurückgezogen, so daß sich die als Elektrode wirkende obere Begrenzung des olivenförmigen Endes von unten nach oben gegen das Geschwulstgewebe im Bereiche der Stenose anlegt und dieses durch Koagulation zerstört. Im anderen Falle wird die Stenose gleichfalls in das Oesophagoskop eingestellt, die Sonde eingeführt, der Strom, sobald die seitliche Elektrodenfläche dem Geschwulstgewebe anliegt, geschlossen und die Sonde langsam nach unten hin weitergeführt. Daraufhin wird die Sonde etwas gedreht, so daß beim Zurückziehen eine neue längsgerichtete Koagulationsfurche durch die Geschwulst gelegt wird. Vor dem Eingriffe, der in Chloroformnarkose rasch vorzunehmen ist, wird Adrenalin eingegeben.

Bei dieser Sondenkoagulation im Bereiche des Oesophagus empfiehlt es sich, zuvor die Koagulationswirkung an einem Stücke Muskelfleisch auf den nötigen geringen Umfang bei bestimmter Geschwindigkeit der Bewegung der Sonde einzustellen. Die Elektroden selbst müssen so klein sein, daß eine zu große Tiefenwirkung vermieden wird.

Die Koagulationssonde von A. J. Wright trägt an der oberen Begrenzung ihres olivenförmigen Endes einen Metallring, der *koagulationsreiches Schneiden* bewirkt. Die über die Stenosestelle hinaus eingeführte Sonde wird unter Stromschluß zurückgezogen, wobei im Bereiche des ganzen Umfanges der karzinomatösen Striktur Geschwulstgewebe gewissermaßen ausgestanzt wird. Bei diesem Vorgehen ist gegenüber der ausschließlichen Koagulation mit Blutungsmöglichkeit, besonders aus den erweiterten Venen, zu rechnen.

Zur Vorbeugung gegen einen völligen Verschluß der Speiseröhre, der durch Schwellung und Ödem nach der Koagulation zustande kommen kann, ist eine Schlundsonde einzuführen, die etwa drei Tage später entfernt wird (Cumberbatch).

Musgrave Woodman hat bei 60 Kranken mit Krebs der Speiseröhre Elektrokoagulation angewandt und kommt auf Grund seiner Erfahrungen zu dem Schlusse, daß dieses an sich wenig eingreifende Verfahren der Anlegung einer Magenfistel vorzuziehen sei. Wenn auch die Kranken auf diese Weise nicht geheilt werden können, so ertragen sie ihr Leiden leichter durch die Möglichkeit, auf gewohntem Wege Nahrung zu sich zu nehmen.

Cumberbatch äußert sich nicht darüber, wie lange etwa die Durchgängigkeit der Speiseröhre nach der Koagulation erhalten bleibt, ob beschleunigtes Geschwulstwachstum oder Narbenschrumpfung infolge der Koagulation beobachtet wurde. Woodman kann trotz seiner reichen Erfahrung nicht mit Sicherheit sagen, ob durch die Elektrokoagulation bei Oesophaguskarzinom die Kranken länger am Leben erhalten wurden, während Wright und Hadfield den Eingriff wegen seiner Ungefährlichkeit und der Möglichkeit der Lebensverlängerung empfehlen.

Bei Operationen wegen *bösartiger Geschwülste* des *Magens,* des *Dünndarmes,* des *Blinddarmes* und des *Dickdarmes* wird die Elektrochirurgie in derselben Weise herangezogen wie zu Resektionen und Anastomosen wegen Geschwürsbildung oder entzündlicher Vorgänge, also zur teilweisen oder völligen Durchtrennung der Magen-, bzw. Darmwand durch *Schmelzschnitt.* Aber auch eine *Umwallungs-*

koagulation umschriebener Geschwülste von der Serosaseite her *vor* der Resektion ist von Vorteil. Die zu- und abführenden Gefäße werden mehr oder minder vollständig verödet, bzw. die Geschwulst durch den Koagulationswall ausgeschaltet. An dem großen und kleinen Netz und den Mensenterien müssen, wie sonst, Unterbindungen angelegt werden.

In welchem Maße die *Zerstörung umschriebener Lebermetastasen* durch Elektrokoagulation Erfolg mit sich bringt, ist sehr zweifelhaft. Die anatomischen Verhältnisse bei weit fortgeschrittenen oder inoperablen Geschwülsten des Magen-Darmkanals innerhalb der Bauchhöhle setzen elektrochirurgischem Vorgehen dieselbe Grenze wie mechanischen Operationsverfahren.

13. Mastdarmkrebs.

Für die operative Behandlung des *Mastdarmkrebses bedeutet die Anwendung der Elektrochirurgie* in ähnlicher Weise einen *bedeutenden Fortschritt* wie für die Operation von Geschwülsten im Bereiche des Gesichtsschädels (Oberkiefer) und von Gehirntumoren.

Wenn sich dieser Fortschritt auch noch nicht durch genügende Zahlenreihen von Dauerheilungen ausdrücken läßt, so sind die bisherigen Erfahrungen doch übereinstimmend derart günstig, daß man zu jenem Urteile berechtigt ist. Die gerade bei dem *großen Eingriffe der Ausrottung eines Mastdarmkrebses* — das gilt für die abdominosakrale oder die ausschließlich sakrale Operation — besonders ins Gewicht fallenden Vorzüge sind die *unvergleichlich geringere Schockwirkung der Operation an sich und die Erweiterung des Anzeigebereiches zur Operation* (Lexer, Kirschner, v. Seemen).

Der geringere Operationsschock und die „sterilisierende Wirkung" der Elektrooperation führen zu einer erheblichen *Herabsetzung der Sterbeziffer.*

Wir haben nach der sakralen Elektrooperation selbst von ausgedehnten, geschwürig jauchig zerfallenen Mastdarmgeschwülsten bisher niemals eine Beckenphlegmone oder eine Peritonitis gesehen.

Die *schulgemäßen Operationsverfahren zur Ausrottung des Mastdarmkrebses* sind, je nach Lage und Umfang des Tumors und seiner Metastasen und je nach dem Allgemeinzustande, Resectio oder Amputatio recti auf sakralem oder auf abdominosakralem Wege (Kocher, Kraske, Quénu und Hartmann, Voelcker). Über diese schulgemäßen operativen Verfahren, über ihre Technik und Aussichten hat sich gerade in neuerer Zeit ein lebhafter Austausch der Meinungen entwickelt.

Durch Schmieden wurde die abdominosakrale Radikaloperation mit Anlegung eines einläufigen Anus iliacus unter Verzicht auf Erhaltung des Sphinkters — auch bei hochsitzendem Rektumkarzinom — bis in alle Einzelheiten durchgebildet. Dieses radikale Vorgehen begründet sich einerseits auf die Untersuchungen von Schmieden und Westhues über Dickdarmpolypen und ihre Beziehungen zum Karzinom und andererseits von Westhues über den Ausbreitungsweg und -grad der örtlichen Metastasen.

Kirschner operiert jedes radikal operable Rektumkarzinom durch Amputatio recti mit Hilfe des abdominosakralen Verfahrens unter Ausführung eines Anus abdominalis in der Mittellinie. In neuerer Zeit führt Kirschner (1931) den sakralen Teil der Operation elektrochirurgisch durch, wobei er in ähnlicher Weise vorgeht, wie wir die elektrochirurgische sakrale Amputatio recti ausführen.

Einen Überblick über die an verschiedenen Kliniken geübten Verfahren der operativen Behandlung des Mastdarmkrebses vermittelt eine Rundfrage der „Medizinischen Klinik" (1925—26), in der auch die Stellungnahme LEXERs wiedergegeben ist. Mit Ausnahme der sehr hoch sitzenden Karzinome operiert LEXER den Mastdarmkrebs auf sakralem Wege, der bei geeigneter Technik die völlige Ausrottung des geschwulsttragenden Darmabschnittes bis weit ins Gesunde mitsamt dem Ausbreitungsgebiet örtlicher Metastasen gestattet (vgl. H. KRASKE).

Von MANDL und von GOETZE wurden verschiedene technische Forderungen für das Vorgehen bei der sakralen Operation mitgeteilt, die auf Grund anatomischer Untersuchungen über den Ausbreitungsweg der örtlichen Metastasen die möglichst weitgehende Ausrottung gewährleisten sollen.

MANDL betont die Notwendigkeit der völligen Entfernung des pararektalen Gewebes und GOETZE vor allem die ausgedehnte Amputatio recti mit hoher Unterbindung der A. haemorrhoidalis superior und unter Mitnahme des retrorektalen Bindegewebes im Zusammenhange mit dem Mastdarme. Die Unterbindung der A. haemorrhoidalis superior in Höhe des Promontoriums nach Eröffnung des Bauchfelles rechts vom Darm, die nachfolgende Durchtrennung der Arterie und des umgebenden Gewebes unter Hinzufügung einer Längseinschneidung des Peritoneums auf der linken Seite und die quere Verbindung der beiden peritonealen Schnitte auf der Vorderseite des Rektum erlauben vollständige Ausrottung des retrorektalen Gewebes von oben her einschließlich der Fascia pelvis visceralis als hinterer Begrenzung, die zuvor von unten her stumpf aus der Aushöhlung des Kreuzbeins bis zur Beckenhöhle losgelöst worden war. Auf diese Weise läßt sich Mastdarm mit dem drüsenhaltigen Fett- und Bindegewebe des Beckens nach hoher Unterbrechung der Abflußbahnen vor Berührung des Tumors als Ganzes entfernen, und man gewinnt ein Präparat, das Tumor, angrenzendes gesundes Gewebe in notwendiger Ausdehnung und das Gewebe des Ausbreitungsgebietes der örtlichen Metastasen enthält. Geschwulstaufwärts soll mit Rücksicht auf das Polypenrezidiv (SCHMIEDEN-WESTHUES) bis zu 30 cm Darm entfernt werden. GOETZE glaubt aber wohl mit Recht, daß auch 20 cm oder 15 cm genügen, da die wirkliche Bedeutung der hohen Polypen für das Spätrezidiv noch nicht sicher erwiesen sei, während man sich gegen unten lediglich nach der Möglichkeit der unmittelbaren Ausbreitung des Karzinoms innerhalb der Darmwand (bis zu $1^1/_2$ cm höchstens) zu richten hat und daher 2—3 cm genügen.

Im wesentlichen hat also GOETZE gezeigt, daß geschwulsttragender Darm auf rein sakralem Operationswege im Zusammenhange mit dem örtlichen Ausbreitungsgebiete der Metastasen ebenso völlig ausgerottet werden kann wie auf dem wesentlich eingreifenderen abdominosakralen Wege und daß man dabei auch der Forderung SCHMIEDENs nachkommen kann, ohne Quetschung und Zerrung im Tumorbereiche vor der eigentlichen Entfernung des Rektum die A. haemorrhoidalis superior und das retrorektale Gewebe in genügender Höhe, also am Promontorium, zu durchtrennen. Aber es ergab sich sogar noch ein Vorzug dieses sakralen Vorgehens gegenüber der großen abdominosakralen Operation, indem sich herausstellte, daß gewissermaßen die Grenzmembran des örtlichen Ausbreitungsgebietes der Metastasen, die Fascia pelvis visceralis, bei jener mit beseitigt wird, bei dieser aber erhalten bleibt. Auf diese Weise kommt GOETZE selbst zu dem Schlusse, daß der wesentliche Unterschied beider Wege nun lediglich noch in der Stellung der Prognose für den Verlauf nach dem Eingriffe gegeben sei, indem die Laparotomie etwaige Bauchfell- oder Lebermetastasen erkennen läßt, obwohl Lebermetastasen auch bei ergebnislosem Tastbefunde niemals sicher auszuschließen sind.

Die Voraussage des weiteren Verlaufes des Krebsleidens kann also sicherer gestellt, ein unvollständiger Eingriff (bei kleinen Lebermetastasen) bewußt vorgenommen oder abgelehnt werden.

Diesen Vorzügen der abdominosakralen Operation steht nach Goetze eine Sterblichkeit gegenüber, die mindestens doppelt so hoch ist wie bei der sakralen Operation.

Wir gehen mit Goetze einig, wenn wir schon aus diesem Grunde bei den noch nicht eindeutig erwiesenen besseren Spätergebnissen der abdominosakralen Operation die sakrale Radikaloperation in Hinblick auf den Kranken vorziehen.

Aber auch in anatomisch-technischer Hinsicht entspricht die sakrale Amputation des Mastdarmkarzinoms, die Goetze anatomisch begründet und technisch klar schildert, weitestgehend dem Vorgehen Lexers, der die Beschränkung des abdominosakralen Weges auf sehr hoch sitzende Karzinome ja gerade damit begründet, daß man bei geeignetem Vorgehen: Lagerung nach Depage und Voelcker, V-förmiger Lappenschnitt, Steißbein-, bzw. Kreuzbeinresektion, Lösung des retrorektalen Gewebes aus der Aushöhlung des Kreuzbeins, den Mastdarm, nach Unterbindung und Durchschneidung des retrorektalen Gewebes in möglichst großer Höhe einschließlich der A. haemorrhoidalis superior, bis zu genügender Höhe mobilisieren könne, bevor man an die Durchtrennung und Entfernung von *oben* her schreitet. Auch die Forderungen Mandls hinsichtlich der Erweiterung des radikalen Vorgehens nach der Seite hin wurden von Lexer stets bei der schulgemäßen Amputatio recti befolgt.

Von besonderer Wichtigkeit erscheint Goetzes Schilderung der Verhältnisse der Beckenfaszien und die Hervorhebung der Eigenschaft der Fascia pelvis visceralis als einer Grenzschichte des Ausbreitungsgebietes der Metastasen im retrorektalen Gewebe.

Unsere allgemeinen Erfahrungen bei elektrochirurgischen Eingriffen, besonders wegen bösartiger Geschwülste, und gerade bei weit fortgeschrittenen, als inoperabel zu bezeichnenden Rektumkarzinomen haben dazu geführt, daß wir die Anwendung der Elektrochirurgie auch auf den operablen Mastdarmkrebs ausdehnten (1929/30). Es hat sich, wie eingangs erwähnt, hierdurch ergeben, daß neben den allgemeinen Vorzügen der Elektrooperation *zumindest die unmittelbare Gefährdung der Kranken durch die Operation ganz wesentlich vermindert wird.*

Der *Operationsplan* richtet sich, wie sonst, nach Lage, Ausdehnung und Metastasen des Karzinoms und nach dem Allgemeinzustande des Kranken.

Lagerung nach Voelcker-Depage, Ombrédanne-Narkose oder Lumbalanästhesie.

1. Wenn *Radikaloperation durch Resektion des erkrankten Darmabschnittes* weit aus dem Gesunden, unter Mitnahme des retrorektalen und pararektalen Gewebes, möglich ist, wird mittels des Durchziehverfahrens oder mit ringförmiger Naht unter Erhaltung des Sphinkters operiert. Wie weit das Kreuzbein reseziert

wird, richtet sich vorwiegend nach Beckenform, bzw. etwaiger Fettleibigkeit: bei mageren Kranken genügt oft die Steißbeinresektion, wenn durch den V-förmigen Lappenschnitt breiter Zugang gegen oben und seitlich gewährleistet ist. Der V-förmige Lappen kommt nach der Resektion mit der Fläche auf die Nahtstelle zu liegen; den Vorteil dieses Vorgehens haben LEXER und H. KRASKE auseinandergesetzt [1].

Die Einzelheiten unseres Vorgehens schildere ich bei der Amputatio recti, da in technischer Hinsicht keine wesentlichen Unterschiede hervorzuheben sind.

Vor Ausführung der Resektion — wie auch bei der Amputation — *ermöglicht nun die Elektrokoagulation Zerstörung* mehr oder minder großer Teile *des Tumors,* den man sich mit Porzellan-, bzw. Glasspekula einstellt, durch Verkochung. Dieses *grundsätzliche Verfahren der Zerstörung einer Geschwulst durch Elektrokoagulation vor der nach der Regel vor sich gehenden Entfernung* des *geschwulsttragenden Gewebsabschnittes aus dem Gesunden,* einschließlich dem örtlichen metastatischen Ausbreitungsgebiete, bedeutet unseres Erachtens auch für die Operation des Rektumkarzinoms einen *erheblichen Fortschritt.* Die richtige Anwendung dieses Verfahrens schaltet also zum vornherein den gerade bei der sakralen Mastdarmkrebsoperation oft hervorgehobenen Nachteil der Quetschung und Zerrung des geschwulsttragenden Darmabschnittes weitgehend aus, indem eine Verödung des Tumorbereiches durch die Elektrokoagulation möglich ist für den Fall, daß nachher wirklich Zerrungen, Quetschungen am Darme nicht vermieden werden könnten.

Während die Elektrokoagulation bei tiefer sitzender Neubildung verhältnismäßig leicht und vollständig vorgenommen werden kann, ist bei höher sitzenden Tumoren gelegentlich ein Rektoskop zu verwenden und ist im Bereiche des Bauchfelles und der Harnleiter größte Vorsicht geboten. Man wird sich hier mit einer Elektrokoagulation begnügen, deren Tiefe mit Sicherheit die Darmwand nicht überschreitet.

Ganz allgemein ist bei Elektrokoagulation von Mastdarmkrebsen besonders darauf zu achten, daß man *nicht zu rasch* verkocht. Es wird häufig zu große Stromstärke und zu hohe Spannung gewählt, so daß die *geschwürige Oberfläche der blutreichen Geschwulst schnell verkocht und dann ein Brandschorf entsteht, bevor genügende Koagulationstiefe erreicht ist.* Die Elektrode verklebt leicht mit dem Brandschorfe, so daß mit ihrem Abheben dieser mit entfernt wird und Blutung aus der Geschwulst entsteht, die erstens ja gerade an sich vermieden werden soll, ferner aber auch die erneute Koagulation erschwert. *Die Geschwulst soll langsam unter der Elektrode koagulieren.* Sobald die an ihrem Rande aufsteigenden Dampfbläschen kleiner und spärlicher werden, wird die Elektrode verschoben und die Nachbarschaft in gleicher Weise verkocht.

Bei der eigentlichen Loslösung des Rektum, bzw. des retrorektalen und pararektalen Gewebes hat der Schmelzschnitt die früher geschilderten Vorzüge. Es ist selbstverständlich, daß in der Nähe des Peritoneum und der Ureteren besser und vorsichtiger mit Messer und Schere vorgegangen wird. Wenn das Auge Bauchfell und Harnleiter überblickt, ist aber auch in dieser Höhe für den Geübten die Anwendung des Schmelzschnittes möglich.

[1] Ich schildere das Verfahren unserer Klinik eingehend und ausführlich, wie es seit Jahren geübt wird, da die Veröffentlichung von H. KRASKE nicht auf alle Einzelheiten eingeht und Mißverständnisse erzeugt hat (s. Bayerischer Chirurgentag 1931).

Unsere Erfahrungen über die elektrische Resektion des Rektum sind deshalb verhältnismäßig gering, weil wir im Verlaufe der letzten Jahre nur ausnahmsweise Kranke zu operieren hatten, bei denen eine Resektion überhaupt noch möglich war. Es handelte sich fast durchweg um solche, bei denen Amputatio recti notwendig war und in zunehmender Zahl um sog. inoperable Karzinome, für die die Elektrochirurgie, wie später zu schildern ist, ein besonderes Vorgehen ermöglicht, das oft noch gute Aussichten bietet, solange die Tumoren außerhalb des Bereiches des Bauchfelles liegen.

2. *Amputatio recti.* Möglichst weitgehende Beseitigung der Geschwulst von der Lichtung des Mastdarmes aus durch schichtweise Koagulation und Abtragen des verkochten Gewebes mit der Bandschlinge. Wenn der Tumor schwer zugänglich ist — also vor allem bei hohem Sitze —, wird er ohne Entfernung möglichst vollständig koaguliert, besonders von seinen Randabschnitten her, so daß er sich durch die Austrocknung verkleinert und ein Großteil der Geschwulstzellen und der Bakterien in koagulierte Masse umgewandelt werden. Der Durchmesser der Elektrode soll etwas weniger betragen als die Tumordicke, wobei man die unter günstigsten Bedingungen höchste Koagulationswirkung der Elektrode und die geringste Wanddicke von Geschwulst + Darmwand zu berücksichtigen hat. Um die Elektrode von allen Richtungen her gut auf den Tumor aufsetzen zu können, verwenden wir biegsame isolierte Zwischenstücke von 15—20 cm Länge, die sicheres Arbeiten unter Leitung des Auges erlauben. Es gelten dieselben Vorsichtsmaßregeln in der Nähe von Bauchfell und Harnleiter wie bei 1.

Bildung eines V-förmigen Lappens längs der Kreuzbein-, bzw. Steißbeinkante durch Schmelzschnitt. Resektion des Steißbeins und der unteren beiden Kreuzbeinwirbel mittels Flachmeißels. Stumpfe Lösung des resezierten Knochenstückes von der Beckenfaszie. Etwaige Blutung aus der A. sacralis media wird durch Elektrokoagulation gestillt. Nun legt man die Fingerkuppen des 2. bis 5. Fingers der rechten Hand auf die Beckenfaszie dicht unter die Resektionsstelle des Kreuzbeins und löst jene unter wiederholtem leichten Druck durch Fingerbeugung dicht vom Knochen ab, wobei die flache Hand ständig weiter in die Kreuzbeinaushöhlung eindringt, bis sie schließlich bis zum Promontorium herauf retrorektales Gewebe mit Mastdarm vor sich her bewegen kann. Das Binde- und Fettgewebe seitlich des Mastdarmes und oberhalb der Geschwulst wird nun dicht von der Muskulatur durch Schmelzschnitt abgelöst, wobei etwa nötige Blutstillung ohne weiteres durch unmittelbare Elektrokoagulation unter dem Tupfer vorgenommen wird. Die seitlichen Wundränder sind nun durch große Wundhaken breit auseinander zu halten. Indem die linke Hand retrorektales Gewebe und Mastdarm gegen vorne drängt, wird nun *oberhalb* des geschwulsttragenden Darmabschnittes von der rechten Seite her die Beckenfaszie gespalten, stumpf durch Scherenspreizen bis gegen das Bauchfell zu vorgegangen und dieses scharf eröffnet. Wenn man sich hierbei nicht zu weit seitlich hält, geraten auch bei weiblichen Kranken die Ureteren nicht in Gefahr. Besonders aber bei fettleibigen Kranken erlaubt die anatomische Orientierung durch Sicht, bzw. Freilegung der Harnleiter größere Freizügigkeit.

Durch die Bauchfelleröffnung kann nun der Mastdarm von rechts her mit 2 Fingern umfaßt werden, zwischen denen die linke Begrenzung des Bauchfells eingeschnitten wird, worauf ein offener Mullstreifen oder ein Bindenzügel um den Darm geschlungen und dieser abwärts gezogen wird. Es folgen doppelte Unterbindung und Durchtrennung der A. haemorrhoidalis und des umgebenden Gewebes, die einem Zug am Darme gegen unten Widerstand entgegen setzen, so daß jetzt das Kolon gleichsam mit einem Rucke nachgibt und weiter nach unten tritt. Wenn genügende Höhe über dem Tumor erreicht ist, wird die Bauchfellwunde geschlossen und durch Katgutnähte auf den Darm gesteppt, der danach quer durchtrennt wird, nachdem man sich zuvor von der genügenden Ernährung des oberen Darmendes überzeugt hat.

Es folgt schrittweise Ablösung des Rektum gegen unten, wobei man dieses stumpf unter Zuhilfenahme des Schmelzschnittes von den ventralwärts liegenden Organen abpräpariert. Bei genügender Länge des Darmes wird nach querer Durchtrennung ein Anus glutaealis (vgl. LEXER, H. KRASKE) oder ein Anus sacralis im linken oberen Winkel des Lappenschnittes angelegt. Darauf wird von der Spitze des V-förmigen Schnittes aus ein verlängernder Längsschnitt (Y-förmiger Schnitt) hinzugefügt, der weit abwärts den Anus umkreist, so daß nun — wieder von *oben* her — der Mastdarm einschließlich des Schließmuskels und des pararektalen Gewebes völlig entfernt werden kann. Dessen Reste können rasch und ohne Blutung durch Schmelzschnitt abgetragen werden.

Die völlig bluttrockene Wunde wird nun locker mit Jodoformmull tamponiert. Der V-förmige Lappen wird lediglich beim Anus sacralis durch einige Nähte im Bereiche des oberen Endes seines linken Schenkels mit der Darmwand, bzw. dem äußeren Wundrand, vereinigt, legt sich auf diese Weise über die Knochenwunde und bedeckt später nach Beginn der Granulationsgewebsbildung die höhlenförmige Wunde.

Die Jodoformgaze bleibt gelegentlich länger liegen, wie wir es früher als Regel betrachteten, da infolge des kräftigen Sekretstromes eine Verhaltung nicht zu befürchten ist. Sie läßt sich aber meist am 2. oder 3. Tage ohne weiteres und ohne jede Blutung entfernen und durch Salbenlappen ersetzen, die die Wunde zunächst weiter offen halten sollen. Erst wenn saubere Granulationen vorliegen, wird der V-förmige Lappen in die Wunde geschlagen und von außen ein Salbenpolster aufgelegt. Bei richtiger Technik der Elektrooperation sind bereits nach 4—8 Tagen kräftige Granulationen vorhanden, so daß die Wundheilung nur unbeträchtlich verzögert wird.

Auffallend ist aber, daß nach dieser großen Operation die Kranken kaum eine Beeinträchtigung ihres Allgemeinzustandes zeigen und meist ohne Schmerzen und wohlauf sind. Der Grad der Beschwerden und des Operationsschocks hängt beim elektrochirurgischen Vorgehen fast ausschließlich vom Grade der Reizung oder Schädigung des Bauchfelles ab, so daß in seinem Bereiche nicht schonend genug vorgegangen werden kann. Wenn bei tiefsitzendem Karzinom (Anus) eine Eröffnung des Bauchfelles nicht nötig war, so ist eine Beeinträchtigung des Allgemeinzustandes durch die Operation meist überhaupt nicht festzustellen. Stärkere Reizung des Bauchfelles, die bei regelrechtem Vorgehen vermieden wird, äußert sich in einem vorübergehenden Schock, der sich vor allem durch Blässe, erhöhten Puls, Mattigkeitsgefühl, Lufthunger der Kranken zeigt; er ist durch Kohlensäureatmung, Morphium und Wärme zu behandeln. Der *ständig kollapsbereite Zustand,* wie er sehr häufig nach der eingreifenden radikalen Amputatio recti zu beobachten war, *wird aber nach der elektrochirurgischen Amputatio recti nie gesehen.*

Aber auch der *Heilverlauf* zeichnet sich dadurch aus, daß von der Wunde ausgehende Störungen sicher weit seltener als nach der Operation mit dem scharfen Messer auftreten.

Wir *bevorzugen das Offenlassen der Wunde,* wenn auch gelegentlich der lockere Nahtverschluß die Wundheilungsdauer abkürzt.

Eine entsprechende Allgemeinbehandlung hat, wie üblich, Komplikationen von seiten des Kreislaufes und der Lungen, die durch die Ruhelage entstehen können, vorzubeugen.

3. Für das *tiefsitzende inoperable Karzinom der Vorderwand des Rektum,* sowie bei *Karzinomrezidiven,* die noch außerhalb des Bauchfelles auftreten, *bietet die elektrochirurgische Behandlung noch Aussichten auf Erfolg, wenn Fernmetastasen fehlen* (KEYSSER, LEXER, V. SEEMEN).

Für diese Formen des Mastdarmkrebses bedeutet die Elektrochirurgie eine weitere *Bereicherung der operativen Verfahren,* die um so mehr ins Gewicht fällt, da die Strahlenbehandlung des Rektumkarzinoms, insbesondere mit Röntgenstrahlen, nach der Mehrzahl vorliegender Berichte geringe Aussichten, und dann nur auf vorübergehende Besserung, eröffnet. Das *aktive elektrochirurgische Vorgehen* hat aber bereits bei *einer größeren Zahl von Kranken* erreicht, *daß sie nicht nur von ihren schweren örtlichen Beschwerden befreit wurden* und der *Allgemeinzustand sich wieder besserte,* sondern daß sie bei *Nachuntersuchungen bisher bis zu 3 Jahren und länger ohne Rückfall befunden wurden.* Dieses Ergebnis kann nicht nur ausnahmsweise, sondern in einem beachtenswerten Prozentsatz erzielt werden, so daß das Verfahren zum Nutzen unserer Kranken zu berücksichtigen ist, wenn es oft auch nicht für den Chirurgen die Befriedigung mit sich bringt, ein sog. radikales Operationspräparat erhalten zu haben.

Zunächst werden von einem linksseitigen unteren Pararektalschnitt aus, der so groß wie nötig geführt wird, die Verhältnisse des Bauchfelles zur Geschwulst und im ganzen kleinen Becken geklärt, auf Lymphdrüsen- und Lebermetastasen gefahndet. Isolierte Metastasen der Lymphdrüsen sind zu entfernen. Bei umschriebenen und vereinzelten Krebsknoten der Leber ist deren Zerstörung durch Elektrokoagulation zu erwägen, solange sie unter Leitung des Auges erreicht und mittels Elektroden an genügend langen biegsamen Zwischenstücken langsam bis ins Gesunde durch Koagulation zerstört werden können, worauf sie sich selbst überlassen bleiben. Bei sachgemäßem Vorgehen wird hierbei kein Schaden angerichtet, wenn auch Erfolge der Zerstörung umschriebener Lebermetastasen vorläufig noch nicht nachgewiesen sind. Wenn ausgedehnte Metastasen vorliegen, wird lediglich ein Anus iliacus unter entsprechender Verkleinerung der Laparotomiewunde angelegt. Falls die Wahrscheinlichkeit besteht, daß elektrochirurgische Amputatio recti mit vollständiger Beseitigung des Tumors ausgeführt werden kann, so wird entweder eine Kolostomie hergestellt, die einen späteren Verschluß erleichtert, falls nach der dorsalen Operation ein Anus sacralis zurückbleibt, oder *meist besser ein Anus iliacus in Form der Doppelflinte.*

Nun wird 3—4 Wochen abgewartet, während welcher Zeit vorsichtige Spülungen des unteren Darmendes von oben und unten, sowie Röntgentiefenbestrahlung vorgenommen werden, um entzündliche Reaktionen in der Geschwulstumgebung zur Rückbildung zu bringen. In der Zwischenzeit erholt sich der Kranke meist deutlich. Durch den Anus iliacus wird eine regelmäßige Stuhlentleerung gewährleistet.

Darauf folgt die *sakrale Operation,* deren Ziel es ist, auf *irgendeinem Wege die Geschwulst möglichst radikal zu entfernen.* Systematisches Vorgehen, wie bei der Amputatio recti des operablen Tumors, ist deswegen nicht möglich,

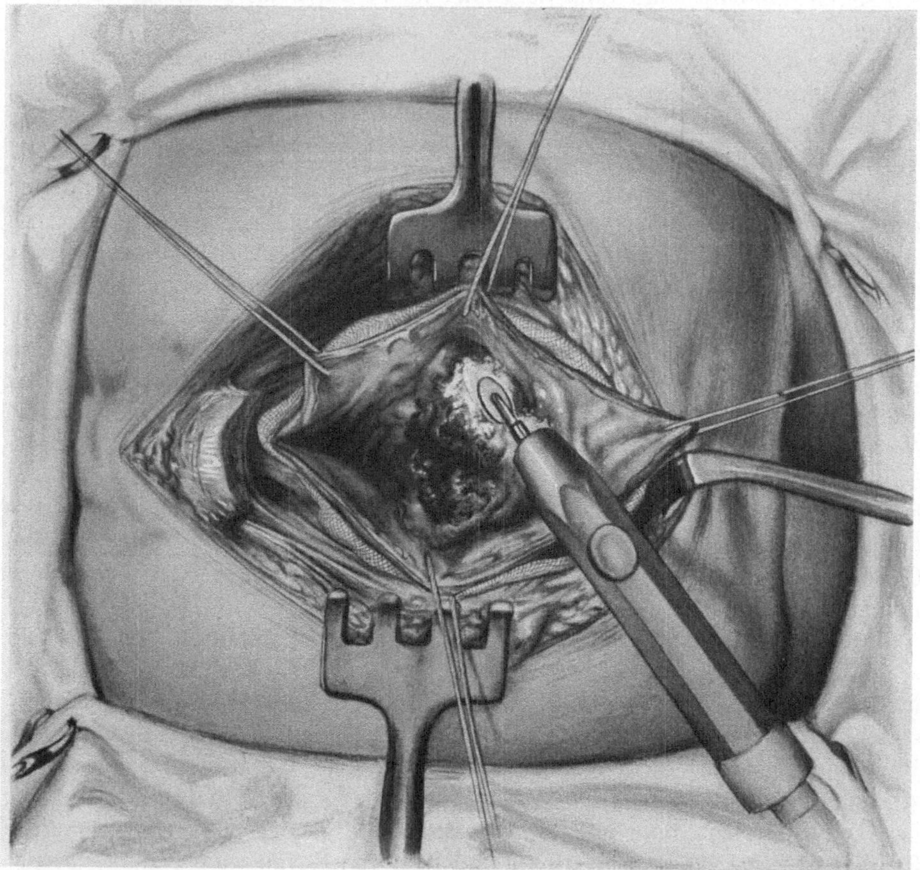

Abb. 285. Elektrooperation des tiefsitzenden Mastdarmkrebses der Vorderwand (bei inoperablem Karzinom). Dorsale Spaltung des Rektum nach Steißbein- und Kreuzbeinresektion, schichtweise Verkochung der Geschwulst.

weil die verschiedenartigsten Verwachsungen und Verbackungen der Geschwulst mit der Umgebung vorkommen, die den Operationsgang beeinflussen.

Beim Manne führt man in die Blase einen halbstarren Katheter ein, um sich während der Operation über die Lage der Harnröhre unterrichten und eine vermeidbare Verletzung umgehen zu können. Lumbalanästhesie, Bauchlagerung, wie bei der typischen Amputatio recti, oder Linkslagerung. Koagulation des Tumors von der Lichtung des Mastdarmes aus wird nicht vorgenommen, da sicheres Zurechtfinden bei diesen verwachsenen Geschwülsten dabei unmöglich ist. Nur wenn der Tumor sehr tief sitzt, wird nun wie bei der typischen Amputatio recti vorgegangen, zunächst der Darm nach Kreuzbeinresektion oberhalb des Tumors mobilisiert, durchtrennt und das obere Ende als Anus sacralis eingenäht oder — bei vorliegendem Doppelflintenanus — eingestülpt. Sobald die Geschwulst bis nahe an die Umschlagsfalte des Bauchfelles hinaufreicht, muß meist auf dessen Eröffnung verzichtet werden, um unter dem Schutze des abdichtenden, unversehrten Bauchfelles gegen Blase, bzw.

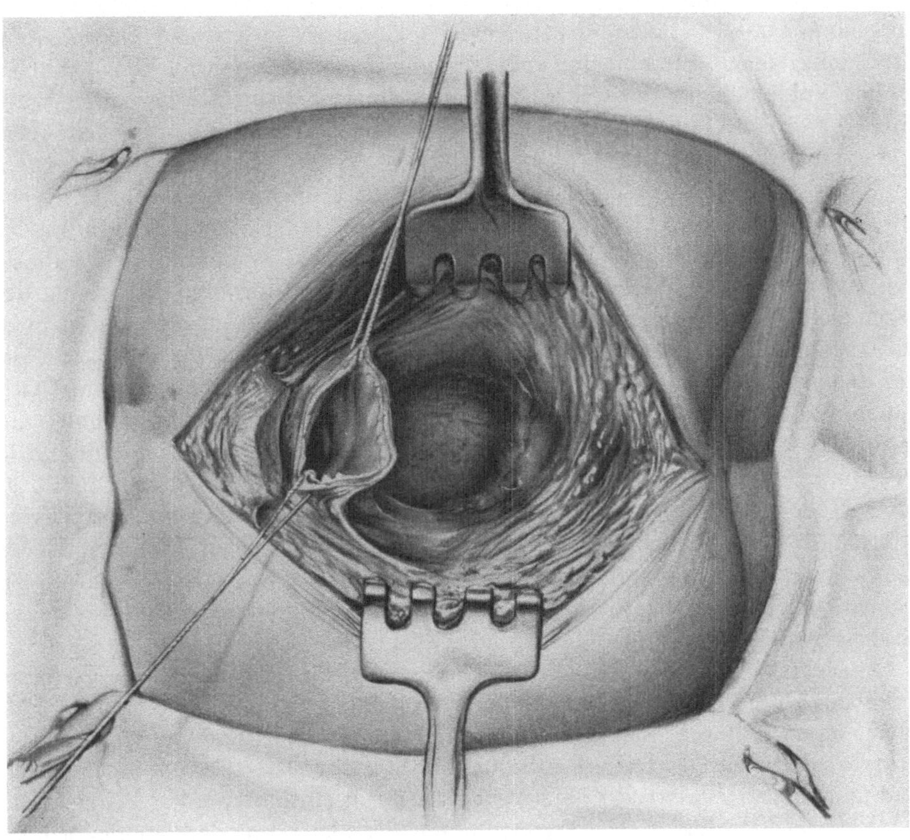

Abb. 286. Wundbett nach Beendigung der elektrischen Amputatio recti bei inoperablem Karzinom des unteren Abschnittes. Nach Verkochung und schichtweiser Abtragung der Geschwulst erscheinen Blase und Prostata in der Tiefe, deren Wandung, wenn nötig, zum Teil entfernt wird. Vor der Spaltung des unteren Mastdarmabschnittes ist, wenn möglich, der obere bewegliche Teil möglichst weit aus der Aushöhlung des Kreuzbeins hervorzuholen und die Arteria haemorrhoidalis superior zu unterbinden. Einnähen des Stumpfes, lockere Dränage des Wundbettes.

Vagina und Collum uteri hin radikal vorgehen zu können, was nur durch *dorsale Spaltung des Rektum* möglich ist (Abb. 285 u. 286).

Diese *dorsale Spaltung des Mastdarms nach Steißbein-*, bzw. *Kreuzbeinresektion zur Freilegung des Tumors mit folgender schichtweiser Koagulation unter Leitung des Auges und tastenden Fingers ist das Kennzeichnende dieses Operationsverfahrens*, das an sich in jedem Einzelfalle wieder Besonderheiten aufweist.

Es kann sich nämlich während der Operation ergeben, daß unter Wirkung der Hitze die zunächst mit der Blase unverschieblich verbackene Mastdarmvorderwand sich lockert und das Rektum anatomisch oder mit einem Teil der Blasenwand ausgelöst werden kann. Dann besteht die Möglichkeit, die dorsale Mastdarmwunde durch Klemme oder noch besser durch Naht zu verschließen und das Rektum unter Eröffnung des Bauchfells weiter nach oben zu mobilisieren, so daß es schließlich zur typischen Amputatio recti kommt.

Nach Längsschnitt oder V-förmigem Schnitt vom Kreuzbein bis zum After werden die notwendige Resektion von Steißbein- oder unterem Kreuzbeinende vorgenommen, die Hautränder beiderseits zurückpräpariert und weggehalten. Freilegung der Rektumhinterwand, die durch koagulationsreichen Schmelzschnitt auf einem in den Mastdarm eingeführten Stieltupfer gespalten wird, falls sie frei von Geschwulst ist. Im anderen Falle wird sie zunächst koaguliert und dann eröffnet, um Verletzung und Blutung aus der Geschwulst zu vermeiden. Nun wird der Tumor nach der Regel koaguliert und das verkochte Gewebe jeweils mit der Bandschlinge abgetragen, während der tastende Zeigefinger der linken Hand stets Rechenschaft über Geschwulstdicke, Verhältnisse zur Blase, Prostata usf. gibt. Wenn möglich wird nach Verkochung und Abtragung des gegen das Bauchfell zu gelegenen Geschwulstteiles das Rektum nun so weit oben wie angängig quer durchtrennt und das obere Ende nach oben zu abgelöst, um dann als Anus sacralis eingenäht zu werden. Das untere Darmende wird nun mitsamt dem retro- und pararektalen Gewebe durch Schmelzschnitt abgetragen, so daß schließlich eine Wundhöhle wie nach typischer Amputatio recti entsteht, sofern der Tumor völlig zerstört werden konnte. Oft ist es nötig, Teile der Blasenwand, der Prostata oder der Hinterwand der Vagina sofort mit zu entfernen. Aber auch wenn an bestimmten Stellen mit der Entstehung einer Blasenfistel durch die sekundäre Koagulationsnekrose zu rechnen ist, besteht die Aussicht des spontanen Verschlusses durch die starke Narbenschrumpfung.

Aussichtslos wird der Erfolg der Operation, wenn der Tumor unerwarteterweise doch schon auf die Bauchfellumschlagsfalte übergegriffen hat, da hier dem Vorgehen durch Elektrokoagulation Halt geboten wird. Möglicherweise wird bei einzelnen derartigen Kranken das Geschwulstwachstum noch durch Radiumnahbestrahlung oder -spickung günstig beeinflußt werden können, die durch die elektrochirurgische Freilegung und Verkleinerung des Tumors ermöglicht, bzw. begünstigt wird (vgl. SCHÜRCH).

Die Wunde wird stets durch lockere Jodoformgazetamponade breit offengehalten, die nach 2—4 Tagen durch Salbenlappen ersetzt wird. Aus den aufsprießenden Granulationen werden *Probeausschneidungen* vorgenommen, um, wenn nötig und möglich, frühzeitige Nachkoagulationen ausführen zu können.

4. Die *elektrochirurgische kombinierte abdominosakrale Radikaloperation des operablen Mastdarmkrebses* wurde von KIRSCHNER (1931) aus seiner bekannten „Standardoperation", die in ausschließlich abdominosakral vorgenommener Rektumexstirpation mit Anlegung eines Bauchafters besteht, durch einige grundsätzliche Abänderungen entwickelt.

Das Verfahren erstrebt, die geschilderten Vorzüge der elektrochirurgischen sakralen Auslösung des Rektum für die abdominosakrale Operation auszunutzen, indem es im Gegensatze zur früheren Technik, die die Auslösung des Mastdarmes von der Bauchhöhle her bis möglichst weit in das kleine Becken hinein verlangte, das Hauptgewicht auf den sakralen Abschnitt der Operation verlegt, da jetzt die eigentliche Auslösung des Mastdarmes von hier aus unter Sicht von hinten her und hart am Knochen vorgenommen wird.

Das elektrochirurgische Verfahren konnte zu der früher geübten peritonealen Auslösung nicht — höchstens sehr unvollkommen und in Verbindung mit unnötigen Gefahren — verwandt werden wegen der Enge und Tiefe des Zuganges, in dessen Bereiche Harnleiter und große Beckengefäße liegen.

Erster, abdominaler Teil der Operation:

In jedem Falle legt KIRSCHNER einen Anus praeternaturalis abdominalis an. Von einem linksseitigen Pararektalschnitt unterrichtet man sich über etwaige Metastasen und entfernt unter Umständen Lymphdrüsen. Nur bei besonders hoch sitzendem Krebs wird das Colon sigmoideum durchtrennt, der zuführende Teil endständig als Anus abdominalis durch die Bauchdeckenwunde nach außen geleitet, der abführende Darmabschnitt blind verschlossen und unter das Bauchfell des Beckenbodens verlagert, das darüber dicht verschlossen wird. *Sonst endet der abdominale Teil der Operation mit Beurteilung der Verhältnisse in der Bauchhöhle und Anlegung eines Anus praeternaturalis in Doppelflintenform* unter entsprechender Verkleinerung des Schnittes durch unmittelbare Nahtvereinigung.

Auf diese Weise wird die ursprüngliche abdominosakrale Radikaloperation gewissermaßen zu einer sakralen Amputatio recti nach vorangehender Absuchung der Bauchhöhle auf etwaige Metastasen und nach Anlage eines Bauchafters.

Nach der Laparotomie wartet KIRSCHNER 2—3 Wochen bis zur Durchführung der sakralen Ausrottung des unteren Rektumendes. Während dieser Zeit erholt sich der Kranke; auf entzündlichen Vorgängen beruhende Infiltrationen der Geschwulstumgebung schwinden unter Darmspülung oder Röntgen-, bzw. Radiumbestrahlung, und durch den Anus praeternaturalis entwickelt sich regelmäßige Stuhlentleerung.

Zweiter, sakraler Teil der Operation:

Spinalanästhesie nach KIRSCHNER. Bauchhängelage. Durchtränkung des Operationsgebietes mit $^1/_2$%iger Novocain + $^1/_4$‰iger Perkainlösung mit verstärktem Suprareninzusatze zur weiteren Herabsetzung der Blutung und zur Ausschaltung des Nachschmerzes. Resektion des Steißbeins und der beiden unteren Kreuzbeinwirbel. Spaltung der Fascia endopelvina und Abtrennung des Levator ani. Stumpfe Ablösung des Rektum, des Mesorektum und des Mesosigmoideum dicht von der Wirbelsäule, Durchtrennung des Mesenterium möglichst nahe seinem Ursprunge nach doppelter Unterbindung.

Während des Verlaufes der Operation wird nun die endgültige Entscheidung getroffen, ob Amputatio oder Resectio recti durchgeführt werden soll (Resektion, wenn Aftergegend und nähere Umgebung frei von Karzinom; genügend langer, zuverlässig ernährter oberer Darmabschnitt, guter Allgemeinzustand des Kranken, anatomische Voraussetzungen der Resektion).

Der *ganze Eingriff* wird, mit *Ausnahme der Eröffnung des Bauchfelles,* die scharf und — um Übersicht zu haben — so breit wie möglich erfolgen soll, *sowie der Abtrennung des Knochens mit der LUERschen Zange, elektrochirurgisch durchgeführt.*

In der Regel wird *Amputatio recti* vorgenommen. Dann wird das Sigmoid so hoch wie möglich unter Benutzung des PETZschen Nahtinstrumentes quer durchtrennt und die Lichtung des zuführenden Schenkels des Sigmoids durch einstülpende Naht verschlossen; seine Entleerung erfolgt durch den Anus abdominalis, so daß das Bauchfell ohne Gefahr über dem versenkten ausgeschalteten Darmabschnitte verschlossen werden kann.

Nach völliger Entfernung des unteren Mastdarmendes wird die Wundhöhle breit tamponiert.

Auch KIRSCHNER hebt auf Grund seiner bisherigen Erfahrungen (7 Kranke, kein Todesfall) bei dieser *zugunsten der Anwendung der Elektrochirurgie umgearbeiteten abdominosakralen Radikaloperation des Mastdarmkrebses* besonders das *nahezu völlige Fehlen einer Beeinträchtigung des Allgemeinzustandes nach der Operation hervor*. Dabei hält KIRSCHNER die Rückfallgefahr nicht für größer, da der sakrale Operationsteil doch eine weitgehende Ausrottung des Darmes nach oben zu unter Mitnahme des gesamten umgebenden, für Metastasen in Frage kommenden Gewebes ermöglicht.

Die Durchflutung des mobilisierten Darmes nach den Gefäßunterbindungen kann bei dem breiten Zugange von unten genau beurteilt werden, so daß man bei entsprechender Ernährungsstörung des Darmes unter Umständen auf Nahtvereinigung, bzw. Resektion verzichtet. Jedenfalls sei das obere Darmende bei der Amputation immer zuverlässig zu verschließen, da es stets ausreichend ernährt sei.

5. Bei *Narbenrezidiven,* die nach hinten zu durchgebrochen, *geschwürig zerfallen und jauchig infiziert* sind, *ist durch Elektrokoagulation mindestens eine wesentliche Besserung der Beschwerden zu erzielen.* Es kann aber auch gelingen, selbst große Rezidive völlig zu beseitigen. Wenn dabei eine Eröffnung des Bauchfells zu vermeiden ist, besteht keinerlei Gefahr, indem durch die schichtweise Koagulation die Infektion des großen Wundbettes verhindert wird.

Man beginnt damit, die *Oberfläche der vorliegenden Geschwulst* — in ähnlicher Weise auch bei Herauswachsen des Tumors aus dem Anus — *zu koagulieren* und dann *mit der Bandschlinge schichtweise das verkochte Gewebe abzutragen.* Auf diese Weise arbeitet man sich schichtweise in die Tiefe, bis man an irgendeiner Stelle an die Grenze des gesunden Gewebes kommt, in dieses hinein koagulieren, dann *schließlich von verschiedenen Seiten her schrittweise die anatomischen Verhältnisse wieder darstellen kann, nachdem große Geschwulstteile zerstört und entfernt wurden.*

Das *elektrochirurgische Verfahren* ist nach dem Gesagten mit *großen Vorteilen* gegenüber der bisherigen Technik, *besonders bei der sakralen Amputatio recti,* anzuwenden, *wobei der sonst zu fürchtende Operationsschock* und vor allem die *Kollapsbereitschaft sich wesentlich geringer zeigen und gefahrbringende Beckenphlegmonen ausbleiben.*

Wenn der Kranke mit der Anlage eines Anus praeternaturalis abdominalis einverstanden ist, so ermöglicht die vorausgeschickte Laparotomie auch noch Beseitigung oder Vernichtung bestimmter Metastasen (hochsitzende Lymphknoten, isolierte Lebermetastasen). *Die sakrale Amputation kann unter Leitung des Auges denkbar radikal und unter wesentlicher Herabsetzung der Blutung ausgeführt werden.* Wenn möglich wird der *Tumor schon vor der Amputation des Mastdarmes,* entweder unmittelbar oder einige Zeit vorher — beispielsweise bei Anlegung des Anus praeternaturalis iliacus — *durch Elektrokoagulation von der Darmlichtung her möglichst weitgehend zerstört,* so daß die *Gefahr einer Zellverschleppung, aber auch der Infektion wesentlich vermindert werden kann.* Nach unvollständiger Koagulation wird jedenfalls in der kurzen, bis zur Amputatio recti verstreichenden Zeit das Geschwulstwachstum nicht angeregt. Bei einer jungen Frau mit inoperablem Karzinom der Vorderwand des Rektum haben wir, wie schon erwähnt, nach unvollständiger Koagulation des oberen Tumorabschnittes stark fortschreitendes Wachstum der Geschwulst einige Monate nach der Operation gesehen. Diese Frage der Möglichkeit der Anregung des Geschwulstwachstums bei unvollständiger Elektrokoagulation ist noch nicht geklärt: sie wurde im allgemeinen Teil auf Grund der bisherigen Beobachtungen erörtert.

Beispiele:

1. Elektrooperation eines inoperablen Mastdarmkrebses. *Kolostomie. Kombinierte Amputatio recti mit dorsaler Spaltung. Schichtweise Elektrokoagulation.*

F. P., 36 Jahre alt. *Rektumkarzinom,* in die pararektalen Weichteile durchgebrochen, mit periproktitischer Fistel (inoperabel).

Vorgeschichte: Vor 6 Jahren hatte der Kranke angeblich Hämorrhoidalbeschwerden; er ließ sich damals operieren. Seit 4—5 Monaten öfterer Stuhldrang. *15 Pfund Gewichtsabnahme.* Zunehmende Schmerzen. Beim Stuhl beobachtete der Kranke Schleim und Blut.

Allgemeinbefund: Stark herabgesetzter Kräftezustand *(Kachexie).* Innere Organe o. B.

Örtlicher Befund: Starke ringförmige Verengung des Anus infolge schmerzhafter Schwellung der Umgebung. In etwa 8 cm Höhe fühlt man an der Vorderwand ein derbes, leicht blutendes Geschwür, das auf der Unterlage nicht verschieblich ist. Die obere Grenze ist wegen der hochgradigen Stenose nicht festzustellen. Gewicht: 59 kg.

1. Operation: Zunächst wird in örtlicher Anästhesie eine Kolostomie im Bereich des Colon descendens ausgeführt, wobei festgestellt wird, daß der Geschwulst außerhalb des Bauchfelles liegt und keine hohen Lymphdrüsen- oder Lebermetastasen vorliegen. Glatte Wundheilung.

Nach 14 Tagen:

2. Elektrooperation. Einführen eines Gummikatheters. Lumbalanästhesie. Durch medianen Schnitt vom Kreuzbein bis gegen den Anus wird das Kreuzbein freigelegt und in seinem unteren Bereiche reseziert. Es wird zunächst von der Aushöhlung des Kreuzbeines aus der Mastdarm mit dem retrorektalen Gewebe stumpf abgedrängt, die A. haemorrhoidalis sup. nach Eröffnung des Bauchfells rechts vom Mastdarm unterbunden und durchtrennt. Daraufhin läßt sich nun das gut bewegliche Rektum weit hervorziehen, worauf das Bauchfell am Sigmoid befestigt wird. Nun wird zwischen 2 Klemmen der Darm an gut ernährter Stelle durchtrennt. Da die schulgemäße Ablösung des Mastdarms von vorne oben nach unten wegen der Verwachsungen im Tumorbereiche nicht möglich ist, wird der untere Abschnitt *dorsal durch Schmelzschnitt gespalten.* Man gelangt auf den *geschwürigen, mit Blase und Prostata verwachsenen Tumor, der durch schichtweise Koagulation entfernt* wird, *so daß bei Abschluß der Operation die anatomischen Verhältnisse klar liegen* und anscheinend alles kranke Gewebe beseitigt ist. Einnähen des oberen Darmstumpfes als Anus sacralis; lockere Tamponade der Wunde.

Histologischer Befund: Szirrhöses Karzinom.

Glatter Heilverlauf. Nach 7 Wochen hat der Kranke bereits 8 kg zugenommen und erholt sich sichtlich. *Nach 24 Wochen Gewicht 85 kg, d. h. 26 kg Zunahme.* Örtlich keine Rezidive festzustellen. Verschluß der Kolostomie.

Der Kranke ist seit $1^1/_2$ Jahren frei von örtlichem Rezidiv bei bestem Allgemeinzustande.

2. Elektrooperation eines inoperablen Mastdarmkrebses. *Doppelflintenafter. Dorsale Spaltung. Schichtweise Elektrokoagulation.*

W. A., 47 Jahre alt. *Adenokarzinom des Rektum* (an der Vorderwand, unverschieblich auf Blase und Prostata: *inoperabel*).

Vorgeschichte: Seit 5—6 Jahren leidet der Kranke an Hämorrhoiden. Etwa vor 1 Jahr bemerkte er, daß die Hämorrhoidalknoten sich nicht mehr vorstülpten, daß dagegen Stuhlunregelmäßigkeiten öfter als sonst in Erscheinung traten. Auch wurde er von hier und da auftretendem unangehmen Stuhldrang belästigt. Erst in den letzten Wochen zeigte sich helles Blut im Stuhl. Keine wesentliche Gewichtsabnahme. Der zu Rate gezogene Arzt wies ihn sofort wegen Rektumkarzinom zur Operation ein.

Befund: Allgemeinzustand ordentlich bis auf etwas blasse Hautfarbe. Innere Organe o. B.

Örtlicher Befund: Dicht oberhalb des Schließmuskels beginnt an der Vorderwand eine Verhärtung, die in eine geschwürig zerfallene, geschwulstartige Vorwölbung der Vorderwand des Rektum übergeht, deren oberer Rand nicht mit dem Finger abzutasten ist. Die Geschwulst ist auf der Unterlage nicht verschieblich, fühlt sich hart an und blutet nach der Untersuchung. Blase, Urin o. B. Keine vergrößerten Lymphdrüsen der Leistengegend.

1. Operation: OMBRÉDANNE-Narkose. Anlegen eines Doppelflintenafters im Bereiche des Sigmoids, nachdem bei Besichtigung der Bauchhöhle keine Lymphdrüsen- und Lebermetastasen gefunden wurden. Auch vom kleinen Becken aus läßt sich der geschwulsttragende Darmteil nicht von der Blase abgrenzen. Bauchfell frei. *2. Operation:* Lumbalanästhesie. Längsschnitt vom Kreuzbein bis zum After in der Mittellinie. Steißbein und unterer Kreuzbeinabschnitt werden mit dem Meißel reseziert. Abdrängen der Fascia pelvis visceralis aus der Kreuzbeinaushöhlung. Präparation des pararektalen Gewebes, wobei man gegen vorne zu in derbe Verwachsungen gerät. *Es ist ganz unmöglich, die Mastdarmvorderwand von Blase und Prostata frei zu bekommen.* Es wird daher auf einem eingeführten Stieltupfer *die Rektumhinterwand gespalten und durch Haltefäden auseinandergezogen.* Man blickt nun auf das *geschwürig zerfallene Karzinom,* das *schichtweise koaguliert und entfernt wird.* Im *Verlaufe der Operation* zeigt sich, *daß sich nun doch anscheinend unter dem Einflusse der Hitze die derben Verwachsungen mit Blase und Prostata lockern, so daß es gelingt, den Tumor bis ins gesunde Gewebe abzutragen,* nachdem vorher der Darm oberhalb quer durchtrennt worden war, so daß am Schluß der Operation Blase und Prostata in der Tiefe des Wundbettes liegen mit zum Teil koagulierter Wandung. Der Darmstumpf wird unterhalb des Kreuzbeins eingenäht, die Wunde locker tamponiert.

Verlauf: Keine Pulssteigerung. Kein Fieber. Beschwerdefrei. Der Kranke steht nach 10 Tagen auf.

Histologischer Befund: Außerordentlich differenziertes Adenokarzinom.

3. Elektrooperation eines inoperablen Mastdarmkrebses wegen Blutung. *Doppelflintenafter. Dorsale Spaltung. Schichtweise Elektrokoagulation.*

X. S., 78 Jahre alt. *Adenokarzinom des Rektum* (Vorderwand; *inoperabel*).

Vorgeschichte: Seit September 1928 leidet der Kranke an öfterem Stuhldrange, ohne daß er mehr als einmal am Tage Stuhlgang hätte. Nach einigen Wochen kamen Schmerzen beim Stuhlgange hinzu. Schließlich bemerkte der Kranke beigemengten Schleim und Blut. Er ging zum Arzt. Es wurde ihm wegen seines Alters von einer Operation abgeraten. Seit einigen Wochen seien das Allgemeinbefinden schlechter geworden, die Schmerzen stärker. Er habe im letzten halben Jahr etwa 15 Pfund abgenommen; Appetit und Schlaf seien schlecht geworden. Er sucht daher am 18. 7. 29 die Klinik auf.

Allgemeinbefund: Gewicht 46,5 kg. Starke Abmagerung am ganzen Körper, blaßgelbliches Aussehen.

Örtlicher Befund: In etwa 5 cm Höhe oberhalb des Anus fühlt man eine den ganzen Umfang des Darmrohres einnehmende harte Verdickung, die zum Teil geschwürig zerfallen ist. Gegen die Blase, sowie gegen die Kreuzbeinhöhlung zu sitzt die Masse fest. Nur der untere harte Rand ist beweglich. Wegen inoperablen Rektumkarzinomes Röntgentiefenbestrahlung.

29. 7. 29. Anlegen eines Anus praeternaturalis in örtlicher Betäubung.

Am 13. 8. 29 wird der Kranke mit gut sitzender Pelotte zunächst entlassen.

Am 12. 6. 30 sucht der Kranke nachmittags 5 Uhr die Klinik auf, nachdem um 2 Uhr nachmittags *plötzlich eine starke Blutung aus dem Darm aufgetreten war.*

Allgemeinbefund: Gegen früher etwas gebessert; Gewicht 48 kg.

Örtlicher Befund: Aus dem After ragt ein gut pflaumengroßer Tumorknoten, der mit Blutgerinnsel bedeckt ist, hervor. Auf eine weitere Untersuchung wird wegen der Blutungsgefahr verzichtet.

Elektrooperation: Lumbalbetäubung. Dorsaler Längsschnitt vom Kreuzbein bis zum After. Resektion des Steißbeins. Der Mastdarm wird gespalten und der sich nun einstellende Tumor durch Koagulation zerstört. Es gelingt durch schichtweise Elektrokoagulation das Rektum von der Blase abzulösen, so daß schließlich der untere Mastdarmabschnitt mitsamt allen makroskopisch sichtbaren Geschwulstteilen entfernt werden kann. Einnähen des Mastdarmstumpfes unter dem Kreuzbein und lockere Tamponade der Wunde.

Verlauf: Die ersten zwei Tage nach der Operation bleibt der Katheter liegen; am zweiten Tag nach der Operation steht der Kranke bereits auf; die Tamponade hat sich infolge des starken Lymphflusses schon gelöst. Salbenverbände.

5. 7. 30. Gute Granulationen der Wunde. Zunehmende Besserung des Allgemeinbefindens.

26. 7. 30. Bei gutem Allgemeinbefinden mit Gewicht von 60 kg in ambulante Behandlung entlassen.

Histologischer Befund: Adenokarzinom.

November 1931: Kein Rezidiv, Gewicht 64 kg (16 kg Gewichtszunahme seit der Elektrooperation). Allgemeinzustand gut.

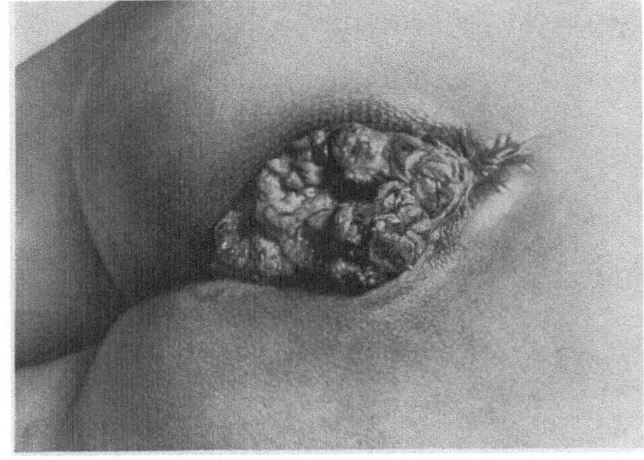

Abb. 287. Geschwürig zerfallenes Rezidiv eines Rektumkarzinoms.

4. Elektrooperation eines inoperablen Mastdarmkrebses (Rezidiv). *Schichtweise Elektrokoagulation des vorliegenden Tumors. Kombinierte Operation.*

M. E., 53 Jahre alt. *Adenokarzinom des Rektum, inoperabel* (*Rezidiv* nach Resectio recti und Glüheisenoperation eines 1. Rezidivs außerhalb), geschwürig nach außen durchgebrochen; jauchige Infektion.

Vorgeschichte: Vor $^3/_4$ Jahr Beginn mit leichten Schmerzen beim Stuhlgang, frisches Blut im Stuhl. Vor $^1/_2$ Jahr Resectio recti wegen Adenokarzinom. Nach 4 Monaten sei aus der Operationsnarbe „wildes Fleisch" gewuchert. Verschorfung mit dem Glüheisen, Anlegung eines Anus praeternaturalis sigmoideus. Nach 6 Wochen sei die Wucherung jedoch erneut aufgetreten und nun rasch gewachsen.

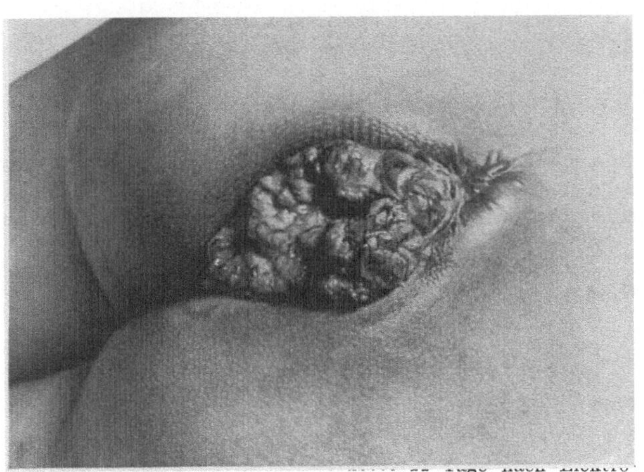

operation. In der Tiefe Mastdarmstumpf. Der helle Nekrosebelag entspricht der Resektionsstelle des Kreuzbeins.

Befund: Schlechtes blaßgelbliches Aussehen. Geringe Fettleibigkeit. Innere Organe o. B. Doppelflintenafter in linker Unterbauchgegend; Gewicht 64 kg, Temperatur 38°, Puls 86.

Örtlicher Befund (Abb. 287): Zwischen beiden Gesäßhälften eine etwa faustgroße, blumenkohlartig gewucherte, geschwürige, schmierig belegte, jauchende Geschwulst, die die Haut von der Resektionsstelle am Kreuzbein bis zum Anus durchbrochen hat. Bei rektaler Untersuchung erweist sich die Vorderwand des Mastdarmes großenteils von glatter Schleimhaut bedeckt. Die obere Grenze der seitlich und gegen das Kreuzbein fest verwachsenen Geschwulst kann nicht abgetastet werden.

Elektrooperation: Katheter in Blase. Oberflächliche Chloroformnarkose. Einige Geschwulstteile werden mit der Bandschlinge zur histologischen Untersuchung abgetragen.

Schichtweise Elektrokoagulation des blutreichen Tumors und Entfernung des verkochten Gewebes mit der Bandschlinge, in der gesunden Haut am Rande der Geschwulst beginnend. Man gelangt so langsam in die Tiefe, kann schließlich seitlich gesunde Muskulatur und gegen oben die Resektionsstelle am untersten Kreuzbeinwirbel erreichen, in die Tumor hineingewachsen ist. Elektrokoagulation dieses Geschwulstteiles, daraufhin Resektion der beiden unteren Kreuzbeinwirbel. Überall im pararektalen Gewebe, ebenso in der Kreuzbeinaushöhlung neben Geschwulst jauchige Phlegmone. Durch schichtweise Elektrokoagulation werden schließlich im unteren Bereiche der Wunde gesunde Blasenwand und Prostata erreicht. Es gelingt jetzt, den Darmquerschnitt *oberhalb* des Tumors aufzufinden. Der obere Rektumstumpf wird daraufhin, soweit als es ohne Eröffnung des Bauchfells möglich ist, mobilisiert und anscheinend gesunder Darm von gut 3 Querfingerbreite amputiert. Entfernung der Reste pararektalen Gewebes und des Sphinkters mit der Bandschlinge.

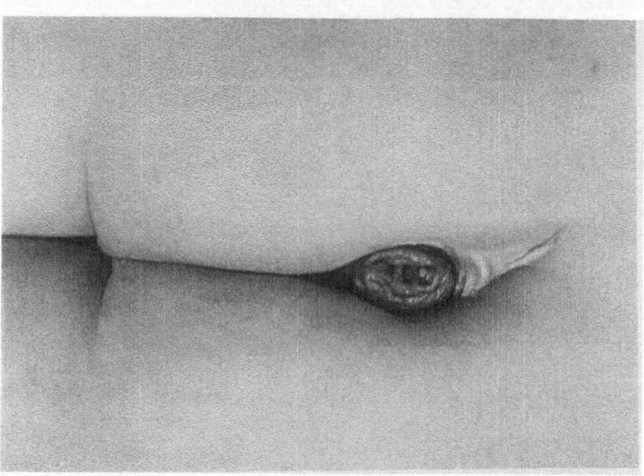

Abb. 289. Derselbe Kranke. 10 Wochen nach der Elektrooperation.

Es liegt nun eine große saubere bluttrockene Wundhöhle vor, in der makroskopisch nichts mehr von Tumor zu erkennen ist und die oberflächlich koaguliert wird. Der Mastdarmstumpf ist so kurz, daß er nicht ohne Verletzung des Bauchfells herausgenäht werden kann. Er wird durch einige Lagenähte am umgebenden Gewebe festgehalten.

Verlauf: Nach der Operation sinkt die Temperatur von 38⁰ auf 37⁰ ab, um am 6. Tag nur noch einmal 38⁰ zu erreichen. Dann stets fieberfrei; *keine Schmerzen.* Puls am 1. Tag 110, dann immer regelrecht. Nach 2 Tagen stößt sich die Jodoformgaze von selbst ab und wird durch einen Salbenlappen ersetzt, der in die Wundhöhle hineingelegt und mit lockerem Mull ausgestopft wird. Kräftige Exsudation.

Nach 12 Tagen sind die Koagulationsnekrosen abgestoßen. Die Wunde zeigt frische Granulationen (Abb. 288).

Nach 3 Wochen: Der Kranke ist beschwerdefrei außer Bett.

Nach 8 Wochen ist die große Wunde vernarbt (Abb. 289).

Nach 14 Wochen: Allgemeinzustand sehr gut. Gewicht 78,6 kg (also 14,6 kg Gewichtszunahme).

Nach 1 Jahr: Rezidivfrei.

14. Bösartige Geschwülste der parenchymatösen Organe (Leber, Milz, Niere, Lunge).

Für Eingriffe an den *parenchymatösen Organen* bietet die Elektrochirurgie neue Möglichkeiten des operativen Vorgehens, die auf Grund der bisherigen verhältnismäßig geringen experimentellen und praktischen Erfahrungen noch nicht in ihrer Bedeutung überblickt und endgültig beurteilt werden können.

Es wurde schon erwähnt, daß für Operationen an parenchymatösen Organen der *koagulationsreiche Schmelzschnitt* durch *Verhinderung der Gewebsblutung* eine wichtige Erweiterung unserer Operationstechnik bedeutet, während der Anwendung des koagulationsarmen Schmelzschnittes annähernd dieselben Grenzen zu setzen sind wie dem Messerschnitte. Von größerer Bedeutung ist aber die Möglichkeit der *Zerstörung von Organteilen durch Elektrokoagulation.*

Die verschiedenen experimentellen Untersuchungen über Schmelzschnitt und Elektrokoagulation an parenchymatösen Organen wurden bereits geschildert. Es wurde beispielsweise gezeigt, daß es möglich ist, Teile der Niere durch koagulationsreichen Schmelzschnitt ohne wesentliche Blutung zu entfernen, daß nach Nahtverschluß der äußeren Wunde ungestörte Heilung erfolgt und einige Wochen später glatte Narbenbildung der tief gelegenen, allseits von reaktionsfähigem Bindegewebe umgebenen Fläche der Koagulationsnekrose gefunden

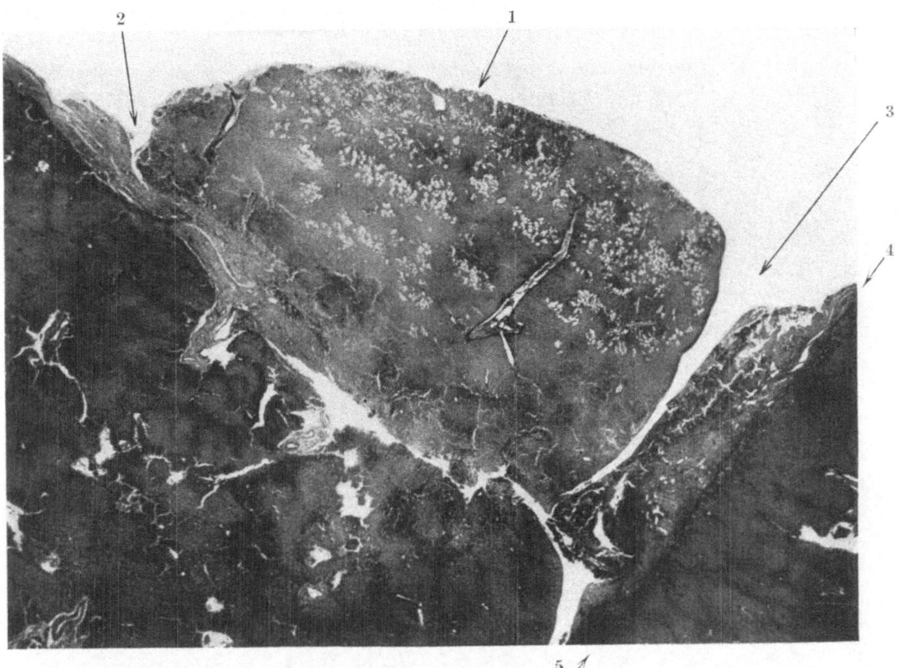

Abb. 290. Elektrokoagulationswirkung auf der Leber des Hundes. Zustand nach 3 Wochen. Das koagulierte Gewebe erscheint gegenüber dem umgebenden normalen Lebergewebe matt und fühlt sich hart an. Es ist gelbbräunlich gefärbt und von einer leichten furchenartigen Einziehung umgeben („Sequester"). Im koagulierten Gewebsabschnitt sind die Hitzewaben deutlich sichtbar. Die GLISSONsche Kapsel ist, ähnlich wie die Hornschichte der Epidermis bei Elektrokoagulation der Haut, an der Elektrode haften geblieben oder abgesprengt 1. Links 2 sieht man bereits bindegewebige Abgrenzung des koagulierten Gewebes durch Einwachsen von der Seite her, rechts, durch einen kleinen Spalt getrennt, Randzone und sekundäre Nekrosezone 3—4 mit Demarkationslinie 4—5. Vergr. 6fach.

wird. Klaffende Einschnitte in die Niere durch Schmelzschnitt heilen ohne Nachblutung schließlich mit verhältnismäßig schmaler Narbe (PEARSE und WARD).

In ähnlicher Weise verhalten sich Leber und Milz. Umfangreiche primäre und sekundäre Nekrosen nach Elektrokoagulation werden von einem reaktiven Zellwall umgeben, abgekapselt (vgl. Abb. 67), unter zunehmender Schrumpfung des Bindegewebes langsam erweicht und resorbiert, bei oberflächlicher Lage vielleicht gelegentlich abgestoßen (Abb. 290 u. 291).

Diese *ungestörten Heilungsvorgänge nach Schmelzschnitt* und *Elektrokoagulation* verlaufen nur dann in der geschilderten Weise, wenn die Koagulationsnekrose und das umgebende Gewebe *frei von Infektion* bleiben.

Daraus ergeben sich grundsätzliche Unterschiede für die Möglichkeiten der

Anwendung der Elektrochirurgie bei Eingriffen an Leber, Milz und Niere, bei denen häufiger sterile Koagulationsnekrosen zurückgelassen werden können, und der Lunge, bei der stets mit der putriden Infektion vom Bronchialsystem her gerechnet werden muß.

Umschriebene Geschwülste von *Leber, Milz* und *Niere* können durch *Elektrokoagulation* ohne Blutung *zerstört* werden. Man wird in der Regel am besten schichtweise verkochen und das koagulierte Gewebe mit der Bandschlinge heraus-

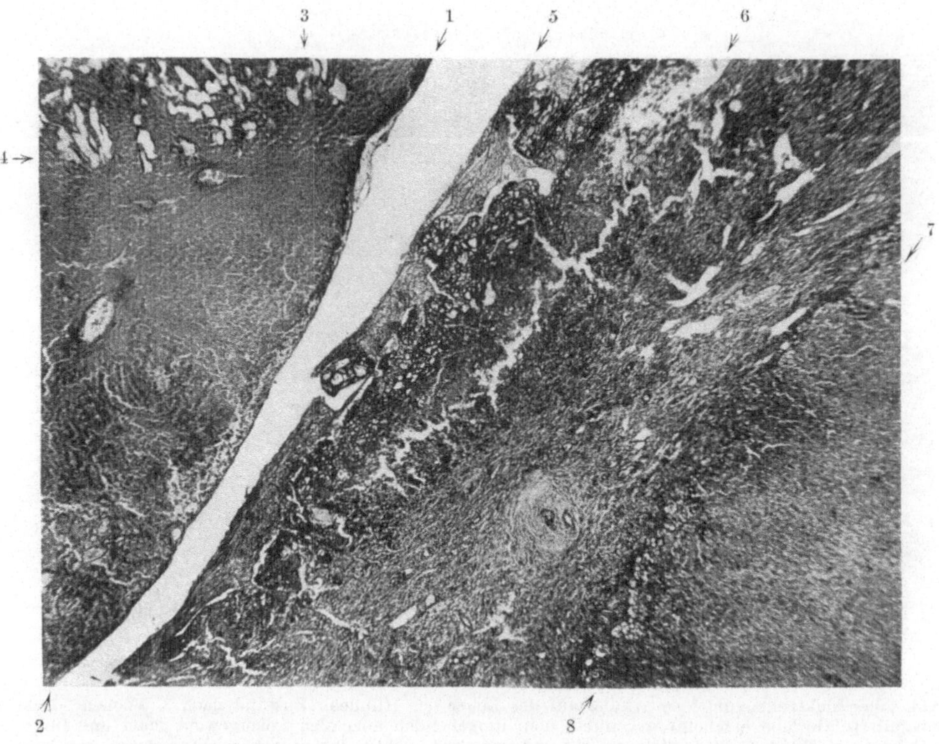

Abb. 291. Elektrokoagulation der Leber des Hundes. Zustand nach 3 Wochen. Links 1—2 primär durch die Koagulation zerstörtes Lebergewebe mit Hitzewaben 3—4 gegen die Oberfläche zu. Durch einen Spalt getrennt, Randwirkungszone 5—6 der Koagulation. Durch kleine Einrisse im Gewebe getrennt, folgt die sekundäre Nekrosezone 6—7, dann Demarkationslinie 7—8. Vergr. 45 fach.

hobeln, bis man sich überzeugt hat, daß gesundes Gewebe erreicht wird. Nun läßt man im Gegensatze zur gewohnten Regel eine Koagulationsnekrose von mehreren Millimetern Stärke zurück; denn oberflächliche Nekrosen oder Brandschorfe könnten zu Nachblutung führen. Eine Übernähung der kleineren Lücken oder Dränage ist nach experimentellen und klinischen Erfahrungen bei Koagulation von Milz- und Leberwundflächen im allgemeinen nicht angezeigt, solange nicht größere Gefäßäste im Operationsbereiche liegen. Dann wird man im ungeschädigten Gewebe unterbinden oder umstechen. Bei Wundflächen der Leber wird, wenn möglich, das Netz mit wenigen Nähten über die Koagulationsfläche gezogen. Falls Dränage nötig ist, verwendet man am besten Gummidräns, die schonender als Mullstreifen entfernt werden können.

Die *klinischen Erfahrungen* über Anwendung der Elektrochirurgie bei Geschwülsten von Leber und Milz *sind noch zu gering, um Abschließendes darüber sagen zu können.* Bisher wurde über Elektrokoagulation von Metastasen der Leber bei Magenkrebs (KEYSSER), ferner bei Mastdarmkrebs (v. SEEMEN) und über Leberresektion durch Schmelzschnitt bei Einbruch einer krebsigen Gallenblase in den rechten Leberlappen (NISSEN) berichtet. Bei allen Beobachtungen handelte es sich um inoperable Karzinome, die einige Monate später durch allgemeine Metastasierung zum Tode führten.

Bei *Nephrektomie* wegen *Hypernephrom* kann *schichtweise Elektrokoagulation* die Operation erleichtern, indem man die *Geschwulst stückweise zerstört* und ohne Blutung entfernt. Hierbei müssen aber A. und V. renalis wie sonst präpariert und in geschwulstfreiem Gebiet doppelt unterbunden und durchtrennt werden.

Auch die Erfahrungen über elektrochirurgische Operationen wegen *Geschwülsten der Lunge* (KEYSSER, KORTZEBORN, NISSEN) sind noch zu gering, um Vorzüge und Nachteile des Verfahrens aufzeigen zu können. Es kommt hinzu, daß bei Lungentumoren an sich eine radikale Entfernung leider nur ausnahmsweise möglich ist (vgl. SAUERBRUCH, NISSEN).

NISSEN (1929, 1931) berichtete über den Gebrauch des *Schmelzschnittes* zur Entfernung von Lungengeschwülsten. Nach seiner Erfahrung darf aber nur in den Rindenabschnitten oder in atelektatischen Teilen der Lunge ausschließlich durch Schmelzschnitt vorgegangen werden; im übrigen sind wegen der Gefahr der Luftansaugung in größere Venen vorherige Umstechungen nötig.

Nach unseren Beobachtungen bei der Elektrooperation von *Brustwandgeschwülsten* (inoperable Mammakarzinome) und nach Versuchen am Tier wollen wir folgende *mehrzeitige Technik des elektrochirurgischen Vorgehens* für die Entfernung geschwulsthaltiger Lungenteile zur Erwägung stellen: *Rippenresektionen* über dem zu entfernenden Lungenabschnitt in genügender Ausdehnung. *Elektrokoagulation der Zwischenrippenmuskulatur,* oberflächliche Koagulation im Bereiche der Resektionsstellen der Rippen. Schluß der Wunde durch Naht. Bei aseptischen Verhältnissen erfolgt ungestörte Einheilung der Koagulationsnekrosen unter außerordentlich starker Bindegewebswucherung. Gelegentlich kann sich ein Brustfellerguß zeigen, der nach wenigen Tagen wieder aufgesaugt wird. Vielleicht läßt sich diese Exsudatbildung völlig vermeiden, wenn man *von Anfang an auch einen Teil der Rindenschicht* der *Lunge ohne Eröffnung des Brustfellraumes,* d. h. durch die tieferen Muskelfasern hindurch, mit einer Plattenelektrode *verkocht.* Auf diese Weise wird das Brustfell zerstört; es liegt innerhalb einer homogenen Koagulationsnekrose, die nun von unversehrtem Stützgewebe der Lunge einerseits, von dem Unterhautgewebe oder dem Bindegewebe erhaltener Muskelschichten andererseits, zunächst abgekapselt, dann nach und nach durchwuchert wird.

Dieser Eingriff der *Brustwandkoagulation* soll also unter *Verödung des Brustfellspaltes ohne dessen Eröffnung Narbengewebe erzeugen,* das nun in einem *zweiten Eingriffe freigelegt* wird und *schichtweises Vordringen durch Elektrokoagulation in die Tiefe ermöglicht.* Hierbei sind, genau wie bei Gebrauch des Schmelzschnittes, in ungeschädigtem umgebenden Gewebe Umstechungen zu legen, da bei Entfernung der verkochten Massen mit der Bandschlinge größere Gefäße verletzt werden könnten und so Blutung oder Luftansaugung möglich wären, falls man mit der Bandschlinge einmal zu tief, also in noch nicht verkochtes Gewebe, gerät.

Wir hatten noch keine Gelegenheit, das geschilderte Vorgehen bei eigentlichen Lungengeschwülsten zu erproben. Ich erwähne dieses Verfahren nur, weil sich bei der Operation inoperabler Brustkrebse ergab, daß es technisch durchführbar ist und Vorzüge bietet. Für die Ausrottung von Lungengeschwülsten wäre diese elektrochirurgische Technik zweckmäßig mit den Operationsverfahren SAUERBRUCHs zur Resektion und Exstirpation von Lungenteilen und Lungenlappen zu verbinden.

Das Vorgehen durch *schichtweise Elektrokoagulation* besitzt hier gegenüber der *ausschließlichen* oder *vorwiegenden Anwendung des Schmelzschnittes große Vorzüge,* indem die *Blutung noch weiter herabgesetzt* und das *Geschwulstgewebe* zunächst *ohne mechanische Beeinträchtigung vor der Entfernung zerstört wird.*

Die *regelrecht ausgeführte Brustwandkoagulation* verursacht *keine Schockwirkung,* wenn man langsam mit nicht zu großer Stromstärke und -spannung koaguliert. Es ist selbstverständlich, daß man sich vor jeder unmittelbaren oder späteren Schädigung des Mittelfelles zu hüten hat; die benachbarte Rindenschicht der Lunge darf der Koagulation nicht ausgesetzt werden.

Die Koagulationslücken innerhalb des Brustraumes sind möglichst breit zu dränieren, um die rasch eintretende, reichliche Ansammlung von Exsudat abzuleiten. Unter den Koagulationsnekrosen der Lunge bildet sich rasch eine zur Abstoßung führende Wucherung von Granulationsgewebe. Bei Entfernung größerer Lungenabschnitte müssen die Gefäße nach der Regel unterbunden oder umstochen werden, um eine Nachblutung bei der Demarkation zu verhindern.

Von HOLMGREN (1929) und von HAJEK (1930) wurde über erfolgreiche elektrochirurgische Entfernung von *Karzinomen* der *Trachea* berichtet.

HOLMGREN hat 3 Kranke mit Luftröhrenkrebs operiert. Bei 2 seiner Kranken wurden mehrmalige Rezidive durch Elektrokoagulation zerstört; bei einem weiteren Kranken nahm HOLMGREN die Zerstörung eines Basalzellenkrebses der Trachea durch Elektrokoagulation vor und stellte nach 1 Jahr fest, daß der Kranke rückfallfrei geblieben war.

HAJEK beseitigte eine kirschgroße Geschwulst (Plattenepithelkarzinom) von der hinteren und seitlichen Luftröhrenwand dicht unterhalb der Gabelung mit der „schneidenden Pinzette“, da eine Schlinge vom Tumor abglitt. Das Geschwulstbett wurde „verschorft“. 2 Monate später fanden sich an der Operationsstelle regelrechte Verhältnisse.

Diese geringen klinischen Erfahrungen bei Anwendung der Elektrochirurgie zur Beseitigung von Geschwülsten der Trachea und Lunge lassen auch noch nicht erkennen, wieweit hierbei besondere nachteilige Folgeerscheinungen auftreten.

15. Bösartige Geschwülste der Geschlechtsorgane.

a) Männliche Geschlechtsorgane.

Die *Krebse der Haut* im Bereiche des *Penis* und des *Skrotum* werden, wie andere Hautkarzinome, durch *schichtweise Elektrokoagulation* und Entfernung des verkochten Gewebes mit der Bandschlinge genügend weit aus dem gesunden Gewebe beseitigt. Die entstandene Lücke wird mit einem Streifen von Jodoformmull bedeckt, der durch seine Saugkraft den Beginn des erwünschten Sekretstromes aus der Wunde begünstigt; dann wird er durch Salbenverbände ersetzt. Auch für den weiteren Verlauf gilt, was für die Elektrochirurgie der Hautkrebse bereits dargestellt wurde. Nach 14 Tagen bis 3 Wochen werden die Lymphdrüsen der Leistengegend ausgeräumt und Strahlenbehandlung angeschlossen.

Auch *tiefer reichende Krebse des Penis* werden in der früher geschilderten Weise durch schichtweise Elektrokoagulation ausgegangen. Es ist ratsam bis zur Rückbildung der reaktiven Schwellung, d. h. für 2—4 Tage, einen Gummikatheter einzuführen. Die elektrochirurgische Technik ermöglicht, selbst größere Krebse des Penis unter Vermeidung der Amputation zu beseitigen. Bei diesen Kranken ist zur Vorbeugung von Rückfällen der Elektrooperation Röntgen- oder Radiumbestrahlung anzuschließen.

Beim *Krebse der männlichen Harnröhre* koagulieren wir den vorliegenden Geschwulstteil und spalten darauf die Glans penis auf einer Sonde, um nun unter Leitung des Auges die Geschwulst gründlich zu entfernen, wonach ein

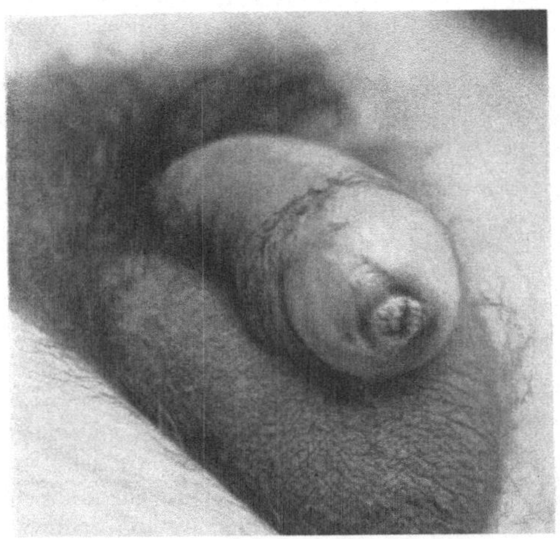

Abb. 292. Peniskarzinom bei 42 jährigem Mann. Elektrokoagulation nach Spaltung der Harnröhre.

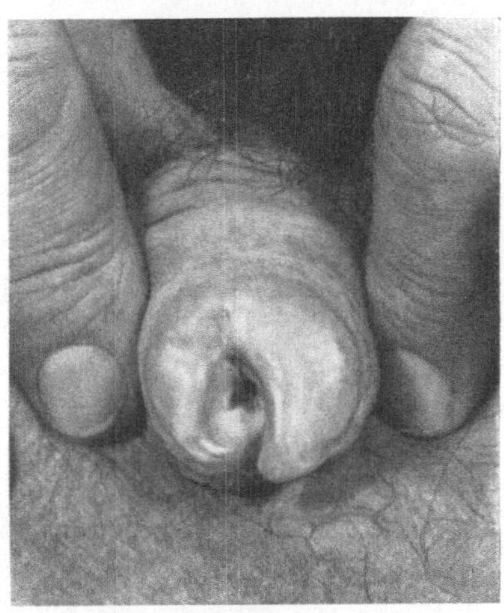

Abb. 293. Derselbe Kranke. 1 Jahr nach Elektrooperation und Radiumnachbestrahlung.

Dauerkatheter eingeführt wird. Bei fortschreitender Heilung kommt es durch die Narbenschrumpfung zu einer Verengerung der Harnröhre, der aber durch frühzeitiges und vorsichtiges Dehnen vorgebeugt werden kann.

Wenn die Geschwülste des Penis einen Umfang erreicht haben, der *Amputation* erfordert, so ist hierbei der koagulationsreiche Schmelzschnitt mit Vorteil zu verwenden, wenn auch die einzelnen Arterienäste unterbunden werden müssen.

Auch die *Ausräumung der Lymphdrüsen* kann mittels Schmelzschnittes vorgenommen werden. Bei sehr großen, mit der bedeckenden Haut verwachsenen Lymphknoten dringt man durch schichtweise Elektrokoagulation in die Tiefe. A. und V. femoralis müssen durch Isoliersonden geschützt werden. Am besten legt man in die entstandene Lücke lediglich Lagenähte und behandelt die Wunde offen. Nur bei sehr großer Lücke haben wir Lappenverschiebung aus der Bauchhaut zu ihrer Verkleinerung ausgeführt (Abb. 295).

Umschriebene Geschwülste des Hodens sind bei Ablehnung der Kastration nach Freilegung des Organs durch Elektrokoagulation zu zerstören, wonach die Hautwunde wieder zu schließen ist.

Vgl. auch Giacardy und Durand-Dartes, Keysser, Pfahler und Widmann, Corbus, Kelly und Ward, Wyeth.

Beispiele:

1. Elektrooperation bei Plattenepithelkarzinom des Penis. *Elektrokoagulation nach Spaltung der Harnröhre durch Schmelzschnitt.*

Dr. G. St., 42 Jahre alt. Peniskarzinom.

Vorgeschichte: Vor 16 Jahren wegen Phimose operiert. Jetzige Erkrankung: Der Kranke spürte seit 2 Jahren leichtes Brennen im vorderen Teil der Harnröhre, seit Sommer 1929 gelegentlich Schmerzen in der Eichel; bald darauf zeigte sich auch eine walzenförmige Neubildung von geringer Größe. Mitte September 1929 suchte er einen Arzt auf, der eine Probeexzision vornahm. Die mikroskopische Untersuchung ergab, daß es sich höchstwahrscheinlich um eine papillöse Veränderung der Schleimhaut handelte. Nach der Wundheilung wurde bougiert. Die Neubildung wurde langsam größer und erreichte außerhalb der Harnröhre eine Ausdehnung von etwa Erbsengröße. Die Geschwulst wurde Ende Dezember 1929 größtenteils operativ entfernt. Die mikroskopische Untersuchung ergab Plattenepithelkarzinom. Dem Kranken wurde Amputation vorgeschlagen, die er aber ablehnte.

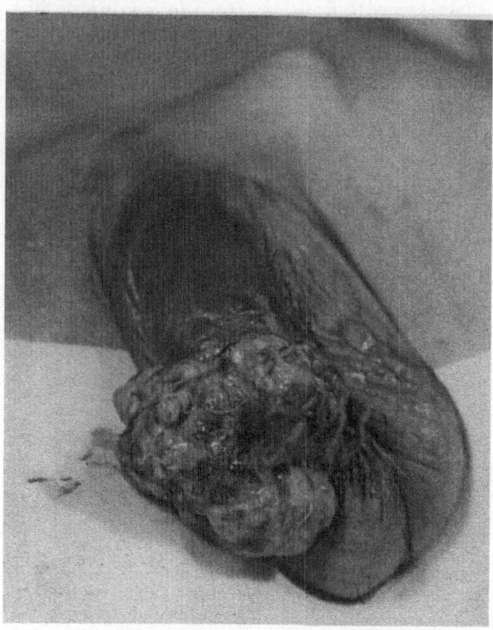

Abb. 294. Verjauchtes Peniskarzinom mit großen inguinalen Drüsenmetastasen. Elektrooperation in zwei Sitzungen. Die Drüsenmetastasen werden mitsamt der bedeckenden Haut entfernt und der Defekt durch Lappenverschiebung von der Bauchhaut her gedeckt.

Allgemeinbefund: Asthenisch, blasses Aussehen. Innere Organe o. B.

Örtlicher Befund (s. Abb. 292): Um das Orificium ext. der Harnröhre befindet sich ein kreisförmiges, ziemlich flaches, papillomähnliches Karzinom. Eine Vergrößerung der inguinalen Lymphdrüsen ist nicht festzustellen.

Elektrooperation: Spalten der äußeren Harnröhrenmündung durch Schmelzschnitt. Verkochen des Geschwulstgewebes bis weit ins Gesunde unter Zurücklassung einer geringen Koagulationsnekrose.

Nachbehandlung: Für 3 Tage Katheter. Abwechselnd Salben- und feuchte Verbände (DAKINsche Lösung). Innerhalb von 14 Tagen stoßen sich die Nekrosen völlig ab. Entlassungsbefund: Etwa 2 cm tiefer granulierender Wundtrichter von 2 cm Durchmesser. Glans und Präputium noch etwas ödematös. Röntgen- und Radiumnachbestrahlung (Abb. 293).

Nach 2 Jahren: Rückfallfrei. Geringe Verengerung der Harnröhre.

2. Elektrooperation bei inoperablem Plattenepithelkarzinom des Penis.

G. G., 62 Jahre alt. Inoperables Peniskarzinom.

Vorgeschichte: Der Kranke bemerkte angeblich vor $^1/_4$ Jahr neben der Harnröhrenöffnung ein kleines schmerzloses Knötchen, dem er weiter keine Beachtung schenkte. Er ging daher nicht zum Arzte. Der Knoten wuchs zusehends und wurde zu einer ringförmigen, höckerigen, geschwürigen Masse, die schließlich das vordere Drittel des Penis umgriff. Obwohl er als Kupferputzer an einem Krankenhaus angestellt war, ging er erst jetzt zum Arzt, der ihn sofort in die Klinik überwies.

Allgemeinbefund: Großer Mann in außerordentlich schlechtem Kräfte- und Ernährungszustand. Die Haut ist faltig und läßt sich weit abheben, da das Fettpolster fast völlig geschwunden ist.

Örtlicher Befund (s. Abb. 294): Die Harnröhrenmündung ist nicht zu erkennen; der Penisschaft ist stark geschwollen und gerötet; an beiden Hoden und am Skrotum ist keine Veränderung zu fühlen. Großes verjauchtes Karzinom im Bereiche der vorderen Hälfte des Penis; die Leistendrüsen sind beiderseits vergrößert, besonders aber links. Röntgenologische Untersuchung ergibt keinen Anhalt für Tumormetastasen in den Beckenknochen, Oberschenkelknochen und in den unteren Brust- und Lendenwirbelkörpern.

Behandlung: Zunächst Zuckerzufuhr, täglich Bäder, feuchte Verbände und Tierkohle auf das jauchende Karzinom.

Nach 4 Tagen *Elektrooperation.* Avertinnarkose. Spindelförmiges Umschneiden der Peniswurzel durch koagulationsreichen Schmelzschnitt und Verlängerung des Hautschnittes in der Mittellinie des Hodensackes. Beide Hoden werden mitsamt den Samensträngen nach links und rechts auseinandergezogen, so daß man den Bulbus und beide Penisschenkel in ganzer Ausdehnung frei präparieren kann. Der Penis wird in der Höhe des Diaphragma urogenitale abgetragen, die Penisschenkel nahe von den Schambeinästen. Es wird nun in der Mittellinie des Dammes eine kleine Inzision angelegt, aus ihr der Harnröhrenstumpf herausgeleitet, durch diesen in die Blase ein Katheter eingeführt und an seiner Austrittstelle festgenäht. Die Corpora cavernosa waren vor der elektrischen Durchtrennung zentral bereits durch Umstechungen komprimiert worden. Im übrigen wurde die Blutung vorwiegend durch Koagulation gestillt. Vollständiger Nahtverschluß der Wunde nach Einlegen eines kleinen Dränrohres am tiefsten Punkt.

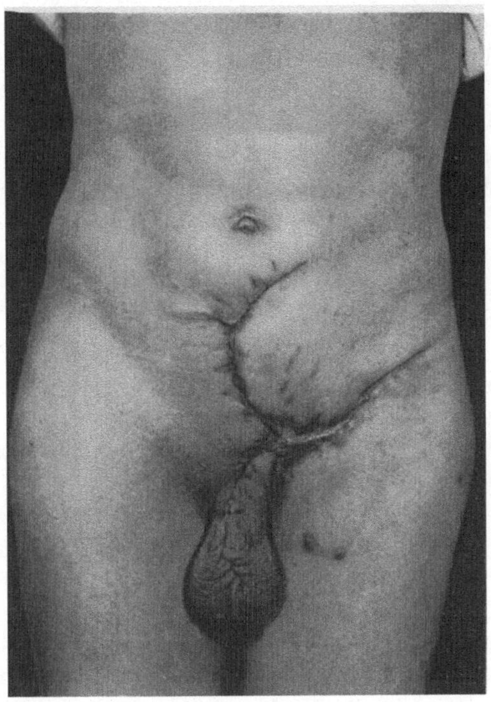
Abb. 295. Derselbe Kranke. Zustand 10 Wochen nach der ersten Operation.

Die Körperwärme, die *vor der Operation ständig zwischen 38⁰ und 39⁰ geschwankt hatte, fiel gleich nach der Operation unter 37⁰ ab* und zeigte nur noch zweimal eine Zacke bis auf 37,5⁰. *Die Wundheilung erfolgte glatt.*

14 Tage später mußten die Lymphdrüsen in *linker Leistengegend entfernt* werden, da ein Durchbruch einer gut walnußgroßen erweichten Drüse durch die Haut zu befürchten war. *Elektrooperation in örtlicher Anästhesie;* Beginn des Hautschnittes in der Narbe über dem Schambein. Das ganze Lymphdrüsenpaket wird durch koagulationsreichen Schmelzschnitt frei präpariert, nachdem die Haut darüber weit im Gesunden spindelig umschnitten war. Die V. saphena magna ist vollständig von den Drüsen umwachsen; sie wird an ihrer Einmündungsstelle in die V. femoralis doppelt unterbunden und durchtrennt. Das ganze Lymphdrüsenpaket mit der bedeckenden Haut und den Lymphsträngen wird von den Seiten und von unten her von der Inguinalgegend bis zum Schambein mitsamt dem Fettgewebe der Umgebung in einem großen Stück herausgenommen. Die entstandene Gewebslücke, in der die großen Gefäße des linken Beines in der Fossa ovalis frei liegen, wird durch Lappenverschiebung von der Bauchhaut mit Ausnahme einer Dränagestelle gedeckt. Glatte Wundheilung bis auf geringe Randnekrose an der unteren Begrenzung des Hautlappens.

Nachbehandlung: Zunächst Alkoholverbände, später Salbenverbände.

Nach 3 Wochen: Der kleine Hautdefekt ist von frischen Granulationen bedeckt; der Dauerkatheter ist entfernt. Der Kranke steht auf; zunehmende Erholung.

10 Wochen nach der 1. Operation Entlassung nach Röntgenbestrahlung der rechtsseitigen Lymphdrüsen, die nur bis etwa Bohnengröße geschwollen und verschieblich sind, sich aber hart anfühlen und deren operative Entfernung der Kranke zunächst ablehnt. *Allgemeinzustand gut. 14 kg Gewichtszunahme;* glatte Narben (vgl. Abb. 295).

b) Weibliche Geschlechtsorgane.

Zur Beseitigung von *Krebsen* der *Portio uteri* und der *Vulva* wird seit vielen Jahren von manchen Gynäkologen elektrochirurgisch vorgegangen (ABEL 1913, MATTHÄI 1921). A. DÖDERLEIN (1924) hat den „Funkenschnitt" — früherer Ausführung — zu größeren gynäkologischen Operationen, wie Uterusexstirpationen usf., gebraucht, aber wegen der Gefahr von Nebenverletzungen und Heilungsverzögerung zunächst wieder verlassen (VOLTZ und G. DÖDERLEIN).

Auch heute noch wird unter den Gynäkologen ein *grundsätzlicher Unterschied* zwischen der „*Scharf-Diathermie*" und „*Schorf-Diathermie*", zwischen Schmelzschnitt und Elektrokoagulation gemacht. So gibt es Autoren, die wohl die Vorzüge des Gebrauches der Elektrokoagulation zur Zerstörung bestimmter Geschwülste anerkennen, aber den Schmelzschnitt ablehnen. Diese *grundsätzliche* Unterscheidung der beiden hauptsächlichen elektrochirurgischen Verfahren ist aber beim heutigen Stande der Elektrochirurgie nicht angebracht; sie sind vielmehr in zweckmäßiger Weise miteinander zu verbinden.

Die Anhänger der „*Elektrokoagulation*" gehen meist in der Weise vor, daß sie beispielsweise eine wuchernde Geschwulst koagulieren, dann das verkochte Gewebe sich selbst, bzw. der Abstoßung überlassen. In der Regel wird darauf Strahlenbehandlung angeschlossen.

Für die Anwendung des *elektrischen Schneidens* in der Gynäkologie hat sich in den letzten Jahren besonders DYROFF eingesetzt und für gynäkologische Eingriffe geeignete Instrumente angegeben (vgl. auch BERGE, BERVEN, CARRANZA, FELDWEG, FOWLER, J. HEYMANN, KEYSSER, KÜCKENS, MAYER, VOLTZ, WINTZ u. a.).

ABEL (1913) exstirpierte ein Uteruskarzinom von der Scheide aus mit dem „Lichtbogen" nach vorangehender Elektrokoagulation. Diese *zweckmäßige Verbindung von Elektrokoagulation mit dem Schmelzschnitt* ist auch bei der heutigen Technik der Elektrochirurgie zur Bekämpfung mancher gynäkologischer Geschwülste ein bewährtes Verfahren, so vor allem für das *Vulvakarzinom* und den *blumenkohlartig wuchernden Krebs* der *Portio uteri*.

Sowohl die Krebse der Vulva, wie die der Portio sind durch *schichtweise Elektrokoagulation* und *Abtragen des verkochten Gewebes mit der Bandschlinge* oder dem *Schmelzmesser* zu operieren. Auf diese Weise erlangt man *Übersicht über den Ausbreitungsweg des Krebses,* was für eine *möglichst gründliche Beseitigung von größter Wichtigkeit ist.*

Da viele Gynäkologen den Hauptwert auf die Strahlenbehandlung legen und die Elektrokoagulation nur zur Unterstützung hinzuziehen, wird der Tumor lediglich koaguliert und das gesamte verkochte Gewebe der Abstoßung überlassen (vgl. BERVEN, J. HEYMANN); von DYROFF hingegen wird der Tumor, wenn möglich, durch „Scharf-Diathermie" im Gesunden „abgesetzt".

Bei der Elektrokoagulation der Vulvageschwülste ist die gesunde Urethra bzw. der Sphinkter unbedingt zu schonen; ebenso ist Schädigung der Symphyse zu vermeiden. Wenn die Geschwulst nahe an Knochenteile reicht, beseitigt man die angrenzende Knochenschicht nach Verkochung mit der LUERschen Zange. Falls die Harnröhre von Geschwulst befallen ist, wird mit kleinen Elektroden koaguliert, um wenn möglich eine Zerstörung des Sphinkters zu umgehen.

Nachbehandlung: Dauerkatheter. Nach der Elektrooperation wird die Vagina locker tamponiert: der Verband ist mehrmals täglich zu erneuern und die Koagulationsfläche mit Wasserstoffsuperoxyd ohne weitere mechanische Reizung zu spülen.

Die *Ausräumung der Lymphdrüsen* wird nach Abstoßung der Koagulationsnekrosen elektrochirurgisch vorgenommen, wenn man nicht von vornherein, wie STOECKEL, Geschwulst samt den Lymphdrüsen der Leistengegend im Zusammenhange entfernt — aber auf elektrochirurgischem Wege.

BERVEN hat von 1922—1926 im ganzen 49 Kranke mit Vulvakarzinom mittels Elektrokoagulation behandelt und in 32,6% eine Heilung von 3 Jahren oder länger erzielt.

16. Bösartige Geschwülste der Gliedmaßen. Sonstige Tumoren.

Für die Operationen *aller bösartigen Geschwülste der Gliedmaßen* bedeutet das elektrochirurgische Verfahren einen wichtigen Fortschritt.

Bei der Beseitigung von *Weichteilsarkomen,* aber auch bei *Knochensarkomen* kann man hinsichtlich des Operationsplanes in *gewohnter Weise* vorgehen und dabei die Vorzüge des *Schmelzschnittes* ausnutzen, den man im Bereiche der Muskulatur, überhaupt der tieferen Gewebsschichten, ohne Gefährdung der aseptischen Heilung verwenden kann. Bei weichen, leicht zerreißlichen Tumoren verhindert die *schichtweise Elektrokoagulation* Verletzung von Geschwulstteilen, Blutung und Verschleppung lebender Tumorzellen.

Im Verlaufe der Ausrottung *besonders umfangreicher Geschwülste* oder bei durchsetzendem Wachstum ist es durch schichtweise Elektrokoagulation und *stückweise Beseitigung verkochter Gewebsteile* möglich, die anatomischen Verhältnisse des Tumors zu seiner Umgebung darzustellen, die Grenzschichten in der Muskulatur gründlich zu entfernen, *ohne daß die Geschwulst mechanischen Einflüssen ausgesetzt wird oder die Wundfläche mit lebenden wachstumfähigen Geschwulstzellen in Berührung kommt.* Die außerordentliche *Einschränkung* der Zahl von *Unterbindungen* verkürzt nicht nur die Operationsdauer, sondern sie ist ferner das Zeichen, daß die für die Sarkomausbreitung maßgebenden Gefäße im gesunden Gewebe durch die Koagulation verschlossen werden.

Im allgemeinen wird man die Hauptarterien der Gliedmaßen zu erhalten suchen. Falls man beim elektrochirurgischen Vorgehen in ihre Nähe gelangt, werden sie durch Isolierspatel vor Überhitzung geschützt. Man darf aber vor ihrer Unterbindung nicht zurückschrecken, wenn sie Bedingung ist für die erstrebte völlige Ausrottung der Geschwulst weit aus dem gesunden Gewebe heraus.

Bei Anwendung der elektrochirurgischen Technik für die Beseitigung der Geschwülste der Gliedmaßen wird man vielleicht weniger häufig zu Amputationen und Resektionen gezwungen sein (vgl. KEYSSER, K. H. BAUER).

Bei den *Osteosarkomen* ermöglicht die schichtweise Zerstörung der Geschwulst, in gleicher Weise wie bei den Weichteilsarkomen, die ungefährliche Auslösung des Tumors. In der bluttrockenen Wundhöhle ist die Ausdehnung des Tumors im Knochen zu überblicken, so daß entschieden werden kann, ob Resektion oder Amputation nötig ist. Die kranken Knochenteile werden ebenfalls koaguliert und dann erst genügend weit im Gesunden durch Säge, Meißel oder LUERsche Zange abgetragen.

Wenn Haut- und Unterhautgewebe *nicht* an der Geschwulstbildung beteiligt sind, wird man nach der Ausrottung des Tumors die Wunde durch Naht schließen. Lediglich bei sehr großen Wundhöhlen haben wir für 2—3 Tage kleine Dränrohre eingelegt.

In ähnlicher Weise wie an den Gliedmaßen sind auch *Sarkome anderer Lokalisation* zu operieren, wie an *Bauchwand, Brustkorb* und *Schädel* (DAVIES-COLLEY). Bei der Elektrooperation von Sarkomen im Bereiche des Schädels

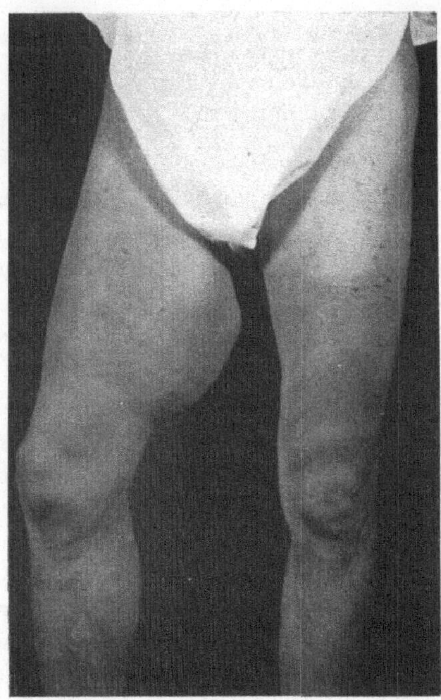

Abb. 296.

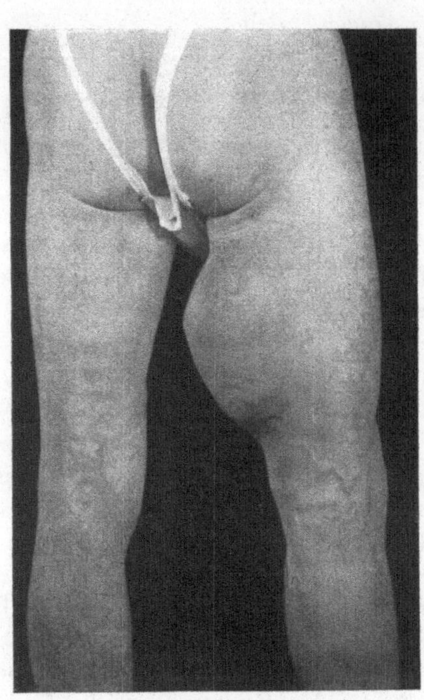

Abb. 297.

Abb. 296 u. 297. Großes Rezidiv eines lipoplastischen Sarkoms am rechten Oberschenkel.

sind dieselben Richtlinien maßgebend wie für die anderweitiger Tumoren an dieser Stelle (vgl. Hämangiome, Hautkarzinome).

Beispiele:

1. Elektrooperation bei großem Weichteilsarkom des linken Oberschenkels (Rezidiv). Kombinierte Operation.

G. R., 60 Jahre alt. *Liposarkom des linken Oberschenkels (Rezidiv).*

Vorgeschichte: Im Mai 1925 wurde bei dem Kranken angeblich von der Beugeseite des rechten Oberschenkels eine kindskopfgroße Geschwulst herausgeschnitten. Seit 2 Jahren sei an der gleichen Stelle wieder eine Geschwulst entstanden, die im letzten Jahre anfing rasch zu wachsen. Keine Schmerzen. Da die Geschwulst ihn aber immer mehr am Gehen hinderte, sucht er die Klinik auf.

Allgemeinbefund: Bis auf geringe Atherosklerose o. B.

Örtlicher Befund (s. Abb. 296 u. 297)*:* An der Innenseite des rechten Oberschenkels ist in den oberen beiden Dritteln, von der Streckseite bis zur Mitte der Beugeseite eine gut kindskopfgroße Vorwölbung zu sehen, über der die Haut verschieblich ist, während die

Muskulatur mit ihr verwachsen erscheint. Über diese Vorwölbung zieht eine alte Hautnarbe. Die Geschwulst fühlt sich vorwiegend weich an, an einzelnen Stellen aber hart; sie ist über dem Oberschenkelknochen verschieblich. In der rechten Leistengegend einige vergrößerte, weiche, verschiebliche Lymphdrüsen. *Röntgenbild:* o. B.

Diagnose: Weichteilsarkom am rechten Oberschenkel.

Elektrooperation: Etwa 30 cm langer Hautschnitt an der Innenseite des rechten Oberschenkels, am seitlichen Geschwulstrand entlang. Die Geschwulst wird breit aus dem gesunden Bindegewebe und unter Mitnahme der gesunden Muskulatur herauspräpariert, wobei hauptsächlich ein Teil der Adduktoren unter- und oberhalb der Geschwulst nach querer Durchtrennung mit beseitigt wird. Nachdem ein zweiter Hautschnitt senkrecht zum ersten angelegt wurde, gelingt es, die Geschwulst auch von den Gefäßen frei zu präparieren und nun den Tumor im Zusammenhang mit einer etwa 7 cm breiten Hautspindel im Bereiche der alten Narbe zu entfernen. Während die größeren Gefäße nach doppelter Unterbindung durchtrennt wurden, werden das Geschwulstlager und die parenchymatöse Blutung durch oberflächliche Koagulation behandelt.

Lockere Tamponade mit Jodoformgaze am tiefsten Punkt, lockere Hautnaht.

Glatter Heilverlauf innerhalb von 14 Tagen.

Nach 3 Wochen: Ausräumung der rechtsseitigen Leistendrüsen.

Histologischer Befund: Tumor: Lipoplastisches Sarkom. Lymphdrüsen: frei von Metastasen (Abb. 298).

Nach $^{5}/_{4}$ Jahr: Rückfallfrei. Allgemeinzustand sehr gut. 8 kg Gewichtszunahme.

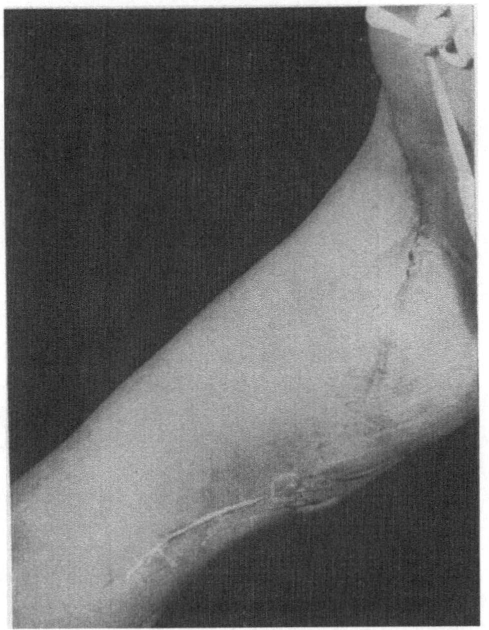

Abb. 298. Derselbe Kranke. Zustand 8 Monate nach Elektrooperation mit Ausräumung der Lymphdrüsen der Leistenbeuge.

2. Elektrooperation bei Sarkom des N. medianus (Rezidiv). Kombinierte Operation.

A. V., 41 Jahre alt. *Sarkom des N. medianus im Bereiche der linken Ellenbeuge (Rezidiv).*

Vorgeschichte: Die Kranke bemerkte vor $1^{1}/_{2}$ Jahren, daß bei bestimmten Bewegungen zuerst der Zeigefinger, später dann Daumen und dritter Finger unwillkürlich zuckten. Die Haut des Zeigefingers habe stark gejuckt. Gleichzeitig beobachtete die Kranke in der linken Ellenbeuge eine langsam zunehmende Schwellung, die druckempfindlich war und bei deren Betastung der Zeigefinger etwas zuckte. Im September 1930, 13 Monate vor Klinikaufnahme, wurde eine Geschwulst (außerhalb) entfernt. (Befund: Sarkom, ausgehend vom Bindegewebe des N. medianus.) Nach der Operation war die Beweglichkeit des Zeigefingers im Sinne der Beugung stark eingeschränkt. Schon bald nachher fing die Geschwulst wieder zu wachsen an; sie erreichte im letzten Vierteljahr die dreifache Größe wie vor der Operation. Die Kranke bemerkte ferner, daß der Daumen nicht mehr gebeugt werden konnte. Seit 2 Monaten traten Schmerzen in der Hohlhand auf. Die Ellenbeuge steht seit der Operation in Mittelstellung. Weitere Beugung sowie Streckung selbsttätig nicht möglich. Die Kranke glaubt, in der letzten Zeit etwa 20 Pfund abgenommen zu haben.

Allgemeinbefund: o. B. Allgemeinzustand ordentlich.

Örtlicher Befund: Auf der Beugeseite der linken Ellenbeuge sitzt eine etwa gänseeigroße Schwellung, über der die Haut schlecht verschieblich ist und eine 3 cm lange, bogenförmige glatte Narbe trägt. Die Haut über der Schwellung ist unverändert. Die Geschwulst ist auf ihrer Unterlage nur sehr schwer verschieblich; ihre Oberfläche ist glatt und fühlt sich hart an. Lediglich eine Furche in Verlängerung der Ellenbeuge ist abzutasten. Keine Fluktuation. Die Grenzen sind im übrigen mit Ausnahme der Unterlage abzutasten. Fremdtätige Beugung im Ellenbogengelenk um etwa 15°, Streckung über den rechten Winkel nicht möglich. Muskeln der Streckseite des linken Unterarms gut erhalten; auf der Beugeseite fallen die Muskelgruppen aus, die vom N. medianus versorgt werden.

Operation. Avertinnarkose. Zunächst soll versucht werden, die Geschwulst mit dem umgebenden Gewebe zu entfernen, wobei wegen der Nähe unversehrter Nerven und Gefäße zunächst auf die Elektrooperation verzichtet wird. Es stellt sich aber nach Freilegung des N. medianus und der Gefäße oberhalb der Geschwulst heraus, daß der Medianus samt den Gefäßen in die Geschwulst hineinführt. Infolgedessen muß der Nerv, wie auch die Gefäße, letztere nach doppelter Unterbindung, oberhalb und unterhalb der Geschwulst durchtrennt werden. Es wird jetzt mittels *Elektrokoagulation* die Geschwulst von ihrem

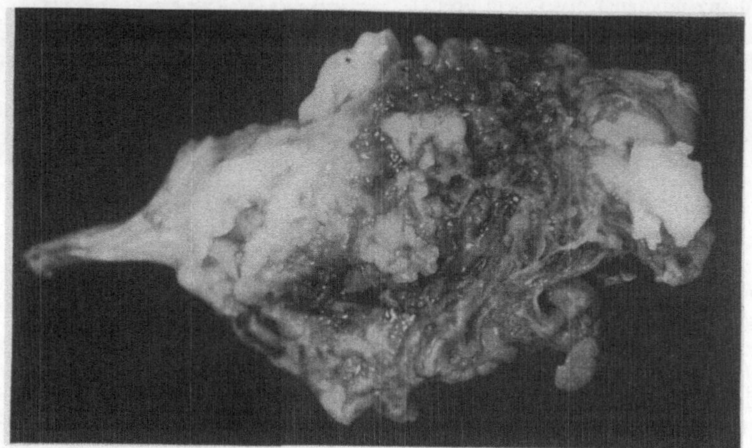

Abb. 299. Spindelzellensarkom vom Nervus medianus aus dem Bereiche der linken Ellenbeuge; Operationspräparat.

Boden, auf dem sie breit festhaftet, durch Schmelzschnitt abgetragen, schichtweise entfernt, wobei Teile des Bizeps (Sehnenansatz) und des Brachioradialis beseitigt werden müssen. Der Ursprung des Brachioradialis muß abgetrennt und der Muskel an seinem unteren Abschnitte reseziert werden. Oberflächliche Koagulation des gesamten Wundbettes einschließlich der Vorderwand der Ellenbogengelenkkapsel. Keine weitere Unterbindung, einige Unterhautnähte, Lagenähte der Haut. Schienenverband (Abb. 299 und die tiefer gelegenen Geschwulstreste).

Ungestörte Heilung. Nach 3 Wochen in ambulante Behandlung entlassen.

17. Geschwülste und anderweitige Erkrankungen im Bereiche des Gehirns und des Rückenmarks.

Nylén (1925) nahm im Tierversuche nach Trepanation Elektrokoagulation im Bereiche des Stirnhirns vor, erzielte dadurch örtliche Nekrosen, gelegentlich Zystenbildung; aber alle Tiere überlebten den Eingriff. Auf Grund dieser Ergebnisse warf Nylén die Frage auf, ob sich das Verfahren der Elektrokoagulation zur Bestimmung der Hirnzentren und vielleicht auch zur Entfernung von Hirntumoren eignen könnte. Berven hat eine Geschwulst am Schädeldache bis tief hinein ins Gehirn mit gutem Erfolge durch Koagulation beseitigt Holmgren).

Bohmansson (1925) empfahl den Gebrauch des „Diathermiemessers" zur Eröffnung von Hirnabszessen.

Die *elektrochirurgische Technik für Eingriffe am Gehirn* und besonders für die *Entfernung von Geschwülsten* fand aber erst Beachtung, als CUSHING (1928) seine elektrochirurgischen Erfahrungen bei 547 Eingriffen wegen Hirntumoren mitteilte.

Seither sind zahlreiche Berichte über dieses Sondergebiet der Elektrochirurgie erschienen, die aber noch sehr widersprechende Urteile über den Wert des Verfahrens wiedergeben (ANSCHÜTZ, M. BORCHARDT, A. BRUNNER, W. E. DANDY, DAVIS und GROEN, DOWLING, ELSBERG, FREY, GULEKE, HENSCHEN, E. HEYMANN, KEYSSER, KIRSCHNER, NIEDEN, NISSEN, OLIVECRONA, SAUERBRUCH, v. SEEMEN).

CUSHING hat bereits 1925 versucht, am Gehirn Inzisionen mit einer Nadelelektrode auszuführen, verließ die Methode aber wieder, da er damals aus Mangel an „Erfahrung oder Phantasie" keinen Fortschritt hinsichtlich des gewohnten Schneidens und der üblichen Blutstillungsmethoden sehen konnte. Die Arbeit von CUSHING über die Benutzung des elektrochirurgischen Verfahrens zur Entfernung von Hirntumoren bildet nicht nur die Grundlage für dieses Anwendungsgebiet der Elektrochirurgie; sie vermittelt auch in anschaulicher Weise die *Schwierigkeiten, die zu überwinden sind,* um das neue *Verfahren nicht für nutzlos oder gar nachteilig zu erachten, sondern in ihm einen Fortschritt zu sehen* und diesen so nutzbar wie möglich zu machen. In dieser Hinsicht ist die Arbeit von CUSHING auch von *allgemeiner* Bedeutung für die Elektrochirurgie überhaupt:

"Surgery is a conservative art. It takes to novel methods reluctantly as an old dog to new tricks. It was slow to adopt the ligature; slow to adopt the principles of antisepsis; slow to adopt the fastidious technique and painstaking haemostasis that have largely put a stop to operating by the clock. It has been equally slow to adopt the principles of electrosurgery which, from a technical standpoint, are likely to be no less revolutionizing."

Mehr als bei irgendeinem anderen Anwendungsgebiete der Elektrochirurgie ist man bei Gehirnoperationen geneigt, technische Schwierigkeiten und Zwischenfälle im Verlaufe oder nach dem Eingriffe dem Verfahren zur Last zu legen, während sie oft der unsachgemäßen oder fehlerhaften Anwendung zuzuschreiben sind. Denn bei technisch *falschem Vorgehen* werden die gerade bei Eingriffen am Gehirn *offensichtlichen Vorzüge,* wie *mechanische Gewebeschonung* und *Blutungseinschränkung, rasch in ihr Gegenteil verwandelt.* Im Bereiche des Gehirnes in richtiger Weise elektrochirurgisch zu operieren, ist aus mehreren Gründen schwierig.

Früher war die wichtigste Erschwerung elektrochirurgischer Hirnoperationen in *faradischen Reizwirkungen* zu erblicken. Bei den jetzigen, eigens für chirurgische Operationen ausgebildeten Diathermieapparaten ist durch hohe Funkenzahl und Einbau von Kondensatoren Faradisationswirkung praktisch ausgeschaltet, so daß man sogar in der motorischen Region operieren kann (vgl. GULEKE). Um *gefahrbringende Komplikationen* bei Gehirnoperationen *zu vermeiden,* dürfen daher *nur* die *eigentlichen Elektrochirurgieapparate* benutzt werden (vgl. CUSHING, GULEKE, HEYMANN). Zuckungen bei Durchtrennung von Muskelmassen sind bei deren Verwendung kaum stärker als bei mechanischer Durchtrennung; der *Kontraktionsreiz geht von der Wärmebildung* aus und hängt in seiner Intensität von deren Grad und Ausdehnung ab. Während also eine Faradisation im engeren Sinne durch Verwendung geeigneter

Apparate vermieden wird, so können doch *unerwünschte Reizwirkungen* zustande kommen, wenn man beim Schneiden und vor allem bei der Koagulation an bestimmten Stellen eine zu *rasch ansteigende, zu große oder zu lange einwirkende Wärmebildung* hervorruft. Während nun bei der Operation eines Brustkrebses beispielsweise derartige falsche Wärmedosierungen verhältnismäßig leicht, vom Geübten stets zu vermeiden sind, sind wegen der besonderen elektrischen Verhältnisse, die durch anatomische Lage und physikalisch-chemischen Aufbau des Gehirns gegeben sind, bei der Ausführung elektrochirurgischer Gehirnoperationen erheblich größere Schwierigkeiten zu überwinden.

Gehirn und Rückenmark besitzen infolge ihres Reichtums an Lipoiden und Fettsäuren einen verhältnismäßig großen elektrischen Widerstand. Andererseits ist das Hirn flüssigkeitsreich; es besitzt einen Mantel und ein Hohlraumsystem aus Flüssigkeit. Gehirn und Rückenmark sind schließlich von schlecht leitendem Knochen umgeben.

Auf diese Weise hat man bei *elektrochirurgischen Eingriffen am Zentralnervensystem stets mit diesen nahe beieinander liegenden guten und schlechten Leitern für elektrischen Strom zu rechnen,* durch deren gegenseitige „Schaltung" die *jeweilige Wärmebildung* bedingt ist. Unter diesen besonderen Verhältnissen sind unbeabsichtigte Erwärmungen bestimmter Abschnitte leichter als anderswo möglich und können zu lebensbedrohlichen Zwischenfällen führen (vgl. E. HEYMANN). So ist zu beachten, daß gerade die *wichtigen vegetativen Zentren an einer „engen Stelle" der Strombahn* liegen. Bei Eingriffen in der hinteren Schädelgrube und an der Schädelbasis ist also eine Überwärmung im Bereiche des Kerngebietes und der Medulla oblongata denkbar.

Diese regelrechten Bedingungen für die Entstehung der JOULEschen Wärme bei elektrochirurgischen Operationen am Gehirn erfahren nun wesentliche Veränderungen durch die verschiedenartigen Geschwülste.

Seit den Untersuchungen von A. W. MEYER und SCHLÜTER ist bekannt, daß die *Tumoren* in der Regel einen *erheblich geringeren elektrischen Widerstand* aufweisen als die Gehirnmasse selbst. So stellte A. W. MEYER bei einer Widerstandsmessung während der Operation im Kleinhirn etwa 660, im Tumor 260 Ohm fest. Ein ähnliches Verhältnis wurde an der Leiche für Großhirn und Tumor gefunden. Im Liquor wurde ein elektrischer Widerstand von 35 Ohm, im Blut von 150 Ohm festgestellt.

Die geringere Größe des elektrischen Widerstandes der Geschwülste gegenüber der Hirnsubstanz ist durch deren Flüssigkeitsgehalt an sich, bzw. dem der Zellen und die geringere Menge von Lipoiden usf. bedingt.

Aus dem Gesagten ist der allgemeine Schluß zu ziehen, daß für *Einschnitte* und *Koagulationen am Gehirn,* ähnlich wie beim Fettgewebe, *verhältnismäßig höhere Spannung und Funkenzahl als für andere Gewebsarten zu wählen sind.* Andererseits werden höhere Spannung und Stromstärke bei blutreichen Geschwülsten von wesentlich geringerem elektrischen Widerstand eine zu rasche Oberflächenverkochung und Schorfbildung hervorrufen, so daß die erwartete Tiefenwirkung ausbleibt. Zu schnell eintretende Oberflächenkoagulation kann aber zu ungewollter Überhitzung in der Umgebung und damit zu Reizerscheinungen führen. Sie hat ferner oft ein „Klebenbleiben" der Elektrode zur Folge, die dann den flachen Schorf einreißt, wodurch Blutung verursacht wird. Auch wenn scheinbar regelrecht verkocht wurde und nun mit der Band- oder Drahtschlinge das koagulierte Gewebe herausgehobelt werden soll, kann infolge der nur auf die obersten Schichten beschränkten Koagulationswirkung unerwartete Blutung eintreten.

Bei diesen Mißgeschicken wird man, wie erwähnt, oft versucht sein, sie dem mangelhaften Verfahren anzurechnen und Koagulationselektrode wie Drahtschlinge aus der Hand legen.

Für die *Eingriffe am Gehirn* gelten die Regeln, mit der *eben für die elektrochirurgische Wirkung ausreichenden Stromstärke und -spannung* bei höchster Funkenzahl zu operieren — beide werden oft zu hoch gewählt. Für umschriebene *oberflächliche* Koagulationen wird man *kurze* Zeit mit höherer Stromstärke verkochen, wodurch Tiefenwirkung gewissermaßen von selbst verhindert wird. Für *größere Koagulation* wird man aber *langsam* vorgehen und dabei in *kürzeren Zeitabständen kleine Pausen* einschieben, die genügen, um eine *Abkühlung* des Operationsgebietes herbeizuführen und eine ungewollte Überhitzung der Umgebung zu verhindern.

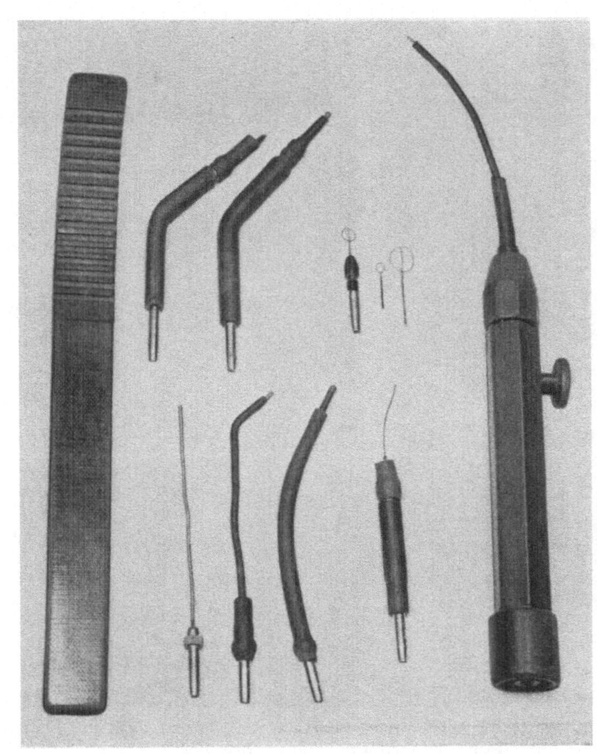

Abb. 300. Biegsame, isolierte Koagulationssonden, feiner biegsamer Schneidedraht, feine Drahtschlingen; Isolierspatel; sämtlich für Elektrooperationen am Gehirn.

Das elektrochirurgische Instrumentarium (vgl. CUSHING, GULEKE, HEYMANN, v. SEEMEN) tritt ergänzend zu dem gewohnten Rüstzeug für Gehirnoperationen. Spatel aus isolierenden Stoffen werden zum Weghalten von Gehirnteilen benutzt. Saugapparat, feine Klemmen usf. sind auch bei der Elektrooperation unentbehrlich.

Um die Elektroden unter Sicht bequem in die Tiefe bringen zu können, werden am besten gummiisolierte biegsame Zwischenstücke (Abb. 33 und 300) verwandt. Wenn man ein längeres derartiges Zwischenstück gebraucht, kann man den Operationshandgriff mit Unterbrecherknopf ohne Bewegung in der rechten Hand halten und mit der linken das Zwischenstück je nach Bedarf abbiegen. Diese Technik erleichtert größere Koagulationen in der Tiefe, da die Elektrode, ohne daß sie vom Gewebe abgehoben werden muß, verschoben werden kann. In der Regel werden feiner, aber stabiler Schneidedraht und feine Drahtschlingen für den Schmelzschnitt benutzt, da man dann mit der geringsten Spannung und Stromstärke auskommt.

CUSHING operiert meist in örtlicher Anästhesie, nachdem einmal eine Ätherexplosion erfolgte, die aber ohne weiteren Schaden verlief, OLIVECRONA in örtlicher Betäubung oder rektaler Äthernarkose, HEYMANN in örtlicher Betäubung mit geringen rektalen Avertingaben.

Der Lappenschnitt zur Freilegung des Schädeldaches wird von HEYMANN zur Blutungssparung durch koagulationsarmen Schmelzschnitt vorgenommen. Wenn die Infiltration mit Betäubungsflüssigkeit fern vom Schnittrand ausgeführt wird, sollen keinerlei Randnekrosen während der Heilung auftreten. Von anderen wird wegen der Gefahr der Entstehung einer Liquorfistel die elektrische Durchschneidung der Schädelhaut abgelehnt (KIRSCHNER, GULEKE). Wenn weitgehende Blutungssparung angezeigt ist, durchtrennt man die Haut mit koagulationsreichem Schmelzschnitt und entfernt den Koagulationssaum am Schlusse des Eingriffes durch Anfrischung mit Schere oder Messer und stillt die dann auftretende Blutung durch Matratzennaht (v. SEEMEN, vgl. Abb. 301). Von großem Vorteil sind Schmelzschnitt und Koagulation bei Ablösung der Muskeln am Hinterhaupte. Schädeleröffnung, Ventrikelpunktion usf. werden wie üblich vorgenommen. Die unversehrte Dura wird scharf durchtrennt. Wenn hier Schmelzschnitt angewandt wird, muß man bedenken, daß die Hitzewirkung sich *unter* der Dura infolge des Liquormantels weiter ausdehnt.

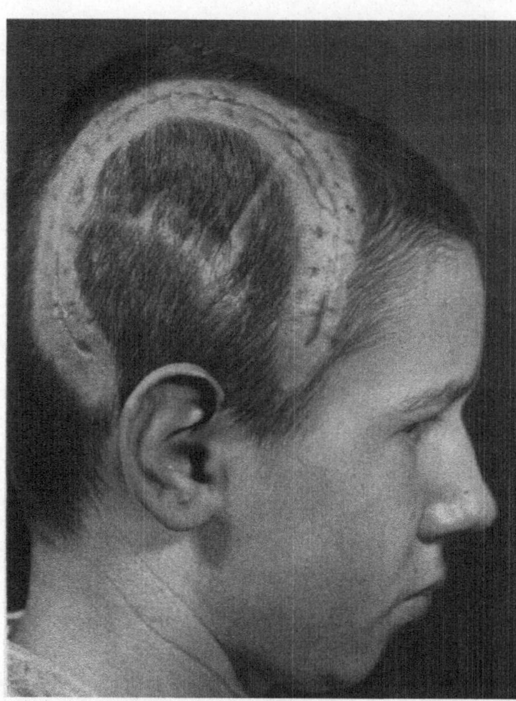

Abb. 301. Hautnarbe nach Schmelzschnitt der Kopfhaut zur Trepanation und Elektrooperation wegen traumatischer Epilepsie.

Die Versorgugn von *größeren* Gefäßen der Gehirnoberfläche soll im allgemeinen durch *Unterbindung* oder *Umstechung* geschehen, da die Koagulation ohne Schädigung von gesunder Hirnsubstanz meist nicht ausreicht (HEYMANN).

Die Elektrochirurgie ermöglicht nun, unter *Einschränkung der mechanischen Beeinträchtigung des Gehirns* auf das denkbar geringste Maß, an der Oberfläche, aber auch in der Tiefe zu operieren.

Diese Möglichkeit der mechanischen Schonung des Gewebes fällt gerade bei Eingriffen am Gehirn besonders ins Gewicht; denn die Beseitigung mancher Hirntumoren ist bekanntlich gerade wegen der mechanischen Einwirkungen auf Gehirn und verlängertes Mark oft mit unmittelbarer Lebensgefährdung verbunden. Die *gleichzeitige Blutungstillung* bzw. *-verhinderung während der Zerstörung und Entfernung der Geschwülste* ist der weitere außerordentlich wichtige allgemeine Vorzug des richtig angewandten elektrochirurgischen Vorgehens. Verhinderung der Blutung aus dem Tumor selbst, sobald er von der Oberfläche her nach der Tiefe zu verkocht ist, ermöglicht *stückweises Entfernen von Geschwulstteilen.*

Das besondere Vorgehen im Einzelfalle geht aus den eingehenden Schilderungen von CUSHING, OLIVECRONA und E. HEYMANN hervor.

Auch in der Gehirnchirurgie werden die drei hauptsächlichen Anwendungsarten der Elektrochirurgie in zweckmäßiger Weise verbunden: Schmelzschnitt, Elektrodesikkation und Elektrokoagulation.

Durch unversehrte Gehirnteile wird der *Schmelzschnitt* zur Freilegung tiefsitzender Geschwülste geführt; die Geschwülste selbst können ohne Gefahr der Zellverimpfung durchtrennt werden (CUSHING) (Abb. 302). Die von der *Oberfläche her zugänglichen Geschwülste* werden je nach ihrer Art *ausgeschält* oder

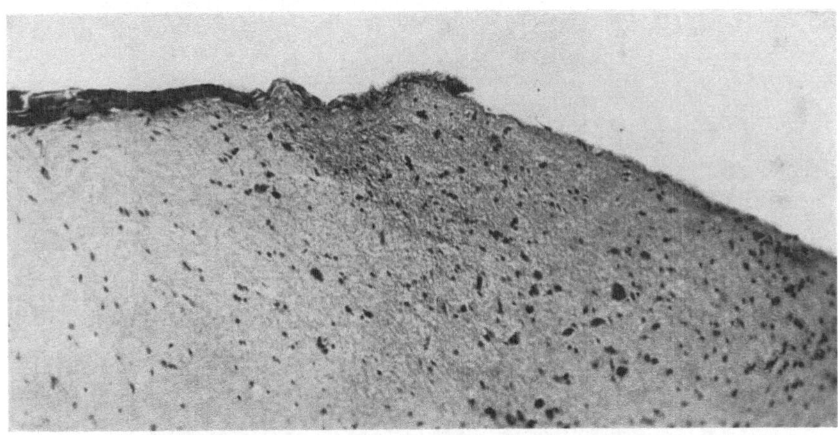

Abb. 302. Schnitt durch das Großhirn des Kaninchens. Links: koagulationsreich, rechts: koagulationsarm. Vergr. 100fach.

durch *schichtweise Koagulation* zerstört und mit der Schlingenelektrode entfernt, nachdem die Gefäße der Umgebung entweder durch Umstechungen, unmittelbare Koagulation oder Koagulation nach Fassen und Anheben mit einer Klemme versorgt wurden. Bei anderen Geschwülsten riegelt vor ihrer Verkochung und Abtragung eine *Umwallung durch Koagulation* einen Teil der Blutzufuhr ab. Die Ausschälung mancher Tumoren wie bestimmter Gliome wird durch Desikkation bzw. Koagulation umgebenden flüssigkeitsreicheren Gehirngewebes erleichtert, indem durch Wasserentziehung, *Dehydration,* ein Zurückschrumpfen der angrenzenden Gehirnschicht erfolgt (CUSHING).

Bei *tiefliegenden Geschwülsten* kann man nach CUSHING die Beseitigung durch *schichtweise Aushöhlung* durch Koagulation vornehmen (Abb. 303—305). Es ist bei Anwendung dieser Technik wichtig, daß das Tumorgewebe *langsam koaguliert* und dann *lediglich verkochtes Gewebe mit der Schlinge entfernt wird;* denn bei unmittelbarem Abtragen mit der Schneideschlinge kann es aus gefäßreichen Geschwülsten zu heftiger Blutung aus dem Tumor kommen (vgl. ANSCHÜTZ, GULEKE, HEYMANN).

Ganz allgemein ist die *Operationstechnik zur Beseitigung von Hirntumoren durch die Elektrochirurgie wesentlich erweitert worden; für viele Eingriffe werden die Aussichten verbessert.* Durch die Vorzüge der Elektrochirurgie kann oft *gründlicher* mit *geringerer Gefährdung des Kranken als bisher* vorgegangen werden. Zwischenfälle nach der Operation, wie vor allem Ödem oder Nachblutung, sind nicht häufiger geworden.

Bei den *gefäßreichen Meningiomen* ermöglicht die Elektrochirurgie oft Durchführung des Eingriffes in einer Sitzung in Fällen, bei denen früher mehrzeitig vorgegangen werden mußte (CUSHING, OLIVECRONA). CUSHING hat bei der Operation schwer zugänglicher Meningiome Zellnester in der Dura und im Knochen durch Elektrokoagulation zerstört. Bei den *bösartigen Gliomen* (Gliosarkom) ist auch das elektrochirurgische Vorgehen meist aussichtslos, da die

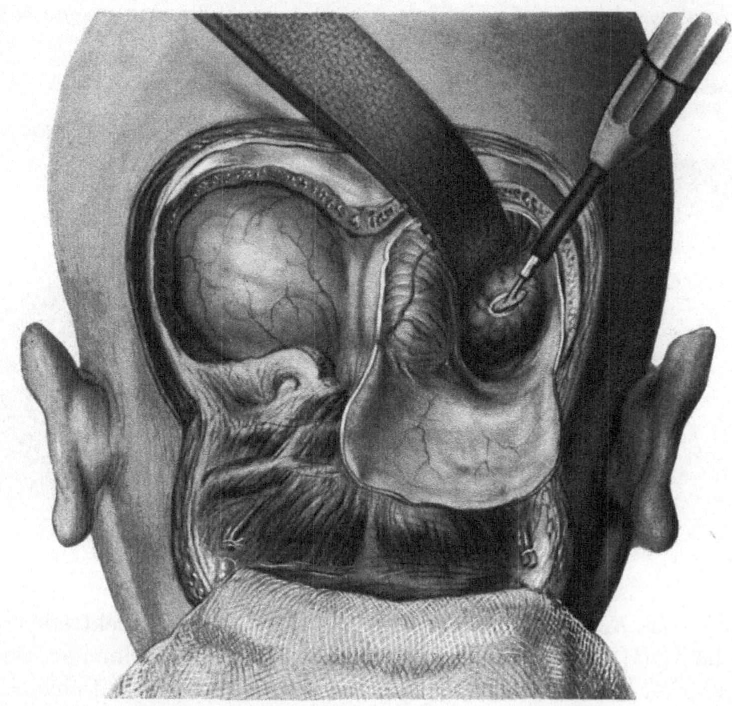

Abb. 303. Durch großen Lappenschnitt und Entknochung des Hinterhauptes freigelegtes Kleinhirn. Elektrokoagulation eines rechtsseitigen Kleinhirnbrückenwinkeltumors.

Geschwülste in der Regel inoperablen Umfang haben. CUSHING hat von *Gliom durchwachsene Gehirnlappen durch Schmelzschnitt abgetragen* und Tumorreste mit der Schlinge entfernt.

Im Bereich des *Kleinhirns* hat CUSHING vom Dache des 4. Ventrikels ausgehende Gliome *(Medulloblastom, Ependymom)* trotz der gefährlichen Lage erfolgreich elektrochirurgisch entfernt. Auch GULEKE hat in nächster Nachbarschaft des Atemzentrums an der Medulla oblongata ohne jeden störenden Zwischenfall operiert.

Die *gutartigen Gliome* (Astrozytome) im Gebiete des Groß- und Kleinhirns sind auszuschälen unter Verwendung der *Desikkation* oder *schichtweise durch Koagulation auszuhöhlen* nach Verkochung der Oberfläche und Abriegelung der zuführenden Gefäße. Auf diese Weise können selbst umfangreiche gutartige Gliome entfernt werden. Falls ein Tumorteil zurückgelassen werden muß, wird er an Ort und Stelle durch Koagulation zerstört. Gliomatöse Zysten werden in gleicher Weise durch Elektrokoagulation vernichtet und beseitigt.

Da die *gutartigen Akustikustumoren* (Neurinome) meist sehr groß, von starken Gefäßästen der A. basilaris umgeben sind und sich bis zum Hinterhauptloch erstrecken, sind sie selten ohne Gefahr völlig zu entfernen. CUSHING geht bei diesen fortgeschrittenen Geschwülsten daher grundsätzlich so vor, daß er die den Tumor bedeckende Kleinhirnschicht opfert und ohne Blutung elektrochirurgisch entfernt. Auf diese Weise wird die Geschwulst leichter zugänglich gemacht, ausgehöhlt und die Kapsel zurückgelassen. Gelegentlich kann nach der Aushöhlung der Geschwulst die nun nicht mehr unter Spannung stehende Kapsel

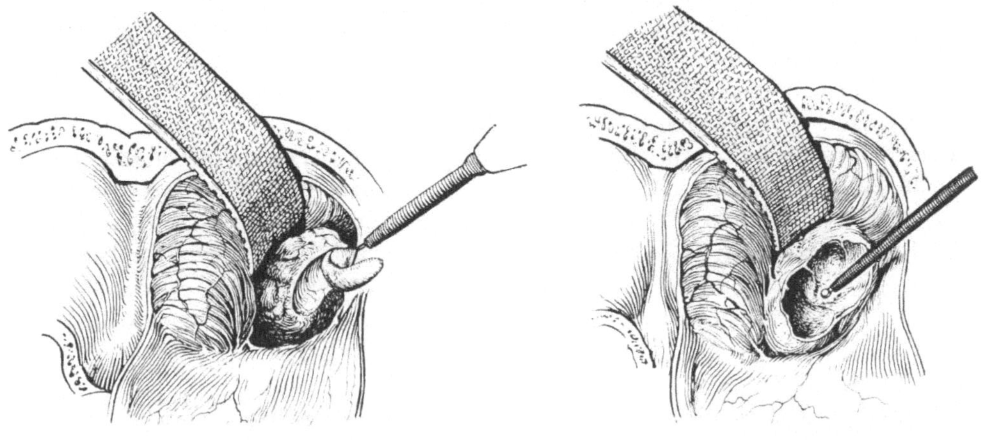

Abb. 304. Abb. 305.

Abb. 304 u. 305. Das Geschwulstgewebe wird nur so weit, wie es verkocht ist, mittels Drahtschlinge entfernt. Die gesunden Abschnitte werden durch Isolierspatel weggehalten. Schrittweise Aushöhlung der Geschwulst.

ebenfalls ohne mechanische Beeinträchtigung und ohne Blutung entfernt werden.

Auch die *Längsinzision durch den Wurm des Kleinhirns* zur Freilegung der oft tiefliegenden *Medulloblastome* nimmt CUSHING durch Schmelzschnitt vor. Wenn diese Geschwülste von sehr weicher Beschaffenheit sind, wird die Saugpumpe zur Entfernung benutzt und die elektrochirurgische Methode zur Blutungsstillung bereit gehalten. Bei weichen oder blutreichen Geschwülsten wird im übrigen durch Desikkation oder Koagulation Austrocknung (Dehydration), Schrumpfung und Verödung von Blutgefäßen bewirkt. Trotzdem ist es oft zweckmäßig, die durch Klemmen leer gepreßten Blutgefäße zu koagulieren oder Umstechungen zu Hilfe zu nehmen, wie bei den *Hämangiomen*, da hier das *ausschließlich elektrochirurgische Vorgehen Blutungen nicht verhindern kann* (vgl. E. HEYMANN).

CUSHING läßt sich die jeweils nötigen Stromqualitäten von einem geübten Bediener des Apparates einstellen. Wir haben sie in unserem neuen Elektrochirurgieapparat (Thermoflux P von *Siemens*) unmittelbar zur Verfügung und können von einer Klemme „Dehydrationsstrom“, von einer anderen „Koagulationsstrom“ und einer dritten „Schneidestrom“ unmittelbar entnehmen. Drei mit entsprechenden Elektroden — die aber auch rasch ausgewechselt werden können — ausgestattete Handgriffe liegen bereit. Wir bevorzugen seit langem die Stromunterbrechung durch die operierende Hand selbst, die gerade für die feinen Eingriffe am Gehirn unerläßlich ist, was auch HEYMANN hervorhebt.

Für Koagulationen benutzt CUSHING einen pistolengrifförmigen, zum Schneiden einen bleistiftförmigen Handgriff. Der Stromkreis wird durch Fußschalter geschlossen oder durch eine weitere Hilfe. BOVIE hat für CUSHING eine besondere *entenschnabelförmige aktive Elektrode* („duck-billed-forceps") hergestellt, die in geschlossenem Zustande die Vornahme von Inzisionen erlaubt, während man mit der geöffneten Zange blutende Gefäße „aufpicken" und koagulieren kann. Diese Zange wird von einem dritten Assistenten bereit gehalten, der bei Vornahme einer Blutstillung durch den Operateur den Operationshandgriff abnimmt und den Strom in die angelegte zangenförmige Elektrode leitet. Bei „größeren Arterien" faßt CUSHING für die elektrochirurgische Blutstillung etwas vom umgebenden Gewebe mit. Der *Saugapparat* mit einer langen gebogenen Glasnase, den CUSHING zur Entfernung weicher Geschwülste, von Blut und Flüssigkeit aus der Wunde benützt, hält auch den Angriffspunkt für die aktive Elektrode trocken, so daß *Tupfen unnötig ist.* Wenn ein größeres Gefäß verletzt wird, leitet man den Sauger so, daß sich kein Blut ansammelt, faßt das Gefäß mit der Zangenelektrode und koaguliert es.

Es ist *außerordentlich wichtig, daß das Operationsgebiet trocken gehalten wird,* um die *gewünschten elektrochirurgischen Wirkungen* zu erzielen, aber auch um *ungewollte Schädigungen durch Überhitzung der Flüssigkeit zu vermeiden* (vgl. E. HEYMANN).

An sich geht man bei Gehirnoperationen — abgesehen von der Desikkation — in der Regel mit einer aktiven und einer passiven Elektrode vor; d. h. man verwendet wie sonst eine am Oberschenkel festgewickelte inaktive Elektrode. In bestimmten Fällen, besonders bei Koagulation großer Geschwülste, wird es sich gelegentlich empfehlen, beide Pole — den aktiven und den passiven — mit Operationselektroden zu verbinden, also „bipolar" zu operieren, so daß die passive Elektrode gewissermaßen in die Wunde rückt. Je nach Lage der beiden Operationselektroden zueinander wird das dazwischenliegende Gewebe verkocht, während das übrige Gewebe und der ganze Körper nicht vom Hochfrequenzstrome durchflossen werden. Aber auch diese Operationstechnik erfordert Übung. In der Nähe der vegetativen Zentren ist bei dieser doch nur makroskopisch zu überblickenden Konzentration der Hitzewirkung zwischen zwei Elektroden ein unerwünschter Zwischenfall eher möglich als bei der Durchströmung des ganzen Körpers mit unschädlichen Hochfrequenzströmen, die dann an eng umschriebener Stelle zur Hitzewirkung gebracht werden.

HEYMANN versuchte jede unkontrollierbare Erwärmung für alle Fälle dadurch sicher zu verhüten, daß er das Kabel der inaktiven Klemme mit Instrumenten der Wunde, Klemmen, Spatel, Wundhaken usf., verband, ist aber bei diesem Vorgehen noch nicht zu abschließendem Ergebnisse gelangt.

Jedenfalls ist aber auch für die *Elektrochirurgie im Bereiche des Gehirns das Operieren mit einer aktiven Elektrode, auf die sich die Aufmerksamkeit des Operateurs konzentriert, jedem anderen Vorgehen vorzuziehen,* wenn man nur alle *Vorsichtsmaßregeln beachtet, die Reizwirkungen oder Schädigungen vorbeugen.*

Nach dem Gesagten ist gerade beim Operieren im Bereiche der Dura, des Hirngrundes und in der Nähe des verlängerten Markes besondere Vorsicht geboten, weil sich hier die Wärmewirkung rasch in die weitere Umgebung und auf die Hirnnerven ausbreiten kann, da auf der einen Seite der Dura schlecht leitender Knochen, auf der anderen gut leitende Flüssigkeit vorhanden sind (vgl. HEYMANN).

Mit denselben Verhältnissen hat man bei Eingriffen zur Entfernung von *Rückenmarksgeschwülsten* zu rechnen. Die elektrochirurgische Ausführung der Laminektomie wurde geschildert. Im Bereiche des Wirbelkanals muß mit feinsten Elektroden, ähnlich wie am Gehirn, vorgegangen werden, wobei

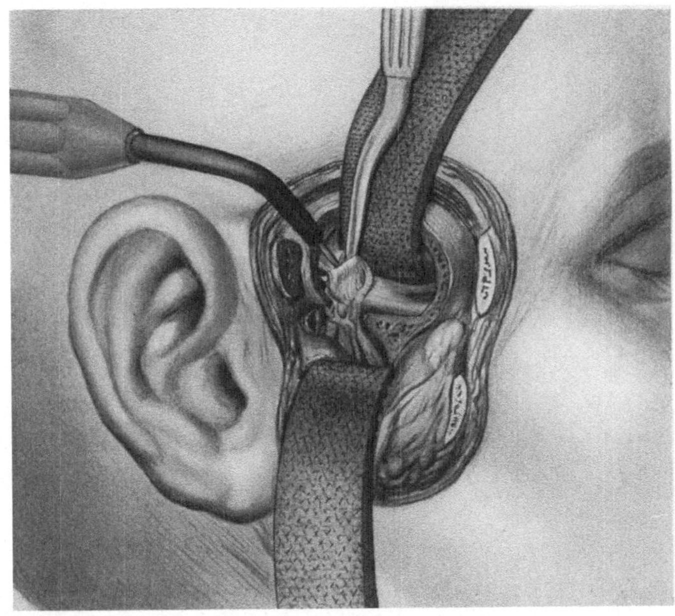

Abb. 306. Elektrische Durchtrennung des Stammes des Ganglion GASSERI auf einem isolierenden Häkchen. Operation bei Trigeminusneuralgie nach LEXER. Das Gehirn ist durch einen Isolierspatel geschützt.

keinesfalls gesunde Bahnen verletzt werden dürfen. Spätschädigungen sind auch hier nicht dem Verfahren, sondern der falschen Anwendung zur Last zu legen.

Die *Anwendung des Schmelzschnittes* zur Eröffnung von *Hirnabszessen* wurde erwähnt. Auch zur *Durchtrennung von Verwachsungen* nach früheren Operationen (CUSHING), zur *Exzision von Dura und Hirnnarben* bei *traumatischer Epilepsie* (v. SEEMEN, HEYMANN) zur Auslösung von Hirntuberkeln (BRUNNER) ist der Schmelzschnitt dem Messerschnitt vorzuziehen. LÄWEN entfernte einen Plexus chorioideus bei Hydrocephalus internus ohne Blutung auf elektrochirurgischem Wege.

Wir haben den *Schmelzschnitt* ferner zur Durchtrennung des freipräparierten Stammes des *Ganglion GASSERI* bei der Operation der Trigeminusneuralgie nach LEXER benutzt (vgl. Abb. 306), da die derbe Vernarbung nach Schmelzschnitt ein neues Auswachsen von Nervenfasern erschwert (v. SEEMEN). Dura, Gehirn und vor allem die dicht hinter dem Ganglion verlaufenden Augenmuskelnerven müssen dabei durch Isolierspatel geschützt werden.

KIRSCHNER hat durch Anwendung der *Tiefen-* oder *Punktionskoagulation* das *Ganglion* GASSERI (bei 10 Kranken), das *Ganglion sphenopalatinum* (bei 6 Kranken) und einmal ein *Ganglion spinale* durch Koagulation ohne vorhergehende Freilegung zerstört und die Kranken von ihren Schmerzen befreit.

Nach Prüfung der Koagulationswirkung der Punktionsnadel nach Stärke und Zeitdauer durch Einstechen in ein Stück Fleisch wird durch eine entsprechende Nadel das Ganglion in der bei Vornahme einer Einspritzung üblichen Weise punktiert und durch Einspritzen einer 2%igen Novocainlösung anästhesiert. Jetzt wird der zuvor eingestellte, ziemlich schwache Strom für

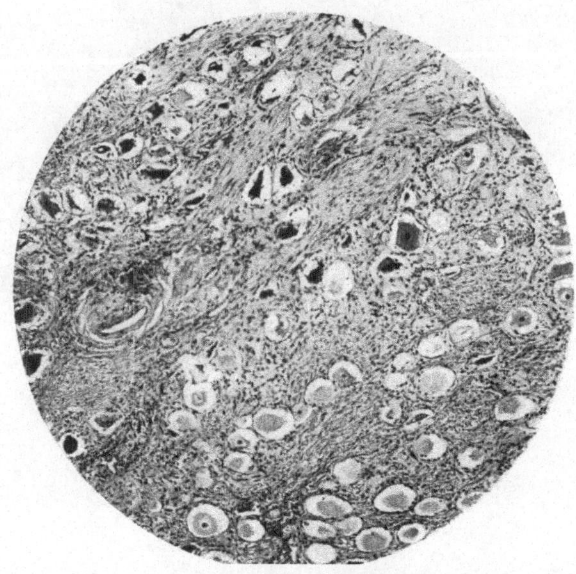

Abb. 307. Ganglion GASSERI. Oben: Ganglienzellen in Nachbarschaft des koagulationsreichen Schmelzschnittes: Pyknose der Kerne (kleiner und dunkler gefärbt). Operationspräparat.

die erprobte Zeitdauer eingeschaltet. KIRSCHNER beginnt mit 5 Sekunden; dann hat der Kranke meist trotz der örtlichen Betäubung einen Schmerzanfall, und der Strom wird unterbrochen. Wenn sich der Kranke erholt hat, wird erneut jetzt für 10—15 Sekunden, der Strom eingeschaltet; die Schmerzen werden geringer, um nach 4—6maligem Stromschluß überhaupt nicht mehr aufzutreten.

Bei der Tiefenkoagulation des Ganglion Gasseri ist, auch richtige Punktion vorausgesetzt, eine Schädigung der dicht benachbarten Gebilde nicht sicher zu vermeiden. KIRSCHNER beobachtete nach Koagulation des Ganglion sphenopalatinum bei 2 Kranken vorübergehende teilweise Lähmungen des N. oculomotorius.

Die Anwendung der Tiefenkoagulation stellt KIRSCHNER auch für Eingriffe wegen *schwer zugänglicher Tumoren,* so bei *Hypophysengeschwülsten,* zur Erwägung, indem er für die Punktion den die Keilbeinhöhle vermeidenden Weg nach SIMONS und HIRSCHMANN oder eines der üblichen Verfahren vorschlägt; die bei Hypophysentumoren meist sehr dünne Knochenwand zwischen Keilbeinhöhle und Türkensattel wird mit der Punktionsnadel durchstochen. Auch die Vernichtung einzelner motorischer Zentren bei Rindenepilepsie (HORSLEY) kann nach kleiner Ausbohrung des Schädels durch Einführung der Koagulationsnadel und Bestimmung ihrer richtigen Lage durch elektrochirurgische Reizung vorgenommen werden (KIRSCHNER). Das vorgeschlagene Verfahren ist bisher aber noch nicht praktisch erprobt.

Auch für manche Eingriffe bei *Geschwülsten der peripheren Nerven* ist die elektrochirurgische Technik mit Vorteil zu verwenden (vgl. S. 373).

IX. Verbindung der Elektrochirurgie der Geschwülste mit anderen Behandlungsarten.

Da in der *Elektrochirurgie leider nicht,* wie vielfach gerühmt, ein *Allheilmittel für bösartige Geschwülste* zu sehen ist, ist *jedem Verfahren,* das geeignet erscheint, das *Geschwulstwachstum zu bekämpfen* oder den *elektrochirurgischen Heilerfolg zu sichern, größte Beachtung* zu schenken.

An sich ermöglicht aber die *Elektrooperation,* wie wir gesehen haben, bei einer großen Zahl von Geschwülsten die für den Kranken *schonendste und rascheste Beseitigung.* Es ist eines der wichtigsten Kennzeichen der Elektrochirurgie, daß sie als *einziges Behandlungsverfahren die bösartige Geschwulst nicht nur zerstört, sondern auch aus dem Körper entfernt.* Es fällt also die Belastung des Organismus mit Stoffen, die beim Geschwulstuntergange frei werden, fort, die wir in ihren klinischen Erscheinungen vom Tumorzerfall und von der Strahlenbehandlung her kennen.

Für die weitere Entwicklung der Elektrochirurgie sind nicht nur ihre umfassende und sachgemäße systematische Anwendung, sondern auch die weitgehende Berücksichtigung der ergänzenden Behandlungsverfahren Voraussetzung.

Die außerordentlichen wirtschaftlichen Schwierigkeiten, mit denen heute wohl ausnahmslos jede Klinik in Deutschland zu kämpfen hat, machen, wie bereits erwähnt, eine feste *Organisation der Krebsbekämpfung* (vgl. Forsell, Lazarus, Blumenthal, Holfelder, Küttner, Sauerbruch und Schmieden, H. R. Schinz) vorerst unmöglich. Denn zu Behandlung und länger dauernder klinischer Überwachung der meisten Kranken fehlen Arbeitskräfte und Geldmittel. Die Behandlung mit Röntgenstrahlen kann aus denselben Gründen meist nur unvollkommen, die Radiumbestrahlung nur in ganz ungenügendem Maße und mancherorts überhaupt nicht herangezogen werden.

Die *Frühoperation,* die bei allen geeigneten Kranken elektrochirurgisch durchgeführt werden sollte, ist eine *unbedingte Forderung.* Aber auch Frühoperationen sind aus den erwähnten Gründen immer seltener durchzuführen, weil der teure Krankenhausaufenthalt, der Wegfall des Verdienstes usf. die Kranken bis zum letzten Augenblicke fernhält.

Die *Allgemeinbehandlung* der Krebskranken erstrebt Kräftigung und Erhöhung der Widerstandskraft. Es würde zu weit führen, auf die im Einzelfall einzuschlagenden Wege einzugehen. Kalorien- und flüssigkeitsreiche Nahrung, besonders aber Zufuhr von Traubenzucker (+ Insulin) sind geeignet die Erholung zu beschleunigen.

Von den vielen *besonderen Maßnahmen,* die zur Steigerung der Abwehrkräfte der Krebskranken empfohlen wurden, hat Keysser die *Farbstoffbehandlung* mit Isaminblau (Roosen, Bernhardt, Cramer) und die *Impfstoffbehandlung* (Keysser) mit der Elektrooperation verbunden und über Erfolge berichtet. Auch Körbler hat bei der Impfstoffbehandlung nach Keysser gute Ergebnisse beobachtet, während dabei F. Gross aus der Klinik Payr an einer größeren Reihe von Krebskranken keine oder sogar ungünstige Beeinflussung des Leidens feststellte.

Auch über den Wert der Einspritzung der verschiedensten *chemischen Mittel,* wie von metallischen Lösungen, besonders von Bleijodid und Wismut, können wir aus Mangel an eigener Erfahrung nichts aussagen.

Alle chemischen Behandlungsmethoden des Krebses überragt an Bedeutung bei weitem die Verbindung der Elektrochirurgie mit der Strahlenbehandlung.

Wir glauben, daß in einer zweckmäßigen Verbindung der elektrochirurgischen Frühoperation mit der Strahlenbehandlung für die Großzahl der bösartigen Geschwülste heute das beste Verfahren zu ihrer Bekämpfung zu sehen ist.

Bei der Besprechung der Elektrochirurgie der verschiedenen Geschwülste wurde der Hauptwert darauf gelegt, einen Überblick über die technischen Möglichkeiten zu geben, die durch die *ausschließliche Anwendung der Elektrochirurgie* für die operative Bekämpfung der bösartigen Geschwülste eröffnet oder geschaffen wurden. Im folgenden Abschnitte werden die Möglichkeiten der Behandlung von Geschwülsten, die durch die *Verbindung der Elektrochirurgie mit der Strahlenbehandlung* gegeben sind, besprochen. Gewisse Parallelen, aber auch Überkreuzungen in der Darstellung waren daher nicht zu vermeiden.

X. Elektrochirurgie der Geschwülste in Verbindung mit Strahlenbehandlung.

Von **O. Schürch**, Zürich.

1. Allgemeiner Teil.

Krebsbehandlung ist heute ohne ein *Zusammengehen von Chirurgie und Strahlenbehandlung nicht denkbar.* Mit der vermehrten Verbindung dieser beiden immer besser ausgebauten Methoden sind vielleicht noch bessere Behandlungserfolge zu erwarten. Es ist darum wohl angezeigt, auch in einem Buche über *Elektrochirurgie* auf den Zusammenhang mit der Strahlenbehandlung besonders einzugehen, soweit die Geschwulstbehandlung in Frage kommt.

Schon die Operation mit dem Messer wird in weitem Maße mit der Strahlenbehandlung verbunden. Man unterscheidet hier im allgemeinen folgende Gruppen von Kombinationsbehandlung:

1. Vorbestrahlung — Operation.
2. Operation — Nachbestrahlung.
3. Operative Freilegung oder Vorlagerung eines Tumors zur Bestrahlung.
4. Doppelkombinationen (z. B. Vorbestrahlung-Operation-Nachbestrahlung).

Bei der Verbindung von *Bestrahlung mit nachfolgender Geschwulstentfernung* ging das Ziel ursprünglich nur dahin, durch die Strahlenwirkung eine Geschwulst zu verkleinern, besser operabel zu machen, Geschwulstkeime in den Lymphbahnen zu vernichten oder zu schädigen, die Gefahr der Ausstreuung von Keimen bei der Operation zu vermindern. Von dieser *vorbereitenden Strahlenbehandlung im engeren Sinne* hat sich mit Verbesserung der Bestrahlungstechnik bei gewissen Geschwulstformen die Behandlung dahin geändert, daß schon die *Bestrahlung allein* die Geschwulst vollständig zerstören soll. Der Operation fällt dann nur noch die Aufgabe zu, das Ergebnis der Bestrahlung zu sichern oder zu vervollständigen. Z. B. Mammakarzinom: superponierte (protrahiert-fraktioniert) Röntgenbestrahlung (Coutard) und Operation.

In seltenen Fällen wird eine *Vorbestrahlung* bei einem zu operierenden Tumor noch zu *differentialdiagnostischen* Zwecken durchgeführt. Bei Tumoren der Knochen z. B., wo eine Probeexzision nicht leicht möglich ist, läßt die Reaktion auf Bestrahlung unter Umständen auf die Art des Tumors schließen.

Über den Wert der *Nachbestrahlung* nach Operation sind die Meinungen noch sehr geteilt. Mit der Nachbestrahlung bezweckt man bei der Operation zurückgebliebene oder frisch in das Gewebe implantierte Keime zu vernichten. Man hat dies anfänglich mit massiven Dosen, die in kurzer Zeit gegeben wurden, zu erreichen versucht. Diese Art Bestrahlung hat die Erwartungen nicht erfüllt, sich in gewissem Sinne als gefährlich erwiesen. Heute wird zur Nachbestrahlung mehr eine Technik angewandt mit verhältnismäßig schwachen, oft wiederholten

Dosen. Zahlreiche Röntgenologen führen aber jetzt die Nachbestrahlung so aus, als ob der Tumor noch bestünde und die Bestrahlung *allein* ihn heilen müßte.

Als besondere Arten der Nachbestrahlung sind zu erwähnen PFAHLERS *Sättigungsmethode* und neuerdings auch die *superponierte* (protrahiert-fraktioniert) *Bestrahlung* in der Art wie sie COUTARD angegeben hat. Als Nachbestrahlung ist auch das *Einlegen von Radium* in Körperhöhlen (Vagina nach Uterusamputation) oder Wundbette (Halsdrüsengegend nach Drüsenausräumung) aufzufassen. Diese Nachbehandlung hat sich besonders bei den erwähnten Lokalisationen nicht bewährt. Eine Ausnahme ist die kombinierte Behandlung der Oberkiefertumoren.

Mit der *Freilegung* und *Vorlagerung* von Tumoren und nachfolgender Bestrahlung hat man, abgesehen von Überraschungserfolgen, nur palliative Ergebnisse erreicht.

Hier ist aber die sog. „*Radiumchirurgie*" zu erwähnen. Mit dem Messer wird bei diesem Verfahren ein Zugang zum Tumor geschaffen und eine Übersicht über die Ausdehnung der Geschwulst ermöglicht. Eine Heilung versucht man dann durch Einpflanzung von Radium (Mesothor) in den Tumor zu erreichen.

Doppelkombinationen werden besonders bei Tumoren der Mundhöhle, der Brust, des Rektums angewandt, die an der Grenze der Operabilität stehen.

Wir haben hier die ursprünglichsten und einfachsten Arten einer Kombinationsbehandlung von Chirurgie und Bestrahlung erwähnt, ohne die verschiedenen Bestrahlungsarten (Röntgen, Radium) zu unterscheiden oder auf Kombination der Behandlung bezüglich Tumor und Lymphdrüsengebiet einzugehen.

Es fragt sich nun, *wie weit diese Arten von Kombinationsbehandlung angewandt werden können, wenn man die Operation mit dem Messer durch elektrochirurgische Eingriffe (Schmelzschnitt, Koagulation) ersetzt? Ferner ist die Frage, ob die Verbindung von Elektrochirurgie und Bestrahlung neue Behandlungsmöglichkeiten ergeben hat?*

Von den *Hauptvorteilen der Elektrochirurgie,* dem blutungsfreien Operieren, der Möglichkeit, infiziertes Gebiet zu sterilisieren, der geringen Schockwirkung, der Verminderung der Gefahr von Keimverschleppung und Implantation, sei besonders letztere hervorgehoben. Während man die *Gefahr der Keimverschleppung* schon bei einer Probeexzision, die mit dem Messer ausgeführt wird, fürchtet und das „*Anoperieren" von Tumoren auch* bei nachfolgender Bestrahlung als *gefährlich* erachtet, lassen sich *mittels der Elektrochirurgie am Tumor selbst Eingriffe vornehmen, um für die Bestrahlung günstige Verhältnisse zu schaffen.*

Als *wichtig für die Verbindung von Elektrochirurgie* und *Bestrahlung* ist zu erwähnen, daß nach Elektrokoagulation an der *Grenze zum koagulierten Gewebe eine sehr starke arterielle Hyperämie* mit *Zellinfiltration* besteht. Man nimmt an, daß bei aktiver Hyperämie die Strahlenempfindlichkeit gesteigert wird. Trifft dies zu, so würde schon deswegen die Verbindung von Elektrokoagulation mit nachfolgender Bestrahlung von Vorteil sein, indem gerade in den durch Hyperämie sensibilisierten Grenzgebieten die Gefahr der Impfmetastasen am größten ist.

Nach den Versuchen von WESTERMARK besteht wahrscheinlich außerdem eine *elektive* Empfindlichkeit der Geschwulstzellen für Wärme, so daß auch über das eigentlich verkochte Gebiet hinaus Tumorzellen besonders geschädigt werden. Diese möglicherweise größere Wärmesensibilität der Tumorzellen spricht dafür, daß auch in Kombination mit Strahlentherapie der operative Eingriff besser elektrochirurgisch vorgenommen wird als mit dem Messer, besonders dann, wenn es sich um wenig strahlensensible Tumoren handelt.

Wird in der Verbindung *Vorbestrahlung mit Operation* der operative Eingriff *elektrochirurgisch* vorgenommen, sind die *Nachteile* der Elektrochirurgie, besonders die Art der Wundheilung nach Koagulation, nicht außer acht zu lassen. Gegen eine Vorbestrahlung von malignen Tumoren hat man von Anfang an die Befürchtung des gestörten Wundheilungsverlaufes eingewendet und die Erschwerung der Operation infolge Sklerosierung des Bindegewebes. Dort, wo die Verbindung Vorbestrahlung-Elektrokoagulation in Frage kommt, scheint uns eine *Erschwerung* des Eingriffes durch Gewebsveränderung, welche die Bestrahlung verursacht hat, nicht wesentlich zu sein.

Nach der Meinung zahlreicher Autoren, auch nach unseren Erfahrungen, können in *bestrahltem Gebiete mit dem Messer große Operationen vorgenommen werden, ohne wesentliche Störung der Wundheilung. Voraussetzung ist eine Bestrahlung, die nicht an und für sich schon zu einer Hautschädigung führt.*

Der Operationseingriff sollte schon vor oder kurz nach Ablauf der Strahlenreaktion vorgenommen werden (5—6 Wochen). Gewebsschädigungen bei der Operation durch Antiseptica, starke Spannung der Naht, Kompressionsverbände sollten vermieden werden.

Schon bei der Operation mittels Schmelzschnitt *allein* heilt nicht jede genähte Wunde primär (vgl. v. SEEMEN) und bei den offenen Koagulationsnekrosen erfolgt die Heilung stets erst nach *Abstoßung* der *koagulierten Gewebsmassen*. Operiert man nun in vorbestrahltem Gebiet elektrochirurgisch, so ist die Wundheilung immer verzögert und die Verzögerung der Größe der Strahlendosis direkt proportional (BERVEN).

Wenn nun z. B. bei einem Mammakarzinom, das nach der von BERVEN angegebenen Technik vorbestrahlt ist, die Heilung der Koagulationswunde um 2—3 Wochen verzögert wird, so spielt dies praktisch keine Rolle. Wenn aber nach Koagulationen in der Mundhöhle bei älteren Leuten durch die Vorbestrahlung schon die Reinigung der Weichteile um Wochen verzögert wird und gar die Abstoßung eines Knochensequesters um Monate, so spricht dies nicht für Ausführung einer kombinierten Behandlung, bzw. Vorbestrahlung mit hohen Dosen.

Schwierig ist die Frage, ob Leute nach *Vorbestrahlung mit der superponierten* (protrahiert-fraktioniert) *Methode* nach COUTARD elektrochirurgisch operiert werden sollen, ob diese Bestrahlungsmethode überhaupt zur Vorbestrahlung geeignet sei. Handelt es sich z. B. um inoperable Tumoren des hinteren Mundhöhlenabschnittes, die mit der Methode von COUTARD bis auf kleine Resttumoren zum Schwinden gebracht wurden, so wird man natürlich nicht zögern, einen Resttumor elektrochirurgisch anzugehen, selbst wenn die Gefahr einer Schädigung besteht. Wir haben am hinteren Zungenabschnitt und den Tonsillen selbst solche Tumoren, die nach COUTARD bestrahlt waren, angegangen, ohne eine besondere Störung des Wundverlaufes zu sehen, wobei wir uns aber immer bemüht haben, das *koagulierte Gewebe während der Operation selbst zu entfernen* und es in möglichst geringem Umfange der verlangsamten Selbstablösung zu überlassen.

Fraglich scheint es uns, ob man z. B. *operable* Mammakarzinome *grundsätzlich* nach COUTARD vorbestrahlen und dann elektrochirurgisch angehen soll. Die experimentellen Befunde von MIESCHER zeigen, daß die Methode von COUTARD bei gleicher Wirkung auf die Epidermis, wie z. B. die Intensivbestrahlung, das Bindegewebe schont, und dies würde dafür sprechen, daß nach Coutardbestrahlung eher eine ausgedehnte Wundfläche gesezt werden darf als nach anderen Bestrahlungsmethoden. Wir haben selbst eine Anzahl von Mammakarzinomen, die nach COUTARD vorbestrahlt waren, in verschiedenen Zeitabständen nach Schluß der Bestrahlung *mit dem Messer* operiert. In den Fällen, wo sich eine Naht ohne große Spannung legen ließ, wo keine Infektion auftrat, war die Wundheilung annähernd regelrecht. Dort, wo die Wunde per secundam heilen sollte, haben wir sehr schlecht heilende Wundflächen, auch eine schwere Schädigung der Brustwand mit tödlichem Ausgang gesehen. *Wir würden es heute nicht wagen, auf einem nach COUTARD vorbestrahlten, großen Bezirk elektrochirurgisch zu operieren, solange eine andere Möglichkeit besteht.*

Bestrahlung vor Operation mit dem Messer wird meistens angewandt, um die Gefahr der Impfmetastasen zu vermindern. Die elektrochirurgische Operation verhindert *an sich* die Impfmetastasen. *Sie kann bei Tumoren, die gut begrenzt sind und nicht leicht metastasieren, die Verbindung Vorbestrahlung-Operation mit dem Messer ersetzen.* Wird bei der Operation nicht nur der Lokaltumor, sondern auch das Lymphgebiet behandelt (Mamma), so wird man auch bei elektrochirurgischem Operieren meist mit Bestrahlung kombinieren müssen.

Über die *Nachbestrahlung* nach elektrochirurgischen Eingriffen ist im allgemeinen dasselbe zu sagen wie bei der Bestrahlung nach Operation mit dem Messer. Es bestehen aber auch hier einige Besonderheiten, sobald die Operation elektrochirurgisch vorgenommen wird. Man hat bei der *Operation mit dem Messer* darauf zu achten, daß die Nachbestrahlung *möglichst frühzeitig* einsetzt, wegen der Gefahr der Impfmetastasen und weil das Eröffnen von Blut- und Lymphgefäßen die Metastasierung besonders begünstigt. Operiert man *elektrochirurgisch,* sind diese Gefahren vermindert oder aufgehoben, die Gefäße bleiben mehr geschlossen. Man wird hier mit der Nachbestrahlung eher auf das Allgemeinbefinden des Kranken Rücksicht nehmen dürfen.

Nach Operationen mit dem Messer hat sich das *Einlegen von Radium* in die Wundfläche allgemein nicht bewährt, mit Ausnahme der kombinierten Behandlung des Oberkieferkarzinoms. Hier wird operativ eine große Wundhöhle geschaffen, die dann mit zahlreichen, verhältnismäßig schwachen Radiumherden ausgelegt wird. Auf jeden Fall ist mit einer langsamen Wundheilung zu rechnen. Wird die *Oberkieferresektion elektrochirurgisch ausgeführt und dann Radium eingelegt,* so ist dies gegenüber der Operation mit dem Messer wahrscheinlich *auch vom Standpunkt der Wundheilung aus von Vorteil.* Wenigstens hat sich bei unseren Versuchen am Tier gezeigt, daß eine Wunde, die elektrochirurgisch gesetzt und dann mit Radium belegt wird, eher heilt, als die gleich bestrahlte Wundfläche, die man mit dem Messer erzeugt (SCHÜRCH und TSCHUDI).

Im Gegensatz zu der Operation mit dem Messer hat sich bei gewissen Tumoren die *Nachbestrahlung* durch *Einlegen von Radium* oder *Spickung der Grenzgebiete nach elektrochirurgischer Operation* (Zunge, Haut) *bewährt.*

Man kommt beim elektrochirurgischen Operieren ab und zu in den Fall, an der Grenze des Koagulierten, in der Nähe von Gefäßen oder Nerven, die man schonen will, Radium zu legen oder das Gewebe zu spicken. Bei *Vorlagerung* und *Freilegung* eines Tumors *zur Bestrahlung* geht der chirurgische Eingriff im allgemeinen nur so weit, bis man eine Übersicht über den Tumor hat. Die Geschwulst selbst wird nicht angegriffen. Dies bedingt, daß man im allgemeinen zu diesem Vorgehen eher das Skalpell als das Hochfrequenzmesser benützt. Sobald aber bei solchem Vorgehen der Tumor *selbst* mitberührt wird, geht man besser elektrochirurgisch vor. Ein Beispiel dafür ist die Eröffnung der Harnblase, die elektrochirurgische Abtragung des Blasentumors mit nachträglicher Spickung.

Von zahlreichen Autoren (LAZARUS, GENTIL u. a.) wird nach Freilegung eines Tumors *die Einlagerung von Radium in den Tumor selbst nur mit Hilfe des elektrischen Messers* vorgenommen. LAZARUS nimmt für die Spickung tiefliegender Geschwulstabschnitte mit Hilfe der Elektrokoagulation eine sog. „*Tumorfensterung*“ vor. Er tunneliert elektrochirurgisch die oberen Tumorteile, um von da aus die Spickung nach seiner Technik vorzunehmen. GENTIL, BUTLER und ihre Mitarbeiter haben neuerdings darauf hingewiesen, daß es von Vorteil ist, *jede Radiumspickung elektrochirurgisch vorzubereiten.*

Sie koagulieren z. B. bei der Spickung eines Zungentumors mit einer feinen Elektrode eine schmale Zone im Tumor, wo die Radiumnadel oder das Röhrchen zu liegen kommt. Sie glauben damit die *Gefahr der Metastasierung zu verringern,* indem keine Gefäße und Lymphspalten geöffnet werden. Die Kranken sollen *geringere Schmerzen* haben während der Spickung, die *Wundheilung soll rascher vor sich gehen* als bei der gewöhnlichen Spickung. Diese Beobachtungen über Wundheilung entsprechen unseren experimentellen Beobachtungen über Wundheilung nach Koagulation und Auflegen von Radium. Die feine, koagulierte Zone wird als sekundäres Filter dienen und die reaktive Zone so weniger geschädigt sein, als wenn metallgefilterte Nadeln oder gar nackte Emanationskapillaren unmittelbar in das Gewebe gesteckt werden.

Über die *Doppelkombination* ist grundsätzlich nichts anderes zu sagen, als bei *Vor-* und *Nachbestrahlung.* Als Beispiel einer Doppelkombination zur Behandlung eines Primärtumors, bei der die Hauptwirkung durch Bestrahlung erreicht wird und die Operation gewissermaßen nur die vollständige Strahlenbehandlung ermöglicht, erwähnen wir die Technik von LAZARUS zur Behandlung gewisser Tumoren (maligne Struma, Prostata, Mamma): Außenbestrahlung, Tumorfensterung mit Hilfe von Elektrochirurgie und Radiumeinlage in den Tumor, Schlußbestrahlung nach erfolgter Wundheilung.

Außer den bisher erwähnten Kombinationsmöglichkeiten von Elektrochirurgie und Bestrahlung, die in vielem der Verbindung von Operation mit dem Messer und Bestrahlung entsprechen, sind noch *besondere,* durch die *Eigenheiten* der *Elektrochirurgie* gegebene Möglichkeiten der Kombination mit Strahlenbehandlung zu erwähnen.

Durch *Elektrokoagulation* können wir einen *infizierten Tumor in gewissem Sinne sterilisieren.* Man nimmt an, daß sekundäre Infektion die Strahlensensibilität eines Tumors herabsetzt. Verkochung der infizierten Gewebsabschnitte *vor* der Bestrahlung kann diesen Nachteil beheben. BERVEN, HALBERSTAEDTER und SIMONS z. B. schlagen im allgemeinen den umgekehrten Weg ein, indem sie besonders bei intratumoraler Radiumbehandlung zuerst bestrahlen und dann

Elektrokoagulation ausführen. Wir haben dieses Vorgehen erwähnt, als „Vorbestrahlung und Elektrokoagulation von Resttumoren". Wenn wir hier Elektrokoagulation als *vorbereitende* Operation zur Bestrahlung mit der Absicht, eine Reinigung zu erzielen, erwähnen, so denken wir an große, ulzerierte und infizierte Tumoren. Selbstverständlich müssen in diesem Falle sofort nach Verkochung die koagulierten Massen möglichst vollständig abgetragen werden, daß man in wenigen Tagen eine saubere Fläche hat. Verkocht man nur und überläßt das zerstörte Gewebe sich selbst, wird man wieder infiziertes Gebiet bestrahlen müssen, das zwar für den Kranken lange nicht so schädigend ist, wie der infizierte, langsam zerfallende Tumor.

Die sekundäre Infektion eines größeren Tumors oder gar Ulzeration oder Verjauchung schädigen das *Allgemeinbefinden* eines Patienten schwer. Das schlechte Allgemeinbefinden während der Bestrahlung und besonders nachher, zur Zeit des Tumorzerfalles und der Heilung, beeinflußt den Bestrahlungserfolg.

Durch Verkochung und Abtragung solcher entzündeter, zerfallener Tumormassen vor Beginn der Bestrahlung oder nach den ersten Sitzungen, *erleichtert man nicht nur die Bestrahlung, man verschafft dem Kranken eine Wohltat, die für ihn oft wie ein Wunder wirkt.*

Es kommt vor, daß nach Bestrahlung (Oberflächenbestrahlung, Spickung) die Wunde langsam abheilt. Man weiß nicht, ob es sich um einen nicht verschwindenden Tumor handelt, ob eine Strahlenschädigung vorliegt, ob die Infektion die Schuld trägt. Jedenfalls sind solche Wunden schmerzhaft, der Patient erholt sich nur langsam. Besser als monatelanges Betupfen mit Methylenblau wirkt hier Elektrokoagulation. Man nimmt dem Kranken seine Schmerzen und behandelt oft einen Resttumor oder ein Strahlenulcus.

Eine Kombinationsbehandlung in gewissem Sinne ist auch die Verbindung von *Probeexzisionen* und Bestrahlung. BERVEN weist mit Recht darauf hin, daß Probeexzisionen nur vorsichtig ausgeführt werden sollen, um nicht den Tumor zu rascherem Wachstum anzuregen und durch Eröffnung von Blut- und Lymphgefäßen die Metastasierung zu begünstigen. BERVEN nimmt in der Regel *alle* Probeexzisionen elektrochirurgisch vor, und zwar nach vorheriger radiologischer Behandlung oder im Anschluß an eine Bestrahlung. Wir sind mit BERVEN der Meinung, daß dort, wo ein Tumor *begrenzt* ist, mit Kapsel versehen, auch dort, wo man ihn erst freilegen muß (unklare Mammatumoren, Lymphdrüsen) die Probeexzision elektrochirurgisch vorgenommen werden soll. Wir bedienen uns dazu einer Schlinge, womit das zu untersuchende Gewebe wenig geschädigt wird. So gehen wir auch überall dort vor, wo ein größeres Gewebsstück zu untersuchen ist und besonders bei melanotischen Tumoren. Bei den geschwürigen Geschwülsten von Haut, Lippen, Mundhöhle usw. benützen wir im allgemeinen das „*Biotom*", eine feine, zweischneidige Lanzette oder eine feine Zange. Damit läßt sich meist *aus dem Tumor ein kleinstes Gewebsstück entfernen, ohne dem Kranken Schmerzen zu bereiten oder eine stärkere Blutung hervorzurufen.* Dieses Vorgehen hat noch einen besonderen Grund. Wir müssen im allgemeinen dem Arzt und dem Patienten gegenüber *die Diagnose mikroskopisch sichern,* bevor wir ihn behandeln können und oft kommen Kranke auch nur zur Diagnosestellung zu uns. Wir haben auch oft Mühe, unsere Kranken von der Schwere ihres Leidens und der Notwendigkeit der Behandlung zu überzeugen.

Der Probeexzision müssen wir den *Eindruck eines „Eingriffes" nehmen,* sie nur so beiläufig bei der Untersuchung vornehmen, damit der Kranke ja nicht erschreckt wird.

Es sind hier eine Reihe von Kombinationen von Elektrochirurgie und Bestrahlung erwähnt worden. *Kombinationsmöglichkeiten* gibt es viel mehr. Wir werden sie teilweise bei den einzelnen Geschwulstformen anführen, die nach unserer Meinung für eine *Verbindung von Elektrochirurgie* mit *Strahlenbehandlung* in Frage kommen. Wenn man an Kliniken arbeitet, wo nicht ausgesuchte Patienten behandelt werden, sondern *jeder auch noch so fortgeschrittene Krebskranke behandelt werden muß, so bedarf man der Kombination von Elektrochirurgie* und *Bestrahlung in ausgedehntem Maße um so mehr, je fortgeschrittener das Leiden ist.*

2. Spezieller Teil.

a) Elektrochirurgie in Verbindung mit Strahlentherapie zur Behandlung des Hautkrebses.

Die besten Statistiken über Dauerheilungen von Hautkarzinomen geben bei 80—90% der Fälle eine dauernde Heilung an. Solche Erfolge werden mit verschiedenen Methoden der Röntgenbestrahlung und mit verschiedenen Verfahren der Radiumbestrahlung erreicht. Wir glauben, daß auch mit elektrochirurgischer Behandlung dieselben Ergebnisse erreicht werden können, trotzdem uns keine Statistik bekannt ist über reine elektrochirurgische Behandlung einer sehr großen Zahl von Hautkarzinomen.

Man kann also bei der Mehrzahl der Hautkarzinome mit verschiedenen Methoden und mit verschiedener Technik eine dauernde Heilung erreichen. *Voraussetzung zum Erzielen solcher Erfolge ist die Beherrschung der Technik.* Besteht die Möglichkeit, sachgemäß mit Röntgenstrahlen zu behandeln, eine gute Radiumoberflächenbestrahlung oder intratumorale Behandlung durchzuführen oder fehlerlos elektrochirurgisch zu operieren, so wird bei der Mehrzahl der Hautkarzinome für den behandelnden Arzt die Frage nicht mehr lauten: *Wie* heile ich den Hautkrebs?, sondern man wird vielmehr fragen: Nach welchem Vorgehen ist das kosmetische Ergebnis das beste? Wie wird der Kranke am schonendsten und schnellsten behandelt? Wie ist die funktionelle Schädigung am geringsten? Für die Mehrzahl der Hautkarzinome, für alle Fälle von nicht infiltrierenden, nicht ausgedehnten Basalzellenkarzinomen und Stachelzellkrebsen, besonders dann, wenn sie an kosmetisch wichtigen Stellen sitzen, ist die Strahlenbehandlung das *schonendste* Behandlungsverfahren und den operativen Methoden meist vorzuziehen.

Die guten Resultate der Strahlenbehandlung sind, wie erwähnt, mit verschiedenen Methoden erreicht worden: mit Röntgenbestrahlung, wobei die Gesamtdosis einmal oder fraktioniert gegeben wird, mit verschiedener Filterung, mit Radium oder Thor-X als Oberflächenbestrahlung oder Spickung. Wir bevorzugen eine Röntgenintensivbestrahlung oder Radiumoberflächenbestrahlung der intratumoralen Behandlung, weil sie noch schonender sind als diese.

Wie HALBERSTAEDTER und SIMONS, MIESCHER u. a. hervorheben, sollte man sich aber nie auf eine Methode festlegen, sondern auch dann, wenn man die Großzahl der Hauptkarzinome mit Röntgen oder Radium behandelt, Ausnahmen machen können. Ausnahmen werden dann besonders gemacht werden müssen, wenn Karzinome in der Gegend des Ohres und der Nase sitzen und die Bestrahlung eine Knorpelnekrose zur Folge haben könnte. Hier wird man von Fall zu Fall entscheiden. *Wir sind der Auffassung, daß auch bei kleinen Karzinomen, die mit Bestrahlung zu heilen sind, besser elektrochirurgisch vorgegangen wird, wenn man von vornherein sieht, daß später eine plastische Operation nötig sein wird. Es ist in solchen Fällen nicht angezeigt, durch Bestrahlung die später notwendige Operation zu gefährden.*

Bei Karzinomen, die *erfolglos bestrahlt* wurden oder bei *Rezidiven nach Strahlenbehandlung* ist nach unserer Auffassung *Elektrokoagulation einer nochmaligen Bestrahlung vorzuziehen.*

Man gibt zwar an, daß bei Karzinomen, die mit Röntgenstrahlen vorbehandelt sind, oft mit Radium doch noch eine Heilung zu erzielen sei. Besonders die Statistik von BERVEN zeigt, wie gering die Heilungsaussichten sind, wenn schon vorbestrahlte Hautkarzinome wieder bestrahlt werden. Nach BEAU betrug am Pariser Radiuminstitut die Heilungsziffer nach Bestrahlung von schon anderweitig erfolglos bestrahlten Karzinomen nur 40%. Der *elektrochirurgische Eingriff beseitigt* in solchen Fällen nicht nur das *Karzinom, sondern entfernt auch das meist strahlengeschädigte umgebende Gewebe.* Nach unserer Auffassung sollte man überhaupt mit einer *elektrochirurgischen Behandlung nicht zu lange warten, sobald bei einem bestrahlten Karzinom der Heilungsverlauf von der Regel abweicht.* Sind Unterdosierung oder Überdosierung die Ursache der schlechten Heilung oder handelt es sich um ein wenig strahlensensibles Karzinom, so kann frühzeitige Elektrokoagulation gewissermaßen eine Kombinationsbehandlung vervollständigen, bevor man ein sicheres Rezidiv oder eine schlecht heilende Wunde feststellt.

Schon aus diesen wenigen Andeutungen geht hervor, daß bei der Großzahl der Hautkarzinome am besten *Strahlenbehandlung* vorgenommen wird, daß aber *nicht ein bestimmtes Verfahren schematisch angewandt werden soll,* sondern daß die Anzeigestellung oft wechseln kann. Daß aber auch mit Elektrochirurgie *allein vollständig befriedigende klinische* und *kosmetische Erfolge erzielt werden* können, zeigt die Einstellung der Münchener Klinik (v. SEEMEN).

Da man bei der Mehrzahl der Hautkarzinome mit *einer* Behandlungsmethode eine Heilung erzielt, kommt hier eine Kombinationsbehandlung im allgemeinen nicht in Frage. Die *Ergebnisse der Strahlenbehandlung* oder der *alleinigen elektrochirurgischen Operation* sind bei der *Mehrzahl der Hautkarzinome so sichere,* daß man sozusagen eine wichtige *„Reservebehandlung" unnütz aus der Hand gibt, wenn man grundsätzlich kombiniert behandelt.*

Die Verbindung von *Elektrochirurgie mit Bestrahlung* ist aber *wichtig für die* 10—20% *aller Hautkarzinome, die durch Strahlenbehandlung oder Operation allein nicht geheilt werden können.*

Es handelt sich hier meist um Karzinome mit großer Flächenausdehnung, um solche, die in die Tiefe wuchern, auf Knorpel und Knochen übergreifen, die bei einer gewissen Ausdehnung in der Gegend des Ohres und der Nase sitzen und die Bestrahlung technisch schwierig gestalten.

Die Kombination von Elektrochirurgie und Bestrahlung wird von einer Reihe von Autoren empfohlen: BERVEN, PFAHLER, STEVENS, HALBERSTAEDTER und SIMONS, MIESCHER u. a.

Die Gründe, warum diese Autoren eine Kombinationsbehandlung anwenden, sind verschieden, infolgedessen auch die Art der Durchführung. Fragen, die wir im allgemeinen Teil erwähnt haben, sind auch hier wieder aufzuwerfen. Ohne alle Kombinationsmöglichkeiten zu erwähnen, halten wir uns an einige bestimmte Verfahren und führen einige *Beispiele* an.

Zwei Möglichkeiten stehen im Vordergrunde:

1. Strahlenbehandlung mit der Absicht, den Tumor möglichst zu verkleinern oder ganz zum Verschwinden zu bringen und dann elektrochirurgische Nachbehandlung des Resttumors.

2. Elektrochirurgische Vorbereitung des Tumors mit der Absicht, für die Bestrahlung günstige Verhältnisse zu schaffen und dann Bestrahlung (Röntgen, Radium) vorzunehmen.

Die erste Art der Kombination ermöglicht ihrerseits wieder verschiedenes Vorgehen, je nach der Rolle, die man der Bestrahlung und der Elektrochirurgie zuschreibt.

BERVEN kombiniert bei diesen Fällen Radium-Oberflächenbestrahlung mit späterer Entfernung von Resttumoren auf elektrochirurgischem Wege. Er bestrahlt mit Radium durch 3 mm Blei gefiltert aus einer Distanz von 3—5 cm. Er bezweckt damit Reinigung der Wundflächen, Verringerung der Tumormassen, Begrenzung des Tumors, so daß die Entfernung des Tumors später leichter ist.

HALBERSTAEDTER und SIMONS schlagen im allgemeinen denselben Weg ein. Sie bestrahlen zuerst und zerstören die Reste der Neubildung noch *vor* völligem Abklingen der Reaktion mit Elektrokoagulation. Sie glauben, daß bei primärer Elektrokoagulation unter Umständen eine große Geschwürsfläche entsteht, die sich leicht infiziert, was die nachfolgende Bestrahlung ungünstig beeinflußt. Diesen Einwand haben wir früher erwähnt. *Hier spielt die Beherrschung der elektrochirurgischen Technik eine ausschlaggebende Rolle.* HALBERSTAEDTER und SIMONS geben ferner an, daß bei Vorbestrahlung und Koagulation des Resttumors noch vor völligem Ablauf der Reaktion der elektrochirurgische Eingriff an Ausdehnung und Intensität eingeschränkt werden kann. Nach ihren Beobachtungen ist der Heilungsverlauf nach früher Koagulation günstiger als in Fällen, wo man erst koaguliert, wenn das Gewebe bereits Strahlenspätveränderungen zeigt.

MIESCHER hat zuerst über *Hautkarzinome* berichtet, *die nach COUTARD bestrahlt waren,* bei denen die *Resttumoren* (von MIESCHER und uns) *elektrochirurgisch angegangen* wurden. Nach seinen Beobachtungen bedeutet diese Kombination besonders beim Carcinoma terebrans einen Fortschritt. Der Heilungsverlauf des *kleinen* Koagulationsdefektes war in MIESCHERs Fällen nicht besonders verzögert.

Beispiel: 75jähriger Mann. Bemerkt seit Jahren ein langsam größer werdendes Geschwür auf der rechten Nasenseite, das er mit Kräutertee behandelt.

Örtlicher Befund: Befallen sind rechte Nasenseite, ein Teil der Wange und Lidgegend. An Stelle des rechten Nasenflügels eine höckerige, derbe, ulzerierte Geschwulst. Sie geht nach oben hin in ein kraterförmiges *Geschwür* über. Die Ränder sind wallartig und gehen auf dem Nasenrücken auf die linke Seite über. Die Gegend des Lidwinkels ist ebenfalls *geschwürig zerfallen* und von wallartigem Rand umgeben. Die Conjunctiva des Bulbus ist frei, dagegen besteht starke Conjunctivitis. Die Ulcerationen sind tief und gehen bis auf Knorpelnähe. Der ganze befallene Bezirk hat Kleinhandtellergröße (Abb. 308).

Histologischer Befund: Ca. basocellulare. Nach Abtragung von höckerigen Auflagerungen mit der Diathermieschlinge, superponierte (protrahiert-fraktioniert) Bestrahlung (MIESCHER). Feldgröße 8,5 : 9,3 cm. 21 Bestrahlungen in 22 Tagen. Tagesdosis 220 R. Totale Dose 4620 R.

Reaktion bis Erosion. Nach etwa 4 Wochen bis zur Hälfte abgeheilt. Nach 5 Monaten vollständige Abheilung bis auf Stecknadelkopfgröße. Nach 13 Monaten elektrochirurgische Entfernung von 3 verdächtigen Infiltraten in der Gegend des Lidwinkels. Abheilung in etwa vier Wochen (Abb. 309).

2. *Elektrochirurgie als Vorbereitung zur Bestrahlung ist ein Verfahren,* das vielleicht am besten das Neue an der *Verbindung* von Elektrochirurgie mit Bestrahlung zeigt. Die *besonderen Eigenschaften der Elektrochirurgie erlauben den Tumor anzugehen und ihm die Form zu geben, die für die Bestrahlung die günstigste ist.*

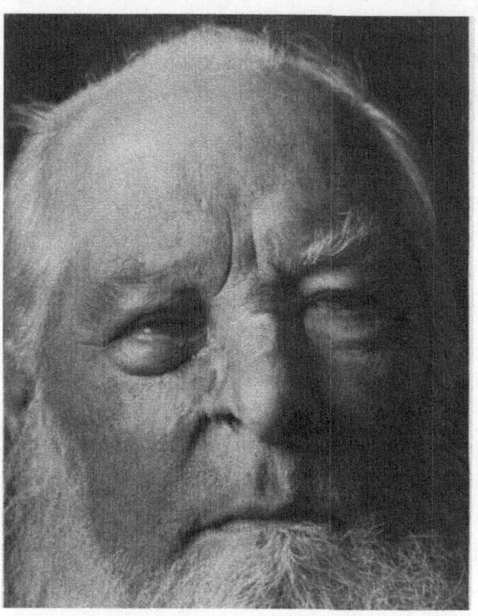

Abb. 308. Karzinom der Nase und der Lider Röntgenbestrahlung nach COUTARD und Elektrokoagulation der Restherde. (Sammlung Prof. MIESCHER.)

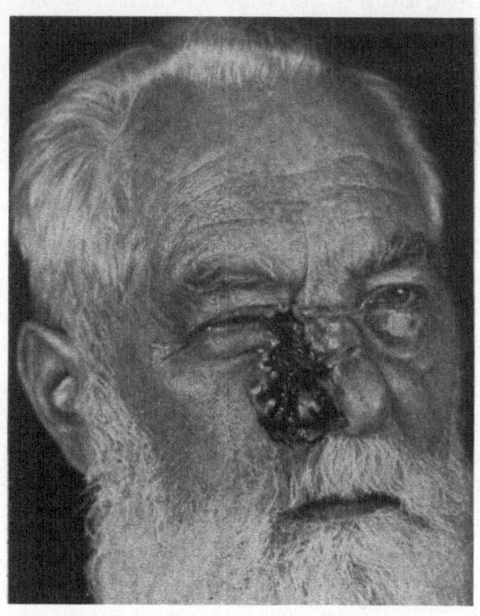

Abb. 309. Derselbe Kranke wie Abb. 308. Zwei Jahre nach der Behandlung.

Die operative Vorbereitung von Hautkarzinomen zur Bestrahlung stammt aus der Zeit, da die Bestrahlungserfolge unsichere waren. Die Karzinome wurden mit Ätzmitteln, dem Messer, dem scharfen Löffel angegangen und dann bestrahlt (BELOT, FORDYCE u. a.). Später kam die Fulguration und die eigentliche Elektrokoagulation (CZERNY, WERNER, NAGELSCHMIDT u. a.).

Auch bei der vorbereitenden elektrochirurgischen Operation kann der Eingriff ganz verschieden sein, je nach der Bestrahlungsmethode, die man anwenden will. Besteht z. B. ein fungöser, ausgedehnter Tumor, den man röntgenbestrahlen will, so wird man ihn „*planieren*". Die höckerigen, infizierten Massen werden abgetragen, nachdem die Tumormassen zuerst verkocht worden sind. Die *vollständige Abtragung der koagulierten Gewebsteile ist wesentlich.*

Beispiel: 64jährige Frau. Auf der rechten Wange ein etwa 5 : 8 cm messender, höckeriger Tumor, mehrere Zentimeter hoch, blumenkohlartig vorquellend. Außerdem an der Schläfe und hinter dem Ohr etwa 20-Rappenstückgroße Epitheliome.

Zahlreiche Präcancerosen (Abb. 310). Der histologische Befund des Haupttumors: Ca. solid; polymorph. Der Haupttumor wird verkocht und die Massen mit der Schlinge abgetragen. Vollständige „Planierung" des zu bestrahlenden Abschnittes. *Unmittelbar nach der Operation Röntgenintensivbestrahlung* (MIESCHER). Filter 2 mm Al., Dosis der einmaligen Bestrahlung 1400 R. 2 Jahre nach der Bestrahlung glatte, weiche Narbe (Abb. 311).

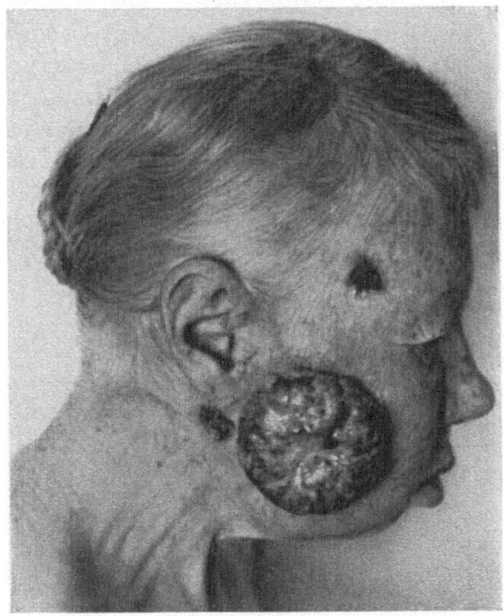

Abb. 310. Blumenkohlartiges Karzinom der Wange mit kleinem Karzinom von Schläfen- und Auriculargegend. Koagulation des großen Tumors und Röntgenintensivbestrahlung. (Sammlung Prof. MIESCHER.)

Außer der „Planierung" des zu bestrahlenden Feldes und der Entfernung von infizierten Tumormassen kann die *elektrochirurgische Vorbehandlung* den Zweck haben, das Bestrahlungsgebiet *übersichtlich zu gestalten und gefährdete Knorpelteile zu entfernen.* Besonders bei Tumoren der Nase, wo das Gerüst zerstört ist und ausgedehnte Wucherungen bestehen, kann unter Umständen erst ein elektrochirurgischer Eingriff die Ausdehnung des Tumors gegen das Naseninnere, die Kieferhöhle, klar legen. Dabei kann man von Tumor ergriffene Knorpelteile entfernen und die Gefahr der Knorpelnekrose verringern.

Beispiel: 65jähriger Mann. Beginn der Erkrankung vor 4 Jahren, als bei der Arbeit ein Stück Holz dem Kranken ins Gesicht flog.

Örtlicher Befund: Es fehlt der untere Teil der Nase, man sieht unmittelbar ins Naseninnere. Der große Defekt ist umgeben von wallartigen, zerklüfteten Tumormassen. Die Wucherungen setzen sich ins Naseninnere fort. Das Septum nasi ist zum Teil zerstört. Die Grenzen der Neubildung sind nur nach der Oberlippe und der Wange hin zu übersehen (Abb. 312). Um Übersicht zu schaffen und gefährdete Knorpel- und Knochenteile zu entfernen: elektrochirurgische Entfernung der Tumormassen, breite Eröffnung der Nase, Resektion aller Knorpel und Knochenteile der Nase, die vom Tumor ergriffen sind. Avertinnarkose.

Sofort anschließend *Röntgenbestrahlung, superponiert* (protrahiert-fraktioniert) (MIESCHER). An 20 aufeinanderfolgenden Tagen je 200 R, Filter 0,2 Cu, Total 4000 R.

Abb. 313 zeigt den Kranken nach Abheilung der Reaktion.

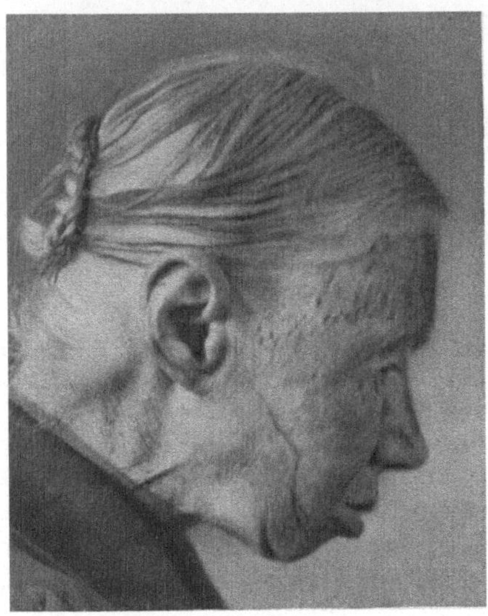

Abb. 311. Dieselbe Kranke wie Abb. 310. Zwei Jahre nach der Behandlung.

Bestrahlt man mit *Radium-Oberflächenapparaten,* so ist zur gleichmäßigen Durchstrahlung ein bestimmter, möglichst gleichmäßiger Abstand der Radiumpräparate vom Tumor notwendig. Besonders bei höckerigen Tumoren der Nase, bei Mitergriffensein des Septums, kann die Herstellung einer Moulage zum

Auflegen der Radiumpräparate Schwierigkeiten bereiten. Bei solchen Fällen ist die Anwendung der „Columbiapaste“ (Wachs, Paraffin, Holzmehl) weniger geeignet als die von „Kerr-Zahnmasse“. Durch eine elektrochirurgische Vorbehandlung kann diese Schwierigkeit oft behoben werden.

Beispiel: 75jährige Frau. Seit vielen Jahren lupöse Veränderungen im Gesicht. Salbenbehandlung. Geschwürige Veränderung der Nase seit einem Jahr. Jetzt zeigt die Kranke ausgedehnte Veränderungen von Lupus vulgaris. Die Nasenspitze fehlt. Die beiden seitlichen Nasenwände sowie das Septum sind verdickt, von höckerigen Tumormassen bedeckt. Zwischen den Nasenwänden und dem Septum bildet sich je eine tiefe Spalte (Abb. 314).

Um eine Radium-Oberflächenbestrahlung vornehmen zu können, in örtlicher Betäubung elektrochirurgische Abtragung der lappig vorspringenden Tumorteile, so daß auch die

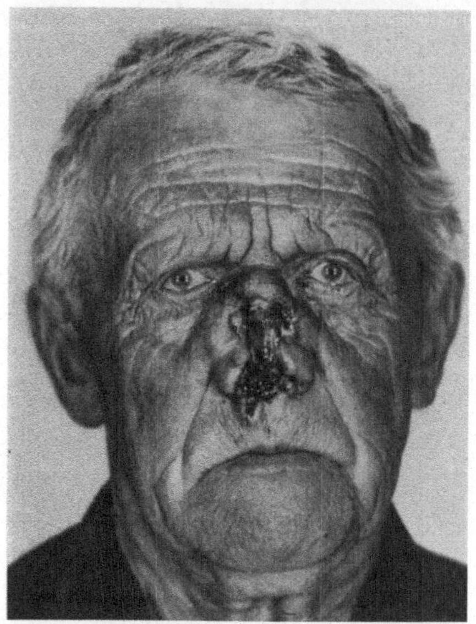

Abb. 312. Karzinom der Nase mit ausgedehnter Zerstörung. Elektrokoagulation des Tumors Entfernung des Knorpels, Planierung, Röntgenbestrahlung nach COUTARD. (Sammlung Dermat. Klin. Prof. BLOCH.)

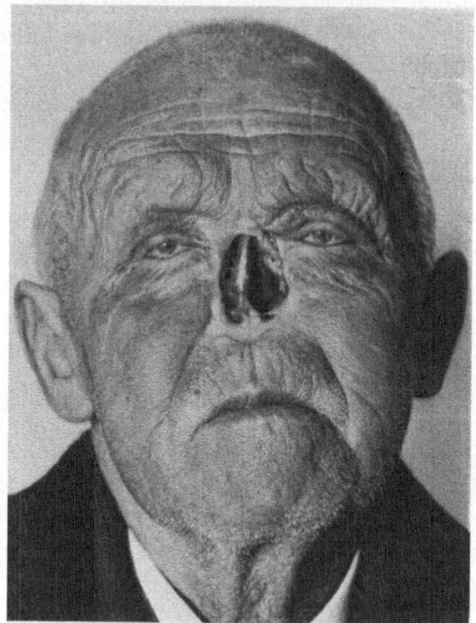

Abb. 313. Derselbe Kranke (wie Abb. 312), 3 Monate nach Abschluß der Behandlung. (Sammlung Prof. MIESCHER.)

befallenen Septumteile bestrahlt werden können (Abb. 315). Moulage von Kerr-Dentalmasse. Kreuzfeuer, Distanz 7 mm, Filter 0,5 Platin, Ladung 15 Röhrchen zu 6,66 mg Radiumelement. Dose verteilt über 7 Tage: 30,0 millicurie détruits (3390 mmg h.).

Abb. 316 zeigt die Kranke nach Abheilung der Wunden.

Wendet man schließlich intratumorale Radium- (Thor-X) behandlung an, können Form und Konsistenz des Tumors eine regelrechte Spickung verunmöglichen, sei es, daß die Nadeln sich nicht richtig befestigen lassen (zerfallende Tumoren) oder, daß die Übersicht eine unvollständige ist. *Koagulation und Abtragung können eine richtige Spickung ermöglichen.*

Beispiel: 70jährige Frau. 2 Jahre vor Spitaleintritt Warze auf dem Nasenflügel, die langsam größer wird. Allmähliche Atembehinderung. Auswärts Röntgenbestrahlung, worauf der Tumor angeblich noch schneller wächst.

Örtlicher Befund: Über dem linken Nasenflügel 5 : $5^1/_2$ cm großer Tumor von derber Konsistenz. In der Mitte geschwürig zerfallen (Abb. 317).

Da der Tumor auswärts vorbestrahlt war, würden wir bei einer jungen Kranken nur ausgedehnt elektrochirurgisch vorgegangen sein, mit nachfolgender plastischer Deckung.

Reine Oberflächenbestrahlung schien uns nicht angezeigt. Bei der alten Frau wollten wir aber möglichst schonend vorgehen. In örtlicher Betäubung Abtragung des Tumors auf elektrochirurgischem Wege, Spickung der Basis mit 15 Nadeln: Filter 0,5 mm Platin. Nadeln von 1,0—1,3 mg Ra. El. Totale Dose in 5 Tagen 9,96 millicuries détruits (1325 mmg h).

Glatte Abheilung. Symptomfreiheit 3 Jahre. Auf plastische Deckung des Defektes wird verzichtet (Abb. 318).

Diese Beispiele von kombiniert behandelten Hautkarzinomen sollten genügen, um zu zeigen, wie viele Kombinationsmöglichkeiten bestehen. Es ist nicht zu viel gesagt, wenn man betont, daß durch *Verbindung von Elektrochirurgie und Strahlenbehandlung überhaupt erst eine erfolgreiche Behandlung ausgedehnter Karzinome möglich geworden ist. In der Kombination sehen wir auch eine Möglichkeit, schonend zu behandeln* und *bei älteren Leuten schwere* und *verstümmelnde Eingriffe zu umgehen.*

Es wird noch hervorgehoben (MUSGER), daß die Kombination von Elektrochirurgie und Bestrahlung die Behandlungs- und Heilungszeit gegenüber der reinen Bestrahlung herabsetzen.

Um die Anzeigestellung einer kombinierten Behandlung von Hautkarzinomen etwas zusammenzufassen, geben wir nachstehend die Tabelle von MIESCHER wieder, der wir selbst noch einige Punkte hinzufügen. *Es sei aber nochmals betont, daß wir darin nur eine Möglichkeit sehen, Hautkarzinome zu behandeln. Wir sind nur davon überzeugt, daß man bei ausgedehnten Karzinomen mit der kombinierten elektrochirurgisch - radiologischen Behandlung weiter kommt als mit jeder Art der Strahlenbehandlung allein.*

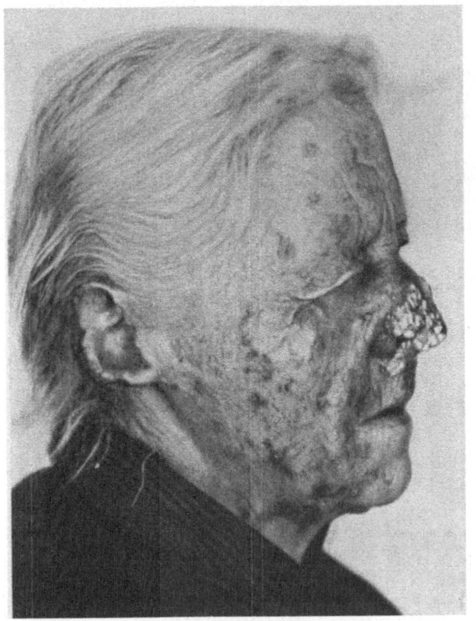

Abb. 314.
Lupuskarzinom der Nase. Elektrokoagulation, um Radiumoberflächenbestrahlung zu ermöglichen. (Sammlung Chirurg. Klinik Zürich.)

1. Oberflächliche Hautkrebse, Basaliome und *Hornperlenkrebse* von *geringerer Ausdehnung.*

a) An kosmetisch indifferenter Stelle: Strahlentherapie (Röntgenintensivbestrahlung oder Radium). Exzision. Elektrochirurgie.

b) An kosmetisch differenter Stelle: Strahlentherapie (Röntgenintensivbestrahlung, Radium).

2. Oberflächliche Hautkrebse, Basaliome und *Hornperlenkrebse von großer Ausdehnung, tiefe Basaliome (Carcinoma terebrans) und Hornperlenkrebse.*

Kombinierte Behandlung: Elektrochirurgie und Strahlentherapie:

1. Akt: Röntgentherapie mit verteilten Dosen oder Radiumtherapie.

2. Akt: Elektrokoagulation von Restherden.

3. Oberflächliche Hautkrebse, Basaliome und *Hornperlenkrebse von großer Ausdehnung (stark wuchernde Tumoren mit ausgedehnter Ulzeration und Infektion): höckerige unübersichtliche Tumoren in der Gegend von Nase und Ohren:*

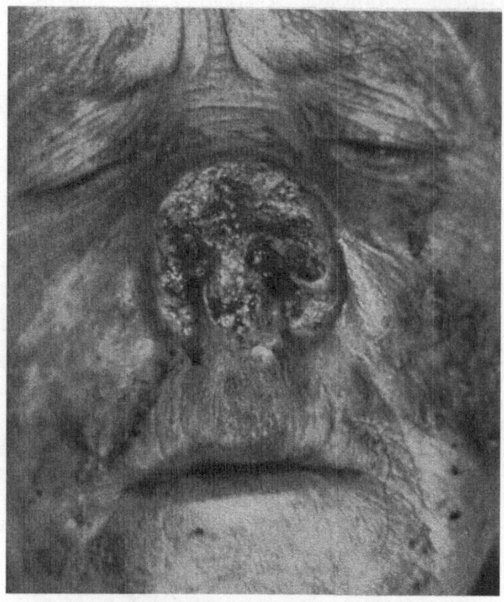

Abb. 315. Dieselbe Kranke (wie Abb. 314) vor Beginn der Bestrahlung nach Koagulation.

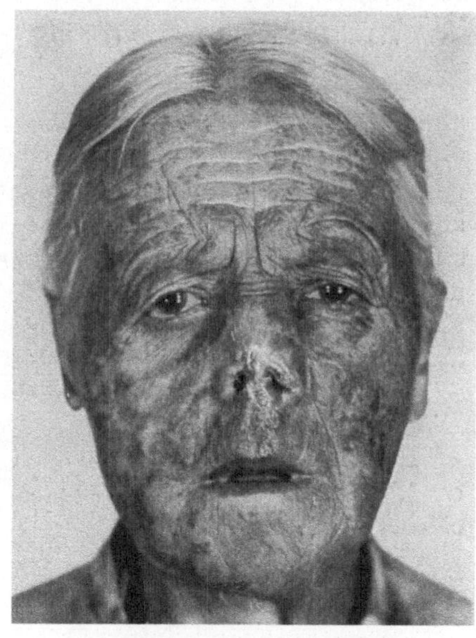

Abb. 316. Dieselbe Kranke (wie Abb. 314), nach Abheilung. 4 Monate später.

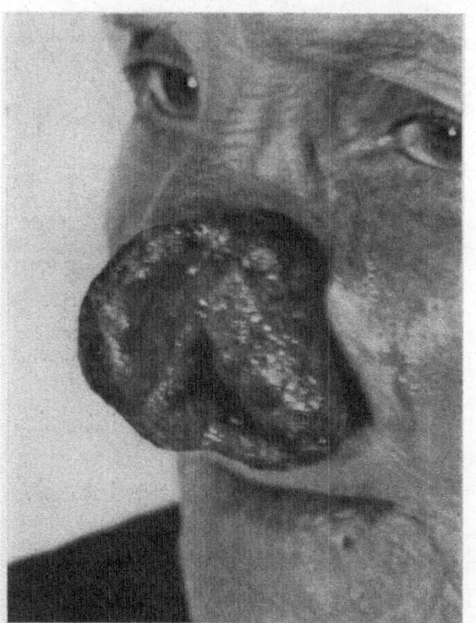

Abb. 317. Großes, lappiges Karzinom der Nase. Elektrochirurgische Abtragung des Tumors und Radiumbehandlung durch Spickung. (Chir. Klin. Zürich.)

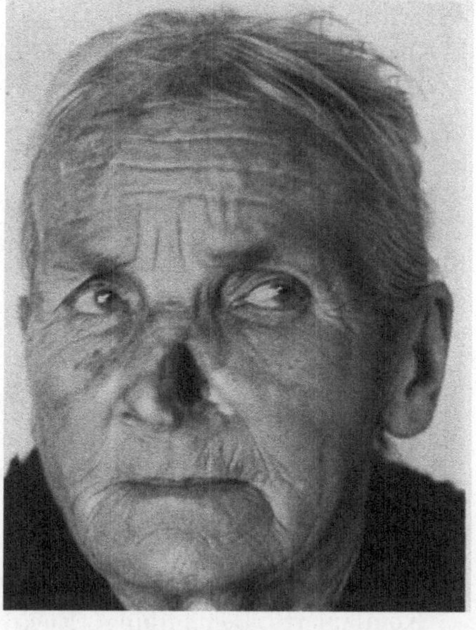

Abb. 318. Dieselbe Kranke (wie Abb. 317), zwei Jahre nach Behandlung.

Kombinationsbehandlung:

1. Akt: Elektrochirurgische Abtragung der Wucherungen („Planierung", „Sterilisierung").

2. Akt: Strahlenbehandlung, Röntgentherapie mit verteilten Dosen oder Radiumtherapie.

4. Bei Karzinomen, die auf schon veränderter Haut entstanden sind (Lupuskarzinom), bei den schon vorbestrahlten Tumoren:

a) Elektrochirurgie und Strahlentherapie.

b) *Elektrochirurgie allein.*

b) Melanome.

Von den bösartigen Hauttumoren nehmen die *Melanome* (Melanokarzinome, selten Melanosarkom) klinisch und histologisch eine Sonderstellung ein. Für ihre Therapie ist besonders wichtig, daß sie früh Drüsenmetastasen machen und daß die Metastasierung sehr bald generalisiert wird. Man hat beobachtet, daß durch mechanische Beeinträchtigung von Melanomen die Metastasierung begünstigt wird, und daß vielleicht sogar gutartige melanotische Geschwülste (Naevi) nach Trauma bösartig zu wuchern beginnen. Es wurde ebenfalls oft darauf hingewiesen, daß nach Operation und besonders nach Probeexzisionen eine Metastasierung begünstigt werde. Es ist ohne weiteres verständlich, daß bei leicht metastasierenden Tumoren eine Probeexzision gefährlich ist. Weniger klar ist es, warum operierte Melanome besonders leicht metastasieren sollen, da das Tiefenwachstum ja gering ist. Wir glauben, daß man *oft den Fehler macht, nicht ausgedehnt genug weit in der Fläche zu operieren;* denn man ist erstaunt, wie nahe man auch nach radikaler Exzision den Tumorzellen ist, die die Haut infiltrieren.

Die Prognose eines Melanoms hängt in erster Linie davon ab, ob Metastasen bestehen oder nicht, d. h. sie ist bei bestehenden Metastasen fast absolut schlecht. Man versucht darum alles zu vermeiden, was die Metastasierung begünstigen könnte und besonders die französischen Dermatologen sind so weit gegangen, sogar die Exzision des gutartigen Naevus zu vermeiden und alle melanotischen Geschwülste mit Elektrolyse zu behandeln.

Trotzdem wir nicht so weit gehen und z. B. Naevi, die wir aus kosmetischen Gründen entfernen, mit dem Messer exzidieren, operieren wir *alle melanotischen Hautgeschwülste, die sich vergrößern oder sichere Zeichen bösartiger Entwicklung zeigen, elektrochirurgisch, ohne vorher eine Probeexzision auszuführen.*

Für die elektrochirurgische Behandlung bestehen keine besonderen technischen Schwierigkeiten. *Die Hauptsache ist, daß man die Wundränder sehr weit über die Grenzen des Tumors hinauslegt.* Bei Melanomen im Bereich des behaarten Kopfes ist die Frage, ob man den Tumor elektrochirurgisch entfernen soll und den Defekt sofort plastisch decken oder ob man, wie dies Berven ausführt, sich mit der Verkochung begnügt. Koaguliert man nur, so liegt nach Zerstörung des Periostes längere Zeit der Knochen frei, bis zur Abstoßung eines Sequesters aus der Tabula externa. Wir haben nur einen Fall mit Verkochung allein behandelt und versuchen nun, wenn möglich, das lange Freiliegen des Knochens zu umgehen, unter Umständen durch Anfrischung des Knochens und Deckung mit einem gestielten Lappen.

Bei der Behandlung von Melanomen wären Erfolge der Strahlenbehandlung besonders erwünscht. Es ist kein Zweifel, daß Melanome durch Strahlenbehandlung geheilt werden können. Die Frage der Strahlensensibilität der Melanome ist aber nicht gelöst, der Wert der Strahlenbehandlung wird verschieden eingeschätzt. Es ist möglich, daß ein Teil der Melanome wenig strahlensensibel ist.

Von der Mehrzahl der Autoren werden die Melanome darum elektrochirurgisch behandelt.

Indem die Großzahl der Melanome örtlich elektrochirurgisch zu heilen sind, der Wert der Strahlenbehandlung noch umstritten ist, ergibt sich nach unserer Auffassung, daß eine grundsätzliche Kombinationsbehandlung für den primären Tumor nicht notwendig ist. Bestehen keine Metastasen, sind die Erfolge mit rein elektrochirurgischer Behandlung gut. Sind schon Metastasen da, wird auch eine Kombinationsbehandlung die Resultate kaum verbessern, es sei denn, daß die Strahlenbehandlung wirksamer gemacht werden kann.

Noch mehr als anderswo heißt bei den Melanomen das therapeutische Problem: *Frühbehandlung*.

c) Lippenkrebs.

Wohl die besten Resultate der Radiumbehandlung werden bei den Lippenkarzinomen erreicht. Der Grund liegt zum Teil in der Form der Lippe, wo sich in den meisten Fällen eine ideale Kreuzfeuerbestrahlung vornehmen läßt. Mit einer hackenförmigen Prothese aus „Columbiapaste" oder Kerrmasse werden Tumor und Lippe gefaßt. Auf die Prothese baut man die Radiumpräparate auf und kann so den Tumor von zwei Seiten bestrahlen. Die *lokale* Heilung des Tumors ist bei Karzinomen, die sich auf den freien Weichteilabschnitten der Lippe beschränken, bei den meisten Fällen zu erreichen, vorausgesetzt, daß es sich um einen strahlensensiblen Tumor handelt.

Radiumbehandlung ist bei der Großzahl der Ärzte Methode der Wahl. Kombinationsbehandlung im Sinne der elektrochirurgischen Abtragung und Nachbestrahlung wird aber auch empfohlen (PFAHLER, STEVENS, THOMPSON, ANGLE u. OWEN, EDWARDS). Nach unserem Dafürhalten ist bei der Mehrzahl der Lippenkarzinome eine kombinierte Behandlung zur Erlangung der örtlichen Heilung nicht nötig und das kosmetische Ergebnis kann mit einer solchen unmöglich besser sein als mit Radium allein. Eine Ausnahme machen, wie erwähnt, wenig strahlensensible Tumoren. Nach BERVEN ist auch bei alten, artheriosklerotischen Kranken von schlechtem Allgemeinbefinden die elektrochirurgische Behandlung oder eine Kombination mit Strahlentherapie vorzuziehen. Andere Autoren wie MARTENSTEIN, HALBERSTAEDTER und SIMONS, denen wir uns anschließen, beobachten im Gegensatz dazu, daß viele alte, gebrechliche Leute oft auffallend gut auf Strahlenbehandlung reagieren. Bei großen, lappigen Tumoren mit schmaler Basis, wie sie BERVEN erwähnt, ist gleich wie bei den Hautkarzinomen Kombinationsbehandlung vorzuziehen. Bei solchen Tumoren ist es technisch unmöglich, eine korrekte Radiumoberflächenbestrahlung auszuführen. Trägt man den Tumor ab, gelingt die Bestrahlung leichter und mit kleineren Dosen.

Ist der Tumor so weit fortgeschritten, daß die Lippe zerstört ist und der Knochen ergriffen wird, ändern sich die Behandlungsbedingungen. Die günstigsten Verhältnisse für die Radiumbehandlung sind verschwunden, es ist keine Kreuzfeuerbestrahlung mehr möglich, die Gefahr der Knochenschädigung erscheint, es wird auf jeden Fall nötig sein, den schon vorhandenen Defekt später plastisch zu decken, wenn man der Geschwulst Herr wird. *Bei solchen Fällen ist wie bei tiefen Hautkarzinomen die Kombinationsbehandlung notwendig, wobei mit Rücksicht auf die spätere plastische Deckung ausgedehnt elektrochirurgisch vorgegangen werden sollte,* und nur so bestrahlt, daß das umgebende Gewebe keine Strahlenschädigung aufweist.

Bestehen Drüsenmetastasen, so können die Verhältnisse wieder wechseln. Man gibt an, daß Drüsenmetastasen beim Lippenkarzinom nicht sehr häufig sind, in etwa 10% der Fälle auftreten. Nach unseren Erfahrungen kommen Metastasen viel häufiger vor und oft noch auffallend lange Zeit nach der Behandlung des Primärtumors. Örtliche Behandlung, Drüsenausräumung und Bestrahlung der Halsgegend fassen wir nicht als Kombinationsbehandlung auf, wie sie hier besprochen wird. Besonders das Verfahren von COUTARD ermöglicht aber die Bestrahlung der Lippe zugleich mit der Drüsenbestrahlung vorzunehmen in dem Sinne, daß man den Lippentumor elektrochirurgisch abträgt und dann von zwei Seiten große Felder mit Röntgen bestrahlt, Drüsengegend und Lippe zusammen (MIESCHER).

d) Geschwülste im Bereiche der Mundhöhle.

α) Krebs der Wangenschleimhaut. Zur Behandlung von *Karzinomen der Wangenschleimhaut* wird man heute zwischen *elektrochirurgischer Behandlung, Radium- oder Röntgenbestrahlung wählen.* Verwendet man Strahlenbehandlung, so ist eine *Kreuzfeuerbestrahlung* möglich, z. B. durch Radiumoberflächenbehandlung vom Munde her und Röntgenbestrahlung (REGAUD). Andere Autoren verwenden nur *Radium als Fernbestrahlung* von außen, kombiniert mit *intratumoraler Radiumbehandlung* (QUICK). KAHLSTORF und ZUPPINGER haben einen Fall nach COUTARD bestrahlt und den Resttumor koaguliert. Im allgemeinen sind die Resultate mit reiner Röntgenbehandlung schlechte. Nach BERVEN liegt der größte Nachteil der Radiumbehandlung darin, daß es schwierig ist, die unterliegenden Organe zu schützen, besonders die Ober- und Unterkieferknochen. Es kommt noch dazu, daß die Karzinome, die im hinteren Teil der Wange liegen, infiltrativ nach hinten wachsen, unübersichtlich sind und kaum eine regelrechte Bestrahlung von innen zulassen.

BERVEN gibt eine eigene Kombinationsbehandlung an. Er bestrahlt die Wange zuerst von außen mit Radium, von 5 cm Distanz mit der „Kanone“ von LYSHOLM und verabfolgt durch 2 mm Bleifilter 20—30 Grammstunden. Dann wird der Tumor vom Munde her elektrokoaguliert, unter Schonung der Außenhaut, falls der Tumor nicht die ganze Wange infiltriert. Die koagulierten Massen werden nicht entfernt. BERVEN hat von 1921—1923 19 Fälle so behandelt und in 68% lokale Symptomfreiheit erzielt, bei 25% Symptomfreiheit für fünf Jahre und länger. Andere Autoren, die kombiniert behandeln (PATTERSON), entfernen den Tumor mit der Messerelektrode oder nehmen, wenn möglich, zuerst eine Aufklappung der Außenhaut vor. An der Zürcher Klinik behandeln wir seit einigen Jahren alle Wangenkarzinome elektrochirurgisch, entweder elektrochirurgisch *allein* oder in Kombination mit Bestrahlung. Zwei Krankengeschichten von kombinierter Behandlung führen wir hier kurz an.

24jähriger Mann. *Vorgeschichte:* 1/2 Jahr vor Spitaleintritt bei der Arbeit Schlag mit einem Holzsplitter gegen die Wange. Daran anschließend Schwellung der Wange und Abszedierung. Nach Inzision durch den Arzt bleibt trotz Eiterentleerung eine Verhärtung der Wange bestehen. Nach einigen Wochen Probeexzision: Karzinom. Darauf auswärts Auflegen von Radium auf die Wange. Da keine Besserung, Einweisung.

Befund: Groß, kräftig aussehend. Auf der Außenseite der Wange Fistel, deren Umgebung stark verhärtet ist. Der Mund läßt sich wenig öffnen; ganze Wange ist ödematös. An der

Wangenschleimhaut links in der Höhe des hintersten Molarzahnes beginnend und nach vorne bis zum ersten Prämolar ein Geschwür, wenige Millimeter tief, mit höckerigem Grund und unscharfen Rändern. Es geht nach unten und oben über die Umschlagsfalte hinaus (Abb. 319). Die Induration mit Ober- und Unterkiefer in Zusammenhang, läßt sich nach vorn scharf, nach hinten unscharf abgrenzen. Man kann nicht sagen, ob der Tumor gegen Masseter und Parotis vordringt. Linke Submaxillarloge teigig ausgefüllt. Vor dem Kieferwinkel eine nußgroße, derbe bewegliche Drüse. Submental ebenfalls eine derbe, haselnußgroße Drüse.

Histologischer Befund des Primärtumors: Verhornendes Plattenepithelkarzinom. Bei dem jugendlichen, kräftigen Manne bestand keine Gegenanzeige von seiten des Allgemeinbefindens. Eine *reine* Radiumbehandlung des örtlichen Tumors kam nicht in Frage, da 1. der Tumor vorbestrahlt war, 2. weder eine regelrechte Spickung noch eine sachgemäße Bestrahlung von beiden Seiten möglich war und 3. Beziehungen zum Knochen bestanden.

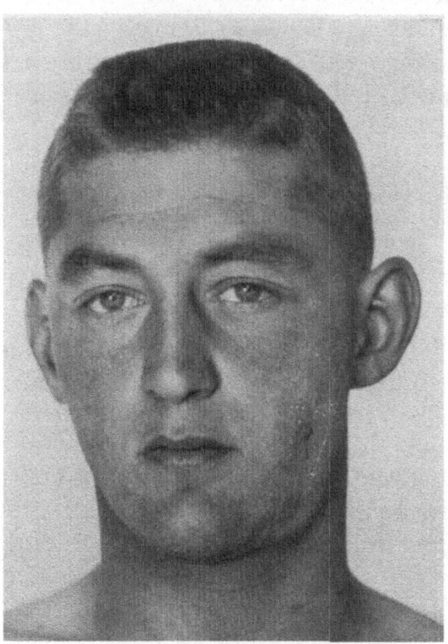

Abb. 319. Karzinom der Wangenschleimhaut bei 25jährigem Manne. Elektrokoagulation der Wange, Radiumspickung der Parotisgegend, Halsdrüsenausräumung, plastische Deckung des Defektes. (Chir. Klin. Zürich.)

In einer Sitzung in Chloroformnarkose örtliche Halsdrüsenausräumung mit Resektion des Kopfnickers und der V. jugularis int. Vollständige Verkochung der Wunde mit den befallenen Teilen des Unter- und Oberkiefers. Radiumspickung der verdächtigen Parotisgegend. Totale Spickung mit 19 Nadeln zu 2, 1,33 und 1 mg Ra. El. Totale Dose in fünf Tagen 22,8 millicuries détruits (3032 mmg h.). Trotz Nekrose der Wange heilt die Wunde am Halse p. p. (Abb. 320). Dann allmähliche Abstoßung des verkochten Wangenabschnittes, des Alveolarfortsatzes des Unterkiefers, der äußeren Lamelle des Unterkiefers und des Proc. coronoides. Röntgennachbestrahlung der Halsgegend (Röntgeninstitut Prof. SCHINZ). Nach $^3/_4$ Jahren, nachdem vollständige Epithelisierung überall vorhanden ist, *plastische Deckung* des Wangendefektes. Die Wangeninnenseite durch eingeschlagene Wangenschleimhaut hergestellt, Außenbekleidung der Wange durch gestielte Kopflappen. Drei Jahre symptomfrei. Noch ziemlich starke Kieferklemme dadurch bedingt, daß im Heilungsstadium mechanische Dehnung nicht gewagt wurde, da man Spontanfraktur des Unterkiefers befürchtete (Abb. 321).

Es handelt sich um einen typischen Fall von Kombinationstherapie. Der Erfolg bestätigt in dem Falle die Berechtigung, die unsichere Parotisgegend mit Radiumspickung zu behandeln. Grundsätzlich ist es aber sicher besser, in einem solchen Falle die Parotisgegend mit der Halsdrüsengegend einheitlich aus Distanz zu bestrahlen.

59jähriger Mann. Vor fast 15 Jahren Geschwür in der rechten Mundwinkelgegend, das 5 Jahre später operiert wurde. 7 Jahre nach der Operation Schlag auf die Mundwinkelgegend, worauf Schwellung und Ulzeration der behandelten Stelle. Eine Probeexzision ergibt nichts Sicheres. Da die Diagnose unsicher ist, antiluetische Behandlung und später Röntgenbestrahlung in der Annahme, daß eine Tuberkulose vorliegen könnte. Bei Spitaleintritt: Defekt in der Gegend des rechten Mundwinkels, von wo aus derbe Stränge strahlenförmig nach oben und nach unten ziehen. Die Haut ist äußerlich nur etwas eingezogen, sonst nichts verändert. Neben dem Defekt sind auf der Innenseite der Wange zwei Ulcera; das größere Ulcus gut 2 cm lang, scharf begrenzt, die Ränder rot, wenig erhaben, aber derb. Ein drittes Ulcus, fast ebenso groß, geht weiter nach hinten und greift auf den Alveolarfortsatz des Unterkiefers über. Die Ulcera zeigen alle einen schmierig belegten Grund. Am Hals keine vergrößerten Drüsen (Abb. 322).

Histologischer Befund: Basalzellenkarzinom. Da Ulcus und Induration auf den Knochen übergehen und die Affektion vorbestrahlt ist, wird auf eine intratumorale Radiumbehandlung verzichtet und, da auf jeden Fall eine Plastik nötig ist, ebenfalls auf die Bestrahlung des ganzen Gebietes. Der Plan geht dahin, den Tumor elektrochirurgisch zu entfernen und nur die *Grenzgebiete*, wenn nötig, zu spicken.

Operation: Verkochung des ganzen verhärteten Abschnittes zwischen zwei Plattenelektroden, dann Exzision des koagulierten Gebietes. Verkochung der Knochenteile, wo der Tumor verwachsen ist und sofortige Abtragung des Knochens mit der Kneifzange.

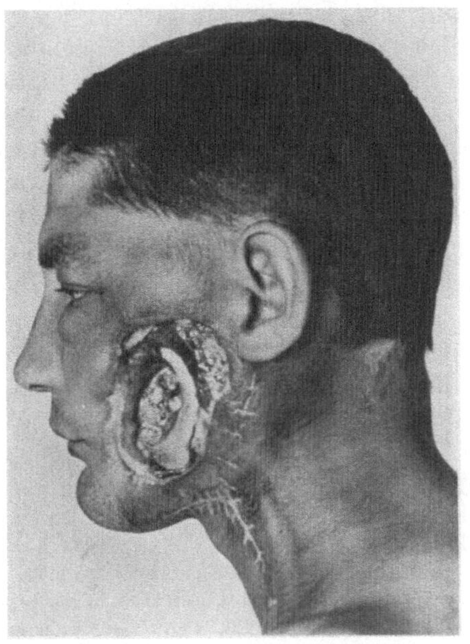

Abb. 320. Derselbe Kranke (wie Abb. 319) nach Reinigung der Wunde. Ausgedehnte Sequestrierung von Knochen.

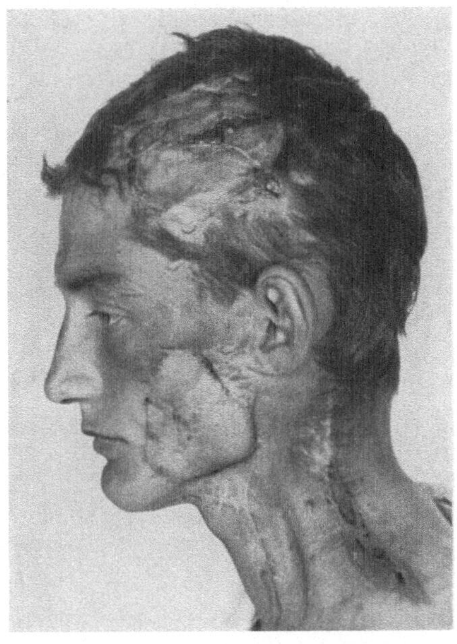

Abb. 321. Derselbe Kranke (wie Abb. 319) nach der plastischen Deckung des Wangendefektes.

Da man überall weit über das befallene Gebiet hinauskommt, wird mit der Bestrahlung zugewartet (Abb. 323). Nach mehr als einem *halben Jahr,* da kein Rezidiv, *Deckung des Defektes* mit gedoppeltem Stirnlappen. $2^1/_2$ Jahre symptomfrei. Patient öffnet den Mund gut (Abb. 324).

Als Kritik der elektrochirurgischen Methode allein oder in Kombination, wird die Möglichkeit, daß ein plastisch zu deckender Defekt entsteht, sowie die Gefahr der Kiefersperre angeführt. Ein Defekt der Wange, der nur bei ausgedehnten, durchgreifenden Tumoren entsteht, ist in gewissem Sinne ein Nachteil, ermöglicht aber auf der anderen Seite vor der Deckung eine gute Übersicht über die Ausdehnung des Tumors und läßt Rezidive leichter erkennen. *Kiefersperre* ist nur dann zu erwarten, wenn der Kranke während der Heilung nicht selbst dem Narbenzug entgegenarbeitet. Wir haben bei einem unserer Fälle etwas Kiefersperre, weil wir viel vom Unterkiefer wegkoagulierten und aus Furcht vor einem Kieferbruch eine energische Dehnung nicht wagten. Ob man bei der elektrochirurgischen Zerstörung des Tumors nur verkochen soll oder diesen mit der Messerelektrode entfernen, scheint uns davon abhängig, ob nur der Tumor zerstört oder ob kombiniert behandelt wird. Ein verkochtes Wangenkarzinom, das nicht vorbestrahlt ist, wird auffallend rasch abgestoßen. Wird mit großen Dosen vorbestrahlt, würden wir stets das verkochte Gewebe vollständig exzidieren. Macht man zugleich mit der Verkochung der Wange die Drüsenausräumung, so kann *unter Umständen* die nekrotische Wange so lange stehen bleiben, bis die primäre Heilung der Halswunde gesichert ist. Wie dies v. SEEMEN angibt, entfernen wir im allgemeinen auch die Nekrosen primär so ausgedehnt wie möglich.

β) Zungenkrebs. Die Verbindung von Elektrochirurgie und Bestrahlung spielt beim *Zungenkarzinom* in der Behandlung des *primären* Tumors eine Rolle. Für die Drüsenmetastasen, die im Behandlungsplan einen Hauptpunkt ausmachen und die in erster Linie das Schicksal des Kranken bestimmen, kommt die elektrochirurgische Behandlung kaum in Frage, vorausgesetzt, daß man nicht auch bei der Halsdrüsenausräumung den Hautschnitt elektrochirurgisch vornimmt. Der Behandlungsplan lautet bei den Drüsenmetastasen: Operation, Strahlenbehandlung allein, Verbindung *beider* Behandlungsarten.

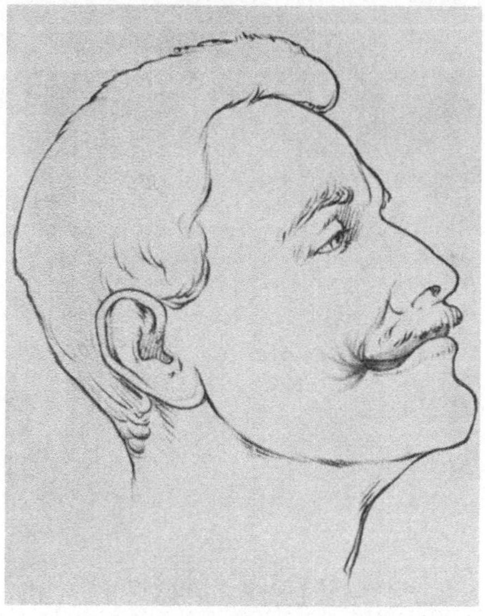

Abb. 322. Karzinom der Wangenschleimhaut. Unter unsicherer Diagnose röntgenbestrahlt, Elektrokoagulation, plastische Deckung. (Chir. Klin. Zürich.)

In den Besprechungen über die Behandlung von Drüsenmetastasen wird im allgemeinen nur von „operativer Behandlung“ gesprochen und die Art des Vorgehens nicht näher ausgeführt. „Drüsenausräumung“ bedeutet nun aber sehr verschiedene Operationen, von der Exstirpation der submaxillaren Drüsen bei kleinem Schnitt bis zur vollständigen Ausräumung „im Block“ mit Resektion des M. sternocleidomastoideus und der V. jugularis int. Nach meinem Dafürhalten verdient nur die letztere Operation die Bezeichnung „Ausräumung der Halslymphdrüsen“.

Eine Betrachtung über die Verbindung von Elektrochirurgie und Strahlenbehandlung beschränkt sich nur auf die Behandlung des Zungentumors.

Zur Behandlung des Zungenkarzinoms werden heute am meisten angewandt: Radium (Mesothor) als intratumorale Behandlung („seeds“, goldene „implants“, Radiumnadeln, Thor-X-Stäbchen), Elektrochirurgie, als bloße Elektrokoagulation oder „chirurgische“ mit elektrochirurgischer Exstirpation des Tumor und *Verbindung* von *Elektrochirurgie* und *Radium*. Radium als Oberflächenbestrahlung vom Mund her wird selten mehr gebraucht (Mundboden). Dazu kommt noch die Bestrahlung von außen, Röntgen- oder Radiumfernbestrahlung.

Zur Behandlung des *vorderen* Zungenabschnittes wird die Bestrahlung von außen meist nur in Kombination mit Radium oder Elektrochirurgie angewandt, wobei die Halsdrüsengegend in das Bestrahlungsfeld mit einbezogen wird. Zur Therapie von Karzinomen des *hinteren* Zungenabschnittes wird die Röntgenbestrahlung (Bestrahlung nach COUTARD) als Hauptbehandlung immer mehr an Bedeutung gewinnen.

Frägt man sich, ob Karzinome des vorderen Zungenabschnittes am besten mit Radium allein, elektrochirurgisch oder in Verbindung beider Methoden behandelt werden sollen, so fällt einem auf, daß, aus den Arbeiten der letzten Jahre zu schließen, die *elektrochirurgische Behandlung immer mehr angewandt wird*. Grundsätzlich mit Radium behandeln vor allem REGAUD und seine Schule: LAZARUS, BAYET, CADE, QUICK, GASK. Die glänzenden Resultate von FORSELL-BERVEN sprechen für eine grundsätzlich kombinierte Behandlung. EDWARDS, FITZWILLIAMS, GERNEZ, MALLET und MILLIGAM, WARD, GRANT, EBER, CLARK, HARMER, WYETH, CLAIRMONT und SCHÜRCH, um nur einige Autoren zu nennen, treten ebenfalls mehr für eine Kombinationsbehandlung ein.

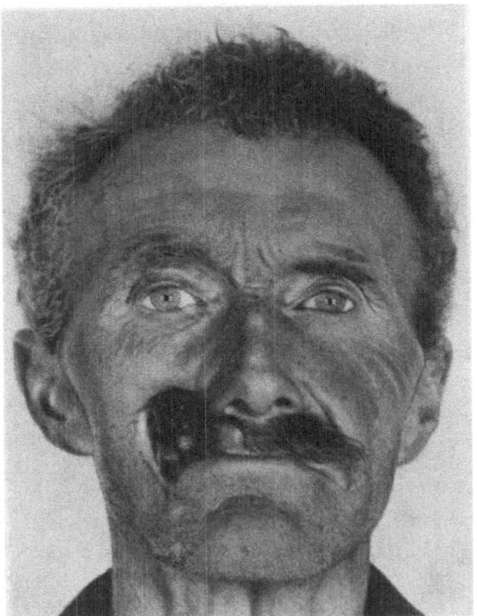

Abb. 323. Derselbe Kranke (wie Abb. 322) nach Reinigung der Wunde.

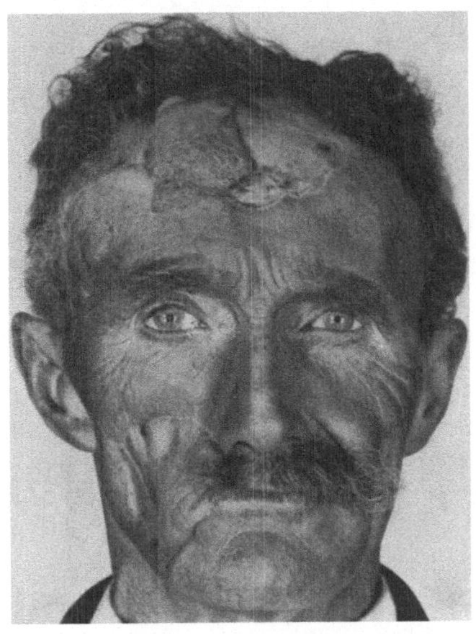

Abb. 324. Derselbe Kranke (wie Abb. 322) nach plastischer Deckung des Defektes.

Es besteht kein Zweifel, daß die alleinige Radiumbehandlung bei umschriebenen Tumoren des vorderen Zungenabschnittes, besonders, wenn sie die Zungenoberfläche oder den Rand befallen, sehr gute Resultate gibt. Wenig differenzierte, strahlensensible Karzinome, die leicht rezidivieren, sollten zum mindesten nicht *ohne* Strahlen behandelt werden.

Will man *alle* Zungenkarzinome, von jeder Lokalisation und Größe, mit Radium behandeln, so stellen sich Schwierigkeiten ein, die Elektrochirurgie oder Kombinationsbehandlung am besten umgehen. Den Wert der Kombinationsbehandlung beweisen am besten die Resultate von FORSELL-BERVEN.

Die *Notwendigkeit* einer Verbindung von Strahlenbehandlung mit Elektrochirurgie besteht besonders unter folgenden Umständen: 1. Sobald ein Tumor in Knochennähe kommt oder auf den Knochen übergreift, besteht die Gefahr der Strahlenschädigung des Knochens (Mundboden). Sobald der Knochen ergriffen ist, läßt sich auch technisch kaum eine Spickung durchführen, besonders, wenn man gefilterte Nadeln anwendet. Dieser Nachteil wird von den genannten Autoren am meisten und in erster Linie erwähnt. 2. Bei großen, geschwürig zerfallenden Tumoren ist es unter Umständen unmöglich, Radiumnadeln so zu befestigen, daß eine gleichmäßige Bestrahlung während mehrerer Tage möglich ist. Wenn man solche Tumoren bestrahlen will und sie nicht von vornherein elektrochirurgisch entfernt, ermöglicht die elektrochirurgische Vorbereitung eine sachgemäße Radiumspickung. 3. Bei Tumoren des *hinteren* Zungenabschnittes, bei Karzinomen, die auf Tonsillen und Rachen übergreifen, ist die übliche Art der Radiumspickung oft technisch unmöglich. (Temporäre Wangenspaltung kann hier sehr nützlich sein.) Sonst ist auch hier Kombinationsbehandlung Elektrochirurgie-Radium angezeigt, oder Röntgenbestrahlung nach COUTARD und Koagulation des Restherdes. 4. Diagnostisch unklare Tumoren, besonders, wenn sie nicht von der Schleimhaut ausgehen (Adenokarzinome) deren Radiosensibilität unsicher ist, eignen sich ebenfalls besser für elektrochirurgische oder kombinierte Behandlung.

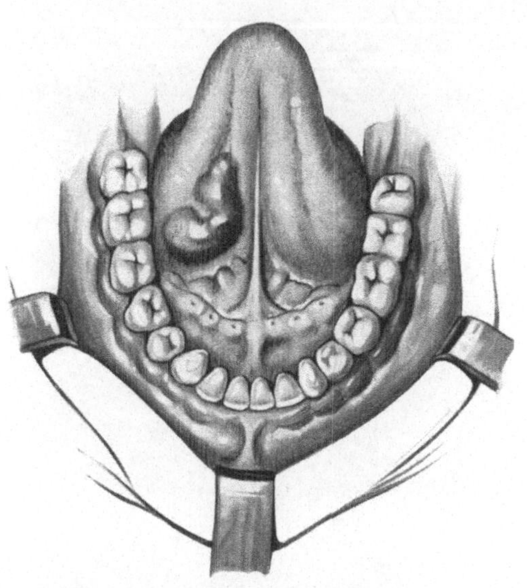

Abb. 325. Karzinom der Zungenunterseite wegen unsicherer Diagnose elektrochirurgisch entfernt und mit Radium nachbehandelt.

Beispiel: 74jährige Frau. *Vorgeschichte:* 6 Wochen vor Spitaleintritt Schmerzen an der Zunge. Da die Kranke meint, daß drei Zähne die Ursache seien, geht sie in die Zahnklinik, wo man die Zähne entfernt und die Kranke sogleich auf den sublingualen Tumor aufmerksam macht. *Allgemeinbefund:* o. B.

Örtlicher Befund: An der Unterseite der Zunge kirschgroße Vorwölbung, von normaler Schleimhaut bedeckt. Sie verliert sich allmählich in der Zunge. Außerdem zahlreiche erweiterte Venen. Entsprechend dieser Vorwölbung fühlt man einen sehr derben, nußgroßen, höckerigen Tumor, der im allgemeinen sehr gut von der übrigen Zunge abgegrenzt ist und nur an der Basis das umgebende Muskelgewebe infiltriert (Abb. 325). Mundboden sonst nicht verändert. Keine Drüsen am Hals nachweisbar.

Eine sichere Diagnose läßt sich nicht stellen. Am wahrscheinlichsten ist ein maligne entarteter Tumor, von der Sublingualdrüse ausgehend. Man entschließt sich, ihn elektrochirurgisch auszuschneiden, während der Operation histologisch zu untersuchen und sich im weiteren nach dem Ergebnis der Untersuchung zu richten.

Operation: Örtliche Anästhesie der Geschwulst und elektrochirurgische Entfernung. Der Tumor erweist sich besonders in der Tiefe als diffus infiltrierend. Erste histologische Untersuchung: Adenokarzinom. Aus diesem Grund Koagulation des Wundgebietes und Spickung mit Radium. Im ganzen 10 Nadeln: 5 Nadeln zu 2 mg Ra. El. und 5 Nadeln zu 1 mg Ra. El., Filter 0,5 mm Plation.

Dauer der Bestrahlung 6 Tage. Totale Dose 16,2 millicuries détruits (2175 mmg h.). Symptomfreiheit 3 Jahre.

5. Ganz kleine Tumoren exzidiert man am besten elektrochirurgisch und bestrahlt sie unter Umständen nachher. 6. Besonders amerikanische Autoren (EDWARDS, HANFORD, QUICK) weisen darauf hin, daß nach Radiumspickung

Tumoren schlecht abheilen, daß schmerzhafte Geschwüre entstehen. Solche Veränderungen, meist *Strahlenschädigungen* oder *unvollständig abheilende Tumoren* werden am besten möglichst frühzeitig elektrochirurgisch entfernt. Der Kranke wird damit schmerzfrei, oft wird auch erst damit sein Tumor beseitigt. Die Gefahr solcher Zustände ist größer, wenn man mit „seeds" arbeitet, als mit gefilterten Nadeln.

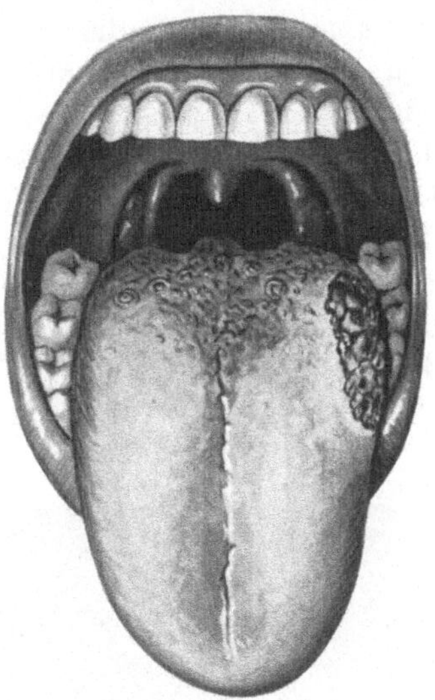

Abb. 326. Zungenkarzinom mit Radium behandelt und kurz darauf elektrochirurgisch entfernt. (Chir. Klin. Zürich.)

Beispiel: 54jähriger Mann. Vor etwa 5 Monaten nach einer Erkältung Entstehung eines Geschwürs auf der linken Zungenseite. Behandlung mit Öl.

Örtlicher Befund: Auf der linken Zungenseite, unmittelbar vor dem Gaumenbogen ein über 10-Rappenstückgroßes, flaches Ulcus ohne erhabene Ränder, aber deutlich verhärtet (Abb. 326). Keine Beziehung zu Mundboden und Kiefer.

Histologischer Befund: Verhornendes Plattenepithelkarzinom. Halsdrüsengegend zeigt eine mandelgroße, derbe Submaxillardrüse links.

1. In örtlicher Betäubung Spickung des Tumors mit 12 Nadeln von 1,33 mg Ra. El. und Wanddicke 0,5 mm Pt. Bestrahlungszeit $5^1/_2$ Tage. Totale Dose 15,0 millicuries détruits (2000 mmg h.). Anschließend: Halsdrüsenausräumung mit Resektion des M. sternocleidomastoiden und der V. jugularis int. Histologisch sind die Drüsen frei von Karzinom. Im Bereich des bestrahlten Gebietes entwickelt sich ein kleiner Abszeß in der Zunge. Nach Entleerung von wenig Eiter geht die Verhärtung nur langsam zurück. Da man nicht völliges Ausheilen des Tumors vermutet, zwei Monate später Elektrokoagulation des ganzen verhärteten Abschnittes in Avertinnarkose. Exzision des verkochten Gewebes. Unterbindung der A. lingualis. In dem entfernten verkochten Gewebe finden sich histologisch Tumorreste. $2^1/_2$ Jahre symptomfrei (Abb. 327).

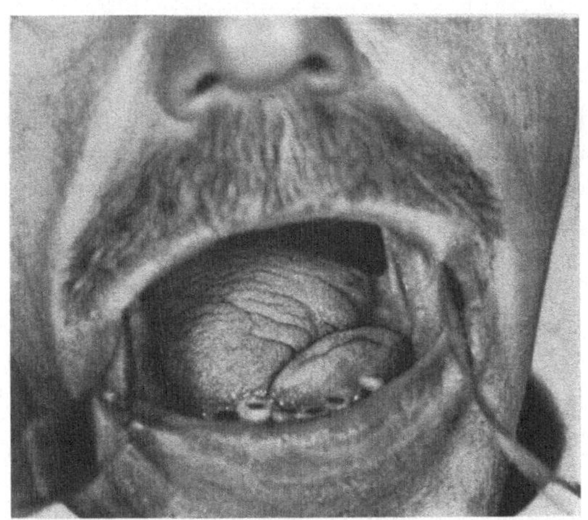

Abb. 327. Derselbe Kranke (wie Abb. 326), zwei Jahre später.

Die *Technik* der Kombinationsbehandlung wird wie bei anderen Karzinomen sehr verschieden gehandhabt. Am meisten wird die Kombination so benutzt, daß der Tumor koaguliert oder elektrochirurgisch exzidiert wird und das Wundbett sofort mit Radiumnadeln gespickt. Andere Autoren bestrahlen zuerst und koagulieren später. GERNEZ und MALLET geben eine besondere Technik an, indem sie mit einer Nadel- oder Kugelelektrode den Tumor mit einer Reihe von koagulierten Zylindern durchsetzten und das Gebiet nach 10 Tagen mit Radium bestrahlen. Die Technik von FORSELL-BERVEN ist folgende: 1. Radiumbestrahlung des Tumorgebietes auf Distanz mit der Kanone von LYSHOLM. (Distanz 5 cm,

Filter 2 mm Pb. 30—40 Grammstunden, verteilt auf 7—10 Tage.) 2. Nach 3—4 Wochen Elektrokoagulation mit Exzision kleiner Tumoren oder Verkochung zwischen zwei Platten bei größeren Tumoren *ohne* Exzision. 3. Sofort anschließend Radiumspickung um das verkochte Gebiet herum mit Nadeln von 10 mg Ra.El. 20 mm lang, mit einer Wand aus Goldplatin entsprechend 1 mm Blei. Behandlungszeit 2—5 Stunden, je nach der Zahl der Nadeln, so daß eine Epidermitis entsteht. Bei ausgedehnter Verkochung präliminäre Unterbindung der A. lingualis. Wie BERVEN hervorhebt, ist bei dieser Technik die Reinigung der Wunde und ihre Heilung stark verzögert und dauert 8 bis 9 Wochen. Es besteht kein Zweifel, daß die verzögerte Wundheilung besonders bei *Zurücklassung des koagulierten Gewebes einen großen Nachteil der kombinierten Methode bedeutet.* WYETH z. B. entfernt das ganze verkochte Gebiet. Er umgrenzt zuerst die Tumorzone, indem er mit einer eingestochenen Nadel eine

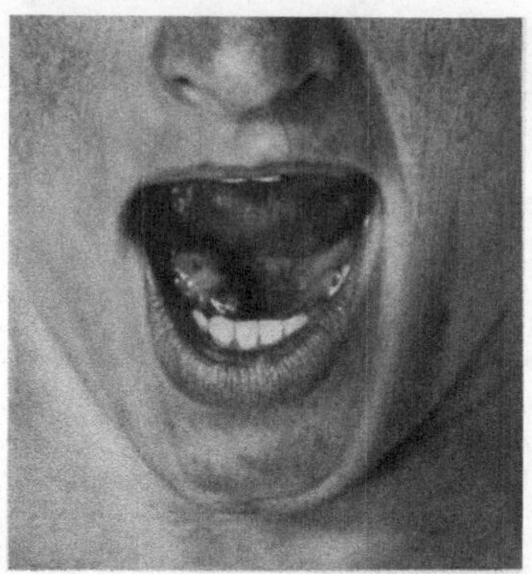

Abb. 328. Epulis. Radiumspickung des Stieles und elektrochirurgische Abtragung. (Chir. Klin. Zürich.)

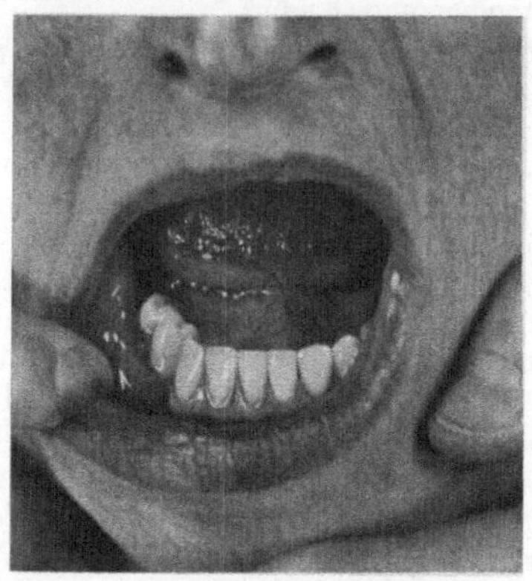

Abb. 329. Dieselbe Kranke (wie Abb. 328) nach zwei Jahren.

koagulierte Randpartie schafft und exzidiert dann den Tumor am Rande dieser Zone. Nach BERVEN werden die Nachteile der langsamen Abstoßung durch die Vorteile (lange, anhaltende Wärmewirkung, kräftigere Reaktion) aufgehoben. Wir haben selbst eine Reihe von Kranken nach der Technik von BERVEN behandelt, d. h. das Tumorgebiet nur verkocht und dann bestrahlt. Trotz *sorgfältigster* Mundpflege haben wir einige Kranke an *Pneumonie verloren,* weniger in den ersten Tagen nach der Behandlung, als nach 1—3 Wochen. *Seit wir so gut wie möglich das verkochte Gewebe entfernen, ist der postoperative Verlauf im allgemeinen besser. Das Zurücklassen möglichst geringer Nekrosen ist für uns zur Regel geworden.*

Daß es bei der Zungenkarzinomtherapie viele Wege und Kombinationen gibt, betont QUICK: *man soll diese Behandlung nicht standardisieren, sondern jeden Kranken der Lage des Einzelfalles nach betrachten.*

Bei der Behandlung der *Karzinome* des *Alveolarfortsatzes* des Unterkiefers steht Elektrochirurgie im Vordergrund. Die Koagulation des Tumors mitsamt dem Knochen kann auch durch Bestrahlung vorbereitet oder ergänzt werden (Radiumoberflächenbestrahlung vom Munde her, Röntgen- oder Radiumfernbestrahlung).

Bei umschriebenen Karzinomen des *Gaumens* kommt Kombinationsbehandlung oft in Frage, besonders bei den Tumoren des *weichen* Gaumens: Röntgen- oder Radiumoberflächenbestrahlung und elektrochirurgische Entfernung des Resttumors.

Die *Epulis* ist am besten durch eine Verbindung von Elektrochirurgie und Bestrahlung zu behandeln. Die Kombination ermöglicht hier ein konservatives Vorgehen, ohne Entfernung von Zähnen oder Knochen und erlaubt eine genaue histologische Kontrolle. Das gute kosmetische Resultat ist wichtig, da Epuliden besonders häufig bei jungen Frauen vorkommen, die histologische Untersuchung ist *notwendig*, um *echte* Sarkome, die zuerst das Bild der Epulis vortäuschen, zu erkennen. *Eine* Kombinationsbehandlung besteht darin, den Tumor elektrochirurgisch abzutragen und die Basis mit Radiumoberflächenbestrahlung nachzubehandeln, so das Rezidiv verhindernd (Berven, Kumer u. a.). Wir bestrahlen zuerst den Geschwulststiel durch Einstecken einer Radiumnadel an der Basis und tragen dann den Tumor elektrochirurgisch ab (Schürch).

Beispiel: 24jährige Frau. Während der Schwangerschaft auftreten eines Tumors von Nußgröße zwischen Eckzahn und Prämolar, der zwischen den Zähnen auf die Vorderseite des Alveolarfortsatzes wuchert (Abb. 328).

Behandlung: Spickung des Stieles auf beiden Seiten des Alveolarfortsatzes mit einer Nadel von 1 mg Ra. El. Nach 4 Tagen (1,45 millicuries détruits, 200 mmg h.) Entfernung der Nadeln und elektrochirurgische Abtragung des Tumors. 2 Jahre symptomfrei (Abb. 329).

γ) Karzinome und Sarkome des Oberkiefers. Bei der Behandlung der Oberkiefertumoren hat man weder mit der rein operativen Behandlung noch mit der Strahlenbehandlung befriedigende *Dauererfolge* erzielt. Die Gründe dafür sind in erster Linie darin zu suchen, daß bei Oberkiefertumoren eigentlich nie Frühbehandlung getrieben werden kann, sondern subjektive und objektive Symptome erst spät auftreten, erst dann, wenn der Tumor eine Auftreibung des Oberkiefers hervorruft oder Beziehungen zu den Nachbarorganen hat. Bei der operativen Behandlung ist schon die operative Mortalität hoch (15—30%). Eine *radikale* Operation ist bei einem großen Teil der Fälle nicht möglich wegen Übergreifens auf die Nachbarorgane. Impfmetastasen kommen besonders leicht vor, indem der Tumor nur selten von vornherein als Ganzes exstirpiert werden kann. Die Prozentzahl der Dauerheilung ist im allgemeinen gering, König gibt z. B. 17% an, Martens 24%.

Man hat versucht, mit alleiniger Strahlenbehandlung weiterzukommen, zuerst mit Radium von der Oberfläche her und durch Spickung des Tumors, sowie durch Verbindung von Röntgen und Radium. Am meisten wurde noch erreicht mit Radiumspickung des Tumors und Röntgenbestrahlung, während sonst Erfolge die Ausnahme waren.

Es handelt sich bei den Oberkiefertumoren meist um infizierte, zerfallende Geschwülste, die auf Strahlen schlecht ansprechen und bei denen durch Bestrahlung die Infektion eher noch gesteigert wird. Ferner entstehen bei der Bestrahlung von Oberkiefertumoren besonders leicht Knochenradionekrosen, nekrotische Zustände des Knochens, die für den Kranken besonders gefährlich werden, indem sie sehr schmerzhaft sind und zu schweren, oft tödlichen Infektionen führen.

Für den Chirurgen handelte es sich darum, die operative Mortalität zu vermindern und ebenso die Gefahr der örtlichen Implantation. Für die Strahlenbehandlung bestand die Notwendigkeit darin, die Infektion zu bekämpfen, die

Strahlenschädigung des Knochens zu verhindern. So wurde zuerst von Ochsner das Operieren mit dem Messer durch das Glüheisen ersetzt und später benützte man den hochfrequenten Strom (Harmer u. a.). Infektion und Radionekrose konnten bekämpft werden durch Entfernung der infizierten Tumormasse und durch Schutz des Knochens (Entfernung von Knochen, besondere Bestrahlungstechnik).

Man kam so zu der Kombinationsbehandlung von Operation und Radiumbestrahlung, von Elektrochirurgie und Bestrahlung. Als solch typische Kombinationsbehandlungen erwähnen wir in erster Linie die Methode von Holmgren und Berven, sowie die Behandlung von Hautant-Monod.

Die Methode von Holmgren-Berven entwickelte sich aus der Nachbestrahlung blutig resezierter Oberkieferkarzinome, in Form von Einlegen von Radium in die Wundhöhle. Die blutige Resektion wurde dann ersetzt durch die elektrochirurgische Operation.

Holmgren umschneidet vom Munde her ohne äußeren Schnitt mit einer Messerelektrode das zu entfernende Gebiet, eröffnet dann die Kieferhöhle und verkocht zwischen zwei Plattenelektroden Knochen und Tumor. Nach vollständiger Verkochung erfolgt Entfernung der vorderen, unteren und medialen Wand des Kiefers, vollständige Abtragung der Wände des Kiefers, des Proc. pterygoideus und nochmalige Verkochung der jetzt freigelegten Weich- und Knochenteile. Der Orbitalboden wird verschieden behandelt, je nachdem, ob Tumorinfiltration besteht oder nicht. Siebbein- und Keilbeingebiet werden ebenfalls behandelt, unten mit der Kugelelektrode, gegen die Schädelbasis blutig, wegen der Gefahr der endokraniellen Infektion. In diese Wundhöhle, die vollständig von vorspringenden Knochenteilen befreit ist, erfolgt nun die Einlage von Radium. Es werden im allgemeinen 4 Radiumröhrchen eingelegt. Jeder dieser Träger enthält 25 mg Ra. El. Die Filterung entspricht 3 mm Blei. Ein Röhrchen kommt in die Keilbeinhöhle zu liegen, eines retro-maxillar und zwei in das Siebbeingebiet. Die Behandlungszeit beträgt 12—24 Stunden und bewirkt eine starke Reaktion. Von 64 Kranken (50 Karzinome), die Holmgren so operierte, blieben 40% länger als ein Jahr symptomfrei.

Die Methode, die Hautant und Monod ausarbeiteten, nimmt besonders auf die Gefahr der Knochennekrose Rücksicht. Sie verbindet allerdings blutige Kieferresektion mit Radiumbestrahlung, ihre *Bestrahlungsart kann aber leicht mit der elektrochirurgischen Resektion verbunden werden* (Schürch). Hautant-Monod führen eine Oberkieferresektion aus, indem sie die Weichteile mit einem Weberschen Schnitt ablösen. (Der Schnitt wird aber nur bis gegen den inneren Augenwinkel geführt.) Nach der Resektion, wobei, wenn möglich, der Orbitalboden geschont wird, werden die Knochenwände besonders sorgfältig abgetragen, um eine Strahlenschädigung zu verhüten (Abb. 330).

Bei der Bestrahlung nimmt man auf die Gefahr der Knochenschädigung auch dadurch Rücksicht, daß die Strahlenwirkung möglichst verteilt wird. Es werden 10—12 strahlende Herde eingelegt, Radiumröhrchen von geringer Ladung (3,3 mg Ra. El.). Die mit Platin gefilterten Röhrchen sind noch in Gummikapseln eingeschlossen und kommen auf Gazestreifen zu liegen, die mit Goménol getränkt sind. Die Verteilung der Strahlenherde erfolgt so, daß besonders die Gegenden bestrahlt werden, wo das Karzinom am häufigsten eindringt: die Haut, die pterygo-maxillar-Gegend, der weiche Gaumen, der Orbital-

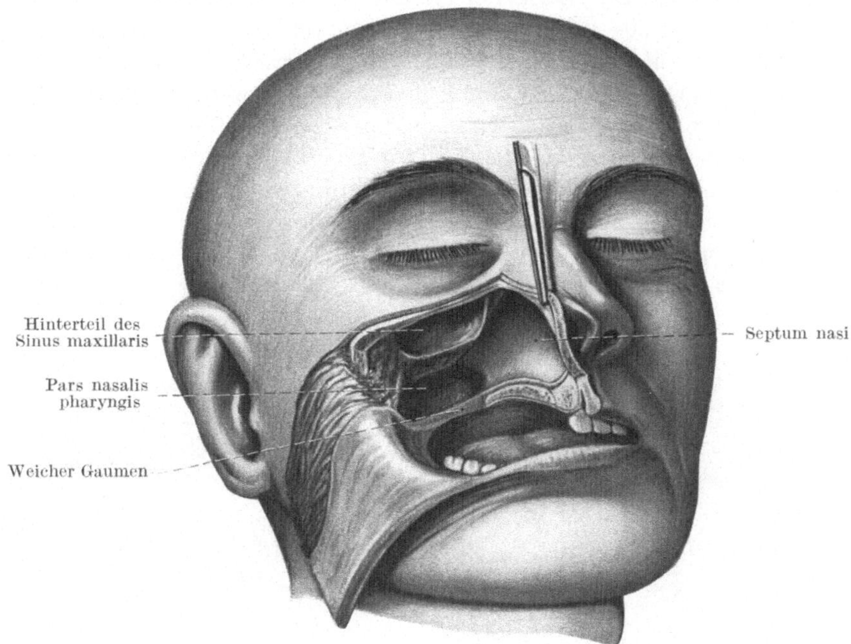

Abb. 330. Oberkieferresektion, Vorbereitung zur Radiumeinlage. (In der Dissertation von VERGER, worin dieser die Methode von HAUTANT-MONOD genauer beschreibt, ist auf einer Abbildung die Oberkieferresektion nicht so ausgedehnt wiedergegeben, wie dies hier geschieht. Deshalb geben wir nicht das Bild von VERGER wieder, sondern das Bild einer Oberkieferresektion, wie wir sie als Vorbereitung zur Radiumeinlage ausführen.)

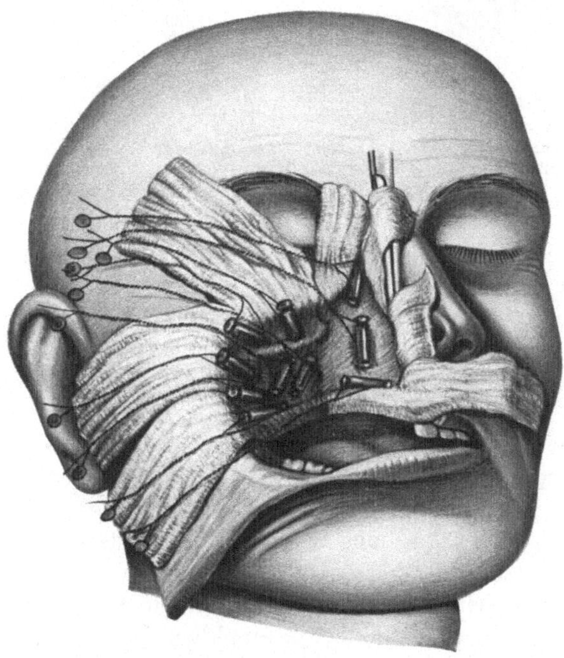

Abb. 331. Schema der Einlage im resezierten Oberkiefer. (Nach HAUTANT-MONOD-VERGER.)

boden (Abb. 331). Die Stärke der Ladung ist so gewählt, daß bei 10—12 Herden in 4 Tagen etwa 20—25 millicuries zerstört werden (2500—3500 mmg h). Die Radiumträger, die durch Tamponade gehalten werden, sind durch Faden gesichert, die durch die Nasenöffnung herausgeleitet werden. Während der Zeit der Strahlenreaktion hat der Kranke wenig Beschwerden, wenn die Dose um 25 millicuries herum bleibt. *Bei höheren Dosen können für Monate neuralgische Schmerzen auftreten.* Strahlenschädigung wurde mit dieser Methode ohne Überdosierung nicht beobachtet. Die Bestrahlungszeit von 4 Tagen ist erstens der Auffassung von Regaud angepaßt, daß eine Bestrahlung, um alle Zellen im Teilungszustand zu treffen, über mehrere Tage verteilt werden müsse (7 bis

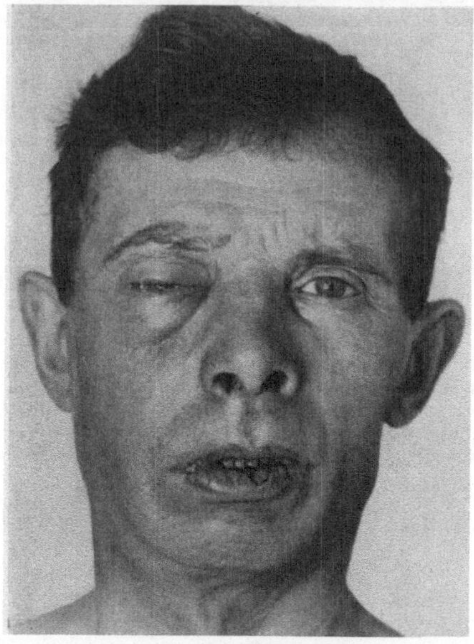

Abb. 332. Oberkieferkarzinom nach Elektrokoagulation und Radiumbehandlung (Ödemen der Wange und der Lider 5 Tage post. op.). (Chir. Klin. Zürich.)

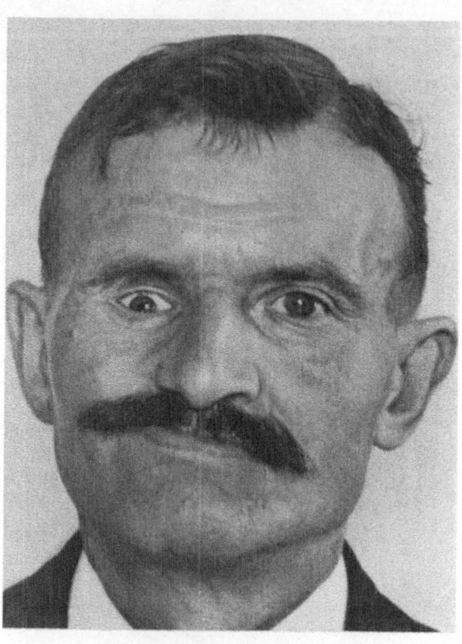

Abb. 333. Derselbe Patient (wie Abb. 332) vor Anfertigung der Kieferprothese mit Augenprothese. 2 Jahre später.

10 Tage) und zweitens der Notwendigkeit, den Verband wegen Infektionsgefahr nach einigen Tagen zu entfernen.

Hautant-Monod berichten über 18 Kranke, die so behandelt wurden (1920—1923). Bei Fällen mit einem Tumor, der auf die Maxilla beschränkt ist, erreichten sie in 60% über $1^1/_2$ Jahre Symptomfreiheit, bei mehr ausgebreiteten Fällen 33%.

An der Zürcher Klinik operieren wir seit einiger Zeit die Oberkieferkarzinome elektrochirurgisch, wie es Holmgren angibt und bestrahlen zugleich nach der Methode von Hautant-Monod. Die beiden Methoden lassen sich gut verbinden, einzig ist die Einlage des Radiums etwas erschwert, da der Hautschnitt fehlt. Um die Radiumeinlage während der Behandlung machen zu können und um sie zu halten, nähen wir in den Gaumendefekt ein Gummistück ein, das die Wunde vollständig von der Mundhöhle abschließt.

Abb. 332 zeigt einen 58jährigen Mann nach Holmgren elektrochirurgisch operiert und nach Hautant-Monod bestrahlt, 5 Tage nach der Operation. Dose: 24 millicuries détruits.

Ausräumung der Orbita, da der Orbitalboden mit entfernt werden mußte. Abb. 333 zeigt denselben Kranken nach Anfertigung der Augenprothese. (Der Kranke hat zwei Jahre nach der Operation eine Halsdrüsenmetastase gezeigt, die operiert und bestrahlt wurde.)

HOLMGREN operiert nach Morphiumvorbereitung in Chloroformnarkose, HAUTANT-MONOD benutzen örtliche Betäubung, wir verwenden jetzt Avertinnarkose.

Wir haben die Methoden von HOLMGREN-BERVEN, HAUTANT-MONOD etwas ausführlich erwähnt, da sie die besten Beispiele einer Kombinationsbehandlung sind. Die Verbindung von Elektrochirurgie und Radium hat sich hier fast selbstverständlich aus den Vor- und Nachteilen der alleinigen Operation oder Strahlenbehandlung ergeben.

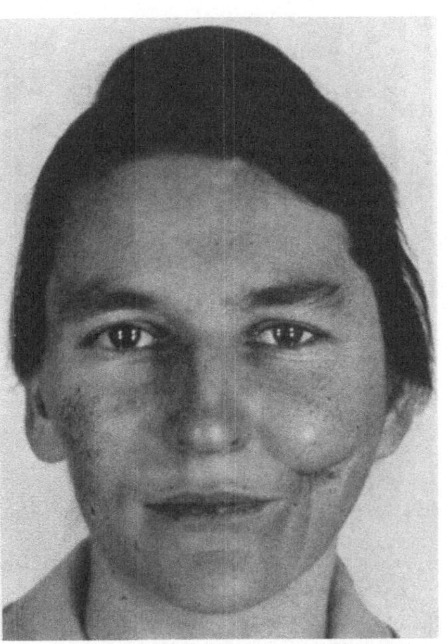

Abb. 334.
Oberkiefersarkom, Elektrokoagulation, Röntgenbestrahlung nach COUTARD.

Zur Behandlung der Oberkieferkarzinome wird die Verbindung von Elektrochirurgie und Radiumbestrahlung noch von anderen Autoren angewandt, zum Teil ähnlich wie wir es erwähnt haben oder als andere Kombination. JUDD und NEW operieren ähnlich wie HOLMGREN und legen Radium in die Wundhöhle (36% der Fälle leben über 1 Jahr). QUICK und JOHNSON beschreiben Verfahren, bei denen die Kieferhöhle eröffnet wird, bzw. der Alveolarfortsatz entfernt und Radium eingelegt. Die Erfolge bleiben hinter denjenigen von HOLMGREN-BERVEN und HAUTANT-MONOD zurück. Von PICHLER wird in neuester Zeit über seine Erfahrungen an 182 Fällen von Oberkieferkarzinomen berichtet. 125 Fälle wurden reseziert, aber nur ausnahmsweise elektrochirurgisch. Ein Teil der resezierten Fälle wurde nachbestrahlt, zum Teil Röntgen oder Radium allein oder mit Röntgen und Radium. PICHLER fand nur bei den Sarkomen eine deutliche Verbesserung der Resultate, wenn kombiniert behandelt wurde. Seine Bestrahlungstechnik beschreibt PICHLER nicht näher, bemerkt aber, daß er sehr vorsichtig bestrahlt habe.

Bei den *Oberkiefersarkomen* sind die Erfolge der rein operativen Behandlung etwas besser, so daß man wenige Angaben über eine Kombinationsbehandlung findet. Die Behandlung ist aber wohl am besten in derselben Art durchzuführen wie bei Karzinomen. Einen Fall von Sarkom des Oberkiefers, kombiniert elektrochirurgisch und mit Röntgenbestrahlung nach COUTARD behandelt, teilen wir kurz mit:

Beispiel: 29jährige Frau. *Vorgeschichte:* Beginn vor 5 Jahren als Verhärtung der linken Oberwangenschleimhaut. Mit zunehmender Verdickung in der ganzen Oberkiefergegend, neuralgieartige Schmerzen in der Wange und immer mehr Unvermögen, den Mund zu öffnen. In den letzten Monaten Abmagerung, Geschmacks- und Geruchsstörung, fast vollständige Mundsperre.

Örtlicher Befund: In der Mitte der Nasolabialfalte Einziehung der Haut gegen den Oberkiefer. Überempfindlichkeit der Haut im Bereich von V. 2 und 3. Vollständiges Unvermögen, den Mund zu öffnen oder die Zunge herauszustrecken. Entlang der Zungenschleimhaut kann der Finger nur etwa 2 cm weit eingeführt werden und stößt dann auf eine geschwürige Geschwulst. Die Wange ist in der ganzen Ausdehnung, wo sie abgetastet werden kann, infiltriert (Abb. 334). *Elektrochirurgische Operation:* In Avertinnarkose Spaltung und Aufklappung der Wange. Verkochung des Tumors und des vollständig zerstörten Kiefers. Verkochung des Gaumens bis weit auf die Gegenseite. Resektion des Proc. coronoides des Unterkiefers und eines Stückes des Ramus ascendens. Eine radikale Operation ist unmöglich, ebensowenig eine sachgemäße Radiumbestrahlung durch Einlegen von Radium.

Histologische Diagnose: Spindelzellensarkom (Abb. 335). Röntgenbestrahlung nach Coutard (Röntgeninstitut Prof. Schinz). Zwei Bestrahlungsserien von 18 und 16 Bestrahlungen

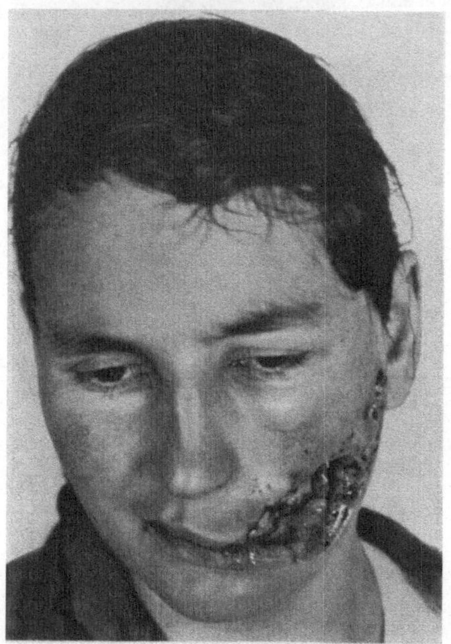

Abb. 335. Dieselbe Kranke (wie Abb. 334) nach der Operation vor Beginn der Bestrahlung.

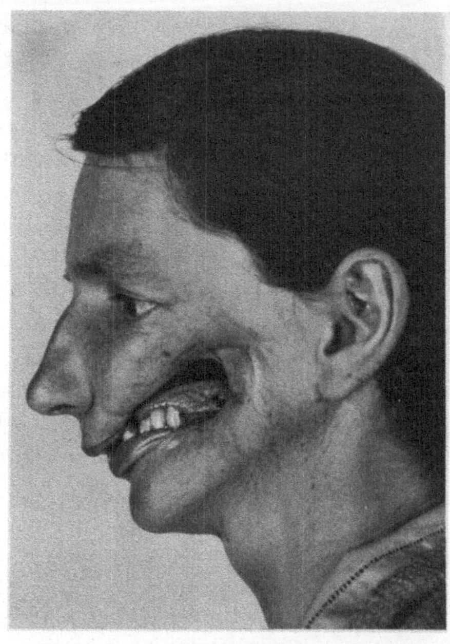

Abb. 336. Dieselbe Kranke (wie Abb. 334 u. 335) $1^1/_2$ Jahre später.

mit einem Intervall von $3^1/_2$ Monaten. Filter 1 mm Cu., Abstand 66 mm. Totale Dose auf ein Feld 5580 R.

Die Kranke bleibt $^5/_4$ Jahre bei gutem Allgemeinbefinden ohne Rezidive; vor fünf Monaten Koagulation eines kleinen Rezidives an der Schädelbasis. Heute keine Zeichen von Tumor (Abb. 336).

Bei Tumoren der *Epipharynx* und des *Mesopharynx* werden sowohl zahlreiche Operationsmethoden als auch Arten der Strahlenbehandlung angegeben. Nach Holmgren ist die Verbindung von Elektrochirurgie und Radium bei Tumoren des Nasenrachenraumes besonders da angezeigt, wo Radium nicht von vornherein hingebracht werden kann. Kombinationsbehandlung wird auch von Makenzie u. a. empfohlen.

Bei *Tonsillartumoren* wird die Verbindung von Elektrochirurgie und Bestrahlung sehr viel angewendet, je nach Einstellung das eine oder andere vorbereitend oder ergänzend. Operiert man ein Karzinom der Tonsille elektrochirurgisch, erfolgt meist Vorbestrahlung. Wir erwähnen die Technik der

Münchener Klinik (KOHLER): Kreuzfeuer von 2—3 Einfallspforten unter Einbeziehung der Drüsengegend mit möglichst harter Strahlung. Filter $1^1/_2$ mm Cu, 60—70 cm Abstand. Dosis pro die 100—150 R. bei täglicher Bestrahlung und Gesamtdosis von 800—1000 R. für jedes Feld. Wenn möglich, nach der Elektrooperation noch Nachbestrahlung.

Werden die Tonsillartumoren in erster Linie radiologisch behandelt (die Methode von COUTARD gibt hier gute Ergebnisse), so dient *Elektrochirurgie* dazu (BERVEN, SCHINZ, KAHLSTORF-ZUPPINGER), etwaige *Resttumoren zu entfernen.*

Auf die *Pharynxtumoren* gehen wir nicht näher ein. Persönliche Erfahrung über Kombinationsbehandlung haben wir nicht. Sie wird aber, falls man elektrochirurgisch operiert, im Sinne einer Vor- oder Nachbestrahlung in Frage kommen. Nach unserer persönlichen Meinung ist die Bestrahlung nach COUTARD gegenwärtig die beste Methode (COUTARD, MIESCHER, ZUPPINGER). Wie weit Elektrokoagulation zur Behandlung von Resttumoren nach COUTARD-Bestrahlung in Frage kommt, wissen wir nicht. Die Gefahr der Aspirationspneumonie wird aber hier bei der langsamen Wundheilung nach Bestrahlung besonders groß sein.

e) Brustdrüsenkrebs.

Es ist bei wenigen Krankheiten so schwer, sich ein Bild über den *Nutzen* einer Behandlung zu machen und allfällige Fortschritte zu beurteilen, wie beim Mammakarzinom. Wie SCHLOFFER betont, ist die Beurteilung statistischer Angaben nicht leicht, weil eine feste Grundlage zur Einschätzung der Schwere des Krankenmaterials der einzelnen Autoren fehlt. Vollständig unbrauchbar zu Vergleichen ist eine Einteilung nach der Operabilität. Die Einteilung nach STEINTHAL, so unentbehrlich und besonders für den Unterricht nützlich sie ist, läßt Irrtümer zu. Auch die noch genauere Einteilung von ANSCHÜTZ und HELLMANN kann nicht das ganze Krankheitsbild umschreiben. Genaue Vergleichsmöglichkeiten über den histologischen Bau und allfällig verschiedene Bösartigkeit oder Strahlensensibilität fehlen. Die Beurteilung des Befallenseins von Drüsen bleibt sehr oft eine subjektive; eine systematische, histologische Untersuchung jeder Drüse wird nicht immer ausgeführt. Bei der Beurteilung der Ausbreitung des Tumors und der Metastasen sind wir beschränkt auf die grobe Abtastung der Brust, der Achselhöhle und der supraclaviculären Gegend. Das wichtige Lymphabflußgebiet durch den Thorax und besonders nach den parasternalen Drüsen kann gar nicht berücksichtigt werden (HANDLEY, SCHÜRCH). Den Wert einer Behandlungsmethode kann man eigentlich nur einigermaßen beurteilen aus dem Vergleich der Resultate eines und desselben Chirurgen bei derselben, stets von ihm selbst vorgenommenen Gruppeneinteilung.

Alle diese Bedenken wollten wir einer kurzen Besprechung der Kombination von Elektrochirurgie und Strahlenbehandlung vorausschicken, da uns persönliche Erfahrungen über diese Kombinationsbehandlung fehlen. Wir kennen nur die elektrochirurgische Behandlung des Mammakarzinoms und die Kombination von Elektrochirurgie und Bestrahlung als *palliative* Methode. Wir kommen leider noch ab und zu in die Lage, ein Mammakarzinom behandeln zu müssen, wo jeder Versuch, eine Heilung zu erzielen, von vornherein ausgeschlossen ist. Bei solchen Fällen, die einer *palliativen Bestrahlung* unterzogen werden, bedeutet die *elektrochirurgische Abtragung eines geschwürigen, jauchenden Tumors* für die

Kranke enorm viel. Die Abtragung solcher Tumoren, die je nach dem Allgemeinbefinden vor, während oder nach einer Bestrahlung vorgenommen wird, ist therapeutisch nicht wichtig. Sie nimmt aber den Kranken die Schmerzen und ermöglicht ihnen bis zu ihrem Ende ein menschenwürdiges Dasein.

Beispiel: 63jährige Frau. Vor über einem Jahr bekam die Kranke unterhalb der rechten Brust eine eigroße Anschwellung, die bald „aufbrach". Der Arzt empfahl Operation, die die Kranke aber immer ablehnte. Die Geschwulst und das Geschwür wurden immer größer, die Kranke immer schwächer, *so daß sie seit einigen Monaten das Bett nicht mehr verlassen konnte* (Abb. 337).

Örtlicher Befund: Die rechte Brust zeigt eine Ulzeration etwa 15: 10 cm und zum Teil bis 5 cm tief, stark übelriechend. Die Ulzeration ist selbst derb, entspricht der Außenseite eines kleinen, kindskopfgroßen, derben Tumors. Auf der Unterlage ist er verschieblich.

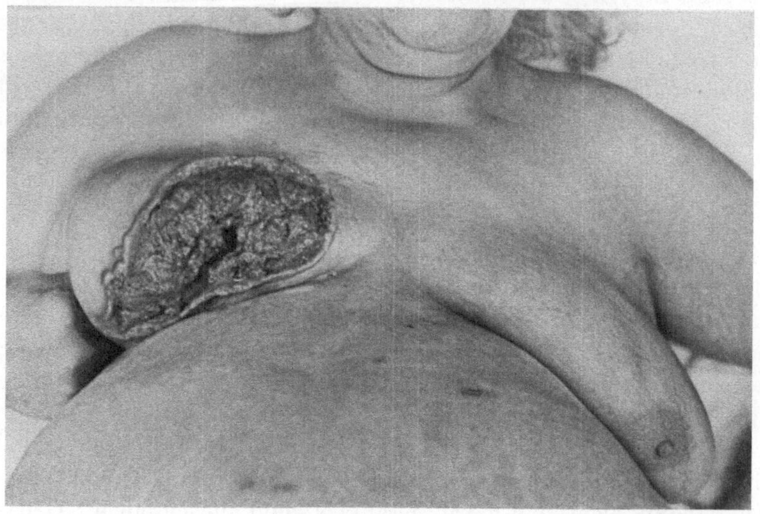

Abb. 337. Großes, verjauchendes Karzinom der Mamma. Behandlung palliativ: elektrochirurgische Abtragung und Röntgenbestrahlung. (Chir. Klin. Zürich.)

In der Umgebung sind keine besonderen Hautmetastasen zu sehen. Drüsen tastet man keine, vielleicht infolge der Adipositas.

Es wird versucht, bei der Kranken eine *protrahiert-fraktionierte Röntgenbestrahlung* vorzunehmen. Das Allgemeinbefinden der Frau wird immer schlechter, so daß schon nach 4 Bestrahlungen jede Behandlung ausgesetzt werden muß. Temperatursteigerung bis 39°. Die Kranke fühlt sich zeitweise so schlecht, daß man mit dem baldigen Exitus rechnet.

In kurzem *Stickoxydulrausch Abtragung des ganzen Tumors mittels Schmelzschnittes und Verkochung einiger verdächtiger Stellen.* Mit Situationsnähten Verkleinerung der Wundfläche. *Die Kranke erholt sich nach diesem Eingriff auffallend rasch, so daß sie schon nach drei Wochen das Bett verlassen kann. Bei gutem Allgemeinbefinden Entlassung nach 2½ Monaten.*

Kombinationsbehandlungen spielen als solche bei der Behandlung des Mammakarzinoms eine große Rolle. Die rein operative Therapie hat nur bei beginnenden Karzinomen (Gruppe STEINTHAL 1) zu befriedigenden Ergebnissen geführt. Man hat darum von Kombinationsbehandlungen weitgehend Gebrauch gemacht. Am meisten angewandt werden *Vorbestrahlung* und *Nachbestrahlung* mit Röntgenstrahlen. Von diesen zwei Kombinationsbehandlungen sind schon eine sehr große Zahl Abarten mit ganz verschiedener Technik angegeben und fast ebenso groß sind die Behandlungsarten, die Operation und Radiumbestrahlung vereinigen.

Wir verweisen auf die Tabellen von WINTZ im „Handbuch der gesamten Strahlenheilkunde von LAZARUS", wo eine große Zahl von Kombinationsmethoden angegeben sind.

Wie schon aus der großen Zahl der Behandlungsmethoden hervorgeht, sind besonders bei den fortgeschrittenen Fällen die Heilungserfolge nicht befriedigend, *weshalb man versucht hat, mit einer Verbindung von Elektrochirurgie und Bestrahlung die Resultate zu verbessern.*

Will man den Wert der Kombinationsbehandlung Elektrochirurgie mit Bestrahlung beurteilen, so vermißt man Erfahrungen an einem großen Material, das nur elektrochirurgisch behandelt worden ist. (SCOTT publizierte 11 Fälle, die zum großen Teil wenig fortgeschritten waren. Nach 5 Jahren lebten von 11 Patienten noch 8.) Man muß sich also an den Vergleich mit der reinen Operation und mit der Kombination Operation-Bestrahlung halten. Wir haben anfangs erwähnt, daß der Vergleich zweier Methoden eines *einzelnen* Therapeuten wohl am zuverlässigsten sei. Nach den Erfahrungen von BERVEN-WESTERMARK bedeutet die Kombination Elektrochirurgie-Röntgenbestrahlung besonders bei den schweren Fällen einen Fortschritt, zum mindesten gegenüber der rein operativen Behandlung. Es wurden am Radiumhemmet besonders solche Tumoren mit der Verbindung Elektrochirurgie und Bestrahlung behandelt, die beginnende Infiltration der Haut zeigten, mit Einwachsen des Tumors in die Lymphbahnen der Haut, sowie mit der Brustwand verwachsene und geschwürige Tumoren mit Sekundärinfektion und schließlich Fälle der Gruppe STEINTHAL III. Bei einer ersten Gruppe von Fällen, die zum großen Teil zur Gruppe STEINTHAL III gehörten, erreichten BERVEN-WESTERMARK eine Heilungszahl von 43% nach 3 Jahren und 33% nach 5 Jahren und bei einer späteren Gruppe von 45 Kranken, ebenfalls meist zur Gruppe STEINTHAL II und III gehörend, waren nach 3 Jahren noch 40% lebend. Nach der Technik des Radiumhemmet werden auf der Brust zwei Felder tangential bestrahlt. Jedes dieser Felder erhält 4—6 Bestrahlungen von $^1/_3$—$^1/_4$ HED, also für das Feld im ganzen 1—$1^1/_2$ HED. Es wird durch ein Filter von $^1/_2$ mm Cu und 1 mm Al bestrahlt, aus einer Distanz von 40 cm. Sind axilläre Metastasen vorhanden, werden ebenfalls 2 Felder bestrahlt, eines vorne, das andere vom Rücken. Eine HED total für das Feld mit 0,5 mm Cu. Die Operation wird im allgemeinen 3 bis 4 Wochen nach Abschluß der Bestrahlung vorgenommen. Bei gewissen Fällen erfolgt eine zweite Behandlungsserie mit kleinen Dosen und die Operation erfolgt noch 3—4 Wochen später.

Nach dieser Art der Bestrahlung wurde von BERVEN früher mittels Schmelzschnitt eine vollständige Mammaamputation ausgeführt, mit Ausräumung der Axilla und Entfernung der beiden Pectorales. Die Wunde der Axilla wurde primär geschlossen, die Brustwunde noch verkocht und der sekundären Wundheilung überlassen. Im allgemeinen heilt die Wunde in 2—3 Monaten ab, während bei intensiver Vorbestrahlung und dann, wenn während der Wundheilung nachbestrahlt wird, die Epithelisierung verzögert wird (4 Monate). Bei ausgedehnter Metastasierung in der Axilla und bei schlechtem Allgemeinbefinden wurde von BERVEN-WESTERMARK in den letzten Jahren auf vollständige Operation verzichtet, sondern nur die Mamma amputiert, der Pectoralis verkocht und die Axillargegend radiologisch behandelt. Man muß BERVEN beipflichten, wenn er in der offenen Nachbehandlung der Brustwunde nach Verkochung einen Vorteil sieht, trotz der langsamen Wundheilung (vgl.

v. SEEMEN). Wenn man nach erfolgter Amputation, die an und für sich radikal erfolgt ist, noch einmal das Gewebe verkocht, verbessert man sicher manchen Fehler und man wird noch weiter ins Gesunde hinein Gewebe zerstören, wenn man von Anfang an weiß, daß eine primäre Naht gar nicht in Frage kommt. Das gilt aber nur für fortgeschrittene Fälle, wo die Haut mitbeteiligt wird; bei umschriebenen Tumoren wird auch dann, wenn man mit Schmelzschnitt operiert, eine Vereinigung der Wundränder möglich sein. Wir haben im allgemeinen Teil erwähnt, daß bei der Bestrahlungstechnik, wie sie BERVEN-WESTERMARK anwenden, bei nachfolgender Elektrokoagulation die Wundheilung nicht so stark verzögert ist, daß sie praktisch ins Gewicht fällt. Wir haben aber hervorgehoben, daß wir nicht wagen würden, über einen Thorax, der nach COUTARD bestrahlt worden ist, ausgedehnt zu koagulieren. (Nach unserer allerdings neuen Erfahrung mit COUTARD Bestrahlung und Operation mit dem Messer.) Möglicherweise ist es, sobald man nach COUTARD bestrahlt, gar nicht mehr nötig, den Resttumor elektrochirurgisch zu entfernen, die Infiltrate der Lymphbahnen können durch die intensive Strahlenwirkung so geschädigt sein, daß keine Gefahr der Aussaat mehr besteht und man ruhig mit dem Skalpell operieren und ohne Spannung die Wunde primär schließen kann.

Auf der anderen Seite ist es noch fraglich, ob überhaupt eine Vorbestrahlung nötig ist, ob es nicht genügt, elektrochirurgisch die Axilla auszuräumen, die Mamma zu amputieren und die Umgebung zu verkochen. Nach MALLET und COLIEZ kann diese Art der Operation die Vorbestrahlung ersetzen, besonders bei der Unsicherheit, die bezüglich Strahlensensibilität der Mammakarzinome herrscht. *Entschieden kann dies erst durch größere Erfahrung mit grundsätzlicher und alleiniger elektrochirurgischer Operation werden.*

Die Frage, *wann* man nach Abschluß der Bestrahlung operieren soll, haben wir früher schon erwähnt. Allgemein wird früh operiert, in den ersten Wochen nach Bestrahlungsschluß. WINTZ bestrahlt nach der *Fernfeldmethode* von SEITZ-WINTZ und amputiert die Mamma 14 Tage nach Bestrahlungsschluß auf elektrochirurgischem Wege. Wir sehen keinen Gegengrund, *sofort* nach Abschluß der Bestrahlung elektrochirurgisch zu operieren.

Von Kombinationsmethoden Elektrochirurgie-Bestrahlung erwähnen wir noch die Methode von TURNER: Nach Exstirpation von Tumor und Drüsen mit lanzettartiger Elektrode werden in Serien Radiumnadeln in das Wundgebiet gelegt, in die Grenzgebiete der Operation gegen die Fossa supraclavicularis, gegen die Axilla, das Abdomen und gegen das Sternum. Ebenfalls in die Zwischenrippenräume kommen Radiumnadeln zu liegen. Die Beobachtungszeit der so behandelten Fälle ist noch verhältnismäßig kurz. ORNDOFF gibt bei einer Verbindung von Röntgenvorbestrahlung, elektrochirurgische Operation und Röntgen- oder Radiumnachbestrahlung bei 33—40% seiner Kranken ein Überleben nach 3—5 Jahren an. Bei seiner Operationstechnik wird die Haut über dem Tumor geopfert, keine Naht vorgenommen, sondern nur die Wundränder etwas mit Heftpflaster zusammengezogen.

Zur Behandlung von Rezidiven oder Metastasen kommt die Verbindung von Elektrochirurgie und Bestrahlung ab und zu in Frage, von Fall zu Fall verschieden angewandt.

f) Genitaltumoren der Frau.

α) **Vulvakarzinome.** Karzinome der Vulva entstehen oft auf dem Boden jahrelang bestehender, atrophischer Veränderungen und leukoplakieähnlicher Schleimhauterkrankungen. Die Behandlung des Karzinoms beginnt hier mit der Behandlung der *präcancerösen* Veränderungen, die oft lange vor der karzinomatösen Wucherung den Patienten Beschwerden verursachen. Exzision oder elektrochirurgische Zerstörung solcher Präcancerosen befreien die Kranke von

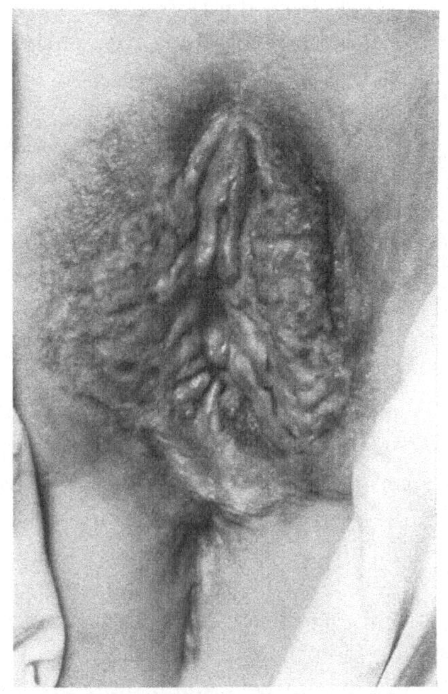

Abb. 338. Bovenoider Vulvatumor, Röntgenbestrahlung, Elektrokoagulation. (Sammlung Dermatol. Klinik, Prof. BLOCH.)

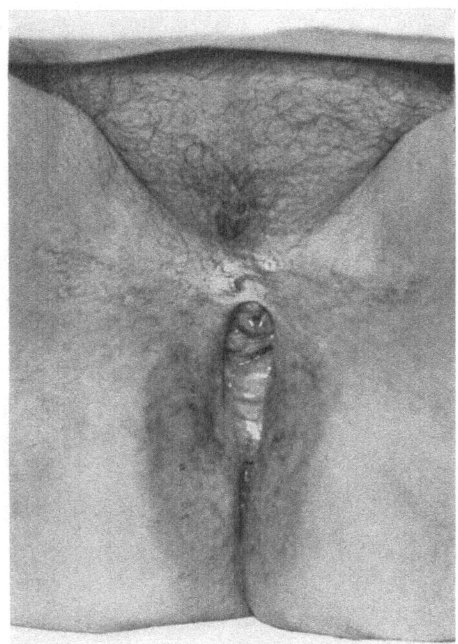

Abb. 339. Dieselbe Kranke (wie Abb. 338) nach drei Jahren.

diesen Beschwerden und verhüten in vielen Fällen die Entstehung eines Tumors.

Beispiel: 75jährige Frau mit einer Veränderung der Vulva, die klinisch dem Bild einer Kraurosis mit Leukoplakie gleicht. Mikroskopisch handelt es sich um eine BOWENsche Dysplasie (Dermatologische Klinik Zürich) (Abb. 338). Anfängliche Röntgenbestrahlung. Im Verlauf von 2 Jahren entwickelt sich unter heftigsten Beschwerden das Bild eines Karzinoms. Elektrochirurgische Behandlung. Die Kranke ist 3 Jahre beschwerde- und symptomfrei (Abb. 339).

Alle Autoren sind darin einig, daß sowohl die Operation mit dem Messer wie die reine Strahlenbehandlung keine guten Dauererfolge ergeben. Für die operative Behandlung liegt der Grund der vielen *lokalen* Mißerfolge wahrscheinlich darin, daß bei der Abtragung der meist ulcerierten, zerfallenden Tumoren *Impfmetastasen* leicht entstehen. Für die Strahlenbehandlung ist schon die *anatomische* Form der Vulva ungünstig. Das zu bestrahlende Gebiet ist infiziert, traumatischen Schädigungen ausgesetzt, schmerzhafte Strahlenschädigungen entstehen leicht.

Es besteht für uns kein Zweifel. daß die *elektrochirurgische Behandlung des Vulvakarzinoms jeder anderen Behandlung überlegen ist und auch für die Kranken am schonendsten und am wenigsten schmerzhaft.* Die elektrochirurgische Behandlung kann verschieden vorgenommen werden, so wie sie z. B. BERVEN ausführt, als Verkochung des Tumors, die Abstoßung der verkochten Massen und die Heilung sich selbst überlassend oder, indem der Tumor verkocht und dann die Vulva vollständig amputiert wird, mit vollständigem oder teilweisem Hautverschluß. Wir haben in den letzten drei Jahren 10 Fälle elektrochirurgisch operiert, zuerst nur mit Verkochung. Jetzt amputieren wir stets nach Verkochung das Gewebe und verkleinern die Wunde nach Möglichkeit. Der Chloroformnarkose ziehen wir Lumbalanästhesie oder Stickoxydulnarkose vor.

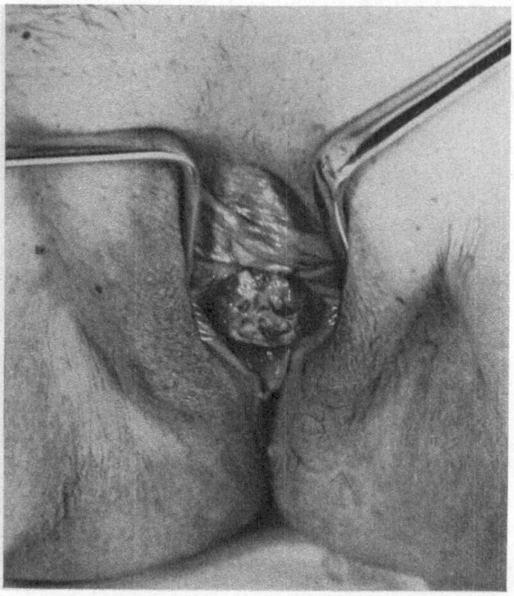

Abb. 340. Paraurethrales Karzinom, elektrochirurgische Abtragung des Tumors und Spickung der Basis mit Radium. (Sammlung Frl. Dr. BALTISCHWILER, Zürich).

Für unsere Frage ist wichtig, ob man Vulvakarzinome nur elektrochirurgisch behandeln oder mit Bestrahlung kombinieren soll. Kombinationsbehandlung ist wohl nur im Sinne der Vor- und Nachbestrahlung möglich oder bei seltenen Fällen vielleicht mit postoperativer Spickung gefährdeter Stellen. Bei der Vorbestrahlung käme der Strahlenbehandlung nur die Aufgabe zu, die Tumoroberfläche zu reinigen, den Tumor besser zu begrenzen. In diesem Sinne verwendet auch BERVEN die Kombinationsbehandlung. Er nimmt nur bei großen, inoperablen Tumoren eine präoperative Behandlung vor, während er alle anderen Karzinome primär elektrochirurgisch angeht. Soweit unsere geringe Erfahrung eine Beurteilung erlaubt, würden wir uns dieser Auffassung anschließen. (Wir haben keine unserer Kranken vorbestrahlt.) Die Schonung des Gewebes scheint hier besonders wichtig zu sein.

Bei den seltenen Tumoren, die am *Orificium vaginae* unmittelbar neben der *Urethralmündung* liegen, ist eine Kombinationsbehandlung notwendig, wenn man nicht eine Operation vornehmen will, die die Urethra gefährdet.

Beispiel: 75jährige Frau. *Vorgeschichte:* Beginn der Erkrankung vor 4 Monaten.

Örtlicher Befund: Am hinteren Umfang der Harnröhrenmündung eine über kirschgroße, rote Geschwulst, deren Basis die hintere Wand der Harnröhre bildet. Der Stiel, der den Tumor mit der unteren Harnröhrenwand verbindet, ist etwa 1 cm weit nach oben zu tasten.

Histologischer Befund: Plattenepithelkarzinom.

Behandlung: In Stickoxydulnarkose elektrochirurgische Abtragung und oberflächliche Verkochung der Geschwulstbasis. Dann Radiumspickung: 5 Nadeln zu 1,33 mg Ra. El., Filter $^1/_2$ mm Pt., Bestrahlungsdauer 7 Tage. Dose: 8,4 millicuries détruits (1117,2 mmg h.).

Dauerkatheter (Abb. 346). Schon nach drei Wochen läßt die Kranke Wasser ohne Beschwerden. Nach 6 Monaten keine Zeichen von Rezidiv.

β) Uteruskarzinome. Bei Karzinomen des *Collum uteri* ist Verbindung von Elektrochirurgie und Bestrahlung *notwendig,* wenn die Form des Tumors eine Radiumeinlage in den Cervicalkanal und die Vagina verunmöglicht (Blumenkohlkarzinom).

Von Voltz ist Elektrokoagulation bei 185 Fällen angewandt worden, zuerst bei ausgedehnten Blumenkohlkarzinomen und neuerdings auch bei operablen und Grenzfällen. Voltz erblickt in dem Verfahren eine wesentliche Unterstützung für die Strahlenbehandlung.

g) Karzinome des Penis.

Will man bei *Peniskarzinomen* von der *vollständigen* Amputation absehen, kommt zur Behandlung am ehesten Radiumoberflächenbestrahlung in Frage, bei kleinen Tumoren elektrochirurgische Zerstörung oder auch Radiumspickung. Da meist nur vereinzelte Fälle mitgeteilt werden, ist es schwer, sich ein Bild vom Wert der verschiedenen Methoden zu machen. Wir möchten nur die Meinung von Pfahler und Widman wiedergeben, daß Strahlenbehandlung *allein* bei größeren Peniskarzinomen nicht zu empfehlen sei, weil sehr leicht Strahlenschädigungen entstehen. (Wir haben bis jetzt aus Furcht vor einer Strikturbildung nicht gewagt, Bestrahlung und Koagulation zu kombinieren.) Pfahler und Widman behandeln kombiniert, elektrochirurgisch (Amputation) und mit Röntgenbestrahlung. Von 11 mitgeteilten Fällen sind 9 über ein Jahr symptomfrei.

h) Geschwülste der Harnblase.

Die biologische Sonderstellung der *Blasentumoren* macht die Beurteilung von Behandlungsmethoden schwierig. Besonders die papillären Geschwülste sind so wechselnd in ihrer Bösartigkeit, daß eine sichere Einteilung kaum möglich ist. Dies erklärt von vornherein, warum die Ansichten über den Wert der vorzunehmenden Behandlungsarten so weit auseinandergehen. Mit keinem Verfahren sind so gute Resultate erzielt worden, daß sich eine bestimmte Behandlungsart aufzwingen würde.

Die Verbindung von Elektrochirurgie und Strahlenbehandlung kommt bei Blasentumoren in verschiedener Form in Frage: mit Hilfe der Zystoskopie ist es möglich, kleine Tumoren ohne operative Eröffnung der Blase an der Basis zu verschorfen und den Grund durch Einlegen eines Radiumpräparates nachzubestrahlen. Die Radiumbehandlung unter Leitung des Zystoskopes wird von wenigen Autoren mehr ausgeübt (Smith).

Die Mehrzahl der Blasenkarzinome erfordern operative Eröffnung der Blase. Kombinationsmöglichkeiten bestehen hier folgende: 1. Vor- und Nachbestrahlung von außen mit Röntgen oder Radium bei vollständiger elektrochirurgischer Zerstörung des Tumors (Resektion am Blasenscheitel, Koagulation am Blasenboden). 2. Elektrochirurgische Eröffnung der Blase bei nachheriger reiner Strahlenbehandlung des Tumors (Radiumspickung). 3. Eröffnung der Blase (elektrochirurgische Zerstörung oder Abtragung des Tumors, Radiumspickung der Basis).

Am meisten Bedeutung besitzt die Verbindung von elektrochirurgischer Abtragung des Tumors und nachfolgender Implantation von Radium. Wir möchten aber betonen, daß in neuerer Zeit immer mehr Arbeiten für *alleinige* elektrochirurgische Behandlung sprechen (CORBUS, SCHEELE, WYETH, GOTTLIEB, HUNT, KALISCHER, RASKAI u. a.). Die Verbindung von Elektrochirurgie und Radium wird besonders häufig in *Amerika* angewandt. Wir erwähnen: KEYES, BEER, BARRINGER, SCOTT und MC KAY, BUMPUS, STEVENS, SMITH, THOMAS und PFAHLER.

KEYES berichtet über 31 Fälle. Er eröffnet die Blase, trägt dann den Tumor elektrochirurgisch ab und implantiert Radiumkapillaren von 1—2,5 millicuries in etwa 1 cm Abstand. Bei zahlreichen Fällen wurde die Blase primär geschlossen. Bei papillomatösen und infiltrierenden Karzinomen erzielte KEYES längere Besserungen. Papillome wurden fast alle geheilt.

BARRINGER legt das Hauptgewicht der Behandlung auf die Bestrahlung, die elektrochirurgische Entfernung höckeriger Tumorteile wird zum Zweck der Blutstillung und Sterilisierung vorgenommen. Die Behandlung erfolgt als Einpflanzung von Gold-Radonkapillaren von 2 millicuries in Abständen von etwa 1,5 cm. Von 20 so behandelten papillären Blasentumoren (12 mikroskopisch als papilläre Karzinome bestätigt) blieben 15, also 75% rezidivfrei und 11 mehr als 5 Jahre ohne Rezidiv. BARRINGER betont, daß zu einer guten Behandlung die Basis des Tumors gut begrenzt sein soll. (Bei den Fällen, die wir sehen, wo keine vollständige elektrochirurgische Resektion ausgeführt werden kann, ist dies selten der Fall.)

BEER behandelt kleinere Tumoren mit Hilfe des Zystoskopes, größere nach suprapubischer Freilegung. Er hat bei 418 Blasentumoren 65 papilläre Karzinome im Gesunden elektrochirurgisch reseziert und die Basis mit Radium gespickt. Er erzielte damit bei 60% einen Erfolg. Bei inoperablen Karzinomen, die mit Radium gespickt wurden, betrug schon die Operationsmortalität 33% und bei etwa 30% wurde scheinbar eine Heilung erzielt.

SCOTT und MC KAY verbinden Fulguration mit Radiumspickung und führen dann Röntgennachbestrahlung aus.

Von BUMPUS wird von über 527 Blasentumoren der MAYO-Klinik berichtet, die auf verschiedene Arten behandelt wurden, auch elektrochirurgisch in Verbindung mit Strahlenbehandlung. Auffallend ist, daß auch bei Fällen, die von BUMPUS mit Radium behandelt wurden, die operative Mortalität recht hoch ist. (Absorption toxischer Stoffe?) Bei ausgedehnten Tumoren, wo eine Resektion ausgeschlossen ist, werden nach BUMPUS die Resultate auch durch Radium nicht bedeutend verbessert.

Schon aus diesen wenigen Beispielen geht hervor, daß die Erfolge der Kombinationsbehandlung bei ausgedehnten sicheren Karzinomen nicht sehr vielversprechend sind. Nach unserer allerdings kleinen Erfahrung ist es sehr schwer, ein ausgedehntes, infiltrierendes Karzinom der Blase *richtig* — mit Radium zu spicken, so daß man sicher überall die Grenzen des Tumors erreicht und die Nadeln auch genügend lange *sicher* befestigen kann. Es ist schon wahrscheinlich, daß *große Erfahrung und gute Technik hier von besonderer Bedeutung sind.* Uns scheint auch gerade bei der Blase die Spickung mit „seeds" oder „golden implants" *technisch* günstiger zu sein als die Befestigung von größeren, gefilterten Nadeln. Sicher ist es auch leichter oder ermöglicht überhaupt erst die Spickung eines Blasenkarzinoms, wenn man „seeds“ verwendet oder mit starken Nadeln nur während 1—2 Tagen bestrahlt, als wenn man nach der REGAUDschen Technik während mehr als einer Woche bestrahlt.

Von der Kombinationsbehandlung Röntgenvorbestrahlung - elektrochirurgische Operation oder Röntgennachbestrahlung kann nicht viel mehr gesagt werden, als daß diese Behandlung angewandt wird (BEER, NEGLEY, STUTZIN u. a.). Vielleicht, daß die superponierte (protrahiert-fraktionierte) Bestrahlung allein oder in Kombination die Resultate verbessern kann.

Bei *Prostatakarzinomen,* die nicht radikal operiert werden können, kommt eine Verbindung von Elektrochirurgie und Bestrahlung nach unserem Dafürhalten auf zwei Arten in Frage: 1. Elektrochirurgische Freilegung der Prostata, Probeexzision aus der Prostata, Radiumspickung. 2. Elektrochirurgische Freilegung und Verkleinerung der Prostata, Röntgenvor- oder -nachbestrahlung.

i) Mastdarmkrebs.

Die *Radikaloperation* ist heute noch die einzige Methode, die, wenn durchführbar, beim Rektumkarzinom sichere Aussichten auf rezidivfreie Heilung gibt. Das Beste, was die rein operative Behandlung zu leisten imstande ist, geht aus den Resultaten HOCHENEGGs hervor. Im Gegensatz dazu ist man sich über die Möglichkeit der reinen Strahlenbehandlung noch wenig im klaren, es besteht vor allem noch keine sichere Abklärung, wieweit Rektumkarzinome strahlenempfindlich sind. Man neigt eher dazu, die Strahlensensibilität als gering anzunehmen (LACASSAGNE u. a.) und von vornherein von der alleinigen Strahlenbehandlung nicht zu viel zu erwarten.

Da aus örtlichen und allgemeinen Gründen nur verhältnismäßig wenige Mastdarmtumoren radikal entfernt werden können, die Erfolge der reinen Strahlenbehandlung unsicher sind, besteht das Bedürfnis nach einer Kombinationsbehandlung beim Rektumkarzinom besonders stark. Man frägt sich, ob 1. durch Vor- oder Nachbestrahlung bei den operativen Grenzfällen die Ergebnisse verbessert werden können, 2. ob mit einer Kombinationsbehandlung inoperable Fälle doch noch geheilt werden können.

Es würde zu weit führen, hier jede Kombinationsbehandlung, Operation und Bestrahlung anzuführen, dann auf die Elektrochirurgie überzugehen und zu untersuchen, wieweit sich die angegebenen Kombinationsbehandlungen auf die Elektrochirurgie übertragen lassen. Wir werden uns darauf beschränken, anzuführen, wieweit die *elektrochirurgische Radikaloperation* sich mit Strahlenbehandlung verbinden läßt, und wie schon für die Operation mit dem Messer beschriebene Kombinationsbehandlungen auch für die Elektrochirurgie ausführbar sind.

v. SEEMEN beschreibt vier verschiedene Operationsverfahren, die besonders elektrochirurgisch angewandt werden.

1. Resectio recti bei geeigneten operablen Fällen.
2. Die elektrochirurgische sakrale Amputatio recti.
3. Bei besonders hochsitzenden Tumoren die abdominosakrale Methode (wie sie KIRSCHNER für die Elektrochirurgie abgeändert hat).
4. Bei tiefsitzenden inoperablen Karzinomen nach Anlegen eines Bauchafters eine Amputatio recti mit Spaltung des Mastdarmes.

Bei tiefsitzenden Karzinomen kann man auch, so wie dies BERVEN angibt, ohne vorhergehende Spaltung des Darmes den Tumor zwischen zwei aktiven

Elektroden verkochen oder nach Einstellung im Spekulum mit einer aktiven Elektrode vom Lumen her, ein Verfahren, das z. B. von BIRCHER schon früher ausgeübt worden ist.

1. Bei den *typischen* Operationen kommen in erster Linie Vor- und Nachbestrahlung in Frage, Röntgen-Radiumfernbestrahlung, Radium durch Einlegen von Radium in das Rektum oder intratumoral vom Rektum her. Vorbestrahlung mit Röntgen wird an zahlreichen Kliniken ausgeführt, meist von 2—3 Einfallsfeldern her (PFAHLER, JOLY, CHAOUL, HOLFELDER u.a.). KIRSCHNER erwähnt, daß bei der abdominal-sakralen, elektrochirurgischen Radikaloperation die Röntgen- oder Radiumbehandlung am besten zwischen der ersten und zweiten Operation ausgeführt werde, ohne auf die Bestrahlungstechnik einzugehen. *Binkley* berichtet über eine große Zahl von Rektumkarzinomen, die kombiniert behandelt wurden (Operation mit dem Messer). Unter 153 Fällen waren nur 32 zur Behandlung günstig und von diesen blieben 23 (72%) klinisch karzinomfrei. BINKLEY bestrahlt, nachdem, wenn nötig, eine Colostomie angelegt wurde, zuerst von außen, mit Radium oder Röntgen (Radium mit einer Kanone von 4 g Ra. El. oder mit „Packs" aus einer Distanz von 10—15 cm, Filter 0,35 mm Pt + 1,5 mm Messing bei 3—7 Einfallsfeldern und maximal pro Feld 50 000 bis 60 000 millicuries - Stunden bei 15 cm Distanz). Die Intensität der Bestrahlung ist Abstufungen unterworfen. Die Bestrahlung wird über mehrere Tage verteilt und etwa 1 Woche nach vollendeter äußerer Bestrahlung erfolgt die intratumorale Radiumbehandlung. Es werden 0,3 mm wandstarke Goldkapillaren angewandt mit 1,5—2 millicuries détruits. Die Resektion des Rektums erfolgt 10—14 Tage nach der Spickung.

Diese Art der Vorbestrahlung kann ohne weiteres mit elektrochirurgischer Operation verbunden werden. Die Frage der Wundheilung ist hier ähnlich wie beim Oberkieferkarzinom. Auch hier wird kein primärer Wundverschluß versucht. Die Wundheilung ist nach Vorbestrahlung auf jeden Fall verzögert, es bedeutet daher wie beim Oberkieferkarzinom eher noch einen Vorteil, elektrochirurgisch zu operieren als mit dem Messer.

Zur Vorbestrahlung kommt heute auch die Röntgenbestrahlung nach COUTARD in Frage.

Den Nutzen der Vorbestrahlung kann man nur nach den Erfahrungen der einzelnen Chirurgen beurteilen. Statistisch läßt sich diese kaum erfassen; denn besonders die *operativen* Resultate hängen zu sehr von der Technik und Erfahrung des Einzelnen ab.

2. Operiert man tiefsitzende Rektumkarzinome nach Dehnung des Sphinkter oder nach Spaltung, so kommt Vorbestrahlung in derselben Art und Weise in Frage wie bei den typischen Operationen. Man kann auch nachbestrahlen, indem man *nach* der elektrochirurgischen Abtragung in das Wundbett Radium implantiert. Hat man eine Colostomie angelegt, spielt die verzögerte Wundheilung keine Rolle mehr.

Bei Rektumkarzinomen, wo die Möglichkeit einer Radikaloperation ausgeschlossen ist, kann man die Behandlung mit verschiedenen Zielen einleiten: man kann versuchen, mit Hilfe der Bestrahlung die Geschwulst so zu verkleinern, daß eine Radikaloperation möglich wird. Man kann von den üblichen Verfahren abgehen und durch Bestrahlung allein oder durch Bestrahlung und elektrochirurgische Zerstörung weitgehende Besserung oder Heilung erreichen. Schließlich wird man sich damit begnügen, vorsichtig palliativ zu bestrahlen, den Tumor zu verkleinern, die Infektion zu vermindern, Beschwerden zu lindern. Man wird darum nur die Colostomie anlegen, vorsichtig bestrahlen, selten den infizierten Tumor etwa abtragen.

Als *typische* Methode der Behandlung, um bei inoperablen Karzinomen doch noch die Operation zu ermöglichen, steht heute die Behandlung nach Neumann-Coryn im Vordergrund. Die Methode besteht aus folgenden Eingriffen: 1. Akt. Anus praeter. 2. Akt. Resektion des Steißbeines, Freilegung des Tumors.

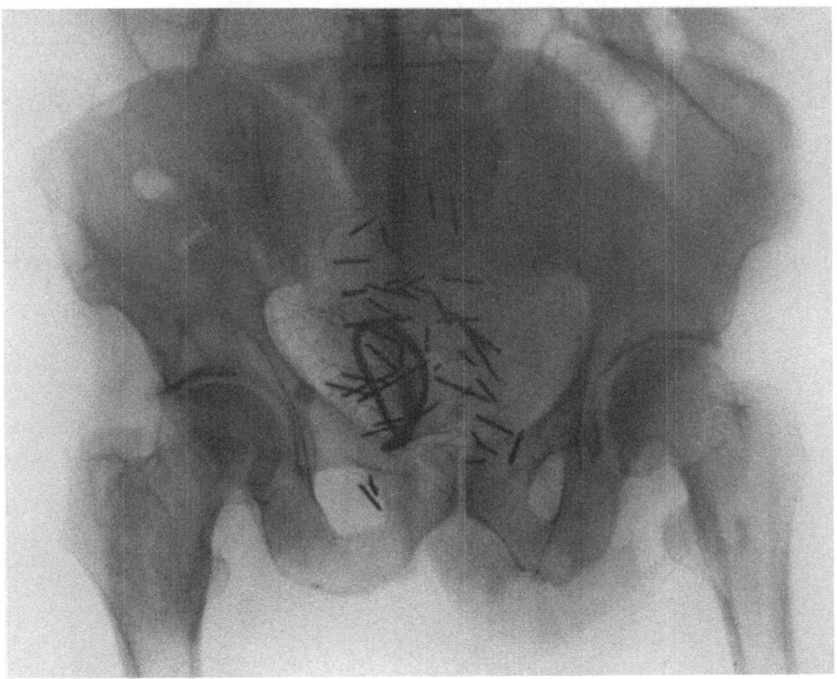

Abb. 341. Röntgenbild von Kranken mit Rektumkarzinom, behandelt nach Neumann-Coryn. (Chir. Klin. Zürich.)

Radiumpunktur des Tumors, ohne das Darmlumen zu erreichen (Abb. 341), zugleich Einlegen von Radium (Abb. 342) in die Gegend der Lymphbahnen und hämorrhoidalen Lymphdrüsen. Bei Frauen wird die Spickung von Gordon-Watson auch von der Vagina her vorgenommen, auch transperitoneales Vorgehen ist empfohlen worden (Abb. 343). 3. Akt. Amputatio recti, etwa 6—8 Wochen nach der Radiumbestrahlung, wenn der Tumor operabel ist (die Methode wird von Neumann und Coryn u. a. auch bei operablen Tumoren angewandt), oder wenn er operabel geworden ist. Bestehen schon Fernmetastasen, so wird statt der operativen Entfernung des Rektums Röntgentherapie vorgenommen. Neumann und Coryn haben ihre Methode bei operablen und inoperablen Fällen angewandt und bei den inoperablen in 14% der Fälle über drei Jahre Symptomfreiheit erzielt. Die Methode ist von Gordon-Watson, Lockhart-Mummery, Proust, Pauchet, Gauducheaut, Halberstaedter mit verschiedenen Ergebnissen angewandt worden. (Sie wurde 1924 erstmals publiziert.) Das Vorgehen bietet, wie schon HALBERSTAEDTER hervorhebt, besonders bei fortgeschrittenen Tumoren der Rektumvorderwand gewisse technische Schwierigkeiten. Die verschiedenen Eingriffe und besonders die Zeit des schmerzhaften

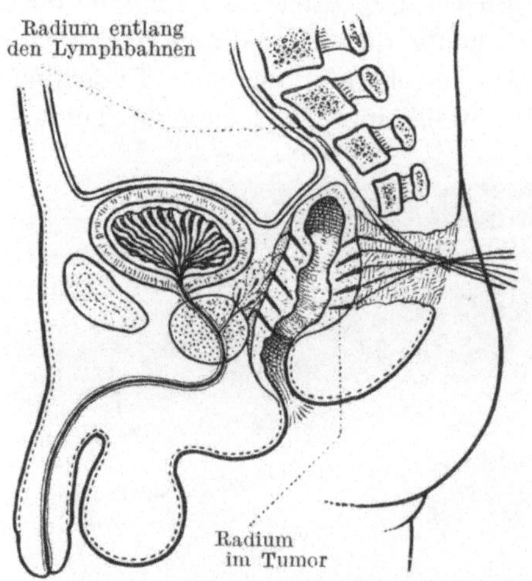

Abb. 342. Schema der Radiumspickung nach NEUMANN-CORYN bei Rektumkarzinom.

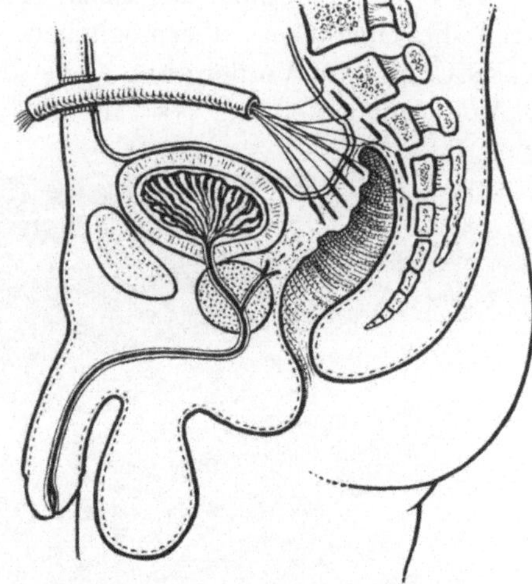

Abb. 343. Schema der transperitonealen Radiumspickung bei Rektumkarzinom.

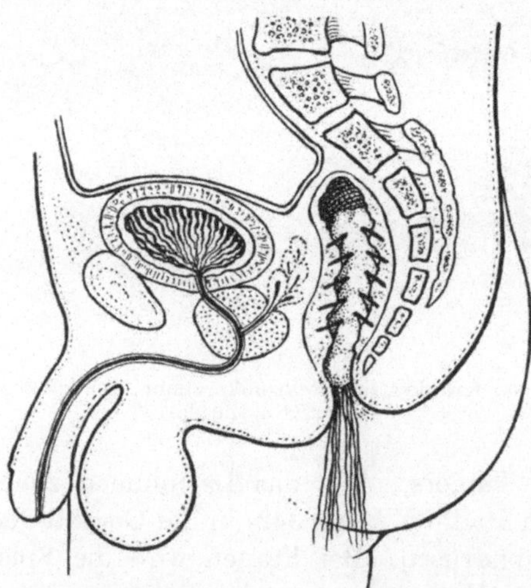

Abb. 344. Schema der Radiumspickung eines Rektumkarzinoms vom Rektum aus (Tamponade).

Reaktionsverlaufes nehmen die Kräfte des Kranken stark in Anspruch. Nach den wenigen Fällen, die wir selbst behandelt haben, sowie aus der Literatur zu schließen, haben wir den Eindruck, daß die Methode so kompliziert und für den Kranken so mühsam ist, daß sie nur dann berechtigt ist, wenn sie imstande ist, eine größere Zahl inoperabler Karzinome operabel zu machen. Für operable Tumoren würden wir die Methode nicht anwenden. Die Methode von NEUMANN und CORYN läßt sich ohne weiteres für die Elektrochirurgie anwenden. Wir glauben sogar, daß man mit der elektrochirurgischen Operation gewisse Gefahrquellen des erwähnten Verfahrens ausschaltet. Nach der Operation, Freilegung und Spickung des Tumors, wird das gar nicht so kleine (besonders, wenn die Vorderwand befallen ist) Wundgebiet infiziert. Selbst, wenn man nach der Spickung wieder Abheilung der Wunde erreicht, so besteht bei der späteren Amputatio recti eine Infektion, die den postoperativen Verlauf schädigt. Elektrochirurgisches Operieren in dem infizierten Gebiet scheint besonders angezeigt und wird wahrscheinlich auch beim Kranken die starken postoperativen Beschwerden vermindern.

Als reine palliative Behandlung kommt die Verbindung von Elektrochirurgie und Bestrahlung weniger oft in Frage, da man sich zur palliativen Behandlung sehr oft mit der Colostomie begnügt oder nur mit Röntgen bestrahlt, mit Radium durch bloßes Einlegen *in das* Rektum oder intratumoral vom Lumen her (Abb. 344). Besonders PINCH betont an Hand eines großen Materials, daß bei vorsichtiger Dosierung schon intrarektale Radiumeinlage und bei umschriebenen Geschwülsten intratumorale Radiumbehandlung sehr erfolgreich sein können. Bei tiefer sitzenden, inoperablen Karzinomen ist die intratumorale Radiumbehandlung oft schwer, da der Tumor blutet, zerfällt, das Lumen verlegt, schlecht abgrenzbar ist. Hier ist Kombinationsbehandlung angezeigt. Nach Einstellung im Spekulum Verkochung des Tumors, Abtragung der verkochten Massen, dann Radiumspickung der Geschwulstbasis. Mit dieser Behandlung nimmt man dem Kranken die Beschwerden, verringert die Blutung und die Sekretion. Daß damit auch sehr weitgehende Besserungen erzielt werden, zeigt folgendes *Beispiel:*

75jährige Frau. *Vorgeschichte:* $^1/_2$ Jahr vor Spitaleintritt Darmblutung ohne Beschwerden, später starke Blutungsschmerzen, weshalb der Arzt zuerst nicht rektal untersucht. Die Kranke wurde erst nach 10 Tagen zur Untersuchung geschickt.

Befund: Sie ist bei schlechtem Allgemeinbefinden. Im Rektum, in etwa 6 cm Tiefe, ein Ulcus von mehreren Zentimetern Durchmesser mit erhabenen Rändern, blutend. Das Geschwür sitzt mehr gegen die Hinterwand. Man hat den Eindruck, daß die Infiltration durch die ganze Rektalwand hindurchgeht.

Histologischer Befund: Carcinoma adenomatosum cylindro-cellulare. Eine Radikaloperation kommt schon wegen des Alters und des schlechten Allgemeinbefindens nicht in Frage. Man legt zuerst eine Colostomie an. Etwa drei Wochen später: In Lumbalanästhesie Einstellung des Tumors im Speculum nach Sphinkterdehnung, Koagulation und Abtragung des Tumors, Spickung des Grundes mit Radium: 13 Nadeln zu 6,66 mg Ra. El, Filter 0,5 mm Pt. Bestrahlung während $2^1/_2$ Tagen. Totale Dose 36,4 millicuries détruits (4841 mmg h.). Die Kranke erholt sich anfänglich langsam, blutet noch einige Male. Nach einem halben Jahr findet man an der behandelten Stelle nichts von Tumor, dagegen eine starke Stenose. *Heute, nach zwei Jahren, ist die Frau bei gutem Allgemeinbefinden, sie hat seit der Behandlung 10 kg an Gewicht zugenommen.* Tumor ist bei der rektalen Untersuchung nicht nachzuweisen, aber die Stenose ist so stark, daß es nicht gelingt, mit dem Rektoskop oberhalb der behandelten Stelle zu gelangen.

Diese Behandlungsart kann unter Umständen auch ohne vorhergehende Colostomie vorgenommen werden. Um jedoch keine zu starke Verengerung zu erzielen, muß in diesen Fällen sehr vorsichtig koaguliert und bestrahlt, unter Umständen nachher vorsichtig bougiert werden.

Es sind hier nur eine geringe Zahl von Kombinationsmöglichkeiten von Elektrochirurgie und Bestrahlung angeführt worden. *Neue Möglichkeiten ergeben sich von Fall zu Fall,* selbst dann, wenn man in der Absicht, eine Radikaloperation auszuführen, mit der Operation beginnt und sich der typischen Radikaloperation Hindernisse in den Weg stellen. *Zum mindesten bei der Behandlung der Rektumkarzinome sollte man die Möglichkeit haben, Operation mit dem Messer, Elektrochirurgie und Radium jederzeit zu verbinden.*

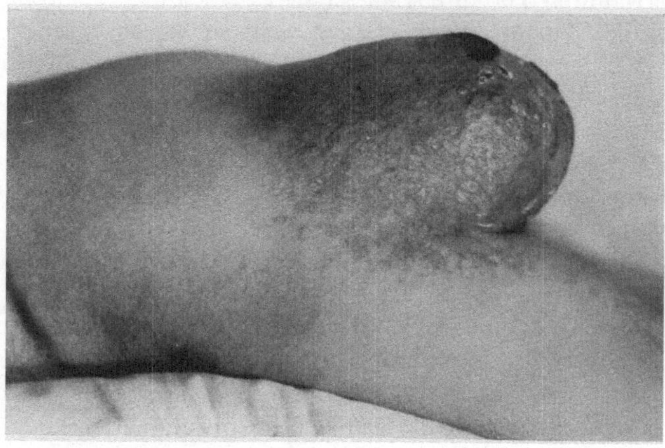

Abb. 345. Sarkom des Oberschenkels, Röntgenbestrahlung. Wegen septischen Temperaturen elektrochirurgische Abtragung. (Chir. Klin. Zürich.)

k) Sarkome.

Bei einem Teil der Sarkome ist die Kombinationsbehandlung angezeigt. Besonders Sarkome, die reich an Bindesubstanz, sind mit Strahlenbehandlung allein kaum zu heilen und rezidivieren auf der anderen Seite leicht nach Operation mit dem Messer. Bei der Kombinationsbehandlung kommt der Strahlenbehandlung die Aufgabe zu, den Tumor zu verkleinern und zu begrenzen. Da man bei der nachfolgenden elektrochirurgischen Operation meist ausgedehnte Wunden setzen muß, die bis auf Knorpel und Knochen reichen können, sollte man mit der Bestrahlung zurückhaltend sein, um nicht die Wundheilung oder eine spätere plastische Deckung zu erschweren oder sogar zu verunmöglichen. Bei großen Sarkomen ist oft auch das Allgemeinbefinden des Kranken schwer geschädigt. Die *frühzeitige elektrochirurgische Operation ist in solchen Fällen angezeigt.*

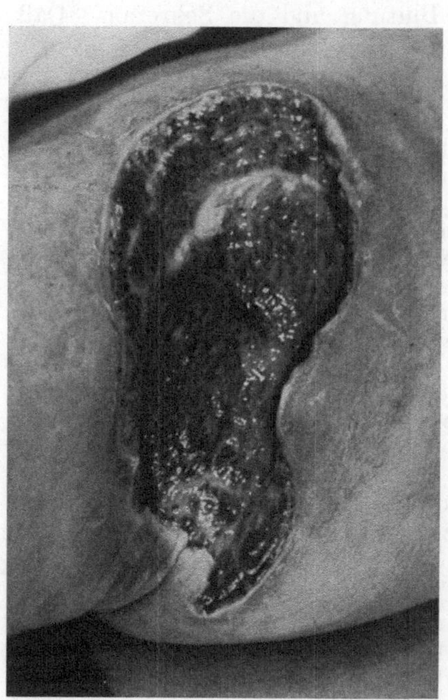

Abb. 346. Sarkom des Oberschenkels nach elektrochirurgischer Operation (Kranke von Abb. 345). (Chir. Klin. Zürich.)

Beispiel: 57jährige Frau. *Vorgeschichte:* 2 Monate vor Spitaleintritt entsteht über dem Trochanter links ein Tumor, der rasch wächst, vom Arzt zunächst als entzündlich behandelt wird.

Örtlicher Befund: Am Oberschenkel ein kindskopfgroßer Tumor von gespannter, geröteter Haut überzogen, an der Kuppe geschwürig zerfallen. Derbe Konsistenz, an einigen Stellen Fluktuation; der ganze, blaurote Tumor fühlt sich heiß an (Abb. 345).

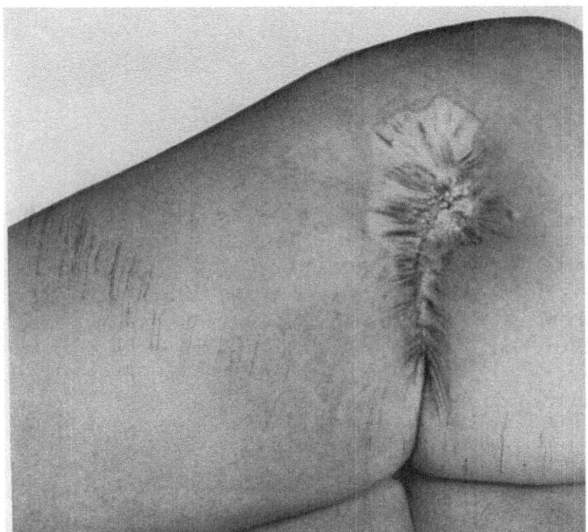

Abb. 347. Kranke von Abb. 345 nach Abheilung der Wunden.

Histologischer Befund: Polymorphzelliges Sarkom. Als Behandlung wird Röntgenbestrahlung vorgenommen. Die Kranke, die schon vor der Behandlung fieberte, zeigt nach 2 Bestrahlungen *Zunahme entzündlicher Veränderungen und des Fiebers.* Zunehmende Anämie. Darum *elektrochirurgische Operation* des Tumors, ohne die Strahlenwirkung abzuwarten. Verkochung des Tumors und Abtragung (Abb. 346). *Sofortige Besserung des Allgemeinbefindens. Wundheilung in 2 Monaten* (Abb. 347).

Schriftenverzeichnis.

A. Handbücher. Lehrbücher.

Berven, Elis G. E.: Die Bedeutung der Elektroendothermie für die Strahlenheilkunde. Handbuch der gesamten Strahlenheilkunde, Biologie, Pathologie und Therapie, 2 Bände. Herausgeg. von Prof. Dr. PAUL LAZARUS (Berlin), Bd. 2, 5. Lief., S. 996. München: J. F. Bergmann. — **Bordier, H.:** Diathermie et diathermothérapie. 6. éd. Paris: Baillière et Fils 1931. — **Boruttau** u. **Mann:** Handbuch der gesamten medizinischen Anwendungen der Elektrizität. 1909. — **v. Büben, I.:** Die klinische Anwendung der Diathermie. Leipzig: Johann Ambrosius Barth 1926. — **Bucky, G.:** Anleitung zur Diathermiebehandlung. 3. Aufl. Wien und Leipzig: Urban & Schwarzenberg 1929.

Cumberbatch, E. P.: Diathermy, its productions and uses in medecine and surgery. 2. ed. London: William Heinemann 1930.

Forssell, G.: Unterricht und Ausbildung in medizinischer Radiologie. Acta radiol. (Stockh.) 4, Suppl. (1930).

Grover, Burton Baker: High frequency practice. 5. Aufl. Kansas City: The electron press, 1929.

Henseler, H., u. **E. Fritsch:** Einführung in die Diathermie vom medizinischen und technischen Standpunkt. 3. Aufl. Berlin: Radionta-Verlag 1931.

Joseph, Eugen: (a) Lehrbuch der diagnostischen und operativen Cystoskopie. 2. Aufl. der „Cystoskopische Technik". Berlin: Julius Springer 1929. (b) Elektrokoagulation bei Geschwülsten der Blase. Handbuch der Urologie, Bd. 5, S. 190.

Keysser, Fr.: Die Elektrochirurgie. Leipzig 1931. — **Kirschner, M.,** u. **A. Schubert:** Allgemeine und spezielle chirurgische Operationslehre I. Berlin: Julius Springer 1927. — **Kowarschik, Josef:** (a) Elektrotherapie. Berlin: Julius Springer 1920. (b) Die Diathermie, 7. Aufl. Berlin: Julius Springer 1931.

Laqueur, A.: Leitfaden der Diathermiebehandlung. 2. Aufl. Berlin: S. Karger 1929. **Lemoine, Joseph:** La Diathermie en oto-rhino-laryngologie. Paris: Gaston Doin & Cie. 1927. — **Leroux, Robert:** La haute fréquence en oto-rhino-laryngologie. 2. éd. Paris: Masson & Cie. 1927. — **Lexer, E.:** (a) Lehrbuch der allgemeinen Chirurgie. 19. Aufl., Bd. 2. Stuttgart: Ferdinand Enke 1931. (b) Die gesamte Wiederherstellungschirurgie. Leipzig 1931. — **Liebesny, P.:** Diathermie und künstliche Höhensonne. (Bücher der ärztlichen Praxis.) Wien und Berlin: Julius Springer 1929.

Masotti, A.: Diatermia chirurgica (Diatermocoagulazione) dei cancri della bocca. Milano: Ulrico Hoepli 1929.

Nagelschmidt, Franz: (a) Lehrbuch der Diathermie für Ärzte und Studierende, 3. Aufl. Berlin: Julius Springer 1926. (b) Diathermie. Handbuch der biologischen Arbeitsmethoden, 1926. Herausgeg. von ABDERHALDEN.

Payr, E., u. **P. Zweifel:** Die Klinik der bösartigen Geschwülste. 3 Bände. Leipzig: S. Hirzel 1924—27.

Saberton, Cl.: Diathermy in medical and surgical practice. London: Cassell & Co. 1920. — **Schnée, A.:** Kompendium der Hochfrequenz in ihren verschiedenen Anwendungsformen einschließlich der Diathermie. Leipzig: Otto Nemnich 1920. — **Stefani:** L'électrocoagulation chirurgicale des cancers. Verlag: Les presses universitaires de France. — **Stein, A. E.:** Die Diathermie. Lehrbuch der Strahlentherapie, herausgeg. von HANS MEYER, Bd. 2: Chirurgie, S. 611. Berlin und Wien: Urban & Schwarzenberg 1925. — **Stieböck, H. L.:** Praktikum der Hochfrequenztherapie (Diathermie). Berlin und Wien: Julius Springer 1926.

Thomas: Le cancer. Paris: A. Maloine.

Wichmann, Paul: Elektrotherapeutische Methoden. Handbuch der Haut- und Geschlechtskrankheiten. Herausgeg. von J. JADASSOHN, Bd. 5, 2. Teil, S. 663. Berlin: Julius Springer 1929. — **Wolff, Jacob:** Die Lehre von der Krebskrankheit von den ältesten Zeiten bis zur Gegenwart, 3. Teil, 1913; 4. Teil, 1928. Jena: Gustav Fischer. — **Wyeth, George A.:** Surgery of neoplastic diseases by electrothermic methods. New York: Paul B. Hoeber Inc. 1926.

Zanelli, C. F.: Elementi di Diatermoterapia. Bologna: Licinio Capelli.

B. Geschichte der Hitzechirurgie. Fulguration. Allgemeines.

1. Geschichte.

Bardeleben, A.: Lehrbuch der Chirurgie und Operationslehre. 4. Ausg., Bd. 1. Berlin 1863. — **Bernstein, J. G.:** Praktisches Handbuch für Wundärzte. Bd. 1. Frankenthal 1786. — **Billroth, Th.:** Die allgemeine chirurgische Pathologie und Therapie. 8. Aufl. Berlin 1876. — **Brühschwein, E.:** Über Behandlung bösartiger Geschwülste mit dem Rotgluteisen. Diss. München 1924. — **Bruns, P.:** Die galvanokaustische Amputation der Glieder. Arch. klin. Chir. **16** (1873). — **v. Bruns, V.:** Handbuch der chirurgischen Praxis. Bd. 1. Tübingen 1873.

Chelius, M. J.: Handbuch der Chirurgie. Bd. 2. Wien 1845. — **Cooper, Samuel:** Handbuch der Chirurgie (deutsch von FRORIEP). Bd. 1. Weimar 1819.

Dieffenbach, Joh. F.: Die operative Chirurgie. Bd. 1. Leipzig 1845.

Gurlt: Geschichte der Chirurgie, Bd. 3, S. 635. Berlin 1898.

Meyerhof, Max: Über den „Papyrus Edwin Smith", das älteste Chirurgiebuch der Welt. Dtsch. Z. Chir. **231**, 645 (1931). — **Middeldorpf, A. Th.:** Die Galvanokaustik, ein Beitrag zur operativen Medicin. Breslau 1854. Mit Schrifttum.

Ochsner, A. I.: The treatment of the jaw with the actual cautery. J. amer. med. Assoc. **81**, Nr 18, 1487 (1923).

Parsons, Inglis: (a) Trans. of Gynaecol. Soc. London 1888. (b) The healing of rodent cancer by electricity. London 1893.

Rust, Joh. Nep.: Theoretisch-praktisches Handbuch der Chirurgie, Bd. 4 u. 7. Berlin-Wien 1831/32.

2. Fulguration.

Abetti: (a) Il Tratamento del Cancro colla Fulgorazione. Arch. di Biol. norm. e pat., Sept. bis Dez. **1908**. (b) Beitrag zur Kenntnis der Zellveränderungen bei der Fulguration der Mäuse- und Rattentumoren. Z. Krebsforschg **7**, H. 3. — **Arndt** u. **Laqueur:** Experimentelle Untersuchungen über die Fulguration an lebenswichtigen Organen. Berl. klin. Wschr. **1908**, Nr 31, 1440.

Beer, E.: (a) Die Behandlung von gutartigen Geschwülsten der Harnblase mittels Oudinstrahlen. Zbl. Chir. **1910**, Nr 34. (b) Die Behandlung gutartiger Papillome der Harnblase mit dem durch ein Ureterencystoskop eingeführten Oudin-Hochfrequenzstrom. Z. Urol. **6**, H. 12, 1009. — **Bircher, E.:** Die Behandlung des Krebses mit Fulguration (KEATING-HART). Med. Klin. **1908**, 1763 u. 1804. — **Bordier:** Excitateurs pour étincelles de haute fréquence. Arch. Électr. méd. **17**, 191 (1909).

v. Czerny: (a) Deuxième séance de la Société internationale de chirurgie. Bruxelles, Sept. 1908. (b) Über die Blitzbehandlung (Fulguration) der Krebse. Vortr. Sitzg bad. Landeskomitee Krebsforschg Heidelberg, 12. Jan. 1908. Münch. med. Wschr. **1908**, Nr 6, 265. (c) Über die Blitzbehandlung der Krebse. Verh. dtsch. Ges. Chir. **1908**, 79; Arch. klin. Chir. **86**, H. 3.

Delherm: La fulguration dans un épithélioma cutané. Résultats deux ans après. Gaz. Hôp. **1908**, No 4. Ref. Zbl. Chir. **1908**, 417. — **Dessauer:** Physikalisches und Technisches über die DE KEATING-HART-Methode. Münch. med. Wschr. **1908**, Nr 16, 855.

Freund, L.: Die elektrische Funkenbehandlung (Fulguration) der Carcinome. Stuttgart: Ferdinand Enke 1908. Mit Schriften.

Ghilarducci, F.: Azione biologica e curativa della folgorazione. Bull. Accad. med. Roma **35**, H. 6/7 (1909).

Hoffmann: Über den Einfluß der Fulguration auf die Lebensfähigkeit von Zellen. Münch. med. Wschr. **1908**, Nr 40.

De Keating-Hart: (a) Comité médical (Sitzung 9. Nov. 1906) à Marseille. Krankenvorstellung. (b) La sidération électrique dans le traitement du cancer. Extr. Rev. Thér. **1907**, No 20. Ref. Zbl. Chir. **1908**, 192. (c) Behandlung des Krebses mittels Fulguration. Leipzig: Akademische Verlagsanstalt m. b. H. 1908. Ref. Dtsch. med. Wschr. **1909**, Nr 11, 492. (d) La fulguration dans le traitement du cancer. Arch. Électr. méd. Bordeaux, 25. Mai **1908**. (e) Resultate der Fulguration. Dtsch. med. Wschr. **1909**, Nr 41, 1815. (f) Fulguration et cancer. J. Méd. interne, 20. Febr. **1909**, No 5, 41—45. (g) A propos de la fulguration. Ann. Physicothér. Paris, April **1909**. (h) Die Behandlung des Carcinoms mittels Fulguration. Münch. med. Wschr. **1909**, Nr 21, 1144. (i) La fulguration et ses résultats dans le traitement du cancer. Paris: A. Maloine. — **Küttner, H.:** Breslau. Chirurgenkongr., Sitzg 14. Dez. 1908. Ref. Zbl. Chir. **1**, 122 (1909).

Meyer: Kaltkauter nach Dr. de Forest in der Kosmetik. Handbuch der Kosmetik von M. Joseph. Leipzig: Veit & Co. 1912.

Nagelschmidt: (a) Über Hochfrequenzströme, Fulguration und Transthermie mit Demonstration von Kranken und Apparaten. Vortr. Berl. med. Ges., Sitzg 24. Febr. 1909. Ref. Dtsch. med. Wschr. **1909**, Nr 10, 457. (b) Über Hochfrequenzströme, Fulguration und Transthermie. Z. physik. u. diät. Ther. **1909**, H. 3. (c) Über chirurgische Diathermie. Demonstrationsvortrag Berl. med. Ges. 1923. — **Nieuwenhuyse, P.:** Experimentelle Untersuchungen über die Wirkung hochfrequenter Ströme (Fulguration). Arch. klin. Chir. **90**, H. 3. Ref. Zbl. Chir. **1909**, 1783.

Oudin: Action de l'étincelle de haute fréquence sur les tissus. Ann. Électr., Biol. et Radiol. **1910**.

Pozzi: (a) L'action des étincelles de haute tension dans le traitement des cancers. Bull. Acad. Méd. Paris, Sitzg 30. Juli 1907. (b) Fulguration. 8. Kongr. franz. Ges. Chir. u. inn. Med. Paris, Okt. **1907**. Dtsch. med. Wschr. **1907**, Nr 51. (c) Behandlung des Krebses durch die Fulgurationsmethode. Soc. de Chir., Juni **1909**. Dtsch. med. Wschr. **1909**, Nr 49. (d) Pariser ärztlicher Verein. Dtsch. med. Wschr. **1909**, Nr 49, 2194. (e) Die Fulguration beim Carcinom. Soc. de Chir., Sitzg 16. u. 23. Juni 1909. Ref. Münch. med. Wschr. **1909**, Nr 36, 1870.

Rivière: (a) Fulguration des Krebses. Dtsch. med. Wschr. **1909**, Nr 27. (b) Réflexions au sujet de la fulguration. Ann. Physicothér. Paris, April **1909**. (c) Reponse. Ann. Physicothér. Paris, April **1909**. (d) Traitement des tumeurs malignes par la scintillation altofréquente. Communication faite au 2. congrès de physicothérapie des Médecins de langue française. Ann. Physicothér. Paris, 13.—15. April 1909. (e) Fulgurationsbehandlung des Krebses. Dtsch. med. Wschr. **1909**, Nr 37, 1627.

Seeliger, F.: Die Fulguration und ihre Erfolge bei der Behandlung des Krebses. Diss. Leipzig 1913. Ref. Z.org. Chir. **4**, 533 (1914). Mit Schriften. — **Strebel:** (a) Eine neue Behandlungsweise für Lupus und bösartige Neubildungen mittels molekularer Zerstörung durch kontinuierliche, hochfrequente Funkenströme. Dtsch. med. Wschr. **1904**, Nr 2, 63. (b) Bemerkungen zur Carcinombehandlung nach Dr. de Keating-Hart. Berl. klin. Wschr. **1908**, Nr 13; Dtsch. med. Wschr. **1908**, Nr 14, 598.

v. Wasielewski u. **Hirschfeld:** Über den Einfluß der Fulguration auf die Lebensfähigkeit von Zellen. (Aus dem Institut für Krebsforschung in Heidelberg.) Ref. Zbl. Chir. **1908**, 1527.

Zimmern, A.: La fulguration, sa valeur thérapeutique. (Les actualités médicales.) Paris: Baillière et Fils 1909. Mit Schriften.

3. Allgemeines. Älteres Schrifttum über Diathermie, Elektrokoagulation und Lichtbogenoperation.

Anschütz, W., K. Specht u. **Tiemann:** Die Avertinnarkose in der Chirurgie. Erg. Chir. **23**, 419. Berlin: Julius Springer 1930. — **d'Arsonval:** (a) Das Verhältnis von Diathermie und d'Arsonvalisation (Diskussion). 3. internat. Kongr. Physiother. Paris 1910. (b) Nouvel appareil de diathermie intensive. Arch. Électr. méd. März **1914**, No 377.

Becker, F.: Gedämpfte Hochfrequenzströme als narbenerweichendes Mittel. Münch. med. Wschr. **1915**, Nr 29, 977. — **v. Bernd:** Über Thermopenetration. Ges. Ärzte Wien, 26. Febr. 1909; Z. physik. u. diät. Ther. **1909**, H. 3. — **v. Bernd** u. **v. Preyß:** Zur Thermopenetration. Wien. klin. Wschr. **1909**, Nr 44; **1910**, Nr 9. — **v. Bernd** u. **v. Zeynek:** Vorläufige Mitteilung über Thermopenetration. Münch. med. Wschr. **1908**, Nr 8. — **Bier, A.:** (a) Erzeugung von Immunität und Heilung schwerer Infektionen durch das Glüheisen und durch Arzneimittel. Med. Klin. **1928**, 201. (b) Über die Behandlung von schweren Infektionen mit dem Glüheisen. Med. Klin. **1929**, 12. — **Blumenthal, Ferdinand:** Über die zweckmäßigste Organisation der Krebsbekämpfung. Bemerkungen zu der Denkschrift der medizinischen Fakultät Frankfurt a. M. Dtsch. med. Wschr. **1931**, 1536. — **Borst, Max:** (a) Allgemeine Pathologie der malignen Geschwülste. Leipzig: S. Hirzel 1924. (b) Der gegenwärtige Stand der Krebsforschung. Münch. med. Wschr. **1931**, 1745, 1785. — **Bramann, C. v.:** (a) Behandlung der Endocarditis lenta durch Brennen am Orte der Wahl. Med. Klin. **1929**, 12. (b) Beiträge zur Heilkunde aus der Chirurgischen Universitätsklinik in Berlin. IV. Abh.: Homöopathie. 4. Teil. Die Behandlung lokaler Infektionen mit dem Glüheisen. Münch. med. Wschr. **1930**, 1359—1362.

Cohn, Max: Über die Anwendung der ungedämpften elektrischen Schwingungen (Forestsche Nadel) zu operativen Zwecken. Berl. klin. Wschr. **1910**, 725. — **Craddock, French H.** and **Gertrude Whetstone:** Diathermy in the treatment of shock. South. med. J. **19**, Nr 11, S. 812—813 (1926); Z.org. Chir. **37**, 317 (1927). — **v. Czerny, V.:** (a) Therapeutische Erfolge bei Carcinom und Lupus. Dtsch. med. Wschr. **1910**, Nr 4, 199. (b) Über Operationen mit dem elektrischen Lichtbogen und Diathermie. Dtsch. med. Wschr. **1910**, 489. (c) Operation mit Lichtbogen und Diathermie. Dtsch. med. Wschr. **35**, Nr 11 (1910). (d) Die im Heidelberger Samariterhaus jetzt üblichen Behandlungsmethoden des Krebses. Dtsch. med. Wschr. **1910**, Nr 15, 732. (e) Die im Samariterhaus Heidelberg geübten Methoden der Krebsbehandlung. Vorgetragen in 39. Verslg dtsch. Ges. Chir. Münch. med. Wschr. **1910**, Nr 17, 889. (f) Methoden der Krebsbehandlung. Münch. med. Wschr. **1910**, Nr 17 (26, 4), 889. (g) Über Therapie der Krebse. Vortrag internat. Ver.igg Krebsforschg Dresden, 8. August 1911. Ref. Münch. med. Wschr. **58**, 1897 (1911). (h) Über die nichtoperative Behandlung der Geschwülste. Münch. med. Wschr. **1912**, 2209. (i) Zur nichtoperativen Behandlung des Krebses. (Abt. f. Chirurg., Sitz. 2.) Verh. Ges. dtsch. Naturforsch. 84. Verslg Münster i. W., 15.—21. Sept. **1912**, Teil 2, Hälfte 2, 125—132 (1913). Ref. Z.org. Chir. **3**, 12 (1913). — **Czunft, Vilmos:** Elektrische Unfälle bei Röntgenapparaten. Orv. Hetil. (ung.) **70**, Nr 31, 831—834 (1926); Z.org. Chir. **37**, 237 (1927).

Delbanco, Ernst: (a) Zur Einwirkung des elektrischen Stromes auf Epithel- und Krebszelle. (Dermatol. Ambulat. Drs. Delbanco, Haas u. Zimmern, Hamburg.) Virchows Arch. **254**, H. 2, 302—320 (1925). Ref. Z.org. Chir. **32**, 232 (1925). (b) Weiterer Beitrag zur Einwirkung des elektrischen Stromes auf Epithel- und Krebszelle. (Dermatol. Abt., Krankenh. Hamburg-Barmbeck.) Strahlenther. **35**, 103—115 (1930). — **Dessauer, Friedr.:** Über einen neuen Apparat zur Durchdringung des Körpers mit Stromwärme (Diathermie). Münch. med. Wschr. **1910**, Nr 25, 1344. — **Doyen, E.:** (a) Resistenz der Krebszellen und die Behandlung des Carcinoms. Münch. med. Wschr. **1908**, Nr 48, 2516. (b) Le cancer. Paris 1909. (c) Bipolare Voltaisation. Dtsch. med. Wschr. **1909**, Nr 39, 1727. (d) Die Ätiologie des Krebses und seine Bekämpfung. 16. internat. med. Kongr. Budapest 1909. Berl. klin. Wschr. **1909**, Nr 39, 1786. (e) Sur la destruction des tumeurs cancéreuses accessibles par la méthode de la voltaisation bipolaire et de l'électrocoagulation thermique. Arch. Electr. méd. **1909**, No 272. (f) Demonstration zur Diathermie (Elektrokoagulation). 3. internat. Kongr. Physiother. Paris 1910. (g) Traitement local des cancers accessibles par l'action de la chaleur au dessus de 550. Ann. Électrobiol. et Radiol., Mai **1910**. (h) Technique de l'électrocoagulation dans le traitement des cancers. Paris 1917. — **Durig** u. **Grau:** Der Energieumsatz bei der Diathermie. Biochem. Z. **48**, 480. — **Dziembowski, S.:** Considérations sur la valeur de quelques méthodes de traitement général des néoplasmas inopérables. Bull. Soc. Chir. Paris **22**, 616 (1930). Ref. Z. org. Chir. **54**, 248 (1931).

Eitner: Eine neue Art von Kaustik. Wien. klin. Wschr. **23**, Nr 5 (1910). — **Epstein, A.,** u. **A. Fedorejeff:** Inwiefern sind die Probeexcisionen bei bösartigen Geschwülsten gefährlich? Arch. klin. Chir. **165**, 357 (1931). — **Erb, K. H.:** Experimentelle Untersuchungen zur „Erzeugung von Immunität durch das Glüheisen" nach Bier. Dtsch. Z. Chir. **218**, 88 (1929). Mit Schrifttum. — **Ernst:** Tod und Nekrose. Marchand-Krehls Handbuch der allgemeinen Pathologie.

Friedländer, R.: Blutveränderungen durch thermische Reize. Z. physik. Ther. Leipzig **1903**. — **Fürst:** Veränderungen der Epidermis durch Wärme und Kälte. Beitr. path. Anat. **24** (1898).

Gans, Oskar: Histologie der Hautkrankheiten. Bd. 1, 254 Abb., 656 S. Berlin: Julius Springer 1925. — **Gildemeister:** Die physio-elektrischen Erscheinungen im Tier- und Pflanzenreich. Handbuch der normalen und pathologischen Physiologie, Bd. 8 (2), S. 657. Berlin 1928. — **Goepel, R.:** Verbesserung der Chirurgie des Mastdarmcarcinoms. Zbl. Chir. **1931**, 1234. Ref. Z.org. Chir. **54**, 762 (1931). — **Gould** and **Pearce Alfred:** The Treatment of inoperable Cancers. Lancet, 25. Jan. **1913**. — **Groß, F.:** Erfahrungen mit der Impfstoffbehandlung nach KEYSSER bei malignen Geschwülsten. Zbl. Chir. **1929**, 2261. **Gryzwa, N.:** Allgemeindiathermie am Operationstisch. Zbl. Chir. **1922**, Nr 34.

Henschen, C.: (a) Zur Chirurgie des Morbus Basedow. 55. Tagg dtsch. Ges. Chir. Berlin, 8.—11. April 1931. Arch. klin. Chir. **167**, 413 (1931). (b) Die Behandlung des Carcinoms in der Chirurgie. Schweiz. med. Wschr. **1931**, 441. — **Hertel, E.:** Die Gastroenterostomie und ihre Fehlerquellen. Bruns' Beitr. **142**, 157 (1928). — **Hintze:** Der Weg zur planmäßigen Krebsbekämpfung. Med. Klin. **1930**, 1398. — **Hirschberg:** Über Operation mit elektrischem Lichtbogen und Elektrokaustik bei malignen Geschwülsten. Diss. Heidelberg 1911; Beitr. klin. Chir. **75**, 645 (1911). — **Holfelder, H.:** Gedanken zur örtlichen Organisation der Krebsbekämpfung. Dtsch. med. Wschr. **1931**, H. 16. — **Höve, J. v. d.:** Osmotischer Druck und elektrische Leitfähigkeit. Arch. vergl. Ophthalm. **82** (1912).

Jaffé, R. H., D. Willig u. **A. Bachem:** Über die nach elektrischen Gefäßwandschädigungen auftretenden Heilungsvorgänge. Zbl. Path. **44**, 241 (1929). — **Jellinek, Stefan:** (a) Ärztliche Hochfrequenzelektrizität als Explosions- und Brandursache. Med. Klin. **22**, Nr 7, 249—250 (1926). (b) Der elektrische Unfall. 3. Aufl. Leipzig u. Wien: Franz Deuticke 1931. (c) Zur Therapie der schweren elektrischen Verletzung. Chirurg **1931**, 644.

Kawamura: Elektropathologische Histologie. Virchows Arch. **231** (1921). — **Keysser, Fr.:** Der neueste Stand der Krebsbekämpfung. Abgeschlossen 1. Mai 1926. — **Kolmer, W.,** u. **P. Liebesny:** Experimentelle Untersuchungen über Diathermie. I. Mitt. Wien. klin. Wschr. **33**, Nr 43, 945—946 (1920). — **Kortzeborn:** Nateinabehandlung und chirurgische Indikationsstellung bei der Hämophilie. Chirurg **2**, Nr 14 (1930). — **Kowallek, Alfred:** Plethysmographische Untersuchungen über die Wirkung der Hochfrequenzströme. Arch. f. Physiol. **1919**, H. 5/6, 263—282 (1920). — **Kowarschik, J.:** Diathermieapparat mit Elektronenröhren. Z. physik. Ther. **38**, 111 (1930). Ref. Klin. Wschr. **1930**, Nr 24, 1138. — **Kraus, Fritz:** (a) Thermometrische Untersuchungen bei Diathermie am Tier und am Menschen. Z. physik. Ther. **27**, H. 3/4, 120—131 (1923). (b) Tiefenthermometrie bei Diathermie. (Vorl. Mitt.) Münch. med. Wschr. **70**, Nr 14, 431—432 (1923). — **Küttner, H., F. Sauerbruch** u. **V. Schmieden:** Die Chirurgie des Krebses und die neuen organisatorischen Bestrebungen zur Krebsbekämpfung. Med. Welt **1931**, Nr 28.

Lewin: Experimentelle Krebsforschung und Infektionstheorie. Dtsch. med. Wschr. **1909**, Nr 10, 710. — **Lihotzky:** Weitere Erfahrungen mit der Hirnrheometrie nach A. W. MEYER. (Elektrische Widerstandsmessung zum Auffinden von Hirntumoren.) Zbl. Chir. **1926**, Nr 8, 452.

Merletti, C.: La diatermia contro lo shock e la bronco-polmonite post-operativa. Riv. Ostetr. **9**, No 4, 137—141 (1927). Ref. Z.org. Chir. **40**, 367 (1928). — **Meyer, A. W.:** X. Methode zum Auffinden von Hirntumoren bei der Trepanation durch elektrische Widerstandsmessung. Zbl. Chir. **1921**, Nr 50, 1824. — **Morris:** Die Behandlung des inoperablen Krebses. Münch. med. Wschr. **1909**, Nr 8, 416.

Nagelschmidt, Franz: (a) Demonstration (Durchwärmungen am erwachsenen Menschen). Dtsch. Naturforsch.verslg Dresden 1907. (b) Bemerkungen zur Fulguration. Dtsch. med. Wschr. **1908**, Nr 10. (c) Tabes und Hochfrequenzbehandlung. Münch. med. Wschr. **1908**, Nr 49. (d) Über Diathermie (Transthermie, Thermopenetration). Demonstrationsvortrag 16. internat. Ärztekongr. Pest, V. Sektion. Ref. Münch. med. Wschr. **1909**, Nr 50. 2575. (e) Effets thermiques produits par les courants de haute fréquence. Congr. internat, Physiothér. Paris 1910. (f) Ergänzung „zur Geschichte der Diathermie“. Wien. klin. Wschr. **1910**, Nr 7, 253. (g) Thermic effects. Arch. of Roentgen-Ray **1910**, Nr 120.

Pfahl: Erfahrungen über Verletzungen durch Blitz und Elektrizität. Dtsch. med. Wschr. **1908**, Nr 29, 1267. — **Portmann, U. V.:** (a) Observations on the use of diathermia for the prevention and treatment of surgical shock. Arch. physik. Ther. **9**, 385—388 (1928).

Ref. Z.org. Chir. 45, 428 (1929). (b) Diathermy as a means of prevention and treatment of surgical shock and of postoperative pneumonia. Brit. J. Actinother. 4, 32—34 (1929). Ref. Z.org. Chir. 47, 316 (1929).

Rehn, Ed.: (a) Behandlung der flachen Hautcarcinome. Dtsch. med. Wschr. **1909**, Nr 10, 740. (b) Herzfunktion und Operationstrauma. Dtsch. Z. Chir. **203**, 1 (1927). — **Riehl:** Arch. f. Dermat. **145**.

Sachs, H.: Fragen der Krebsforschung. Beih. Med. Klin. **1931**, H. 2. — **Sauerbruch, F.:** Aussprache über Carcinom. Bayer. Chir.tagg 1923. Ref. Münch. med. Wschr. **1923**, 961. — **Sauerbruch, F.,** u. **M. Lebsche:** Die Behandlung der bösartigen Geschwülste. Dtsch. med. Wschr. **1922**, 83, 149. — **Schinz, Hans R.:** (a) Heutiger Stand der Krebsbekämpfung. Allgemeiner Teil. Schweiz. med. Wschr. **1929**, 375, 398. (b) Thesen zur Organisation der Krebsbekämpfung in der Schweiz. Strahlenther. **34**, 876 (1929). — **Schlüter:** Apparat zur Bestimmung des elektrischen Widerstandes im Gehirn. Zbl. Chir. **1921**, Nr 50, 1827. — **Schmidt, Helmut:** Die Leistung der Stickoxydulnarkose in der Chirurgie. Eine vergleichende Narkosestudie zur Wiedereinführung und zum Ausbau der Lachgas-Sauerstoffnarkose in Deutschland. Arch. klin. Chir. **151**, 119 (1928). Mit Schrifttum. — **Schönbauer, L.,** u. **R. Kautek:** Über die Geschwülste der Mundhöhle. I. A. Über die bösartigen Geschwülste der Mundhöhle. Wien. med. Wschr. **1931 I**, 561. — **Schulze, Werner:** Vollnarkosen mit Avertin-Magnesiumsulfat-Narkophin. Münch. med. Wschr. **1930**, Nr 31, 1312. — **v. Seemen, Hans:** (a) Zur Entstehung, Vermeidung und Bekämpfung der mittelbaren Operationsschädigungen. Nach einem Vortrage Tagg mittelrhein. Chir.ver.igg Heidelberg, 28. Jan. 1928. Münch. med. Wschr. **1928**, 1239. (b) Über biologische Grundlagen beim chirurgischen Eingriff. Vortrag Ges. Morphol. u. Physiol. München, 25. Juni 1929. Münch. med. Wschr. **1929**, 1827. — **v. Seemen, Hans,** u. **H. Binswanger:** Über Allgemeinveränderungen, besonders des Blutes, nach chirurgischen Eingriffen und ihre Bedeutung für Entstehung und Bekämpfung der mittelbaren Operationsschädigungen. Dtsch. Z. Chir. **209**, 157 (1928). — **Seifert:** Eine grundsätzliche Bemerkung zur Technik der Basedowoperation. Mittelrhein. Chir.ver.igg Wiesbaden, Sitzg 31. Jan. 1931. Zbl. Chir. **1931**, 1462. — **Sommer:** Jahrbuch über Leistungen und Fortschritte auf dem Gebiete der physikalischen Medizin. Leipzig 1908. — **Stary, Zdenko:** Quantitative Messung der Diathermie. Med. Klin. **1929**, Nr 49, 1886. — **Stegemann, H.:** Zur Kritik der gegenwärtigen Anschauung von der überragenden Bedeutung der Blutgerinnung für den Blutungsstillstand. Dtsch. Z. Chir. **188**, 313.

Teschendorf, W.: Zentralisation der Geschwulstbehandlung. Z. Gesdh.verw. u. Gesdh.-fürs. **1931**, 33. — **Theilhaber, A.:** Operationslose Behandlung der Carcinome. Berl. klin. Wschr. **1913**, Nr 8. — **Thourén, G.:** Über Prothesen. 5. nordisch. Kongr. Otolaryng., Juni **1926**.

Westhues, H.: Über die Entstehung und Vermeidung des lokalen Rectumcarcinomrezidivs. Arch. klin. Chir. **161**, 582—624 (1930). — **Wildermuth:** Stromleitung im menschlichen Körper. Mitt. Grenzgeb. Med. u. Chir. **22**, H. 4 (1911).

v. Zeynek, R.: (a) Über Diathermie (Transthermie, Thermopenetration). Münch. med. Wschr. **1910**, Nr 4, 193. (b) Die wissenschaftlichen Grundlagen der Thermopenetration oder Diathermie. Strahlenther. **3**, H. 1, 200—209 (1913). — **v. Zeynek, R., v. Bernd** u. **v. Preyß:** Mitteilungen zu einem Aufsatz von Czerny: Über die Blitzbehandlung der Krebse. Münch. med. Wschr. **1908**, 432. — **v. Zeynek, R., v. Bernd, v. Preyß** u. **Radonicic:** Über Thermopenetration. Klin. Wschr. **1908**, Nr 15, 517.

C. Neueres Schrifttum der Elektrochirurgie.

Abel: Die Elektrokoagulation bei der chirurgischen Behandlung des Krebses, speziell des Gebärmutterkrebses. Berl. klin. Wschr. **50**, 394—395 (1913). — **Adam, H.:** Carcinoma of right tonsil and soft palate treated by diathermy. J. of Laryng. a. Otol. **1923**, Nr 4. — **Albanus:** (a) Über Behandlung der Nasen-, Rachen- und Kehlkopftuberkulose mit Hochfrequenzströmen. Berl. klin. Wschr. **50**, Nr 39, 1804—1806 (1913). (b) The cold-cautery in the upper air passages. J. of Laryng. a. Otol. **1914**, 215. (c) Diskussion zu Hofer, G.: Diathermiebehandlung angeborener Halsfisteln. 1. internat. Oto-Rhino-Laryngologenkongr. Kopenhagen. Ref. Internat. Zbl. Ohrenheilk. **30**, 166 (1928). — **Amado, N.:** Epulis traitée et guérie par l'électrocoagulation. Otol. internat. **11**, 111 (1927). — **Amadon, Philip D.:** Observations on the malignant melanoma. J. Michigan State med. Soc. **29**, 713 (1930). Ref. Amer. J. Canc. **15**, Nr 2, 968 (1931). — **Anderson, John:** (a) Surgical diathermy in breast cancer. The application of the are electrode or cutting current to the radical operation. Brit. J. Surg. **15**, Nr 59, 500—513 (1928). Ref. Z.org. Chir. **41**, 790 (1928). (b) Cutting currents. Amer. J. Physiother., Juni **1930**. — **André:** De l'électrocoagulation dans les tumeurs de la vessie. Presse méd. **1913**, No 87. — **Angle, E. J.** u. **Leonard J. Owen:** Krebsbehandlung der Unterlippe, speziell mit Radium und chirurgischer Diathermie. Urologica a. Rev. **27**, Nr 11, 688—692 (1923). — **Anschütz, W.:** Aussprache über Gehirnchirurgie. 55. Chir.-Kongr. 1931. Ref. Arch. klin. Chir. **167**, 39 (1931). — **Arcelin** et **Guiliani:** Utilisation des courants de haute fréquence en urologie. Lyon méd. **122**, No 21, 1133—1138 (1914). Ref. Z.org. Chir. **6**, 169 (1920). — **Archambault, G.** et **A. Marin:** Indication et technique de l'électrodésiccation en dermatologie. Ann. de Dermat. **1929**, No 10, 759. — **Aron, E.:** Tonsillektomie mit Diathermie. Klin. Wschr. **1929**, Nr 4. — **Ashcraft, L. T.:** Arsonval in tumors of the bladder through the operating cystoscope. Surg. etc. **17**, Nr 5, 636. — **Astraldi:** Über zwei Todesfälle nach cystoskopischer Elektrokoagulation. Rev. Especial. méd. **3** (1929). Ref. Med. Klin. **1929**, Nr 51, 1984. — **Astraldi, A.:** Zur Elektrokoagulation bei den Tumoren der Blase und über eine neue Komplikation dabei. Bol. Inst. Med. exper. Cánc. Buenos Aires **5**, 231—235 u. deutsche Zusammenfassung, 1929. S. 235—236. Ref. Z.org. Chir. **49**, 630 (1930).

Baal, Girling: The treatment of simple papilloma of the bladder by fulguration. Brit. J. Surg. **11**, Nr 44, 760—771 (1924). Ref. Z.org. Chir. **30**, 753 (1925). — **Bachrach, Robert:** Über endovesicale und endourethrale Behandlung mit Hochfrequenzströmen. Fol. urol. (Lpz.) **7**, Nr 11, 685—692 (1913). Ref. Z.org. Chir. **2**, 903 (1913). — **Badstöber:** Weitere Mitteilungen über chirurgische Diathermie. Z. Laryng. usw. **27**, 387. — **Baldenweck, L.:** (a) De quelques applications de la diathermo-coagulation en rhino-laryngologie. Les Archives **1923**, 1094. (b) Über die Verwendung der Diathermokoagulation in der Rhinolaryngologie. Arch. internat. Laryng. etc., Dez. **1923**. — **Ballenger, E. G.,** and **O. F. Elder:** The treatment of urethral caruncles by fulguration. J. amer. med. Assoc. **1917**, 1420. — **Baradulin, G.:** Die Behandlung der Leukoplakie der Harnblase mit Diathermokoagulation. Urologija (russ.) **7**, 74 (1930). Ref. Z.org. Chir. **54**, 849 (1931). — **Barnet, Joseph:** Cancer of the tongue. Arch. clin. Canc. Res. **3**, 165—170 (1929). Z.org. Chir. **51**, 88 (1930). — **Barney, J. Dellinger** (a) A case illustrating the efficiency of the high frequency current in the treatment of tumors of the bladder. Boston med. **169**, Nr 1, 19—20 (1913). Ref. Z.org. Chir. **2**, 667 (1913). (b) Efficiency of the high frequency currents on tumors of the bladder. Boston med. J. **169**, Nr 1. — **Bartrina, Luis:** Die Diathermie in der Chirurgie des inoperablen Krebses. Ars med. (Barcelona) **6**, 293—297 (1930). Ref. Z.org. Chir. **53**, 276 (1931). — **Bates, William:** Electrocauterization in the treatment of human bites. Ann. Surg. **93**, 641—644, 781—782 (1931). Ref. Z.org. Chir. **54**, 93 (1931). — **Bauer, K. H.:** (a) Experimentelle und histologische Untersuchungen über die Blutstillung durch Hochfrequenz. 54. Tagg dtsch. Ges. Chir. Berlin, Sitzg 23.—26. April 1930. Ref. Z.org. Chir. **50**, 78 (1930). (b) Klinische Erfahrungen mit der elektrochirurgischen Behandlung bösartiger Geschwülste. 55. Tagg dtsch. Ges. Chir. Berlin, Sitzg 8.—11. April 1931. Ref. Z.org. Chir. **53**, 681 (1931). (c) Die elektrische Blutstillung, ihr Mechanismus und dessen Erklärung. Arch. klin. Chir. **163**, 564 (1931). — **Baumecker, Heinz:** Die Probeexcision in der Chirurgie, ihre Technik, Indikationsstellung und Gegenindikation. Ergebnisse der Chirurgie und Orthopädie, S. 109—161. Herausgeg. von Erwin Payr u. Hermann Küttner, Bd. 24. Redig. von H. Küttner. Berlin: Julius Springer 1931. — **Beer, E.:** (a) Cancer of the bladder. Med. J. a. Rec. **1929**. Ref. Zbl. Chir. **1931**, 365. (b) Physical agents in the treatment of bladder tumours. Amer. J. Surg. **4**, 113 (1928). — **Behdjet, H.:** Die Behandlung der Orientbeule mit Diahtermie. Dermat. Wschr. **1927**, Nr 18. — **Bensaude, R.** et **J. H. Marchand:** (a) Un traitement particulièrement efficace du rétrécissement inflammatoire du rectum. Presse méd. **33**, No 96, 1588—1590 (1925). Z.org. Chir. **36**, 522 (1927). (b) Traitement diathermique des ulcérations et tumeurs bénignes du canal anal, du rectum et du sigmoide. Paris méd. **16**, No 14, 329—332 (1926). Z.org. Chir. **35**, 801 (1926). — **Bensaude, R.,** et **Paul Meyer:** Du traitement des sphinctéralgies anales par les courants de diathermie. J. des Pract. **40**, No 30, 497—500 (1926). Z.org. Chir. **36**, 449 (1927). — **Beresow, E. L.:** Über Entfernung der Unterkieferspeicheldrüse und Lymphdrüsen bei der Operation des Unterkieferkrebses. Dtsch. Z. Chir. **213**,

391 (1929). — **ten Berge:** (a) Diathermiekoagulation als Behandlungsmittel gynäkologischer Krankheiten. Nederl. Tijdschr. Geneesk. **71,** 2110 (1927). (b) Nederl. Tijdschr. Verloskde **33,** 47—59 (1928). — **Bertolotti, Mario** et **Luigi Ferria:** Traitement des tumeurs endovésicales avec le courant de haute fréquence employé par la voie cystoscopique. Ann. Électrobiol. et Radiol. **16,** 27—30 (1913). Ref. Z.org. Chir. **1,** 528 (1913). — **Berven, E.:** Diskussion zu Schmiegelow, E.: Diathermy treatment of cancer of larynx. 5. nord. otolaryng. Kongr. Ref. Acta otolaryng. (Stockh.) **10,** 315, 328 (1927). — **Bianchini, A.:** La diatermia in chirurgia. Policlinico **1923,** H. 11. — **Bierman, William:** (a) Surgical diathermy in the treatment of hemorrhoids. Brit. J. Radiol. (Arch. of Radiol.) **31,** Nr 310, 178—185 (1926); Z.org. Chir. **37,** 409 (1927). (b) A surgical diathermy hemorrhoid clamp. Physic. Ther. **45,** Nr 3, 152—154 (1927). Ref. Z.org. Chir. **39,** 52 (1927). (c) Surgical diathermy in the removal of hemorrhoids. Amer. J. Surg. **2,** Nr 6, 575—578 (1927). Ref. Z.org. Chir. **41,** 146 (1928). (d) Hemorrhoidectomy by means of the high frequency current. Clin. med. a. surg. **34,** Nr 9, 660—663 (1927). Ref. Z.org. Chir. **42,** 458 (1928). — **Binkley, George E.:** Radiation in the treatment of rectal cancer. Ann. Surg. **90,** 1000 (1929). — **Binney, Horace:** The value of high frequency cauterization in the treatment of vesical papillomata. Boston med. J. **168,** 308—310 (1913). Ref. Z.org. Chir. **1,** 833 (1913). — **Bircher, E.:** Zur Frage der Prostataoperation nach Luys. Schweiz. med. Wschr. **1926,** 445. — **Bitschai:** Die Schnittdiathermie in der Urologie. Klin. Wschr. **1931,** 1284. — **Bitschai, J.:** Die konservative Behandlung der Blasenscheidenfisteln mit Berücksichtigung der intra- und extravesicalen Tumoren. Z. Urol. **24,** 669 (1930). — **Blessing, Georg,** u. **Gerhard Weißenfels:** Strahlen-, Licht- und Elektrotherapie. Fortschr. Zahnheilk. **7,** 612 (1931). — **Blohmke:** Aussprache über einen Vortrag von Hesse: Chirurgische Diathermie bei Erkrankungen der Nase und des Halses, insbesondere bei malignen Tumoren dieser Gebiete. Dtsch. med. Wschr. **1930,** 1504. — **Bloodgood, Joseph Colt:** Treatment of tumours of the upper jaw with the Cautery. Boston med. J. **180,** 186 (1919). — **Blum, V.:** (a) Die Fulguration und Elektrokoagulation der Blasengeschwülste. Wien. med. Wschr. **1914,** Nr 13. (b) Intravesicale Operationen. Urologische Operationslehre von Völcker und Wossidlo. Leipzig: Georg Thieme 1918. (c) Über die Behandlung der Blasenhalskontraktur mittels Elektrokoagulation. 8. Kongr. Berlin, Sitzg 26.—29. Nov. 1928. Verh. dtsch. Ges. Urol. **1929,** 127—128. Ref. Z.org. Chir. **46,** 594 (1929). — **Boeckel, A.:** Six cas de néoplasme inopérable de la vessie traités par l'étincelage à vessie ouverte. Arch. franco-belg. Chir. **31,** 432—444 (1929). Ref. Z.org. Chir. **49,** 630 (1930). — **Böhmer, L.:** (a) Keloide und ihre Behandlung. Med. Welt **1930,** H. 41, 1472. (b) Die chirurgische Diathermie in der dermatologischen Kosmetik. Med. Welt **1931,** Nr 8. — **Bohmansson, Gösta:** Bemerkungen über die chirurgische Diathermiebehandlung. Sv. Läkartidn. **22,** Nr 12, 373—376 (1925). Ref. Z.org. Chir. **32,** 233 (1925). — **Bolz, W.:** Die Technik der Elektrochirurgie in der Veterinärmedizin. Berl. tierärztl. Wschr. **1931,** 613. — **Bonnefoy, M.:** Die Hochfrequenzbehandlung der tuberkulösen Geschwüre. J. Radiol. et Électrol. **3,** No 1, 14. — **Boot, G. W.:** Surgical diathermy in accessible neoplasms about the head. Arch. physic. Ther. **11,** 205—208 (1930); Z.org. Chir. **51,** 358 (1930). — **Borchardt, M.:** (a) Über operative Eingriffe mittels hochfrequenter Ströme. Klin. Wschr. **1930,** 1376. (b) Diskussion zu Heymann: Über operative Eingriffe mittels hochfrequenter Ströme. Sitzg med. Ges. Berlin, 14. Mai 1930. Ref. Dtsch. med. Wschr. **1930,** Nr 24, 1027. — **Bordier, H.:** (a) Traitement des hémorroides procidentes par la diathermocoagulation. Arch. Electr. méd. **1921,** 335. (b) Traitement de l'hypertrophie des amygdales par la diathermocoagulation. Arch. Électr. méd. **1922,** 75. (c) Epithéliomas roentgéniens des doigts. Guéris par la diathermie. Arch. Électr. méd. **30,** No 477, 8, 180—186 (1922). Ref. Z.org. Chir. **19,** 126 (1923). (d) Remarques sur le traitement des hémorroides externes par la diathermie. Arch. Électr. méd. **30,** No 478, 193—194 (1922). Ref. Z.org. Chir. **19,** 343 (1923). (e) Electrodes pour diathermie chirurgicale. J. Radiol. et Électrol. **1922,** No 12. (f) Epitheliomas roentgéniens des doigts guéris par la diathermie. Autoobservation. Paris méd. **12,** No 47, 489—471 (1922). (g) Epithéliomas roentgéniens des doigts guéris par la diathermie. (Autoobservation.) Rev. internat. Méd. et Chir. **33,** No 6, 67—68 (1922). Ref. Z.org. Chir. **19,** 207 (1923). (h) Epitheliomas roentgéniens guéris par la diathermie. Presse méd. **30,** No 100, 1083—1084 (1922). (i) Traitement de l'hypertrichose par la diathermie (epilation diathermique). Arch. Électr. méd. **1923,** 129. (j) Puissance de la diathermie dans le cancer. Paris méd. **14,** No 10, 227—232 (1924). Ref. Z.org. Chir. **32,** 276 (1925). (k) Puissance de la diathermie dans le cancer. Paris méd. **1924,** No 21. (l) La puissance de la diathermie dans le cancer. Paris méd. **1924,** No 30.

(m) Traitement de lupus par la diathermie. Monde méd. **1924**. (n) Occlusion du rectum guérie par la diathermocoagulation. Arch. Électr. méd. **1924**, No 497. (o) Influence de la diathermie sur la cellule végétale. Conséquences biologiques. C. r. Acad. Sci. Paris **178**, No 22, 1844—1847 (1924). (p) Emploi du diélectrique souple pour la diathermo-coagulation. Les Archives **1925**. (q) Diathermiebehandlung des Lupus. Rev. españ. Urol. **1925**, No 321. (r) Epiteliomi roentgeniani delle dita guariti diatermia. Radiol. med. **9**, H. 6, 255—258. (s) Traitement de la fissure sphinctéralgique par la diathermo-coagulation. Arch. Électr. méd. **1926**, No 517. (t) Guérison par la diathermo-coagulation. Riv. ital. Actinol. **2**, No 4, 1—3 (1927). Ref. Z.org. Chir. **40**, 250 (1928). (u) Cancer de la main chez un radiologiste guéri par la diathermo-coagulation. Le Cancer **4**, No 3, 328—330 (1927). Ref. Z.org. Chir. **40**, 552 (1928). (v) Cancer des radiologistes guéri par la diathermo-coagulation. Acta med. scand. (Stockh.) **1927**, H. 3. (w) Nouvel appareil diathermique de grande puissance. Arch. Électr. méd. **1927**, No 525. (x) Diathermo-coagulation de la région ano-rectale. Paris méd. **1929 I**, 365—369. (y) Efficacité de la diathermo-coagulation dans le rhinophyma. Presse méd. **1930**, No 32. Ref. Zbl. Chir. **1931**, 2790. — **Bordier, H.**, et **G. Bouchet:** Sur un cas de cancer du col utérin traité par la diathermie. Arch. Électr. méd. **1924**, No 502. — **Bordier, H.**, et **R. Olivier:** Nouveau traitement des lipomes par la diathermo-coagulation bipolaire. Arch. Électr. méd. **36**, 206—207 (1928). Ref. Z.org. Chir. **45**, 6 (1929). — **Bors, Ernst:** (a) Ein neues Instrument zur endovesicalen Elektrokoagulation. Zbl. Chir. **1930**, Nr 32. (b) Eine Elektrokoagulationsschlinge für endovesicale Eingriffe. Zbl. Chir. **1930**, Nr 46. — **Boström, G.:** The utilisation of electrocoagulated tumour — tissue in histological diagnosis. Acta radiol. (Stockh.) **1931**, Nr 66, 184. — **Bourgeois, H.:** La diathermie chirurgicale en oto-rhino-laryngologie. Otol. internat. **14**, 5—20 (1930); Z.org. Chir. **51**, 678 (1930). — **Bourgeois, Dutheillet de Lamothe, Portmann, Poyet:** La diathermie en Oto-rhino-laryngologie. Rapport. Congr. franç. d'Oto-Rhino-Laryng. **1924**. — **Bourgeois, H.**, et **G. Poyet:** (a) L'électrocoagulation en oto-rhino-laryngologie. Ann. Malad. Oreille **1923** No 4. (b) Contribution au traitement des symphyses vélo-pharyngées par la diathermo-coagulation. Réunion clin. oto-rhino-laryng. Hôp. Paris, Sitzg 12. März 1924. (c) Détail de technique simplifiant les applications de diathermie. Les Archives **1925**. (d) La diathermie chirurgicale dans le traitement de certaines affections non cancéreuses des voies aériennes supérieures. Acta oto-laryng. (Stockh.) **7**, H. 4 (1925). — **Boutarel:** Die Diathermocoagulation der Mandeln. Paris méd. **1929**, No 48. Ref. Münch. med. Wschr. **1930**, Nr 6, 259. — **Brady, Thomas F.:** Removal of tonsils by tonsilthermy. Amer. J. physic. Ther. **7**, 172—174 (1930); Z.org. Chir. **52**, 274 (1931). — **Breiger:** Der heutige Stand der Diathermie. Herausgeg. von der Elektrizitätsgesellschaft „Sanitas", Berlin. — **Brenner, I. M.:** Electrocoagulation and desiccation in proctology. Amer. J. Surg. **5**, 381—384 (1928). Ref. Z.org. Chir. **44**, 854 (1929). — **Briggs, J. Emmons,** and **Lester R. Whitaker:** An electrosurgical method for aseptic gastroenterostomy. New England J. Med. **201**, 6—10 (1929). Ref. Z.org. Chir. **48**, 184 (1930). — **Bruni:** (a) La cura dei tumori della vescica con la diatermia. 28. Congr. Soc. ital. Chir. Napoli, 25.—27. Okt. 1921. Riforma med. **37**, No 46, 1082 (1921). Ref. Z.org. Chir. **16**, 198 (1922). (b) Die Diathermie bei der Behandlung der benignen Blasengeschwülste. 28. Congr. Soc. ital. Chir. Neapel, 25.—27. Okt. 1921. Ref. Z.org. Chir. **18**, 540 (1922). — **Brunner, A.:** Die Diathermie bei der Operation von Hirntumoren. 17. Jverslg schweiz. Ges. Chir. La Chaux-de-Fonds, Sitzg 7.—8. Juni 1930. Schweiz. med. Wschr. **1930 II**, 1057—1059; Ref. Z.org. Chir. **52**, 555 (1931). — **Bucky, G.**, u. **Ernst R. W. Frank:** Über Operationen im Blaseninnern mit Hilfe von Hochfrequenzströmen. Münch. med. Wschr. **60**, 348—352 (1913). — **v. Büben, I.:** Erfahrungen auf Grund von 1000 mit Diathermie behandelten Fällen. Zbl. Gynäk. **1930**, Nr 16—18. Ref. Münch. med. Wschr. **1930**, Nr 24, 1033. — **Bugbee, Henry G.:** Further observations on the use of the high frequency spark for the relief of prostatic obstruction in selected cases. Med. Rec. **85**, Nr 7, 293—296 (1914). Ref. Z.org. Chir. **5**, 186 (1914). — **Bürkle-de la Camp, H.:** (a) Aussprache zu H. v. SEEMEN: Erweiterte Beiträge zur Elektrochirurgie, und K. H. BAUER: Klinische Erfahrungen über die elektrochirurgische Behandlung bösartiger Geschwülste. 55. Tagg dtsch. Ges. Chir. Berlin, 8.—11. April 1931. Ref. Arch. klin. Chir. **167**, 47 (1931). (b) Zur Technik der Lungenexstirpation. (Nach einem Vortrag in der Sitzung der Münchener Chirurgenvereinigung und des Ärztlichen Vereins München am 24. Juni 1931.) Dtsch. Z. Chir. **233**, 290 (1931). — **Buschke u. Löwenstein:** (a) Über die soziale Bedeutung und Beseitigung von Tätowierungen. Med. Welt **4**, 573 (1930). (b) Kosmetische Ergebnisse der Elektrokoagulation usw. Med. Klin. **1930**, 1590. —

Busson et **Danziger:** Polypose vraie ou oedème bulleux polypoide du col vésical et de l'urètre postérieur; fulguration. Guérison. J. d'Urol. **18**, No 4, 323—325 (1924). Ref. Z.org. Chir. **31**, 485 (1925). — **Buzagliu:** Traitement du chancre simple par l'électrocoagulation. J. d'Urol. **22**, 143 (1926).

Calderin, A. M.: Diathermokoagulation in der Oto-Rhino-Laryngologie. Med. ibera **18** (1924). — **Carl:** Eine neue Anwendungsweise der Hochfrequenz in der Chirurgie. Chir.-Kongr. Ref. Z.org. Chir. **1**, 727 (1913). — **Carranza, Felipe F.:** (a) Die Diathermokoagulation in der chirurgischen Behandlung des Krebses. Bol. Inst. Med. exper. Cánc. Buenos Aires **7**, 1339—1356 u. französische Zusammenfassung, 1930. S. 1356—1357. Ref. Z.org. Chir. **55**, 139 (1931). (b) Das elektrische Bistouri in der Behandlung des Genitalkrebses. Bol. Inst. Med. exper. Cánc. Buenos Aires **7**, 1358—1363 u. französische Zusammenfassung, 1930. S. 1363. Ref. Z.org. Chir. **55**, 182 (1931). — **Carranza** e **Arenas:** El bisturi electrico en qinecologia. Semana méd. **1931**. — **Casper:** Diskussion zu Joseph, E.: Behandlung der Zottengeschwülste der Blase unter Leitung des Cystoskops mit dem Hochfrequenzstrom. Ref. Z.org. Chir. **5**, 531 (1914). — **Casper, L.:** Zur endovesicalen Behandlung der Blasengeschwülste. Z. Urol. **7**, 700 (1913). — **Cassuto, Augusto:** Explosion dans la vessie au cours d'une électro-coagulation. J. d'Urol. **22**, No 4, 263—272 (1926). Z.org. Chir. **38**, 739 (1927). — **Castano, C. A.,** u. **J. F. Merlo Gomez:** Die Resultate der Diathermie im chirurgischen Institut. Semana méd. **1923**, 893. — **Cathelin:** Le mythe du fourage de la prostata. Bull. Soc. méd. Hôp. Paris **1921**, No 11. — **Caulk, John R.:** Description of two procedures for the relief of obstructions at the vesical end of the ureter. Presentation of a high frequency cystoscopic scissor incisor. J. of Urol. **11**, Nr 6, 565—572 (1924). Ref. Z.org. Chir. **30**, 539 (1925). — **Cavina:** Il bisturi elettrico nella chirurgia gastro-intestinale. Riforma med. **1931**. — **Champy, Ch.** et **M. Heitz-Boyer:** Etat des voies lymphatiques après les sections au bistouri électrique. C. r. Soc. Biol. Paris **107**, 25 (1931). Ref. Z.org. Chir. **56**, 4 (1931). — **Chavanne:** L'électricité en Oto-Rhino-Laryngologie. L'Oto-Rhino-Laryng. internat. Lyon 1913, p. 97. — **Chetwood, Charles, H.:** An instrument for diathermy in urology. Amer. J. Surg. **39**, Nr 5, 111—112 (1925). Ref. Z.org. Chir. **33**, 571 (1926). — **Cholzov, B.:** Die Behandlung der papillomatösen Geschwülste der Harnblase durch Elektrokoagulation. Vraç. Gaz. (russ.) **1924**, Nr 15/16, 324—327. Ref. Z.org. Chir. **33**, 644 (1926). — **Cicera-Salse:** Ein neues Verfahren der bipolaren Elektrokoagulation. Rev. españ. Electrol. y Radiol. med. **6**, No 61, 336 (1917). — **Clark, William L.:** (a) Hemorrhoids and anal fissures with special reference to the desiccation method of treatment. Amer. J. Electrother. a. Radiol. **39**, Nr 6, 226—228 (1921). Ref. Z.org. Chir. **14**, 248 (1921). (b) Electrothermic methods in treatment of neoplastic and allied diseases. J. amer. med. Assoc. **86**, Nr 9, 595—598 (1926); Z.org. Chir. **35**, 203 (1926). (c) Surgical indications for electrothermic methods. Arch. physic. Ther. 8, Nr 9, 442—448 (1927). Ref. Z.org. Chir. **41**, 117 (1928). (d) Electrodesiccation and electrocoagulation in neoplastic and allied diseases of the oral cavity and adjacent parts. Clinical, physical, histological and photographic studies based upon 20 years experience. Amer. J. Surg. **6**, 257—275 (1929). Ref. Z.org. Chir. **47**, 467 (1929). (e) Indications for the use of electrosurgical methods. Massachusetts Med. Soc., sect. radiol. a. physiother., Plymouth, 18. Juni 1930. New England J. Med. **204**, 110 (1931). Ref. Z.org. Chir. **54**, 787 (1931). — **Coffey, Robert A.:** Radical treatment of cancer of the bladder. California Med. **33**, 562 (1930). Ref. Z.org. Chir. **55**, 52 (1931). — **Cohn, Erich:** Aussprache über einen Vortrag von Hesse: Chirurgische Diathermie bei Erkrankungen der Nase und des Halses, insbesondere bei malignen Tumoren dieser Gebiete. Dtsch. med. Wschr. **1930**, 1504. — **Coley, William B.:** Some observations on the problem of cancer control. Amer. J. Surg. **4**, 663 (1928). — **Collings, Clyde W.:** (a) The use of cutting high frequency current in urologie surgery. Physic. Ther. **44**, Nr 8, 436—439 (1926). Ref. Z.org. Chir. **38**, 58 (1927). (b) Electrotome excision of prostatic bar. J. amer. med. Assoc. **90**, Nr 6, 438—441 (1928). Ref. Z.org. Chir. **43**, 428 (1928). (c) Excision of prostatic bar by the cutting current. Amer. J. med. Sci. **175**, Nr 4, 485—489 (1928). Ref. Z.org. Chir. **43**, 778 (1928). (d) Transurethral surgery of the prostate. Urologic Rev., Jan. **1931**, 40. (e) Surgical diathermy in urology. Med. Tim. New York **58**, 264 (1930). Ref. Amer. J. Canc. **15**, Nr 2, 1133 (1931). — **Collins, Warner:** Tonsillectomy by diathermy, using surface anaesthesia. Lancet **1930 I**, 859—860; Ref. Z.org. Chir. **51**, 363 (1930). — **Corbus, Budd C.:** (a) Presentation of a case of prickle celled carcinoma of the penis treated by diathermy and radium. Urologic Rev. **1921**, 204. (b) Die Behandlung der Blasentumoren ohne lokale Excision. Surg. etc. **33**, Nr 5, 517—528 (1921). (c) Diathermy in the treatment of tumors of the lower urinary tract. J. of Urol. **1923**, Nr 3. (d) Medical and surgical diathermy in urology. Including a new technique for the treatment of carcinoma of the prostate. J. of Urol. **13**, Nr 3, 355—375 (1925). Ref. Z.org. Chir. **32**, 655 (1925). (e) Diathermy in stomatology. J. amer. med. Assoc. **1925**, Nr 21. (f) Bladder tumors as treated by thermoelectric coagulation. Arch. physic. Ther. **7**, Nr 11, 652—659 (1926). Ref. Z.org. Chir. **39**, **243** (1927). (g) Carcinoma of the penis. Treated by thermo-electrocoagulation. Amer. J. Surg. **6**, 816 (1929). Ref. Z.org. Chir. **48**, 693 (1930). **Corti, G.** e **D. Maveri:** Fenomeni fisici che accompagnano l'elettrocoagulazione endovescicale. Arch. ital. Urol. **4**, H. 1, 27—38 (1927). Ref. Z.org. Chir. **45**, 475 (1929). — **Costa:** Rezidivierendes Epitheliom der Unterlippe, mit Elektrokoagulation und Radiumtherapie behandelt. Rev. españ. Electrol. y Radiol. med. Jan. **1916**, Nr 45. — **Costesco, P.:** Les courants de haute fréquence dans le traitement des tuberculoses vésicales après la néphrectomie. J. d'Urol. **1930**, No 3, 265. — **Cotte, G.:** Sur le traitement des hémorrhoides par la diathermie et la diathermocoagulation. Lyon méd. **1929 I**, 153—163. Ref. Z.org. Chir. **46**, 377 (1929). — **Covisa, Isidro S.:** Zur Behandlung von Blasentumoren mit Hochfrequenzströmen. Rev. españ. Urol. **23**, No 270, 339—341 (1921). Ref. Z.org. Chir. **19**, 449 (1923). — **Craison, J.:** Traitement des tumeurs de la vessie par les courants de haute fréquence. Gaz. Sci. méd. Bordeaux **35**, No 14, 160—163 (1914). Ref. Z.org. Chir. **6**, 311 (1920). — **Cubbon, H. T.:** Verwendung der Diathermie in der Chirurgie. Lancet **1923**, Nr 4. — **Cumberbatch, E. P.:** (a) Verwendung der Diathermie in der Medizin und Chirurgie. Arch. of Roentgen-Ray **1914**, H. 168. (b) Surgical diathermy. Lancet **1921**, 394; Brit. med. J. **1921**, 275. (c) The treatment of malignant tumors by diathermy. Acta oto-laryng. (Stockh.) **7**, 920 (1925). (d) Discussion on electro-therapeutics and diathermy. Brit. J. Radiol. (Arch. of Radiol.) **31**, Nr 306, 14—23 (1926). — **Cumberbatch, E. P., C. W. Scott Saberton** and **F. Howard Humphris:** Discussion on surgical diathermy. Brit. med. J. **3164**, 275—280 (1921). Ref. Z.org. Chir. **16**, 317 (1922). — **da Cunha, Pedro,** u. **Helion Povoa:** Tuberkulöses Mundgeschwür, Heilung durch Hochfrequenzströme. Rev. otol. etc. y Cir. neur. **4**, 389—392 (1929). Ref. Z.org. Chir. **49**, 297 (1930). — **Cunningham, John H.,** and **Roger C. Graves:** Tumors of the bladder. Remarks on the essential features and demonstration of a new diathermy device. 18. ann. meet., New England branch amer. urol. Assoc. Boston, 17. Nov. 1925. Boston med. J. **194**, Nr 13, 573—577 (1926). Ref. Z.org. Chir. **36**, 645 (1927). — **Cunningham, John H., Roger C. Graves** and **Wm. T. Bovie:** Controlled diathermy. A new method for the treatment of bladder tumors. J. of Urol. **14**, Nr 4, 411—418 (1925). Ref. Z.org. Chir. **34**, 571 (1926). — **Curchod:** Cancer de radiologiste, traité successivement par les rayons ultraviolets, le radium, la neige carbonique et la diathermocoagulation. 50. Congr. Assoc. franç. Avancement Sci. Lyon, 28.—31. Juli 1926. J. belge Radiol. **15**, H. 4, 412—415 (1926); Ref. Z.org. Chir. **37**, 575 (1927). — **Cushing, Harvey:** (a) MACEWEN memorial lecture on the meningiomas arising from the olfactory groove and their removal by the aid of electro-surgery. Lancet **212**, Nr 26, 1329—1339 (1927). Ref. Z.org. Chir. **40**, 506 (1928). (b) The intracranial tumors of praedolescence. Amer. J. Dis. Childr. **1927**, 551—584. (c) Experiences with the cerebellar astrocytomas. Surg. etc. **52**, 129 (1931). — **Cushing** and **Bailey:** Tumors arising from the blood vessels of the brain. Angiomatous malformations and hemangioblastomas. C. C. THOMAS, SPRINGFIELD, Vol. 3. 1928. — **Cushing, Harvey,** and **W. T. Bovie:** Electro-Surgery as an aid to the removal of intracranial tumors. Surg. etc. **47**, 751—784 (1928). Ref. Z.org. Chir. **45**, 189 (1929). — **Cushing, Harvey,** and **Eisenhardt:** The meningiomas arising from the tuberculum sellae, with the syndrome of primary optic atrophy and bitemporal field defects combined with a normal sella turcica in a middle aged person. Arch. Ophthalm. (Chicago) **1** (1929). — **Cutting, R. A.:** Carcinoma of the anus and rectum. Amer. J. Surg. **10**, 547 (1930).

Damran, M.: L'électrocoagulation en chirurgie abdominale. Amer. J. physic. Ther. **1926**, 259. — **Danel, L., J. Lamblin** and **P. David:** La diathermo-coagulation dans le traitement des cancers cutanés. J. Sci. méd. Lille **48**, 141 (1930). Ref. Amer. J. Canc. **15**, Nr 2, 965 (1931). — **Davies, Colley R.:** (a) Diathermy in surgical practice. Lancet **1922**. (b) Periostal sarcoma of the temporal bone treated by diathermy. Proc. roy. Soc. Med. **15**, 265 (1922). — **Davis, L.,** and **B. M. Groen:** Use of electrosurgery in neurological surgery. Amer. J. Surg., N. s. **9**, 207 (1930). Ref. Chirurg **3**, 277 (1931). — **Delherm, Louis** et **Roger Savignac:** La fissure anale sphinctéralgique. Son traitement par la haute fréquence. Paris méd. **14**, No 4, 85—92 (1924). Ref. Z.org. Chir. **26**, 424 (1924). — **Demel:** Zum elektrischen Operieren. Arch. klin. Chir. **162**, 36 (1930). — **Desnos, E.:** Valeur hémostatique de l'électrocoagulation des tumeurs vésicales. J. d'Urol. **5**, No 6, 715 (1914). Ref. Z.org. Chir. **6**, 311 (1920). — **Dillinger, G. A.:** Tonsillectomy by diathermy. Electrocoagulation method. Amer. J. Surg. **9**, 294 (1930). — Discussion on diathermy in surgical practice. Proc. roy. Soc. Med. **15**, Nr 12, sect. surg., 83—90 (1922). Ref. Z.org. Chir. **20**, 521 (1923.) — **Doane, Leo:** Electrocoagulation of tonsils with special reference to a new technic. Arch. physic. Ther. **10**, 495 (1929). — **Döderlein, Gustav:** Das Schneiden mit dem elektrischen Funken. Dtsch. med. Wschr. **52**, Nr 2, 59 (1926). — **Döderlein** u. **Voltz:** Kauterisation und Lichtbogenoperation. Mschr. Geburtsh. **66**, H. 415 (1924). — **Dourmashkin, Ralph L.:** (a) The external use of diathermy in cases of impacted urinary calculi. Med. Rec. **101**, Nr 9, 371 (1922). Ref. Z.org. Chir. **22**, 371 (1923). (b) The value of fulguration in the treatment of stones incarcerated in the vesical end of ureter and complicated by extensive edema of ureteral mound. Based on study of twelve cases. J. of Urol. **18**, Nr 1, 99—107 (1927). Ref. Z.org. Chir. **41**, 749 (1928). — **Dowling, Ernesto:** Die Elektrochirurgie der Hirntumoren. Prensa méd. argent. **16**, 1186—1189 (1930). Ref. Z.org. Chir. **50**, 502 (1930). — **Duncan, I. G.:** Cautery circumcision: Further observations. Slight change in technique. Urologic Rev. **33**, 380—381 (1929). Ref. Z.org. Chir. **48**, 780 (1930). — **Durand-Boisléard:** Les prolapsus hémorroidaires de la muqeuse rectale et leur traitement par la diathermo-coagulation. Arch. Électr. méd. **35**, Nr 531, 438—440 (1927); Z.org. Chir. **41**, 660 (1928). — **Dyroff, Rudolf:** (a) Zbl. Gynäk. **1928**, 2798. (b) Vortr. bayer. Ges. Geburtsh. u. Frauenheilk. München, 3. Febr. 1929. Sitzgsber. Mschr. Geburtsh. **1929**. (c) Die Operation mit schneidender Elektrizität. Münch. med. Wschr. **1929**, 1885—1888; Z. Geburtsh. **97**, 54 (1930).

Edwards, Charles Reid: Advantages of removing primary malignant growths of the oral cavity with surgical diathermy in preference to irradiation. Internat. J. of Med. **41**, Nr 3, 139—141 (1928). Ref. Z.org. Chir. **43**, 298 (1928). — **Eggers, H.:** (a) Zur Technik des elektrischen Schneidens mit der Diathermieschlinge bei großen chirurgischen Eingriffen. 54. Tagg dtsch. Ges. Chir. Berlin, Sitzg 23.—26. April 1930. Arch. klin. Chir. **162**, Kongr.ber., 275—276 (1930). (b) Zur Technik des Schneidens mit der Hochfrequenzschlinge. Bruns' Beitr. **151**, 603 (1931). — **Eidinow, Albert:** The technique of sugical diathermy. Describing a new electrode. Brit. med. J. **1931**, Nr 3672, 892. Ref. Z.org. Chir. **55**, 261 (1931). — **Eitner:** Hypertrichosisbehandlung mittels Elektrokoagulation. Wien. klin. Wschr. **1927**, Nr 14. — **Eller, J. J.,** and **C. F. Everett:** Treatment of skin cancer. N. Y. State J. Med., 15. Nov. **1930**. — **Ellis, J.:** The rate of healing of electrosurgery wounds as expressed by tensile strength. J. amer. med. Assoc. **96**, 16 (1931). — **Elsberg, Chas. A.:** The surgery of infiltrating tumors of the brain, with special reference to the astrocytomata and their removal by electro-surgical methods. Surg. etc., Juni **1929**. — **Ernst:** Die Grundlagen der modernen Hirnchirurgie. Münch. med. Wschr. **1930**, 2012.

Falbing, N.: Blasenpapillombehandlung mit elektrischer Koagulation. Ugeskr. Laeg. (dän.) **1924**, Nr 4. — **Feldweg:** Hochfrequenzkaustik in der Gynäkologie. Zbl. Gynäk. **1929**, 140. — **Fenelonov, A.:** Diathermie bei chirurgischen Erkrankungen. Verh. 1. Kongr. Chir., Gynäk., Ophthalm., Oto-rhino-laryng. u. Röntgenol. Urol. u. Nachbargebiete, Sverdlosk 115 (russ.). Ref. Z.org. Chir. **43**, 401 (1928). — **Feuchtinger, R.:** (a) Zwei Fälle von inoperablen Oberkiefertumoren mit Diathermie behandelt. Wien. laryng. Ges. 1. Dez. 1925. Ref. Zbl. Chir. **9** (1927). (b) Zwei Fälle von Carcinom der oberen Luftwege mit chirurgischer Diathermie und Radium behandelt. Wien. rhino-laryng. Ges., 1. Febr. 1927. Ref. Zbl. Chir. **11** (1928). — **Figi, Frederick A.:** The treatment of malignant tumors of the mouth and throat. Amer. J. Roentgenol. **23**, 648 (1930). Ref. Z.org. Chir. **54**, 695 (1931). — **Fleischmann, A. G.:** (a) Treatment of tumors of the bladder by surgical diathermy. Arch. physic. Ther. **9**, 523—531 (1928). Ref. Z.org. Chir. **47**, 437 (1929). (b) Electro-surgery in the treatment of urethral caruncle. Urologic Rev., Jan. **1931**, 42. — **Flörcken, H.:** (a) Rhinophymoperation mittels Diathermieschnitt. Sitzg Frankf. ärztl. Ver., 29. Juni 1931. (b) Die Beseitigung der Inkontinenz nach der WHITEHEADschen Hämorrhoidenoperation. Dtsch. Z. Chir. **232**, 412 (1931). — **Fohl, Th.,** u. **Th. Reeke:** Der Wirkungsmechanismus und die physikalisch-biologischen Gewebsvorgänge in der Elektrochirurgie, insbesondere beim elektrischen Schneiden. Dtsch. Z. Chir. **233**, 517 (1931). — **Fourmestraux, J. de:** (a) Diathermo-coagulation dans le traitement du Cancer. Brux. méd. **9**, 1219 (1928). (b) Diathermo-coagulation préopératoire. Bull. Soc. nat. Chir. Paris **55**, 171 (1929). — **Foveau de Courmelles:** L'électrocoagulation. Gaz. Hôp. **1911**, No 50. — **Fowler, Robert:** Gynaecological electro-surgery with high frequency currents. J. Coll. Surg. Austral. **3**, 75

(1930). Ref. Z.org. Chir. **54**, 653 (1931). — **Friedel, G.:** Traitement des hémorroides par la diathermo-coagulation. Paris méd. **1930 I**, 326—329. Ref. Z.org. Chir. **50**, 389 (1930). — **Friedman, M.,** u. **P. Helfer:** Elektrokoagulation als Behandlungsmethode gutartiger Neubildungen des Rectum und unteren Abschnitts des S. romanum. Nov. chir. Arch. (russ.) **15**, 320—323 (1928). Ref. Z.org. Chir. **46**, 296 (1929). — **Friedmann, Louis:** Papilloma of the urinary bladder treated with the high frequency current (Oudin). Internat. J. Surg. **26**, Nr 11, 385—388 (1913). Ref. Z.org. Chir. **4**, 400 (1914). — **Fronstein, R. M.:** Über Thermokoagulation der Harnblasenpapillome. Med. Z. (russ.) **2**, H. 6/7, 482—483 (1922). Ref. Z.org. Chir. **25**, 437 (1924). — **Fründ:** Elektrokoagulation inoperabler Tumoren. Klin. Wschr. **1930**, 381. — **Fuchs, Felix:** Bemerkungen zur Diathermiebehandlung urologischer Erkrankungen. Wien. med. Wschr. **77**, Nr 21, 671—672 (1927). Ref. Z.org. Chir. **40**, 409 (1928). — **Furniss, Henry D.:** (a) Ureteral calculus, impacted at vesical orifice, released by fulguration cauterization. Amer. J. Obstetr. **67**, 140—141 (1913). Ref. Z.org. Chir. **1**, 162 (1913). (b) Impacted ureteral calculi released by fulguration. J. amer. med. Assoc. **60**, Nr 20, 1534 (1913). Ref. Z.org. Chir. **2**, 327 (1913). (c) Vaginal speculum as indifferent electrode. Amer. J. Surg. **9**, 15 (1930).

Gala, Ant.: Carcinombehandlung mit Elektrokoagulation. Bratislav. lék. Listy **9**, 733 (1929). Autoref. Z. Krebsforschg **30**, 72 (1929). — **Galloway, T. C.:** Carcinoma of antrum. Arch. Otolaryng. **7**, 398 (1928). — **Gautier, A.:** Die Hochfrequenzbehandlung der Wunden und Infektionen. Paris 1915. — **Gayet, G.:** Die modernen Behandlungsmethoden der Blasengeschwülste. Lyon méd. **1921**, No 3. — **Genouville** et **H. Lacaille:** Traitement diathermique dans les tumeurs vésicales. 20. Congr. Assoc. franç. Urol. Paris, 6.—9. Okt. 1920. Presse méd. **28**, Nr 79, 782 (1920). Ref. Z.org. Chir. **12**, 555 (1921). — **Geraghty, J. T.:** Fulgurationsbehandlung von Blasentumoren. Surg. etc. Chicago **21**, Nr 2 (1915). — **Gernez:** Electrocoagulation et bistouri électrique. Bull. Soc. nat. Chir. Paris **55**, 166 (1929). — **Gernez** et **Mallet:** Traitement par la diathermo-coagulation et la curiethérapie de surface des épithéliomas buccaux. Strasbourg méd. **89**, 275—276 (1929). Ref. Z.org. Chir. **48**, 530 (1930). — **Geza de Takats** and **R. M. Wilder:** Isolation of tail of pancreas in a diabetic child. J. amer. med. Assoc., 24. Aug. **1929**. — **Giacardy** et **Durand-Dartès:** Un cas d'épithélioma basocellulaire du gland traité par la diathermo-coagulation. Ann. de Dermat. **1929**, No 10, 1256. — **Giese, Albrecht:** Die Ergebnisse der chirurgischen und chirurgisch-diathermischen Behandlung des Ohrmuschelkrebses. Z. Laryng. usw. **19**, 414—423 (1930). — **Girard:** Deux fibromes naso-pharyngiens traités par la diathermo-coagulation. Otol. internat., April **1928**, 163. — **Girard, L.:** Lympho-sarcome de la fosse nasale gauche guéri en une séance de diathermo-coagulation suivi d'un erysipèle. Otol. internat. **14**, 103—105 (1930). Soc. Oto-rhino-laryng. Paris. Ref. Cancer Rev. **6**, No 1 (1931). — **Goedecke, Robert:** Heilung eines großen carcinomatösen Blasentumors durch Elektrokoagulation. Zbl. Gynäk. **1931**, 338. — **Gohrbandt, E.:** (a) Chirurgische Diathermie. Ges. Chir. Berlin, 10. März 1930. Ref. Dtsch. med. Wschr. **1930**, Nr 35, 1503. (b) Chirurgische Diathermie. Zbl. Chir. **1930**, 1907—1910. (c) Diskussion zu HEYMANN: Über operative Eingriffe mittels hochfrequenter Ströme. Sitzg med. Ges. Berlin, 14. Mai 1930. Ref. Dtsch. med. Wschr. **1930**, Nr 24, 1027. — **Goldberg:** Die neuen Behandlungsmethoden der Geschwülste, der Harnblase und der Vorsteherdrüse. Dermat. Zbl. **1913**, Nr 3. — **Goldenberg, Th.:** Zur unblutigen Behandlung der prostatischen Harnverhaltung durch endovesicale Elektrokoagulation. Nürnberg. med. Ges. u. Poliklinik, Sitzg 27. März 1930. Ref. Münch. med. Wschr. **1930**, Nr 27, 1173. — **Goldschmidt, W.:** Elektrokoagulation bei Mastdarmfisteln. Wien. klin. Wschr. **37**, Nr 27, 672—673 (1924). Ref. Z.org. Chir. **29**, 309 (1925). — **Goosman, Chas.:** The so-called Radio Knife. J. of Med., Juni **1927**. — **Gorasch, W. A.:** Die endovesicalen Operationen mit Hochfrequenzströmen. Nov. chir. Arch. (russ.) **1**, H. 4, 598—611 (1922). Ref. Z.org. Chir. **18**, 484 (1922). — **Gottesman, J., D. Perla** and **J. M. Ziegler:** The effects of the electrocautery on normal tissus. Ref. Surg. etc. **51**, 667 (1930). — **Gottlieb:** Elektrokoagulation an kleinen Blasencervixfisteln. Zbl. Gynäk. **1930**, 1090. — **Graves, Roger Colgate:** The present value of diathermy in urogenital diseases. Amer. J. Surg. **2**, Nr 4, 327—333 (1927). Ref. Z.org. Chir. **40**, 829 (1928). — **Greeley, Philip H.:** Tonsillectomy by electrocoagulation. Read before New England Assoc. physic. Ther., 18. Mai **1927**. Ref. Amer. J. Surg. **3**, 375 (1927). — **Greenberg, H.:** Cancer of the lip. Arch. clin. Canc. Res. **3**, 171—176 (1929); Z.org. Chir. **51**, 88 (1930). — **Greenberger, Arthur J.,** and **Monroe E. Greenberger:** The new urethral electrode. Urologica Rev. **32**, Nr 2, 96 (1928). Ref. Z.org. Chir. **43**, 771 (1928). — **Greene, J. B.:** The electrocautery in the treatment of laryngeal tuberculosis. Ann. of Otol. **1924**, Nr 1. — **Grunspan, Mathilde:** Essais de mensuration des températures réelles des tissus au cours de traitements par l'air chaud, la diathermie et l'électro-coagulation. Rev. de Chir. **33**, No 10, 585—589 (1913). Ref. Z.org. Chir. **4**, 280 (1914). — **Grunspan de Brancas, Mathilde:** Le traitement des hémorroides par les courants de haute fréquence. Progrès méd. **1931 I**, 202. Ref. Z.org. Chir. **55**, 45 (1931). — **Gucci, Giuseppe:** Studio sperimentale sulle alterazioni istologiche del bisturi elettrico. Policlinico **1931**, No 7, 350. — **Guiliani, A.:** Dilatation kystique intravésicale de l'extrémité inférieure de l'urétère traitée par la diathermie. J. d'Urol. **12**, 103 (1921). — **Guillemin, A.:** Quelques réflexions sur l'emploi du bistouri électrique. Bull. Soc. nat. Chir. Paris **55**, 1324—1332 (1929). Ref. Z.org. Chir. **49**, 285 (1930). — **Guleke, N.:** (a) Über die Anwendung der Elektrochirurgie bei Hirnoperationen. Zbl. Chir. **1929**, 2757—2759. (b) Erfahrungen bei Gehirngeschwulstoperationen. 55. chir. Kongr. Arch. klin. Chir. **167**, 308 (1931).

Hajek, M.: Carcinome der Trachea mittels Diathermie behandelt. Zbl. Hals- usw. Heilk. **1930**, Nr 15, 679. — **Hallas, E. A.:** Secondary hemorrhage after diathermy operation (for cancer of tongue). J. Laryng. a. Otol. **43**, 277 (1928). — **Halle:** Instrumentell bedingte Gefahren bei der chirurgischen Diathermie (Koagulation). Z. Hals- usw. Heilk. **25**, 267 (1930). — **Hamer, H. G.**, and **H. O. Mertz:** Angioma of the bladder. Surg. etc. **51**, 541 (1930). Ref. Amer. J. Canc. **15**, Nr 2, 1139 (1931). — **Hammesfahr, C.:** Elektrokoagulation bei Uretercyste. Z. Urol. **14**, H. 12, 493—494 (1920). Ref. Z.org. Chir. **11**, 151 (1921). — **Hammond, T. E.:** Diathermy in the treatment of prostatic obstruction. Brit. med. J. **3394**, 94—95 (1926); Z.org. Chir. **37**, 371 (1927). — **Hanford, C. W.:** (a) Cancer of the tongue under the influence of radium electric coagulation and X-ray. Chicago med. Rec. **45**, Nr 11, 857—861 (1923). Ref. Z.org. Chir. **26**, 482 (1924). (b) Cancer of the tongue under the influence of radium, electric coagulation and X-ray. — Aussprache. Chicago med. Rec. **46**, Nr 1, 32—34 (1924). Ref. Z.org. Chir. **29**, 240 (1925). — **Harmer, Douglas:** (a) Diathermy in the treatment of inoperable growths of the throat and nose. J. Laryng. a. Otol. Lond. **1914**, 481. (b) Discussion upon the diathermy. Brit. med. J. Lond. **1914**, 1017. (c) The treatment of malignant tumours of the upper air-passages by diathermy. Acta oto-laryng. (Stockh.) **7**, H. 4, 466—470 (1925); Z.org. Chir. **35**, 388 (1926). (d) Diathermy operations for cancer of the tongue. Brit. J. Surg. **15**, 661—670 (1928). Ref. Z.org. Chir. **47**, 31 (1929). **Harmer, Douglas**, and **Jones H. Lewis:** Demonstration of the treatment of malignant growths of the mouth and pharynx by diathermy. J. Laryng. a. Otol. **1912**. — **Harpster, Charles M.:** Tumors of the bladder, with further case reports and review of the high frequency method of treatment. Amer. J. Surg. **27**, 17—19 (1913). Ref. Z.org. Chir. **1**, 306 (1913). — **Harrison W. J.:** (a) Diathermy in diseases of the throat and nose. Brit. med. J. **1921**, 220. (b) Diathermy in malignant disease of the mouth and fauces. Practitioner **108**, No 5, 321 bis 327 (1922). Ref. Z.org. Chir. **18**, 441 (1922). (c) Lupus erythematodes treated by diathermy. Brit. med. J. **1922**, 758. — **Hauberrisser:** (a) Zur Wundheilung beim Hochfrequenzschnitte. Zahnärztl. Rdsch. **1931**, Nr 19, 825. (b) Zur Wundheilung bei Anwendung des Hochfrequenzschnittes. Unter besonderer Berücksichtigung der Mund-, Kiefer- und Gesichtschirurgie. Bruns' Beitr. **153**, 257 (1931). — **Heindl:** Oesophagus striktur mittels Diathermie behandelt. Berl. klin. Wschr. **1916**, Nr 34, 957. — **Heitz-Boyer, Maurice:** (a) Du traitement mixte de certaines tumeurs vésicales. J. d'Urol. **4**, No 5, 793—795 (1913). Ref. Z.org. Chir. **4**, 401 (1914). (b) Technique intravésicale du traitement des tumeurs de vessie par la haute fréquence. J. d'Urol. **4**, No 6, 907—914 (1913). Ref. Z.org. Chir. **4**, 400 (1914). (c) Traitement endoscopique de la tuberculose vésicale par les courants de haute fréquence. J. d'Urol. **5**, No 2, 155—159 (1914). Ref. Z.org. Chir. **5**, 91 (1914). (d) Emploi de la haute fréquence en chirurgie urinaire. Paris méd .**11**, No 32, 112 bis 117 (1921). Ref. Z.org. Chir. **16**, 20 (1922). (e) Electrocoagulation et bistouri électrique. Bull. Soc. nat. Chir. Paris **55**, 167 (1929). (f) Action „disséquante" du bistouri à haute fréquence. Bull. Soc. nat. Chir. Paris **55**, 750—757 (1929). Ref. Z.org. Chir. **47**, 172 (1929). (g) Action hémostatique „secondaire" du bistouri à haute fréquence. Bull. Soc. nat. Chir. Paris **55**, 1046—1050 (1929). Ref. Z.org. Chir. **48**, 238 (1930). (h) A propos de l'action disséquante du bistouri à haute fréquence; cure radicale d'une rétraction de l'aponévrose palmaire. Bull. Soc. nat. Chir. Paris **55**, 1305—1306 (1929). Ref. Z.org. Chir. **49**, 139 (1930). (i) A propos du bistouri à haute fréquence, la question des hémorragies internes. Bull. Soc. nat. Chir. Paris **1930**, No 10. Ref. Schweiz. med. Wschr. **1931**, Nr 10, 236. (k) A propos du bistouri électrique; action stimulatrice de réparation des courants de haute fréquence. Bull. Soc. nat. Chir. Paris **56**, 377 (1930). (l) A propos du bistouri de haute fréquence; la question des hémorragies secondaires. Bull. Soc. nat. Chir. Paris **56**, 380—396 (1930); Z.org. Chir. **51**, 403 (1930). (m) Etat actuel de la chirurgie par la haute fréquence: Indications du bistouri électrique de haute fréquence. (Paris, 6.—11. Okt. 1930.) Proc.-verb. etc. 39. Congr. franç. Chir. **1930**, 717—718. Ref. Z.org. Chir. **55**, 132 (1931). — **Hellmuth, Karl:** Heilung kleiner Blasenfisteln mittels intravesicaler Elektrokoagulation. Dtsch. med. Wschr. **1929**, Nr 24, 1001. — **Henke:** Aussprache über einen Vortrag von Hesse: Chirurgische Diathermie bei Erkrankungen der Nase und des Halses, insbesondere bei malignen Tumoren dieser Gebiete. Dtsch. med. Wschr. **1930**, 1504. — **Henschen:** (a) Das Anwendungsgebiet der Elektrochirurgie. Zbl. Chir. **1929**, Nr 30 (1897). (b) Über Elektrooperationen. Vortr. Sitzg mittelrhein. Ges. Chir. Tübingen, 7.—8. Juni 1929. (c) Die akuten, subakuten und chronischen Schwellungskrisen der Leber (akutes und chronisches Leberglaukom) und ihre chirurgische Behandlung. Arch. klin. Chir. **167**, 825 (1931). — **Herman, F. P.:** (a) Evolutionary modifications of tonsillor-enucleation. Arch. physic. Ther. **10**, 433 (1929). (b) Tonsillar electro-enucleation versus tonsillar coagulation. Amer. J. Surg. **8**, 353 (1930). — **Hermans:** Traitement des tumeurs vésicale malignes par la diathermie. Le Scalpel **75**, No 33, 810—812 (1922). Ref. Z.org. Chir. **23**, 122 (1923). — **Hernaman-Johnson, Francis:** On the value of combined treatment, with special reference to surgery, electricity and X-rays. Arch. of Radiol. **1920**, Nr 236, 325—333. Ref. Z.org. Chir. **8**, 114 (1920). — **Herzberg:** (a) Diskussion zu Joseph, E.: Behandlung der Zottengeschwülste der Blase unter Leitung des Cystoskops mit dem Hochfrequenzstrom. Ref. Z.org. Chir. **5**, 532 (1914). (b) Über die Tiefenwirkung des elektrischen Stromes bei Thermokoagulation in der Blase. Fol. urol. (Lpz.) **9**, H. 3. — **Hesse:** Beitrag zur Behandlung des Oesophaguscarcinoms. Zbl. Hals- usw. Heilk. **1930**, 807. — **Hesse, Walter:** Die chirurgische Diathermie bei Erkrankungen der Nase und des Halses, insbesondere bei malignen Tumoren dieser Gebiete. Dtsch. med. Wschr. **1930**, 1479—1481. Ref. Z.org. Chir. **52**, 843 (1931). — **Heymann, E.:** (a) Chirurgische Eingriffe mit Hochfrequenzströmen. Med. Klin. **1930**, 539. (b) Über operative Eingriffe mittels hochfrequenter Ströme. Sitzg med. Ges. Berlin, 14. Mai 1930. Ref. Dtsch. med. Wschr. **1930**, Nr 24, 1027. (c) Probleme der Hirnchirurgie. Med. Welt **1931**, Nr 13. (d) Die Behandlung der Angiome vom chirurgischen Standpunkt. Med. Welt **1931**, 991. (e) Über Hochfrequenzchirurgie. Bruns' Beitr. **153**, 161 (1931). — **Heymer, A.:** Zur Thorakokaustik. Z. Tbk. **59**, 37 (1930). Ref. Z.org. Chir. **54**, 277 (1931). — **Heymer-Luedke:** Zur Strangdurchtrennung mittels Hochfrequenz. Z. Tbk. **1930**, 339. — **Hirsch, Caesar:** (a) Über die Anwendung der chirurgischen Diathermie bei schwer operablen Tumoren im Gebiet des Ohres und der oberen Luft- und Speisewege. Acta oto-laryng. (Stockh.) **7**, H. 4, 637—645 (1925). Ref. Z.org. Chir. **33**, 573 (1926). (b) Über die Stillung schweren Nasenblutens mit chirurgischer Diathermie. Klin. Wschr. **1925**, 1062. (c) Vorteile und Gefahren bei der Diathermie im Bereiche der oberen Luft- und Speisewege. 1. internat. Oto-Rhino-Laryngol.-Kongr. Kopenhagen. Ref. Internat. Zbl. Ohrenheilk. **30**, 165 (1928). (d) Die Behandlung bösartiger Tumoren der oberen Luftwege mit chirurgischer Diathermie. Dtsch. med. Wschr. **1928**, 2057. (e) Ein neues Instrumentarium zur chirurgischen Diathermie (Demonstration). Z. Hals- usw. Heilk. **15**, 407. (f) Vorteile und Gefahren bei der chirurgischen Diathermie im Bereich der oberen Luft- und Speisewege. 1. Congr. internat. d'Oto-Rhino-Laryng. 1929, p. 617—622. Ref. Z.org. Chir. **50**, 207 (1930). (g) Fortschritte in der Therapie der Tonsillitis. Fortschr. Ther. **1930**, 569. — **Hirsch, Edwin W.:** Comparative value of X-rays, diathermy and radium in Urology. Arch. physic. Ther. 8, Nr 2, 82—85 (1927). Ref. Z.org. Chir. **40**, 773 (1928). — **Hirt:** Zwei Fälle von Blasentumor. Sitzg Breslau. chir. Ges., 10. Dez. 1930. Ref. Klin. Wschr. **1931**, 186. — **Hoche, Otto u. Bruno Pfab:** Zur Diathermie-, Quarz- und Solluxlampenbehandlung. Wien. klin. Wschr. **1926**, 1451—1454. Ref. Z.org. Chir. **38**, 425 (1927). — **Hofer, G.:** (a) Diathermiebehandlung angeborener Halsfisteln. 1. internat. Oto-Rhino-Laryng.-Kongr. Kopenhagen. Ref. Internat. Zbl. Ohrenheilk. **30**, 166 (1928). (b) Die Behandlung angeborener Halsfisteln mit Elektrokoagulation (diathermische Kaustik). Sitzg Ges. Ärzte Wien, 22. Febr. 1929. Ref. Wien. klin. Wschr. **1929**, Nr 9, 280. (c) Die Behandlung angeborener Halsfisteln mit Diathermie (Elektrokoagulation). Arch. klin. Chir. **156**, 274—283 (1929). — **Hoffmann, A.:** (a) Medizinische und chirurgische Diathermie bei Hautkrankheiten, kosmetischen Affektionen und Geschlechtsleiden. Zbl. Hautkrkh. **31**, 1 (1929). (b) Diskussion zu Heymann: Über operative Eingriffe mittels hochfrequenter Ströme. Sitzg med. Ges. Berlin, 14. Mai 1930

Ref. Dtsch. med. Wschr. **1930**, Nr 24, 1027. (c) Die Behandlung der Angiome vom dermatologischen Standpunkt. Med. Welt **1931**, 990. — **Hoffmann, C. A.:** Die elektrophysikalische Behandlung der kavernösen Angiome. Klin. Wschr. **7**, Nr 17, 804—805 (1928). — **Hoffmeister:** Elektrokoagulation bei Prostatahypertrophie. Aussprache zu H. v. SEEMEN: Erweiterte Beiträge zur Elektrochirurgie und K. H. BAUER: Klinische Erfahrungen über die elektrochirurgische Behandlung bösartiger Geschwülste. 55. Tagg dtsch. Ges. Chir. Berlin, 8.—11. April 1931. Ref. Arch. klin. Chir. **167**, 46 (1931). — **Hofmann:** Diskussion zu HEYMANN: Über operative Eingriffe mittels hochfrequenter Ströme. Sitzg med. Ges. Berlin, 14. Mai 1930. Ref. Dtsch. med. Wschr. **1930**, Nr 24, 1027. — **Hofmann, M.:** Blutstillung durch Hochfrequenzströme. Bruns' Beitr. **72**, 91 (1911). — **Hofvendal, A.:** (a) Diathermietiefenstich bei Larynxtuberkulose. Dtsch. med. Wschr. **1922**, Nr 2. (b) Chirurgische Diathermiebehandlung von chronischer Tonsillitis. Z. Halsusw. Heilk. **1924**, H. 3. (c) Instrumente der diathermischen Tonsillektomie. Fol. otolaryng. **14**, 469 (1926). — **Hogge:** De l'avantage des séances courtes et répétées dans l'application de la haute fréquence. Le Scalpel **75**, Nr 35, 859—861 (1922). Ref. Z.org. Chir. **23**, 102 (1923). — **Holmboe, W.:** Frühpneumothorax und Adhärenzabbrennung. Ref. Z.org. Chir. **53**, 516 (1930). — **Holmgren, Gunnar:** (a) A case of Cancer Hypopharyngis, electrocoagulated per vias naturales, symptomless after twenty months. Acta otolaryng. (Stockh.) **7**, 4 (1925). (b) A case of Cancer Nasopharyngis with metastases in regional glands, operated upon by surgical diathermy, symptomless still 32 months after the first operation. Acta oto-laryng. (Stockh.) **7**, 4 (1925). (c) A case of cancer septi narium, Nasopharyngis et palati duri, operated upon by surgical diathermy, still symptomless after a year. (d) A case of Cancer Tonsillae, Palat. mollis et Linguae, operated upon with Surgical Diathermy, symptomless after eighteen months. Acta oto-laryng. (Stockh.) **7**, 4 (1925). (e) Erfahrungen über chirurgische Behandlung von malignen Oberkiefertumoren. Acta oto-laryng. (Stockh.) **7**, H. 4 (1925). (f) Elektrokoagulation af maligna tumörer i öfre digestions- och respirationsvägarna. Sv. Läkartidn. **1925**. (g) Elektrokoagulation maligner Tumoren in den oberen Verdauungs- und Atmungswegen. Sv. Läkartidn. **22**, Nr 7, 193—202 (1925). Ref. Z.org. Chir. **32**, 391 (1925). (h) Nagra fall af maligna tumörer, behandlade med diatermi. Demonstration i Sv. Läkarsällskapet. Sv. Läk.sällsk. Förh. **1925**. (i) Erfahrungen über die Klinik der bösartigen Geschwülste der oberen Luft- und Speisewege. Ref. 5. nord. Kongr. Oto-laryng. 1926. (k) Demonstration af nagra fall, opererade för svalgcancer. Kirurgmötet i Stockholm, 26. Nov. 1927. (l) Diagnose, Behandlung und Prognose der malignen Oberkiefertumoren. Z. Laryng. usw. **16**, 8 (1928). (m) Die Diathermiebehandlung der bösartigen Tumoren der Nasennebenhöhlen, des Naso- und Mesopharynx. Sitzg 30. Juli bis 1. Aug. 1928. 1. internat. Kongr. Oto-Rhino-Laring. Kopenhagen 1928. S. 301—335. Ref. Zbl. Ohrenheilk. **30**, 163 (1928); Z.org. Chir. **50**, 211 (1930). (n) Zur Kasuistik der primären Trachealcarcinome. Arch. Ohren- usw. Heilk. **1929**, Nr 122, 145. — **Holmgren, Gunnar,** u. **Elis Berven:** Erfahrungen über die Klinik gewisser bösartiger Geschwülste der oberen Luft- und Speisewege. Mit besonderer Berücksichtigung der Prognose und Therapie. 5. Nord. Kongr. Otolaryng. Aarhus, Juni **1926**. — **Hosemann:** Zur offenen Strangdurchtrennung bei Lungentuberkulose. 55. Tagg dtsch. Ges. Chir. Berlin, Sitzg 8.—11. April 1931. Ref. Z.org. Chir. **53**, 722 (1931). — **Houlie:** Lupus traité par la diathermie. Soc. Laryng., Otol. et Rhinol. Paris, 16. Dez. 1926. — **Howarth, Walter:** Papilloma of cheek and palate treated by diathermy-cauterisation. Proc. Surg. Soc. of Med. **15**, Nr 6, sect. laryng. (1922). — **Hubbard, Th.** and **E. G. Galbraith:** The treatment of papilloma of the larynx by fulguration and diathermy. Arch. of Otolaryng. **1925**, Nr 1. — **Hubmann:** Hauttransplantation bei Karbunkeln. Arch. klin. Chir. **162**, 151 (1930). — **Hünermann, Th.:** Zur Behandlung des Krebses der Wangenschleimhaut. Dtsch. Z. Chir. **203**, **204**, 332 (1927). — **Hughes, W. Kent:** Diathermy in the treatment of malignant growths. Med. J. Austral. **2**, Nr 6, 152—158 (1922). Ref. Z.org. Chir. **23**, 11 (1923). — **Humphris:** Die chirurgische Diathermie. Brit. med. J. **1921**, 279. **Hunt, Verne C.:** Consideration of the surgical procedures in the treatment of malignant disease of the urinary bladder. Amer. J.Surg. **10**, 69 (1930). — **Huppert, E. I.:** Hemorrhoidectomy with the Collings Electrotome. Ref. Med. J. a. Rec., 3. April **1929**. — **Hurd, Lee M.:** Some of the uses of diathermy in the treatment of ear, nose and throat. Physic. Ther., Juni **1929**. — **Hurwitz, Walter:** Entfernung von Warzen mittels Hochfrequenzstrom. Dtsch. med. Wschr. **49**, Nr 40, 1269 (1923). Ref. Z.org. Chir. **25**, 418 (1924). — **Hutter, Karl:** Unblutige Eingriffe und Blutstillung durch Elektrokoagulation (Diathermie). Dtsch.

Z. Chir. **207**, H. 1/4, 51—54 (1927). Ref. Z.org. Chir. **41**, 857 (1928). — **Hyams, M. N.:** High frequency current in the treatment of chronic endocervicitis. Arch. physic. Ther. **11**, Nr 4, 171 (1930, April).

Iredell, C. E., u. **R. Thompson** (London): Diathermie bei Blasengeschwülsten. Lancet, 20. Juni 1914, Nr 47, 38. Ref. Berl. klin. Wschr. **1914**, Nr 28. — **Iselin, Hans:** Ergebnisse von thermoelektrischen Messungen über die örtliche Beeinflussung der Hautwärme durch unsere Wärme- und Kältemittel und über die Tiefenwirkung dieser physikalischen Maßnahmen am lebenden Körper. Mitt. Grenzgeb. Med. u. Chir. **1911**, 431—445.

Jackson, Arnold S.: Thyroidectomy performed with the radio-knife. (Conclusions based on 160 operations.) Ann. Surg. **93**, 1132 (1931). Ref. Z.org. Chir. **55**, 157 (1931). — **Jacobaeus, H. C.:** About the cauterization of adhesions in Pneumothorax treatment of tuberculosis. Acta chir. scand. (Stockh.) **53**, 293 (1921). — **Jacobi:** Die Behandlung des Lupus mittels Diathermie. Strahlenther. **4**, H. 1 (1914). — **Jacoby, Max:** (a) Steinbildung in einem falschen Blasendivertikel, zugleich ein Beitrag zur Behandlung kleiner Blasenscheidenfisteln. Z. urol. Chir. **31**, 124 (1931). (b) Intratumorale Behandlung von Tumoren. Zbl. Chir. **1931**, 2273. — **James, William D.:** Cancer of the lip and buccal mucous membrane. Read before the Fifth District Medical society of North Carolina, Sanatorium, N. C., 27. April 1923. Ref. Amer. J. Surg. 8, 593 (1930). — **Jeanbrau:** Présentation de l'écarteur de LEGUEU isolé pour pratiquer l'électrocoagulation dans la vessie ouverte. 20. Congr. Assoc. franç. Urol. Paris, 6.—9. Okt. 1920. Presse méd. **28**, No 79, 782 (1920). Ref. Z.org. Chir. **12**, 555 (1921). — **Jenkel:** Zungencarcinom auf der Basis einer Leukoplakie. Ref. Zbl. Chir. **1931**, 1193. — **Johansson, Sven:** A few words about the socalled diathermy operations. Acta chir. scand. (Stockh.) **59**, H. 3, 208—224 (1925). Ref. Z.org. Chir. **32**, 499 (1925). — **Johnson, Wm. T.:** Diathermy in the treatment of malignant growths. Amer. J. Electrother. a. Radiol. **40**, Nr 11, 358—362 (1922). Ref. Z.org. Chir. **22**, 372 (1923). **Jones, Alfred E.:** The role of local and regional anaesthesia in surgical diathermy. Arch. physic. Ther. 8, Nr 2, 69—73 (1927). Z.org. Chir. **38**, 597 (1927). — **Joseph, E.:** (a) Behandlung der Zottengeschwülste der Blase unter Leitung des Cystoskops mit dem Hochfrequenzstrom. Ref. Z.org. Chir. **5**, 530 (1914). (b) Erkenntnis und Behandlung der Blasengeschwülste. Fortschr. Ther. **1931**, Nr 8. — **Jouffray:** Traitement diathermo-chirurgical des malformations de la cloison. Rev. d'Actinol., Jan.—Febr. **1930**. — **Jüngling:** Thermokoagulation des Röntgenulcus. 55. Chir.-Kongr. 1931. Arch. klin. Chir. **167**, 256 (1931). — **Junker, H.:** Erfahrungen mit der Chemokoagulation bei bösartigen Blasengeschwülsten. Arch. klin. Chir. **156**, 212 (1930).

Kalina, O. G.: Zur Behandlung des Lupus des Gesichtes bzw. der Nase mit Diathermie und deren Vorzug vor anderen Heilmethoden. Mschr. Ohrenheilk. **60**, 291 (1926). — **Kappis, M.:** (a) Endovesicale Elektrokoagulation der hypertrophischen Prostata. Sitzg ärztl. Ver. Hannover, 12. Mai 1930. Ref. Dtsch. med. Wschr. **1930**, Nr 44, 1892. (b) Erfahrungen mit der endovesicalen kalten Kaustik der hypertrophischen Prostata. Dtsch. Z. Chir. **231**, 522 (1931). (c) Prostatahypertrophien. Mittel- u. südostdtsch. chir. Tagg Dresden, Sitzg 21.—22. Juni 1930. Zbl. Chir. **1930**, 2648. — **Karo, Wilhelm:** Beitrag zur Behandlung inoperabler Carcinome. Z. Krebsforschg **32**, 331—334 (1930). — **Karp, Maximilian:** Eine neue Art der Wundbehandlung durch elektrischen Strom. Zbl. Chir. **1930**, Nr 42. Ref. Münch. med. Wschr. **48**, 2078 (1930). — **Keller, O.:** Über die Elektrokoagulation von schwer zugänglichen Blasentumoren. Ugeskr. Laeg. (dän.) **90**, Nr 23, 531—532 (1928). Ref. Z.org. Chir. **45**, 230 (1929). — **Kelly, Howard A.:** (a) The new surgery. Med. J. a. Rec., 1. Juli **1925**, 177. (b) The field of electrosurgery. Amer. J. Surg. **6**, 634—637 (1929). Ref. Z.org. Chir. **47**, 533 (1929). (c) Electrosurgery. Surg. etc. **52**, 502 (1931). — **Kelly, Howard A.** and **Grant E. Ward:** (a) The radical breast operation with the endotherm knife (acusector) and without ligatures. Ann. Surg. **83**, Nr 1, 42—46 (1926). Ref. Z.org. Chir. **34**, 648 (1926). (b) The treatment of carcinoma of the penis with endothermy with a method of treatment of metastatic malignant lymph glands. Report of a case. Surg. etc. **42**, Nr 5, 712—713 (1926). Z.org. Chir. **37**, 777 (1927). (c) Electrothermic methods in the treatment of diseases of the rectum and anus. Internat. J. of Med. **41**, Nr 3, 113—116 (1928). — **Key, E.:** Über die Behandlung der Blasenpapillome mit hochfrequenten elektrischen Strömen. Nord. med. Ark. **48**, H. 3, Nr 6 (1916). — **Keyes, E. L.:** (a) Further observations on high frequency cauterization of bladder lesions. Interstate med. J. 18, Nr 10 (1911). Ref. Zbl. Chir. **2**, 1208 (1912). (b) A case of carcinoma of the bladder controlled by the high frequence current. Surg. etc. **16**, 79—81 (1913). Ref. Z.org. Chir. **1**, 195 (1913). — **Keyßer:** (a) Erfolge in der Behandlung inoperabler und mit Röntgenstrahlen erfolglos behandelter Geschwülste mit Elektrokoagulation und Impfstoffen. 52. Tagg dtsch. Ges. Chir. Berlin, Sitzg 11. bis 14. April 1928. Ref. Z.org. Chir. **42**, 158 (1928). (b) Behandlung inoperabler und erfolglos bestrahlter Geschwülste mittels Elektrokoagulation und Geschwulstimpfstoffen. Fortschr. Ther. **4**, H. 7, 212—215 (1928). — **Keyßer** u. **Busse:** Erfolgreiche Behandlung eines inoperablen, erfolglos bestrahlten Peniscarcinoms mit ausgedehnten Drüsenmetastasen durch Elektrokoagulation und Impfstoffbehandlung. 53. Tagg dtsch. Ges. Chir. Berlin, Sitzg 3.—6. April 1929. Ref. Z.org. Chir. **45**, 786 (1929). — **Kidd, Frank:** (a) The treatment of papillomata of the bladder by diathermy applied through the cystoscope. Clin. J. **43**, Nr 15, 232—235 (1914). Ref. Z.org. Chir. **5**, 761 (1914). (b) Note on a cystoscope of new type. Designed for the application of diathermy to bladder tumours. Lancet **209**, Nr 25, 1282—1283 (1925); Z.org. Chir. **36**, 94 (1927). — **Kime, E. N.:** (a) Electrosurgery Physic. Ther. **46**, 427—434 (1928). Ref. Z.org. Chir. **45**, 180 (1929). (b) Superiority of electrosurgery for the destruction of pathological tissues. Physic. Ther. **46**, 582—585 (1928). Ref. Z.org. Chir. **46**, 673 (1929). (c) Electrosurgical Clinic. Arch. physic. Ther. **10**, 221 (1929). (d) Endresults in electrosurgery of malignant epitheliomata. Physic. Ther. **47**, 619—625 (1929). Ref. Z.org. Chir. **49**, 219 (1930). (e) Nonvolatile anesthesia in electrosurgery with special reference to intravenous somital. Arch. physic. Ther. **11**, 343—346 (1930). Z.org. Chir. **51**, 666 (1930). — **Kirschner:** (a) Aus der Praxis des „elektrischen Operierens". Erfahrungen bei etwa 250 Operationen. Klin. Wschr. **1930**, 725—730. (b) Zur Elektrochirurgie. 55. Tagg dtsch. Ges. Chir. Berlin, 8.—11. April 1931. Arch. klin. Chir. **167**, 761 (1931). (d) Die Radikalbehandlung des Mastdarmkrebses unter dem Einfluß der Elektrokoagulation. Münch. med. Wschr. **1931**, 1167. — **Klauder, Joseph V.:** The treatment of nevi with particular reference to high frequency current. J. amer. med. Assoc. **90**, Nr 22, 1763—1768 (1928). Ref. Z.org. Chir. **45**, 4 (1929). — **Klika, M.:** (a) Eine neue Verwendung der Elektrokoagulation in der Urologie. Bratislav. lék. Listy **7**, Nr 4, 294—299 (1927). Ref. Z.org. Chir. **40**, 678 (1928). (b) Heilung einer Vesico-Vaginalfistel durch Koagulation. Bratislav. lék. Listy **7**, Nr 4, 299—303 (1927). Ref. Z.org. Chir. **40**, 678 (1928). — **Kobak, D.:** Diathermy in medicin and surgery. Illinois med. J. **1925**, Nr 4. — **Koenig, C. J.:** Un cas d'épithélioma du conduit auditif externe et de la conque guéri sans cicatrice en dix séances de diathermo-coagulation. Otol. internat. **16**, 340 (1928). — **Körbler, Juraj:** Die Behandlung der inoperablen bösartigen Geschwülste. Liječn. Vjesn. (serbo-kroat.) **53**, 212 (1931). Ref. Z.org. Chir. **54**, 615 (1931). — **Kolischer, Gustav:** (a) Surgical diathermy. Amer. J. Surg. **35**, Nr 6, 177—180 (1921). Ref. Z.org. Chir. **14**, 135 (1921). (b) Elektrokoagulation. J. of Radiol. **10** (1924). (c) Surgical diathermy in malignancy. Amer. J. Surg. 8, 249 (1929). — **Kolischer, Gustav,** and **A. E. Jones:** (a) A contribution to the technique of the electrocoagulation of vesical tumors. Urologic Rev. **29**, Nr 7, 383—384 (1925). Ref. Z.org. Chir. **34**, 264 (1926). (b) Some technical points in endovesical coagulation. Urologic Rev. **35**, 33 (1931). Ref. Z.org. Chir. **56**, 51 (1931). — **Kolischer, G.,** and **H. Katz:** Surgical diathermy in its relation to radiotherapy. J. of Radiol. **4**, 76 (1923). Ref. Z.org. Chir. **25**, 250 (1924). — **Kornitzer-Waltuch:** Thorakoskopie und Pneumolyse. Med. Klin. **1931**, 1033. — **Kortzeborn:** Hochfrequenzschnitt bei Blutern. Arch. klin. Chir. **162**, 23 (1931). — **Kowarschik, J.:** Die Behandlung der Fissura ani mit Diathermie. (Bemerkung zur gleichnamigen Arbeit von W. Zweig in Nr. 4 dieser Wochenschrift.) Wien. klin. Wschr. **40**, Nr 9, 289—290 (1927). Ref. Z.org. Chir. **39**, 230 (1927). — **Kraft, F.:** Report of the committee on high frequency currents. Amer. J. Electrother. a. Radiol. **1923**, Nr 11. — **Krainz, Wilfred:** Die chirurgische Diathermie bei der konservativen Behandlung inoperabler Larynx- und Pharynxcarcinome. Arch. Ohr- usw. Heilk. **111**, H. 3/4, 275—286 (1924). — **Krampf, Franz:** Die chirurgische Behandlung großer Resthöhlen. Chirurg **3**, 317 (1931). — **Kren, O.:** Welche Anwendung findet die Elektrokoagulation in der Kosmetik? Wien. klin. Wschr. **1917**, 574. — **Kreutzmann, Henry A. R.:** The treatment of Hunners ulcer of the bladder by fulguration. California State J. Med. **20**, Nr 4, 128—130 (1922). Ref. Z.org. Chir. **22**, 410 (1923). — **Kruimel, J. P.:** Methoden, Indikationen und Technik bei der Behandlung der Prostatahypertrophie. Zbl. Chir. **58**, 2137 (1931). **Kückens, Hans:** Die Verwendung von Hochfrequenzströmen zum Kauterisieren und Durchtrennen von Gewebe mit besonderer Berücksichtigung der dabei auftretenden Gewebeveränderungen. Arch. Gynäk. **141**, 273—305 (1930). — **Kümmel:** Diskussion zu Hofer, G.: Diathermiebehandlung angeborener Halsfisteln. 1. internat. Oto-Rhino-Laryng.-Kongr.

Kopenhagen. Ref. Internat. Zbl. Ohrenheilk. 30, 166 (1928). — **Kümmel, W.,** u. **K. Rockemer:** Zwei ungewöhnliche Gefäßgeschwülste der Schädelbasis und des Oberkiefers. Mschr. Ohrenheilk. 64, 1368 (1930). — **Küttner:** Oberkiefercarcinom. Klin. Abend chir. Univ.-Klin. Breslau, 17. Juli 1931. Zbl. Chir. 1931, 2760. — **Kuntzen, Heinrich** u. **Walter Vogel:** (a) Experimentelle Leber- und Milzresektionen mit Diathermieströmen. Zbl. Chir. 1929, 882—885. (b) Histologische Untersuchungen über die Wirkung chirurgischer Diathermieströme. Arch. klin. Chir. 164, 39 (1931). — **Kutner, R.:** (a) Operat Blase Cystoskop. Z. ärztl. Fortbildg 9, Nr 9, 283. (b) Zur instrumentellen Technik der intravesicalen Operationen. Z. ärztl. Fortbildg 1912, Nr 9. Ref. Zbl. Chir. 1912, 1208. (c) Zur intravesicalen Operation von Blasengeschwülsten mittels Hochfrequenzstrom. Z. ärztl. Fortbildg 1912, Nr 9. Ref. Zbl. Chir. 2, 1207 (1912).

Läwen: Elektrische Operationen. Klin. Wschr. 1930, 2453. — **Langer, E.:** Die praktische Anwendung der Elektrokoagulation. Z. ärztl. Fortbildg, Okt. 1928. — **Langer, E.,** u. **W. Schiftan:** Das elektrische Schneiden in der Dermatologie. Med. Klin. 1930, 1001. Ref. Münch. med. Wschr. 1930, Nr 32, 1383. — **Lanovskij, A.:** (a) Die Therapie des Lippenkrebses mittels chirurgischer Diathermie. Verh. 3. Ärzte-Kongr. Mittelasien Taskent, 20.—24. Dez. 1928, 139—140 (1930). Ref. Z.org. Chir. 54, 23 (1931). (b) Die Behandlung von Carcinomen der Unterlippe mit chirurgischer Diathermie. Kazan. med. Ž. 26, 148 (1930). Ref. Z.org. Chir. 55, 281 (1931). — **Larsson, S.:** Die chirurgische Diathermie bei bestimmten Augenerkrankungen (Dermoid, Cancroid, Leprom der Cornea und Sklera, retrobulbäres Sarkom, Ulcus serpens corneae). Acta ophthalm. (København.) 3, 315 (1925—26). **Laskownicki, Stanislaw:** Zur Behandlung der Papillome der Harnröhre und der Blase mit Elektrokoagulation. Polska Gaz. lek. 5, Nr 48, 1911—912 (1926). Ref. Z.org. Chir. 39, 457 (1927). — **Laurens, Georges:** Polype nasopharyngien opéré par le procédé de Doyen, le procédé de Denker et traité par l'électrocoagulation. Soc. Laryng. Otol. et Rhinol. Paris, 11. Febr. 1926. Rev. de Laryng. 1926. — **Laurentier, Ch.:** Histologie d'un épithélioma traité par „électro-coagulation". Ann. de Dermat. 8, No 3, 178 (1927). Ref. Z.org. Chir. 44, 552 (1929). — **Lawy, A.:** Surgical diathermy by the needle method. Ann. of Otol. 1923, Nr 4. — **Le Clerc-Dandoy:** Utilisation de la haute fréquence en urologie. Le Scalpel 75, No 46, 1117—1119 (1922). Ref. Z.org. Chir. 23, 102 (1923). — **Leendertz:** Erfahrungen über Thorakoskopie und Kaustik. Beitr. Klin. Tbk. 76, 603 (1930). — **Le Fur, René:** De la diathermie en urologie (étincelage-électrocoagulation). Bull. méd. 36, No 1, 5—9 (1922). Ref. Z.org. Chir. 18, 194 (1922). — **Legueu:** Les limites de l'électro-coagulation. J. des Prat. 36, No 32, 513—514 (1922). Ref. Z.org. Chir. 21, 136 (1923). — **Lenglet** et **Soureau:** Une statistique et quelques réflexions a propos du traitement radio-thérapeutique du cancer epithélial, en particulier du cancer epithélial superficiel. Zbl. Chir. 1910, H. 10. — **Lepoutre** et **d'Halluin:** L'électrocoagulation dans le traitement des tumeurs de la vessie et en particulier des papillomes. J. Sci. méd. Lille 1913, No 47. — **Leroux, Louis:** De la diathermo-coagulation dans les tumeurs malignes du pharynx. Ann. Mal. Oreille 47, 497—498 (1928). Ref. Z.org. Chir. 44, 335 (1929). — **Leroux-Robert:** Nouveau poste à ondes entretenues pour diathermie et diathermocoagulation. Les Archives 1927. — **Leroux, Louis,** et **Pierre Tilman:** (a) La diathermo-coagulation dans les tumeurs de l'oro-pharynx. Progrès méd. 55, No 44, 1689—1694 (1927); Z.org. Chir. 41, 369 (1928). (b) Deux cas de tumeurs malignes traités par diathermo-coagulation. Les Archives 1927. — **Lewy, Alfred:** Surgical diathermy by the needle method. Ann. of Otol. 32, Nr 4, 1086—1102 (1923). Ref. Z.org. Chir. 31, 521 (1925). — **Lexer, E.:** (a) Exstirpation des Ganglion Gasseri mit dem elektrischen Messer. Münch. med. Wschr. 78, 216 (1930). (b) Erdinfektionen. Zbl. Chir. 1931, 349. — **Libersa** et **Boudeville:** Epithélioma spino-cellulaire de l'épiglotte. Presse méd. 36, 522 (1928). — **Lichtenberg:** Prostataoperation mit Diathermie. Klin. Wschr. 1931, 1284. — **Livermore, George R.:** The treatment of prolapse of the urethra. Surg. etc. 32, Nr 6, 557 (1921). Ref. Z.org. Chir. 14, 346 (1921). — **Löwenstein:** Elektrokoagulation bei Carcinom der Gesichtshaut. Med. Klin. 1930, 1275. — **Lohnstein:** (a) Demonstration eines Urethroskops zur Hochfrequenzbehandlung der Affektionen des Blasenhalses. Z. Urol. 1914, 517. (b) Hochfrequenzbehandlung der Papillome in der Nähe des Orificium internum vesicalis. Z. Urol. 9, H. 5. — **Lower, William E.:** The treatment of recurrent malignant tumors of the urinary bladder with the high frequency of oudin current, with a report of a case. Cleveland med. J. 12, Nr 9, 607—609 (1913). Ref. Z.org. Chir. 3, 793 (1913). — **Lowry, N. H.:** (a) Radio frequency electricity in surgery. Illinois med. J. 1925, Nr 5. (b) Standardization of electrosurgery. Radical operation for cancer of the breast taken as an example in general surgery. 19. ann. clin. Congr. amer. Coll. Surg. Chicago, 14.—18. Okt. 1929. Surg. etc. **50**, 261—265 (1930). Ref. Z.org. Chir. **50**, 25 (1930). — **Lowsley, Oswald Swinney:** A cystoscope for fulguration of bladder tumors. J. of Urol. **18**, Nr 1, 127—131 (1927). Ref. Z.org. Chir. **41**, 112 (1928). — **Lucri, Tito:** Papillomatosi diffusa del collo della vesicae della regione del verum montanum. Elettrocoagulazione delle vegetazioni. Guarigione. Arch. ital. Urol. **2**, H. 1, 35—40 (1925); Z.org. Chir. **35**, 338 (1926). — **Lüdecke, E.:** (a) Die Diathermie in der Hals-, Nasen- und Ohrenheilkunde. Zusammenfassung der bisherigen Erfahrungen. Z. Hals- usw. Heilk. Nr 21, 349 **1928**. Mit Schrifttum. (b) Die Diathermie in der Hals-, Nasen-, Ohrenheilkunde. Erg. med. Strahlenforschg **4**, 595. Leipzig: Georg Thieme 1930. — **Luys:** (a) Resultate der Elektrokoagulation der Prostatahypertrophie in 115 Fällen. Bull. Acad. Méd. Paris **91**, 464 (1924). (b) Forage de la prostata. Soc. Méd. Paris, 10. Dez. 1926. (c) Behandlung der Prostatahypertrophie mittels „Forage" (Ausbohrung der Prostata). Verh. 6. Urol.-Kongr. Berlin **1926**, 274.

Macalpine, Jas. B.: Two cases of haemangioma of the bladder. Brit. J. Surg. **18**, 205 (1930). Ref. Amer. J. Canc. **15**, Nr 2, 1139 (1931). — **McFee, William D.:** Electrical methods in the treatment of tonsils. Amer. J. Electrother. a. Radiol. **40**, Nr 4, 112—116 (1922). Ref. Z.org. Chir. **18**, 503 (1922). — **MacGowan, Granville:** The use of the d'ARSONVAL method of coagulation necrosis for the removal of immense intravesical outgrowths of the prostate, simple or malignant. J. of Urol. **6**, Nr 4, 321—330 (1921). Ref. Z.org. Chir. **17**, 555 (1922); **19**, 264 (1923). — **McKenna, William Francis:** A case of stone in the ureter voided after fulguration. N. Y. med. J. **114**, Nr 9, 522—524 (1921). Ref. Z.org. Chir. **17**, 552 (1922). — **MacKenzie, Dan:** (a) Diathermy in the cancer of the pharynx. Med. Press Lond. **1918**, 337. (b) Ineradicable endothelioma of the sup. maxilla (antrum) under treatment by diathermy. Roy. Soc. Med. sect. laryng., 3. März 1922. Ref. Zbl. Chir. **1922 I**. (c) Diathermy removal of epithelioma of Left Tonsil, Soft Palate, Faucial Pillars and Tongue. Roy. Soc. Med., 4. April 1924. (d) Diathermy in the removal and treatment of pharyngeal cancer. J. of Laryng. a. Otol. **39**, Nr 10, 545—553 (1924). Ref. Z.org. Chir. **30**, 217 (1925); Brit. J. Radiol. **30**, Nr 294, 9—18 (1925). Ref. Z.org. Chir. **31**, 593 (1925). (e) The uses of surgical diathermy in oto-laryngology. Acta oto-laryng. (Stockh.) **7**, 587 (1925). (f) The treatment of cancer of the Pharynx, Larynx and Oesophagus by surgical Diathermy. 1. internat. Oto-Rhino-Laryng.-Kongr. Kopenhagen. Ref. Internat. Zbl. Ohrenheilk. **30**, 160 (1928); Ann. of Otol. **38**, 32—68 (1929). Ref. Z.org. Chir. **47**, 256 (1929). — **Mackey, W. Arthur:** Haemangioma of the Kidney. Brit. J. Surg. **18**, 308 (1930). Ref. Amer. J. Canc. **15**, Nr 2, 1135 (1931); Z.org. Chir. **54**, 384 (1931). — **McLean, A. J.:** The Bovie electrosurgical current generator; some underlying principles and results. Arch. Surg. 8, 1863 (1929). — **MacWhinnie, A. M.:** Tonsillectomy, electrical coagulation and dessication. N. Y. med. J. a. med. Rec. **1923**, Nr 12. — **Maggiorotti, Ugo:** Terapia del fibroma rinofaringeo e diatermia. Valsalva **6**, 637 (1930). Ref. Amer. J. Canc. **15**, Nr 2, 982 (1931). — **Magnus, R.:** Erfahrungen mit der Elektrokoagulationsbehandlung des rhino-laryngealen Lupus vulgaris. Fol. oto-laryng. **15**, 381 (1927). — **Mahar:** Traitement des verrues par l'électrocoagulation. Bull. Soc. franç. Électrother. et Radiol. **1922**, 69. — **Maldonado:** L'électrocoagulation dans le traitement des papillomes vésicaux. Arch. de Urol. **3**, No 1, 87—127 (1921). Ref. Z.org. Chir. **16**, 431 (1922). — **Mancini, Ernesto:** Sull'elettro-coagulazione dei tumori vescicali. Morgagni Pt. II, **64**, No 22, 344—346 (1922). Ref. Z.org. Chir. **19**, 318 (1923); Riforma med. **38**, No 24, 559—560 (1922). Ref. Z.org. Chir. **21**, 136 (1923). — **Mandl, F.:** Über 1000 sacrale Mastdarmexstirpationen (aus dem HOHENEGGschen Material). Dtsch. Z. Chir. **219**, 3 (1929). — **Manninger, V.:** Igniexcision der Carcinome. Chir.-Kongr. 1922. — **Marchand:** Traitement électrique des hémorroides. Cahier de Radiologie, Jan. 1930. — **Marcus, H.:** Über die Behandlung von Varizen mit Kaltkaustik. Wien. med. Wschr. **1926**, Nr 50. — **Marques, E.:** Epithélioma chez un radiologiste guérie par la méthode de Bordier. Presse méd. 23. Juli **1927**. — **de Martel, T.:** Emploi des courants de haute fréquence en chirurgie. Mécanisme d'action et effets des courants produits par des appareils à lampes: Leurs applications chirurgicales. Bull. Soc. nat. Chir. **55**, 281—286 (1929). Ref. Z.org. Chir. **46**, 433 (1929). — **Marteret, E.:** (a) Contribution à l'étude pratique de l'électro-coagulation en oto-rhino-laryngologie. Thèse de Paris **1924**. (b) L'électrocoagulation en oto-rhino-laryngologie. Acta oto-laryng. (Stockh.) **7**, H. 4 (1925). — **Martin, J.:** (a) Les courants de haute fréqence. Leur emploi en chirurgie et particulièrement en urologie. Gaz. Hôp. **1921**, No 99, 101. (b) Disparition de tumeurs de la vessie après leur destruction incomplète par les courants de haute fréquence. J. d'Urol. **13**, No 2, 99—102 (1922). Ref. Z.org. Chir. **19**, 449 (1923). — **Martindale, L.**: Treatment of cancer of the breast. A clinical review of 150 cases. Lancet **1931 I**, 229. Ref. Chirurg **1931**, H. 10, 488. — **Masotti, A.**: (a) Diatermia chirurgica (diatermocoagulazione) dei cancri della bocca, Vol. 47, 287 p. Milano: Ulrico Hoepli 1929. Ref. Z.org. Chir. **47**, 31 (1929). (b) La diatermo-coagulazione. L'Actinoter. **9**, 54 (1930). Ref. Zbl. Chir. **1931**, 1027. — **Massey, G. Betton**: (a) Treatment of cavernous angiomata by electrolysis. Amer. J. Electrother. a. Radiol. **38**, Nr 1, 1—3 (1920). Ref. Z.org. Chir. **7**, 548 (1920). (b) Direct current electrocoagulation in treatment of cancer. Amer. J. physic. Ther. **4**, Nr 2, 64—66 (1927). Ref. Z.org. Chir. **39**, 659 (1927). — **Matagne**: (a) Quelques considérations sur le cancer de la langue et de son traitement. Le Scalpel **75**, Nr 18, 417—427 (1922). (b) Présentation de malades traités par l'électro-coagulation et le cautère froid. Le Scalpel **75**, Nr 50, 1221—1223 (1922). Ref. Z.org. Chir. **22**, 493 (1923). — **Mathe, Charles P.**: The relief of certain types of prostatic obstruction by electrocautery. Urologic Rev. **33**, 652 bis 658 (1929). Ref. Z.org. Chir. **49**, 707 (1930). — **Matson, Ralph C.**: (a) The cauterization of adhesions in artificial pneumothorax by the Jacobaeus-Unverricht Method. Amer. Rev. Tbc., März **1929**. (b) The electrosurgical method of closed intrapleural pneumolysis in artificial pneumothorax. 12. ann. meet. amer. Assoc. Thoracic Surg. St. Louis, 25.—27. April 1929. Arch. Surg. **19**, 1175—1192, 1203—1204 (1929). Ref. Z.org. Chir. **49**, 442 (1930). — **Matthäi**: Die chirurgische Diathermie. Zbl. Gynäk. **1921**, 41. — **Maurer, G.**: Thorakoskopie und Kaustik. Beitr. Klin. Tbk. **79**, 9 (1930). — **Mayer, A.**: (a) Diathermieoperationen. Zbl. Gynäk. **1929**, Nr 24. (b) Über Diathermieoperationen. Zbl. Gynäk. **1929**, Nr 25. — **Merdinger**: Krampfaderverödung mit der Kaltkaustik. Med. Klin. **1929**, 2003. — **Meyer, P.**: (a) Des courants de diathermie dans le traitement des hémorroides. Evolution thér. **1927**, No 1. (b) Die Diathermie bei Hämorrhoiden. Crón. méd. mexic. **26**, No 6, 227—230 (1927) (span.). Ref. Z.org. Chir. **39**, 635 (1927). — **Mikels, Frank M.**: Electrosurgery in the treatment of uterine cervical lesions. Amer. J. Surg. **7**, 818 (1929). — **v. Mikulicz-Radecki**: Tubensterilisation durch Elektrokoagulation. Z. Geburtshilf. **94**, H. 2. — **Milani, Eugenio**: L'elettrolisi bipolare nella cura degli angiomi dei bambini. Riv. Osp. **10**, No 3, 82—92 (1920). Ref. Z.org. Chir. **7**, 387 (1920). — **Milligan, W.**: (a) Diathermy and pharyngeal operations. Liverpool Med. Journ. and Manchester Med. Soc. Liverpool 1921. (b) Diathermy in inoperable cancer. Roy. Soc. Med. Lond., sect. laryng., Juni **1921**. (c) Diathermy in inoperable pharyngeal and epi-laryngeal malignancy: its objectives and limitations, with a review of cases. J. of Laryng. a. Otol. **36**, Nr 8, 369 bis 372 (1921). Ref. Z.org. Chir. **14**, 248 (1921). (d) Diathermy. Acta oto-laryng. (Stockh.) **7**, H. 4 (1925). (e) Radio-diathermy in the treatment of inoperable malignant disease of the upper air and food passages. Brit. med. J. **340**, 364—367 (1926); Z.org. Chir. **35**, 219 (1926). (f) Treatment of carcinoma of the tongue by radio-diathermy. Brit. med. J. **1926**, Nr 3440, 1092—1095; Z.org. Chir. **38**, 284 (1927). — **Millstone, Henry J.**: (a) Diathermy in lupus vulgaris. Brit. med. J. **1924**, Nr 3294, 279; Lancet **206**, Nr 7, 336 (1924). (b) One-stage tonsillectomy by surgical diathermy. Amer. J. physic. Ther. **7**, 169—171 (1930); Z.org. Chir. **52**, 274 (1931). — **Milner**: (a) The treatment of lupus vulgaris by the diathermy current. Glasgow med. J. **1902**, Nr 2, 110—116 (1924). (b) Treatment of lupus by diathermy. Brit. med. J. **1922**, 1224. (c) The treatment of lupus by the diathermy condenser spark. Lancet **203**, Nr 26, 1316—1318 (1922). Ref. Z.org. Chir. **21**, 155 (1923). — **Mock, Harry E.**: (a) Electrosurgery in thyroidectomy. J. amer. med. Assoc. **94**, 1365 bis 1368 (1930); Z.org. Chir. **51**, 556 (1930). — **Moffat** and **Jones-Phillipson**: Nasophar. fibroma treated with radium and surgical-diathermy. J. Laryng. a. Otol. **39** (1924). — **Molony, Martin**: (a) Diagnosis and treatment of deformities and obstructions at the vesical orifice with a new type of high frequency electrode. Urologic Rev. **31**, Nr 7, 407 bis 413 (1927). Ref. Z.org. Chir. **41**, 671 (1928). (b) Eine sichere und genaue Methode der Entfernung kleiner Hindernisse im Blasenmunde mittels der Koagulationselektrode unter Leitung des Auges. Urologic Rev. **1923**, Nr 10. — **Moore, I.**: Nichtchirurgische Behandlung vergrößerter Tonsillen. Roy. Soc. Med. Lond., sect. laryng., 1921. — **Morelli, Gusztav**: Die Erscheinungsformen der Mundtuberkulose. Tuberculosis (Budapest) **2**, 355—360 (1930); Z.org. Chir. **52**, 622 (1931). — **Morgan, J. Douglas**: Surgical diathermy in hemorrhoids. Clin. Med. a. Surg. **34**, Nr 9, 689—692 (1927). Ref. Z.org. Chir. **42**, 457 (1928). — **Moulonguet, A.** et **Doniol**: La diathermie dans le traitement de l'hypertrophie des amigdales et des mycoses pharyngées. Bull. d'Otol. etc. **1923**, No 4;

Ann. Mal. Oreille **1923**, No 9. — **Moure:** (a) L'emploi du bistouri électrique en chirurgie. J. méd. Lyon, Jan. **1930**. (b) L'emploi du bistouri à haute fréquence. Rev. méd. franc., März **1930**. — **Müller, A.:** (a) Therapeutische Erfahrungen an 100 mit Kombination von Röntgenstrahlen und Hochfrequenz bzw. Diathermie behandelten bösartigen Geschwülsten. Münch. med. Wschr. **1912**, Nr 28. (b) Behandlung gutartiger Blasentumoren mit Hochfrequenzströmen auf endovesicalem Wege. Dtsch. med. Wschr. **1917**, Nr 23, 736. — **Müller, Christof:** Die Krebskrankheit und ihre Behandlung mit Röntgenstrahlen und hochfrequentierter Elektrizität, bzw. Diathermie. Strahlenther. **2**, 170—191 (1913). — **Müller, Otto:** Die medizinische Hochfrequenztechnik. (Die Technik der Elektromedizin in Einzeldarstellungen, H. 1.) Leipzig: Hachmeister & Thal 1925. Ref. Z.org. Chir. **34**, 290 (1926). — **Musger, A.:** Zur kombinierten Elektrotomie-Radiumbehandlung der Hautcarcinome. Sitzg Ges. Ärzte Wien, 27. Febr. 1931. Ref. Wien. klin. Wschr. **1931**, Nr 10, 332; Strahlenther. **42**, 143 (1931). — **Mygind:** Diskussion zu Hofer, G.: Diathermiebehandlung angeborener Halsfisteln. 1. internat. Oto-Rhino-Laryng.-Kongr. Kopenhagen. Ref. Internat. Zbl. Ohrenheilk. **30**, 166 (1928).

Nagelschmidt, Franz: (a) Behandlung des Lupus. Z. ärztl. Fortbildg **1910**, Nr 23/24. (b) Diathermy in surgery. Arch. of Roentgen-Ray **1910**, Nr 122. (c) Über Hochfrequenzströme und Chirurgie. Ref. Münch. med. Wschr. **1910**, Nr 50, 2661. (d) Chirurgische Diathermie im Bereich des Kopfes und Halses. Acta oto-laryng. (Stockh.) **7**, H. 4, 429—454 (1925). Ref. Z.org. Chir. **33**, 704 (1926). — **Narat, Joseph K.:** Surgical diathermy in the treatment of superficial malignant neoplasms. Arch. physic. Ther. 8, Nr 11, 594—599 (1927). Ref. Z.org. Chir. **41**, 179 (1928). — **Nathanson, E. A.:** Cancer of the tonsils. Arch. clin. Canc. Res. **3**, 181—185 (1929); Z.org. Chir. **51**, 679 (1930). — **Nelly, J. F.:** Diathermy: Some notes on its use in medical and surgical practice. Med. J. Austral. **2**, Nr 4, 105—106 (1925). Ref. Z.org. Chir. **34**, 19 (1926). — **Nelson, F. L.:** Surgical diathermy in papillomata of the bladder with demonstration of patients. Physic. Ther. **7**, Nr 7, 405—412 (1926); Z.org. Chir. **37**, 863 (1927). — **New, G. B.:** Surgical diathermy in laryngologie. Arch. of Otolaryng. **1926**, Nr 4. — **Nickelsen, Donald:** The electric scalpel in cancer surgery. Medical sentinel, Jan. **1927**. — **Nicolas, J.:** Epithélioma de Röntgen ulcéré, guéri par la diathermocoagulation. C. r. Acad. Sci. Paris **190**, 659 (1930). — **Nieden:** (a) Zur Elektrochirurgie. Zbl. Chir. **1929** (1898). (b) Neue Anwendungsgebiete der Elektrokoagulation. Arch. klin. Med. **162**, 17 (1930). (c) Neue Anwendungsgebiete der Elektrokoagulation und deren technische Vorbedingungen. 54. Tagg dtsch. Ges. Chir. Berlin, Sitzg 23.—26. April 1930. Ref. Z.org. Chir. **50**, 77 (1930). (d) Über Elektrochirurgie. Sitzg med. Ges. Freiburg i. Br., 3. Juni 1930. Ref. Med. Klin. **37**, 1387 (1930). (e) Zur Frage der Dosierbarkeit der Elektrokoagulationswirkung. Mittelrhein. Chir.ver.igg Basel, 27.—28. Juni 1930. Ref. Münch. med. Wschr. **1930**, Nr 32, 1386. (f) Die elektrochirurgische Behandlung des Morbus Basedow. 55. Tagg dtsch. Ges. Chir. Berlin, 8. bis 11. April 1931. Ref. Arch. klin. Chir. **167**, 104 (1931). — **Nissen:** (a) Diskussion zu Heymann: Über operative Eingriffe mittels hochfrequenter Ströme. Sitzg med. Ges. Berlin, 14. Mai 1930. Ref. Dtsch. med. Wschr. **1930**, Nr 24, 1027. (b) Besondere technisch-operative und chirurgisch-klinische Betrachtungen. Dtsch. Z. Chir. **229**, 140 (1930). (c) Die Anwendung des Hochfrequenzstromes in der operativen Chirurgie. Med. Welt **1931**, Nr 1. — **Nobl, G., u. O. Glaßberg:** Neuere Anzeigen der Gewebsdurchwärmung und Elektrokoagulation. Wien. klin. Wschr. **1927**, Nr 7. — **Northrop, H. L.:** Electrothermic coagulation: Its indications and limitations. Amer. J. Electrother. a. Radiol. **1925**, Nr 4. — **Novak, Frank J.:** (a) The treatment of malignant tumors of the pharynx and larynx by diathermy. Illinois med. J. **41**, Nr 4, 252—254 (1922). Ref. Z.org. Chir. 18, 122 (1922). (b) Electrocoagulation in the treatment of carcinomas of the larynx. Ann. of Otol. St. Louis **1922—23**, 878. (c) The electrocoagulation method of treating diseased tonsils. J. amer. med. Assoc. **1923**, Nr 25. (d) Electrocoagulation of malignant laryngeal tumors under suspension laryngoscopy. Acta otolaryng. (Stockh.) **7**, 626 (1925). — **Nylén, C. O.:** Tierversuche mit Elektrokoagulation im Gehirn. Hygiea (Stockh.) **87**, 492 (1925).

Ochsner, A. J.: Discussion on papers of Clark and New. Chicago 1918. — **O'Conor, Vincent J.:** Results in the treatment of cancer of the bladder. Illinois med. J. **52**, Nr 5, 369—374 (1927). Ref. Z.org. Chir. **42**, 532 (1928). — **Oehler:** Zur Behandlung maligner Tumoren mittels Elektrokoagulation. Ärztl. Ver. Hannover, 21. Okt. 1929. Ref. Dtsch. med. Wschr. **1929**, Nr 48, 2032. — **Oertel, B.:** Zur Frage der chirurgischen Diathermie bei Erkrankungen der oberen Luft- und Speisewege. Dtsch. Z. Chir. **232**, 282 (1931). — **Olivecrona, H.:** Über die Anwendung der Elektrokoagulation bei Gehirntumoren. Münch. med. Wschr. **1930 I**, 232—236, 280—286. — **Oppenheimer, Rudolf:** Die Behandlung der Prostatahypertrophie durch intraurethrale Elektrokoagulation. Z. urol. Chir. **23**, H. 5/6, 443—451 (1927). — **Orndoff, B. H.:** Carcinoma of the breast with electrical resection and radiotherapy. Illinois med. J. **53**, Nr 1, 46—50 (1928). Ref. Z.org. Chir. **42**, 656 (1928). — **Ottow, B.:** (a) Über konservative Therapie kleiner Blasenfisteln mittels Elektrokoagulation. Zbl. Gynäk. **51**, Nr 6, 347—350 (1927). (b) Nochmals zur Elektrokoagulationsbehandlung kleiner Blasenfisteln. Zbl. Gynäk. **1930**, 1093—1094.

Patterson, Norman: (a) Epi. of the Naso-pharynx. Operation. Diathermy. Proc. roy. Soc. Med., sect. laryng. **1916—17**, 29. (b) Result of treatment by diathermy of extensive epithelioma affecting the soft and hard Palate etc. Roy Soc. Med., 1. Juni 1917. J. Laryng. a. Otol. **1919**. (c) Excision of the upper jaw for carcinoma of Antrum and Palate, followed by diathermy. Roy. Soc. Med., sect. Laryng., 2. Nov. 1917. J. Laryng. a. Otol. **1919**. (d) Diathermy for malignant diseases of the mouth, Pharynx and nose. With notes on seventeen successful cases. Brit. med. J. **1923**, 56. (e) La diathermie dans les cancers de la langue et du pharynx. Arch. Électr. méd. **32**, No 504, 284—287 (1924). Ref. Z.org. Chir. **31**, 64 (1925). (f) The treatment of some cancerous growths by diathermy. Acta oto-laryng. (Stockh.) **7**, H. 4, 455—456 (1925). Ref. Z.org. Chir. **34**, 230 (1926). (g) Five cases of carcinoma treated by diathermy. Roy. Soc. Med., sect. laryng., 5. Febr. 1926. (h) Diathermy in malignant growths of the upper air and food passages. Internat. Otolaryng.-Congr. Kopenhagen, 1928. S. 45. (i) On diathermy of malignant growth of the upper air passages. 1. internat. Oto-Rhino-Laryng.-Kongr. Kopenhagen. Ref. Internat. Zbl. Ohrenheilk. **30**, 165 (1928). (k) Diathermy in malignant growths of the tongue and cheek. (Copenhague, 30. Juli bis 1. Aug. 1928.) 1. Congr. internat. Oto-Rhino-Laryng. 1929. p. 609—616. Ref. Z.org. Chir. **50**, 206 (1930). — **Pauchet, Victor:** (a) Chirurgie gastro-intestinale à l'aide du bistouri diathermique. (Gastrectomies colectomies. Gastro-enterostomies.) Gaz. Hôp. **1930 I**, 181. Ref. Z.org. Chir. **49**, 696 (1930). (b) Cancer of the rectum. Ir. J. med. Sci. **6**, 553 (1930). Ref. Amer. J. Canc. **15**, Nr 2, 1072 (1931). (c) Gastrectomie sous anésthésie locale. Paris Chir., März-April **1930**. (d) Anastomoses gastriques. Bull. Soc. nat., Mai **1930**. (e) Le bistouri électrique dans la chirurgie. La Clinique, Mai **1930**. — **Pearse jr., Herman E.** and **Grant E. Ward:** Electrosurgery as a hemostatic instrument in operations upon the liver, kidney and spleen. Amer. J. Surg., N. s. **10**, 540—546 (1930). Ref. Z.org. Chir. **53**, 865 (1931). — **Pech:** Le radiobistouri. La Nature, Mai **1930**. — **Pedersen, Victor C.:** Urology and electrotherapy in correlation. Amer. J. Electrother. a. Radiol. **40**, Nr 3, 72—78 (1922). Ref. Z.org. Chir. **19**, 409 (1923). — **Pellecchia, E.:** (a) Terapia dei tumori della vescica, con le correnti ad alta frequenza. 28. Congr. Soc. ital. Chir. Napoli, 25.—27. Okt. 1921. Riforma med. **37**, No 46, 1081—1082 (1921). Ref. Z.org. Chir. **16**, 198 (1922). (b) La diathermia per la cura dei tumori della vescica. Rinasc. med. **2**, Nr 8, 169—170 (1925). Ref. Z.org. Chir. **32**, 576 (1925). — **Perrier, Charles:** Traitement endoscopique des tumeurs de la vessie par les courants de haute fréquence. Rev. méd. Suisse rom. **40**, No 5, 313—318 (1920). Ref. Z.org. Chir. 8, 238 (1920). — **Petroff, N. N.,** and **E. M. Konzina:** Treatment of cancer of the tongue. Ref. Cancer Rev. **5**, 458 (1930). — **Pfahler, G. E.:** (a) Electrothermic coagulation and roentgen therapy in the treatment of malignant disease. Surg. etc. **1914**, 783. (b) The treatment of skin cancer by X-rays, radium and electrocoagulation. N. Y. med. J. a. med. Rec. **116**, Nr 10, 553—555 (1922). (c) Cancer of the lip treated by electrocoagulation and radiation. Arch. of Dermat. **6**, Nr 4, 428—433 (1922). Ref. Z.org. Chir. **21**, 35 (1923). (d) Electrocoagulation or desiccation in the treatment of keratoses and malignant degeneration which follow radiodermatitis. Amer. J. Roentgenol. **13**, Nr 1, 41—48 (1925). Ref. Z.org. Chir. **32**, 656 (1925). (e) Electrocoagulation and radiation, therapy in malignant disease of the ear, nose and throat. J. amer. med. Assoc. **1925**, Nr 5. (f) Atlantic med. J. **29**, Nr 12, 833—837 (1926). (g) Med. J. a. Rec. **128**, 261—263 (1928). — **Pfahler, G. E.** and **B. P. Widmann:** The treatment of epithelioma of the penis by radiotherapy and electrocoagulation. Amer. J. Roentgenol. **21**, 25—31 (1929). Ref. Z.org. Chir. **48**, 668 (1930). — **Pflomm, Erich:** Experimentelle und klinische Untersuchungen über die Wirkung ultrakurzer elektrischer Wellen auf die Entzündung. Arch. klin. Chir. **166**, 251 (1931). — **Phelip, L.:** Les dangers possibles d'électrocoagulation. Soc. nat. méd. et Sci. méd. Lyon, 29. Nov. 1922. Lyon méd. **1923**, No 5. — **Philipowicz:** Zur Therapie der Analfissur. Zbl. f. Chir.

1927, Nr 13. — **Picard, H.:** (a) Diathermiebehandlung in der Chirurgie. Dtsch. med. Wschr. **1923**, Nr 1. (b) Die Hochfrequenztherapie bei narbigen Strikturen im Körperinnern. Klin. Wschr. **2**, Nr 39, 1796—1798 (1923). (c) Die Hochfrequenztherapie bei Narbenstrikturen im Körperinnern. Klin. Wschr. **2**, Nr 45. (d) Über die Diathermiebehandlung der Rectumstrikturen. Z. physik. Ther. **32**, H. 2, 45—47 (1926). — **Pichler, Hans:** Zur Behandlung bösartiger Oberkiefergeschwülste. 55. Tagg dtsch. Ges. Chir. Berlin, 8.—11. April 1931. Ref. Arch. klin. Chir. **167**, 769 (1931). — **Pilcher, Paul M.:** A consideration of twenty-four cases of tumor of the bladder and conclusions as to appropriate methods of treatment. N. Y. State J. Med. **13**, Nr 11, 581—584 (1913). Ref. Z.org. Chir. **4**, 400 (1914). — **Pinchin, A. J. Scott** and **H. V. Morlock:** Cauterisation of adhesions in treatment of bronchiectasis by artificial pneumothorax. Lancet **1930 II**, 1070. Ref. Z.org. Chir. **54**, 275 (1931). — **Plank, T. Howard:** The treatment of tonsils with high frequence currents. Internat. J. of Med. **1924**, Nr 2. — **Poggi, A.** e **A. Masotti:** Risultati della diatermia coagulante (o chirurgica) nell'asportazione dei tumori maligni (cancro) della bocca, mediante l'applicazione degli elettrodi diatermici a strumenti chirurgici: Trapano, sega, cucchiaio, ecc. 35. adunanza Roma, 12.—15. Okt. 1928. Arch. Soc. ital. Chir. **1929**, 542—549. Ref. Z.org. Chir. **46**, 760 (1929). — **Portmann, G.,** et **N. Moreau:** La diathermie et ses applications oto-rhino-laryngologiques. Acta oto-laryng. (Stockh.) **7**, 4 (1925). — **Potter, Alfred:** Skin cancer. Amer. J. Surg. **6**, 423 (1929). — **Power, W. T.:** Electrodesiccation for the removal of tonsils. Med. J. a. Rec., 19. Dez. **1928**. — **Poyet, G.:** Le traitement du lupus par la diathermie chirurgicale. Bull. méd. **40**, No 47, 1281—1283 (1926). Z.org. Chir. **38**, 285 (1927). — **Proust, R.:** (a) Le traitement des cancers du rectum. Strasbourg méd. **85**, Nr 7, 110—115 (1927). Ref. Z.org. Chir. **39**, 230 (1927). (b) Mammaoperation mit dem elektrischen Messer. Ref. Bull. Soc. nat. Chir. Paris **55**, 171 (1929). — **Prunaj, Gian Battista:** La cura delle emorroidi con le correnti ad alta frequenza (n. 50 casi). Giorn. ital. Mal. vener. Pelle **65**, H. 3, 937—954 (1924). Ref. Z.org. Chir. **29**, 241 (1925).

Quénu: Un appareil destiné à mesurer la température réelle des tissus soumis à l'influence de l'air chaud, de la diathermie ou de l'électrocoagulation. Bull. Soc. Chir. Paris **39**, No 27, 1189—1190 (1913). — **Quick, Douglas:** Radium and surgery in cancer of the tongue. Brit. med. J. **3648**, 944—947 (1930). Ref. Z.org. Chir. **54**, 25 (1931).

Rager, E. H.: Chirurgische Diathermie von Hämorrhoiden. (Sygehus, Kolding.) Ugeskr. Laeg. (dän.) **1930 II**, 652—653; Z.org. Chir. **51**, 750 (1930). — **Ravaut, P.:** Lupus de la joue datant de 12 ans. Cicatrision en une séance par l'électrocoagulation. Bull. Soc. franç. Dermat. **1921**, No 2. — **Ravaut, Paul** et **Marcel Ferrand:** Le traitement des naevo-carcinomes par la diathermo-coagulation. Bull. Soc. nat. Chir. **53**, No 4, 150—156 (1927). Ref. Z.org. Chir. **40**, 16 (1928). — **Réchou** et **M. Cornat:** La diathermo-coagulation des épithéliomas cutanés et cutanéomuqueux. Soc. Méd. et Chir. Bordeaux, Sitzg 24. Dez. 1926. — **v. Redwitz, E.:** Über den heutigen Stand der Behandlung des Brustkrebses. Chirurg **1**, 993 (1929). **Remijnse, J. G.:** (a) Über die Behandlung des Prostataleidens mit Elektrokoagulation (Diathermie). Nederl. Tijdschr. Geneesk. **71 II**, Nr 5, 508—513 (1927). Ref. Z.org. Chir. **41**, 825 (1928). (b) The treatment of complete retention of urine of prostatic origin by electrocoagulation. Lancet **214**, Nr 15, 750—752 (1928). Ref. Z.org. Chir. **43**, 807 (1928). (c) Behandlung der Retentio urinae infolge Prostataleidens mit Elektrokoagulation (Diathermie). Nederl. Tijdschr. Geneesk. **72 I**, Nr 21, 2540—2548 (1928). Ref. Z.org. Chir. **46**, 66 (1929). — **Riecke, E.:** Demonstration von zwei durch chirurgische Diathermie beseitigten Fällen von Rhinophym. Sitzg med. Ges. Göttingen, 4. Juni 1931. Ref. Münch. med. Wschr. **1931**, 1320. — **Rihova, V.,** u. **O. Valentova:** Zur Therapie des Morbus Recklinghausen. Dermat. Wschr. **1930**, Nr 91, 1074. — **Rohdenburg, G. L.,** and **Fr. Prime:** The effect of combined radiation and heat on neoplasma. Arch. Surg. **1921**, 116. — **Ronneaux** et **Laquerrière:** Rapport sur l'action physiologique et thérapeutique des courants de haute fréquence. J. Radiol. et Électrol. **6**, No 7, 321—330 (1922). Ref. Z.org. Chir. **19**, 477 (1923). — **Rose, F.:** Demonstration eines Patienten nach Beseitigung eines Epithelioms der linken Tonsille durch Diathermie. Roy. Soc. Med. Lond., sect. laryng. **1919**. — **Rosenberger:** Die sekundären Wirkungen zugeführter Elektrizität. Handbuch der normalen und pathologischen Physiologie, Bd. 8/2, S. 926. Berlin 1928. — **Rosenburg, Albert:** (a) Die endovesicale Thermokoagulation. Neue Indikationen, neue Operationsmethoden und neue Instrumente. Erg. Chir. **21**, 271—337 (1928). Ref. Z.org. Chir. **43**, 426 (1928). (b) Die Verwendbarkeit der Thermokoagulation bei der Prostatahypertrophie im dritten Stadium. 8. Kongr. Berlin, Sitzg 26.—29. Sept. 1928. Verh. dtsch. Ges. Urol. **1929**,

109—117. Ref. Z.org. Chir. **46**, 595 (1929). — **Rosenthal, W.:** Kieferresektion, -plastik und -prothese. Fortschr. Zahnheilk. **7**, 968 (1931). — **Roure, M.:** (a) Conduite et résultats définitifs du traitement d'un fibrome du nasopharynx par la diathermo-coagulation. 40. Congr. franç. Oto-Rhino-Laryng. Paris, Okt. 1927. Rev. de Laryng. etc. **1927**. (b) Un cas de fibrome naso-pharyngien traité par la diathermie. Otol. internat. 8, No 10, 548—551 (1924). — **Rütz, A.:** Fortschritte der Thoraxchirurgie: Lungen, Rippenfell. Zbl. Chir. **1931**, 2704.

Saberton, Scott: Die chirurgische Diathermie. Brit. med. J. **1921**, 275. — **Sachs, Ernest:** Electrosurgical unit as an aid to the neurologic surgeon. Surg. etc. **52**, 505 (1931). — **Salvin, Arthur A.:** Route of metastasis in cancer of the breast. Amer. J. Surg., N. s. **9**, 478—479 (1930). Ref. Z.org. Chir. **52**, 776 (1931). — **Samengo, L.:** (a) Diatermia quirurgica in Oto-Rhino-Laryngol. Semana méd. **1922**, 1175, 2641. (b) Hypopharyngealer Tumor, durch Diathermie und Radium geheilt. Prensa méd. Argentine **1923**. Ref. Zbl. Hautkrkh. **4** (1923/24). (c) La diathermie chirurgicale appliquée aux tumeurs malignes des voies respiratoires et digestives. Acta oto-laryng. (Stockh.) **9**, H. 4, 491—496 (1926). Ref. Z.org. Chir. **37**, 96 (1927). (d) Chirurgische Diathermie und Neubildungen des Nasenrachenraums. Semana méd. **35**, No 9, 493—503 (1928). Ref. Z.org. Chir. **43**, 451 (1928). (e) Chirurgische Diathermie, verwendet in der Oto-Rhino-Laryngologie. Semana méd. **29**. (f) Tumorzerkleinerung durch Diathermie. Semana méd. **1930 I**, 1621—1625; Z.org. Chir. **51**, 543 (1930). — **Schaefer, Margrit:** Drei Fälle von Diathermieschädigungen bei Benützung der Diathermie in der operativen Technik. Schweiz. med. Wschr. **57**, Nr 12, 268—271 (1927); Z.org. Chir. **38**, 739 (1927). — **Schamoff:** Zur Klinik der Elektrokoagulation. Chir. Arch. Weljaminowa (russ.) **29**, H. 6, 863—899 (1913). Ref. Z.org. Chir. **4**, 533 (1914). — **Scheele, K.:** (a) Die endovesicale Elektrokoagulation. Erg. med. Strahlenforschg **2**. (b) Die Elektrokoagulation der Blasentumoren. Z. Urol. **20**, H. 9, 649—654 (1926). — **Scheffelaar, Klots:** Aussprache zu WEIJTLANDT: Demonstration eines neuen Elektrokoagulationscystoskops, insbesondere für die Behandlung der Prostatahypertrophie. Ver.igg niederrhein.-westfäl. Chir. u. niederl. Ver.igg Heilk. Amsterdam, Sitzg 7. Dez. 1929. Zbl. Chir. **1930**, 2405—2408. — **Schereschewsky, J. W.:** The physiological effects of currents of very high frequency (135 000 000 to 8 300 000 cycles per second). Publ. Health Rep. **41**, Nr 37 (1926). — **Schmidt, L. E.,** and **G. Kollischer:** Diathermy and malignant tumours of the bladder. Surg. etc. **23** (1916). — **Schmidt, William H.:** (a) The treatment of precancerous and cancerous lesions in the mouth. N. Y. med. J. a. med. Rec. **118**, Nr 12, 732—737 (1923). (b) Cancer of the tongue. J. amer. med. Assoc. **89**, 1321 (1927). (c) Electrothermic methods in the treatment of inoperable cancer of the breast. Physic. Ther. **45**, Nr 12, 569—580 (1927). Ref. Z.org. Chir. **42**, 348 (1928). (d) The treatment of cavernous angiomas covered with healthy skin. Amer. J. Roentgenol. **19**, 271 (1929). (e) The electrothermic treatment of cancer, its indications, technique and results. Physic. Ther. **48**, 304—314 (1930). Ref. Z. Krebsforschg **33**, H. 5, 153 (1931). — **Schmiegelow, E.:** (a) Clinical remarks on the use of surgical diathermy for malignant tumors in the anterior air passages. Laryngoscope **1927**, Nr 12, 851. (b) Über Diathermiebehandlung bei gewissen Formen von Larynxcarcinom. 5. Kongr. Hals-, Nasen- u. Ohrenärzte nord. Länder Aarhus, Sitzg 27.—28. April 1926. Acta oto-laryng. (Stockh.) **10**, H. 3/4, 315—320, 328—344 (1927). Ref. Z.org. Chir. **39**, 488 (1927). (c) Diskussion zu HOFER, G.: Diathermiebehandlung angeborener Halsfisteln. 1. internat. Oto-Rhino-Laryng.-Kongr. Kopenhagen. Ref. Internat. Zbl. Ohrenheilk. **30**, 166 (1928). (d) Klinische Bemerkungen über den Gebrauch der chirurgischen Diathermie bei bösartigen Geschwülsten in den oberen Luftwegen. Hosp.tid. (dän.) **1928 II**, 963—973, 991—1001. Ref. Z.org. Chir. **46**, 120 (1929). — **Schürch, O.:** (a) Zur Behandlung des Mammacarcinoms. Schweiz. med. Wschr. **1929**, 1387. (b) Über Voraussetzungen einer erfolgreichen Therapie beim Mundhöhlencarcinom. Betrachtungen an 202 Fällen von Mundhöhlencarcinom, die von 1919 bis 1928 in Spitälern der Ostschweiz zur Behandlung kamen. Schweiz. med. Wschr. **1930 I**, 96—101. — **Schürch, O.** u. **M. J. Purtschert:** Elektrische und thermische Vorgänge bei der Diathermokoagulation. Bruns' Beitr. **150**, H. 1. — **Schwenk, Arthur:** Zur konservativen chirurgischen Behandlung in der Urologie. Z. ärztl. Fortbildg **10**, Nr 15, 456—459 (1913). Ref. Z.org. Chir. **2**, 902 (1913). — **Scott, W. W.:** The use of the electrosurgical scalpel in renal surgery. N. Y. State J. Med. **31**, 394 (1931). Ref. Z.org. Chir. **55**, 864 (1931). — **Seamann:** Irremovable Cancer by WILLIAM SEAMANN. N. Y. med. J., 3. Okt. **1908**. — **Seelenfreund, B.:** Die Anwendung der Diathermie und Elektrokoagulation in der Hals-, Nasen- und Ohrenheilkunde. Sammelreferat. Zbl. Ohrenheilk. **25**, H. 7/9 (1926). — **v. Seemen, Hans:** (a) Zur Behandlung inoperabler Geschwülste mittels Elektrokoagulation. (Chir. Univ.-Klin. München.) Dtsch. Z. Chir. **220**, 109—120 (1929). (b) Zur Anwendung des elektrischen Messers. Ver.igg Münch. Chir., Sitzg 10. Dez. 1929. Zbl. Chir. **1930**, 664—666. (c) Operation und Gewebeschonung. I. Teil: Über Regeneration, Operationstechnik, Operationsschnitte. Dtsch. Z. Chir. **223**, 1 (1930). (d) Operation und Gewebeschonung. II. Teil: Beziehungen zwischen Operationswunde und Entstehung, Vermeidung und Bekämpfung der mittelbaren Operationsschädigungen spontane Venenthrombose und Pneumonie). Dtsch. Z. Chir. **223**, 85 (1930). (e) Operation (fortgeschrittener bösartiger Geschwülste durch elektrischen Schnitt und durch elektrische Verkochung. Münch. med. Wschr. **1930 I**, 675—677. Arch. klin. Chir. **167**, 727 (1931). (f) Über elektrochirurgische Operationen. 54. Tagg dtsch. Ges. Chir. Berlin, Sitzg 23.—26. April 1930. Arch. klin. Chir. **162** (1930). (g) Vorstellung von Kranken aus dem Gebiete der Elektrochirurgie. 15. Tagg Ver.igg bayer. Chir. München, 26. Juli 1930. Ref. Zbl. Chir. **1930**, 2243. (h) Über elektrochirurgische Technik und Anzeigestellung. Ver.igg Münch. Chir., Sitzg 17. Dez. 1930. Zbl. Chir. **1931**, 348. (i) Beiträge zur Elektrochirurgie. Dtsch. Z. Chir. **230**, 49 (1931). Ref. Chirurg **3**, 742 (1931). (k) Vorführungen zur Technik und Ergebnisse elektrochirurgischer Operationen. 55. Tagg dtsch. Ges. Chir. Berlin, Sitzg 8.—11. April 1931. Ref. Arch. klin. Chir. **167**, 48 (1931). (l) Erweiterte Beiträge zur Elektrochirurgie. Arch. klin. Chir. **167**, 727 (1931). (m) Klinische Vorführungen aus dem Gebiete der Elektrochirurgie. Gemeins. Sitzg ärztl. Ver. München e. V. mit Ver.igg Münch. Chir., 24. Juni 1931. Ref. Münch. med. Wschr. **1931**, Nr 32, 1374. (n) Elektrochirurgie bei chirurgischen Infektionen. Elektrochirurgische Amputation und Resektion. Dtsch. Z. Chir. **234**, 137 (1931). — **Sicilia:** Epitheliome und Hochfrequenzströme. Arch. dermo-sifiliogr. **1921**, No 6, 68—90. — **Siebner, M.:** Hämangiom der Leber. Dtsch. Z. Chir. **224**, 339 (1930). Ref. Amer. J. Canc. **15**, Nr 2, 1079 (1931). — **Silvers, L. J.:** Electrosurgical exstirpation of the tonsils. A clinical study of the various methods employed, with their end-results. Arch. of Otolaryng. **12**, 511 (1930). — **Simeoni, Vincenzo:** Risultati della cura chirurgica dei tumori maligni (cancro) dell'apparecchi digerente nella statistica italiana dal 1920 al 1927. Bocca, faringe, esofago, grosso intestino (ecluso il retto). 35. adunanza Roma, 12.—15. Okt. 1928. Arch. Soc. ital. Chir. **1929**, 3—118. Ref. Z.org. Chir. **46**, 760 (1929). — **Simons, Albert:** Die Diathermotherapie bösartiger Neubildungen. Z. Krebsforschg **27**, H. 1/2, 90—103 (1928). — **Snell, John A.:** Radical amputation of breast with the cautery. China med. J. **43**, 597—601 (1929). Ref. Z.org. Chir. **47**, 475 (1929). — **Soerensen, J.:** Die chirurgische Behandlung der Zungencarcinome. Z. Laryng. usw. **19**, 449—462 (1930). — **Soiland, Albert** and **Orville N. Meland:** Intraoral cancer and its treatment. California Med. **33**, 559 (1930). Ref. Amer. J. Canc. **15**, Nr 2, 972 (1931). — **Spieß, G.:** Diathermie und Elektrokoagulation bei Erkrankungen der oberen Luftwege. Acta oto-laryng. (Stockh.) **7**, H. 4 (1925). — **Spitzmüller, W.:** Primäre Wundbehandlung und Elektrochirurgie. Ges. Ärzte Wien, Sitzg 13. Juni 1930. Ref. Wien. klin. Wschr. **1930**, Nr 25, 794. — **Starlinger, F.:** Tumoren der Zunge. Fortbildungsvortrag. Autoreferat: Wien. klin. Wschr. **44**, 1058 (1931). — Statistik über den Brustkrebs in der Schweiz von 1911—15. Veröff. Schweiz. Ver.igg Krebsbekämpfg H. 2. Gesamtergebnisse der schweizerischen Sammelstatistik über Brustkrebs von 1911—15 unter der Leitung von F. de Quervain. Bearb. von G. Châtenay, M. Zisman, H. Rieder u. E. Haemig, Bd. 4, 148 S. Bern u. Berlin: Hans Huber 1930. — **Stegemann, Hermann:** Der Wert des elektrischen Schmelzschnittes und der elektrischen Verkochung in der Chirurgie. Z. Krk.hauswes. **1931**, 255. Ref. Z.org. Chir. **55**, 3 (1931). — **Stephan:** Histologische Untersuchungen über die Wirkung der Thermopenetration auf normale Gewebe und Carcinom. Bruns' Beitr. **77**, 382 (1912). — **Stern, M.:** (a) Resection of obstruction at the vesicale orifice. New instruments and a new method. Annual convention of the American Medical Association at Dallas, Texas, 20. April 1926. (b) Resektion bei Prostatahypertrophie mittels Resektoskop. Z. Urol. **21**, 362 (1927). — **Stevens, A. Raymond:** (a) On the value of cauterization by the high frequency current in certain cases of prostatic obstruction. N. Y. med. J. **98**, Nr 4, 170—172 (1913). Ref. Z.org. Chir. **2**, 906 (1913). (b) Treatment of certain cases of prostatic obstruction by cauterization by the high frequency current. Amer. J. Surg. **28**, Nr 3, 93—94 (1914). Ref. Z.org. Chir. **5**, 385 (1914). — **Stevens, J. Thompson:** (a) Statistics and technique in the treatment of superficial malignancy with radium, roentgen rays and electrothermic coagulation. Amer. J. Roentgenol.

11, Nr 3, 241—246 (1924). (b) Cancer of the lip: Its treatment by means of electrothermic coagulation, radium and Roentgen rays. Radiology 4, Nr 5, 372—377 (1925). Ref. Z.org. Chir. 33, 377 (1926). (c) The treatment of cancer of the bladder by means of surgery, electrothermic coagulation, radium, and the Roentgen rays. Urologic Rev. 30, Nr 2, 74—79 (1926); Z.org. Chir. 36, 296 (1927). (d) Electrothermic surgery in the management of carcinomata of the lip. Amer. J. Surg., N. s. 7, 831—835 (1929). Ref. Z.org. Chir. 51, 88 (1930). — **Stevens, Rollin H.:** Malignant growths of the paranasal sinuses treated by irradiation, electrocoagulation and other methods. Amer. J. Roentgenol. 11 (1924). — **Steward, F. J.:** Diathermy in the treatment of malignant disease. Practitioner 108, Nr 5, 328—334 (1922). Ref. Z.org. Chir. 18, 441 (1922). — **Strandberg, O.:** Diskussion zu SCHMIEGELOW, E.: Diathermy treatment of cancer of larynx. 5. nord. Otolaryng.-Kongr. Ref. Acta otolaryng. (Stockh.) 10, 315, 328 (1927). — **Straßmann:** Beseitigung eines Blasentumors durch Elektrokoagulation. Zbl. Gynäk. 1915, Nr 26, 445. — **Stratton, Ernest K.:** Electro-desiccation and electro-coagulation as a means of destroying benign and malignant skin lesions. California Med. 25, Nr 2, 192—196 (1926); Z.org. Chir. 37, 164 (1927). — **Strauß, Abraham:** The combined use of radium and surgery in the treatment of carcinoma of the face. Arch. physic. Ther. 11, 356 (1930). Ref. Amer. J. Canc. 15, Nr 2, 966 (1931). — **Streit:** Aussprache über einen Vortrag von HESSE: Chirurgische Diathermie bei Erkrankungen der Nase und des Halses, insbesondere bei malignen Tumoren dieser Gebiete. Dtsch. med. Wschr. 1930, 1504. — **Stühmer, A., u. V. Wucherpfennig:** Die Behandlung des Röntgengeschwürs. Z. ärztl. Fortbildg 27, 689—695 (1930). Ref. Z.org. Chir. 53, 375 (1931). — **Stutzin, J. J.:** Zur Behandlung bösartiger Blasengeschwülste. Z. Urol. 24, 662 (1930). Ref. Amer. J. Canc. 15, Nr 2, 1140 (1931). — **Sudeck, Paul, u. W. Rieder:** Die malignen Unterkiefertumoren und ihre Behandlung. Erg. Chir. 22, 585 (1929). — **Surmont, J.:** Technique de la cure radicale des hémorroides par la diathermo-coagulation. Paris méd. 1930 I, 363—368. Ref. Z.org. Chir. 50, 389 (1930). — **Suter, Fr.:** Über die Behandlung der Papillome der Harnblase mit endovesicaler Elektrokoagulation. Schweiz. med. Wschr. 1920, Nr 25. — **Syme, W. S.:** (a) Surgical diathermy in the treatment of malignant disease of the throat. Glasgow med. J. 1923, Nr 4. (b) Cases of malignant disease of the pharynx treated by surgical diathermy. J. of Laryng. a. Otol. 1923, Nr 4.

Taylor, Grantley W., and **Horatio Rogers:** Impressions of surgical endothermy. New England J. Med. 202, 467—469 (1930). Ref. Z.org. Chir. 50, 311 (1930). — **v. Tempsky, A.:** Mastdarm und After. Zbl. Chir. 1931, 1723. — The sixth annual report of the British Empire cancer campaign. J. Canc. Res. Comm. Univ. Sydney 1, 143 (1929), 232 (1930). **Theilhaber, A.:** (a) Der Einfluß der Diathermiebehandlung auf das Carcinomgewebe. Münch. med. Wschr. 1919, Nr 44. (b) Der Einfluß der cellulären Immunität auf die Heilung des Carcinoms (insbesondere der Mamma und des Uterus). Arch. Gynäk. 1923, 237. — **Thielemans, L.:** Electrocoagulation diathermique d'hémorroides. Brux. méd. 1928/29, 1317. — **Thomas, B. A.,** and **G. E. Pfahler:** Technic of the treatment of carcinoma of the bladder and prostate by a combination of surgery, electrocoagulation, radium implantation and Roentgen ray. Arch. Surg. 4, Nr 2, 451—469 (1922). Ref. Z.org. Chir. 18, 356 (1922). **Thost:** Diskussion zu HOFER, G.: Diathermiebehandlung angeborener Halsfisteln. 1. internat. Oto-Rhino-Laryngol.-Kongr. Kopenhagen. Ref. Internat. Zbl. Ohrenheilk. 30, 166 (1928). — **Tilman, P.:** Du traitement par la haute fréquence des tumeurs malignes en Oto-Rhino-Laryngologie. Thèse de Paris 1927. Librairie Méd. et Scientifique M. Vigné. — **Tinker, M. B.:** Electrosurgery in goiter operations. Presented in the conference on electrosurgery before the Clinical. Congr. amer. College of Surg. Philadelphia, 13.—17. Okt. 1930. Ref. Surg. etc. 52, 508 (1931). — **Tobey, H. G.:** (a) The use of endothermy in laryngology. Arch. of Otolaryng. 1929, Nr 10, 276. (b) Electrosurgery in the drainage of certain abscesses of the brain. Arch. of Otolaryng. 11, 742—751 (1930); Z.org. Chir. 52, 98 (1931). — **Torrigiani, C. A.:** Les indications de la diathermie chirurgicale en Rhino-Laryngologie. Acta oto-laryng. (Stockh.) 7, 609 (1925). — **Tousey, Sinclair:** A method of surgical diathermy or endothermy, rendering it painless without an anesthetic. J. amer. med. Assoc. 86, Nr 8, 527—529 (1926); Z.org. Chir. 35, 219 (1926). — **Trowbridge, E. H.:** (a) Electrosurgery. Physic. Ther. 46, 585 bis 600 (1928). Ref. Z.org. Chir. 46, 673 (1929). (b) The treatment of abdominal adhesions by the use of the electro-surgical knife. (Massachusetts Med. Soc. Boston, 11. Juni 1929.) New England J. Med. 201, 1183—1189 (1929). Ref. Z.org. Chir. 49, 681 (1930). — **Turner, A. Logan:** Cases of lupus and malignant disease of the fauces and pharynx treated with diathermy. J. Laryng. a. Otol. **38**, Nr 10, 542—543. — **Tyler, A. E.:** Chirurgische Diathermie bei Neubildungen des Gesichtes und des Mundes. J. of Radiol. **1924**, Nr 10. — **Tyler, A. F.:** What is diathermy and how does it act on tissue? Arch. physic. Ther. **7**, Nr 11 (1926).

Uhlig: Lupusbehandlung mit Diathermie. Med. Klin. **1917**, Nr 4, 110. — **Unna, P.:** Über Diathermiebehandlung bei Lepra. Berl. klin. Wschr. **1913**, Nr 46.

Verechtchinski: Treatment of malignant tumours of the upper jaw. Ref. Canc. Rev. **1930**, Nr 5, 458. — **Verescinskij, A.:** Zur Behandlung maligner Tumoren mit der chirurgischen Diathermie. Vestn. Chir. (russ.) **1928**, H. 43/44, 58—69. Ref. Z.org. Chir. **46**, 673 (1929). — **Vibede, Axel:** On the local treatment of lupus vulgaris of the nose and larynx by electrocoagulation. Acta oto-laryng. (Stockh.) **5**, H. 1, 77—86 (1923). Ref. Z.org. Chir. **23**, 493 (1923). — **Vignat:** Coagulation et Carbonisation. Presse méd. **1931**, 187. — **Vilar, Sancho,** u. **Ferrer:** Resultate der Kombination von Strahlenbehandlung und Diathermie. Ref. Z.org. Chir. **54**, 15 (1931). — **Vogel, R.:** Diathermieoperation bei Prostatahypertrophie. Zbl. Chir. **1931**, Nr 20, 1267. — **Vogt, E.:** Über die Gefahren der Probeexcision und Probeabrasio. Med. Klin. **1931**, 1627. — **Voltz, F.,** u. **G. Döderlein:** Kauterisation und Lichtbogenoperation. Mschr. Geburtsh. **66**, 247 (1924). — **Voute:** Thoracoscopie et cautérisation des adhérences. Ref. Zbl. Chir. **1931**, 1285.

Walker, Kenneth M.: (a) Diathermy in genito-urinary practice. Practitioner **108**, Nr 3, 192—202 (1922). Ref. Z.org. Chir. **18**, 342 (1922). (b) A new diathermy punch operation for prostatic obstruction. Proc. roy. Soc. Med. **18**, Nr 10, sect. urol., 26. Febr. 1925, 35—38 (1925). Ref. Z.org. Chir. **34**, 141 (1926). — **Walker, W. Wallace:** (a) Tonsillectomy with bloodless technic. Ann. Surg. **87**, Nr 3, 378—381 (1928). Ref. Z.org. Chir. **43**, 266 (1928). (b) Electrosurgical circumcision. Amer. J. Surg. **7**, 103—105 (1929); Z.org. Chir. **51**, 181 (1930). — **Waller, Mary D.:** The temperature of the endothermic knife. (Roy. Free Hosp., London.) Brit. J. Radiol. **4**, 178—180 (1931). Ref. Z.org. Chir. **54**, 473 (1931). — **Walther, H. W. E.,** and **C. L. Peacock:** Diathermy in urology. J. amer. med. Assoc. **83**, Nr 15, 1142—1147, 1152—1154 (1924). Ref. Z.org. Chir. **32**, 13 (1925). — **Ward, Grant E.:** (a) Value of electrothermic methods in the treatment of malignancy. J. amer. med. Assoc. **1925**, Nr 9. (b) The efficient method of hemostasis without suture. Med. J. a. Rec., 15. April **1925**. (c) Electro-thermic methods in the treatment of benign and malignant lesions of the skin. Amer. Med. **31**, Nr 12, 718—725 (1925); Z.org. Chir. **35**, 429 (1926). (d) Electrothermic methods in the treatment of malignancy. New Orleans med. J. **79**, Nr 3, 155—167 (1926); Z.org. Chir. **36**, 674 (1927). (e) Important considerations of electrosurgery. Massachusetts Med. Soc., sect. radiol. a. physiother. Boston, 8. Juni 1927. Boston med. J. **197**, Nr 32, 1502—1508 (1928). Ref. Z.org. Chir. **43**, 163 (1928). (f) The present status of electrosurgery. Amer. J. Surg. **6**, 230 (1929). (g) Electrosurgical gynecological office procedures. Amer. J. Surg. 8, 379 (1930). — **Waring, J. B. H.:** Hemorrhoid electrodesiccation. Physic. Ther. **48**, 254—256 (1930). Ref. Z.org. Chir. **50**, 851 (1930). — **Warnekros, K.:** Carcinombehandlung mit hochgespannten Strömen. Münch. med. Wschr. **1919**, 891. — **Warwick, W. Turner:** A new technique combining the use of surgery and radium in the treatment of cancer of the breast. Lancet **1930 I**, 1341 bis 1342; Z.org. Chir. **51**, 318 (1930). — **Wasterlain, A.** et **René Goffin:** Le traitement des états hémorroidaires par la diathermie. Le Scalpel **1929 II**, 868—880. Ref. Z.org. Chir. **48**, 189 (1930). — **Weijtlandt, J. A.:** (a) Ein neues Elektrokoagulationscystoskop, besonders für die Behandlung der Prostatahypertrophie. Nederl. Tijdschr. Geneesk. **1929 II**, 5089 bis 5092. Ref. Z.org. Chir. **50**, 8 (1930). (b) Demonstration eines neuen Elektrokoagulationscystoskops, insbesondere für die Behandlung der Prostatahypertrophie. (Ver.igg niederrhein.-westfäl. Chir. u. niederl. Ver.igg Heilk. Amsterdam, Sitzg 7. Dez. 1929.) Zbl. Chir. **1930**, 2405—2408. (c) Die Behandlung urologischer Veränderungen mit Elektrokoagulation (Diathermie), angewendet auf dem natürlichen Wege. Nederl. Tijdschr. Geneesk. **1930 I**, 598—610; Z.org. Chir. **51**, 80 (1930). — **Werner, R.,** u. **K. Brummer:** Über die radiologisch-chirurgische Kooperation im Dienste der Krebsbehandlung. Dtsch. Z. Chir. **227**, 98—114 (1930). — **Werner** u. **Caan:** Elektro- und Radiochirurgie im Dienste der Behandlung maligner Tumoren. Münch. med. Wschr. **1911**, Nr 23. Ref. Zbl. Chir. **2**, 1125 (1911). — **Westermark, N.:** (a) The electro-coagulation in cancer mammae. Acta radiol. (Stockh.) **3**, 252 (1924). (b) The result of the combined surgical and radiological treatment of cancer mammae at Radiumhemmet 1921—1923. Acta radiol. (Stockh.) **11**, 1—32 (1930); Z.org. Chir. **52**, 332 (1931). (c) Untersuchungen über die Einwirkung der Wärme auf Tumoren bei

Ratten. Verh. 2. internat. Radiol.-Kongr. Acta radiol. (Stockh.) Erg.-Bd. 3, 215. — **Whortington, Robert:** Case of epithelioma of maxilla, cured by radium and diathermy combined. Roy. Soc. Med., sect. laryng. London, 2. Mai 1924. Ref. Zbl. Hals- usw. Heilk. **6**, 243. — **Wichmann:** Über die Behandlung des Schleimhautlupus. Ref. Dtsch. med. Wschr. 4. Mai **1911**, Nr 18, 829. — **Willmoth, A. D.:** (a) Electrocoagulation versus operation in cancer of the uterus. Ref. J. of Radiol. **5**, 433 (1924). (b) Die Behandlung des Anthrax mit Diathermokoagulation. Clin. med., Mai **1925**. (c) The use of the socalled cutting currents in tumors of the female breast. Physic. Ther., Nov. **1929**. — **Wise, F.,** et **J. J. Eller:** Die Diathermokoagulation und Funkenbehandlung in der Diathermie. Arch. of Dermat. **1926**, Nr 3. — **Wolffheim:** Aussprache über einen Vortrag von Hesse: Chirurgische Diathermie bei Erkrankungen der Nase und des Halses, insbesondere bei malignen Tumoren dieser Gebiete. Dtsch. med. Wschr. **1930**, 1504. — **Wood, George B.:** The use of the electric cautery in laryngeal tuberculosis. Surg. etc. **35**, Nr 1, 104—107 (1922). Ref. Z.org. Chir. **19**, 273 (1923). — **Worms, G.:** Epulis et malformations du maxillaire supérieur (mordex apertus). Ann. Med. Oreille **11**, 1042 (1927). — **Worthington:** Diathermie und Elektrokoagulation. Allg. Wien. med. Z. **1913**, H. 34. — **Wossidlo:** (a) Diathermie und Elektrokoagulation in der Urologie. Med. Klin. **1914**. (b) Die Anwendung der Hochfrequenzströme in der Urologie. Verh. dtsch. Ges. Urol. **1914**, 286—287. Z. Urol. 8, Beih. 2. Ref. Z.org. Chir. **5**, 232 (1914). (c) Elektrokoagulation und Chemokoagulation von Blasentumoren. Z. urol. Chir. **12**, H. 3/4, 385—389 (1923). Ref. Z.org. Chir. **23**, 278 (1923). — **Wright, A. J.:** An instrument for the application of diathermy to the oesophagus. Proc. roy. Soc. Med. 18, Nr 4, sect. laryng., 5. Dez. **1924**, 7 (1925). Ref. Z.org. Chir. **33**, 370 (1926). **Wright, A. J.,** and **Geoffrey Hadfield:** Carcinoma of the oesophagus: Treatment by diathermy. Brit. J. Surg. **15**, Nr 57, 71—75 (1927). Ref. Z.org. Chir. **42**, 741 (1928). — **Wucherpfennig, V.:** (a) Das elektrische Schneiden mit der Diathermieschlinge in der operativen Dermatotherapie und kleinen Chirurgie. Münch. med. Wschr. **1929**, Nr 19, 786. (b) Das elektrische Schneiden mit der Diathermieschlinge in der operativen Dermatotherapie und kleinen Chirurgie. Med.-naturwiss. Ges. Münster (Med. Abt.), Sitzg 25. Febr. 1929. Ref. Münch. med. Wschr. **1929**, Nr 14, 610. (c) Das elektrische Schneiden mit der Diathermieschlinge bei kleinen chirurgischen Eingriffen. Chirurg **2**, 300—308 (1930). (d) Il taglio elettrico mediante l'ansa diatermica nei piccoli interventi chirurgici. Policlinico **1931**, No 7, 379. — **Wulff, Paul:** Zur Behandlung der gutartigen Blasentumoren. Z. urol. Chir. **10**, 137—139 (1922). — **Wyeth, George A.:** (a) Surgical endothermy in malignancy and precancerous conditions. N. Y. med. J. **114**, Nr 7, 379—381 (1921). Ref. Z.org. Chir. **16**, 220 (1922). (b) Surgical endothermy in accessible malignancy. (Dep. of dermatol. a. syphilol., Vanderbilt clin., coll. of physic. a. surg., Columbia univ. New York.) N. Y. med. J. **114**, Nr 12, 685—687 (1921). Ref. Z.org. Chir. **18**, 441 (1922). (c) Endothermy. N. Y. med. J. **115**, Nr 8, 437—441 (1922). (d) Endothermy, a surgical adjunct in accessible malignancy and precancerous conditions. Surg. etc. **36**, Nr 5, 711—714 (1923). Ref. Z.org. Chir. **23**, 426 (1923). (e) Die Diathermie bei der Behandlung maligner Tumoren. Amer. J. Electrother. a. Radiol. **1923**, Nr 5. (f) Endothermy in the treatment of accessible neoplastic diseases. Ann. Surg. **1924**, Nr 1. (g) Endothermy, the new surgery, as applied to accessible epidermoid carcinoma. Boston med. J. **191**, 662—666 (1924). Ref. Z.org. Chir. **30**, 673 (1925). (h) Hemiglossectomy by endothermy in carcinoma of the tongue. Ann. Surg., Mai **1926**, 585. (i) Newer developments of electrothermic methods in the treatment of neoplasms. Surg. etc. **44**, Nr 1, 95—100 (1927); Z.org. Chir. **38**, 775 (1927). (k) The extension of the surgery of neoplastic diseases by endothermy. Read before surg. sect. New York Acad. Med., 3. Febr. 1928. Ref. Amer. J. Surg. **4**, 413 (1928). (l) Epithelioma of the penis. Read before sect. genito-urin. Surg., New. York Acad. Med., 19. Dez. 1928. Ref. Amer. J. Surg. **7**, 283 (1929). (m) Rational cancer routine. With never biopsy method. Physic. Ther. **47**, 613—619 (1929). Ref. Z.org. Chir. **49**, 219 (1930). (n) Electrosurgery in malignant disease. Internat. J. of Med. **43**, 479—481 (1930). Ref. Z.org. Chir. **52**, 746 (1931). (o) The evaluation of electrosurgery in the treatment of cancer. Read before the Internat. Congr. of Physiotherapy at Liège, Belgium, 16. Sept. 1930. Amer. J. Surg. **11**, Nr 2, 311 (1931).

Yocom jr., Alb. L.: (a) Die Behandlung des Lippenkarzinoms. Urologic Rev. **28**, Nr 8, 458—463 (1924). (b) Treatment of malignancies by the use of surgical diathermy and X-ray. J. of Radiol. **6**, Nr 11, 444—446 (1925); Z.org. Chir. **36**, 868 (1927). — **Young, Hugh Hampton:** (a) The present status of the diagnosis and treatment of vesical tumors.

J. amer. med. Assoc. **61**, Nr 21, 1857—1862 (1913). Ref. Z.org. Chir. **4**, 98 (1914). (b) Malignant tumors of the bladder and prostate. Amer. J. Surg. **6**, 667 (1929).

Zeller, O.: Chirurgische Diathermie. Jkurse ärztl. Fortbildg **1930**, Dez.-H., 66. — **Zschau, H.:** (a) Elektrokoagulation und Lymphgefäße. Zugleich ein Beitrag zur Theorie des operativen Wundschocks. Dtsch. Z. Chir. **233**, 109 (1931). — **Zuppinger, Adolf:** Wandlungen in Diagnostik und Therapie der malignen Larynx- und Pharynxtumoren. Vortrag in der Vereinigung praktischer Ärzte in Zürich vom 8. April 1931. Schweiz. med. Wschr. **61**, 513 (1931). — **Zweig, Walter:** (a) Die Behandlung der Fissura ani mit Diathermie. 6. Tagg Berlin, Sitzg 13.—16. Okt. 1926. Verh. Ges. Verdgskrkh. **1927**, 299 bis 300. Ref. Z.org. Chir. **41**, 294 (1928). (b) Die Behandlung der Fissura ani mit Diathermie. Wien. klin. Wschr. **40**, Nr 4, 126—127 (1927). Ref. Z.org. Chir. **39**, 230 (1927).

D. Elektrochirurgie der Geschwülste in Verbindung mit Strahlenbehandlung.

Ajello, G.: Collumcarcinom und Elektrokoagulation. Rass. Ostetr. **39**, No 3. — **Andrén, G.:** The radiumtreatment of Haemongiomata, Lymphangiomata and naevi pigmentosi. Experiences from „Radiumhemmet“, 1909—1914. Acta radiol. 8. 1927. — **Angle, E. u. L. I. Owen:** Krebsbehandlung der Unterlippe, speziell mit Radium und chirurgischer Diathermie. Urologic Rev. **27**, Nr 11, 688—892 (1923). — **Anschütz** u. **J. Hellmann:** Über die Erfolge der Nachbestrahlung radikal operierter Mammacarcinome. Münch. med. Wschr. **68**, 1005 (1921). — **Arons, I.:** Radium and X-ray therapy as palliative measures in the treatment of rectal cancer. Radiology **14**, 232—239 (1930).

Bab, Martin: Zur Verhütung der Keloidbildung durch prophylaktische Nachbestrahlung der frischen Operationswunde. Dtsch. med. Wschr. **1931**, 319. — **Backer, P. de:** Données cliniques au sujet de l'irradiation pré- et postopératoire du cancer du sein. 3. Congr. internat. Radiol. Paris 1931. — **Barres, Heymann** and **Bablet:** Radium punctures vs. external appliances in cancer of penis. Amer. med. Assoc. **5**, 352—354 (1928). — **Barringer, B. S.:** (a) Malignant growths of prostate and bladder. Med. J. **119**, 78 (1924). (b) Endresults of radium removels of carzinoma of the bladder. J. amer. med. Assoc. **5**, 352—354 (1928). (c) Carzinoma of prostate and bladder. J. amer. med. Assoc. **198**, 117 (1928). — **Beer, E.:** Physical agents in the treatment of bladder tumors. Amer. J. Surg. **4**, 13 (1928). — **Belot, J.:** Les méthodes mixtes dans le traitement des épithéliomas cutanés. 3. Congr. internat. Radiol. Paris 1931. — **Bérard, L.** et **J. Creyssel:** Traitement des grands épithéliomas cutanés de la face après échec des méthodes radiothérapiques. Paris méd. **1930**, 237. — **Berven, Elis G. E.:** (a) Strahlenanwendung in der Mund-, Nasen- und Augenheilkunde. Handbuch der gesamten Strahlenheilkunde, Biologie, Pathologie und Therapie, 2. Bde. Herausgeg. von Lazarus, Berlin, 2 Bde., 3. Lief., S. 647. München: J. F. Bergmann. (Mit Schriftenverzeichnis.) (b) Behandlung maligner Oberkiefertumoren. Nord. Kongr. Otolaryng. Helsingfors 1926. (c) Die Behandlung des Buccalcarcinoms. Acta radiol. (Stockh.) **6**, 183 (1926). (d) Acta radiol. (Stockh.) 8, H. 6, 473—537, 595—598 (1927). (e) Die radiologische Behandlung der malignen Tumoren. Schweiz. med. Wschr. **1929**, 829. — **Billich, H. U.:** Zur Nachbestrahlung des radikal operierten Mammacarcinoms. Bruns' Beitr. **152**, 390 (1931). — **Binkley, G.:** (a) Technical methods of radium application in rectal cancer. Amer. J. Roentgenol. **20**, 445 (1928). (b) Treatment of rectal cancer. Mem. Hosp. New York. Ref. Zbl. Radiol. **10**, 475 (1928). (c) Advantages and limitations of external radiation in the treatment of rectal cancer. Mem. Hosp. New York 1929. (d) Radiation in the treatment of rectal cancer. Surg. Serv. Mem. Hosp. N. Y. Ann. Surg. **90**, 1000, 1014 (1929). (e) Rectal cancer. Principles and methods of the treatment at the Mem. Hosp. Amer. J. Surg. 8, 133 (1930). — **Bircher, E.:** Persönliche Mitteilung. — **Birkett, G. E.:** (a) Radium treatment in carcinoma of the mouth and tongue. (Manch. Roy. Infirm. Manchester.) Lancet **1928**, Nr 214, 953—959. Ref. Z.org. Chir. **43**, 442 (1928). (b) Radium treatment of buccal carcinoma. Principles and some results. (Manchester a. District Inst. Manchester.) Brit. med. J. **1930**. Ref. Z.org. Chir. **54**, 343 (1931). — **Blaisdell, J. Harper:** Carcinomes du sinus maxillaire traités par le radium. Boston med. J., 10. Nov. **1921**. — **Bohmansson, G.:** (a) Puissance de la diathermie dans le cancer. Paris méd. **14**, 227 (1924). (b) Bemerkungen über die chirurgische Diathermiebehandlung. Sv. Läkartidn. **22**, 37[illegible] bis 376 (1925). (c) Aussprache zu Smith, G. G.: The treatment of bladder carzinoma by irradiation and diathermy. J. amer. med. Assoc. **95**, 1730, 1740 (1931). — **Bordier, H.**

Guérison par la diathermo-coagulation. Riv. ital. Actinol. **1927**, 1—3. — **Bumpus:** Modern methods and results of treating malignancy of the bladder. (Sect. on urol. Mayo clin. Rochester.) J. amer. med. Assoc. **83**, 1139 (1924). Ref. Z.org. Chir. **55**, 25 (1931). — **Butler:** Rev. práct. Radiumter. **2**, No 3, 72—81 (1927). — **Butler** and **B. A. Morelli** and **C. Morelli:** La radiumpuncture-diathermo-électrique. 3. Congr. internat. Radiol. Paris 1931. — **Butlin:** (a) Radiumbehandlung bei Carcinomen und Leukoplakie. Lancet **13** (1909). (b) Radiumbehandlung bei Carcinomen. Dtsch. med. Wschr. **1909**, 2183. — **Buschke** u. **Loewenstein:** Kosmetische Ergebnisse der Elektrokoagulation und Radiumbestrahlung, insbesondere bei Carcinomen der Haut. Med. Klin. **1930**.

Cade, Stanford: Radium treatment of cancer of the tongue. Lancet **1930**, 630. Ref. Z.org. Chir. **52**, 550 (1931). — **Caulk, J.:** Physical therapeutic methods in urology. Arch. physic. Ther. **11**, 492 (1930). Ref. Amer. J. Canc. **15**, 1133 (1931). — Chirurgenkongreß: Int. Krebs- und Krebsbehandlung. Debatten über Operationen, Röntgen- und Radiumbestrahlung. Brüssel 1908. — **Chute:** Aussprache zu Smith, G. G.: The treatment of bladder carzinoma by irradiation and diathermy. J. amer. med. Assoc. **95**, 1730—1740 (1931). Ref. Z.org. Chir. **55**, 25 (1931). — **Clairmont, P.,** u. **O. Schürch:** Zur Behandlung des Zungen- und Wangencarcinoms. Dtsch. Z. Chir. **227**, 115 (1930). — **Clark, William:** Electrodesiccation and electrocoagulation in neoplastic and allied diseases of the oral cavity and adjacent parts, clinical, physical, histological and photographic studies based upon 20 years experiences. Clark Hosp. Philadelphia. Amer. J. Surg. **6**, 257 (1929). — **Coste, J.:** Traitement mixtes, chirurgie et roentgentherapie à feu nu rayonnement moyennement pénétrant, une seule séance, des néoplasmas du sein. 3. Congr. Radiol. Paris 1931. — **Courtade, D.:** Notions pratiques d'électrothérapie appliquées à l'urologie. Paris: F. Cittler 1914. Ref. Z.org. Chir. **6**, 67 (1920). — **Courtade, D.,** et **P. Cottenot:** Emploi thérapeutique des courants de haute fréquence dans les affections vésicales d'origine organique. J. Radiol. et Électrol. **5**, 392—400 (1921); Arch. Électr. méd. **29**, 266—267 (1921). Ref. Z.org. Chir. **17**, 97 (1922). — **Corbus, Budd.:** (a) Vorstellung eines Falles von Stachelzellencarcinom am Penis. Behandlung mit Diathermie und Radium. Urologic Rev. **25**, 204—206 (1921). (b) Résultats de la roentgenthérapie des cancers épithéliaux du larynx au cours des années 1920—26. 3. Congr. Radiol. Paris 1931. — **Corte-Real, M.,** et **Fr. Bénard-Guedes:** Radiumpuncture par le bistouri diathérmique. 3. Congr. internat. Radiol. Paris 1931. — **Coutard, H.:** Die Röntgenbehandlung der epithelialen Krebse der Tonsillengegend. Strahlenther. **33**, 249 (1929). — **Curchod:** Cancer de radiologiste, traité successivement par les rayons ultraviolets de radiologiste, le radium, la neige carbonique et la diathermo-coagulation. J. belge Radiol. **15**, 412 (1926). — **Czerny, Y.:** Zur nichtoperativen Behandlung des Krebses. Verh. Ges. dtsch. Naturforsch. 84. Verslg Münster i. W. Ref. Z.org. Chir. **3**, 12.

Danel, L., J. Lamblin and **P. David:** La diathermocoagulation dans le traitement des cancers cutanés. J. Sci. méd. Lille **48**, 141 (1930). Ref. Amer. J. Canc. **15**, Nr 2, 965 (1931). — **Dedebat, X.:** Epitheliom auf dem Boden eines Röntgengeschwürs, geheilt durch Hochfrequenz. Diathermokoagulation. C. r. Acad. Sci. **182**, Nr 12, 186—188 (1926). — **Delbanco, E.:** Weiterer Beitrag zur Einwirkung des elektrischen Stromes auf Epithel- und Krebszelle. Strahlenther. **35**, 103—115 (1930). — **Discussion** on radium in the treatment of carzinoma of the rectum and colon. Lacassagne, Cade, Lockhart-Mummery, Gordon-Watson, Norbury, James, Dukes, Rowntree (Perrin), Turner, Warwik, Milligan, Norbury. Ref. Zbl. Radiol. **209**, 796. — **Dorn:** Tiefenbestrahlung mit Röntgenstrahlen. Münch. med. Wschr. **1909**, Nr 16, 730. — **Doyen:** Die Ätiologie des Krebses und seine Bekämpfung. 16. internat. med. Kongr. Budapest, 29. Aug. bis 4. Sept. 1909. Ref. Dtsch. med. Wschr. **39**, 1727 (1909).

Elster: Der gegenwärtige Stand der Radiumforschung. Dtsch. med. Wschr. **1909**, Nr 49. — **Enderlen:** Aussprache zu Grashey: Das Sarkom, vom röntgenologischen Standpunkt gesehen. 16. Tagg. Ver.igg. bayer. Chir. München, 11. Juli 1931. Ref. Zbl. Chir. **1931**, 2644.

Fälchi, Giorgio: Beitrag zur Behandlung der epithelialen Neubildungen und anderer Dermatosen mittels der diathermischen Ströme. Boll. Soc. med.-chir. Pavia **44**, 163—226 (1930). — **Fanardzev, V.:** Zur kombinierten Behandlung des Hautkrebses mittels Diathermie, Koagulation und Röntgenstrahlen. Vopr. Onkol. (russ.) **2**, 245—248 (1929). — **Finzi, N. S.:** Relative value of radium and X-ray therapy in malignant disease. Brit. J. Radiol. **3**, 161—164 (1930). Ref. Z.org. Chir. **52**, 28 (1930). — **Fitzwilliams, D. C. L.:** Cancer of the tongue. Lancet **2**, 907 (1927). — **Forsell, Gösta:** (a) Organisation und Arbeit im Radiumhemmet in Stockholm. Schweiz. med. Wschr. **1927**, Nr 3, 58. (b) Die radiotherapeutische Klinik des Cancervereins in Stockholm, Radiumhemmet, ihre Organisation, Arbeitsmethoden, Behandlungsresultate. Acta radiol. (Stockh.) **9**, 315 (1928), mit Schrifttum 1910—28. (c) On the permanency of radiological healing in malignant tumors. Acta radiol. (Stockh.) Suppl. **2**, 1—83 (1928). — **Fried, Arnold:** Kohlenbogenlichtbehandlung des Lupus und der chirurgischen Tuberkulose. Med. Klin. **18**, 695—697 (1922).

Gamble, Gottlieb: Diagnosis and treatment of bladder tumors. New Orleans med. J. **82**, 854 (1920). Z. urol. Chir. **30**, 372 (1930). — **Gask, E. G.,** and **D. Noir:** The technique of radium treatment of carzinoma of the tongue and mouth. Acta radiol. (Stockh.) **10** (1929). — **Gauducheau, R.:** Curiéthérapie des cancers inopérables du rectum par la méthode de NEUMANN et CORYN. Arch. Électr. méd. **36**, 344 (1928). — **Gentil, F.:** Ref. 3. Congr. internat. Radiol. Paris 1931. — **Gernez** u. **Mallet:** (a) Behandlung der Epitheliome des Mundes mit Elektrokoagulation mittels Oberflächentherapie und Radium. J. de Radiol. **13**, 298 (1929). (b) Traitement par la diathermo-coagulation et la curiéthérapie de surface des épithéliomas buccaux. Strasbourg méd. **89**, 275—276 (1929). — **Gordon-Watson, Ch.:** Treatment of cancer of the rectum with radium by open operation. Proc. roy. Soc. Med. **21**, sect. surg. (1927). Ref. Zbl. Radiol. **205**, 5 (1928). — **Gottlieb, J.:** Über Harnblasengeschwülste und ihre endovesicale Behandlung. Bd. 14, S. 28—42, 27. Z. urol. Chir. **26**, 298 (1928). — **Grashey:** Das Sarkom, vom röntgenologischen Standpunkt gesehen. 16. Tagg Ver.igg. bayer. Chir. München, 11. Juli 1931. Ref. Zbl. Chir. **1931**, 2638. — **Grashey, Haenisch, Holfelder** u. **Holthusen:** Die Strahlentherapie des Krebses und die hierfür erforderlichen organisatorischen Maßnahmen. Dtsch. med. Wschr. **1931**, 1693. — **Greenberg, H.:** Cancer of the lip. Arch. clin. Canc. Res. **3**, 171—176 (1929); Z.org. Chir. **51**, 88 (1930). — **Gudzent, F.:** Die Radiumtherapie. Med. Prax. **5**. Dresden u. Leipzig: Theodor Steinkopff 1929. — **Gunsett, A.:** Radiumbehandlung und Elektrokoagulation bei ausgedehnten Krebsen des Gesichtes. Strasbourg méd. **89**, 493—508 (1929).

Hanford, C. W.: Cancer of the tongue and the influence of radium electric coagulation and X-rays. Chicago med. Rec. **45**, Nr 11, 875—891 (1923). Ref. Z.org. Chir. **26**, 483 (1924). Chicago med. Rec. **46**, Nr 1, 32—34 (1924). Ref. Z. Chir. **1925**, 240. — **Handley, S.:** The place of radium in the treatment of breast cancer. Rep. from practitioner **125** (1930). — **Halberstaedter** u. **Simons:** (a) Z. Krebsforschg **27**, 90—103 (1928). (b) Acta radiol. (Stockh.) **5**, H. 6, 505 (1929). (c) Über die Behandlung der mit Röntgenstrahlen nicht zu heilenden, bösartigen Hautgeschwülste. Z. Krebsforschg **1929**. (d) Klinische und therapeutische Erfahrungen beim Hautkrebs. Z. Krebsforschg **32**, 146 (1930). (e) Die Strahlenbehandlung der Hautkrebse. Erg. med. Strahlenforschg **5** (1931). (Literatur.) — **Harmer, W. Douglas:** Diathermy operations for cancer of the tongue. Brit. J. Surg. **15**, 661—670 (1928). Ref. Z.org. Chir. **47**, 31 (1929). — **Harmer, D. W.,** and **B. Russell:** Radiumtreatment of malignant disease of the upper air passages. Acta radiol. (Stockh.) **9**, H. 4, Nr 56 (1929). — **Hautant-Monod:** (a) Traitement des épithéliomas ethmoido-orbitaires par l'ass. chirurgie-curiéthérapie. 3. Congr. internat. Radiol. Paris 1931. (b) Siehe **Verger.** — **Hernaman-Johnson, F.:** On the value of combined treatment with especial reference to surgery, electricity and X-rays. Arch. of Radiol. **1920**, Nr 236, 325. — **Hintze, A.:** Der Heilungsverlauf bestrahlter Geschwülste im Lichtbild und Film. 54. Tagg dtsch. Ges. Chir. 23.—26. April 1930. — **Holfelder, H.:** Was kann man heute von der Röntgentherapie der sog. inoperablen Tumoren erwarten? Strahlenther. **33**, 131 (1929). — **Holmgren, G.:** Die Diathermiebehandlung der bösartigen Geschwülste der Nasennebenhöhlen, des Naso- und Mesopharynx. 1. Kongr. internat. Oto-Rhino-Laryng. 1928, p. 301—305. — **Holthusen, H.:** Der gegenwärtige Stand der Strahlenbehandlung beim Carcinom. Dtsch. med. Wschr. **1929**, 1491. — **Holzknecht, G.:** System der Strahlentherapien. Mit besonderer Berücksichtigung ihrer physikalisch-chemischen Wirkungsweise. Münch. med. Wschr. **51**, 2081 (1904). — **Hummel:** Dauerergebnisse der prophylaktischen Nachbestrahlung nach Brustkrebsoperation. 3. Congr. internat. Radiol. Paris 1931. — **Hunt, Verne:** The surgical treatment of malignant tumors of the bladder. J. amer. med. Assoc. **91**, 1704—1709.

Ingebrigtsen, R.: (a) Cancer de la vessie traité par le radium. Bull. Soc. nat. Chir. **53**, 1291 (1927). (b) Doit-on rejeter la curiéthérapie pour le cancer de la vessie? Acta chir. scand. (Stockh.) **63**, 133—136 (1928).

Jentzer, Albert: Le traitement du cancer de l'oesophage à l'aide du porte-radium automatique. Ses résultats. J. Radiol. et Électrol. **8**, No 12, 529—542 (1924). Ref. Z.org. Chir.

31, 593 (1925). — **Jüngling:** (a) Lehrbuch der Strahlentherapie. Wien u. Berlin: Urban & Schwarzenberg 1925. (b) Aussprache zu HINTZE: Erfolge der operativen und der Bestrahlungsbehandlung beim Carcinom der Schleimhaut und der inneren Drüsenorgane. 55. Tagg Ges. Chir. Berlin, Sitzg 8.—11. April 1931. (c) Siehe **Lazarus.**

Kahlstorf, A., u. **A. Zuppinger:** Unsere Erfahrungen mit der protrahiert-fraktionierten Röntgenbestrahlung nach COUTARD. Strahlenther. **1930.** — **Kakowsky, A.:** (a) Die therapeutische Verwertung der Ströme von hoher Frequenz zur Diathermie. Prakt. Vrač. (russ.) **12**, Nr 40, 559—562; Nr 41, 575—576; Nr 42, 589—592; Nr 43, 605—606 (1913). Ref. Z.org. Chir. **3**, 814 (1913). (b) Two years' experience in the treatment of bladder carzinoma by suprapubic implanting of metal seeds containing radium emanation. Trans. amer. Assoc. genito-urin. **21**, 137—182. Ref. Zbl. Radiol. **29**, H. 11, 665. (c) Principles governing the lokal treatment of carzinoma of the bladder. J. amer. med. Assoc. **90**, 350—352. — **Kaufmann, L. R.:** Tumors of the bladder and prostate with special reference to cancer. Surg. Clin. N. Amer. **9**, 701—731 (1929). Ref. Urol. Chir. **28**, 441 (1929). — **Kelly, Howard:** The radical breast operation with the endotherm knife and without ligatur. Ann. Surg. **83**, Nr 1, 42—46 (1926). — **Keyes, Ed.:** Principles governing the lokal treatment of carzinoma of the bladder. J. amer. med. Assoc. **90**, 350—352 (1928). — **Kime, E. N.:** Endresults in electrosurgery of malignant epitheliomata. Physic. Ther. **47**, 619—625 (1929). Ref. Z.org. Chir. **49**, 219 (1930). — **Kirschner:** (a) Zur Elektrochirurgie. Arch. klin. Chir. Kongr.-Bd. **1931.** (b) Dtsch. med. Wschr. **1931.** — **Klingmüller** u. **Bering:** Zur Verwendung der Wärmedurchstrahlung. Thermopenetration. Berl. klin. Wschr. **1909**, Nr 39, 1759. — **Kohler, A.:** Die Behandlung der akut-eitrigen Entzündungen durch Röntgenstrahlen. Dtsch. Z. Chir. **203, 204**, 539. — **Kolischer, G.:** (a) Radiumbehandlung und Diathermie bei bösartigen Neubildungen in der Harnblase. Rev. of Urol. **20**, 66 (1916). (b) Die kombinierte Behandlung maligner Tumoren mit chirurgischer Diathermie und Röntgentherapie. J. of Radiol. **1924**, Nr 10. (c) Electrocoagulation of malignant tumors of the bladder. Physik. Ther. **49**, 16—22 (1931). — **Kolischer** u. **Katz:** Die chirurgische Diathermie und ihre Verbindung mit der Radiotherapie. J. of Radiol. N. America-Ohama-Nebraska **1923**, Nr 3. — **Kowler:** Tumor des Gaumensegels mit Elektrokoagulation behandelt. Ref. Zbl. Radiol. **1926**, 128. — **Krainz, Wilfred:** Die chirurgische Diathermie bei der konservativen Behandlung inoperabler Larynx- und Pharynxcarcinome. Arch. Ohren- usw. Heilk. **1924**, H. 3/4, 275—286. — **Kretschmer, Herman:** The treatment of carcinoma of the bladder by surgical diathermy. A report of one hundred and nine unselected cases. J. amer. med. Assoc. Ref. Z. urol. Chir. **32**, 375 (1931). — **Kumer, L.:** Radiumtherapie. Referat gehalten auf der alpenländischen Tagung der Ärzte Bregenz. Wien. klin. Wschr. **1931**, 1237.

Laborde, S., et **Y. L. Wickham:** La radiothérapie du cancer de l'uterus au centre anticancéreux de la banlieue parisienne, statistique des années 1921—26. 3. Congr. internat. Radiol. Paris 1931. — **Lahm:** Strahlentherapie des Krebses. Berichte im Auftrage der radiologischen Unterkommission der Krebskommission des Völkerbundes, Juni 1929. Serie der Publikationen des Völkerbundes, Bd. 3, Hygiene, S. 82. — **Lang, A.:** Radiumchirurgie des Zungenkrebses, insbesondere der Zungenwurzel. Zbl. Chir. **1930**, 2544. Ref. Chirurg **1931**, H. 10, 487. — **Lazarus:** Lehrbuch der gesamten Strahlenheilkunde, Biologie, Pathologie, Therapie, Bd. 12. München: J. F. Bergmann. (Ausgedehntes Schriftenverzeichnis.) — **Lee, Burton:** The therapeutic value of irradiation in the treatment of mammery cancer. A survey of five years results in 355 cases treated at the memorial Hosp. of New York. Ann. Surg. **88**, Nr 1, 26—47 (1928). Ref. Zbl. Radiol. **1929**, H. 9, 523. — **Lee, B.,** and **G. I. Pack:** Irradiation of mammery cancer with especial reference to measured tissue dosage. 3. Congr. internat. Radiol. Paris 1931. — **Lemartine, L.:** Résultats de la radiothérapie prophylactique dans le cancer du sein après intervention chirurgicale. 3. Congr. internat. Radiol. Paris 1931. — **Lenglet** et **Soureau:** Une statistique et quelques reflexions à propos du traitement radiothérapeutique du cancer épithélial, en particulier du cancer épithélial superficiel. Zbl. Chir. **1910**, H. 10. — **Loewenstein:** Kombination von Koagulation und Radium zur Behandlung der Hautcarcinome. Zbl. Hautkrkh. **36**, 154 (1931). — **Louste, Salomon** u. **Cailliae:** Ein neuer Fall von pigmentiertem Naevuscarcinom, behandelt mit Elektrokoagulation. Bull. Soc. franç. Dermat. Zbl. Hautkrkh. **27**, 286 (1928).

Mackenzie, Dan: Diathermy in the removel and treatment of pharyngeal cancer. J. Laryng. a. Otol. **39**, Nr 10, 545—553 (1924). Ref. Z.org. Chir. **30**, 217 (1925). — **Mallet**

et **Coliez:** Curiéthérapie postopérative du cancer du sein, indication et technique. **3.** Congr. Radiol. internat. Paris 1931. — **Melchart, Franz:** Die Heilungsresultate des Radiumhemmets in Stockholm und ihre Wertung gegen die anderer Institute. Wien. med. Wschr. **1931 I**, 222. Ref. Z.org. Chir. **54**, 548 (1931). — **Merlin, J.:** Die Elektrokoagulation bei der Behandlung des Collumcarcinoms. Gynéc. et Sem. gynéc. **28** (1929). — **Meyer, H.:** Lehrbuch der Strahlentherapie. Wien u. Berlin: Urban & Schwarzenberg. — **Miescher, G.:** (a) Die Radiumbehandlung der Hautcarcinome. Schweiz. med. Wschr. **1921**. (b) La roentgenthérapie du carzinome spinocellulaire à la clinique dermatologique de Zurich. Bull. Assoc. franç. Étude Canc. **1923**. (c) Über die Pathologie der Melanome. Arch. f. Dermat **151** (1926). (d) Die Entstehung der bösartigen Melanome der Haut. Virchows Arch. **1927**. (e) Zur Frage der Strahlenresistenz der Melanome. Schweiz. med. Wschr. **1926/27**. (f) Gegenwärtige Methode der Krebsbestrahlung und ihre Erfolge. Strahlenther. **37** (1930). (g) Carcinomtherapie mit superponierten Röntgenbestrahlungen. Strahlenther. **36** (1930). (h) Die Behandlung des Hautkrebses. Schweiz. med. Wschr. **1931**. (i) Einmalige Höchstdosis. Verh. dtsch. Röntgen-Ges. **21** (1931). — **Milligam, William:** Treatment of carzinoma of the tongue by radio-diathermy. Manchester roy. infirm. Manchester ear Hosp. Brit. med. J. **1926**, Nr 3440, 1092—1095. Ref. Z.org. Chir. **38**, 284 (1927). — **Milner, A. E.:** The treatment of lupus by the diathermy condenser spark. Lancet **302**, Nr 26, 1316—1318 (1922). Ref. Z.org. Chir. **21**, 155 (1923). — **Morestin, H.:** Cancer labial localement guéri par l'emploi du radium et de la diathermie, mais propagé pendant ce traitement aux ganglions du cou. Exstirpation des ganglions et résection de la veine jugulaire. Chéiloplastie. Bull. Soc. Chir. Paris **49**, No 13, 545—552 (1913). Ref. Z.org. Chir. **1**, 644 (1913). — **Morson, A.:** (a) The pathology and treatment of a vesical tumor resembling an endometrioma, Vol. 15, Nr 58, p. 264—268. 1927. (b) The treatment of a vesical carzinoma by irradiation. Urol. Chir. **32**, 309—313 (1927). — **Müller:** Erfahrungen über die Behandlung von Anilintumoren der Blase. Z. Urol. **25**, 411 (1931). — **Musger, A.:** Sieben Kranke wegen Hautcarcinom mit Elektrothermie und Radiumbestrahlung behandelt. Münch. med. Wschr. **1931**, 558.

Narat, Joseph: Chirurgische Diathermiebehandlung oberflächlicher, maligner Neoplasmen. Arch. physic. Ther. 8, Nr 11, 594—599 (1927). — **Neumann** et **Coryn:** (a) La radio-chirurgie des cancers du rectum. Le Cancer **1** (1924). (b) Le traitement radiochirurgical des cancers du rectum. Strasbourg méd. **85**, 106—110 (1927). — **New, G. B.:** The use of heat and radium in the treatment of cancer of the jaws and checks. J. amer. med. Assoc. **1928**, 1390.

Ochsner, A. J.: The treatment of cancer of the jaw with the actual cautery. J. amer. med. Assoc. 8, 1487 (1923). — **Orndoff, B. H.:** Carzinoma of the breast with electrical resection and radiotherapy. Illinois med. J. **53**, Nr 1, 46—50 (1928). Ref. Z.org. Chir. **42**, 656 (1928). — **Ott, George J.:** The nonsurgical treatment of the more common prostatic diseases. Physical therapeutic measures in the treatment of infections, infiltrations, and myomas of the prostate gland, employing diathermy, static, and X-rays as indicated. Physic. Ther. **45**, Nr 7, 319—326 (1927). Ref. Z.org. Chir. **42**, 103 (1928).

Patterson, Norman: Diathermy in malignant growths of the tongue and cheek. Copenhague, 30. Juli bis 1. Aug. 1928. 1. Congr. internat. d'Oto-Rhino-Laryng. 1928, p. 609 bis 616. — **Pauchet, Victor:** Die Behandlung des Mastdarmkrebses durch die Radiumchirurgie nach NEUMANN. Rev. prat. Radiumthér. **2**, 52—58 (1927). Ref. Zbl. Radiol. **205**, 72 (1928). — **Pfahler:** Schlinge für die elektrothermische Abtragung der Cervix als Vorbereitung zur Radiumapplikation bei gewissen Carcinomfällen. Amer. J. Roentgenol. **17**, Nr 3, 361—362 (1927). — **Pfahler** u. **Widmann:** Die Behandlung des Peniscarcinoms mit Bestrahlung und Elektrokoagulation. Amer. J. Roentgenol. **21**, 25—31 (1929). — **Pfahler, G.:** (a) Cancer of the lip treated by coagulation and radiation. Arch. of Dermat. **6**, Nr 4, 428—433 (1922). (b) Die Behandlung von Hautkrebs mit Röntgen, Radium und chirurgischer Diathermie. N. Y. med. J. a. med. Rec. **116**, Nr 10, 553—555 (1922). Ref. Zbl. Hautkrkh. 8 (1923). (c) Die Behandlung des Hautkrebses mit Röntgen, Elektrokoagulation und ihre besonderen Indikationen. Med. J. a. Rec. **128**, 261—263 (1928). (d) Roentgentherapy in carcinoma of the breast. A statistical study of results in over 1000 cases. 3. Congr. internat. Radiol. Paris 1931. — **Pichler, H.:** Zur Behandlung bösartiger Oberkiefergeschwülste. Arch. Chir. **167**, 769 (1931). — **Proust, R.:** Le traitement des cancers du rectum. Strasbourg méd. **85**, No 7, 110—115 (1927). Ref. Z.org. Chir. **39**, 230 (1927).

Quick, Douglas: (a) Radium and surgery in cancer of the tongue. (Mem. Hosp. New York.) Brit. med. J. **3648**, 944—947 (1930). Ref. Z.org. Chir. **54**, 25 (1931). (b) Carcinoma of the tongue. 3. Congr. internat. Paris 1931.

Raskai, D.: Beiträge zur intravesicalen Behandlung der Blasengeschwülste. Z. Urol. **25**, 472. — **Regaud, Cl.:** (a) Strahlenther. **26**, H. 2, 221—251 (1927). (b) Vergleichende Betrachtung der Collumcarcinome, der Krebse der Mundhöhle, der Mamma und des Rectum vom Standpunkt der radiotherapeutischen Behandlungsmethoden. Strahlenther. **31**, 671 (1929). (c) Zur Radiumbehandlung der bösartigen Geschwülste. Med. Klin. **1929**, 624. — **Regaud** et **Lacassagne:** Effets histophysiologiques des rayons de Roentgen et de Becquerel-Curie sur les tissus adultes normaux des animaux supérieurs. Paris, Presses Univ. de Françe, 1927. — **Regaud-Lacassagne-Monod:** Arch. Inst. Radium Paris. Sammlung der Arbeiten aus dem Radiuminstitut Paris. — **Rèid, E. Ch.:** Advantages of removing primary malignant growths of the oral cavity with surgical diathermy in preference to irradiatiŏn. Internat. J. of Med. **41**, 139 (1928); Z.org. Chir. **43**, 298 (1928). — **Rihowa, Vlasta:** Therapie der Hautcarcinome durch Elektrokoagulation. Česká Dermat. 8, Nr 9, 238—420 (1927). Ref. Zbl. Hautkrkh. **27**, 285 (1928). — **Robineau** et **L. Gally:** Radiothérapie post-opératoire du cancer du sein. 3. Congr. internat. Radiol. Paris 1931. — **Robinson, Allen:** Radium in the treatment of tumors of the tonsill. Amer. J. Roentgenol. **32**, 643—647, 653—656 (1930). Ref. Z.org. Chir. **52**, 29 (1930). — **Rom, F.:** Die Behandlung des Blasenkrebses. Vlaamsch geneesk Tijdschr. **2**, 993—1096 (1928); Z. urol. Chir. **27**, 262 (1929).

Samengo, Luis: La diathermie chirurgicale appliquée aux tumeurs malignes des voies respiratoires et digestives. Acta oto-laryng. (Stockh.) **9**, H. 4, 491—496 (1926). Ref. Z.org. Chir. **37**, 96 (1927). — **Scheele, K.:** Die Elektrokoagulation der Blasentumoren. Ref. Urol. Chir. **22**, 137 (1927). — **Scott** and **McKay:** The results obtained by various methods of treatment in 622 cases of bladder tumors. N. Y. State J. of Med. **27**, 939 (1927). — **Schinz, Hs.:** Bilanz über die Bestrahlungsresultate bei malignen Tumoren im Jahre 1930. Röntgenpraxis **3**, 202 (1931). — **Schloffer:** Dtsch. Z. Chir. **227** (1930). — **Schmidt, Williams:** Elektrothermische Carcinombehandlung, Indikationen, Technik und Resultate. Physik. Ther. **48**, 304—314 (1930). Ref. Zbl. Hautkrkh. **35** (1931). — **Schmiegelów, E.:** Über die Diathermiebehandlung bei gewissen Formen von Larynxcarcinomen. Acta oto-laryng. (Stockh.) **10**, H. 3/4, 315—320, 328—344 (1927). — **Schürch, O.:** (a) Studien über Präkanzerosen. Z. Krebsforschg **32/33** (1930). (b) Zur Behandlung des Mammacarcinoms. Schweiz. med. Wschr. **59**, 1387 (1929). (c) Zur Behandlung der Epulis. Schweiz. med. Wschr. 1931. — **Schürch** u. **Tschudi:** Experimentelle Untersuchungen über die Heilung elektrokoagulierter und mit Radium bestrahlter Wunden. Strahlenther. **32**, 143—153 (1929). — **Seifert:** Aussprache zu GRASHEY: Das Sarkom, vom röntgenologischen Standpunkt gesehen. 16. Tagg Ver.igg bayer. Chir. München, 11. Juli 1931. Ref. Zbl. Chir. **1931**, 2641. — **Sestini, F.:** Kann durch Elektrokoagulation ein gutartiges Blasencarcinom maligne werden? Rass. internat. Chir. **1929**, H. 3. Ref. Zbl. Gynäk. **3** (1930). — **Simons:** (a) Sammelreferat über Fortschritte und Ergebnisse auf dem Gebiete der Radiumtherapie im Jahre 1926. Z. physik. Ther. **34**, H. 1. (b) Sammelreferat über Fortschritte und Ergebnisse auf dem Gebiete der Radiumtherapie im Jahre 1927. Z. physik. Ther. **36**, H. 2. (c) Die Diathermotherapie bösartiger Neubildungen. Z. Krebsforschg **27**, 90 (1928). (d) Die präoperative Strahlenbehandlung bösartiger Geschwülste. Fortschr. Ther. **1930**, 609. — **Simmons, Channing C.:** Cancer of the buccal Mucosa: The results of treatment by operation and radiation. Ann. Surg. **92**, 681 (1930). Ref. Amer. J. Canc. **15**, Nr 2, 972 (1931). — **Smith, George Gilbert:** The treatment of bladder carzinoma by irradiation and diathermy. J. amer. med. Assoc. **95**, 1730—1740, 1740—1741 (1930). — **Soiland, A. F.:** The management of breast cancer. 3. Congr. Radiol. internat. Paris 1931. — **Souttar, C. B. E.:** The use of radon seeds in the treatment of carzinoma. Brit. med. J., Aug. **23** (1930). — **Stevens, J. Thompson:** (a) The management of malignancy by combined methods. Med. Rec. **98**, Nr 20, 815—818 (1920). Ref. Z.org. Chir. **11**, 67 (1921). (b) Ergebnisse und Technik der Behandlung oberflächlicher bösartiger Tumoren mit Radium, Röntgenstrahlen und elektrothermischer Koagulation. Amer. J. Roentgenol. **11**, Nr 3, 241 (1924). (c) Cancer of the lip, its treatment by means of electrothermic coagulation, radium, roentgenrays. Radiology **4**, Nr 5, 372—377 (1925). (d) The treatment of cancer of the bladder by means of surgery, electro-thermic coagulation, radium and the roentgen-rays. Urologic Rev. **30**, Nr 2, 74—79 (1926). Ref. Z.org. Chir. **1927**, 296. (e) Electrothermic surgery in the management of carzinoma of the lip. J. amer. Surg. **1929**, Nr 7, 831—835. — **Stevens, William E.:** Treatment of malignant tumors of the bladder, with special reference to surgical diathermy. California med. **30**, 29—35 (1929). Ref. Z. urol. Chir. **27**, 262 (1929). — **Strauß, Abraham:** The combined use of radium and surgery in the treatment of carcinoma of the face. Arch. physic. Ther. **11**, 356 (1930). Ref. Amer. J. Canc. **15**, Nr 2, 966 (1931). — **Stutzin, J. J.:** Zur Behandlung bösartiger Blasengeschwülste. Berl. Urol. Ges., Sitzg 17. Dez. 1929, Bd. 24, S. 662. 1930. Ref. Z. urol. Chir. **31**, 432 (1931). — **Sulger, A.:** Die Behandlung der Hydradenitis axillaris und ihrer Komplikationen mit Röntgenstrahlen. 54. Tagg dtsch. Ges. Chir. Berlin, 23.—26. April 1930. Ref. Arch. klin. Chir. **162**, 48 (1930).

Ten, Berge B.: Behandlung des Cervixcarcinoms mit Diathermiekoagulation, Radiumbestrahlung und anschließender Uterusexstirpation. Nederl. Tijdschr. Verlosk. **33**, 47—59 (1928). Ref. Zbl. Radiol. **16**, 173 (1929). — **Thomas, A. B.** and **G. E. Pfahler:** Technic of the treatment of carzinoma of the bladder and prostate by a combination of surgery, electrocoagulation, radium implantation and roentgenrays. Arch. Surg. **4**, Nr 2, 451—469 (1922). Ref. Z.org. Chir. **18**, 356 (1922). — **Tousey, Sinclair:** Therapeutic uses of electricity, X-rays, ultra-violet rays, and radium methods and results. N. Y. State J. Med. **24**, Nr 5, 191—197 (1924). Ref. Z.org. Chir. **30**, 754 (1925).

Verger: Traitement des épithéliomas du maxillaire sup. Par l'assoc. Chirurgie-Curiétherapie. Paris: Gaston Doin 1925. — **Voltz, Fried.:** Die unterstützenden Methoden der Strahlenbehandlung der weiblichen Genitalcarcinome. Strahlenther. **36**, H. 1 (1930).

Wade, Henry: The treatment of malignant tumors of the urinary bladder. 20 ann. clin. Congr. amer. coll. Surg. Vol. 52, p. 312. 1931. Ref. Z. urol. Chir. **32**, 373 (1931). — **Wakeley, Cecil P. G.** and **N. A. Colwell:** A note on thirty cases of carzinoma of the rectum treated by gamma radiation. Lancet **1**, 535 (1929). — **Walters:** Aussprache zu SMITH, GEORGE GILBERT: The treatment of bladder carcinoma by irradiation and diathermy. J. amer. med. Assoc. **95**, 1730, 1740 (1931). Ref. Z.org. Chir. **55**, 25 (1931). — **Walther, H. W. E.,** and **C. L. Peacock:** Diathermy in urology. J. amer. med. Assoc. **83**, Nr 15, 1142 (1925). Ref. Z.org. Chir. **32**, 13 (1925). — **Ward, Grant E.:** (a) Electro-thermic methods in the treatment of benign and malignant lesions of the skin. Amer. J. **31**, Nr 12, 718—725 (1925). Ref. Z.org. Chir. **35**, 429 (1926). (b) Electrothermic methods in the treatment of malignancy. Ref. Z.org. Chir. **36**, 674 (1927). (c) Radium und elektrothermische Behandlung von Erkrankungen der Mundhöhle. Internat. J. of Med. **39**, Nr 12, 475—480 (1926). Ref. Zbl. Hautkrkh. **24**, 352 (1927). — **Warwick, W. Turner:** A new technic combining the use of surgery and radium in the treatment of cancer of the breast. Lancet **1**, 1341 bis 1342 (1930). — **Wassink, W. F.:** Traitement postopératoire du cancer du sein par les Rayons de roentgen dans la clinique de l'institut néerlandais pour l'étude du cancer. 3. Congr. internat. Radiol. Paris 1931. — **Werner, R.:** (a) Die Rolle der Strahlentherapie bei der Behandlung der malignen Tumoren. Strahlenther. **1**. (b) Die Kombinationstherapien der Strahlenbehandlung. Handbuch der gesamten Strahlenheilkunde, Biologie, Pathologie und Therapie, Bd. 2, S. 213. 1928. Herausgeber: P. LAZARUS. (c) Der gegenwärtige Stand der Röntgenbehandlung des Krebses. Klin. Wschr. **1930**, 264. (d) Die Strahlenbehandlung des Krebses. Ref. Zbl. Chir. **1931**, 2260. — **Werner, R.,** u. **K. Brummer:** Über die radiologisch-chirurgische Kooperation im Dienste der Krebsbehandlung. Dtsch. Z. Chir. **53**, 426 (1931). — **Werner** u. **Caan:** Elektro- und Radiochirurgie im Dienste der Behandlung maligner Tumoren. Heidelberg. Münch. med. Wschr. **1911**. Ref. Zbl. Chir. **2**, 1125 (1911). — **Westermark, Nils:** The results of the combined surgical and radiological treatment of cancer mammae at Radiumhemmet. Acta radiol. (Stockh.) **11**, 1—32 (1930). Ref. Z.org. Chir. **52**, 332 (1931). — **Wickham:** Is radium a cure for cancer? — **Wintz, H.:** (a) Ergebnisse der Röntgentherapie des Mammacarcinoms. Dtsch. med. Wschr. **1931**. (b) Weitere Erfahrungen mit der Röntgenbehandlung des Carcinoms und des Sarkoms. 3. Congr. Radiol. Paris 1931. — **Wittkowsky, C.:** Betrachtungen zur neuen fraktioniert-protrahierten Röntgentherapie des Carcinoms. Dtsch. Z. Chir. **233**, 47 (1931). — **Wyeth, George A.:** (a) Chirurgische Diathermie bei malignen und präcancerösen Zuständen. N. Y. J. **114**, Nr 7, 379—381 (1921). (b) The extension of the surgery of neoplastic diseases by endothermy. Amer. J. Surg. **4**, 413 (1928). (c) Electrosurgery in malignant disease. Internat. J. Med. **43**, 479—481 (1930). Ref. Z.org. Chir. **52**, 746 (1931).

Yocom, A. L. jr.: Treatment of malignancies by the use of surgical diathermy and X-rays. J. of Radiol. **6**, Nr 11, 444 (1925). Ref. Z.org. Chir. **36**, 868 (1927). — **Young,**

Hugh: Malignant tumors of the bladder and prostate. Amer. J. Surg. **6**, 667—678 (1929). Urol. Chir. **28**, 441 (1929).

Zwerg, H. G.: (a) Der derzeitige Stand der Radiumchirurgie. Strahlenther. **38**, 487 bis 498 (1930). (b) Die Radiumchirurgie. Erg. med. Strahlenforschg **5**. Leipzig: Georg Thieme 1931. (Schriften.)

Schriften seit 1. 12. 1931.

(Nachtrag zur Korrektur.)

Borza, Z. St.: Das elektrische Messer in der Chirurgie. Cluj med. (rum.) **12**, 496. Ref. Z. org. Chir. **56**, 466 (1932).

Döderlein, A.: Die histologische Bewertung der Uteruskarzinome für die Strahlenbehandlung. Mschr. Geburtsh. **90**, 9 (1932).

Ellis, J. D.: Rate of healing of electrosurgical wounds as expressed by tensile strength. J. amer. med. Assoc. **1931**, Nr 96, 16.

Immenkamp, A.: Ein Beitrag zur Frage der Gingivoektomie mittels chirurgischer Diathermie. Zahnärztl. Rdsch. **1931**, 2254.

Kröhnke, Jürgen: Kritisches und Neues über die röntgenbestrahlten Basalfibroide (typischen Nasenrachenfibrome). Diss. Berlin 1931, 28 S. Ref. Z. org. Chir. **56**, 332 (1932). — **Kulenkampff:** Zur Behandlung inoperabler Mastdarmkrebse. Chirurg. **1931**, 1033.

Mathews, Robert F.: Bladder tumor. A survey of fifty cases. Amer. J. Surg. **11**, 343 (1931). Ref. Z. org. Chir. **56**, 379 (1932).

Päßler, H. W.: Der heutige Stand der Ausführung und Anwendung der Elektrochirurgie. Zbl. Chir. **1931**, 3212. — **Phillips, Ralph:** Histology of buccal carcinoma in relation to prognosis and radiosensitivity. Lancet **1931 I**, 118. Ref. Z.org. Chir. **55**, 594 (1931).

Schliephake, E.: Kurze elektrische Wellen in Biologie und Medizin. Med. Klin. **1932**, 120. — **v. Seemen, H.:** (a) Über chronische Megalosplenien und Milzexstirpation. Aussprache zu: KÄMMERER, H.: Über chronische Milzschwellungen. Gemeinsame Sitzg ärztl. Ver. München u. Ver.igg Münch. Fachärzte inn. Med., München, 11. Nov. 1931. (b) Allgemeine Chirurgie. Elektrochirurgie. Fortschr. Zahnheilk. 8, 27 (1932). — **Sonntag, E. u. W. Rosenthal:** Die therapeutische Anwendung der Röntgenstrahlen in der Chirurgie. Zbl. Chir. **1932**, 470.

Voltz, F.: Die Radiumtherapie in der Gynäkologie. Ein Sammelbericht über ihre Entwicklung im letzten Jahre. Mschr. Geburtsh. **90**, H. 1/2.

Wucherpfennig, V.: Über das elektrische Schneiden mit der Drahtschlinge in der operativen Dermatotherapie und kleinen Chirurgie, unter besonderer Berücksichtigung der Hauttuberkulose. Jena: Gustav Fischer 1932.

Sachverzeichnis.

Acusector 16, 235.
Aktinomykose 181.
Aktive Elektrode 22.
Akutomie 17.
Allgemeinwirkungen bei elektrochirurgischen Eingriffen 80.
Amputatio recti s. Rektum.
Amputation, elektrochirurgische 145.
Amputationselektrode 147.
Amputationsneurom 202.
Analfissur 196.
Angiom 202.
Anzeige zur elektrochirurgischen Operation 226.
Anode 30.
Anse diathermique 14, 296.
d'Arsonvalisation 8.
Augenhöhle s. Orbita.
Avertinnarkose **136**, 397, 415.

Bakterien, Wirkung der Elektrochirurgie auf 124.
Bandschlinge **56**, 79, 131.
Basalzellenkarzinom 241, 251.
BASEDOWstruma 151.
Bauchschnitt, querer durch Schmelzschnitt 145.
Bauchwandtuberkulose 180.
Betäubungsverfahren, Wahl des 135.
Bindenelektrode 64.
Biotom 392.
Bipolare Elektrokoagulation 74.
Bistouri à haute fréquence 16.
— électrique 16.
Bißverletzungen 157.
Blasenkarzinom 183, 423.
Blasenpapillom 183.
Blasenscheidenfistel 142, 198.
Bleiplattenelektrode 63.
Blitzbehandlung s. Fulguration.
Blutungsparung 142.
Blutungstillung, elektrochirurgische 142.
— Ausführung der 122.
— Vorgang der 113.
Brandnekrose 7.
Brandschorf 71.
Britanniablech 63.
Brustdrüse, bösartige Geschwülste der 335, 417.
— operabel 335, 339.
— inoperabel 335, 340, 341, 343.
— mehrzeitige Elektrooperation 339.
— Radikaloperation **335**, 339.
Brustfell 169, 365.
Brustfellsackverödung 365.
Brustwandkoagulation 337, 340, 343, 365.

Carcinoma terebrans 395, 399.
Columbia-Paste 398, 402.
COUTARD-Bestrahlung 245, 387, 389, 407, 426.

Defektdeckung 232.
— nach Exenteratio orbitae 268.
— bei Gesichtslücken 209, 212, 253, 255, 267.
— nach Karbunkeloperation 167.
— autoplastische Knochentranspantation 329.
— Epidermisverpflanzung 167, 245, 262.
— Henkellappen 212, **233**, 253.
— Lippenplastik 209, 275.
— Oberarmlappen, gestielter 209, **233**, 255.
— Stirnhautlappen, ohrenwärts gestielter **233**, 267, 268, 270.
— Stirnkopfhautlappen, pistolengriffförmiger nach LEXER **233**.
Defektdeckung:
— Wangenplastik 276, 290.
DE FORESTsche Nadel 12, 102, 335.
Dehydration 16, 69, 379.
Diaschlinge 56, 16.
Diathermiebohrer 170.
Diathermie, chirurgische 16.
Diathermiemessersonde von ROSENBURG 185.
Diathermietiefenstich 175.
Diathermokoagulation 16.
Diathese, hämorrhagische 142, 143.
Dielektrikum 67.
Doppelkombination bei Bestrahlung 388, 391.
Drahtgitteraufsatz als vorläufige Prothese nach Oberkieferresektion 314, 322.
Drüsenausräumung, s. auch Lymphdrüsenmetastasen 388, 403, 404, 406, 409.

Ebonit 345.
Ektothermie 17.
Elektrisches Messer 5.
Elektrische Strommarke 87.
Elektrochirurgie 17.
— bei Abszeßeröffnung 164.
— Aktinomykose 181.
— Allgemeine Technik der 67.
— — Stellung in der Behandlung der Geschwülste 215.
— Allgemeininfektion, Vorbeugung toxischer 157.
— Amputation (Gliedmaßen) 145.
— Amputationsneurom 202.
— Amputatio recti 351, 353, 356.
— Analfissur 196.
— Angiom 202.
— Anzeige zur Operation 226.

Elektrochirurgie:
— Apparate 44.
— — Physikalische und technische Grundlagen 29.
— — Schaltung 40.
— — Störungs- und Unfallmöglichkeiten 49.
— Bauchwandtuberkulose 180.
— Begriff der 1.
— Bißverletzungen 157.
— Blasengeschwülste 183, 423.
— Blasenscheidenfistel 142, 198.
— Blutungsparung 142.
— Blutungstillung 142.
— Brustdrüsenkrebs 335.
— Brustwandgeschwülste 337, 340, 343.
— Brustwandkoagulation 337, 340, 343, 365.
— Elektroden 52, 55, 63.
— Elektrokardiogramm bei elektrochirurgischen Operationen 82.
— Empyemresthöhle 168.
— Endovesikale 183.
— Enteroanastomose 160.
— Epilation 7, 195.
— Epilepsie, traumatische 378.
— Epulis 328.
— Erdinfektion 158.
— Erysipel 168.
— Fibrome 195, 199.
— Fisteln 177, 197.
— Furunkel 164.
— Gallenblasenschleimhautverödung 198.
— Gastroenterostomie 160.
— Gehirntumoren 374.
— Geschichte der 2.
— Geschwülste der Geschlechtsorgane 366.
— Geschwüre, variköse 197.
— — trophische 197.
— Gliedmaßengeschwülste 371.
— Hämangiom 142, 202.
— Hämophilie 144.
— Hämorrhoiden 196.
— Halsgeschwülste 331, 333.
— Halsfistel 198.
— Handgriff 51, 57, 78.
— Harnblase 183.
— Hautgeschwür, tuberkulöses 179.

Elektrochirurgie:
— Hautkarzinom 234, 240, 242, 246, 251, 253, 268, 393.
— Heilverlauf, Störungen 125.
— Hyperkeratosen 195.
— Infektion, pyogene und putride 162.
— Instrumentarium 51.
— Karbunkel 165.
— Kavernom 205, 210.
— Kehlkopfgeschwülste 296, 301.
— Kehlkopftuberkulose 175.
— Keimverschleppung, Verhütung von 153.
— Kondylom 195.
— Krampfadern 199.
— Kropfoperation 151.
— Leber 148, 362.
— Leberabszeß 168.
— Lebermetastasen 228.
— Leukämie 143.
— Leukoplakie der Harnblase 187.
— — Lippe 275.
— — Mundhöhle 280.
— Lipom 199.
— Liposarkom 372.
— Lippenfurunkel 165.
— Lippenkarbunkel 165.
— Lippenkrebs 274.
— Lunge 362.
— Lungenabszeß 168.
— Lupus 173.
— Lupuskarzinom 253, 259.
— Lymphangiom 213.
— Lyssa 157.
— Magendarmchirurgie 159, 345.
— Mammaamputation 340.
— Mammakarzinom **335**, 389, 417.
— Mandelkrebs 294.
— Mastdarmfistel 176.
— Mastdarmkrebs 347.
— Melanom 239, 263, 264.
— Milz 362.
— Milzbrandkarbunkel 180.
— Mischgeschwulst des Gaumens 326.
— Molusca contagiosa 195.
— Mukoklase 198.
— Mundboden, Zysten 198.
— Mundschleimhaut, Tuberkulose der 174.
— Mycosis fungoides 182.
— Nackenkarbunkel 167.

Elektrochirurgie:
— Naevi 195.
— Nasenrachenpolypen 299.
— Nasopharynx, Geschwülste 300.
— Nerven, Tumoren der peripheren 373, 385.
— Niere 148, 362.
— Nierenkarbunkel 168.
— Noma 182.
— Oberkieferkrebs 279, **302**, 315, 316, 319.
— Oberkiefersarkom 324.
— Orbitakarzinom 267, 269.
— Orbitasarkom 270, 272.
— Osteomyelitis purulenta 158, 171.
— Osteosarkom 371.
— Ostitis tuberculosa 173, 178.
— Papillom 195.
— Parasitäre Zysten 198.
— Parenchymatöse Organe 148, 362.
— Peniskarzinom 367, 368.
— Phlegmone, subkutane 159.
— Physikalische Grundlagen der 18.
— Pigmentnaevus 195.
— Polypen 195.
— Portiokarzinom 370.
— Prostatahypertrophie 185, 186, **189**.
— Pyonephrose 168.
— Rachengeschwülste 296.
— — zur Radiumspickung 390.
— Rektumkarzinom 347.
— Rektumpolypen 201.
— Retentionszysten 197.
— Rhinophym 195.
— Röntgenkarzinom 237, 261.
— Rotz 180.
— Rückenmarktumoren 383.
— Schilddrüse 151.
— Schleimhautpolypen 201.
— Schleimhauttuberkulose 175.
— Schweißdrüsenabszeß 165.
— Senkungsabszeß 177.
— Speicheldrüsen, Geschwülste der 331.
— Speiseröhre 345.
— Stellung der — im Rahmen der operativen Chirurgie 139.
— Sterilisierung infizierter Gebiete 158.

Elektrochirurgie:
— Strumektomie 151.
— Tätowierung 172.
— Tonsillengeschwülste 292, 294.
— Tonsillektomie 170.
— Tracheakarzinom 366.
— Trigeminusneuralgie 383.
— Tubensterilisierung 199.
— Tuberkulose der Haut 172.
— — örtliche, chirurgische 172.
— Unterkiefergeschwülste 327.
— Uretersteine 186.
— Ureterzysten 186.
— Uteruskarzinom 370, 423.
— Varizenblutungen der Blase 188.
— Verbindung mit anderen Behandlungsarten 385.
— — Bleijodid 385.
— — Farbstoffbehandlung, Isaminblau 385.
— — Impfstoffbehandlung 15, 385.
— — Strahlenbehandlung 15, 236, 281, 293, 339, 345, 367, 386, 387.
— — Wismut 385.
— Verbrennungen 157.
— zur Verhütung von Keimverschleppung 153.
— Vulvakarzinom 370, 421.
— Wangenfurunkel 165.
— Wangenkarbunkel 165.
— Wangenschleimhaut, Krebs der 289, 291.
— — Tuberkulose der 174.
— Warzen 195.
— Weichteilsarkome 371.
— Wunddiphtherie 180.
— Wundheilung bei 95.
— Wundinfektionen 158.
— Wundversorgung 153.
— Xantelasma 195.
— Zungenkrebs 280.
— Zylindrom des Gaumens 326.
— Zysten, des Mundbodens 198.
— — parasitäre 198.
Elektrode, aktive 51.
— Amputationselektrode 147.
— Anbringen der 65.
— Bleiplatten 63.

Elektrode:
— Drahtelektrode, schlingenförmige 79.
— entenschnabelförmige 382.
— inaktive s. passive E.
— indifferente s. passive E.
— Kondensator 66, 67.
— Nadel 7, 55, 68, 195, 196, 212, 235.
— Operations 22, 52, 55, 79, 196.
— passive 22, 63, 65.
— Sonden 54, 198, 345.
— stumme s. passive E.
Elektrodenklemme 65.
Elektrodesikkation 1, 13, 16, 17, 43, 68, 101, 142, 195, 197, 202, 379.
Elektroexsikkation 17.
Elektroexzision 17.
Elektrokaustik 13, 16.
Elektrokoagulation 1, 11, 16, 17, 70, 142.
— Anwendung von — bei aseptischen Operationen 142.
— Bipolare 74.
— Blutstillung durch 142.
— Einwirkung der — auf Bakterien 124.
— endovesikale 183.
— Heilungsvorgänge nach 95.
— histologische Veränderungen nach 86.
— Randwirkung 71, 73.
— Technik der 73.
— unipolare 73.
— Vorgang der 70.
— Wärmemessungen bei 23.
Elektrokorie 17.
Elektrolyse 6.
Elektronenröhre 14, 30, 77, 109.
Elektrothermie, chirurgische 16.
Elektrotom 193.
Elektrotomie (s. auch Schmelzschnitt) 1, 16, 17, 76, 142.
— — Ausführung der 77.
— — Einwirkung der — auf Bakterien 124.
— — Histologie 102.
— — Vorgang der 76.
Empyemresthöhle 168.
Endothermie 16, 294.
Endothermknife 16, 109.

Endovesikale Elektrochirurgie 183.
Enteroanastomose 160.
Epilation 7, 195.
Epilepsie, traumatische 378.
Epulis 328, 411.
Erysipel 168.
Etincelage bei Papillom der Blase 183.
— bei Tuberkulose der Blase 183.
Etincelage à tension 17.

Faradisation 39, 51, 375.
Fernbestrahlung 406.
Fernfeldmethode 420.
Fibrom 195, 199.
Fisteln 197.
— tuberkulöse 177.
Flächenelektrode 53, 57, 131.
Forestisation 12.
— bipolare 12, 76.
Freilegung zur Bestrahlung 387, 391.
Fulguration 9, 16, 69.
Fulgurolyse 10, 69.
Fulguropunktur 10, 69.
Funkenschnitt 103, 370.
Funkenstrecke 30.
Furunkel 142, 164.

Ganglion Gasseri 384.
Gastroenterostomie 160.
Gehirn:
— Abszesse 383.
— Epilepsie, traumatische 378, 384.
— Ganglion Gasseri 384.
— Geschwülste 380.
— Hypophysentumor 384.
— Trigeminus Neuralgie 383.
— Tuberkel 383.
Geschichte der Hitzechirurgie 2.
Geschlechtsorgane, männliche 366.
— Peniskarzinom 367, 368.
— weibliche 370.
— Portiokarzinom 370.
— Uteruskarzinom 370.
— Vulvakarzinom 370.
Gewebe, elektrochirurgische Einwirkungen im
— Destruktionszone 89.
— elektrischer Leitungswiderstand 19.
— „elektrische Strommarke“ 87.

Gewebe:
— Elektrokoagulation 20, 27.
— Elektrotomie 102.
— Hitzeeinwirkung, Zellveränderung durch 88.
— Hitzespalten 90.
— Hitzewaben 90.
— JOULEsche Wärmebildung 20.
— „Pallisadenstellung" der Zellen 88.
— Reaktionszone 89.
— Schmelzschnitt 77, 102.
— Temperaturmessungen 23, 28.
— „Verdichtungszone" 89.
— Verkohlung 20.
— Widerstandsmessungen 19.
— Zell- und Kernveränderung nach Elektrokoagulation 89.
Gliedmaßen, bösartige Geschwülste der 371.

Hämangiom 142, 202.
Hämophilie 144.
Hämorrhagische Diathesen 142, 143.
Hämorrhoiden 195.
Halsfistel 198.
Halsgeschwülste 331, 333.
Handgriff, elektrochirurgischer 57.
— bleistiftförmiger 57, 58, 382.
— pistolengriffförmiger 58, 382.
— sterilisierbarer 57.
Harnblase 183, 423.
— Karzinom 183, 423.
— Leukoplakie 187.
— Papillom 183.
— Prostatahypertrophie 185, 189.
— Scheidenfistel 198.
— Tuberkulose 183, 189.
— Ulcus simplex 189.
— Varizenblutung 188.
Haut:
— Geschwür, tuberkulöses des Unterbauches 179.
— Karzinom 234, 240, 242, 246, 251, 253, 259, 261, 393, 395, 397, 398.
— Melanom 263, 264, 401.
— Naevus 195, 401.
— Röntgenkarzinom 237, 261.
Haut:
— Xantelasma 195.
Heilverlauf, Störungen im 125.
Heilungsvorgänge nach Elektrokoagulation 95.
Henkellappenplastik 212, **233**, 253, 255.
Hilfsinstrumente, elektrochirurgische 61.
Histologie s. Gewebe.
Hochfrequenzkauterisation, chirurgische 16.
Hochfrequenzstrom 8, 37.
— Erzeugung von 29.
— ungedämpfter 31.
Hohlschnitt 17, 80.
Hyperkeratosen 195.
Hypophysentumor 384.

Ikterus 143.
Impfmetastasen 339, 390.
Implant 4C6, 424.
Inactaelektrode 64.
Inaktive Elektrode s. passive Elektrode.
Indifferente Elektrode s. passive Elektrode.
Infektion, pyogene und putride 162.
Instrumentarium, elektrochirurgisches 51.
— Aufstellung des 132.
Intensivbestrahlung 390, 393, 397.
Intervall zwischen Bestrahlung und Operation 420.

JOULEsche Wärme 9.
JOULEsches Gesetz 18.

Kabel 51, 60.
Kaltkaustik 14, 16.
Karbonisation 17.
Karbunkel 165.
Karzinom s. bei Elektrochirurgie.
Kathode 30.
Kauterisation, elektrothermische 16.
Kavernom 205, 210.
Kehlkopfgeschwülste 296, **301**.
Kehlkopftuberkulose 175.
Keimverschleppung, Verhütung von 153.
Keloide 201.
Kerrmasse zur Epidermisverpflanzung 167.
Kerrmasse:
— zur Radiumbestrahlung 398, 402.
Knochenherde, tuberkulöse 173.
Koagulationsnekrose 97.
Koagulationsschnitt 17.
Koagulotomie 17.
Kombinierte Operation 141, 142.
Kondensatorelektrode 66.
Kondylom 195.
Korieren 17.
Krampfadern 199.
Krebszellen, Wärmeempfindlichkeit 25.
Kreuzfeuerbestrahlung 403, 417.
Kropfoperationen 151.

Laminektomie, Schmelzschnitt bei 145.
Leber 148, 362.
Leberabszeß 168.
Lebermetastasen 228.
Leukämie 143.
Leukoplakie im Bereich der Mundhöhle 280.
— der Harnblase 187.
— der Lippe 275.
Lichtbogen, elektrischer 30.
Lichtbogenoperation 12, 76, 102.
Lipom 199.
Liposarkom 372.
Lippenfurunkel 165.
Lippenkarbunkel 165.
Lippenkrebs 274, 402.
Löschfunkenstrecke 12, 30.
Lunge 149.
— Empyemresthöhle der 168.
Lungenabszeß 168.
Lungengeschwülste 362.
Lupus 173.
Lupuskarzinom 253, 259.
Lymphangiom 213.
Lymphdrüsen, tuberkulöse 173.
Lymphdrüsenmetastasen, s. auch Drüsenausräumung **228**, 388, 404, 406, 409.

Magendarmchirurgie 159, 345.
Mammakarzinom **335**, 389, 417.
— operabel 335, 339, 390.
— inoperabel 335, 340, 341, 343.

Mammakarzinom:
— Vorbestrahlung 339.
— Nachbestrahlung 339.
Mandelkrebs 294.
Mastdarmfistel 176.
Mastdarmkrebs **347**, 425, 429.
Melanom 239, 263, 264, 401.
Mesothorbestrahlung 388, 406.
Metallelektrode 30, 63.
Metallschwamm 62.
Metastasen 228.
Milz 148, 362.
Milzbrandkarbunkel 180.
Molusca contagiosa 195.
Mundboden, Zysten 198.
Mycosis fungoides 182.

Nachbehandlung 133.
Nachbeobachtung 232, 368.
Nachbestrahlung 387.
Naevi 195, 401.
Narkose s. Betäubungsverfahren.
Nasenrachengeschwülste 300.
Nasenrachenpolypen 299.
Nephrotomie durch Schmelzschnitt 149.
NERNSTsches Gesetz 8.
Niere 148, 362.
— Freilegung der — durch Schmelzschnitt 145.
Nierenkarbunkel 168.
Noma 182.

Oberflächenbestrahlung 392, 393, 395, 398, 410, 423.
Oberkieferkarzinom **302**, 390, 411.
— Drahtgitteraufsatz als vorläufige Prothese nach Oberkieferresektion 314, 322.
Oberkiefersarkom 324.
Ohr, Hautkarzinom 243.
Operationselektrode 22.
Orbitakarzinom 267, 269.
Orbitasarkom 270, 272.
Organe, elektrochirurgische Eingriffe an parenchymatösen 148.
Osteomyelitis purulenta 158, 171.
Osteosarkom 371.
Ostitis tuberculosa 178.
OUDINscher Resonator 9, 69.
Pallisadenstellung der Stachelzellen 88.
Papillom 195.
— der Harnblase 183.
Parasitäre Zysten 198.
Passive Elektrode 22, 63, 65.
— — Anbringen der 65.
Peniskarzinom 367, 368, 423.
Phlegmone, subkutane 159.
Physikalische Grundlagen der Elektrochirurgie 18.
— — — — Apparate 29.
Pigmentnaevus 195.
Planierung eines Tumors 397, 398, 400.
Plattenepithelkarzinom 240, 243, 268, 270, 278.
Pleura s. Brustfell.
Portiokarzinom 370.
POULSEN-Lampe 30, 76.
Präkanzerose 421.
Probeexzision 224.
— in Verbindung mit Bestrahlung 392.
Probepunktion 224.
Prostatahypertrophie 189.
Prostatakarzinom 193, 425.
Prothese nach Oberkieferresektion 314, 322.
Protrahiert-fraktionierte Bestrahlung 387, 389, 396.
Punktionskoagulation s. Tiefenkoagulation.
Putride Infektion 162.
Pyogene Infektion 162.
Pyonephrose 168.

Rachen, bösartige Geschwülste des 296.
Radioknife 235.
Radiumbestrahlung 393, 402, 403.
Radiumchirurgie 388.
Radiumeinlage in Körperhöhlen 388.
— — Wundhöhlen 388, 390, 412.
Radiumfernbestrahlung 403, 406, 410, 426.
Radiumkanone 403.
Radiumkapillaren 424.
Radiumpunktur 427.
Radiumspickung 390, 399, 404, 422, 428.
Ranulae 198.
Reinigungsbürste für Elektroden 62.
Rektumkarzinom, operabel 356.
— inoperabel 353, 359, 360, 361.
— abdominosakrale Radikaloperation 356.
— Amputatio recti 351.
— Narbenrezidive 358.
— Resectio recti 349.
— Sakrale Amputatio recti 351.
— — — — mit dorsaler Spaltung 353.
Rektumpolypen 201, 347.
Resttumor 389, 392, 395, 417.
Retentionszysten 197.
Rezidive 228.
Rhinophym 195.
Ringkompressorium 122.
Rippenresektion, Schmelzschnitt bei 145.
Röntgenkarzinom 237, 261.
Rückenmarktumoren 383.

Sättigungsmethode 388.
Scharfdiathermie 16, 370.
Scharfschnitt 17, 79, 142.
Scheidenschleimhaut, Tuberkulose der 176.
Schilddrüse 151, 331.
Schiddrüsenkrebs 331.
Schleimhautpolypen 201.
Schleimhauttuberkulose 175.
Schmelzschnitt, s. auch Elektrotomie 1, 17, 76, 102.
— Ausführung des 77.
— beim queren Bauchschnitt 145.
— zur Blutungsparung 142.
— zur Freilegung der Niere 145.
— Histologie des 102.
— koagulationsarmer 78, 110, 142.
— koagulationsreicher 78, 142.
— bei Laminektomie 145.
— bei Rippenresektion 145.
— „sterilisierende“ Wirkung des 155.
— bei Thoraxresektion 145.
— Vorgang des 76.
Schorfdiathermie 16, 370.
Schweißdrüsenabszeß 165.
Seed 406, 409, 424.
Senkungsabszeß 177.
Sideration 9, 16.

Sitzelektrode 66.
Spaltschnitt 17, 80.
Speicheldrüsengeschwülste 331.
Speiseröhre, Krebs der 345.
Sprengschnitt 17.
Statistik bei Geschwulstkranken 231.
Sterilisation von Geschwüren 143.
Sterilisierung 400.
Strahlenbehandlung 386, 387.
Strahlenschädigung 392, 407, 409, 421, 423.
Stromdichte 21.
Stromlinien 21.
Strommarke, elektrische 87.
Stromweg 21.
Strumektomie 151.
Stumme Elektrode s. passive Elektrode.
Superponierte Bestrahlung 387, 389, 396.

Technik, allgemeine der Elektrochirurgie 67.
— Elektrodesikkation 68.
— Elektrokoagulation 70.
— Elektrotomie, Schmelzschnitt 76.
Telerapidschaltung 47, 58.
Temperaturmessung 23.
Terminologie der Elektrochirurgie 16.
Teslaspule 43, 45.
Thermokoagulation 16.
Thermopenetration 16.
Thoraxresektion Schmelzschnitt bei 145.
Thor-X-Stäbchen 393, 398, 406.
Tiefenkoagulation 73, 151, 384.
Tonsillektomie 170.
Tonsillenkrebs 292, 389.
Tonsillotomie 170.
Tracheakarzinom 366.
Tracheotomie 279.
Transthermie 16.
Trigeminusneuralgie 383.
Tubensterilisation 199.
Tuberkulose der Haut 172.
— — Schleimhaut 172, 174, 176.
Tumorfensterung zur intramuralen Bestrahlung 391.

Überdosierung bei Strahlenbehandlung 394, 414.
Unterdosierung bei Strahlenbehandlung 394.
Unterkiefergeschwülste 327.
Unterschenkelgeschwüre 197.
Uretersteine 186.
Ureterzysten 186.
Uteruskarzinom 370, 423.

Vakuumröhre 30.
Varizenblutungen aus der Harnblase 188.
Varizenverödung 199.
Verbindung der Elektrochirurgie mit anderen Behandlungsarten 385.
— Bleijodid 385.
— Farbstoffbehandlung, Isaminblau 385.
— Impfstoffbehandlung 385.
— Strahlenbehandlung 236, 281, 293, 339, 345, 367, 386, 387, 394.
— Wismut 385.
Verhütung von Keimverschleppung durch Elektrochirurgie 153.
Verkochung, elektrische, s. Elektrokoagulation.
Verzögerung der Wundheilung nach Bestrahlung 392.
Voltaisation bipolaire 11, 16.
Vorbereitung zur Elektrooperation 130.
Vorbestrahlung 219, 387, 389.
Vorlagerung zur Bestrahlung 387, 391.
Vulvakarzinom 370, 421.

Wärmeempfindlichkeit von Krebszellen 25.
Wärmemessungen bei Elektrokoagulation 23.
Wangenfurunkel 165.
Wangenkarbunkel 165.
Wangenschleimhaut, Krebs der 289, 291, 403.
— Tuberkulose der 174.
Warzen 195.
Weichteilsarkome 371.
Wiederherstellende Operationen 232.
Wunddiphtherie, Elektrochirurgie bei 180.
Wundheilung bei Elektrochirurgie 86.
Wundinfektionen, Elektrochirurgie bei 158.
Wundversorgung, Elektrochirurgie bei operativer 153.

Xantelasma 195.

Zungenkrebs 280, 406.
Zwischenstücke 59, 297, 351, 377.
Zylindrom des Gaumens 326.
Zysten des Mundbodens 198.
— parasitäre 198.

Die Chirurgie der Brustorgane. Von Geheimrat Professor Dr. **Ferdinand Sauerbruch**, Direktor der Chirurgischen Universitätsklinik der Charité Berlin.

Erster Band: **Die Erkrankungen der Lungen.** Unter Mitarbeit von H. Alexander, H. Chaoul, W. Felix. Dritte Auflage.

Erster Teil: **Anatomie. Allgemeine pathologische Physiologie. Allgemeine Diagnostik. Allgemeine Technik. Erkrankungen der Brustwand. Verletzungen von Brustfell und Lungen. Eitrige und brandige Entzündungen der Lungen. Bronchektasen. Operation der Embolie der Lungenarterien.** Mit 916, darunter zahlreichen farbigen Abbildungen. XXXVII, 916 Seiten. 1928. Gebunden RM 188.—*

Zweiter Teil: **Chirurgische Behandlung der Lungentuberkulose. Geschwülste der Lungen. Echinokokkus der Lungen. Aktinomykose und andere Pilzerkrankungen der Lungen. Chirurgische Behandlung des Asthma bronchiale. Syphilis der Lungen.** Mit 189 zum Teil farbigen Abbildungen. VIII, 457 Seiten. 1930.
Der Band ist nur geschlossen käuflich. Gebunden RM 98.—*

Zweiter Band: **Die Chirurgie des Herzens und seines Beutels, der großen Gefäße, des Mittelfellraumes, des Brustlymphganges, des Thymus, des Brustteiles der Speiseröhre, des Zwerchfelles, des Brustfelles.** Zweite Auflage. Mit einem anatomischen Abschnitte von Walther Felix. Mit 720, darunter zahlreichen farbigen Abbildungen und 2 farbigen Tafeln. XXXI, 1075 Seiten. 1925. Gebunden RM 258.—*

E. Stierlins Klinische Röntgendiagnostik des Verdauungskanals. Zweite, völlig umgearbeitete Auflage von Dr. **H. Chaoul**, a. o. Professor an der Universität Berlin. Mit einem Geleitwort von Ferdinand Sauerbruch. Mit 893 Abbildungen. IX, 642 Seiten. 1928. RM 84.—; gebunden RM 88.—*

Atlas von Körperdurchschnitten für die Anwendung in der Röntgentiefentherapie. Zusammengestellt von Dr. **Hans Holfelder**, Privatdozent für Chirurgie und Radiologie, Oberarzt an der Chirurgischen Universitätsklinik Frankfurt a. M. Mit einem Geleitwort von Dr. Viktor Schmieden, o. ö. Professor für Chirurgie, Direktor der Chirurgischen Universitätsklinik Frankfurt a. M. Mit 38 durchsichtigen Tafeln und 32 Bestrahlungsplänen. Text deutsch VII, 43 Seiten und englisch VI, 26 Seiten. 1924. In Mappe RM 60.—*

Handbuch der gesamten Strahlenheilkunde, Biologie, Pathologie und Therapie. Bearbeitet von zahlreichen Fachgelehrten. Herausgegeben von Prof. Dr. **Paul Lazarus**, Berlin. In zwei Bänden. Vollständig umgearbeitete und erweiterte zweite Auflage des Handbuches der Radiumbiologie und -Therapie.

Erster Band: **Die physikalischen, chemischen und pathologischen Grundlagen der gesamten Strahlenbiologie und -Therapie.** Mit 161 zum Teil farbigen Abbildungen im Text und zahlreichen Tabellen. XV, 825 Seiten. 1928. RM 86.50; gebunden RM 93.30*

Zweiter Band: **Strahlenklinik und spezielle therapeutische Methodik.** Mit 475 zum Teil farbigen Abbildungen im Text und zahlreichen Tabellen. XX, 1292 Seiten. 1931. RM 153.80; gebunden RM 161.80*

Licht-Biologie und -Therapie. Röntgen-Physik, -Dosierung. Allgemeine Röntgentherapie. Radioaktive Substanzen. Elektrotherapie. Bearbeitet von H. Guhrauer, L. Halberstaedter, H. Jacoby, Ph. Keller, E. Kuznitzky, A. Liechti, G. A. Rost, H. Th. Schreus, P. Wichmann. (Bildet Band V, zweiter Teil vom „Handbuch der Haut- und Geschlechtskrankheiten".) Mit 305 zum Teil farbigen Abbildungen. X, 786 Seiten. 1929. RM 120.—; gebunden RM 128.—*

Handbuch der Lichttherapie. Unter Mitarbeit von O. Bernhard-St. Moritz, O. Chievitz-Kopenhagen, F. M. Exner-Wien, F. Hauer-Wien, W. Hausmann-Wien, K. Huldschinsky-Berlin, E. Lang-Erlangen, A. Laqueur-Berlin, G. Politzer-Wien, L. Schönbauer-Wien, J. Sorgo-Wien, O. Strandberg-Kopenhagen, J. Urbanek-Wien, R. Volk-Wien, C. H. Würtzen-Kopenhagen. Herausgegeben von **W. Hausmann** und **R. Volk**. Mit 106 Abbildungen und 36 Tabellen im Text. IV, 444 Seiten. 1927. RM 36.—; gebunden RM 38.—

* *Auf die Preise der vor dem 1. Juli 1931 erschienenen Bücher des Verlages Julius Springer in Berlin wird ein Notnachlaß von 10% gewährt.*